コロナと敗戦／失敗の本質

ゴーマニズム宣言SPECIAL

コロナ論 総括編

ゴーマニズム宣言 SPECIAL

コロナ論 総括編

コロナと敗戦／失敗の本質

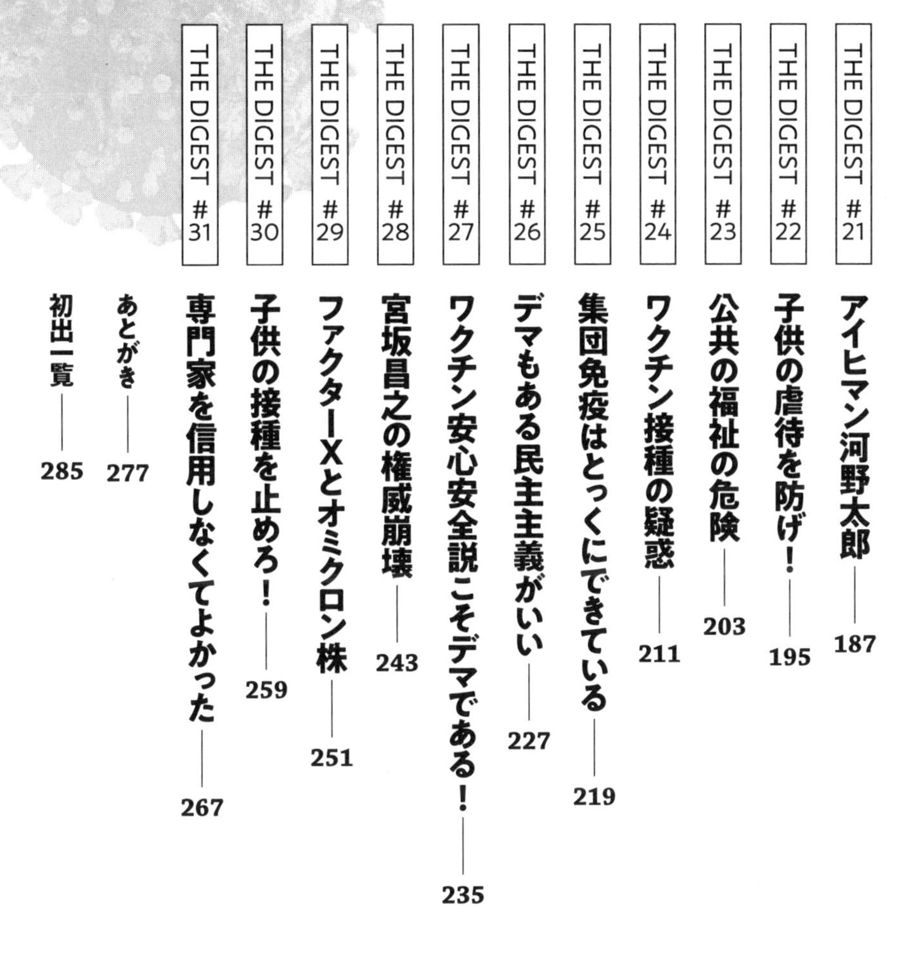

ブックデザイン
小田光美[Office Maple]
構成
岸端みな[よしりん企画]
作画
広井英雄・岡田征司・宇都聡一・時浦 兼[よしりん企画]
編集
山﨑 元[扶桑社]

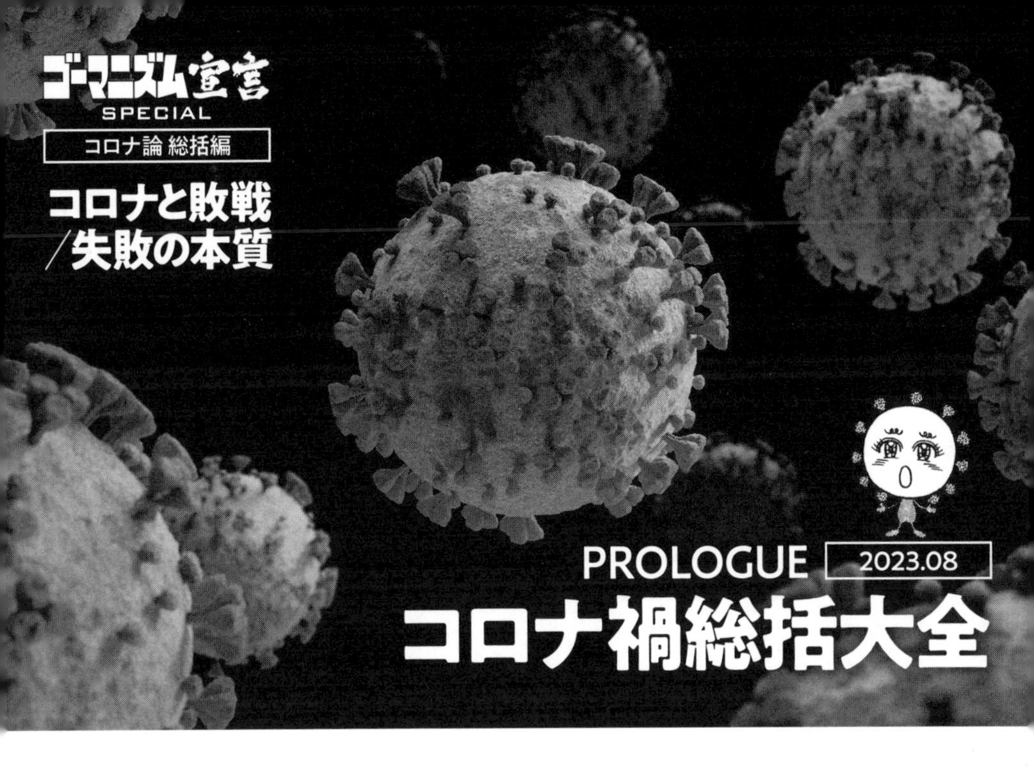
ゴーマニズム宣言
SPECIAL
コロナ論 総括編
コロナと敗戦
／失敗の本質
PROLOGUE
2023.08
コロナ禍総括大全

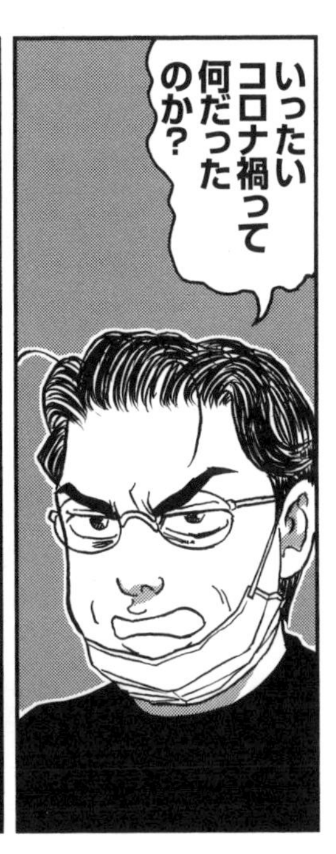
いったい
コロナ禍って
何だった
のか？

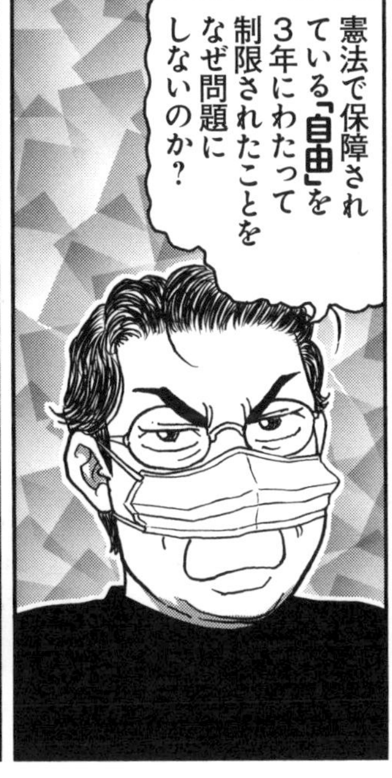
憲法で保障され
ている「自由」を
3年にわたって
制限されたことを
なぜ問題に
しないのか？

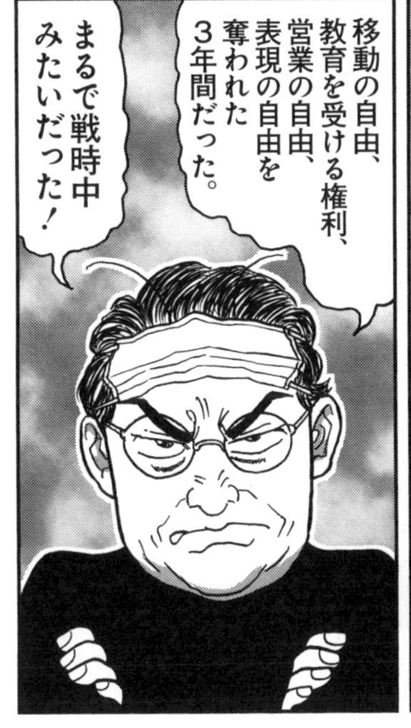
移動の自由、
教育を受ける権利、
営業の自由、
表現の自由を
奪われた
3年間だった。
まるで戦時中
みたいだった！

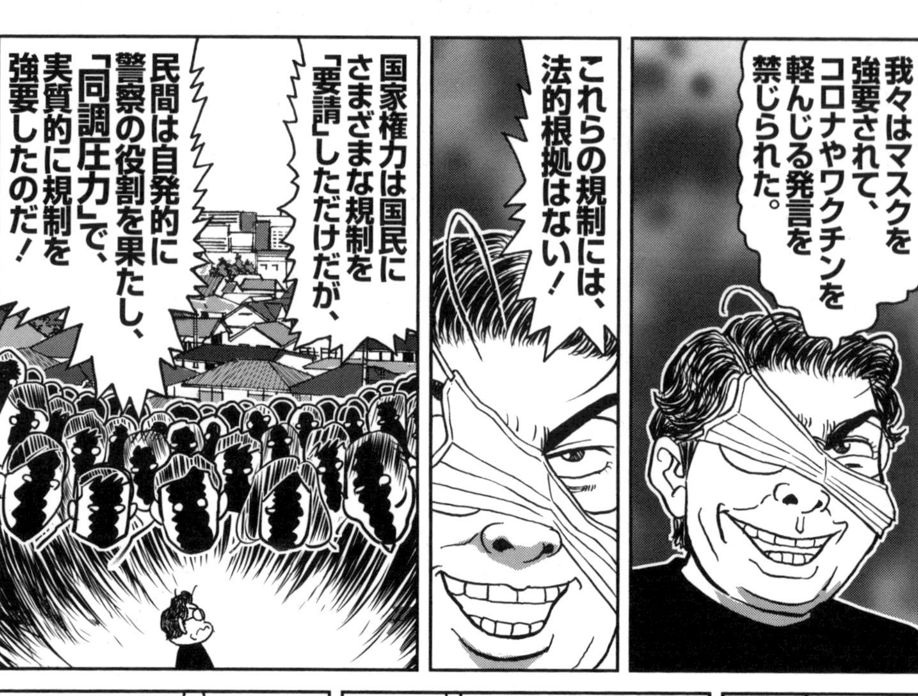
我々はマスクを
強要されて、
コロナやワクチンを
軽んじる発言を
禁じられた。
これらの規制には、
法的根拠はない！
国家権力は国民に
さまざまな規制を
「要請」しただけだが、
民間は自発的に
警察の役割を果たし、
「同調圧力」で、
実質的に規制を
強要したのだ！

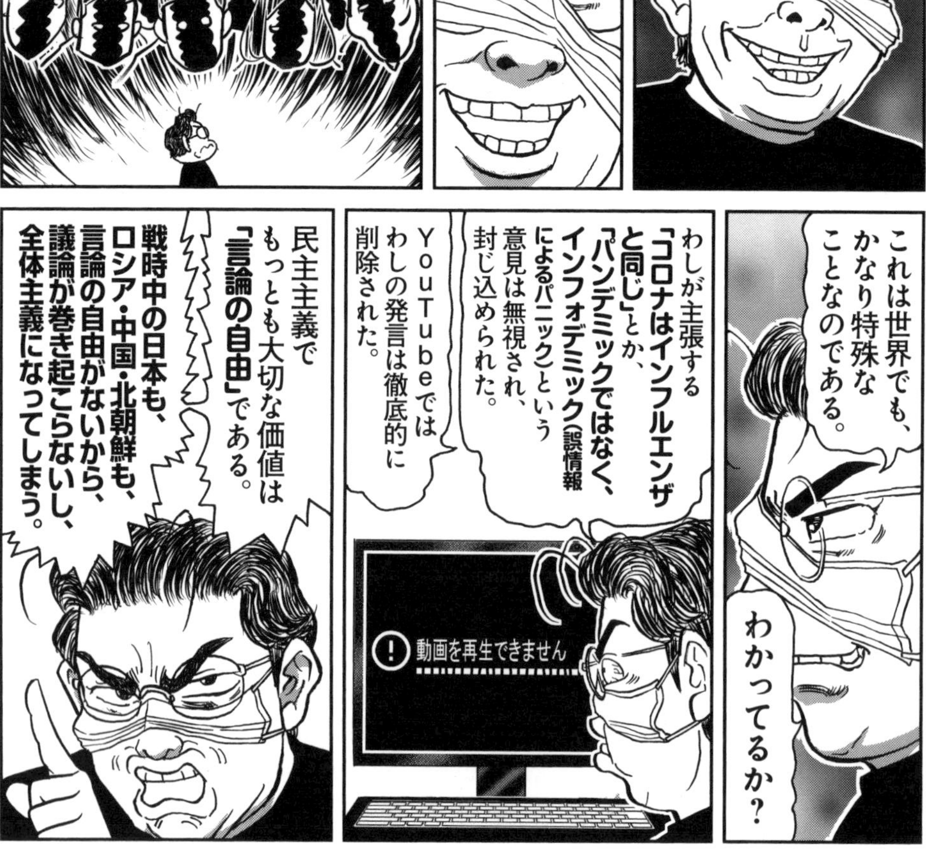
これは世界でも、
かなり特殊な
ことなのである。
わかってるか？
わしが主張する
「コロナはインフルエンザ
と同じ」とか、
「パンデミックではなく、
インフォデミック（誤情報
によるパニック）」という
意見は無視され、
封じ込められた。
YouTubeでは
わしの発言は徹底的に
削除された。
動画を再生できません
民主主義で
もっとも大切な価値は
「言論の自由」である。
戦時中の日本も、
ロシア・中国・北朝鮮も、
言論の自由がないから、
議論が巻き起こらないし、
全体主義になってしまう。

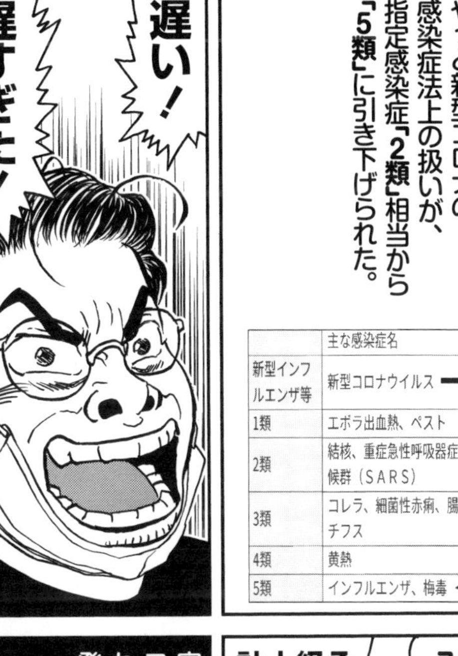
2023年5月8日、
やっと新型コロナの
感染症法上の扱いが、
指定感染症「2類」相当から
「5類」に引き下げられた。

	主な感染症名
新型インフルエンザ等	新型コロナウイルス
1類	エボラ出血熱、ペスト
2類	結核、重症急性呼吸器症候群（SARS）
3類	コレラ、細菌性赤痢、腸チフス
4類	黄熱
5類	インフルエンザ、梅毒

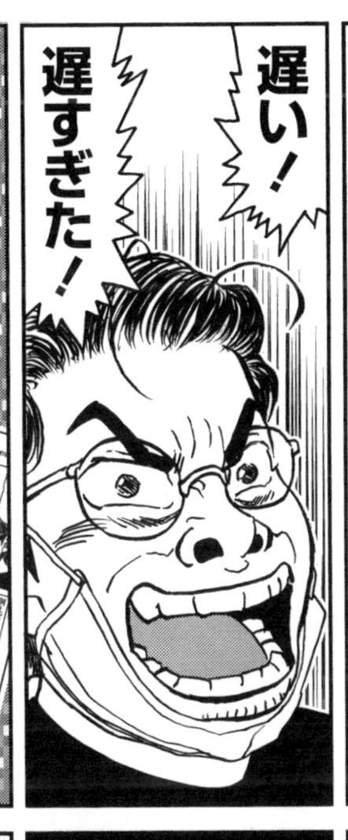
遅い！
遅すぎた！

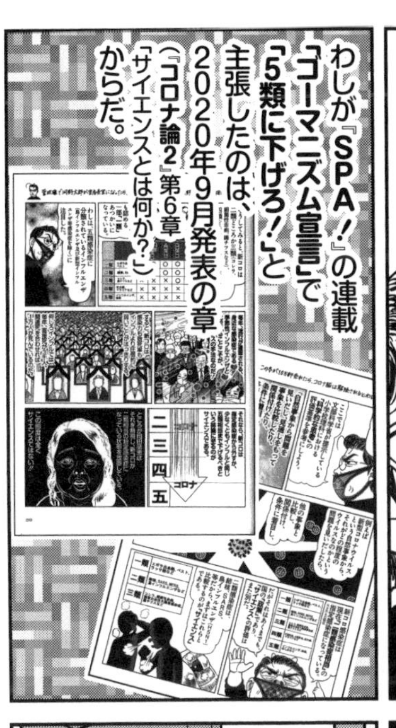
わしが『SPA！』の連載
「ゴーマニズム宣言」で
「5類に下げろ！」と
主張したのは、
2020年9月発表の章
（『コロナ論2』第6章
「サイエンスとは何か？」）
からだ。

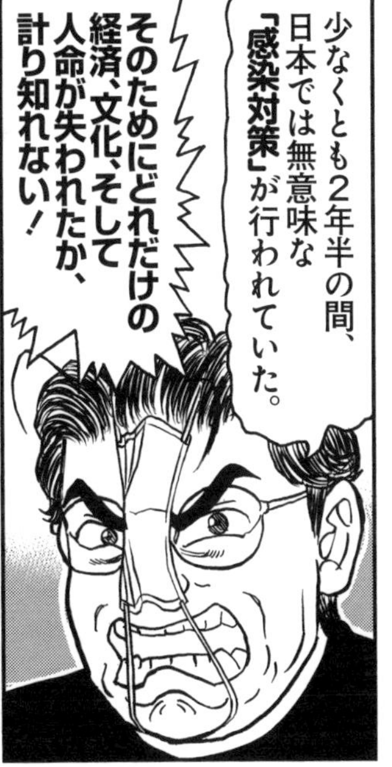
少なくとも2年半の間、
日本では無意味な
「感染対策」が行われていた。
そのためにどれだけの
経済、文化、そして
人命が失われたか、
計り知れない！

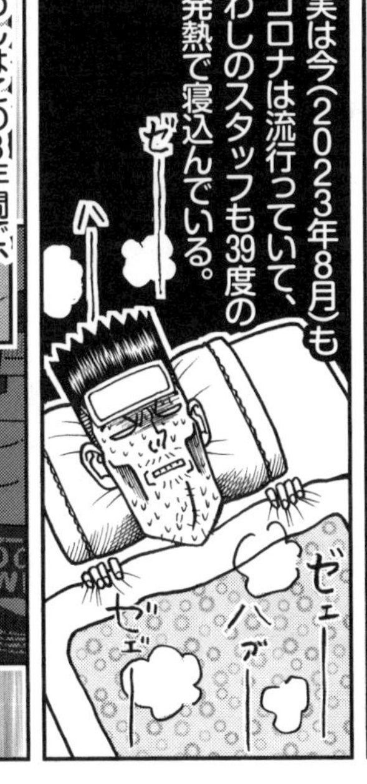
実は今（2023年8月）も
コロナは流行っていて、
わしのスタッフも39度の
発熱で寝込んでいる。
ゼェー
ハァー
ゼェ

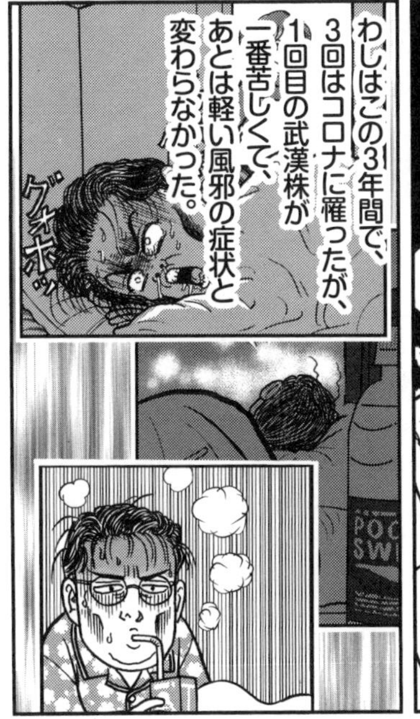
わしはこの3年間で、
3回はコロナに罹ったが、
1回目の武漢株が
一番苦しくて、
あとは軽い風邪の症状と
変わらなかった。
グォホッ

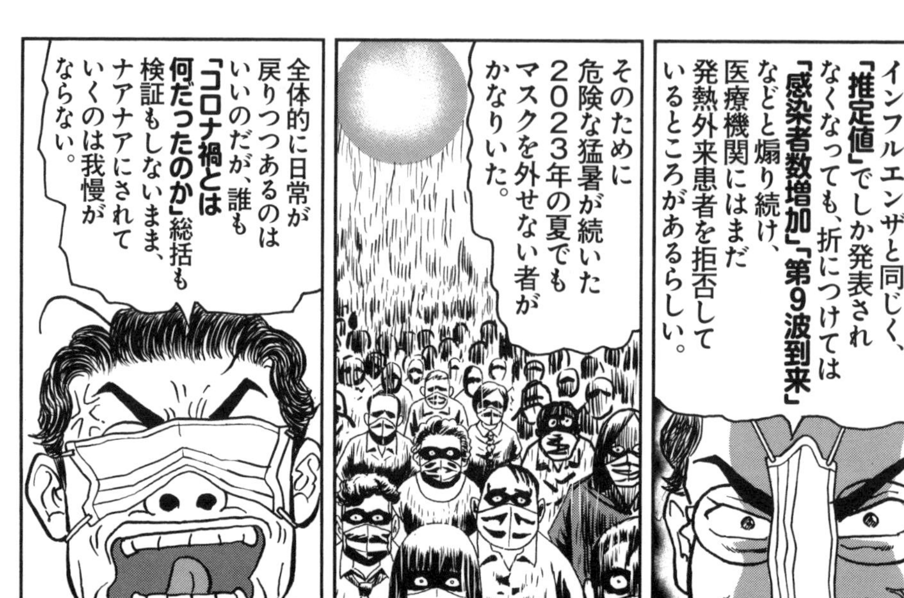
マスコミは、新規感染者数がインフルエンザと同じく、「推定値」でしか発表されなくなっても、折につけては「感染者数増加」「第9波到来」などと煽り続け、医療機関にはまだ発熱外来患者を拒否しているところがあるらしい。
そのために危険な猛暑が続いた2023年の夏でもマスクを外せない者がかなりいた。
全体的に日常が戻りつつあるのはいいのだが、誰も「コロナ禍とは何だったのか」総括も検証もしないまま、ナアナアにされていくのは我慢がならない。

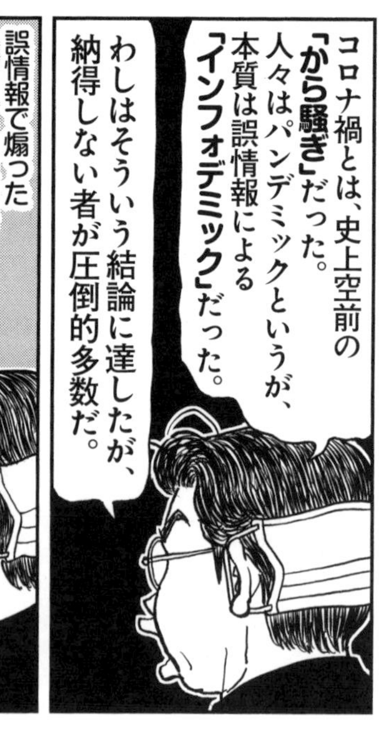
コロナ禍とは、史上空前の「から騒ぎ」だった。人々はパンデミックというが、本質は誤情報による「インフォデミック」だった。
わしはそういう結論に達したが、納得しない者が圧倒的多数だ。

誤情報で煽ったマスコミの主犯格・玉川徹(元テレビ朝日報道局員)は、ヌケヌケとこんな本音を漏らした。

もともと健康な人と若い人は初めからコロナは大した病気ではない。

2023年4月19日「羽鳥慎一モーニングショー」

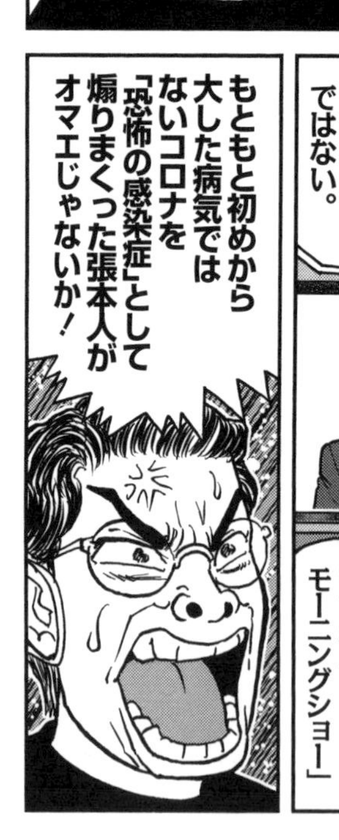
もともと初めから大した病気ではないコロナを「恐怖の感染症」として煽りまくった張本人がオマエじゃないか!

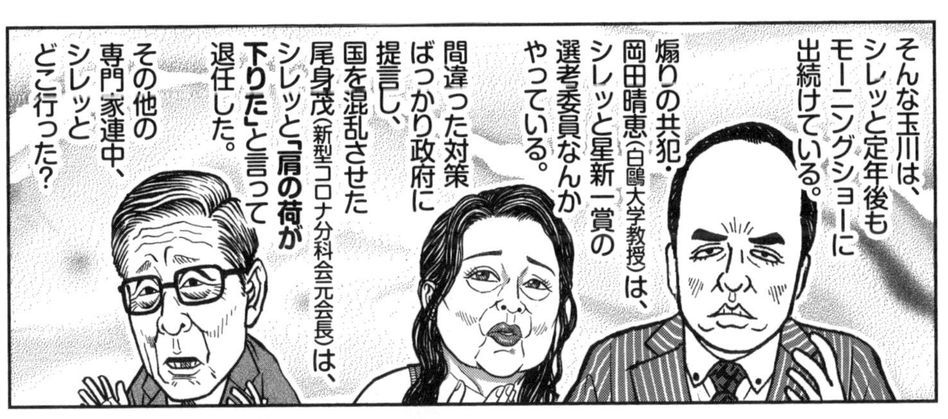
そんな玉川は、シレッと定年後もモーニングショーに出続けている。
煽りの共犯・岡田晴恵(白鷗大学教授)は、シレッと星新一賞の選考委員なんかやっている。
間違った対策ばっかり政府に提言し、国を混乱させた尾身茂(新型コロナ分科会元会長)は、シレッと**「肩の荷が下りた」**と言って退任した。
その他の専門家連中、シレッとどこ行った?

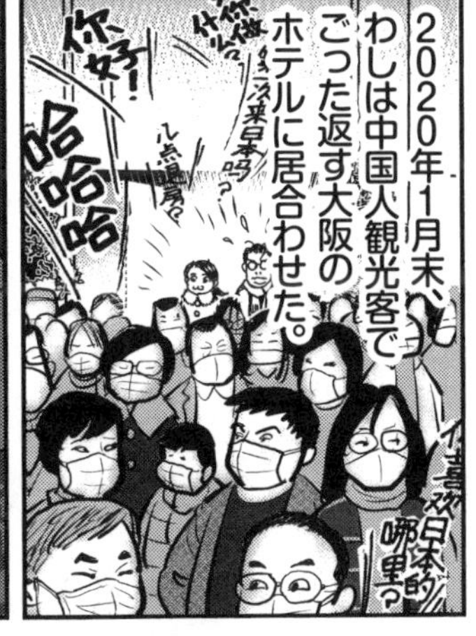
2020年1月末、わしは中国人観光客でごった返す大阪のホテルに居合わせた。
你好!
哈哈哈

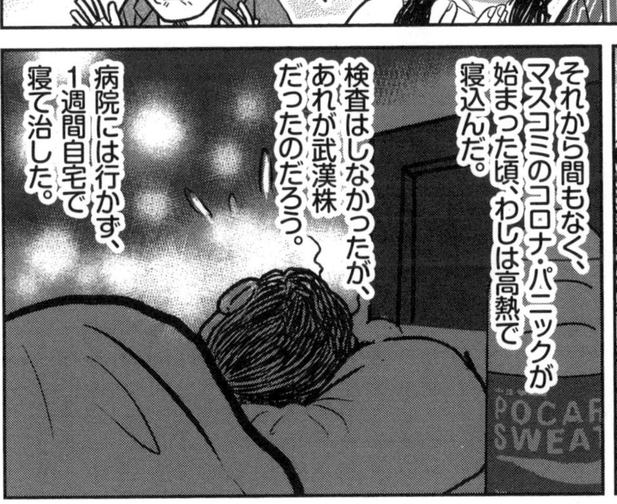
それから間もなく、マスコミのコロナ・パニックが始まった頃、わしは高熱で寝込んだ。
検査はしなかったが、あれが武漢株だったのだろう。
病院には行かず、1週間自宅で寝て治した。

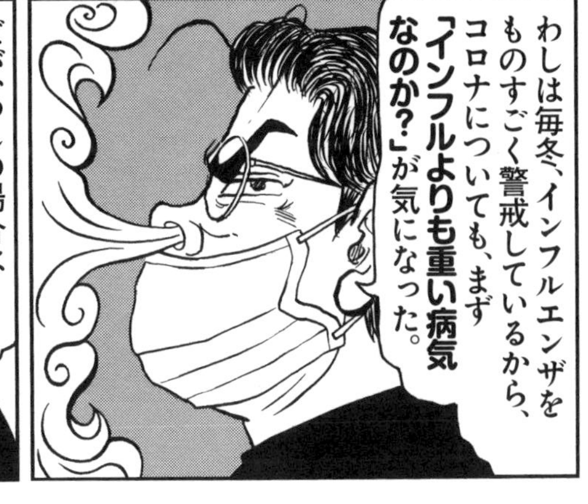
わしは毎冬、インフルエンザをものすごく警戒しているから、コロナについても、まず**「インフルよりも重い病気なのか?」**が気になった。

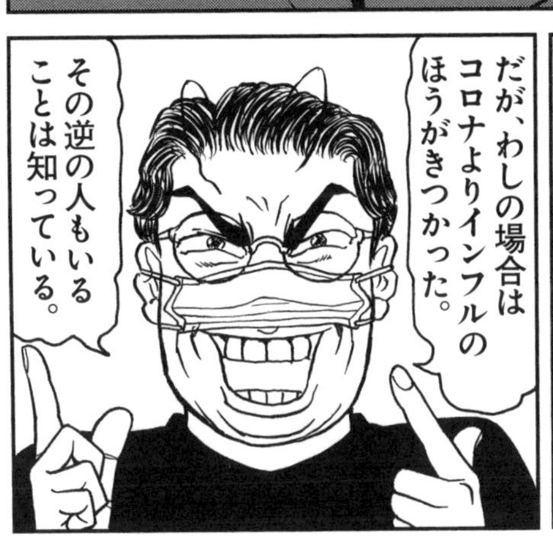
だが、わしの場合はコロナよりインフルのほうがきつかった。
その逆の人もいることは知っている。

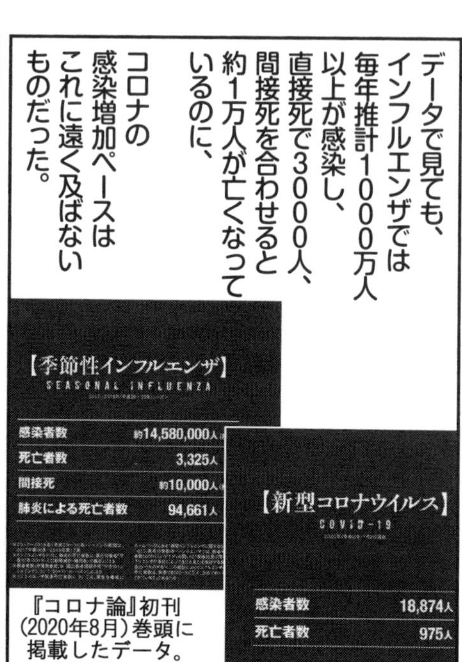
データで見ても、
インフルエンザでは毎年推計1000万人以上が感染し、
直接死で3000人、
間接死を合わせると約1万人が亡くなっているのに、
コロナの感染増加ペースはこれに遠く及ばないものだった。

【季節性インフルエンザ】
SEASONAL INFLUENZA

感染者数	約14,580,000人
死亡者数	3,325人
間接死	約10,000人
肺炎による死亡者数	94,661人

【新型コロナウイルス】
COVID-19

感染者数	18,874人
死亡者数	975人

『コロナ論』初刊(2020年8月)巻頭に掲載したデータ。

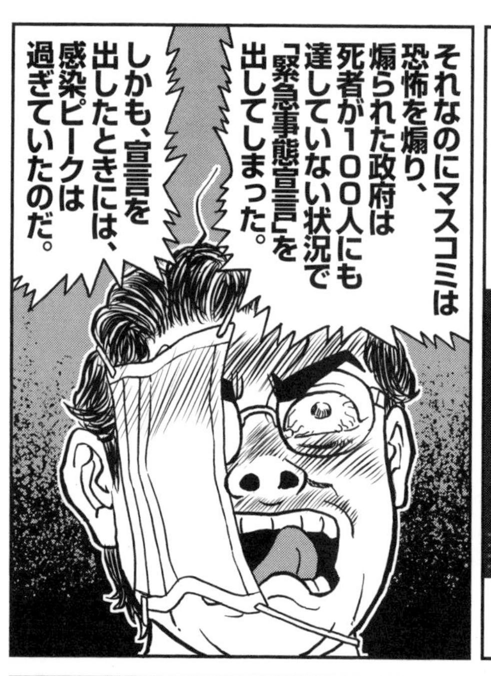
それなのにマスコミは恐怖を煽り、
煽られた政府は死者が100人にも達していない状況で「緊急事態宣言」を出してしまった。
しかも、宣言を出したときには、感染ピークは過ぎていたのだ。

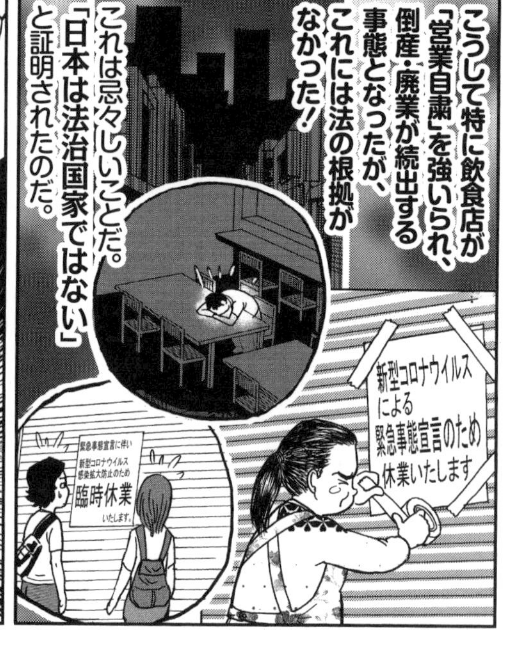
こうして特に飲食店が「営業自粛」を強いられ、倒産・廃業が続出する事態となったが、
これには法の根拠がなかった！
これは忌々しいことだ。
「日本は法治国家ではない」と証明されたのだ。
新型コロナウイルスによる緊急事態宣言のため休業いたします
緊急事態宣言に伴い新型コロナウイルス感染拡大防止のため
臨時休業
いたします。

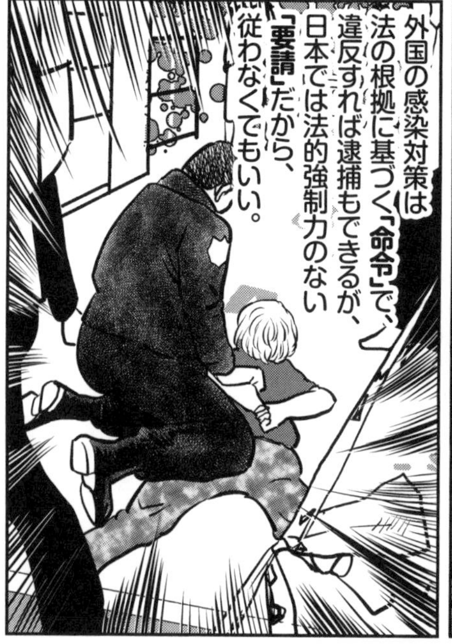
外国の感染対策は法の根拠に基づく「命令」で、
違反すれば逮捕もできるが、
日本では法的強制力のない「要請」だから、
従わなくてもいい。

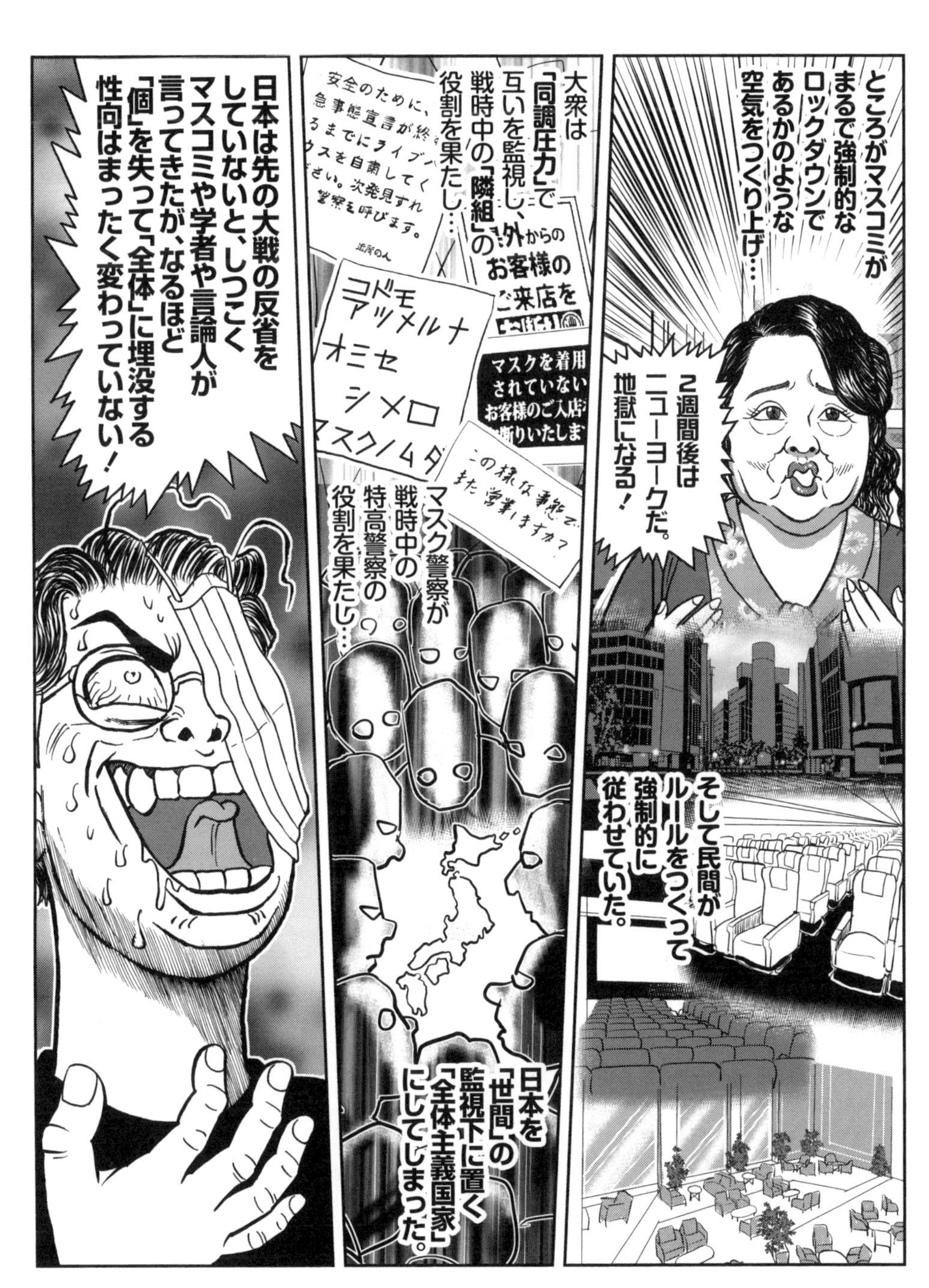
ところがマスコミがまるで強制的なロックダウンであるかのような空気をつくり上げ…
2週間後はニューヨークだ。地獄になる!
そして民間がルールをつくって強制的に従わせていた。
大衆は「同調圧力」で互いを監視し、戦時中の「隣組」の役割を果たし…
安全のために、急事態宣言が終るまでにライブハウスを自粛してください。次発見すれ警察を呼びます。
近所の人
外からのお客様のご来店を
コドモアツメルナ
オミセシメロ
マスクノムダ
マスクを着用されていないお客様のご入店お断りいたしま
この様な事態でまた営業しますか?
マスク警察が戦時中の特高警察の役割を果たし…
日本を「世間」の監視下に置く「全体主義国家」にしてしまった。
日本は先の大戦の反省をしていないと、しつこくマスコミや学者や言論人が言ってきたが、なるほど「個」を失って「全体」に埋没する性向はまったく変わっていない!

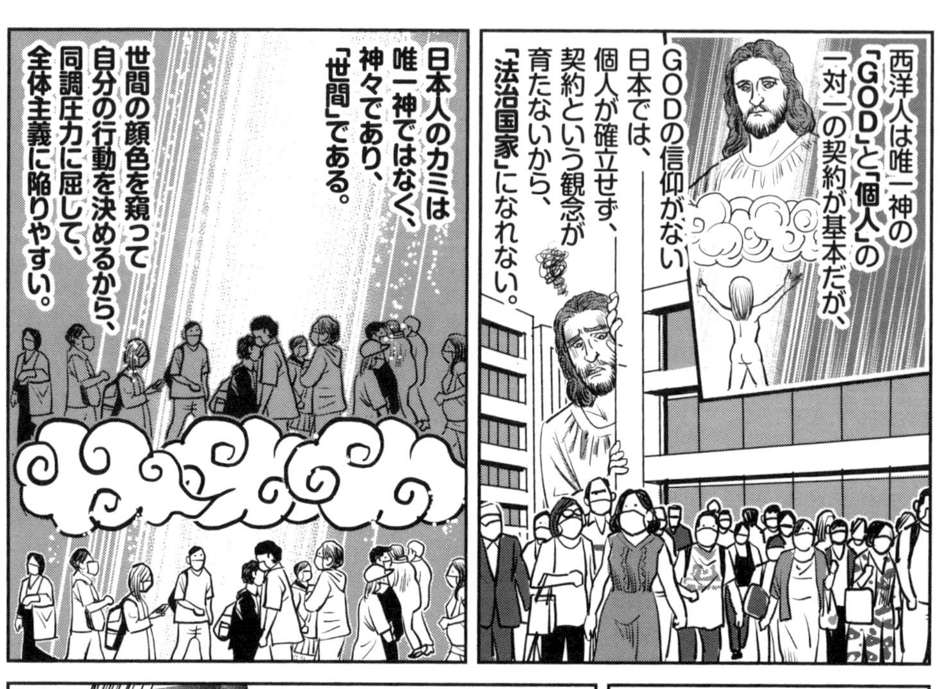
西洋人は唯一神の「GOD」と「個人」の一対一の契約が基本だが、
GODの信仰がない日本では、個人が確立せず、契約という観念が育たないから、「法治国家」になれない。
日本人のカミは唯一神ではなく、神々であり、「世間」である。
世間の顔色を窺って自分の行動を決めるから、同調圧力に屈して、全体主義に陥りやすい。

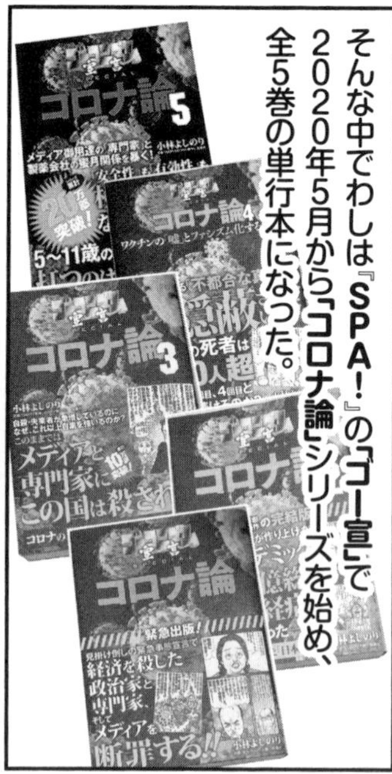
そんな中でわしは『SPA!』の「ゴー宣」で2020年5月から「コロナ論」シリーズを始め、全5巻の単行本になった。
コロナ論
コロナ論3
コロナ論4
コロナ論5
緊急出版!
経済を殺した政治家と専門家、そしてメディアを断罪する!!
メディアと専門家にこの国は殺される

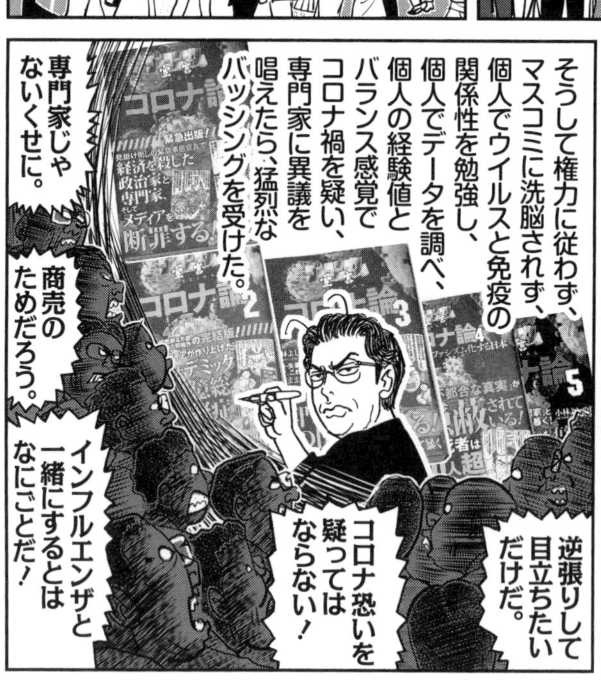
そうして権力に従わず、マスコミに洗脳されず、個人でウイルスと免疫の関係性を勉強し、個人でデータを調べ、個人の経験値とバランス感覚でコロナ禍を疑い、専門家に異議を唱えたら、猛烈なバッシングを受けた。
逆張りして目立ちたいだけだ。
コロナ恐いを疑ってはならない!
インフルエンザと一緒にするとはなにごとだ!
商売のためだろう。
専門家じゃないくせに。
コロナ論
コロナ論2
コロナ論3
コロナ論4
コロナ論5
経済を殺した政治家と専門家、そしてメディアを断罪する!

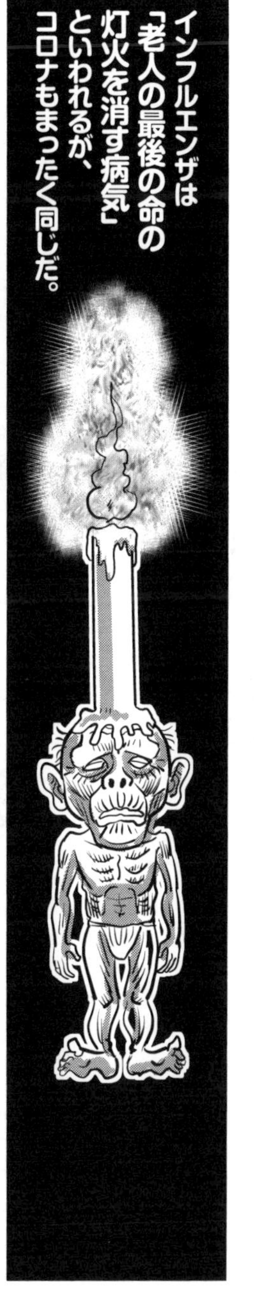
インフルエンザは
「老人の最後の命の灯火を消す病気」
といわれるが、
コロナもまったく同じだ。

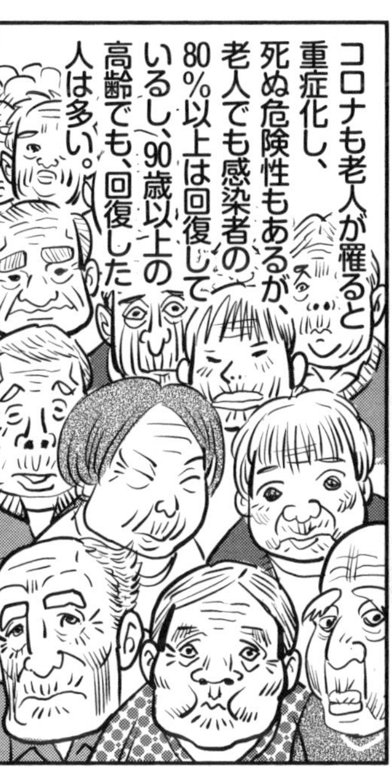
コロナも老人が罹ると重症化し、死ぬ危険性もあるが、老人でも感染者の80％以上は回復しているし、90歳以上の高齢でも、回復した人は多い。

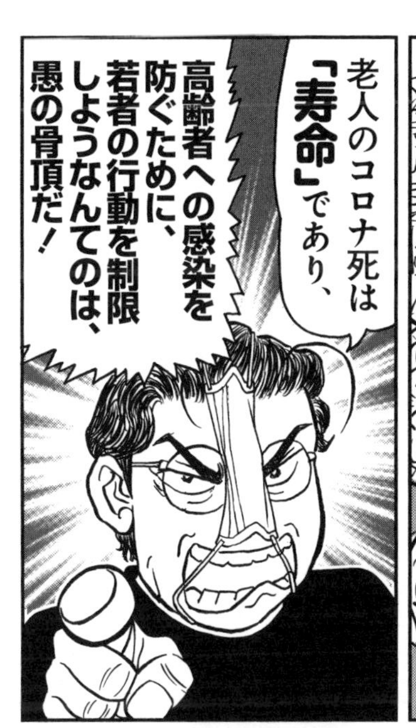
老人のコロナ死は「寿命」であり、
高齢者への感染を防ぐために、若者の行動を制限しようなんてのは、愚の骨頂だ！

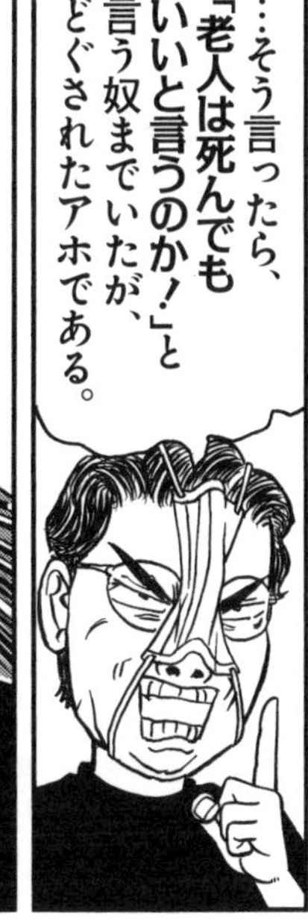
…そう言ったら、「老人は死んでもいいと言うのか！」と言う奴までいたが、どぐされたアホである。

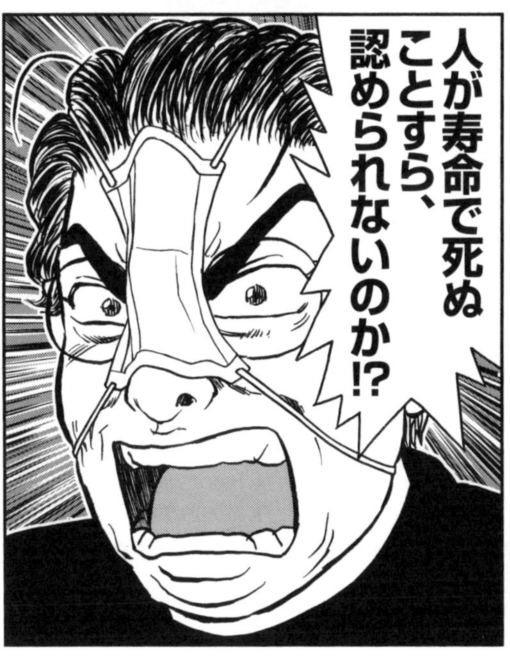
人が寿命で死ぬことすら、認められないのか!?

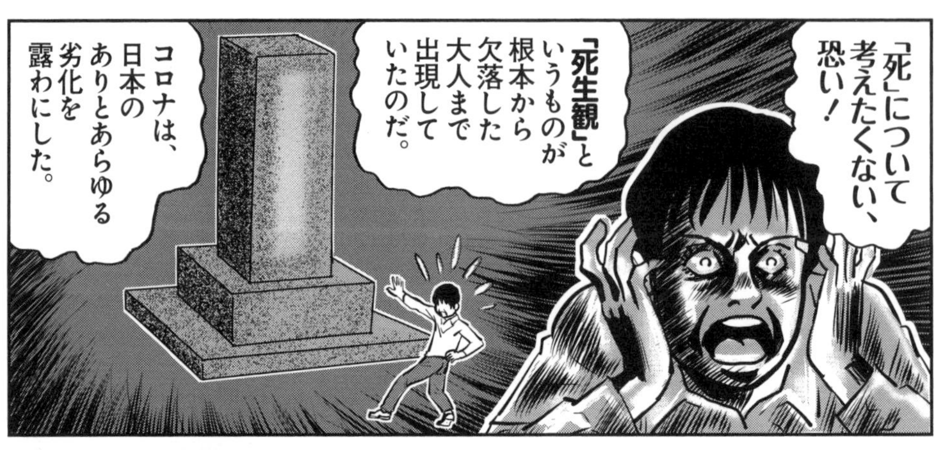
「死」について考えたくない、恐い！
「死生観」というものが根本から欠落した大人まで出現していたのだ。
コロナは、日本のありとあらゆる劣化を露わにした。

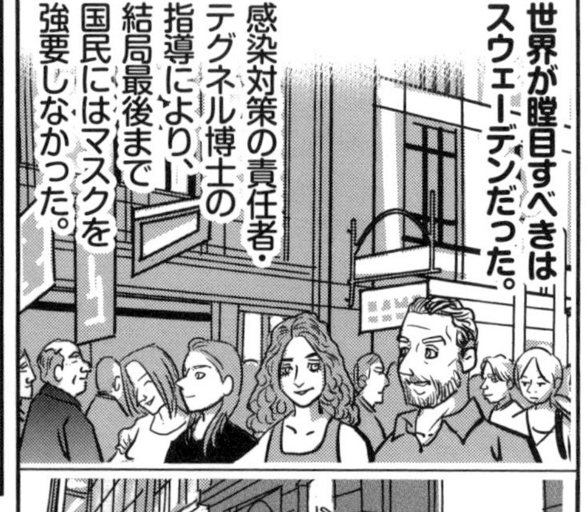
世界が瞠目すべきはスウェーデンだった。
感染対策の責任者・テグネル博士の指導により、結局最後まで国民にはマスクを強要しなかった。

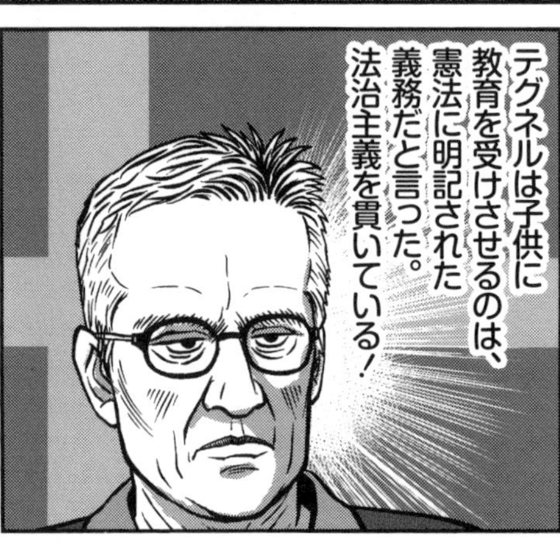
テグネルは子供に教育を受けさせるのは、憲法に明記された義務だと言った。法治主義を貫いている！

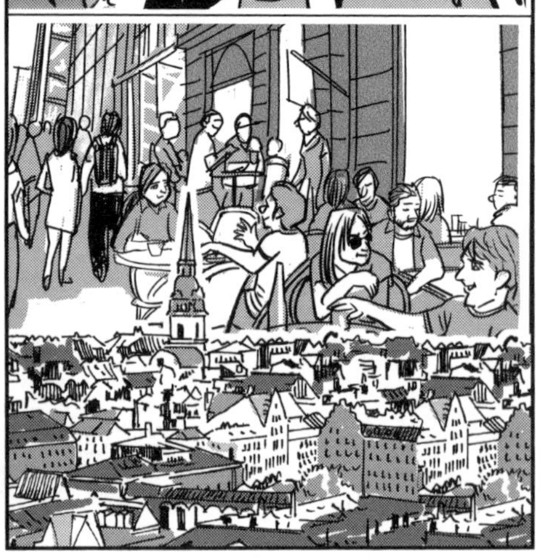

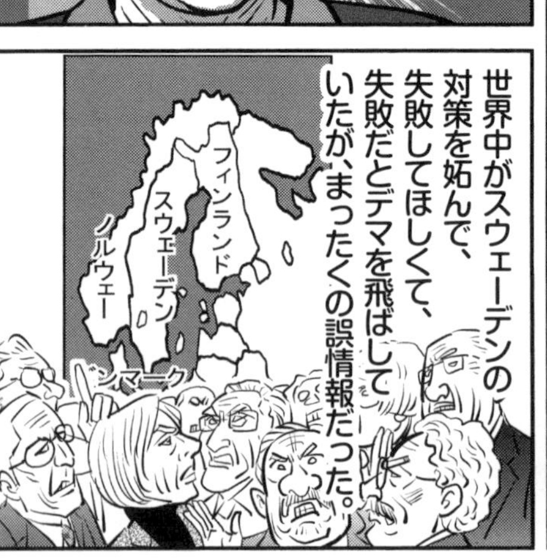
世界中がスウェーデンの対策を妬んで、失敗してほしくて、失敗だとデマを飛ばしていたが、まったくの誤情報だった。
フィンランド
スウェーデン
ノルウェー
ンマーク

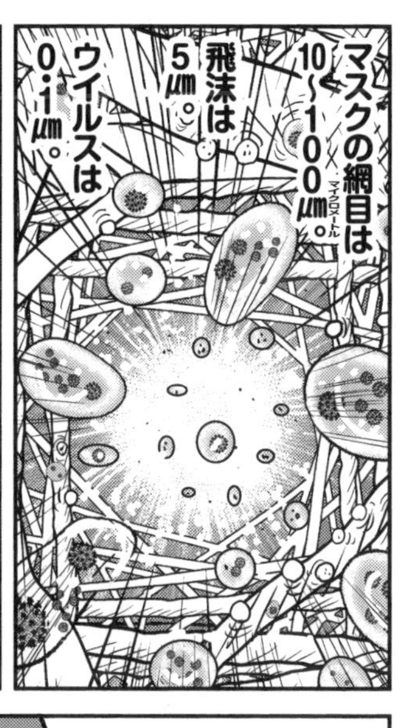
マスクの網目は10〜100μm(マイクロメートル)。
飛沫は5μm。
ウイルスは0.1μm。

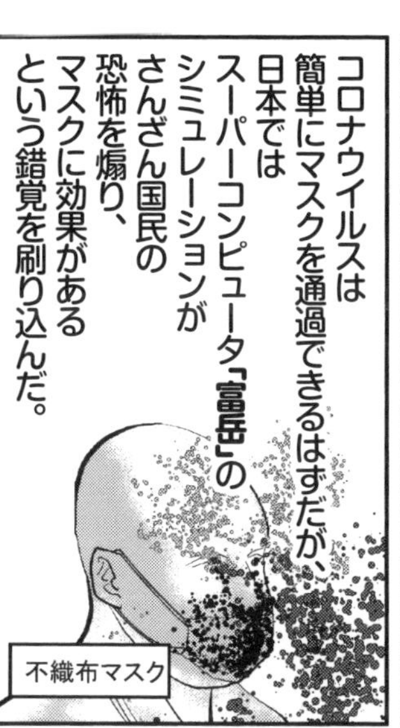
コロナウイルスは簡単にマスクを通過できるはずだが、日本ではスーパーコンピュータ「富岳」のシミュレーションがさんざん国民の恐怖を煽り、マスクに効果があるという錯覚を刷り込んだ。
不織布マスク

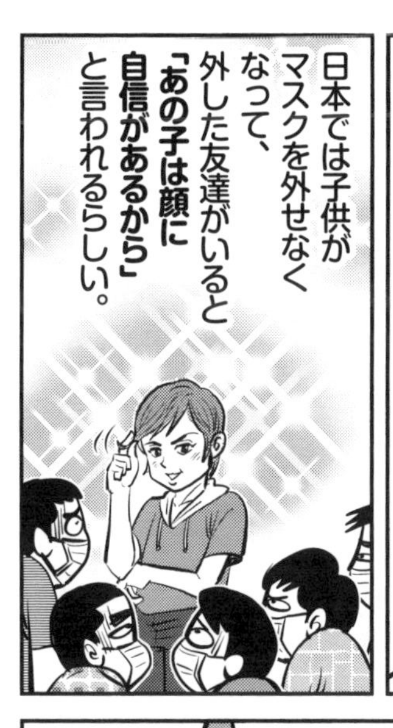
日本では子供がマスクを外せなくなって、外した友達がいると「あの子は顔に自信があるから」と言われるらしい。

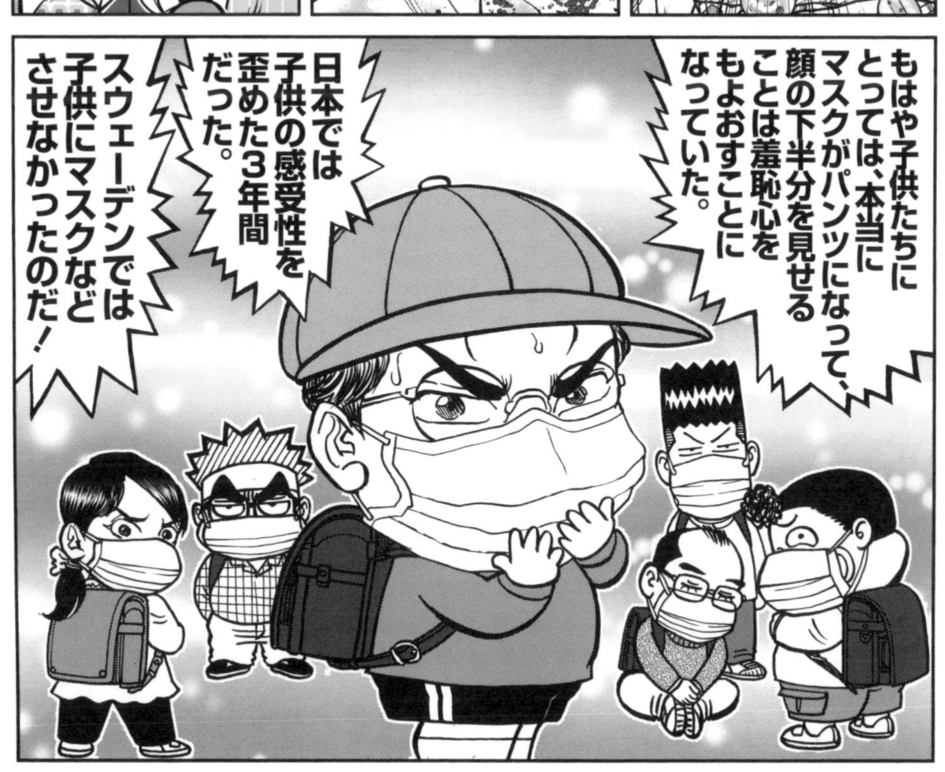
もはや子供たちにとっては、本当にマスクがパンツになって、顔の下半分を見せることは羞恥心をもよおすことになっていた。
日本では子供の感受性を歪めた3年間だった。
スウェーデンでは子供にマスクなどさせなかったのだ！

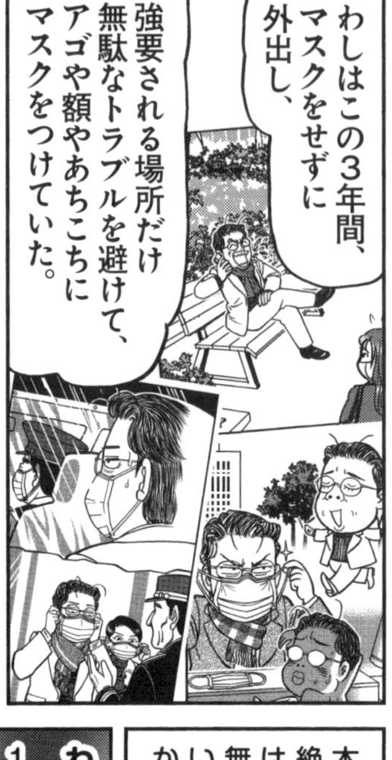
わしはこの3年間、
マスクをせずに
外出し、
強要される場所だけ
無駄なトラブルを避けて、
アゴや額やあちこちに
マスクをつけていた。

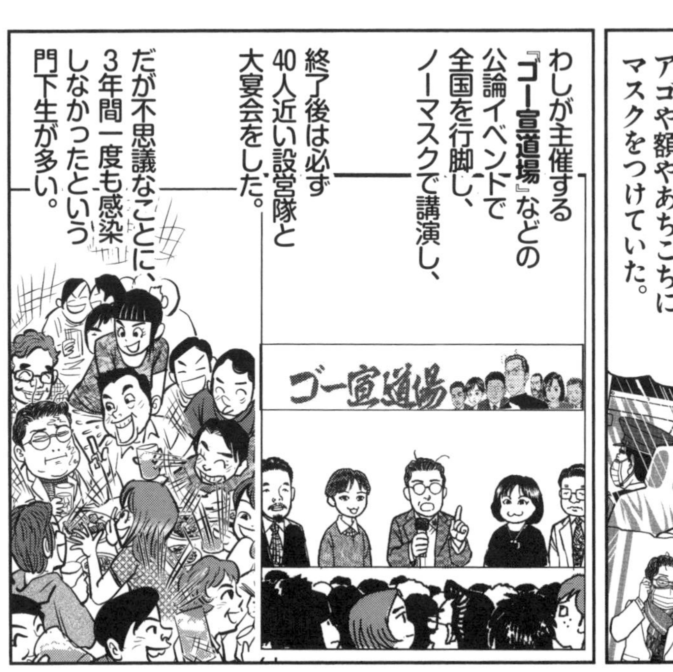
わしが主催する
『ゴー宣道場』などの
公論イベントで
全国を行脚し、
ノーマスクで講演し、
終了後は必ず
40人近い設営隊と
大宴会をした。
だが不思議なことに、
3年間一度も感染
しなかったという
門下生が多い。
ゴー宣道場

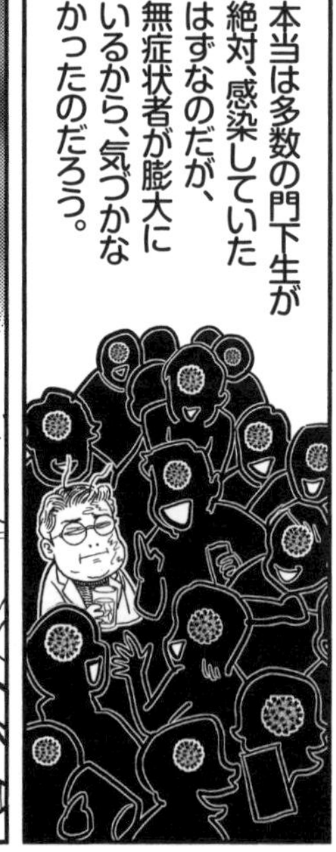
本当は多数の門下生が
絶対、感染していた
はずなのだが、
無症状者が膨大に
いるから、気づかな
かったのだろう。

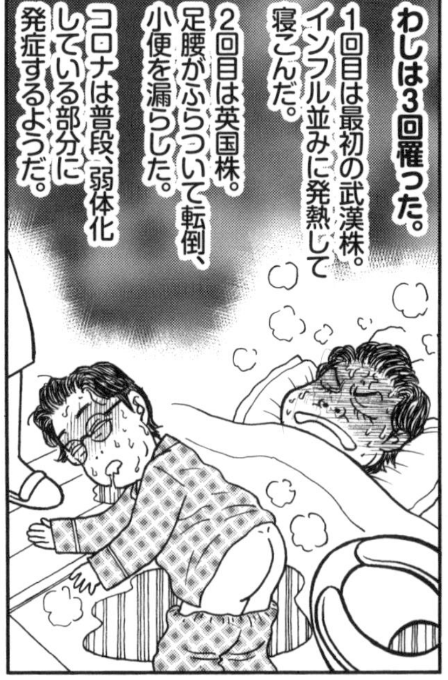
わしは3回罹った。
1回目は最初の武漢株。
インフル並みに発熱して
寝こんだ。
2回目は英国株。
足腰がふらついて転倒、
小便を漏らした。
コロナは普段、弱体化
している部分に
発症するようだ。

3回目はもう
オミクロンに変異して、
ノドから感染する
普通の風邪になっており、
葛根湯で治るように
なっていた。
これでわしはもう
十分、免疫が強化された。

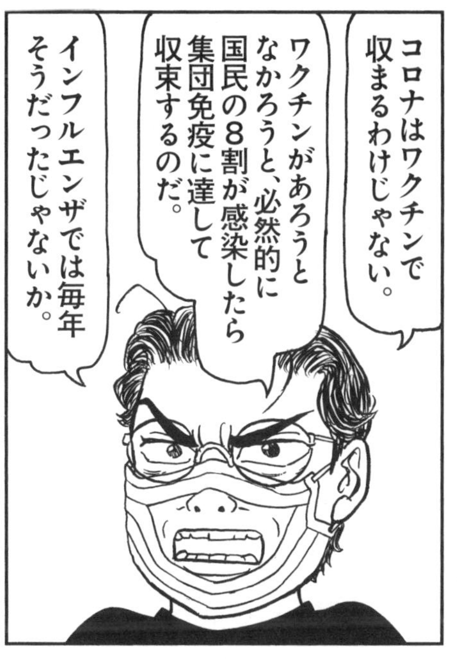
コロナは収まるわけじゃない。ワクチンで
ワクチンがあろうとなかろうと、必然的に国民の8割が感染したら集団免疫に達して収束するのだ。
インフルエンザでは毎年そうだったじゃないか。

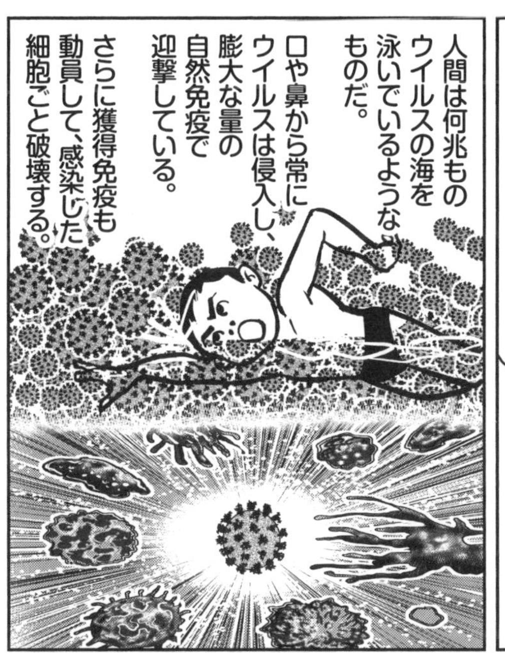
人間は何兆ものウイルスの海を泳いでいるようなものだ。
口や鼻から常にウイルスは侵入し、膨大な量の自然免疫で迎撃している。
さらに獲得免疫も動員して、感染した細胞ごと破壊する。

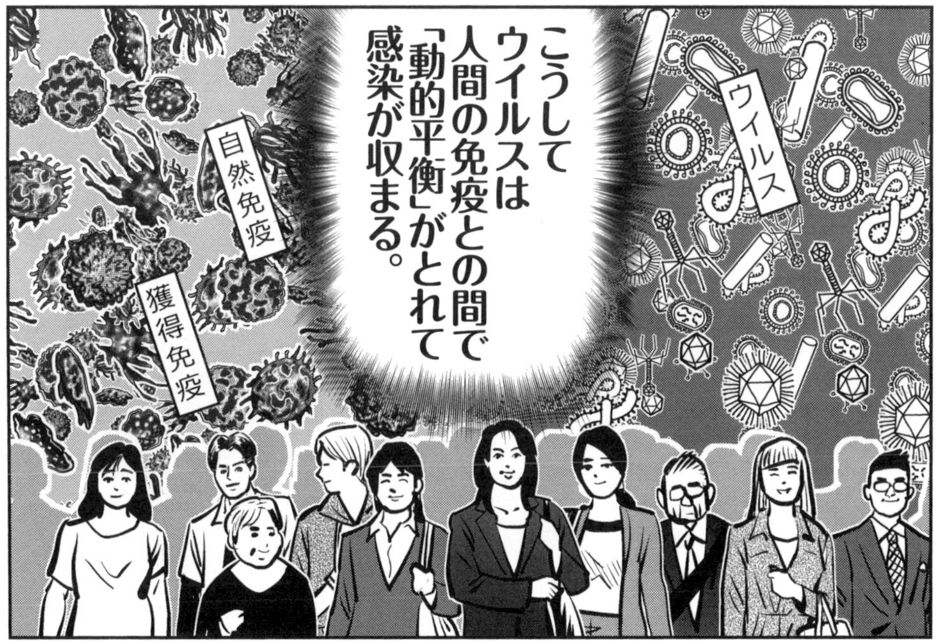
こうしてウイルスは人間の免疫との間で「動的平衡」がとれて感染が収まる。
ウイルス
自然免疫
獲得免疫

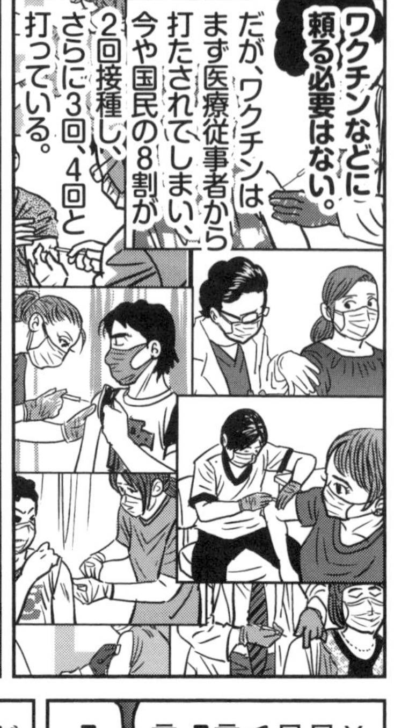
ワクチンなどに
頼る必要はない。
だが、ワクチンは
まず医療従事者から
打たされてしまい、
今や国民の8割が
2回接種し、
さらに3回、4回と
打っている。

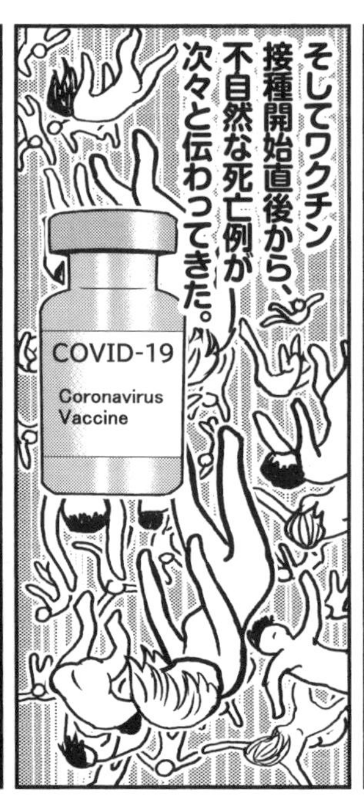
そしてワクチン
接種開始直後から、
不自然な死亡例が
次々と伝わってきた。
COVID-19
Coronavirus
Vaccine

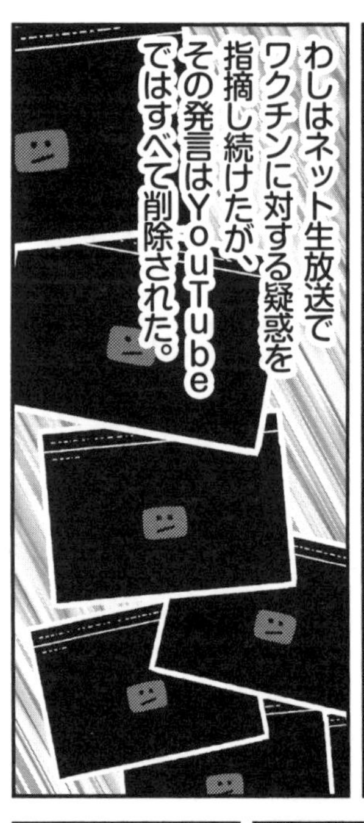
わしはネット生放送で
ワクチンに対する疑惑を
指摘し続けたが、
その発言はYouTube
ではすべて削除された。

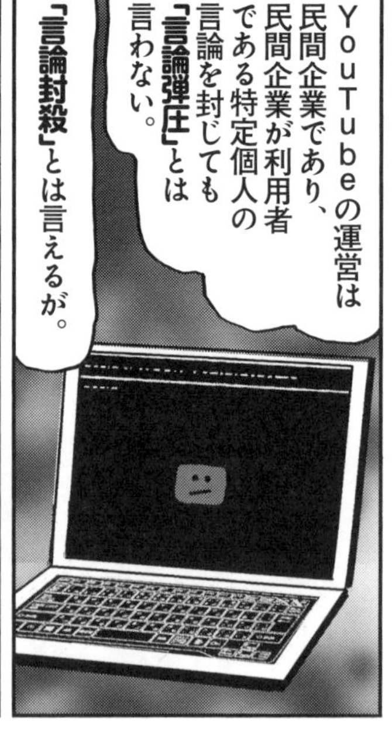
YouTubeの運営は
民間企業であり、
民間企業が利用者
である特定個人の
言論を封じても
「言論弾圧」とは
言わない。
「言論封殺」とは言えるが。

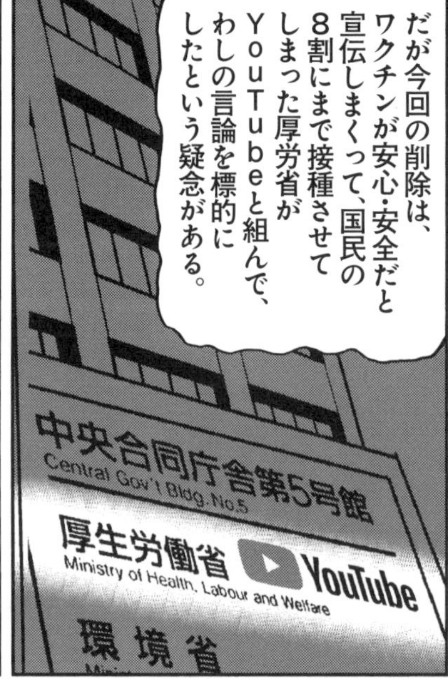
だが今回の削除は、
ワクチンが安心・安全だと
宣伝しまくって、国民の
8割にまで接種させて
しまった厚労省が
YouTubeと組んで、
わしの言論を標的に
したという疑念がある。
中央合同庁舎第5号館
Central Gov't Bldg. No.5
厚生労働省
Ministry of Health, Labour and Welfare
YouTube
環境省

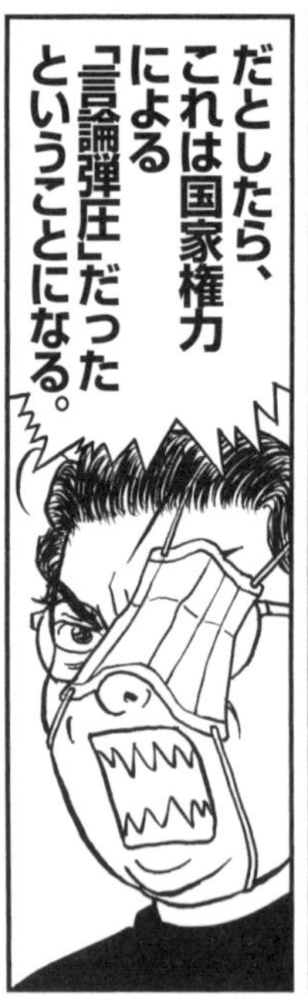
だとしたら、
これは国家権力
による
「言論弾圧」だった
ということになる。

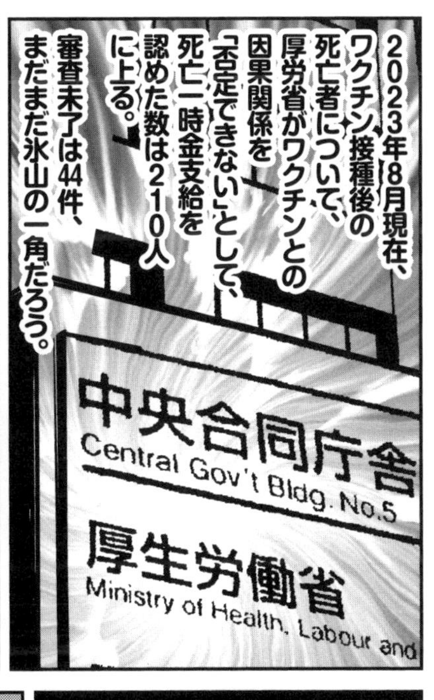
2023年8月現在、ワクチン接種後の死亡者について、厚労省がワクチンとの因果関係を「否定できない」として、死亡一時金支給を認めた数は210人に上る。
審査未了は44件、まだまだ氷山の一角だろう。
中央合同庁舎
Central Gov't Bldg. No.5
厚生労働省
Ministry of Health, Labour and

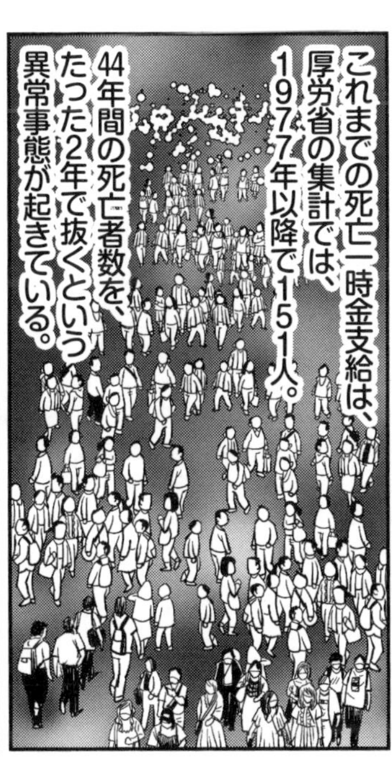
これまでの死亡一時金支給は、厚労省の集計では、1977年以降で151人。
44年間の死亡者数を、たった2年で抜くという異常事態が起きている。

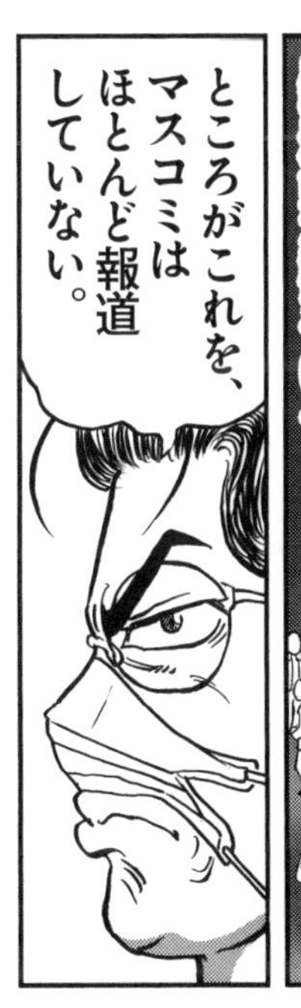
ところがこれを、マスコミはほとんど報道していない。

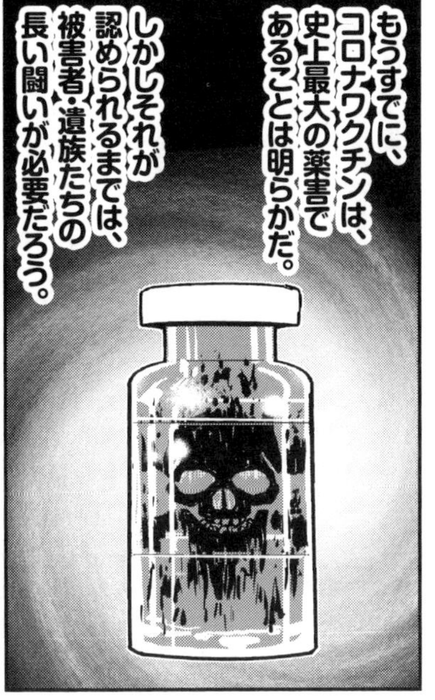
もうすでに、コロナワクチンは、史上最大の薬害であることは明らかだ。
しかしそれが認められるまでは、被害者・遺族たちの長い闘いが必要だろう。

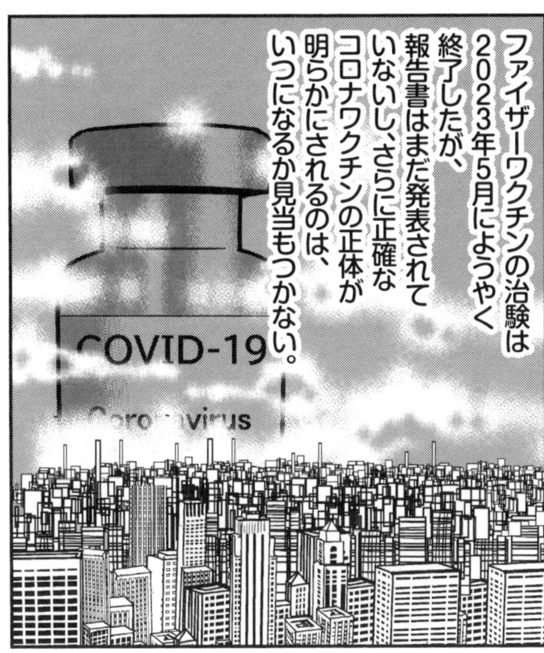
ファイザーワクチンの治験は2023年5月にようやく終了したが、報告書はまだ発表されていないし、さらに正確なコロナワクチンの正体が明らかにされるのは、いつになるか見当もつかない。
COVID-19

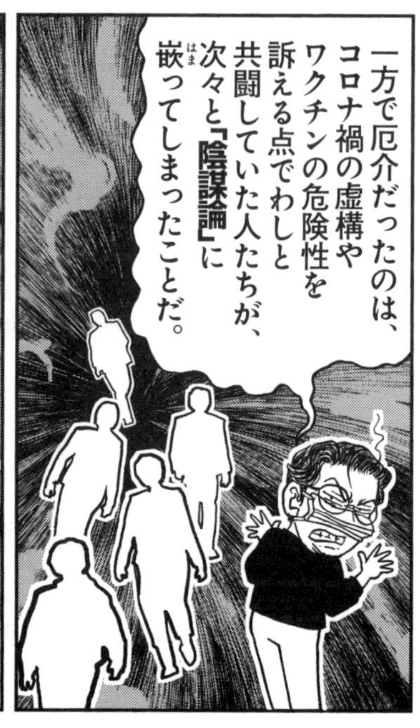
一方で厄介だったのは、コロナ禍の虚構やワクチンの危険性を訴える点でわしと共闘していた人たちが、次々と「陰謀論」に嵌ってしまったことだ。

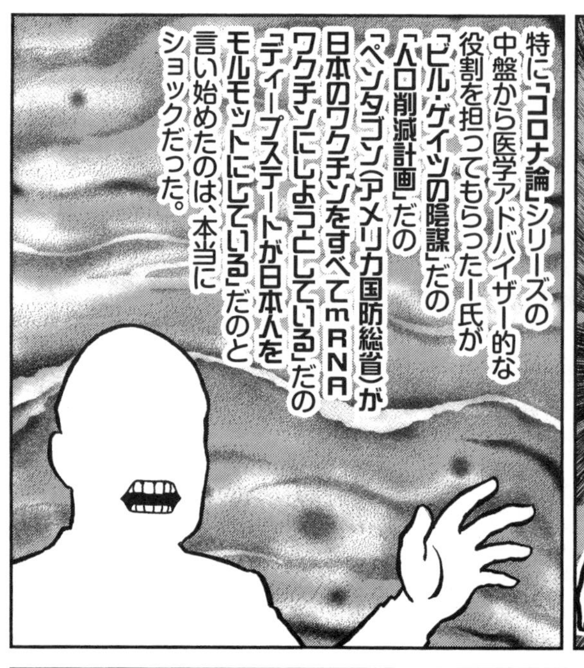
特に「コロナ論」シリーズの中盤から医学アドバイザー的な役割を担ってもらったI氏が「ビル・ゲイツの陰謀」だの「人口削減計画」だの「ペンタゴン(アメリカ国防総省)が日本のワクチンをすべてmRNAワクチンにしようとしている」だの「ディープステートが日本人をモルモットにしている」だのと言い始めたのは、本当にショックだった。

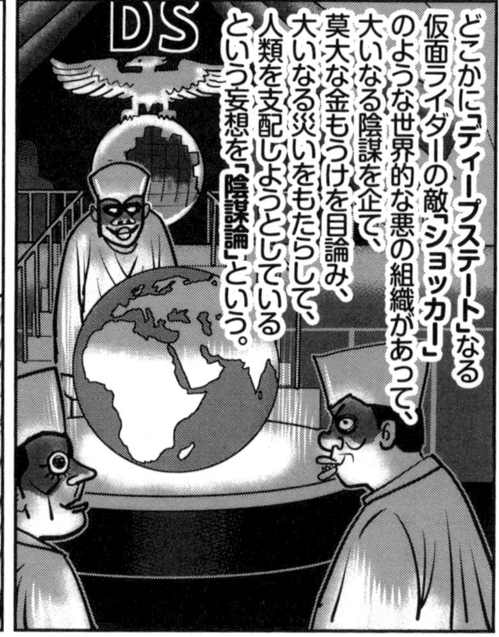
DS
どこかに「ディープステート」なる仮面ライダーの敵「ショッカー」のような世界的な悪の組織があって、大いなる陰謀を企て、莫大な金もうけを目論み、大いなる災いをもたらして、人類を支配しようとしているという妄想を「陰謀論」という。

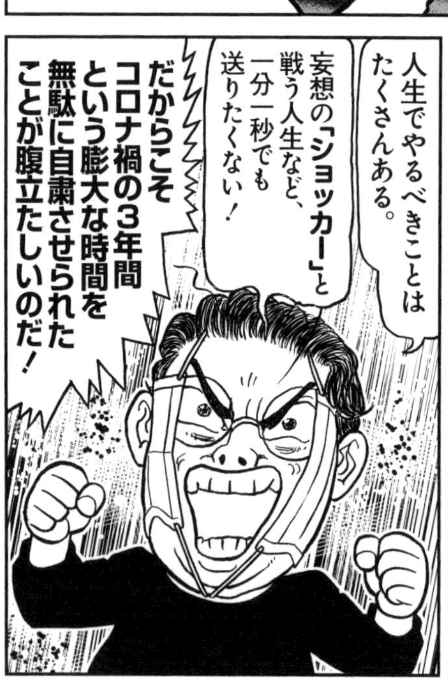
人生でやるべきことはたくさんある。
妄想の「ショッカー」と戦う人生など、一分一秒でも送りたくない！
だからこそコロナ禍の3年間という膨大な時間を無駄に自粛させられたことが腹立たしいのだ！

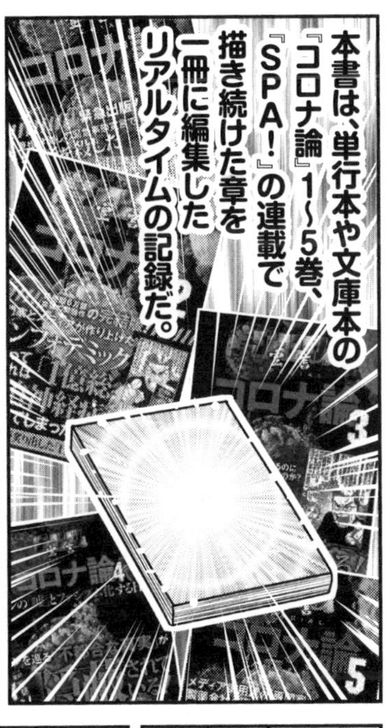
本書は、単行本や文庫本の『コロナ論』1~5巻、『SPA!』の連載で描き続けた章を一冊に編集したリアルタイムの記録だ。
コロナ論
コロナ論 3
コロナ論 4
5

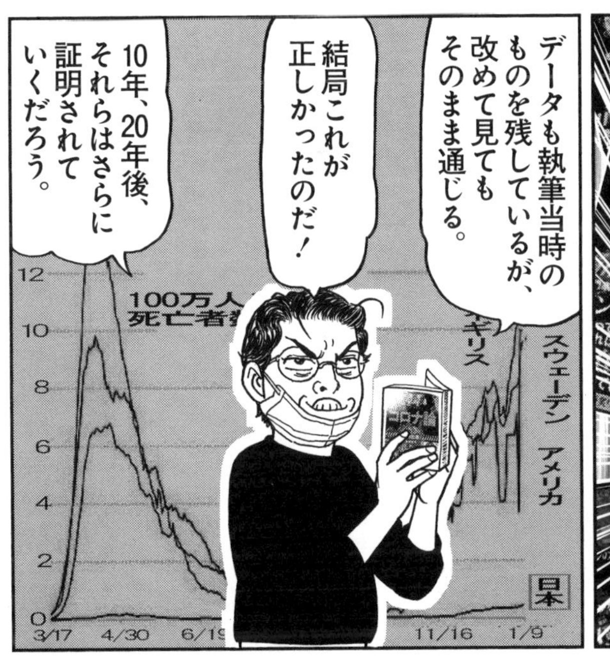
データも執筆当時のものを残しているが、改めて見てもそのまま通じる。
結局これが正しかったのだ!
10年、20年後、それらはさらに証明されていくだろう。
100万人
死亡者数
スウェーデン
アメリカ
日本
12
10
8
6
4
2
0
3/17
4/30
11/16
1/9

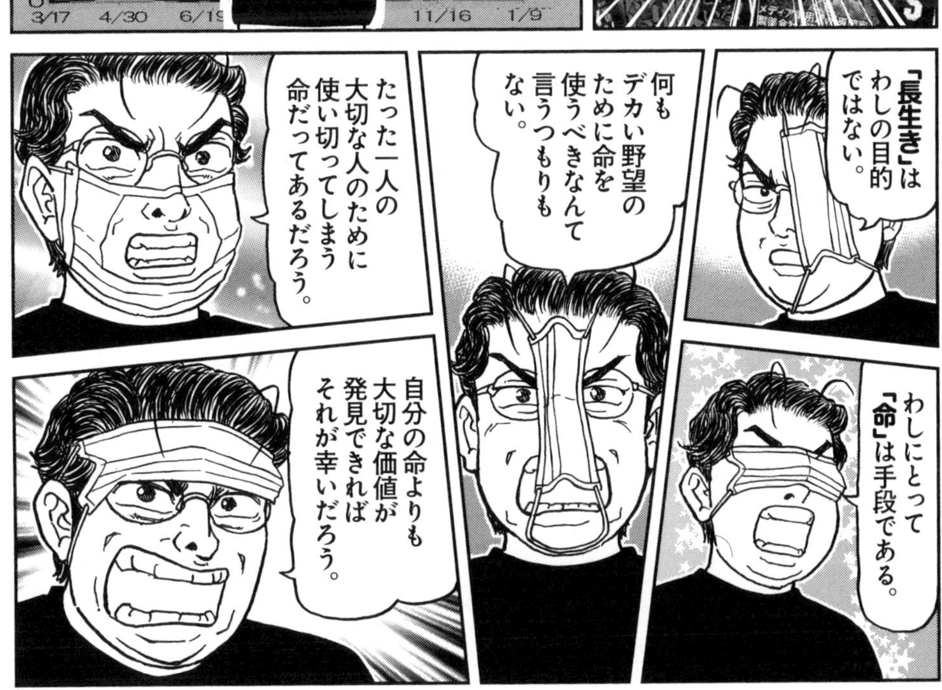
「長生き」はわしの目的ではない。
何もデカい野望のために命を使うべきなんて言うつもりもない。
たった一人の大切な人のために使い切ってしまう命だってあるだろう。
わしにとって「命」は手段である。
自分の命よりも大切な価値が発見できればそれが幸いだろう。

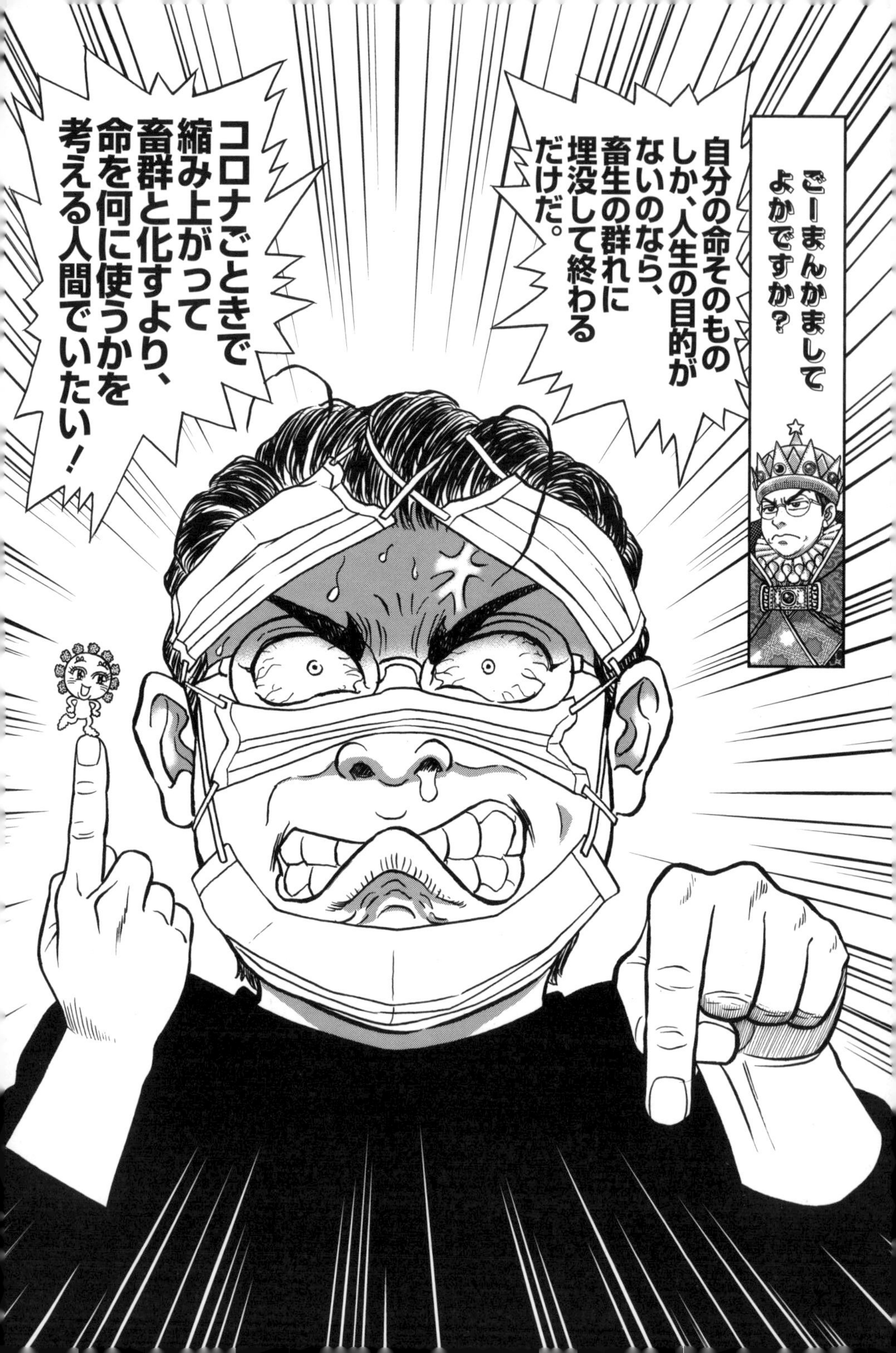
ごーまんかましてよかですか?
自分の命そのものしか、人生の目的がないのなら、畜生の群れに埋没して終わるだけだ。
コロナごときで縮み上がって畜群と化すより、命を何に使うかを考える人間でいたい!

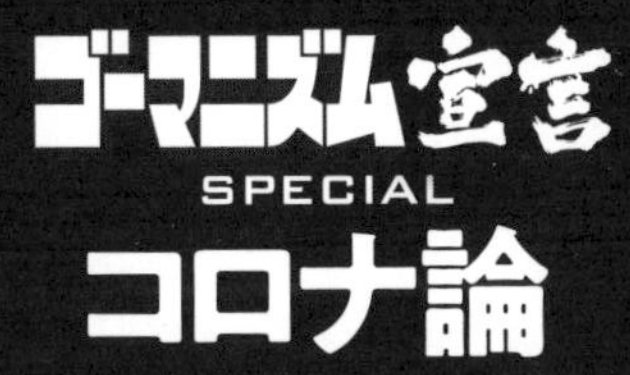
ゴーマニズム宣言
SPECIAL
コロナ論

THE DIGEST

2020.04.07～2022.03.08

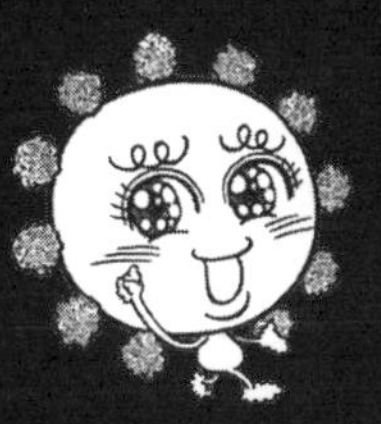

※THE DIGEST＃1～31は『週刊SPA！』2020年3月15日号～2022年3月15日号に
掲載された連載『ゴーマニズム宣言SPECIAL』のベストセレクションになります。

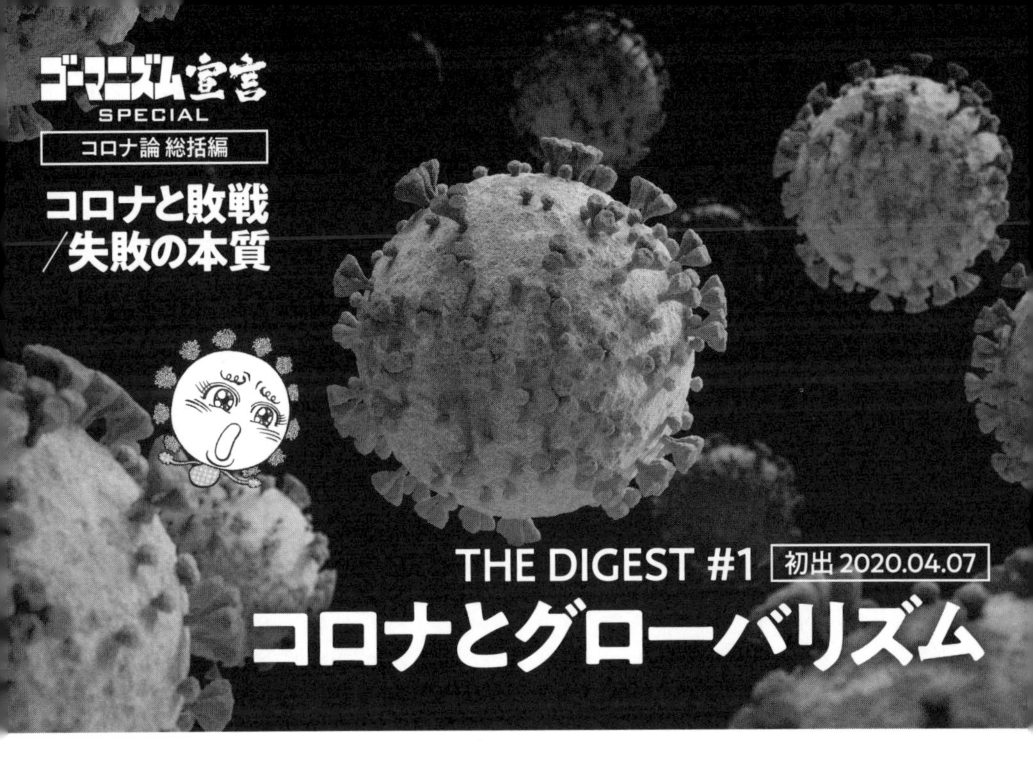
ゴーマニズム宣言
SPECIAL
コロナ論 総括編
コロナと敗戦
/失敗の本質
THE DIGEST #1
初出 2020.04.07
コロナとグローバリズム

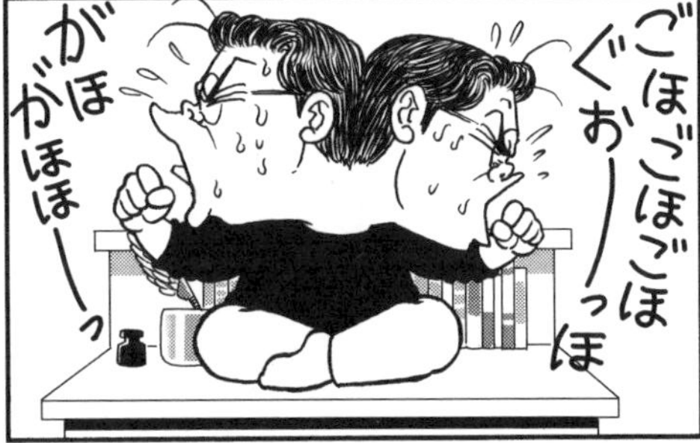
ごほごほごほ
ぐぉーーっほ
がほ
がほほーーっ

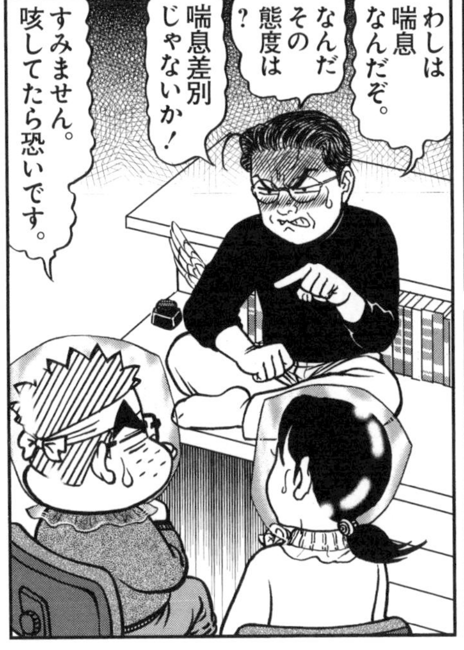
わしは喘息なんだぞ。
なんだその態度は?
喘息差別じゃないか!
すみません。咳してたら恐いです。

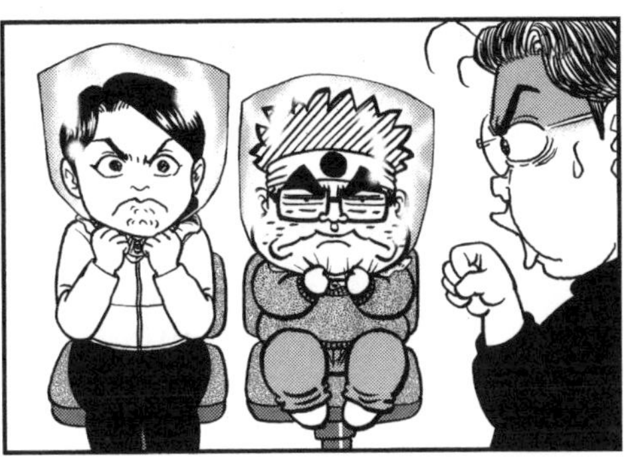

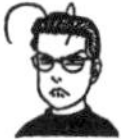

インフルエンザの感染者は日本で1年に1000万人以上。1億数千万人の1割が毎年感染していて、インフルエンザの直接死が3000人、関連死も含めて1万人になる。2019年は1日平均54人死亡している。ワクチンも治療薬もあるのにこの数字だ。コロナより恐い。

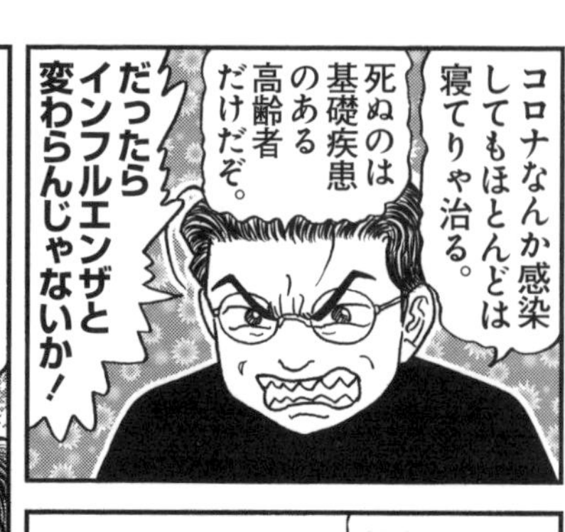
コロナなんか感染してもほとんどは寝てりゃ治る。
死ぬのは基礎疾患のある高齢者だけだぞ。
だったらインフルエンザと変わらんじゃないか!

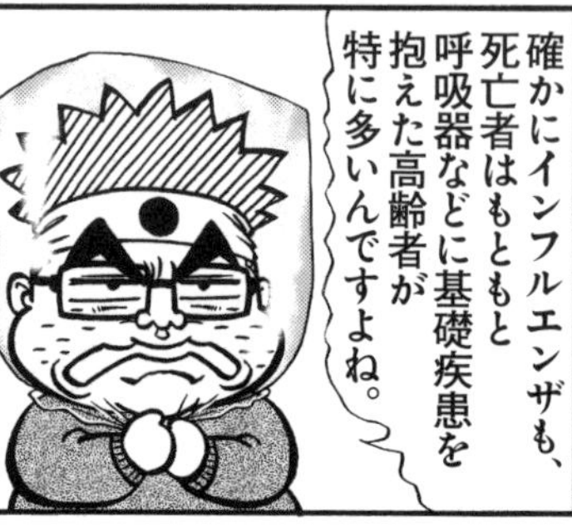
確かにインフルエンザも、死亡者はもともと呼吸器などに基礎疾患を抱えた高齢者が特に多いんですよね。

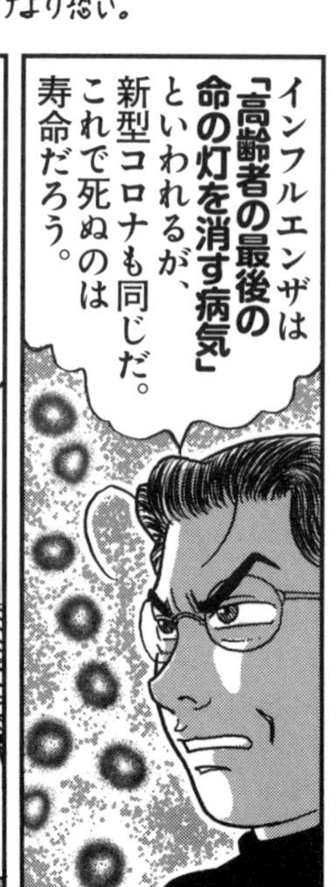
インフルエンザは「高齢者の最後の命の灯を消す病気」といわれるが、新型コロナも同じだ。これで死ぬのは寿命だろう。

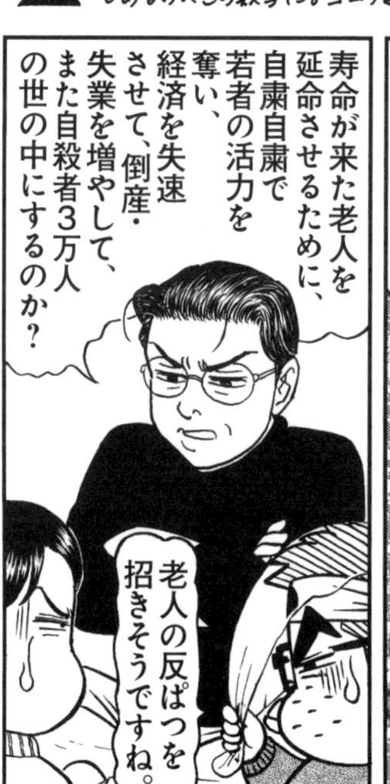
寿命が来た老人を延命させるために、自粛自粛で若者の活力を奪い、経済を失速させて、倒産・失業を増やして、また自殺者3万人の世の中にするのか?
老人の反ぱつを招きそうですね。

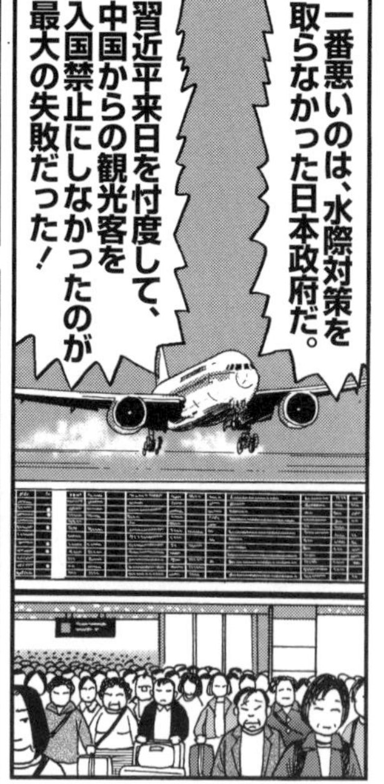
一番悪いのは、水際対策を取らなかった日本政府だ。
習近平来日を忖度して、中国からの観光客を入国禁止にしなかったのが最大の失敗だった!

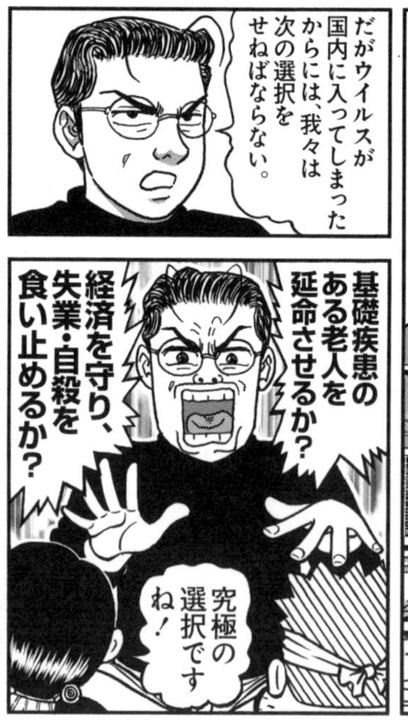
だがウイルスが国内に入ってしまったからには、我々は次の選択をせねばならない。
基礎疾患のある老人を延命させるか?
経済を守り、失業・自殺を食い止めるか?
究極の選択ですね!

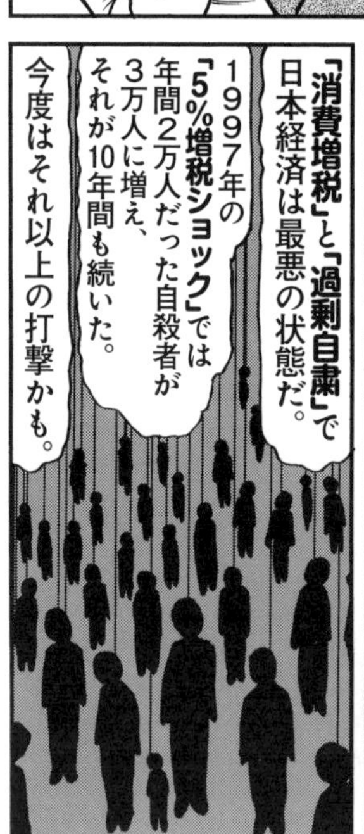
日本経済は最悪の状態だ。「消費増税」と「過剰自粛」で
1997年の「5%増税ショック」では年間2万人だった自殺者が3万人に増え、それが10年間も続いた。
今度はそれ以上の打撃かも。

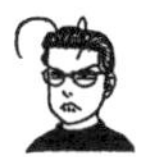

コロナは3月26日現在、まだ日本では感染者が1291人、死亡者が45人。感染者の80%が軽症、重軽症の感染者の8割は他人に感染させていない。

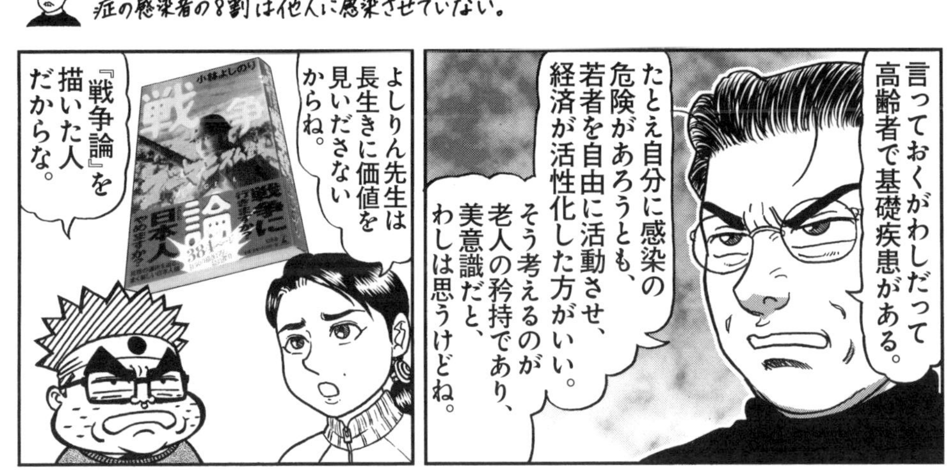

言っておくがわしだって高齢者で基礎疾患がある。
たとえ自分に感染の危険があろうとも、若者を自由に活動させ、経済が活性化した方がいい。
そう考えるのが老人の矜持であり、美意識だと、わしは思うけどね。
よしりん先生は長生きに価値を見いださないからね。
『戦争論』を描いた人だからな。

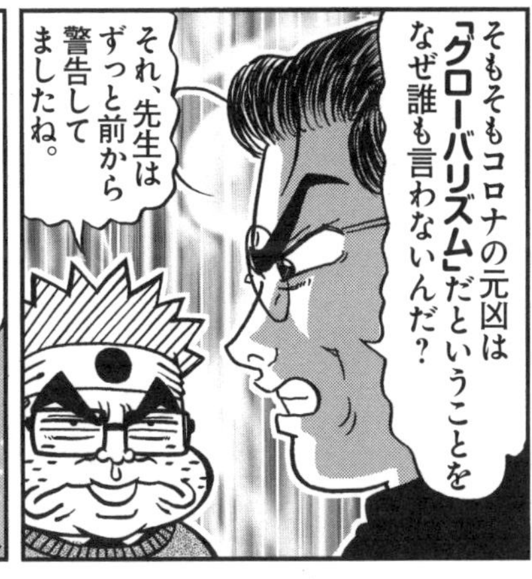

そもそもコロナの元凶は「グローバリズム」だということをなぜ誰も言わないんだ?
それ、先生はずっと前から警告してましたね。

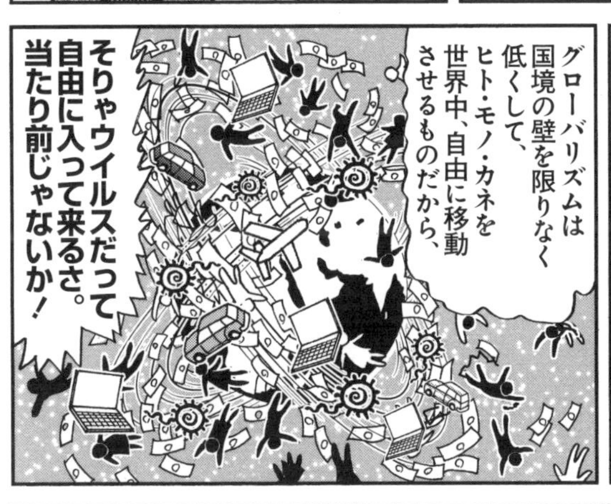

グローバリズムは国境の壁を限りなく低くして、ヒト・モノ・カネを世界中、自由に移動させるものだから、
そりゃウイルスだって自由に入って来るさ。当たり前じゃないか!

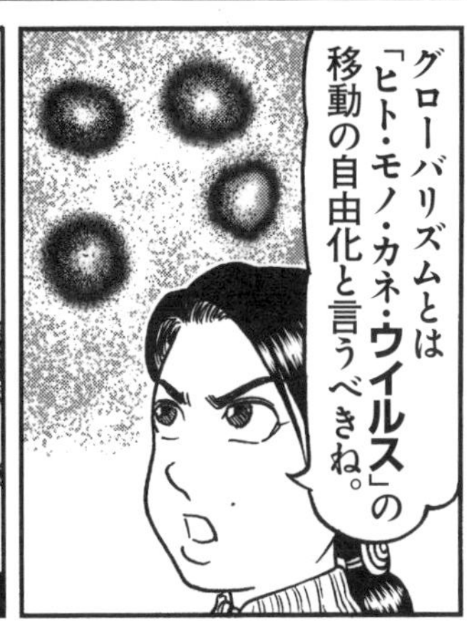

グローバリズムとは「ヒト・モノ・カネ・ウイルス」の移動の自由化と言うべきね。

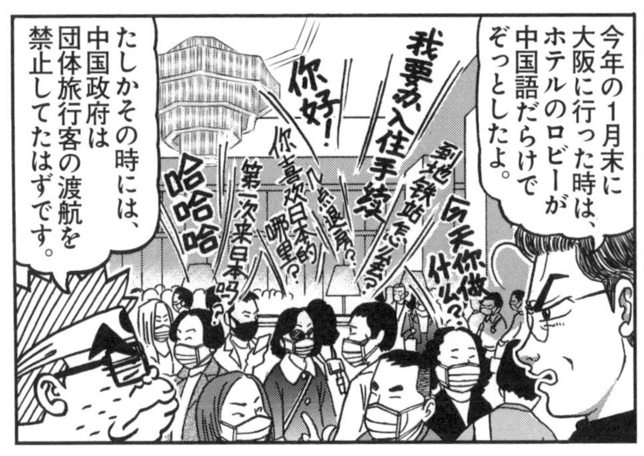

今年の1月末に大阪に行った時は、ホテルのロビーが中国語だらけでぞっとしたよ。
我要办入住手续
你好!
你喜欢日本的哪里?
第一次来日本吗?
哈哈哈
今天你做什么?
たしかその時には、中国政府は団体旅行客の渡航を禁止してたはずです。

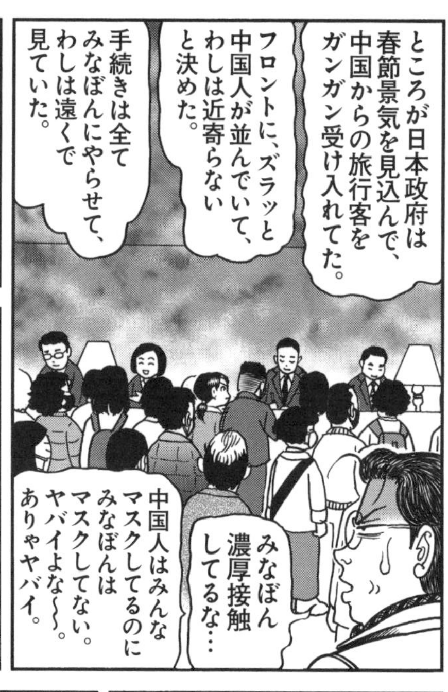
ところが日本政府は春節景気を見込んで、中国からの旅行客をガンガン受け入れてた。
フロントに、ズラッと中国人が並んでいて、わしは近寄らないと決めた。
手続きは全てみなぼんにやらせて、わしは遠くで見ていた。
みなぼん濃厚接触してるな…
中国人はみんなマスクしてるのにみなぼんはマスクしてない。ヤバイよな〜〜。ありゃヤバイ。

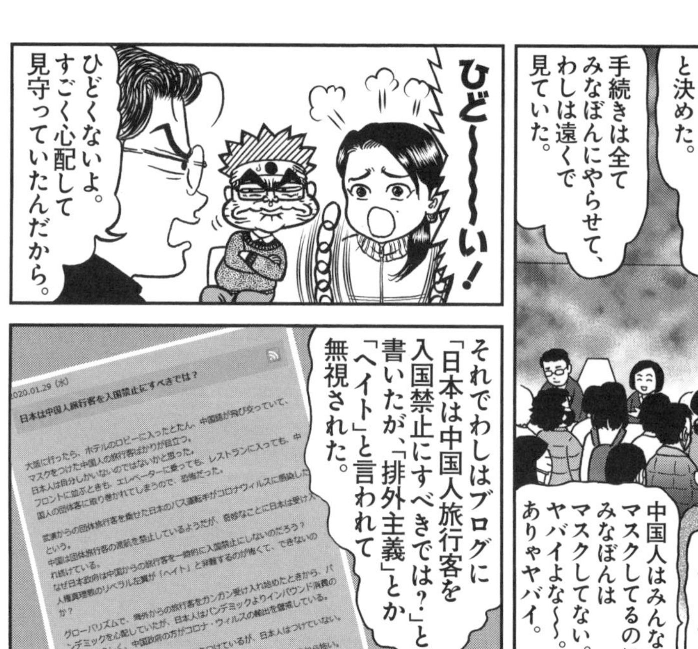
ひど〜〜〜い！
ひどくないよ。すごく心配して見守っていたんだから。
それでわしはブログに「日本は中国人旅行客を入国禁止にすべきでは？」と書いたが、「排外主義」とか「ヘイト」と言われて無視された。
2020.01.29 (火)
日本は中国人旅行客を入国禁止にすべきでは？
大阪に行ったら、ホテルのロビーに入ったとたん、中国語が飛び交っていて、
マスクをつけた中国人の旅行客ばかりが目立つ。
日本人は自分しかいないのではないかと思った。
フロントに並ぶときも、エレベーターに乗っても、レストランに入っても、中
国人の団体客に取り巻かれてしまうので、恐怖だった。
武漢からの団体旅行客を乗せた日本のバス運転手がコロナウィルスに感染した
という。
中国は団体旅行客の渡航を禁止しているようだが、奇妙なことに日本は受け入
れ続けている。
なぜ日本政府は中国からの旅行客を一時的に入国禁止にしないのだろう？
人権真理教のリベラル左翼が「ヘイト」と非難するのが怖くて、できないの
か？
グローバリズムで、海外からの旅行客をガンガン受け入れ始めたときから、パ
ンデミックを心配していたが、日本人はパンデミックよりインバウンド消費の
方が大事らしく、中国政府の方がコロナ・ウィルスの輸出を警戒している。
日本人はつけていない。
みんなマスクをつけているが、日本人はつけていない。

それが今じゃリベラル左翼までもが入国禁止に賛成するんだから！
その豹変ぶりがすごすぎますね。

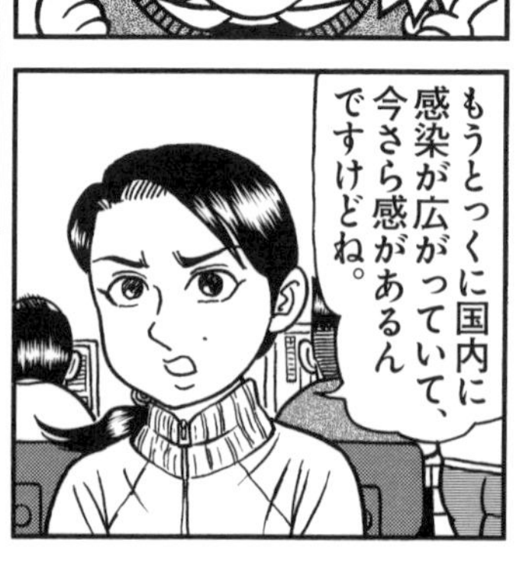
もうとっくに国内に感染が広がっていて、今さら感があるんですけどね。

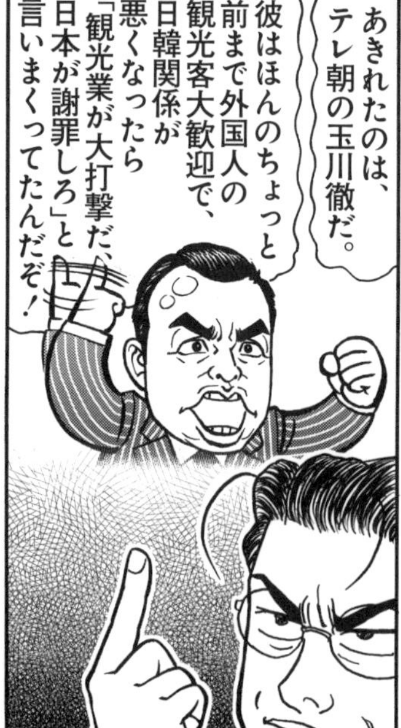
あきれたのは、テレ朝の玉川徹だ。
彼はほんのちょっと前まで外国人の観光客大歓迎で、日韓関係が悪くなったら「観光業が大打撃だ、日本が謝罪しろ」と言いまくってたんだぞ！

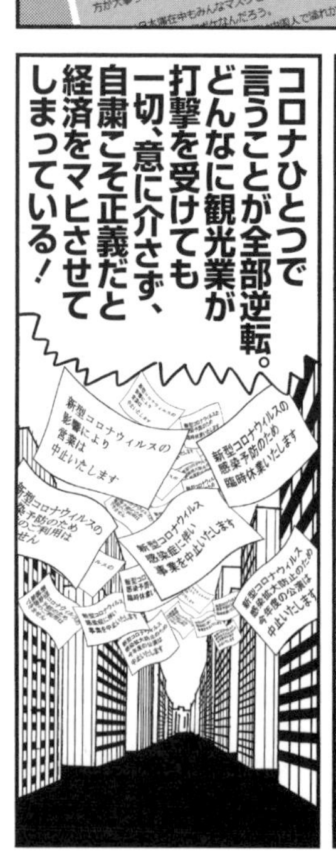
コロナひとつで言うことが全部逆転。どんなに観光業が打撃を受けても一切、意に介さず、自粛こそ正義だと経済をマヒさせてしまっている！
新型コロナウィルスの影響により営業は中止いたします
新型コロナウィルスの感染予防のため臨時休業いたします
新型コロナウィルス感染症に伴い事業を中止いたします
新型コロナウィルス感染拡大防止のため今年度の公演は中止いたします

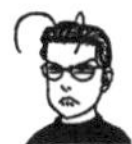

山尾志桜里議員は3月18日に立憲民主党に離党届を提出した。「枝野民主党」という表記は、もう「立憲主義」を捨てた党だから、「立憲」と書くと国民に誤解を生むから、「枝野民主党」の方が正確かなと思った。

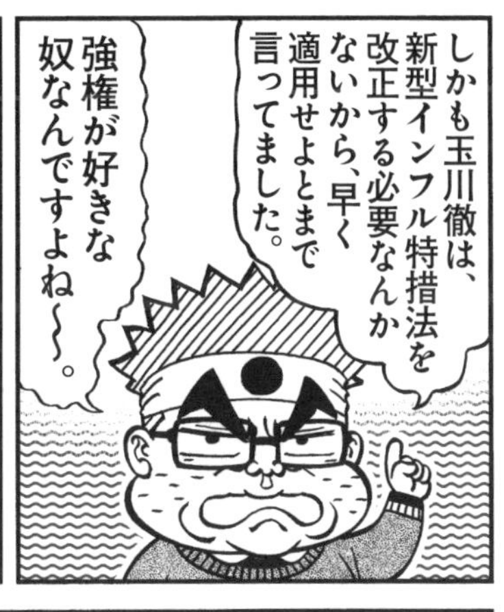
しかも玉川徹は、新型インフル特措法を改正する必要なんかないから、早く適用せよとまで言ってました。
強権が好きな奴なんですよね〜〜。

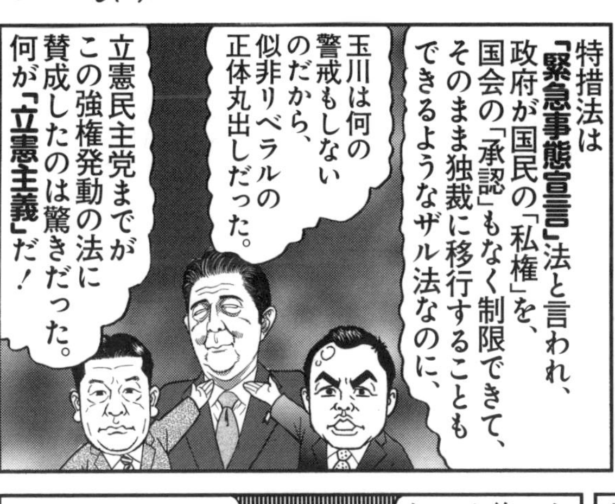
特措法は「緊急事態宣言」法と言われ、政府が国民の「私権」を、国会の「承認」もなく制限できて、そのまま独裁に移行することもできるようなザル法なのに、
玉川は何の警戒もしないのだから、似非リベラルの正体丸出しだった。
立憲民主党までがこの強権発動の法に賛成したのは驚きだった。何が「立憲主義」だ!

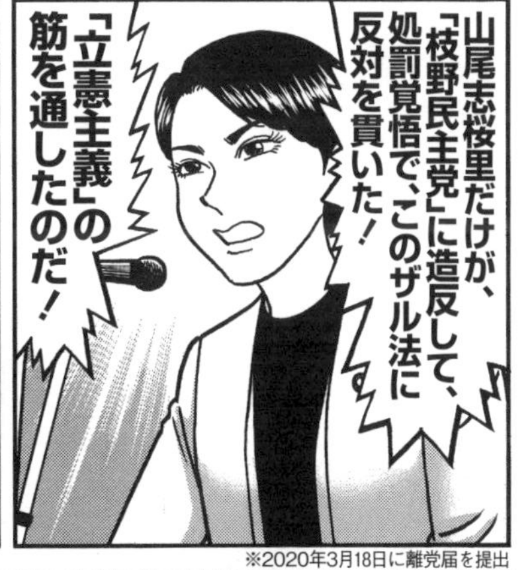
山尾志桜里だけが、「枝野民主党」に造反して、処罰覚悟で、このザル法に反対を貫いた!
「立憲主義」の筋を通したのだ!

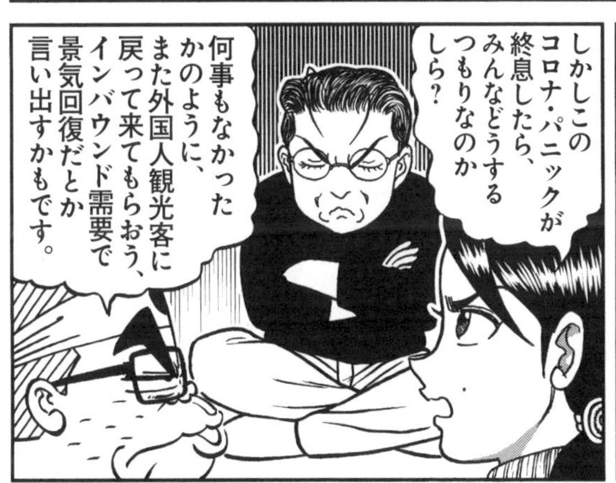
しかしこのコロナ・パニックが終息したら、みんなどうするつもりなのかしら?
何事もなかったかのように、また外国人観光客に戻って来てもらおう、インバウンド需要で景気回復だとか言い出すかもです。

※2020年3月18日に離党届を提出

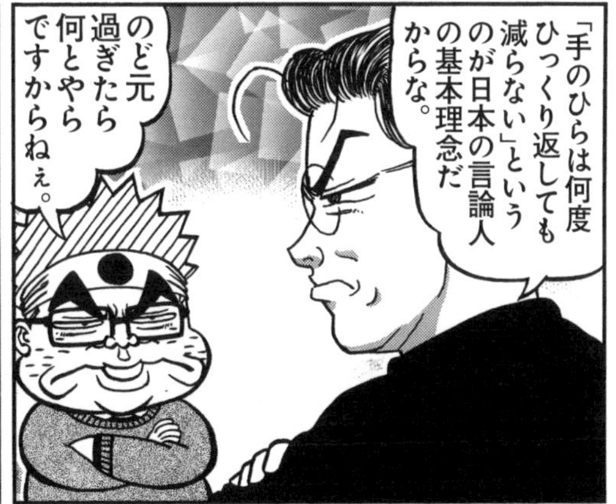
「手のひらは何度ひっくり返しても減らない」というのが日本の言論人の基本理念だからな。
のど元過ぎたら何とやらですからねぇ。

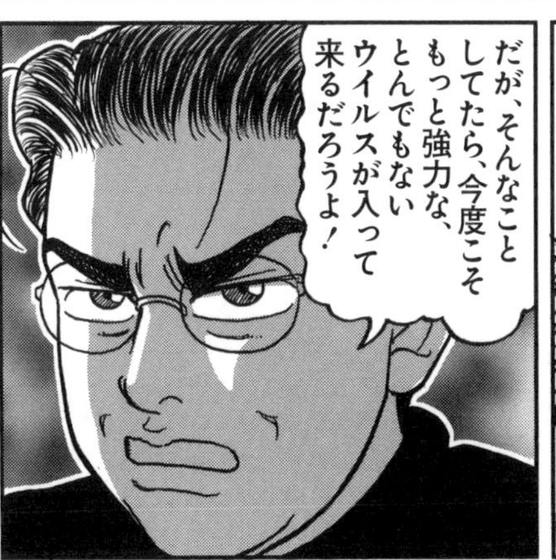
だが、そんなことしてたら、今度こそもっと強力な、とんでもないウイルスが入って来るだろうよ!

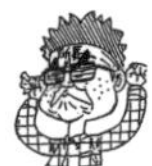

森友学園問題で公文書改ざんを強いられ、自殺に追い込まれた財務省職員、赤木俊夫氏の妻が、当時の理財局長、佐川宣寿と国に1億1千万円の損害賠償を求める民事訴訟を起こした。犯罪を握り潰した権力に対して、無名の一女性が戦いを挑まざるを得ないというのは伊藤詩織さんの事件と同じ。Webマガジン小林よしのりライジングで全面的に応援しています！

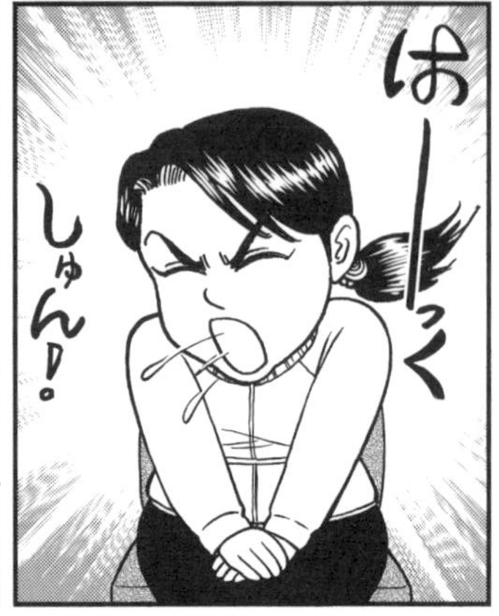
はーーっくしゅん！

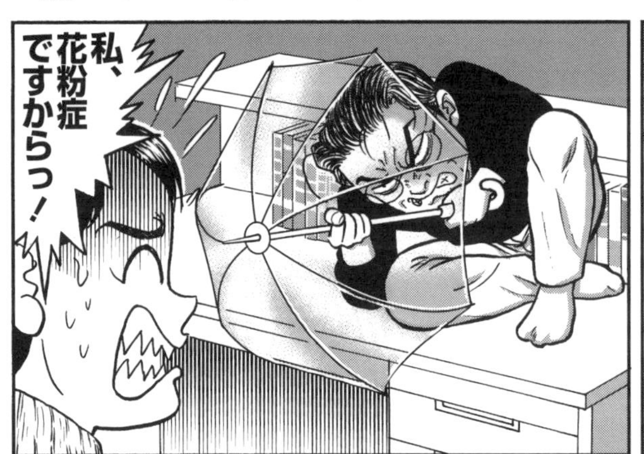
私、花粉症ですからっ！

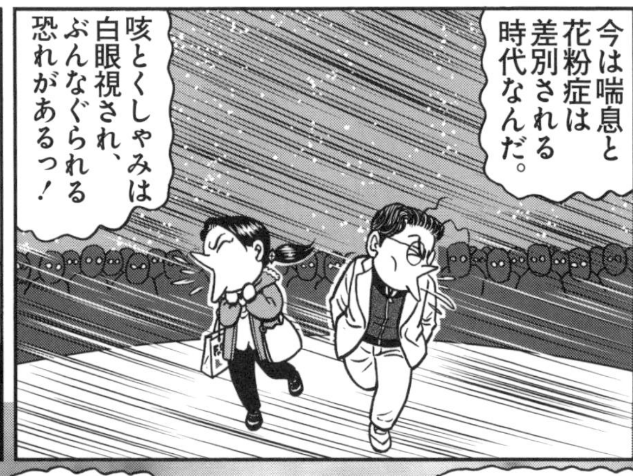
今は喘息と花粉症は差別される時代なんだ。
咳とくしゃみは白眼視され、ぶんなぐられる恐れがあるっ！

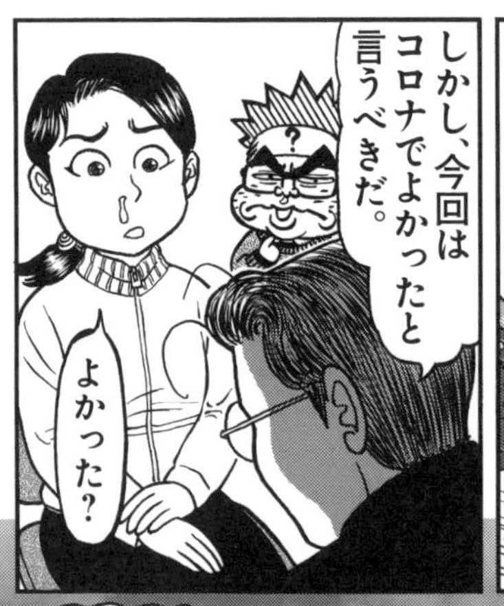
しかし、今回はコロナでよかったと言うべきだ。
よかった？

もし、エボラ出血熱みたいに毒性が強く、新型コロナよりも感染力の強い突然変異のウイルスが入ってきたら…

日本の人口の半分くらいが目から鼻から出血しまくって…

のたうち回って死に絶えるなんてことも絶対ないとは言えないんだからな！

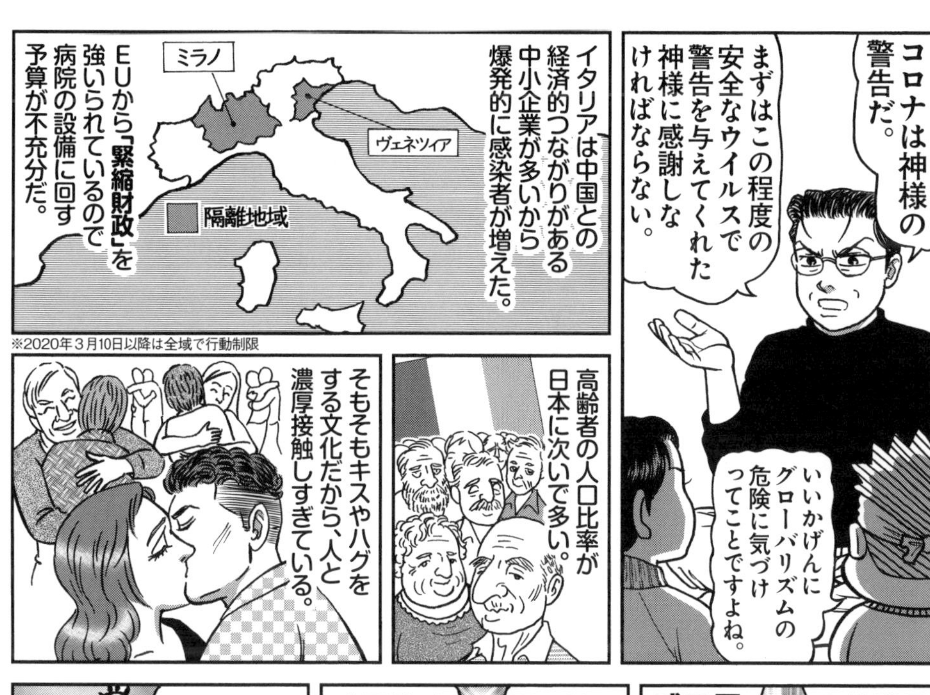
コロナは神様の警告だ。
まずはこの程度の安全なウイルスで警告を与えてくれた神様に感謝しなければならない。
いいかげんにグローバリズムの危険に気づけってことですよね。
イタリアは中国との経済的つながりがある中小企業が多いから爆発的に感染者が増えた。
ミラノ
ヴェネツィア
隔離地域
EUから「緊縮財政」を強いられているので病院の設備に回す予算が不充分だ。
高齢者の人口比率が日本に次いで多い。
そもそもキスやハグをする文化だから、人と濃厚接触しすぎている。
※2020年3月10日以降は全域で行動制限

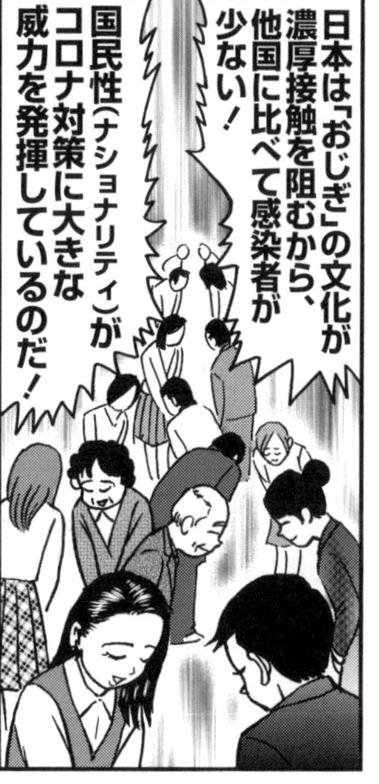
日本は「おじぎ」の文化が濃厚接触を阻むから、他国に比べて感染者が少ない!
国民性(ナショナリティ)がコロナ対策に大きな威力を発揮しているのだ!

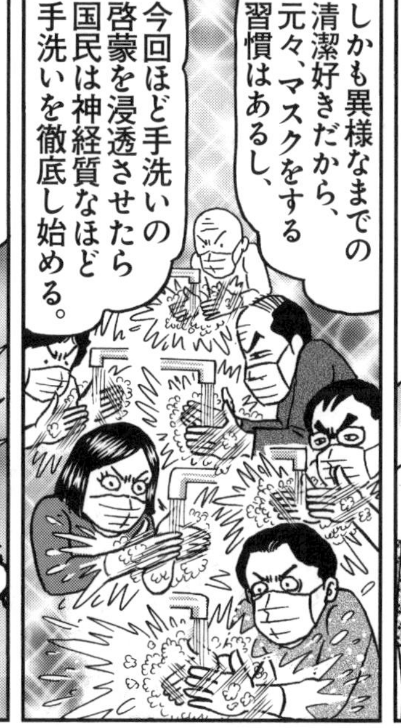
しかも異様なまでの清潔好きだから、元々、マスクをする習慣はあるし、
今回ほど手洗いの啓蒙を浸透させたら国民は神経質なほど手洗いを徹底し始める。

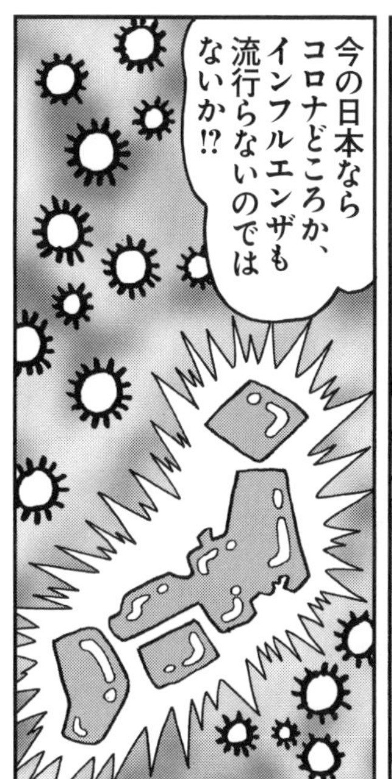
今の日本ならコロナどころか、インフルエンザも流行らないのではないか!?

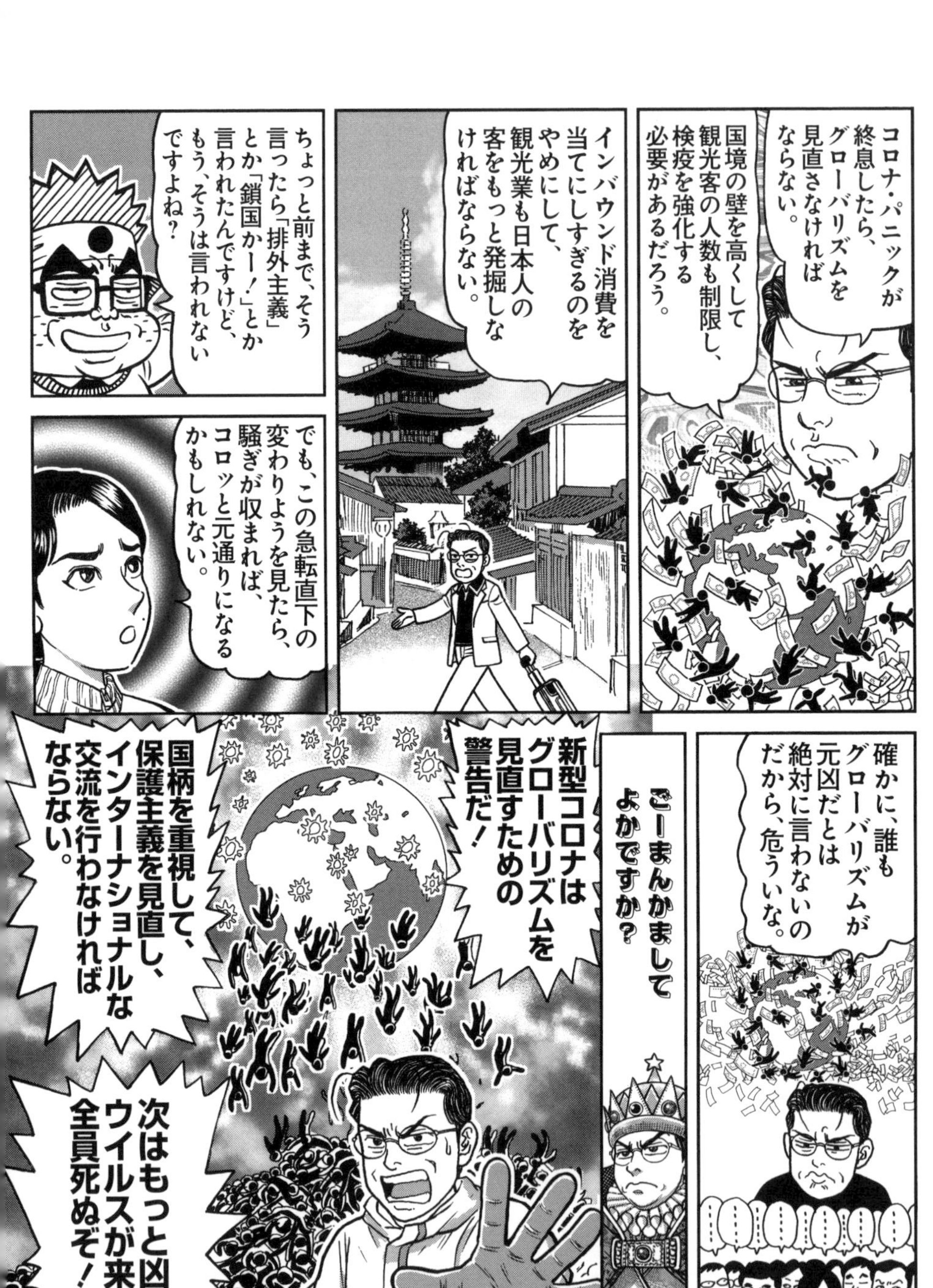
コロナ・パニックが終息したら、グローバリズムを見直さなければならない。
国境の壁を高くして観光客の人数も制限し、検疫を強化する必要があるだろう。
インバウンド消費を当てにしすぎるのをやめにして、観光業も日本人の客をもっと発掘しなければならない。
ちょっと前まで、そう言ったら「排外主義」とか「鎖国かー!」とか言われたんですけど、もう、そうは言われないですよね?
でも、この急転直下の変わりようを見たら、騒ぎが収まれば、コロッと元通りになるかもしれない。
確かに、誰もグローバリズムが元凶だとは絶対に言わないのだから、危ういな。
ごーまんかましてよかですか?
新型コロナはグローバリズムを見直すための警告だ!
国柄を重視して、保護主義を見直し、インターナショナルな交流を行わなければならない。
次はもっと凶悪なウイルスが来て、全員死ぬぞ!

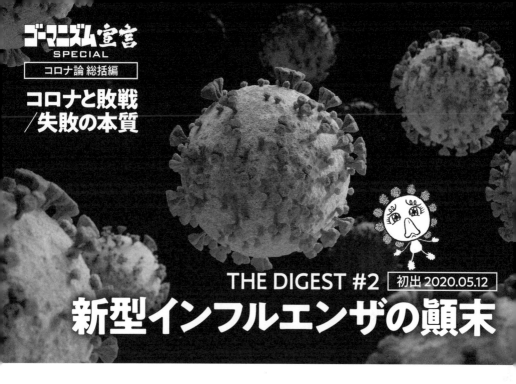
ゴーマニズム宣言
SPECIAL
コロナ論 総括編
コロナと敗戦／失敗の本質
THE DIGEST #2
初出 2020.05.12
新型インフルエンザの顛末

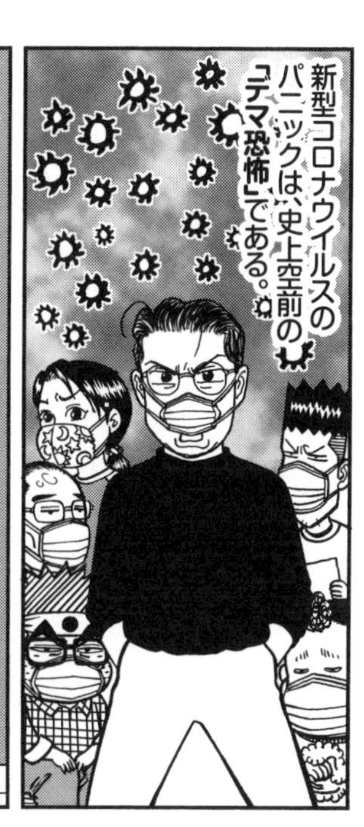
新型コロナウイルスのパニックは、史上空前の「デマ恐怖」である。

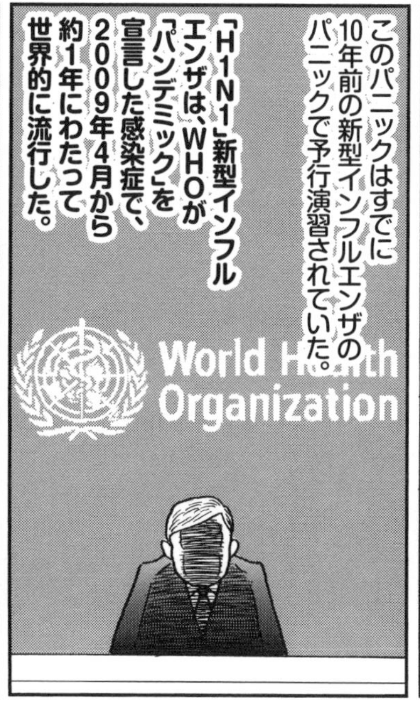
このパニックはすでに10年前の新型インフルエンザのパニックで予行演習されていた。
「H1N1」新型インフルエンザは、WHOが「パンデミック」を宣言した感染症で、2009年4月から約1年にわたって世界的に流行した。
World
Organization

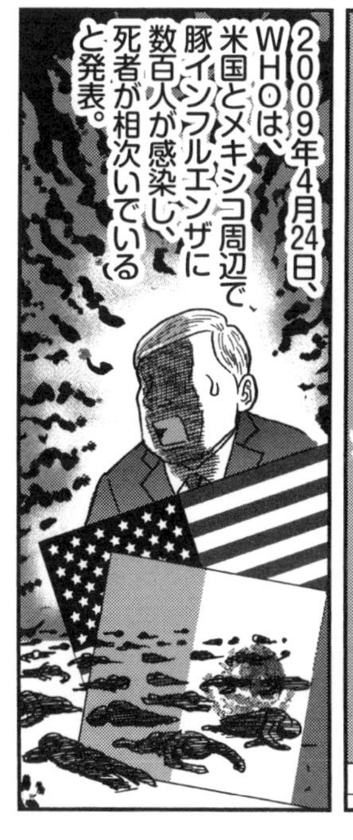
2009年4月24日、WHOは、米国とメキシコ周辺で豚インフルエンザに数百人が感染し、死者が相次いでいると発表。

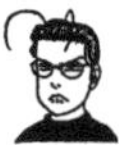

政府はいいかげんに「緩和政策」に転じて、経済活動を再開させ、「集団免疫」を作ることを目指さねばならない。コロナの根絶なんかできるわけがない。

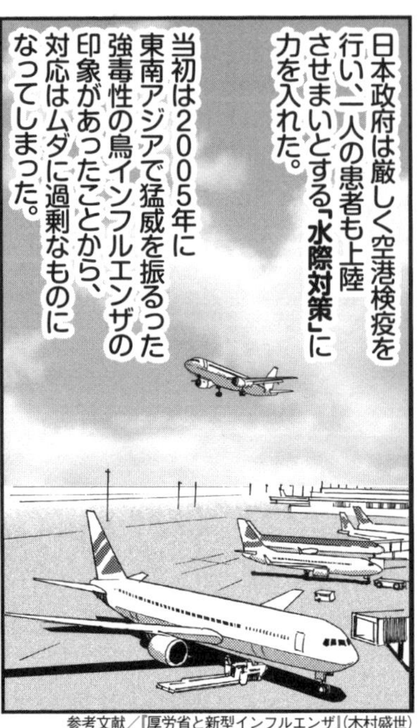

日本政府は厳しく空港検疫を行い、一人の患者も上陸させまいとする「水際対策」に力を入れた。
当初は2005年に東南アジアで猛威を振るった強毒性の鳥インフルエンザの印象があったことから、対応はムダに過剰なものになってしまった。

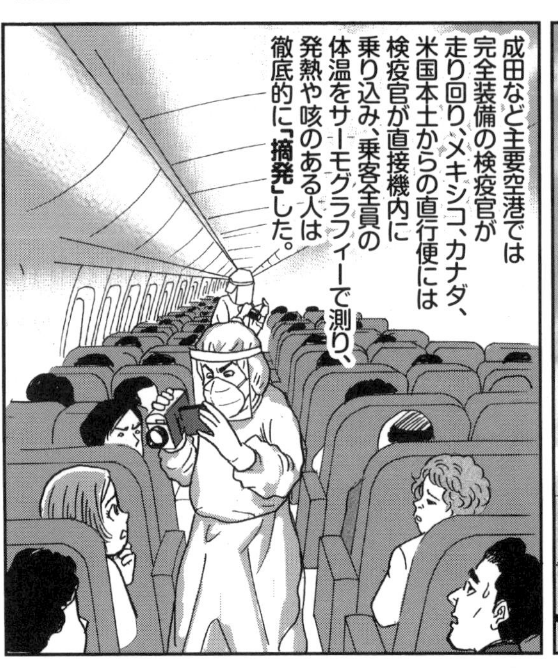

成田など主要空港では完全装備の検疫官が走り回り、メキシコ、カナダ、米国本土からの直行便には検疫官が直接機内に乗り込み、乗客全員の体温をサーモグラフィーで測り、発熱や咳のある人は徹底的に「摘発」した。

参考文献／『厚労省と新型インフルエンザ』（木村盛世）

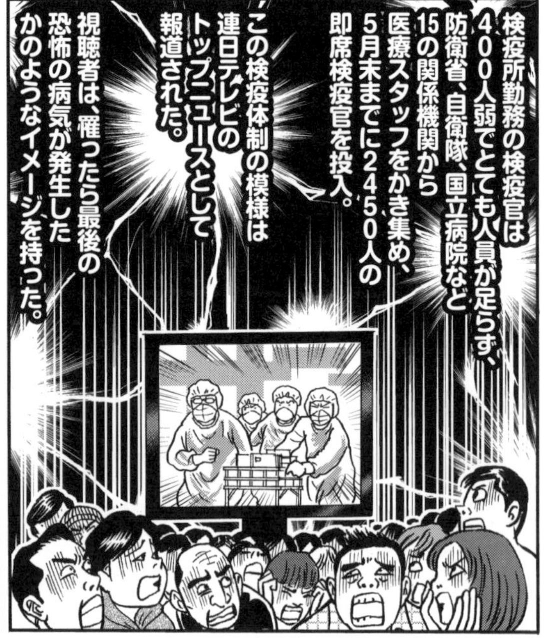

検疫所勤務の検疫官は400人弱でとても人員が足らず、防衛省、自衛隊、国立病院など15の関係機関から医療スタッフをかき集め、5月末までに2450人の即席検疫官を投入。
この検疫体制の模様は連日テレビのトップニュースとして報道された。
視聴者は、罹ったら最後の恐怖の病気が発生したかのようなイメージを持った。

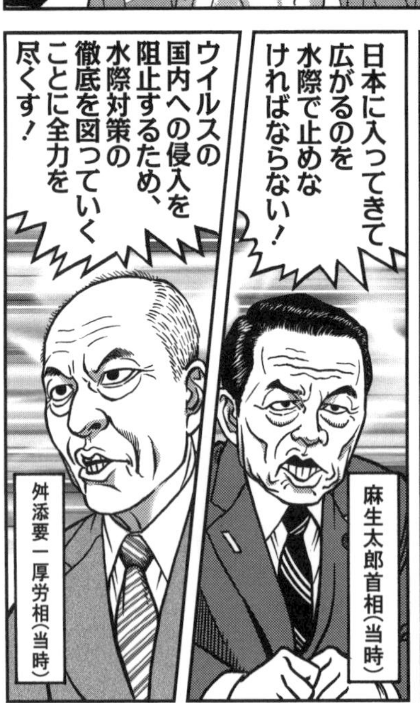

日本に入ってきて広がるのを水際で止めなければならない！
ウイルスの国内への侵入を阻止するため、水際対策の徹底を図っていくことに全力を尽くす！
麻生太郎首相（当時）
舛添要一厚労相（当時）

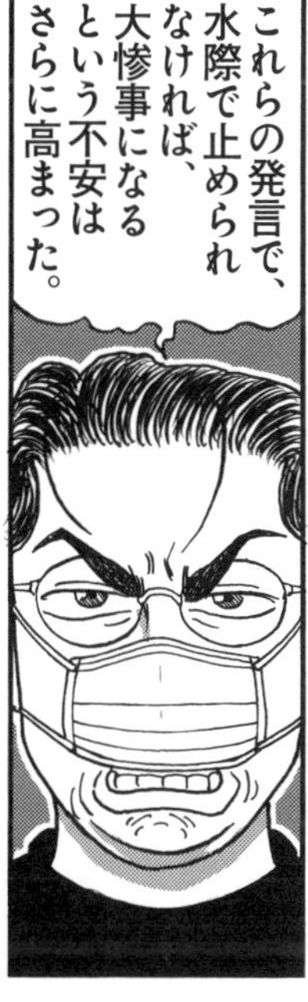
これらの発言で、水際で止められなければ、大惨事になるという不安はさらに高まった。

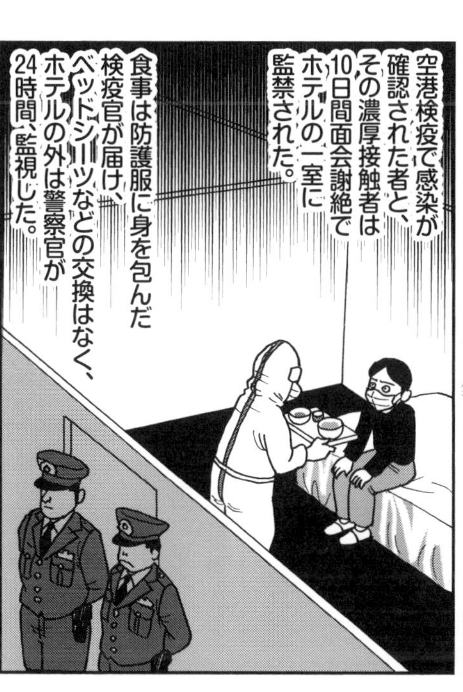
空港検疫で感染が確認された者と、その濃厚接触者は10日間面会謝絶でホテルの一室に監禁された。
食事は防護服に身を包んだ検疫官が届け、ベッドシーツなどの交換はなく、ホテルの外は警察官が24時間、監視した。

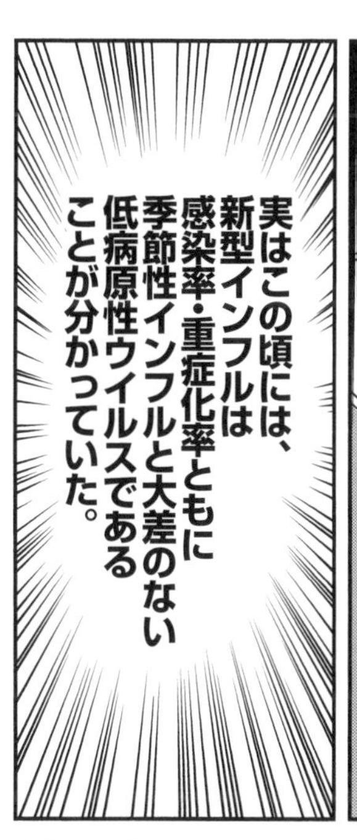
実はこの頃には、新型インフルは感染率・重症化率ともに季節性インフルと大差のない低病原性ウイルスであることが分かっていた。

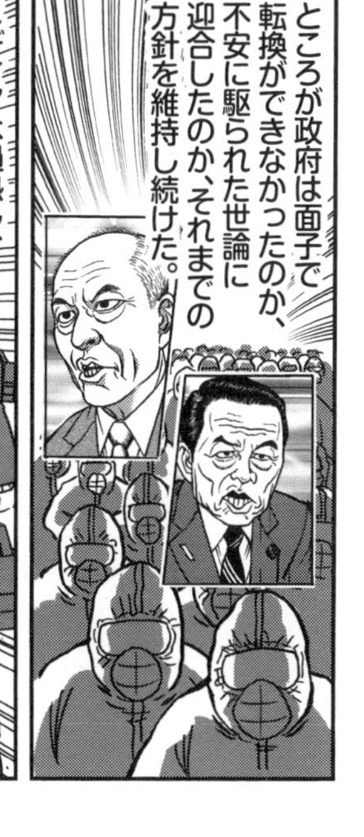
ところが政府は面子で転換ができなかったのか、不安に駆られた世論に迎合したのか、それまでの方針を維持し続けた。

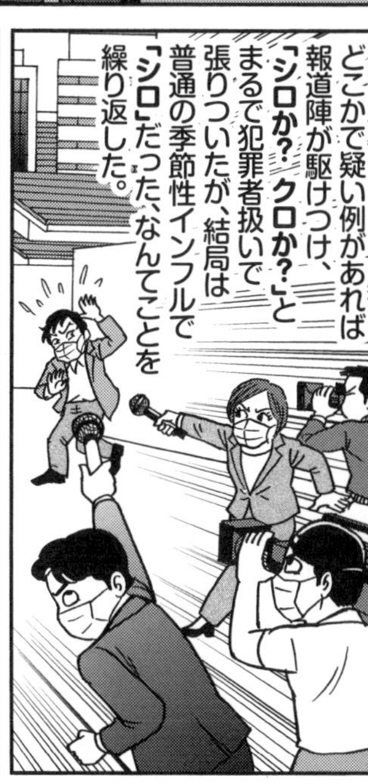
メディアは過熱し、どこかで疑い例があれば報道陣が駆けつけ、「シロか？クロか？」とまるで犯罪者扱いで張りついたが、結局は普通の季節性インフルで「シロ」だった、なんてことを繰り返した。

そしてついに5月9日、成田空港の検疫でカナダから帰国した高校生ら3人に初の感染が確認され、メディアは大々的に報道した。

新型インフル 国内初確認

大阪の高校生ら3人 カナダ訪問 成田に帰国

1人は一時機外へ

マスコミ、とりわけ「羽鳥モーニングショー」の玉川徹と岡田晴恵は、大衆に恐怖を植えつけて、「欲しがりません、勝つまでは」の自粛願望者を増やし、経済と文化を崩壊させた極悪人である。

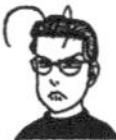

さらに5月16日、神戸と大阪で海外渡航歴のない高校生の感染が確認され、さらにその高校で集団感染が起こっていることが判明すると、パニックが巻き起こった。

なぜもっと早く新型インフルエンザと分からなかったのか！

最善の策は取ったのか!?

生徒を外に出すな、うつったらどうしてくれるんだ！

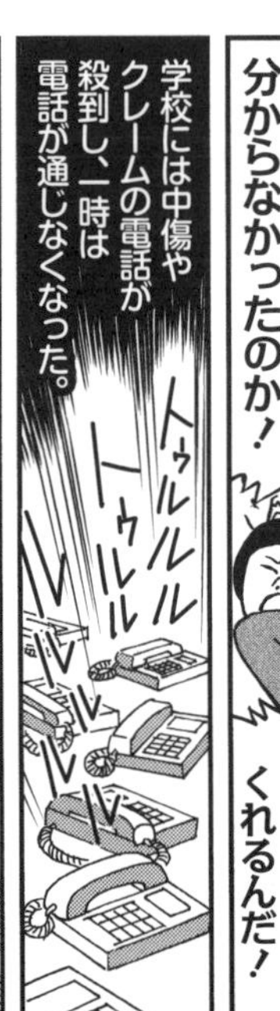
学校には中傷やクレームの電話が殺到し、一時は電話が通じなくなった。
トゥルルル
トゥルル

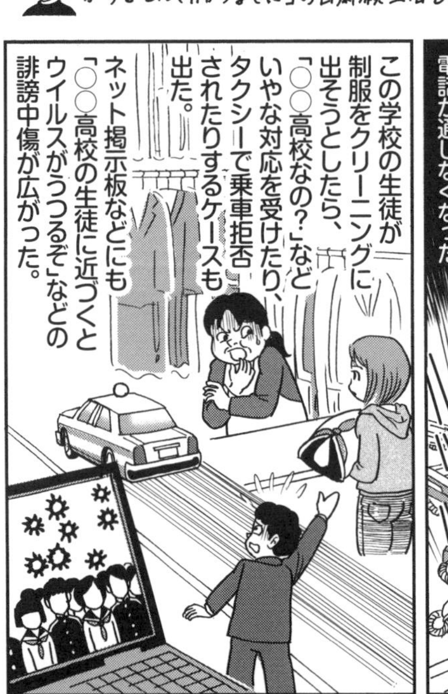
この学校の生徒が制服をクリーニングに出そうとしたら、「○○高校なの？」などいやな対応を受けたり、タクシーで乗車拒否されたりするケースも出た。
ネット掲示板などにも「○○高校の生徒に近づくとウイルスがうつるぞ」などの誹謗中傷が広がった。

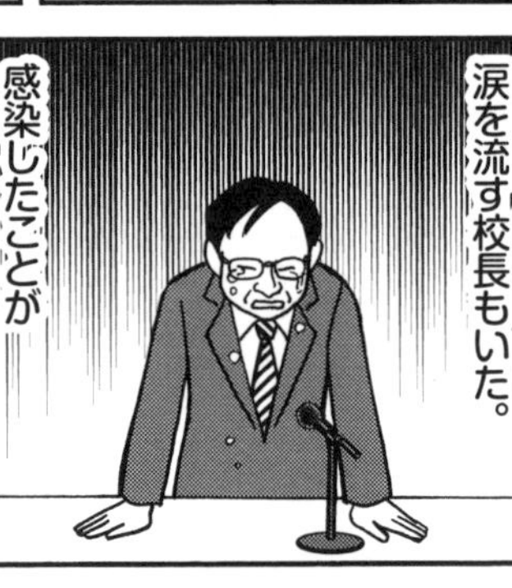
その後も患者が発生した複数の学校では、校長が記者会見じで謝罪、涙を流す校長もいた。
感染じたことが罪であるかのようだった。

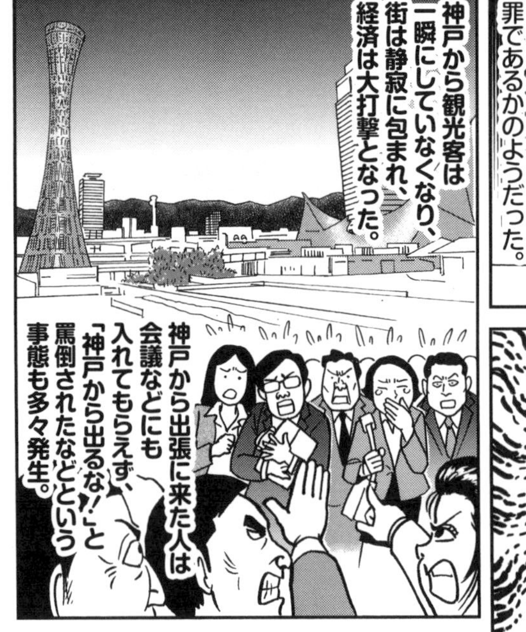
神戸から観光客は一瞬にしていなくなり、街は静寂に包まれ、経済は大打撃となった。
神戸から出張に来た人は会議などにも入れてもらえず、「神戸から出るな！」と罵倒されたなどという事態も多々発生。

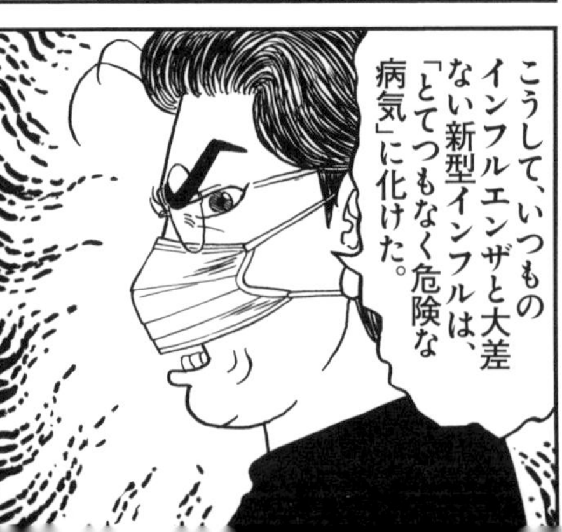
こうして、いつものインフルエンザと大差ない新型インフルは、「とてつもなく危険な病気」に化けた。

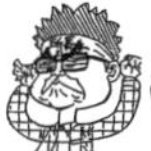

総理になる気満々で立ち上げた「希望の党」を「排除します」の一言で潰してから「死んだふり」状態だった小池百合子。新型コロナでも最初はおとなしかったはずなのに、東京五輪延期が決まるやたちまち出しゃばり強権アピール！このあざとさ、おぞましさ。これに騙されて支持する都民の愚かしさ！webマガジン小林よしのりライジングは見逃しません！！

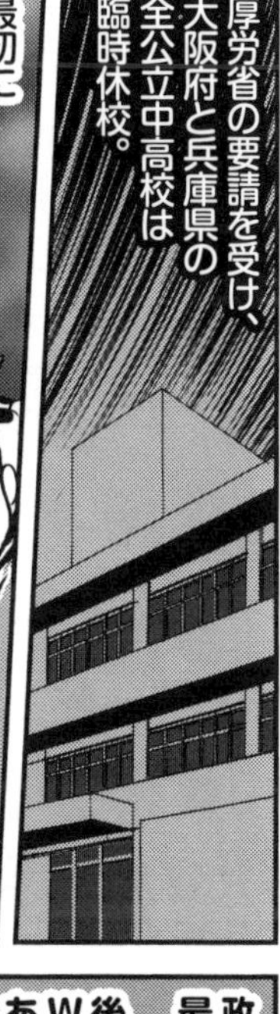

厚労省の要請を受け、大阪府と兵庫県の全公立中高校は臨時休校。

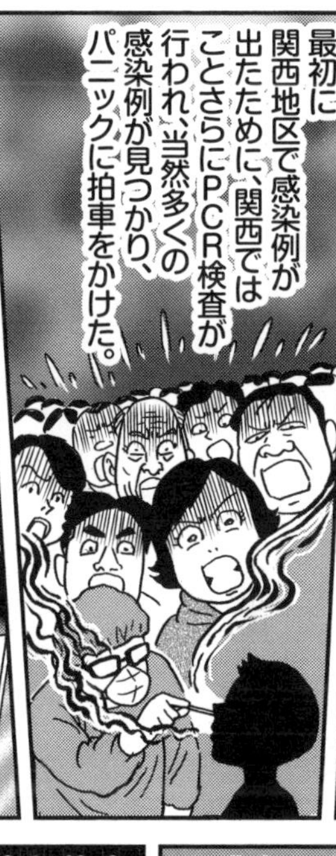

最初に関西地区で感染例が出たために、関西ではことさらにPCR検査が行われ、当然多くの感染例が見つかり、パニックに拍車をかけた。

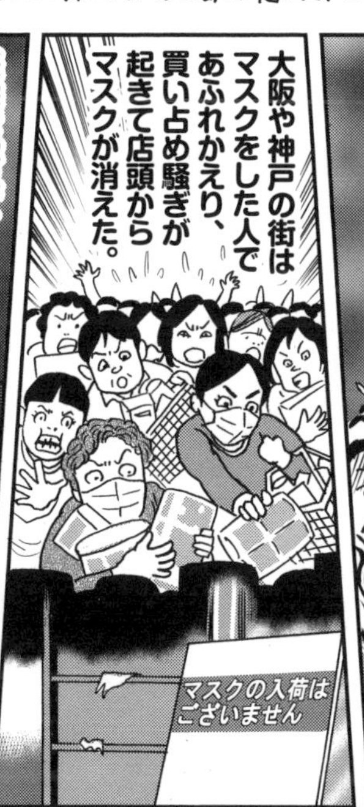

大阪や神戸の街はマスクをした人であふれかえり、買い占め騒ぎが起きて店頭からマスクが消えた。
マスクの入荷はございません

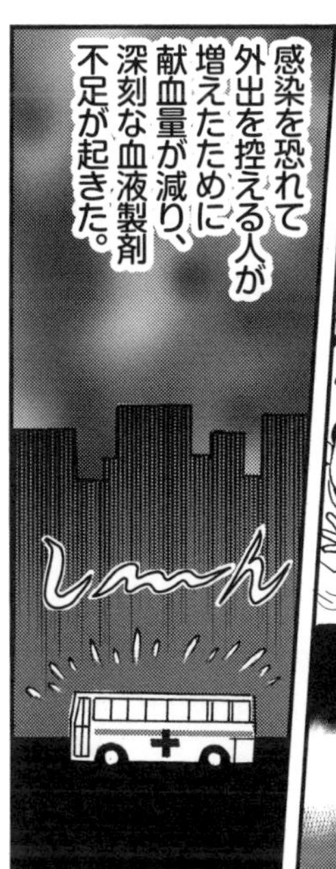

感染を恐れて外出を控える人が増えたために献血量が減り、深刻な血液製剤不足が起きた。
しーん

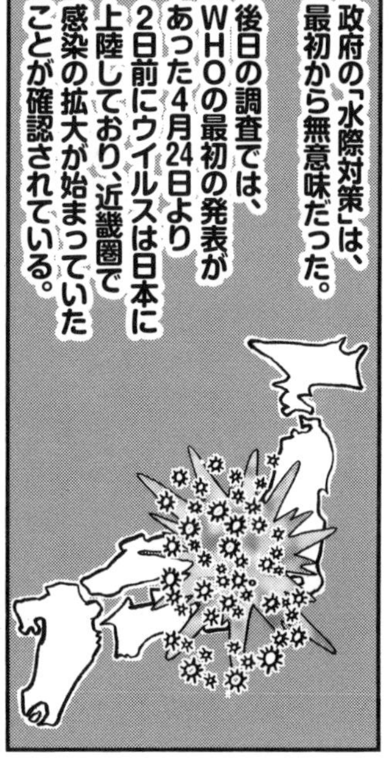

政府の「水際対策」は、最初から無意味だった。
後日の調査では、WHOの最初の発表があった4月24日より2日前にウイルスは日本に上陸しており、近畿圏で感染の拡大が始まっていたことが確認されている。

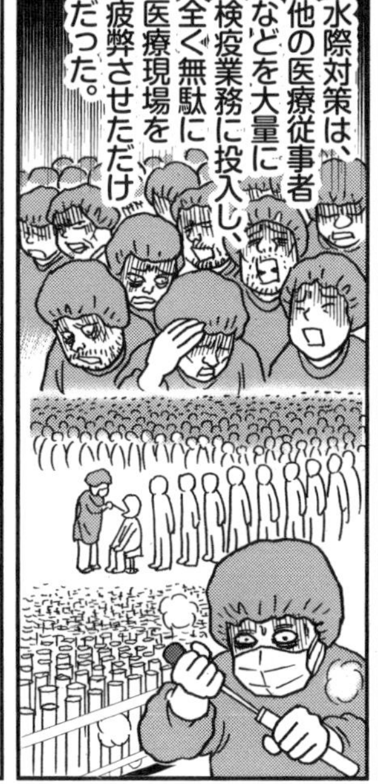

水際対策は、他の医療従事者などを大量に検疫業務に投入し、全く無駄に医療現場を疲弊させただけだった。

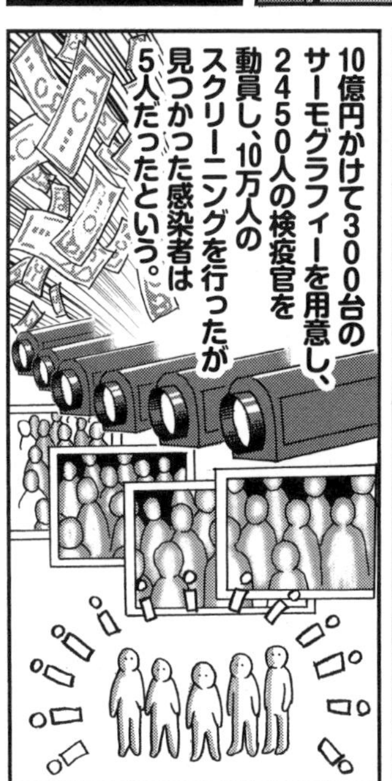

10億円かけて300台のサーモグラフィーを用意し、2450人の検疫官を動員し、10万人のスクリーニングを行ったが見つかった感染者は5人だったという。

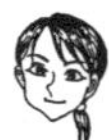

緊急事態宣言で集会等の自粛要請が出ていることにより、「ゴー宣道場」の開催もお休み…楽しみが減ってツライよ！という方もたくさんいらっしゃることでしょう。「ゴー宣道場webサイト(https://www.gosen-dojo.com/)」では師範方のブログが毎日更新され、面白くて勉強になる動画もたくさん配信されてます。ぜひご覧くださいねー♪♪

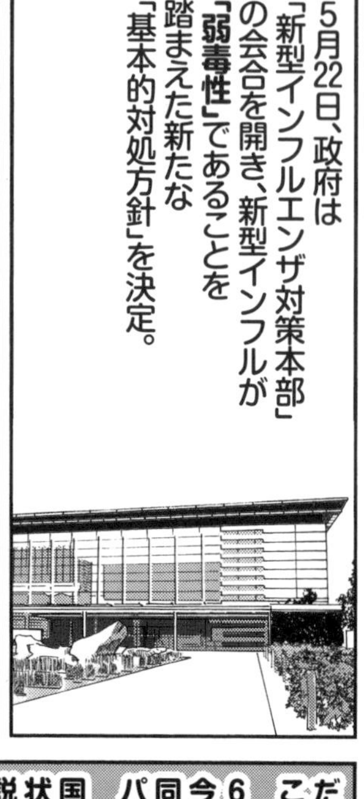
5月22日、政府は
「新型インフルエンザ対策本部」
の会合を開き、新型インフルが
「弱毒性」であることを
踏まえた新たな
「基本的対処方針」を決定。

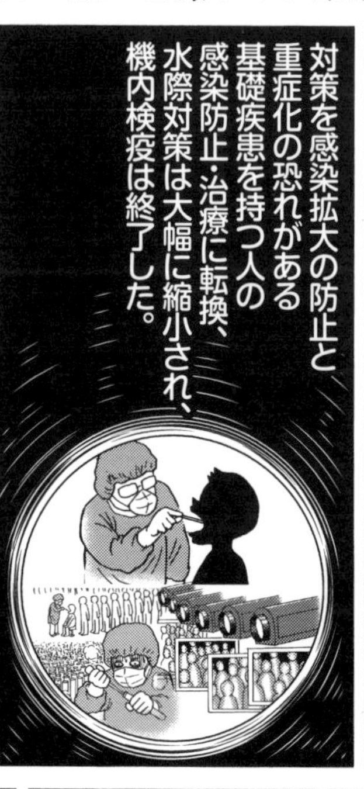
対策を感染拡大の防止と
重症化の恐れがある
基礎疾患を持つ人の
感染防止・治療に転換、
水際対策は大幅に縮小され、
機内検疫は終了した。

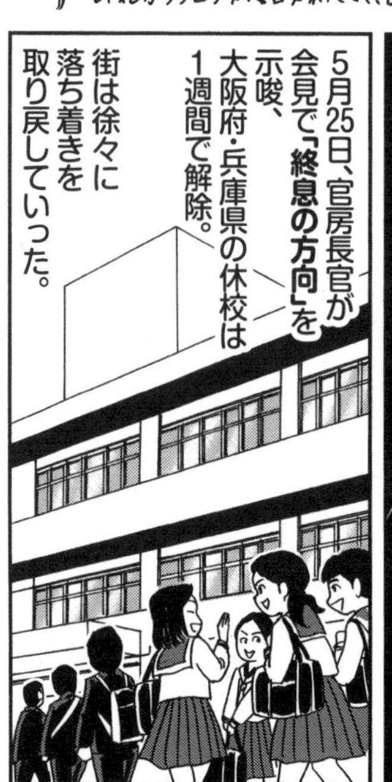
5月25日、官房長官が
会見で「終息の方向」を
示唆、
大阪府・兵庫県の休校は
1週間で解除。
街は徐々に
落ち着きを
取り戻していった。

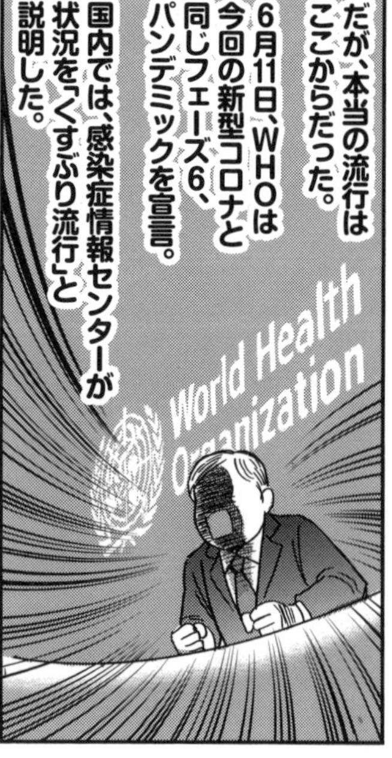
だが、本当の流行は
ここからだった。
6月11日、WHOは
今回の新型コロナと
同じフェーズ6、
パンデミックを宣言。
国内では、感染症情報センターが
状況を「くすぶり流行」と
説明した。
World Health
Organization

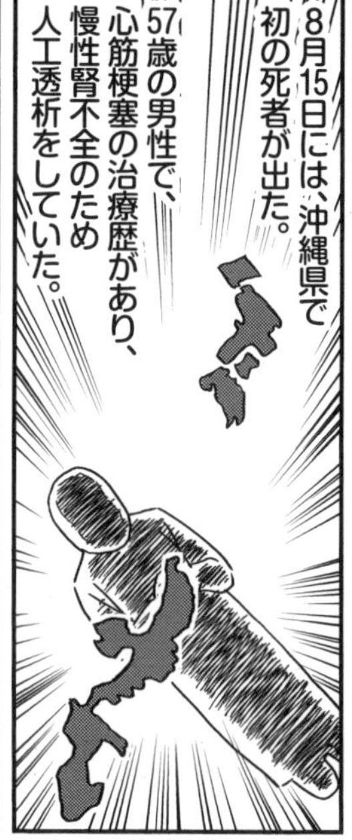
8月15日には、沖縄県で
初の死者が出た。
57歳の男性で、
心筋梗塞の治療歴があり、
慢性腎不全のため
人工透析をしていた。

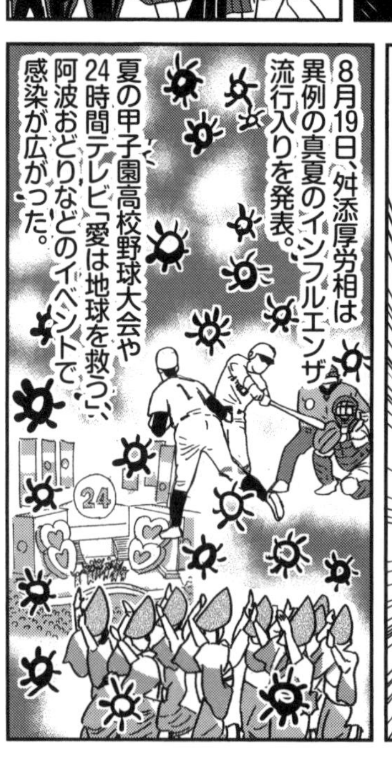
8月19日、舛添厚労相は
異例の真夏のインフルエンザ
流行入りを発表。
夏の甲子園高校野球大会や
24時間テレビ「愛は地球を救う」、
阿波おどりなどのイベントで
感染が広がった。
24

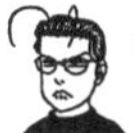

飲食店を事実上、廃業、倒産に追い込むのは、憲法の「職業選択の自由」「営業の自由」に違反している。緊急事態宣言によって「要請」は可能と言っても、外出禁止にして「店閉めろ」と言うのだから、完全に人権無視だ！

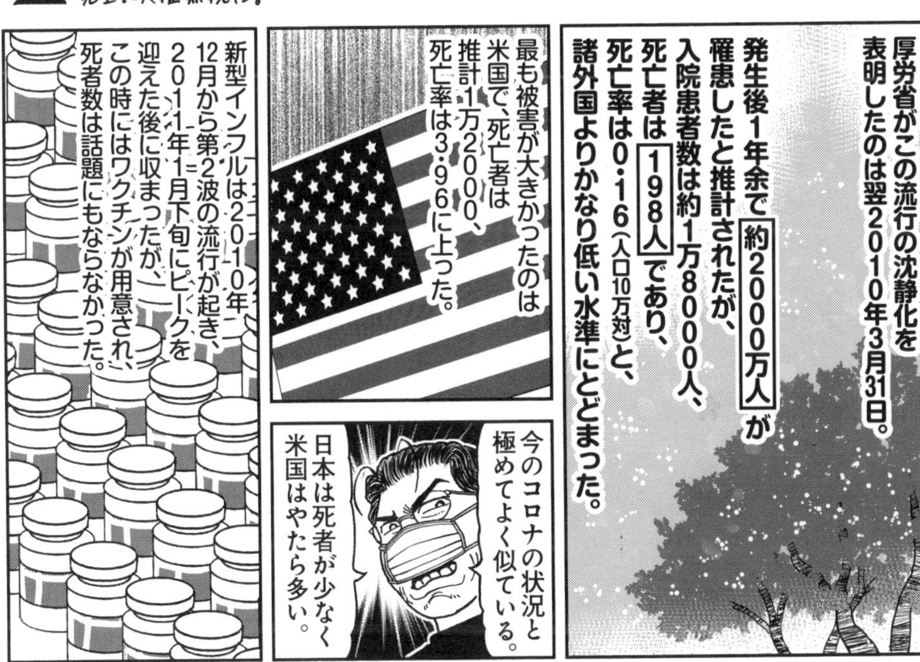

厚労省がこの流行の沈静化を表明したのは翌2010年3月31日。
発生後1年余で約2000万人が罹患したと推計されたが、入院患者数は約1万8000人、死亡者は198人であり、死亡率は0・16（人口10万対）と、諸外国よりかなり低い水準にとどまった。
最も被害が大きかったのは米国で、死亡者は推計1万2000、死亡率は3・96に上った。
今のコロナの状況と極めてよく似ている。
日本は死者が少なく米国はやたら多い。
新型インフルは2010年12月から第2波の流行が起き、2011年1月下旬にピークを迎えた後に収まったが、この時にはワクチンが用意され、死者数は話題にもならなかった。

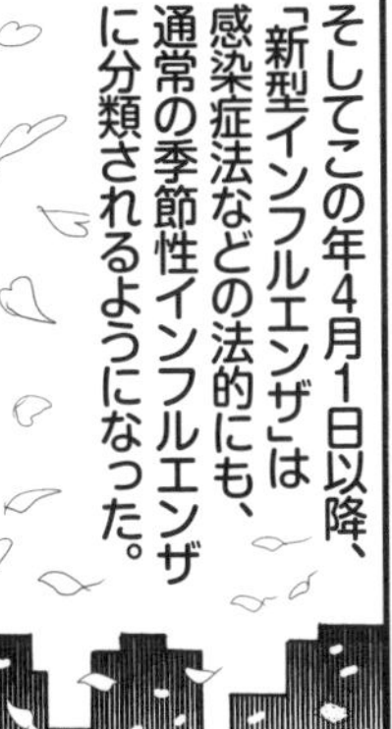

そしてこの年4月1日以降、「新型インフルエンザ」は感染症法などの法的にも、通常の季節性インフルエンザに分類されるようになった。

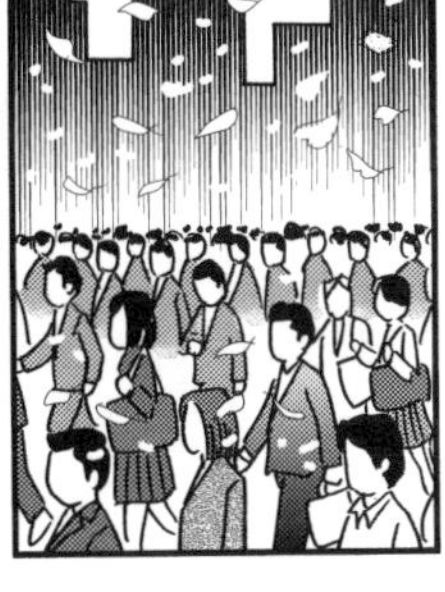

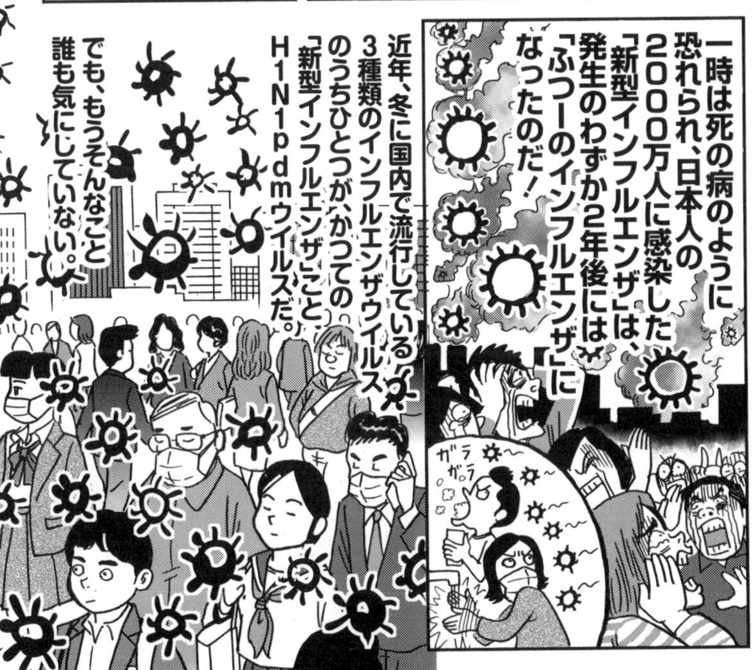

一時は死の病のように恐れられ、日本人の2000万人に感染した「新型インフルエンザ」は、発生のわずか2年後には「ふつーのインフルエンザ」になったのだ！
ガラ
ガラ
近年、冬に国内で流行している3種類のインフルエンザウイルスのうちひとつが、かつての「新型インフルエンザ」こと、H1N1pdmウイルスだ。
でも、もうそんなこと誰も気にしていない。

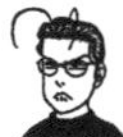

すでに大金持ちのミュージシャンは他人事だろうが、ライブをやらなければ、収入0で、解散しなきゃならなくなるグループは多い。オーケストラは解散したら、再結成するのは難しいだろう。文化破壊が進んでいる。

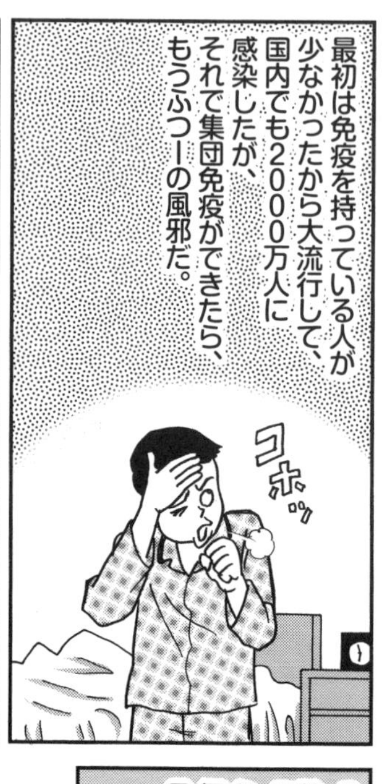

最初は免疫を持っている人が少なかったから大流行して、国内でも2000万人に感染したが、それで集団免疫ができたら、もうふつーの風邪だ。
コホッ

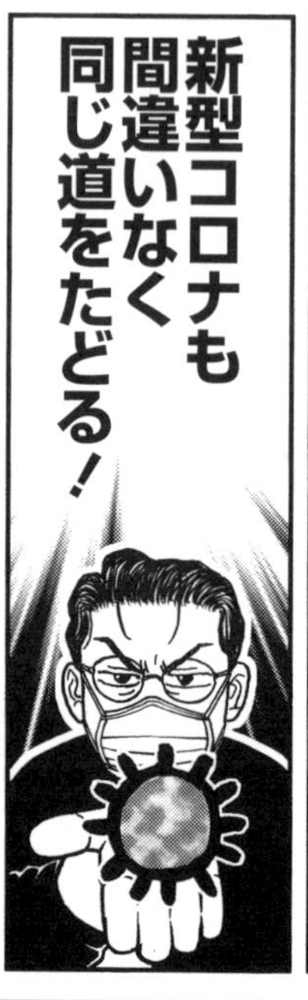

新型コロナも間違いなく同じ道をたどる！

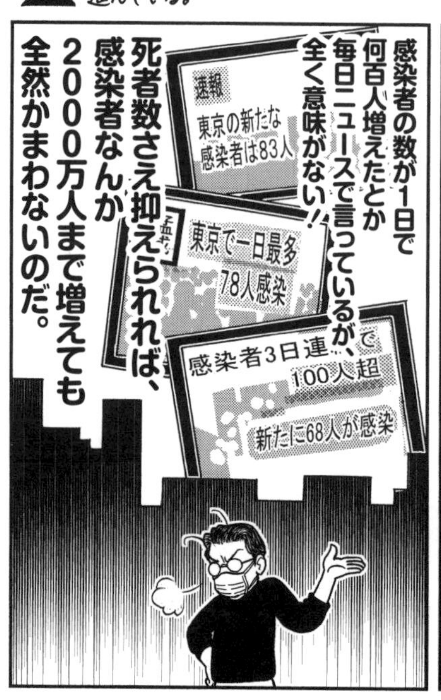

感染者の数が1日で何百人増えたとか毎日ニュースで言っているが、全く意味がない！
速報
東京の新たな感染者は83人
東京で一日最多78人感染
感染者3日連続で100人超
新たに68人が感染
死者数さえ抑えられれば、感染者なんか2000万人まで増えても全然かまわないのだ。

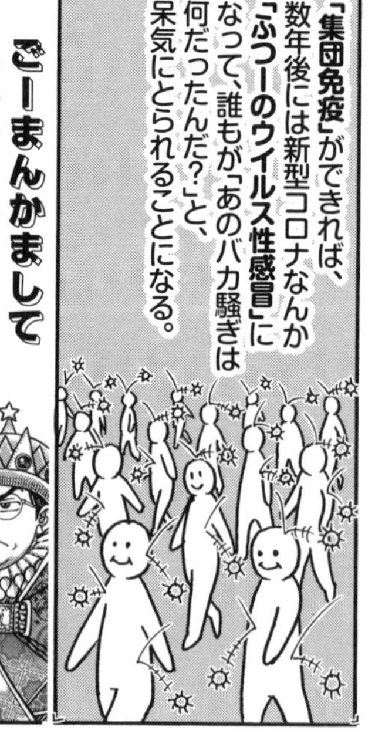

「集団免疫」ができれば、数年後には新型コロナなんか「ふつーのウイルス性感冒」になって、誰もが「あのバカ騒ぎは何だったんだ？」と、呆気にとられることになる。

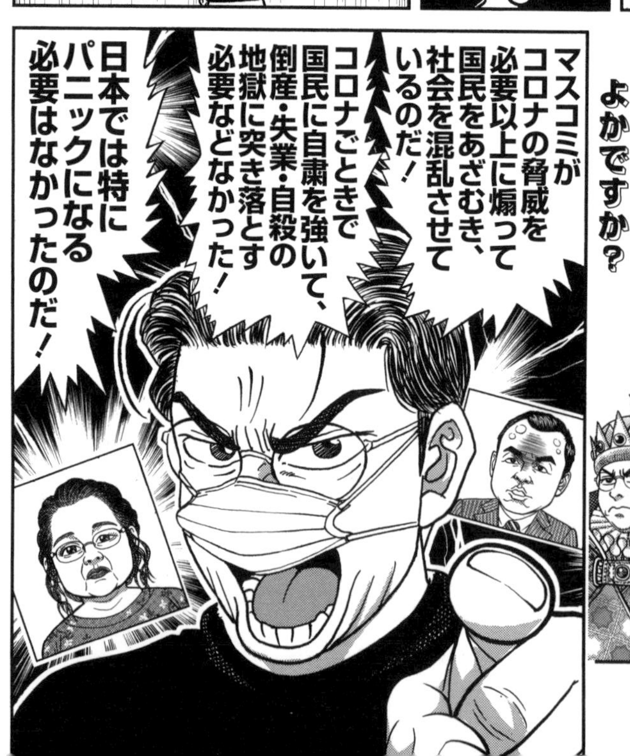

ごーまんかましてよかですか？
マスコミがコロナの脅威を必要以上に煽って国民をあざむき、社会を混乱させているのだ！
コロナごときで国民に自粛を強いて、倒産・失業・自殺の地獄に突き落とす必要などなかった！
日本では特にパニックになる必要はなかったのだ！

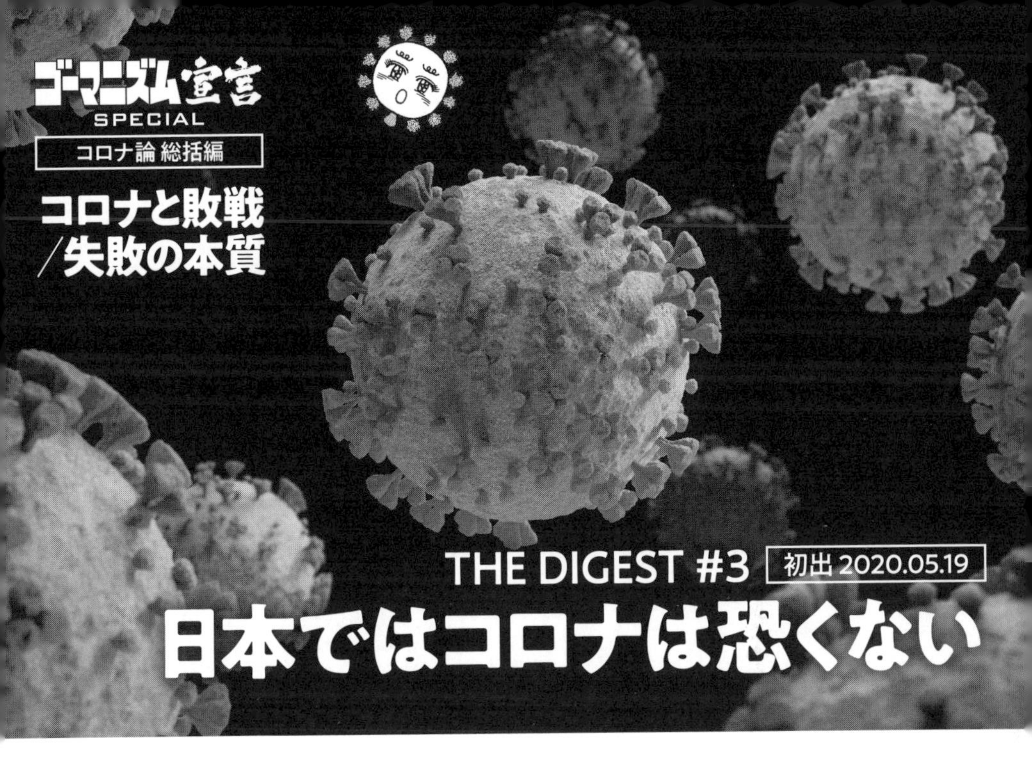

ゴーマニズム宣言 SPECIAL

コロナ論 総括編

コロナと敗戦／失敗の本質

THE DIGEST #3 初出 2020.05.19

日本ではコロナは恐くない

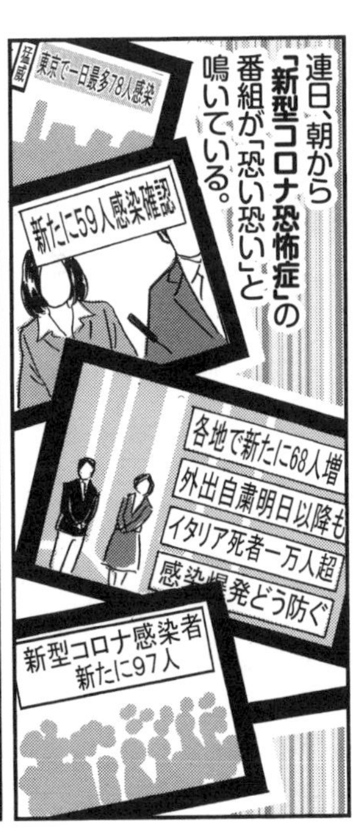

連日、朝から「新型コロナ恐怖症」の番組が「恐い恐い」と鳴いている。
猛威 東京で一日最多78人感染
新たに59人感染確認
各地で新たに68人増
外出自粛明日以降も
イタリア死者一万人超
感染爆発どう防ぐ
新型コロナ感染者 新たに97人

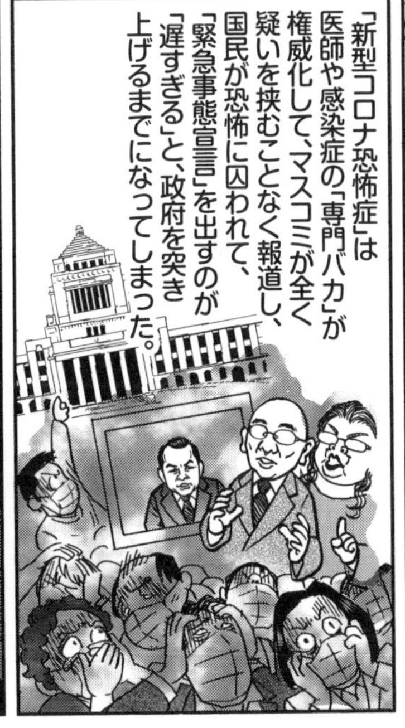

「新型コロナ恐怖症」は医師や感染症の「専門バカ」が権威化して、マスコミが全く疑いを挟むことなく報道し、国民が恐怖に囚われて、「緊急事態宣言」を出すのが「遅すぎる」と、政府を突き上げるまでになってしまった。

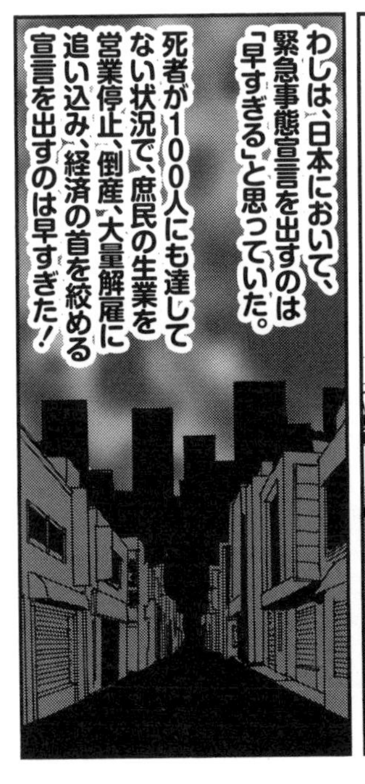

わしは、日本において、緊急事態宣言を出すのは「早すぎる」と思っていた。
死者が100人にも達してない状況で、営業停止、倒産、大量解雇に庶民の生業を追い込み、経済の首を絞める宣言を出すのは早すぎた！

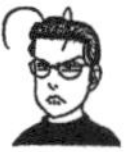

新コロは「日本では」恐くない。「日本では」というところが大事で、海外では死亡者が多すぎるから恐いだろう。だが「日本では」死亡者が圧倒的に少ないから恐くない。

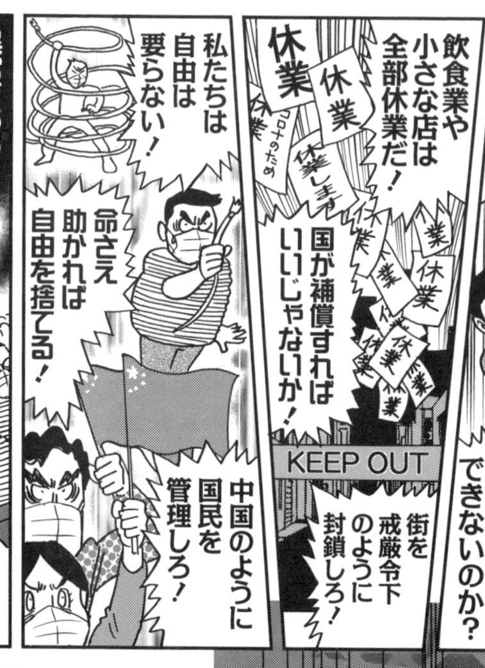
恐いじゃないか！
早く国民を縛ってくれ！
外出自粛にしてくれ！
外国のようにロックダウンできないのか？
飲食業や小さな店は全部休業だ！
休業
休業
コロナのため
休業します
国が補償すればいいじゃないか！
KEEP OUT
街を戒厳令下のように封鎖しろ！
私たちは自由は要らない！
命さえ助かれば自由を捨てる！
中国のように国民を管理しろ！

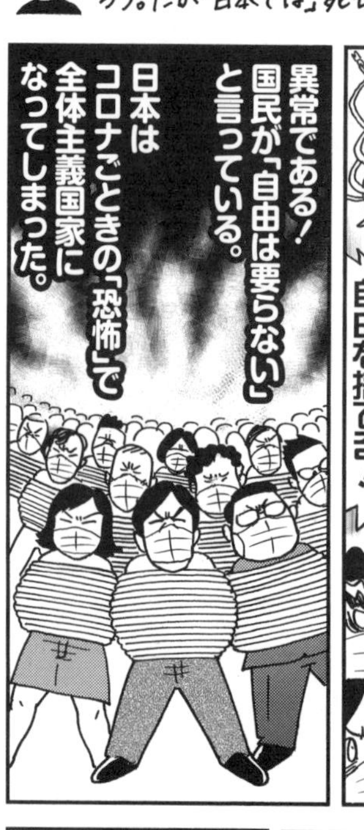
異常である！国民が「自由は要らない」と言っている。
日本はコロナごときの「恐怖」で全体主義国家になってしまった。

経済は単なる利己的な金儲けではない。

景気が悪化すれば、自殺者が1万人以上増えてもおかしくない。このままじゃコロナの死者数を自殺者が上回る日が来るだろう。

経済も実は「命の絆」なのだが、「経済を崩壊させてもいいから、国民の自由を奪え！」と叫ぶのが多数派だから、完全に集団発狂している。

新型コロナウイルスによる緊急事態宣言のため休業いたします

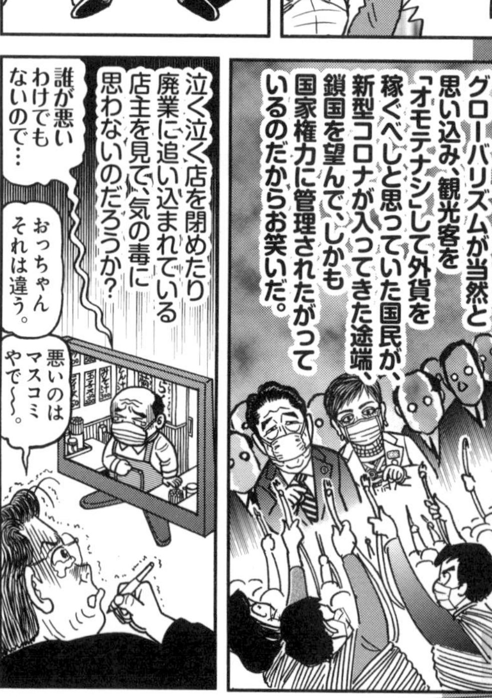
グローバリズムが当然と思い込み、観光客を「オモテナシ」して外貨を稼ぐべしと思っていた国民が、新型コロナが入ってきた途端、鎖国を望んで、しかも国家権力に管理されたがっているのだからお笑いだ。
泣く泣く店を閉めたり廃業に追い込まれている店主を見て、気の毒に思わないのだろうか？
誰が悪いわけでもないので…
おっちゃんそれは違う。
悪いのはマスコミやで〜。

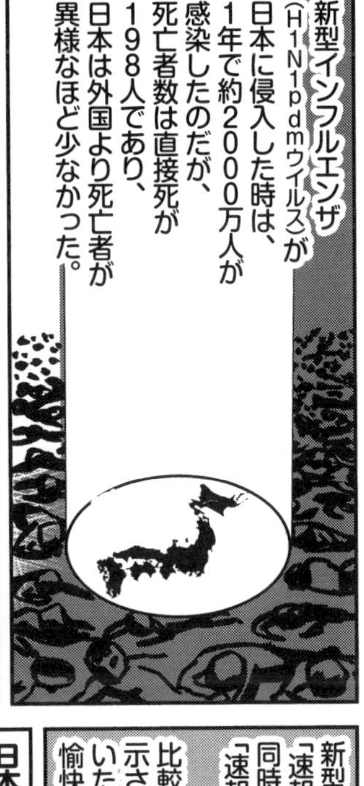
新型インフルエンザ（H1N1pdmウイルス）が
日本に侵入した時は、
1年で約2000万人が
感染したのだが、
死亡者数は直接死が
198人であり、
日本は外国より死亡者が
異様なほど少なかった。

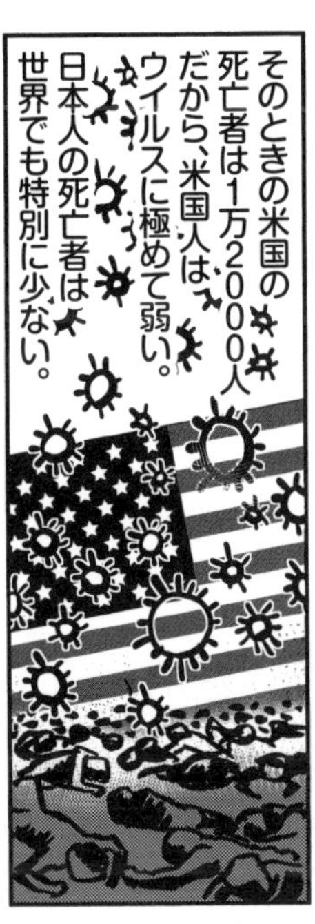
そのときの米国の
死亡者は1万2000人
だから、米国人は
ウイルスに極めて弱い。
日本人の死亡者は
世界でも特別に少ない。

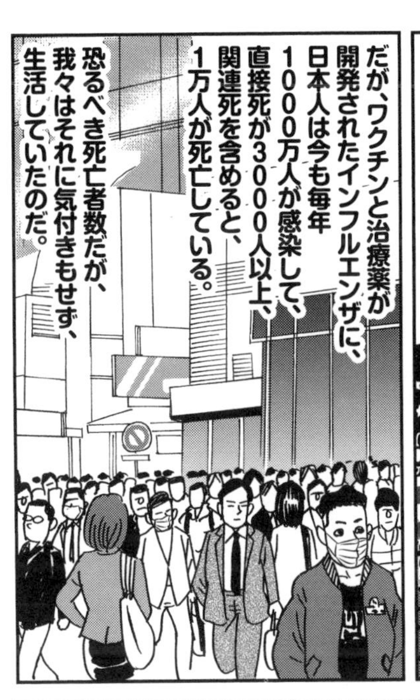
だが、ワクチンと治療薬が
開発されたインフルエンザに、
日本人は今も毎年
1000万人が感染して、
直接死が3000人以上、
関連死を含めると、
1万人が死亡している。
恐るべき死亡者数だが、
我々はそれに気付きもせず、
生活していたのだ。

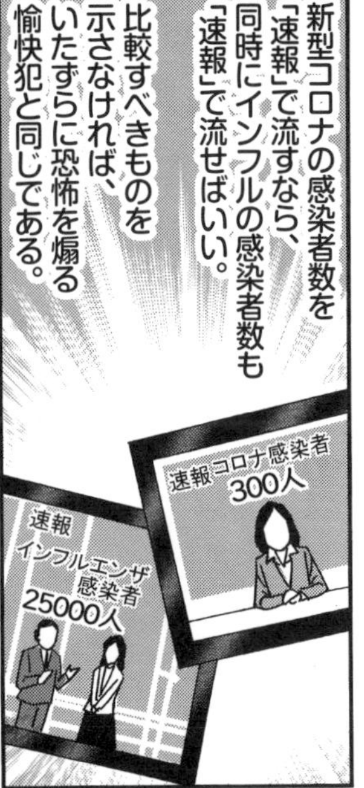
新型コロナの感染者数を
「速報」で流すなら、
同時にインフルの感染者数も
「速報」で流せばいい。
比較すべきものを
示さなければ、
いたずらに恐怖を煽る
愉快犯と同じである。
速報コロナ感染者
300人
速報
インフルエンザ
感染者
25000人

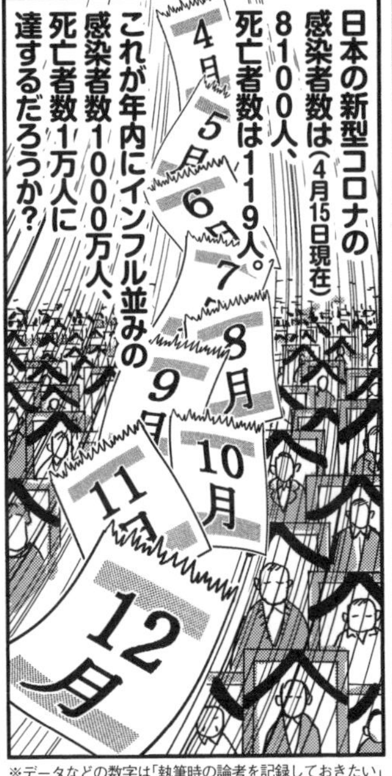
日本の新型コロナの
感染者数は（4月15日現在）
8100人、
死亡者数は119人。
これが年内にインフル並みの
感染者数1000万人、
死亡者数1万人に
達するだろうか？
4月
5月
6月
7月
8月
9月
10月
11月
12月

無理だろう。
1日50人の
ペースで死なきゃ、
12月までに
1万人に
達するのは無理。

※データなどの数字は「執筆時の論考を記録しておきたい」という著者の意向により、4月15日のものを掲載しています

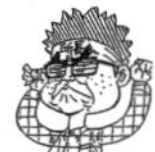

PCR！PCR！日本はPCR検査数が少ない！全国民にPCR検査を〜!!とテレビは絶叫しているが、欧米は日本よりはるかにPCR検査数が多いにもかかわらず、死亡者が日本よりケタ違いに多い。PCR検査数をむやみに増やすことに意味はない！ Webマガジン「小林よしのりライジング」も毎週総力を挙げて新コロの虚構性を暴く特集を配信中！

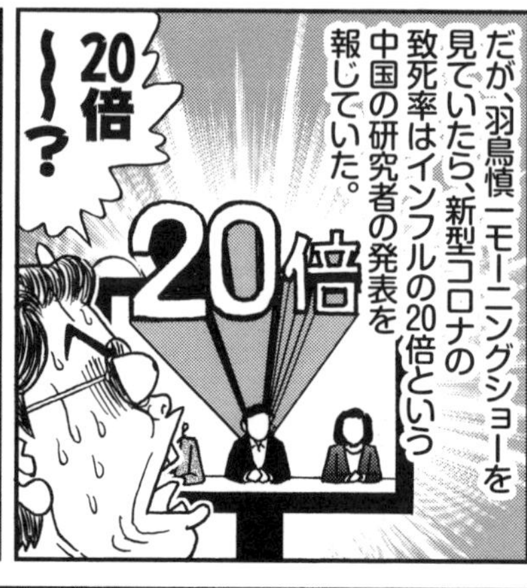
だが、羽鳥慎一モーニングショーを見ていたら、新型コロナの致死率はインフルの20倍という中国の研究者の発表を報じていた。
20倍〜〜？
20倍

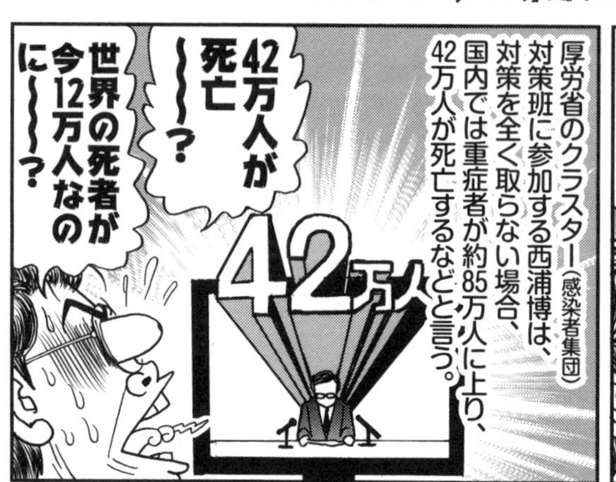
厚労省のクラスター（感染者集団）対策班に参加する西浦博は、対策を全く取らない場合、国内では重症者が約85万人に上り、42万人が死亡するなどと言う。
42万人が死亡〜〜〜？
世界の死者が今12万人なのに〜〜〜？
42万人

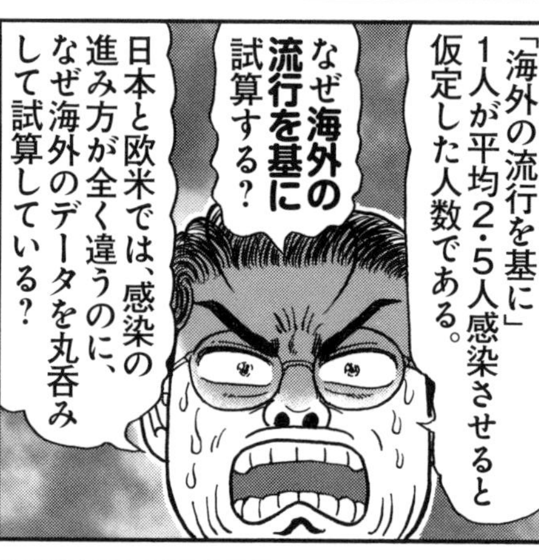
だが、この西浦博の試算は「海外の流行を基に」1人が平均2・5人感染させると仮定した人数である。
なぜ海外の流行を基に試算する？
日本と欧米では、感染の進み方が全く違うのに、なぜ海外のデータを丸呑みして試算している？

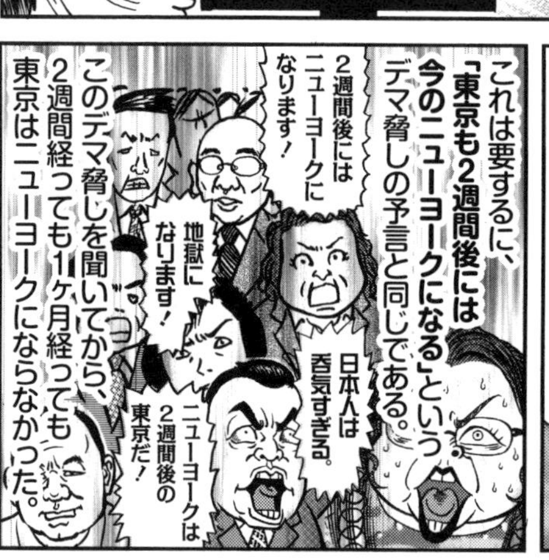
これは要するに、「東京も2週間後には今のニューヨークになる」というデマ脅しの予言と同じである。
2週間後にはニューヨークになります！
地獄になります！
日本人は呑気すぎる。
ニューヨークは2週間後の東京だ！
このデマ脅しを聞いてから、2週間経っても1ケ月経っても東京はニューヨークにならなかった。

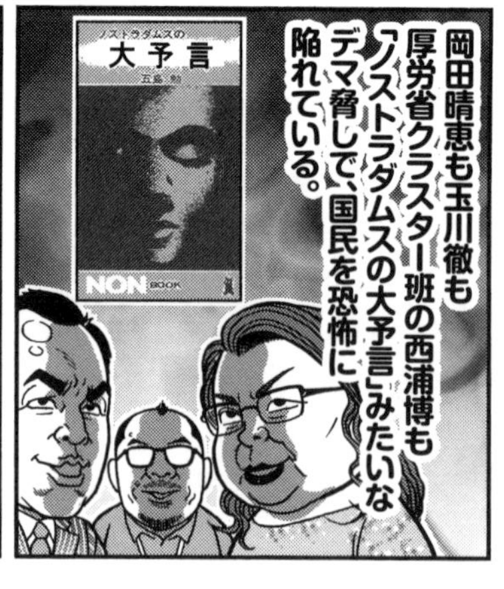
岡田晴恵も玉川徹も厚労省クラスター班の西浦博も「ノストラダムスの大予言」みたいなデマ脅しで、国民を恐怖に陥れている。
ノストラダムスの
大予言
五島 勉
NON BOOK

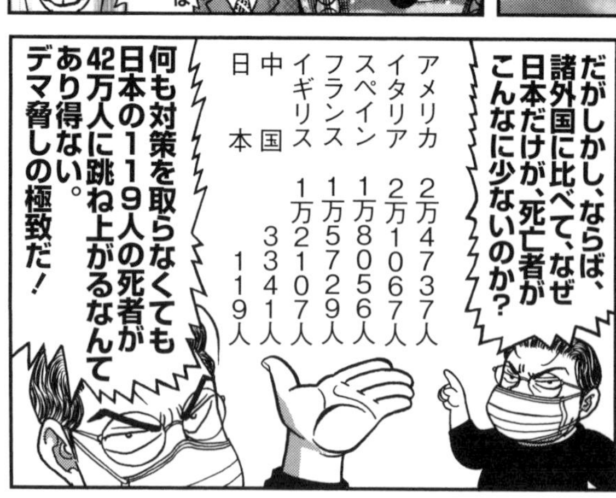
だがしかし、ならば、諸外国に比べて、なぜ日本だけが、死亡者がこんなに少ないのか？
アメリカ　2万4737人
イタリア　2万1067人
スペイン　1万8056人
フランス　1万5729人
イギリス　1万2107人
中国　3341人
日本　119人
何も対策を取らなくても日本の119人の死者が42万人に跳ね上がるなんてあり得ない。デマ脅しの極致だ！

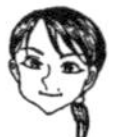

緊急事態宣言の延長で陰鬱な日々が続きますが、「ゴー宣道場」は世間の同調圧力に屈せず、パワフルで重大な闘いを日々続けています！なんと門下生有志によって『愛子さま 皇太子への道』というサイト(https://aiko-sama.com/)がオープン!!愛子皇太子殿下誕生の願いを込めたサイトです！ぜひご覧下さい！

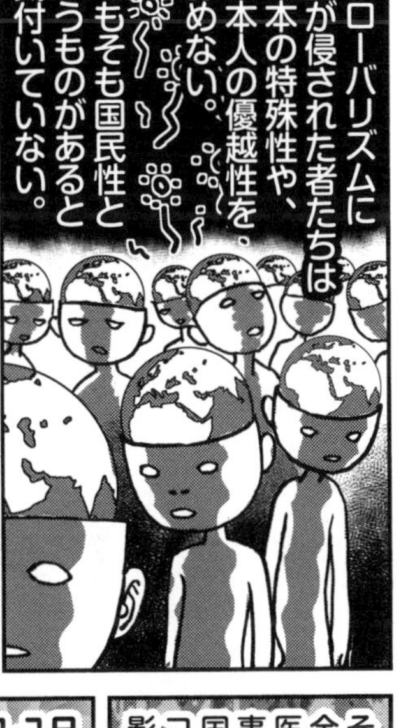
グローバリズムに脳が侵された者たちは日本の特殊性や、日本人の優越性を、認めない。
そもそも国民性というものがあると気付いていない。

東京も2週間後には今のニューヨークになりますよっ！地獄になりますっ！
ドイツを見習うべきです！
韓国を見習うべきです！

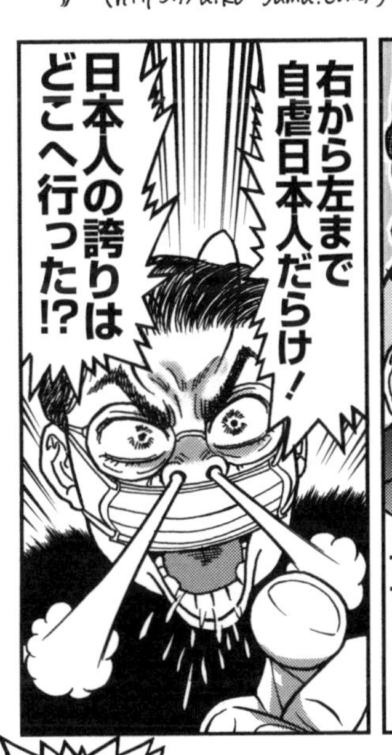
右から左まで自虐日本人だらけ！
日本人の誇りはどこへ行った!?

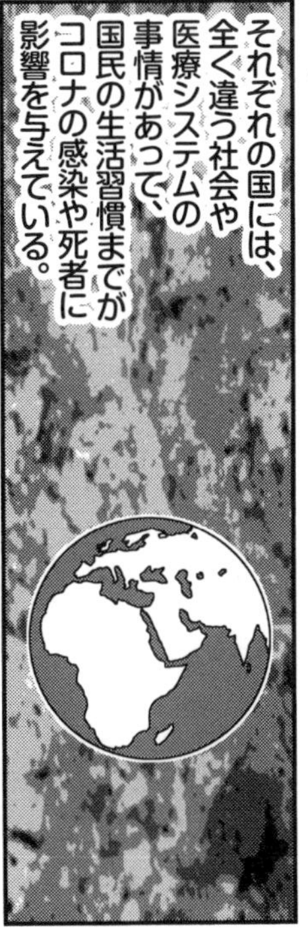
それぞれの国には、全く違う社会や医療システムの事情があって、国民の生活習慣までがコロナの感染や死者に影響を与えている。

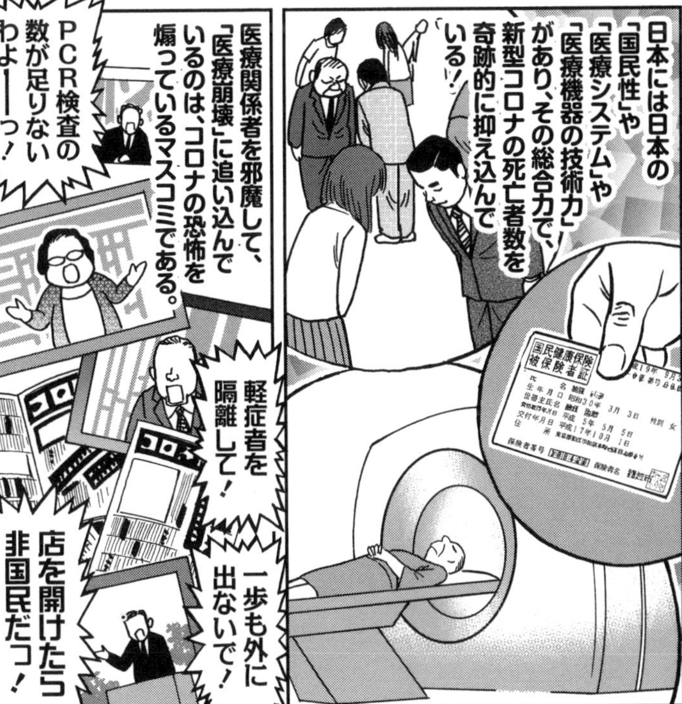
日本には日本の「国民性」や「医療システム」や「医療機器の技術力」があり、その総合力で、新型コロナの死亡者数を奇跡的に抑え込んでいる！
国民健康保険
被保険者証
医療関係者を邪魔して、「医療崩壊」に追い込んでいるのは、コロナの恐怖を煽っているマスコミである。
PCR検査の数が足りないわよーーっ！
軽症者を隔離して！
一歩も外に出ないで！
店を開けたら非国民だっ！

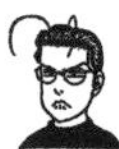

恐怖を撒き散らすコロナ真理教の教祖・岡田晴恵＝麻原彰晃、玉川徹＝上祐史浩、このカルト教団を崩壊させねばならない。

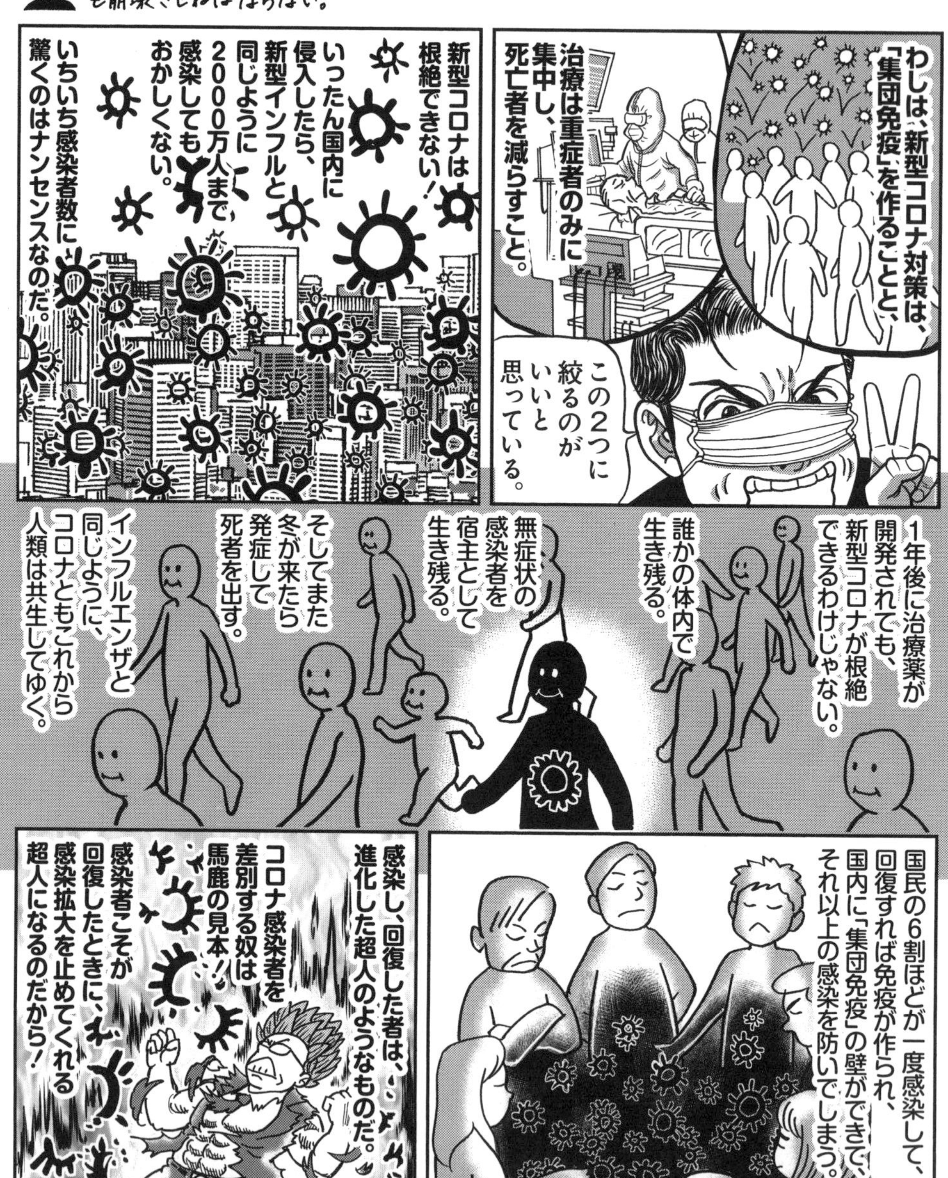

わしは、新型コロナ対策は、「集団免疫」を作ることと、
治療は重症者のみに集中し、死亡者を減らすこと。
この2つに絞るのがいいと思っている。
新型コロナは根絶できない！
いったん国内に侵入したら、新型インフルと同じように2000万人まで感染してもおかしくない。
いちいち感染者数に驚くのはナンセンスなのだ。
1年後に治療薬が開発されても、新型コロナが根絶できるわけじゃない。
誰かの体内で生き残る。
無症状の感染者を宿主として生き残る。
そしてまた冬が来たら発症して死者を出す。
インフルエンザと同じように、コロナともこれから人類は共生してゆく。
国民の6割ほどが一度感染して、回復すれば免疫が作られ、国内に「集団免疫」の壁ができて、それ以上の感染を防いでしまう。
感染し、回復した者は、進化した超人のようなものだ。
コロナ感染者を差別する奴は馬鹿の見本！
感染者こそが回復したときに、感染拡大を止めてくれる超人になるのだから！

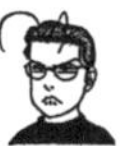

自宅療養させたら無症状者でも「突然死」になることがあるから全員「隔離」すると言うが、「突然死」ってコロナだけか？コロナの死だけを特別扱いしてゼロにするというのは奇妙だろう。

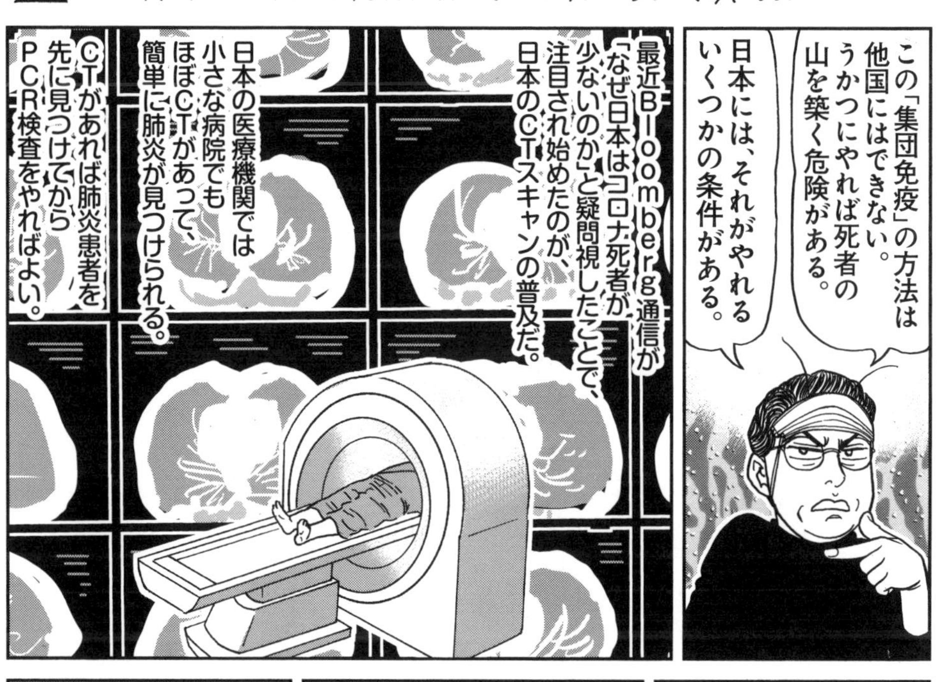

この「集団免疫」の方法は他国にはできない。
うかつにやれば死者の山を築く危険がある。
日本には、それがやれるいくつかの条件がある。
最近Bloomberg通信が「なぜ日本はコロナ死者が少ないのか」と疑問視したことで、注目され始めたのが、日本のCTスキャンの普及だ。
日本の医療機関では小さな病院でもほぼCTがあって、簡単に肺炎が見つけられる。
CTがあれば肺炎患者を先に見つけてからPCR検査をやればよい。

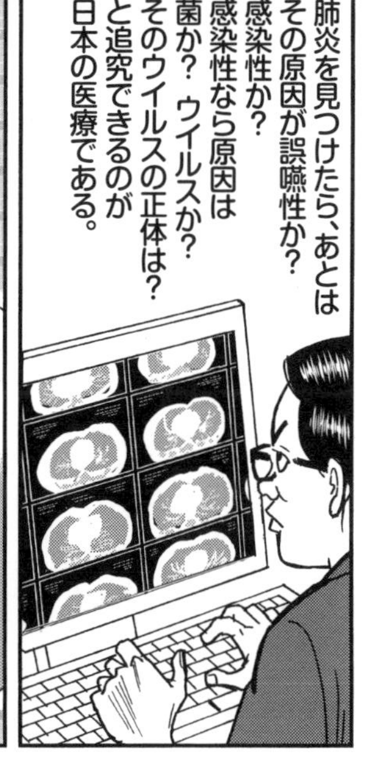

肺炎を見つけたら、あとはその原因が誤嚥性か？感染性か？
感染性なら原因は菌か？ウイルスか？そのウイルスの正体は？と追究できるのが日本の医療である。

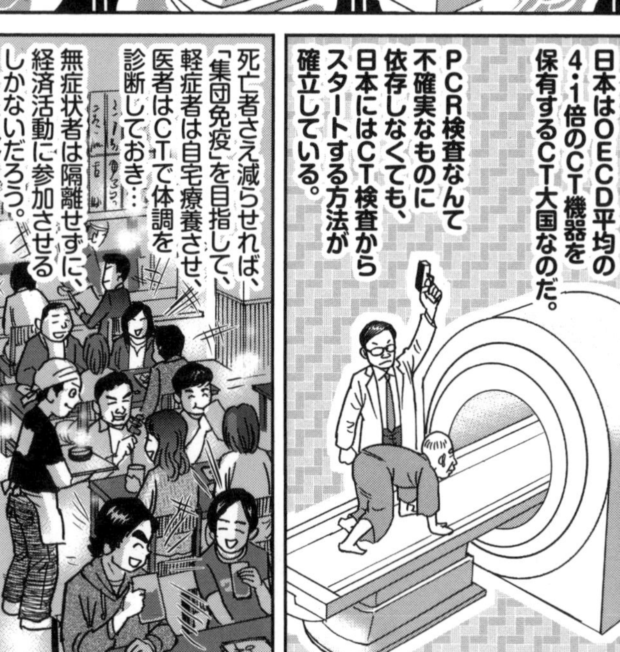

日本はOECD平均の4・1倍のCT機器を保有するCT大国なのだ。
PCR検査なんて不確実なものに依存しなくても、日本にはCT検査からスタートする方法が確立している。
死亡者さえ減らせれば、「集団免疫」を目指して、軽症者は自宅療養させ、医者はCTで体調を診断しておき…
無症状者は隔離せずに、経済活動に参加させるしかないだろう。

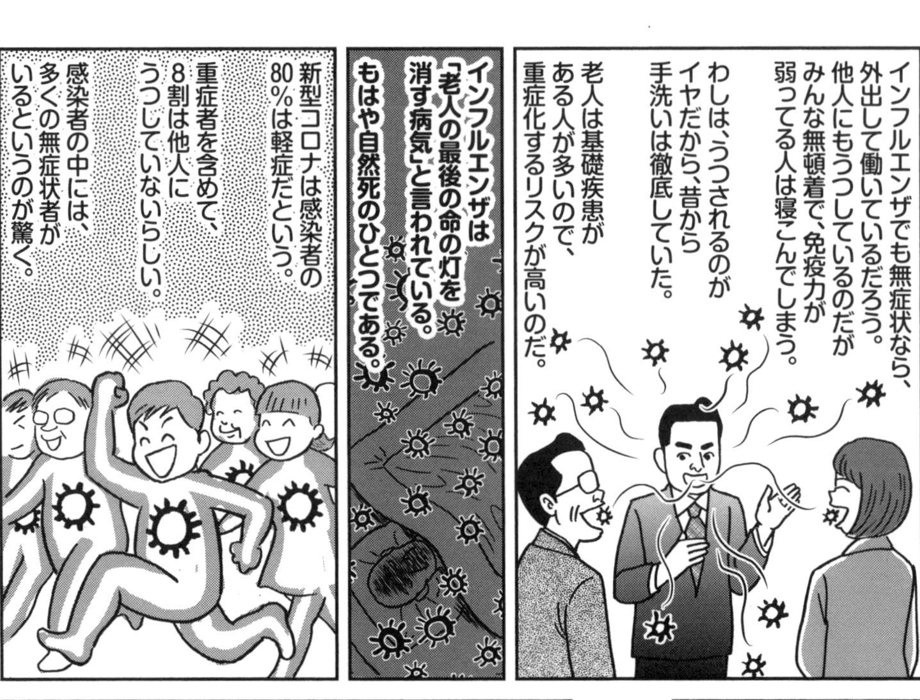
インフルエンザでも無症状なら、外出して働いているだろう。
他人にもうつしているのだがみんな無頓着で、免疫力が弱ってる人は寝こんでしまう。
わしは、うつされるのがイヤだから、昔から手洗いは徹底していた。
老人は基礎疾患がある人が多いので、重症化するリスクが高いのだ。
インフルエンザは「老人の最後の命の灯を消す病気」と言われている。
もはや自然死のひとつである。
新型コロナは感染者の80%は軽症だという。
重症者を含めて、8割は他人にうつしていないらしい。
感染者の中には、多くの無症状者がいるというのが驚く。

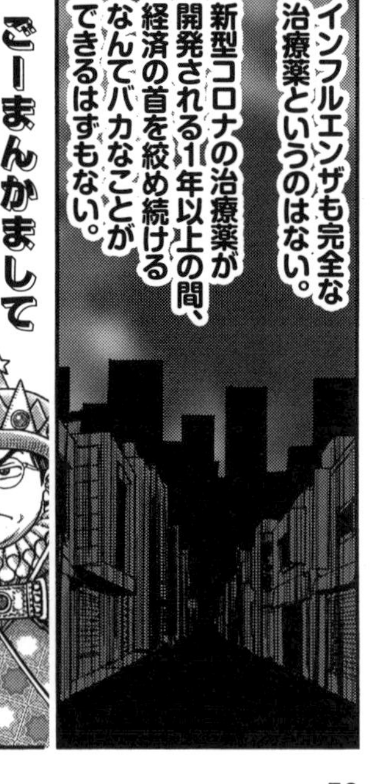
インフルエンザも完全な治療薬というのはない。
新型コロナの治療薬が開発される1年以上の間、経済の首を絞め続けるなんてバカなことができるはずもない。
ごーまんかましてよかですか?

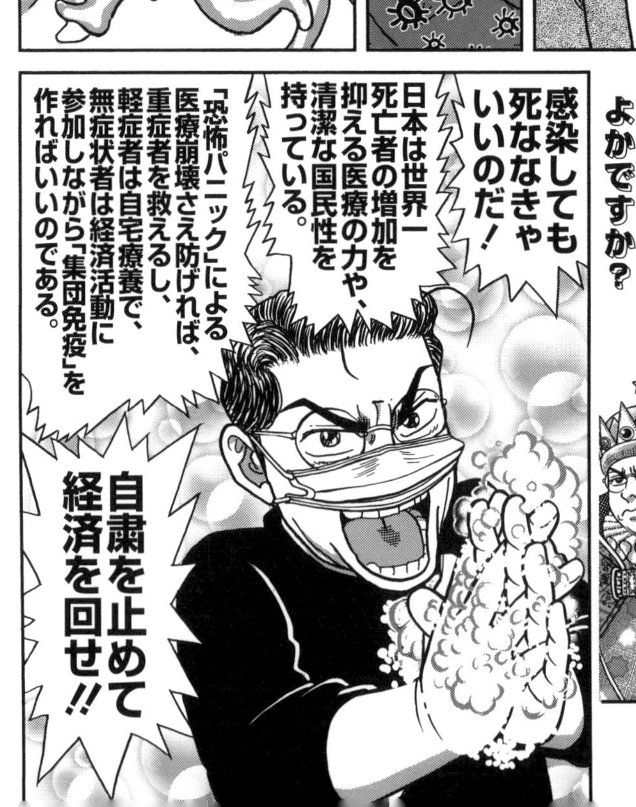
感染しても死ななきゃいいのだ!
日本は世界一死亡者の増加を抑える医療の力や、清潔な国民性を持っている。
「恐怖パニック」による医療崩壊さえ防げれば、重症者を救えるし、軽症者は自宅療養で、無症状者は経済活動に参加しながら「集団免疫」を作ればいいのである。
自粛を止めて経済を回せ!!

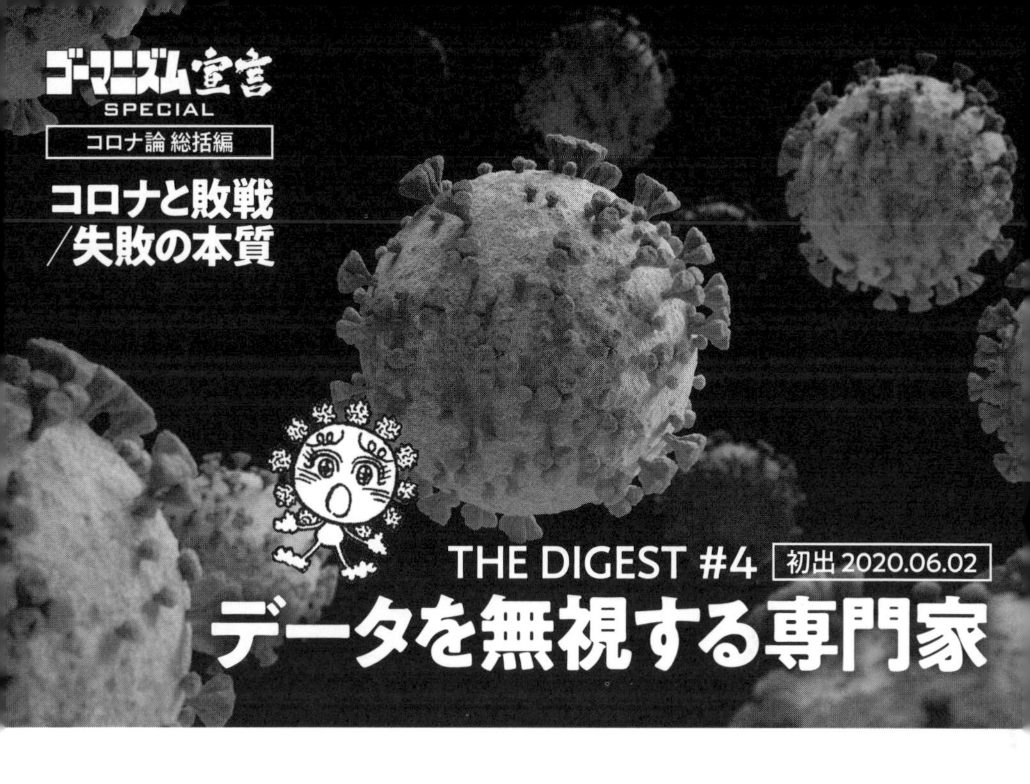
ゴーマニズム宣言
SPECIAL
コロナ論 総括編
コロナと敗戦
／失敗の本質
THE DIGEST #4
初出 2020.06.02
データを無視する専門家

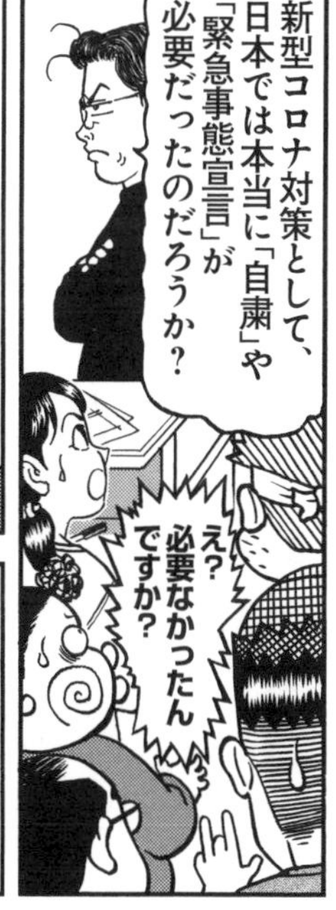
新型コロナ対策として、日本では本当に「自粛」や「緊急事態宣言」が必要だったのだろうか？
え？必要なかったんですか？

5月1日、政府専門家会議は新コロ（略）対策の状況分析と提言を発表し、

これを受けて政府は4日、全国一律5月いっぱいの宣言延長を決定した。

朝日新聞
緊急事態31日まで決定
首相「責任を痛感」
活動の容認も
14日めど検討

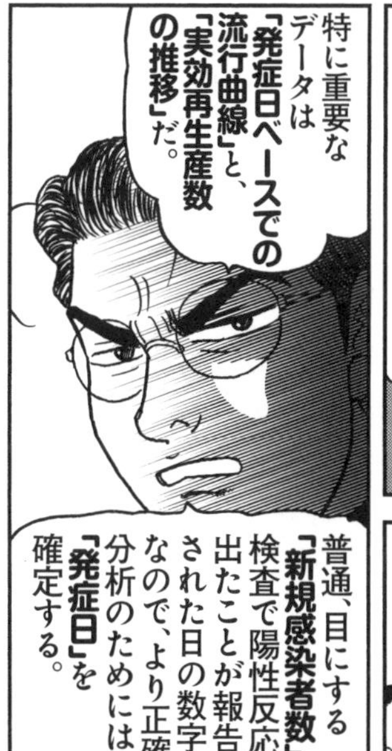
特に重要なデータは「発症日ベースでの流行曲線」と、「実効再生産数の推移」だ。

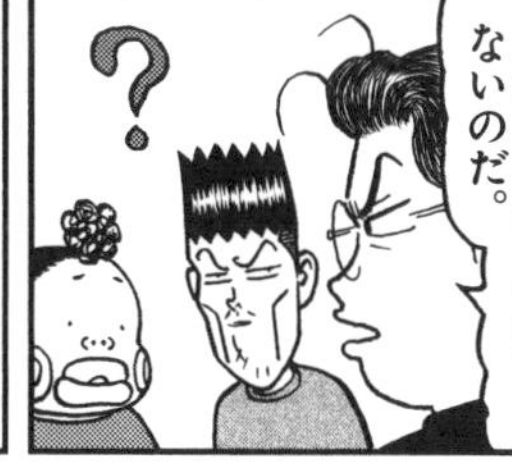
だが、奇妙なことに状況分析に提示されたデータから、なぜ自粛延長の提言が出てくるのかがさっぱり分からないのだ。
？

普通、目にする「新規感染者数」は、検査で陽性反応が出たことが報告された日の数字なので、より正確な分析のためには「発症日」を確定する。

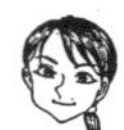

この新型コロナ騒動の狂いっぷりは必ず後世に残す!!その第一弾が『ゴーマニズム宣言2nd』第4巻です!そして女性への性暴力問題と慰安婦問題も本書の大事なテーマ。「この二つの問題に対するスタンスが矛盾している!」なんてことを言う左翼・リベラルもいますが、本書を普通の読解力で読めば矛盾などしていないことがわかるでしょう!

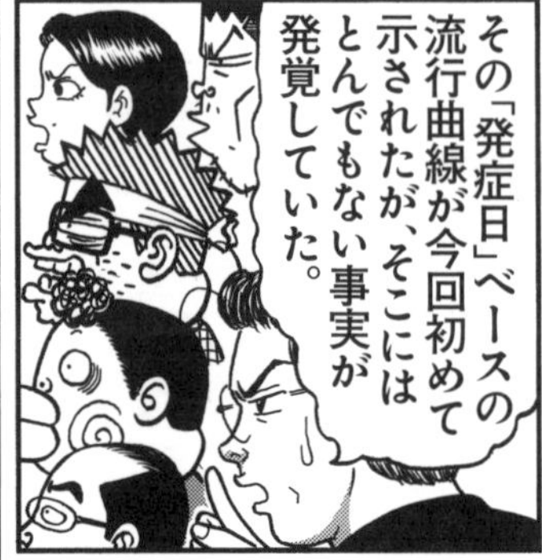

その「発症日」ベースの流行曲線が今回初めて示されたが、そこにはとんでもない事実が発覚していた。

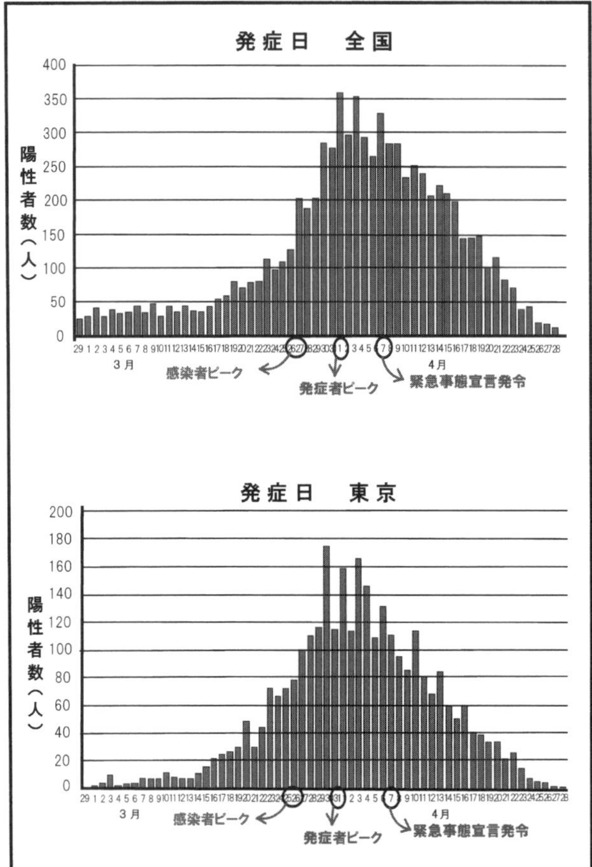

発症日　全国
陽性者数（人）
3月
4月
感染者ピーク
発症者ピーク
緊急事態宣言発令
発症日　東京
陽性者数（人）
3月
4月
感染者ピーク
発症者ピーク
緊急事態宣言発令

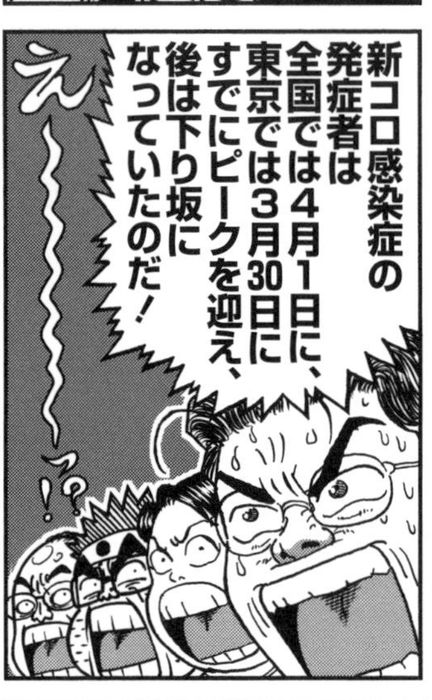

新コロ感染症の発症者は全国では4月1日に、東京では3月30日にすでにピークを迎え、後は下り坂になっていたのだ!
え～～～～っ!?

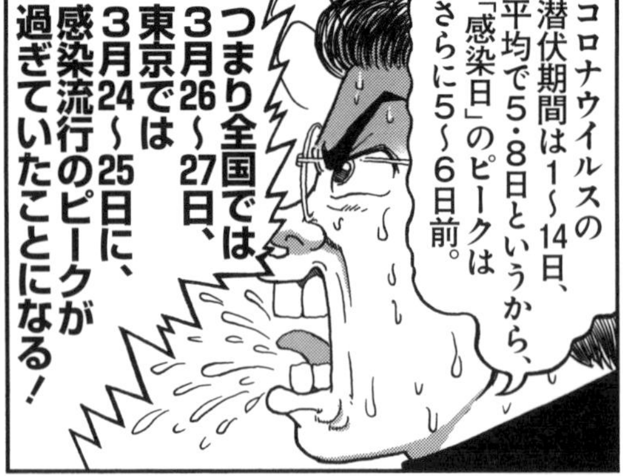

コロナウイルスの潜伏期間は1～14日、平均で5・8日というから、「感染日」のピークはさらに5～6日前。
つまり全国では3月26～27日、東京では3月24～25日に、感染流行のピークが過ぎていたことになる!

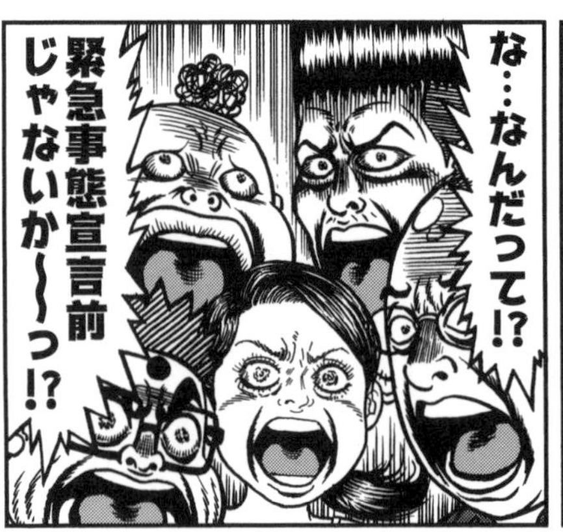

な…なんだって!?
緊急事態宣言前じゃないか～～っ!?

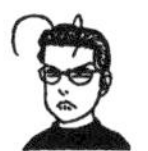

4月1日にピークアウトしていたのに、なぜ緊急事態宣言なのか？なぜ自粛を強要したのか？壮大なペテンが行なわれたという疑念がある。

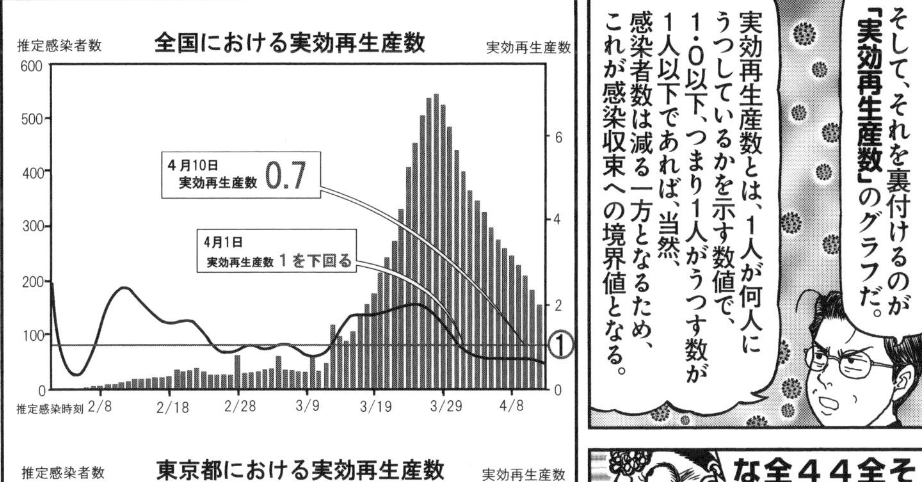

そして、それを裏付けるのが「実効再生産数」のグラフだ。
実効再生産数とは、1人が何人にうつしているかを示す数値で、1・0以下、つまり1人がうつす数が1人以下であれば、当然、感染者数は減る一方となるため、これが感染収束への境界値となる。
推定感染者数
全国における実効再生産数
実効再生産数
600
500
400
300
200
100
0
6
4
2
0
1
4月10日 実効再生産数 0.7
4月1日 実効再生産数 1を下回る
推定感染時刻 2/8 2/18 2/28 3/9 3/19 3/29 4/8

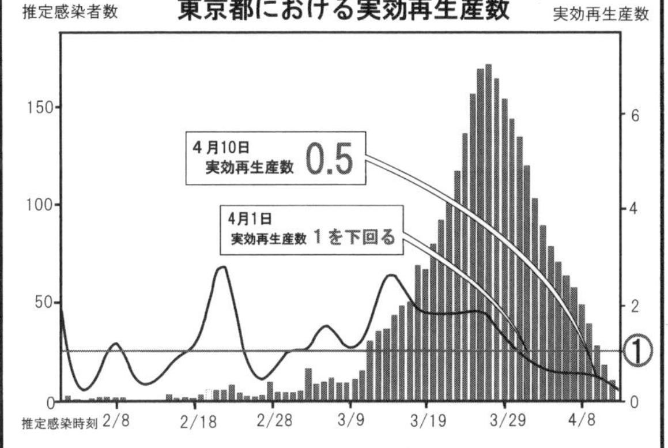

推定感染者数
東京都における実効再生産数
実効再生産数
150
100
50
0
6
4
2
0
1
4月10日 実効再生産数 0.5
4月1日 実効再生産数 1を下回る
推定感染時刻 2/8 2/18 2/28 3/9 3/19 3/29 4/8

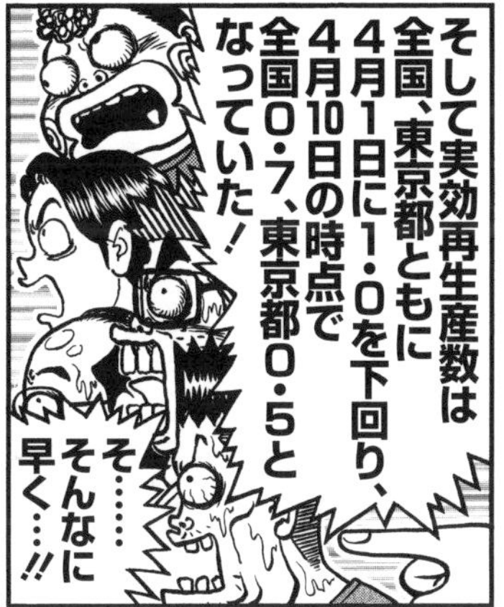

そして実効再生産数は全国、東京都ともに4月1日に1・0を下回り、4月10日の時点で全国0・7、東京都0・5となっていた！
そ……そんなに早く…!!

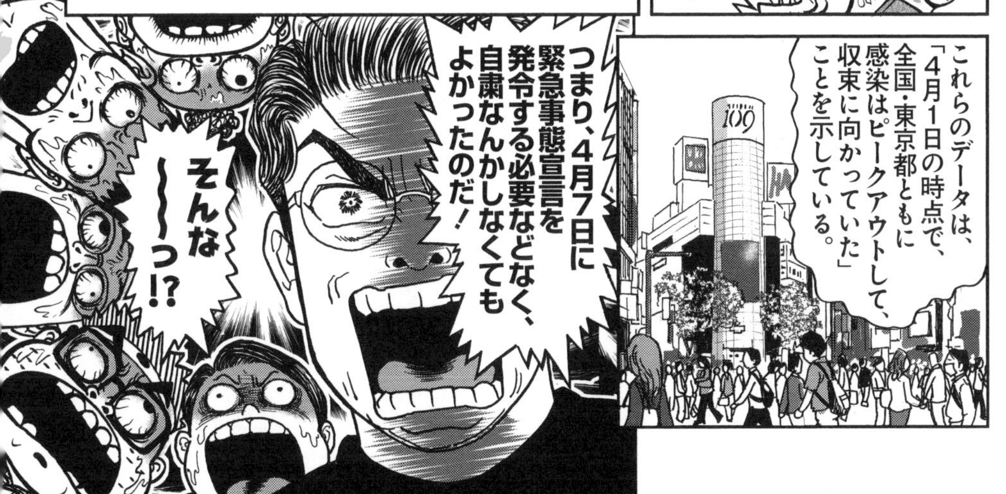

これらのデータは、「4月1日の時点で、全国・東京都ともに感染はピークアウトしていた」ことを示している。
109
つまり、4月7日に緊急事態宣言を発令する必要などなく、自粛なんかしなくてもよかったのだ！
そんな〜〜っ!?

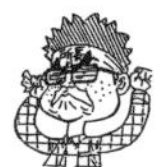

このデータを公表しておきながら、なぜ政府専門家会議はデータとは正反対に、5月7日以降も緊急事態宣言を延長せよと提言したのか？

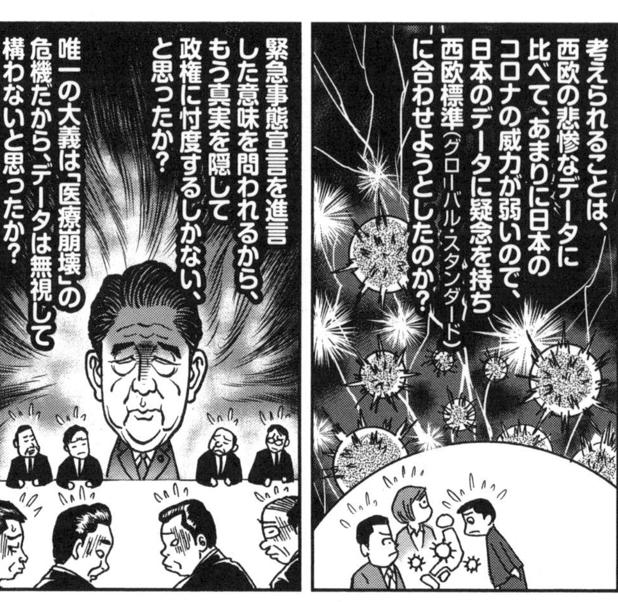
考えられることは、西欧の悲惨なデータに比べて、あまりに日本のコロナの威力が弱いので、日本のデータに疑念を持ち西欧標準（グローバル・スタンダード）に合わせようとしたのか？
緊急事態宣言を進言した意味を問われるから、もう真実を隠して政権に忖度するしかない、と思ったか？
唯一の大義は「医療崩壊」の危機だから、データは無視して構わないと思ったか？

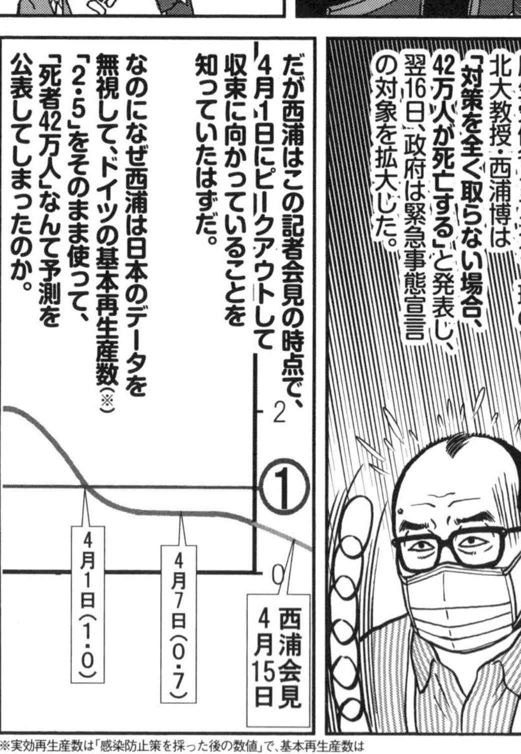
4月15日、「8割おじさん」こと厚生労働省クラスター班の北大教授・西浦博は「対策を全く取らない場合、42万人が死亡する」と発表し、翌16日、政府は緊急事態宣言の対象を拡大した。
だが西浦はこの記者会見の時点で、4月1日にピークアウトして収束に向かっていることを知っていたはずだ。
なのになぜ西浦は日本のデータを無視して、ドイツの基本再生産数（※）「2・5」をそのまま使って、「死者42万人」なんて予測を公表してしまったのか。
2
1
0
4月1日（1・0）
4月7日（0・7）
西浦会見 4月15日

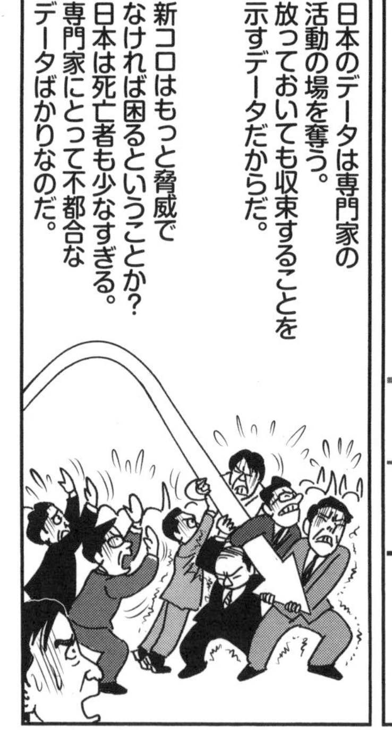
日本のデータは専門家の活動の場を奪う。放っておいても収束することを示すデータだからだ。
新コロはもっと脅威でなければ困るということか？日本は死亡者も少なすぎる。専門家にとって不都合なデータばかりなのだ。

※実効再生産数は「感染防止策を採った後の数値」で、基本再生産数は1人の感染者数が感染期間に平均して生じさせる2次感染者の数

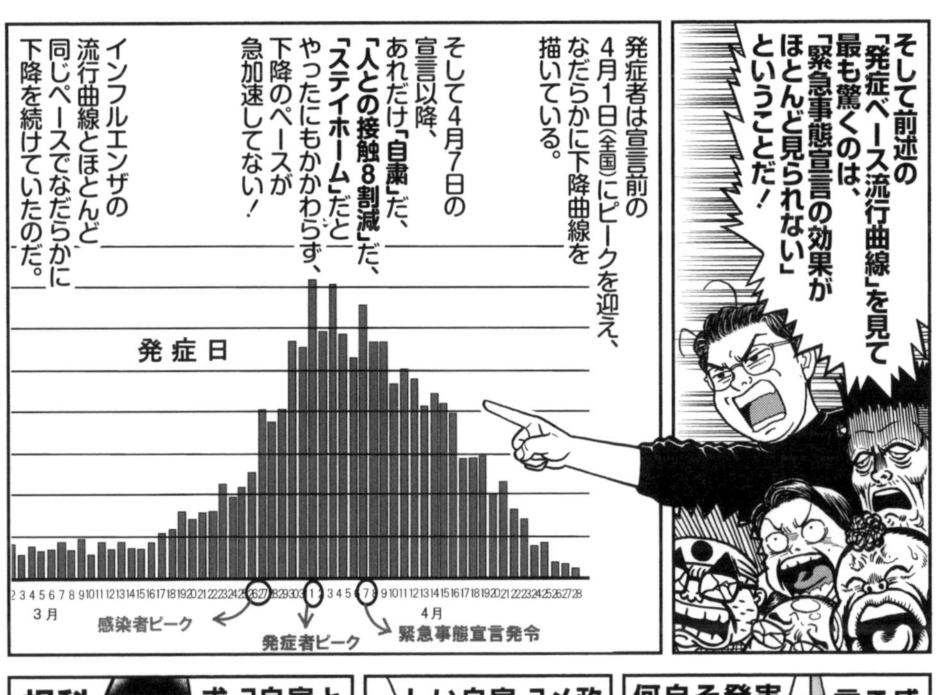
そして前述の
「発症ベース流行曲線」を見て
最も驚くのは、
「緊急事態宣言の効果が
ほとんど見られない」
ということだ！
発症者は宣言前の
4月1日(全国)にピークを迎え、
なだらかに下降曲線を
描いている。
そして4月7日の
宣言以降、
あれだけ「自粛」だ、
「人との接触8割減」だ、
「ステイホーム」だと
やったにもかかわらず、
下降のペースが
急加速してない！
インフルエンザの
流行曲線とほとんど
同じペースでなだらかに
下降を続けていたのだ。
発症日
3月
4月
感染者ピーク
発症者ピーク
緊急事態宣言発令

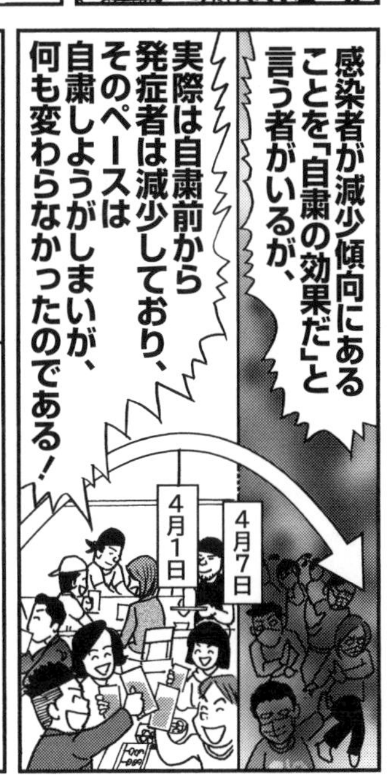
感染者が減少傾向にある
ことを「自粛の効果だ」と
言う者がいるが、
実際は自粛前から
発症者は減少しており、
そのペースは
自粛しようがしまいが、
何も変わらなかったのである！
4月7日
4月1日

政府専門家会議の
メンバーが本当に
「科学者」であれば、
宣言は解除し、
自粛はやめていいと
いう提言を
したはずだ。
4月7日
4月1日

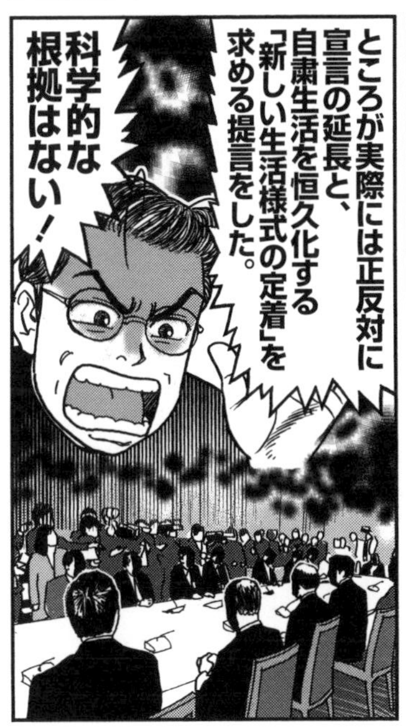
ところが実際には正反対に
宣言の延長と、
自粛生活を恒久化する
「新しい生活様式の定着」を
求める提言をした。
科学的な
根拠はない！

少なくとも日本では、
新コロはインフルエンザ
よりも、はるかに弱い
ウイルスで、インフルの
死亡者数・年間1万人
（間接死含む）には
及ぶべくもない。

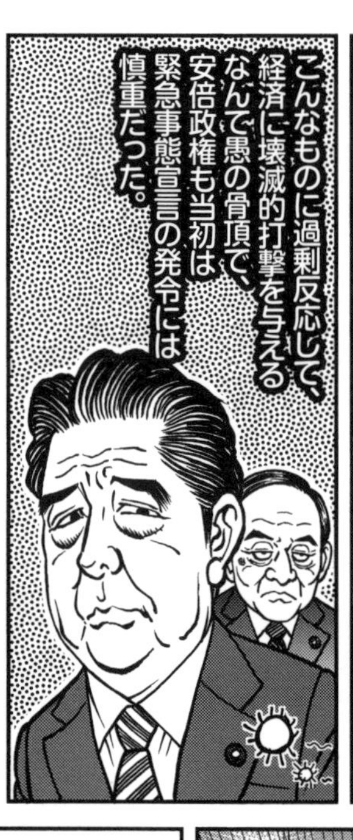
こんなものに過剰反応して、
経済に壊滅的打撃を与える
なんて愚の骨頂で、
安倍政権も当初は
緊急事態宣言の発令には
慎重だった。

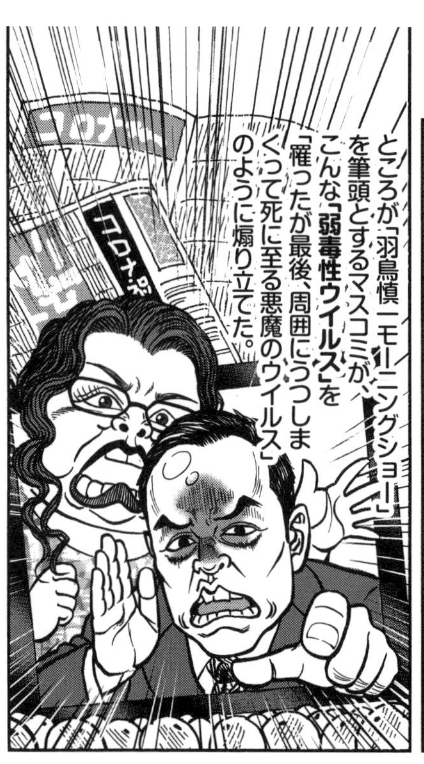
ところが「羽鳥慎一モーニングショー」
を筆頭とするマスコミが、
こんな「弱毒性ウイルス」を
「罹ったが最後、周囲にうつしま
くって死に至る悪魔のウイルス」
のように煽り立てた。

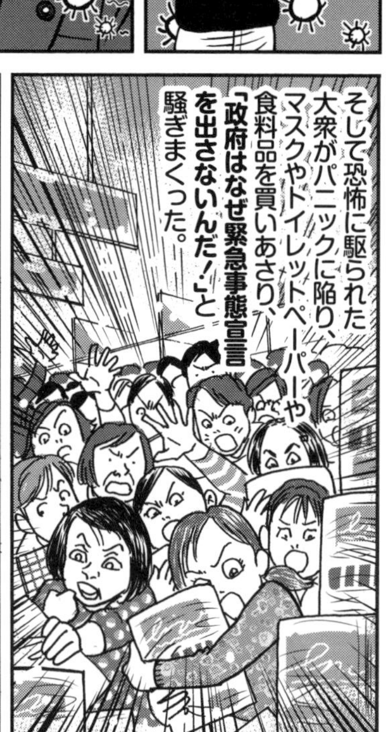
そして恐怖に駆られた
大衆がパニックに陥り、
マスクやトイレットペーパーや
食料品を買いあさり、
「政府はなぜ緊急事態宣言
を出さないんだ！」と
騒ぎまくった。

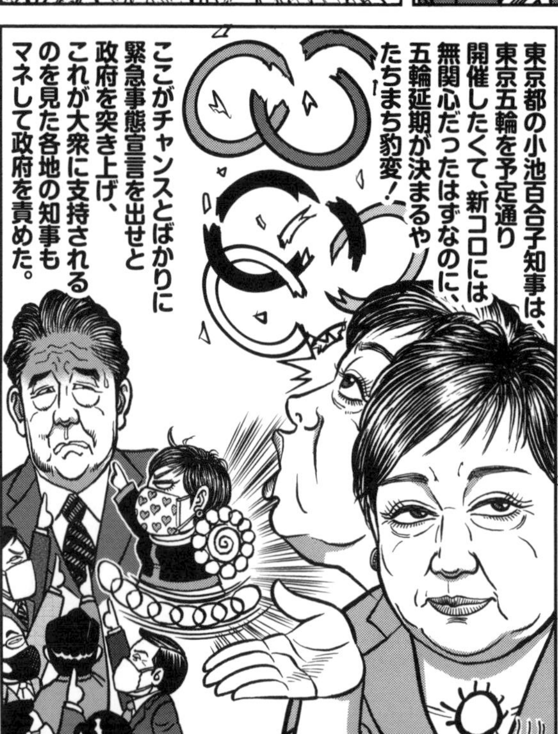
東京都の小池百合子知事は、
東京五輪を予定通り
開催したくて、新コロには
無関心だったはずなのに、
五輪延期が決まるや
たちまち豹変！
ここがチャンスとばかりに
緊急事態宣言を出せと
政府を突き上げ、
これが大衆に支持される
のを見た各地の知事も
マネして政府を責めた。

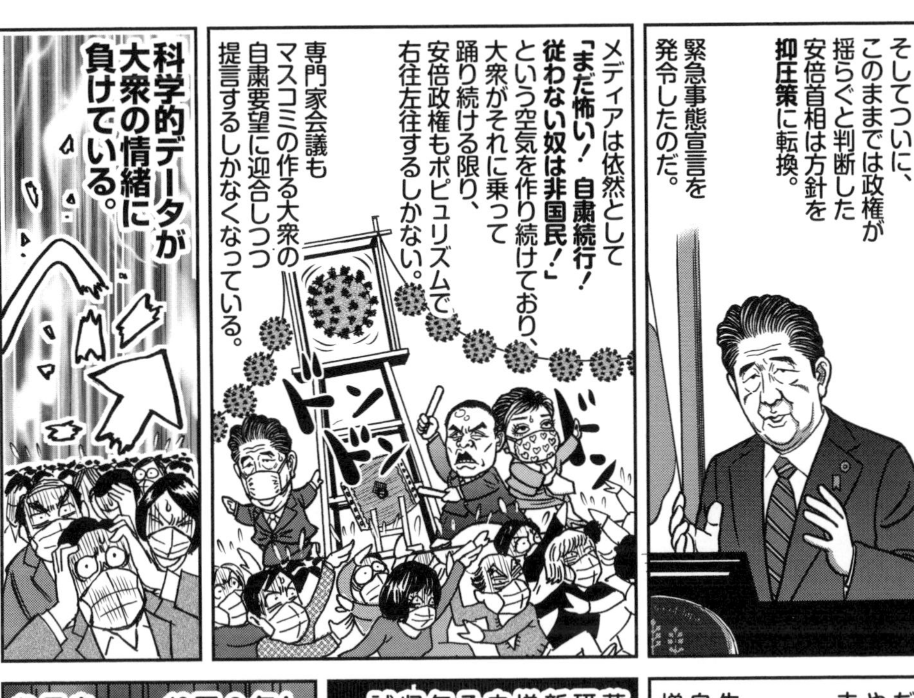
そしてついに、
このままでは政権が
揺らぐと判断した
安倍首相は方針を
抑圧策に転換。
緊急事態宣言を
発令したのだ。
メディアは依然として
「まだ怖い！自粛続行！
従わない奴は非国民！」
という空気を作り続けており、
大衆がそれに乗って
踊り続ける限り、
安倍政権もポピュリズムで
右往左往するしかない。
専門家会議も
マスコミの作る大衆の
自粛要望に迎合しつつ
提言するしかなくなっている。
科学的データが
大衆の情緒に
負けている。

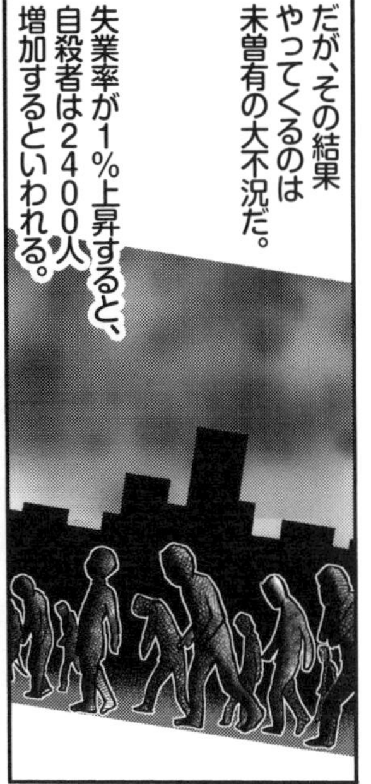
だが、その結果
やってくるのは
未曾有の大不況だ。
失業率が1%上昇すると、
自殺者は2400人
増加するといわれる。

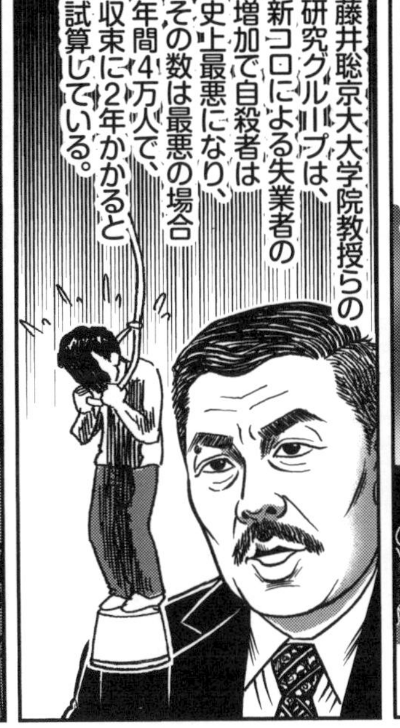
藤井聡京大大学院教授らの
研究グループは、
新コロによる失業者の
増加で自殺者は
史上最悪になり、
その数は最悪の場合
年間4万人で、
収束に2年かかると
試算している。

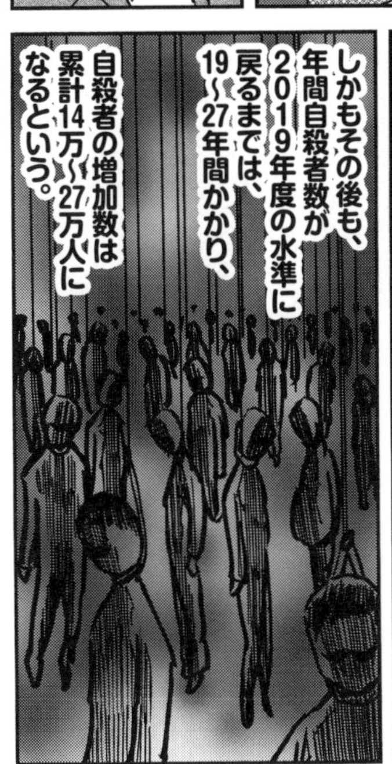
しかもその後も、
年間自殺者数が
2019年度の水準に
戻るまでは、
19〜27年間かかり、
自殺者の増加数は
累計14万〜27万人に
なるという。

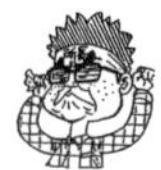

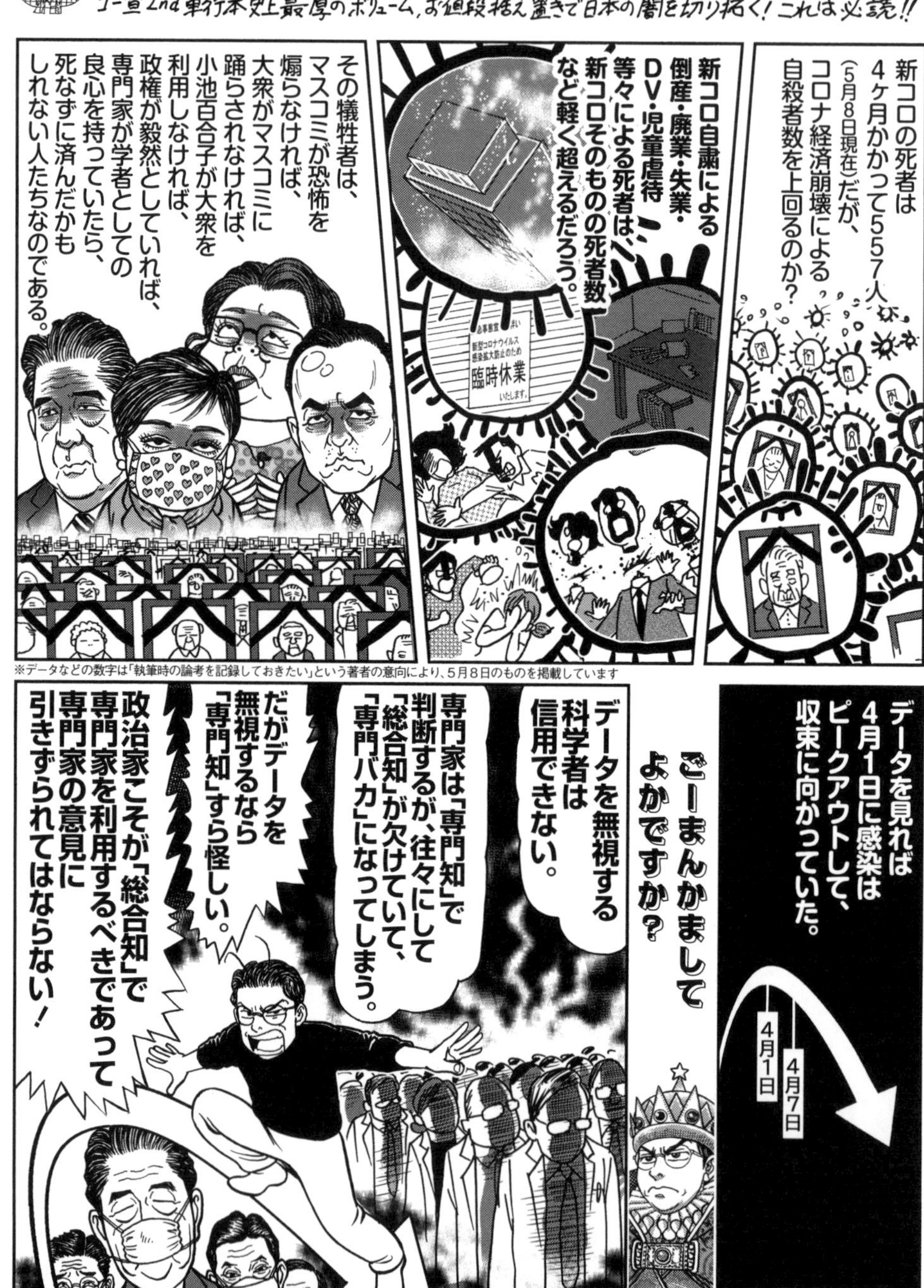
新コロの死者は4ケ月かかって557人（5月8日現在）だが、コロナ経済崩壊による自殺者数を上回るのか？
新コロ自粛による倒産・廃業・失業・DV・児童虐待等々による死者は、新コロそのものの死者数など軽く超えるだろう。
新型コロナウイルス
感染拡大防止のため
臨時休業
いたします。
その犠牲者は、マスコミが恐怖を煽らなければ、大衆がマスコミに踊らされなければ、小池百合子が大衆を利用しなければ、政権が毅然としていれば、専門家が学者としての良心を持っていたら、死なずに済んだかもしれない人たちなのである。
データを見れば4月1日に感染はピークアウトして、収束に向かっていた。
4月1日
4月7日
ごーまんかましてよかですか？
データを無視する科学者は信用できない。
専門家は「専門知」で判断するが、往々にして「総合知」が欠けていて、「専門バカ」になってしまう。
だがデータを無視するなら「専門知」すら怪しい。
政治家こそが「総合知」で専門家を利用するべきであって専門家の意見に引きずられてはならない！

※データなどの数字は「執筆時の論考を記録しておきたい」という著者の意向により、5月8日のものを掲載しています

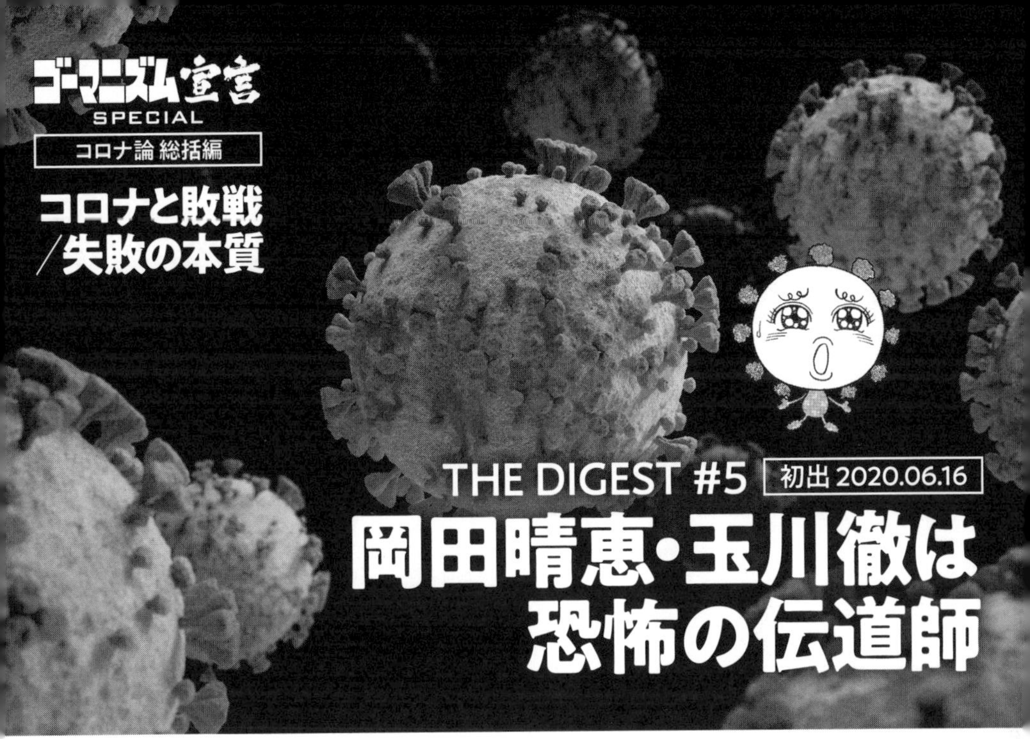

ゴーマニズム宣言 SPECIAL

コロナ論 総括編

コロナと敗戦／失敗の本質

THE DIGEST #5 初出 2020.06.16

岡田晴恵・玉川徹は恐怖の伝道師

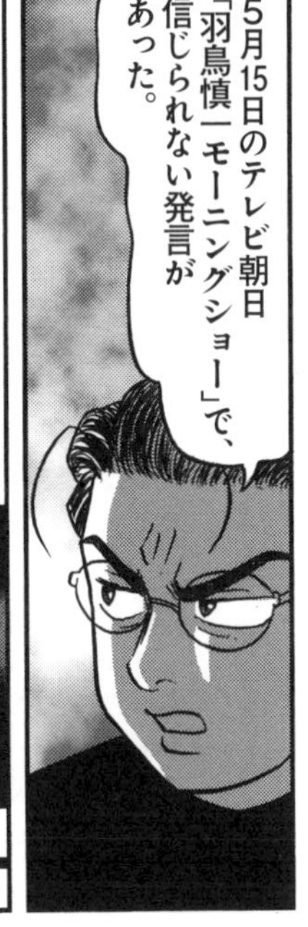
5月15日のテレビ朝日「羽鳥慎一モーニングショー」で、信じられない発言があった。

抗体検査の結果、陽性（過去に新型コロナに感染した人）の割合が、東京都ではわずか0・6％だったという情報について、（まだ信憑性は不明だが）「コロナの女王」こと白鴎大学教授・岡田晴恵が、こう言ったのだ。

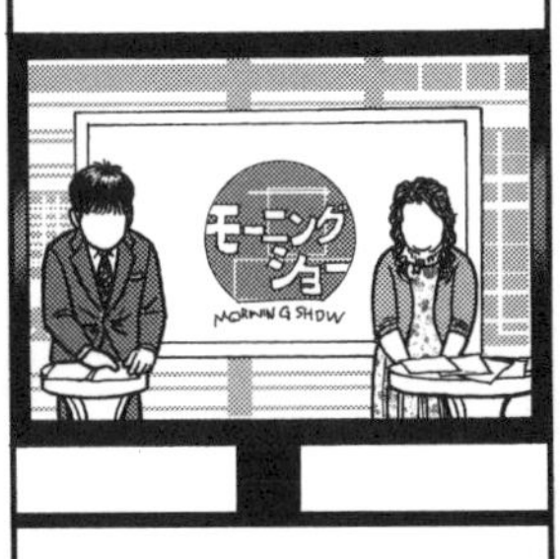
モーニングショー

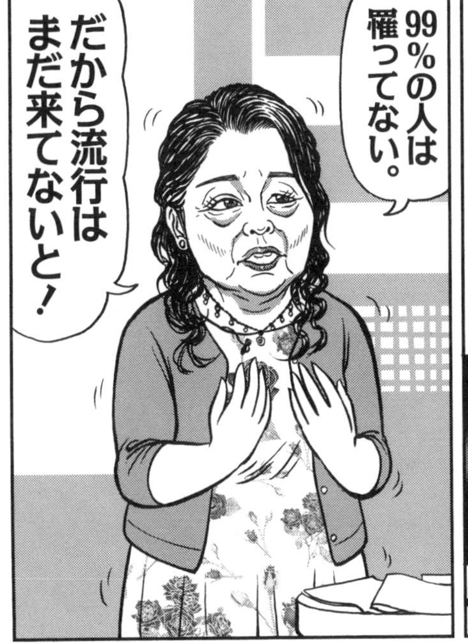
99％の人は罹ってない。
だから流行はまだ来てないと！

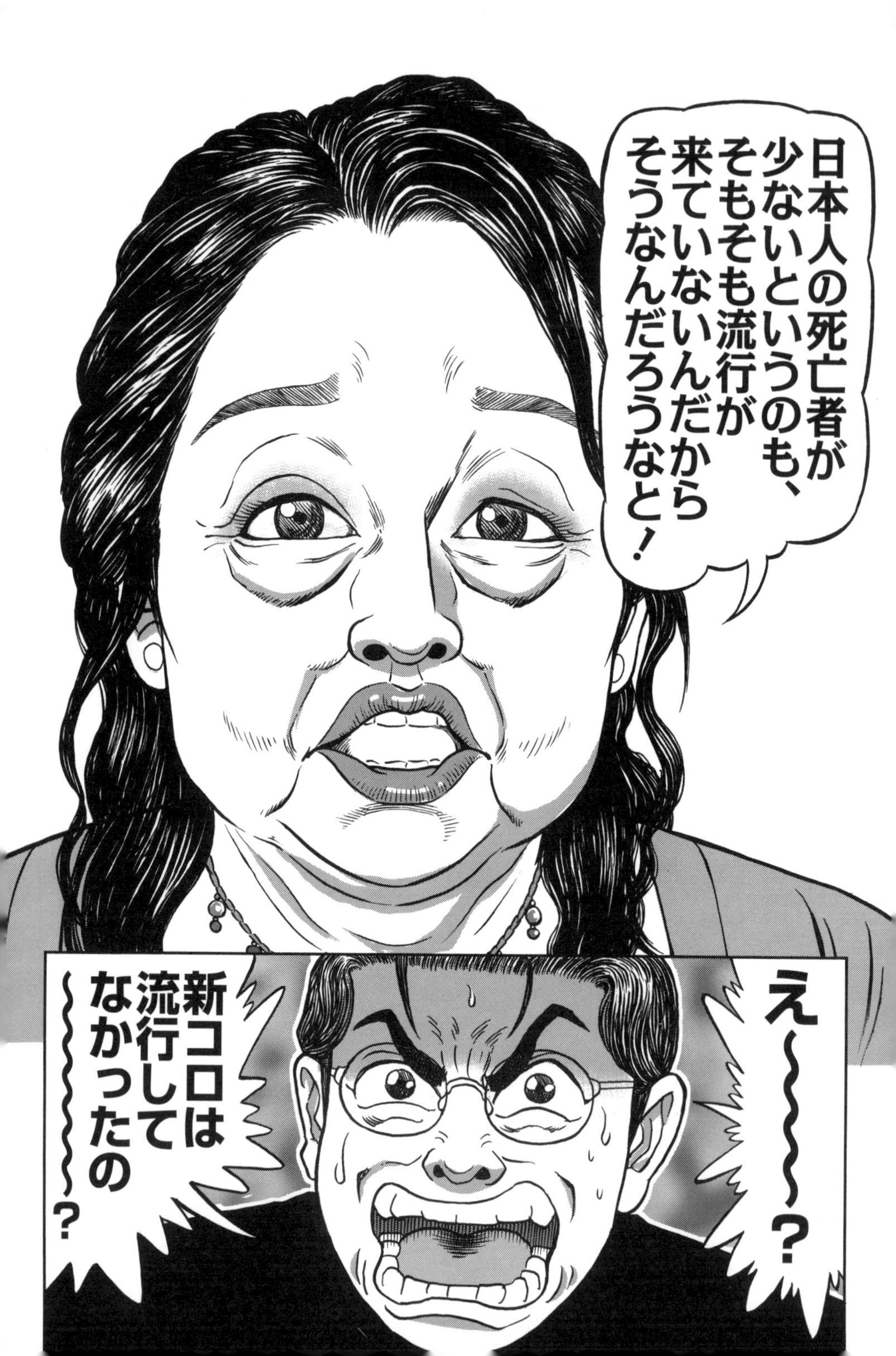
日本人の死亡者が
少ないというのも、
そもそも流行が
来ていないんだから
そうなんだろうなと！
え〜〜〜〜？
新コロは
流行して
なかったの
〜〜〜〜〜？

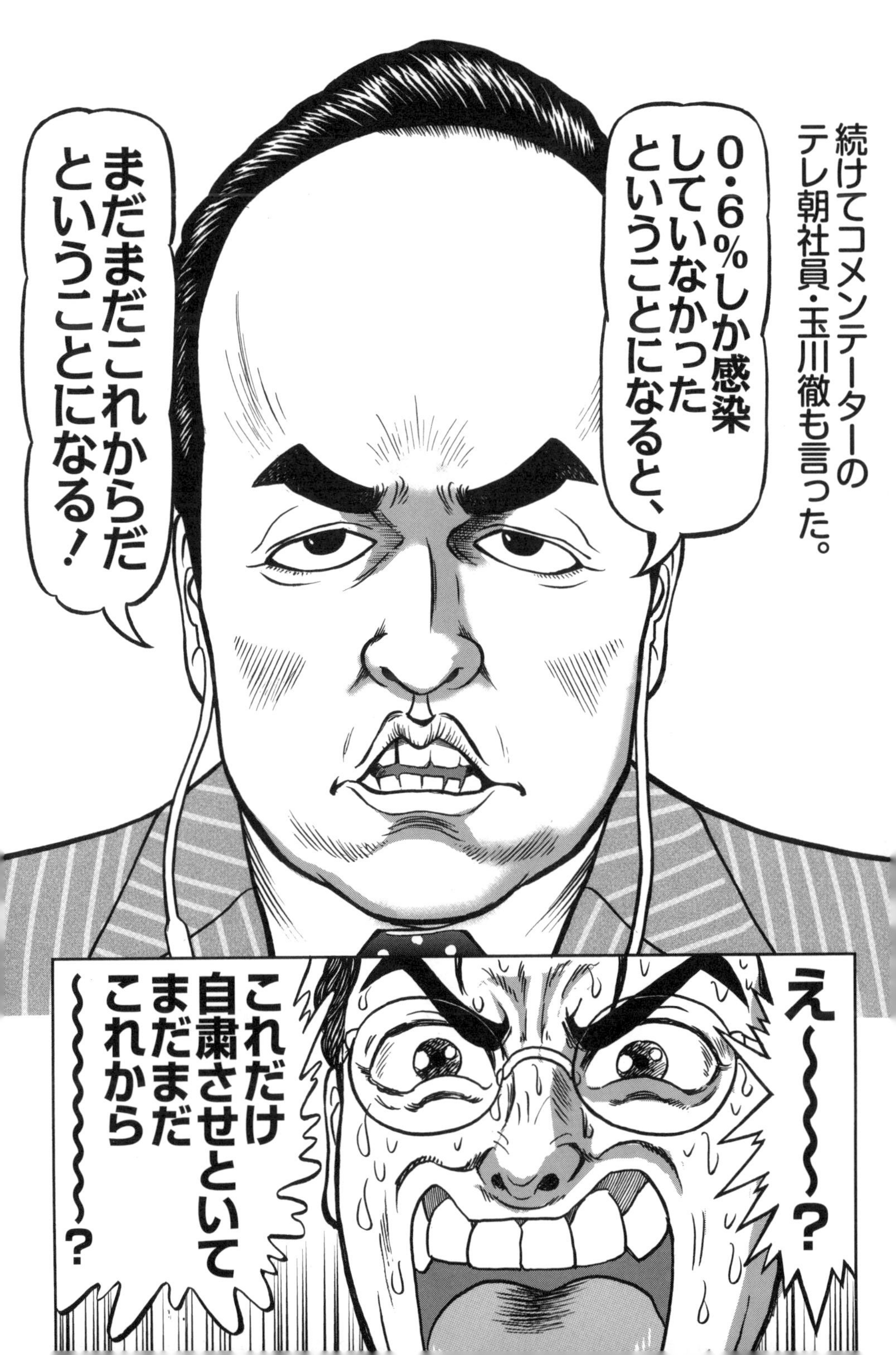
続けてコメンテーターのテレ朝社員・玉川徹も言った。
0・6%しか感染していなかったということになると、
まだまだこれからだということになる!
え〜〜〜〜?
これだけ自粛させといてまだまだこれから〜〜〜〜?

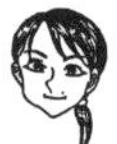

メディアが誤った情報を拡散し、恐怖に駆られた大衆が権力の強権発動を有難がる…今回の新型コロナ狂騒から日本人は何を学ぶべきなのか『ゴーマニズム宣言2nd』第4巻で考えましょう！そして女性への性暴力問題、混乱を極める慰安婦問題、皇統問題等々、コロナ騒動以外にも考えるべき問題は山積みです！

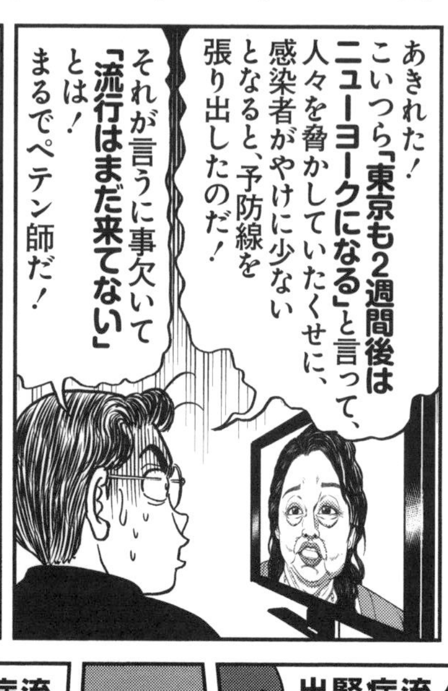

あきれた！
こいつら「東京も2週間後はニューヨークになる」と言って、人々を脅かしていたくせに、感染者がやけに少ないとなると、予防線を張り出したのだ！
それが言うに事欠いて「流行はまだ来てない」とは！
まるでペテン師だ！

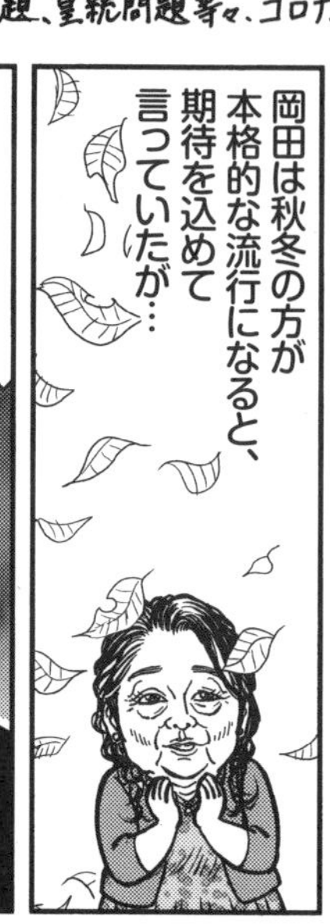

岡田は秋冬の方が本格的な流行になると、期待を込めて言っていたが…

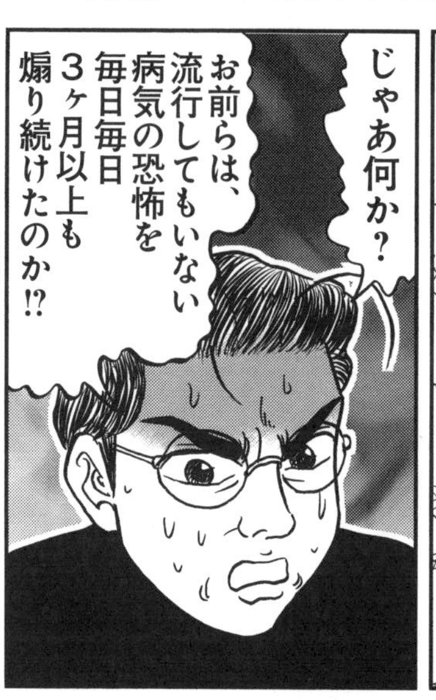

じゃあ何か？
お前らは、流行してもいない病気の恐怖を毎日毎日3ヶ月以上も煽り続けたのか!?

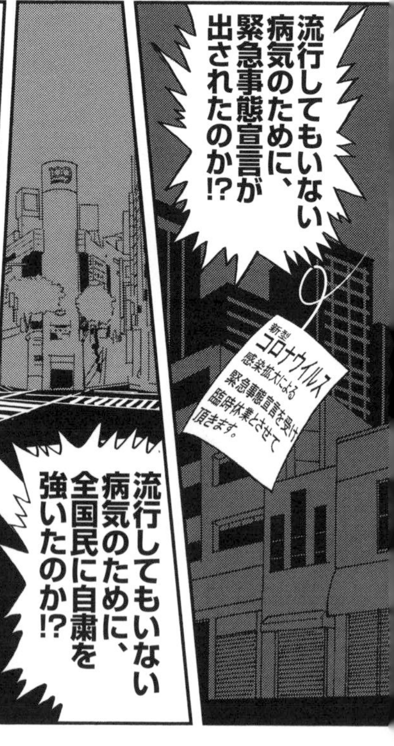

流行してもいない病気のために、緊急事態宣言が出されたのか!?
新型コロナウイルス感染拡大による緊急事態宣言を受け臨時休業とさせて頂きます。
流行してもいない病気のために、全国民に自粛を強いたのか!?

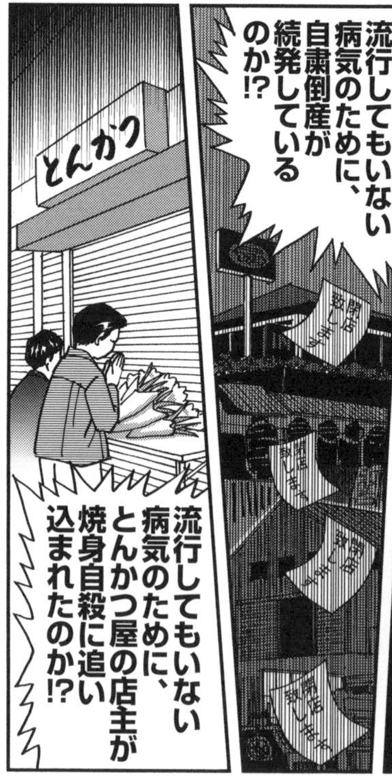

流行してもいない病気のために、自粛倒産が続発しているのか!?
閉店致します
とんかつ
流行してもいない病気のために、とんかつ屋の店主が焼身自殺に追い込まれたのか!?

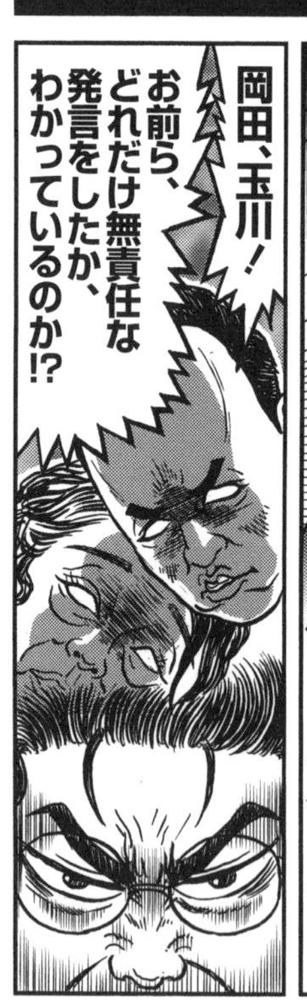

岡田、玉川！
お前ら、どれだけ無責任な発言をしたか、わかっているのか!?

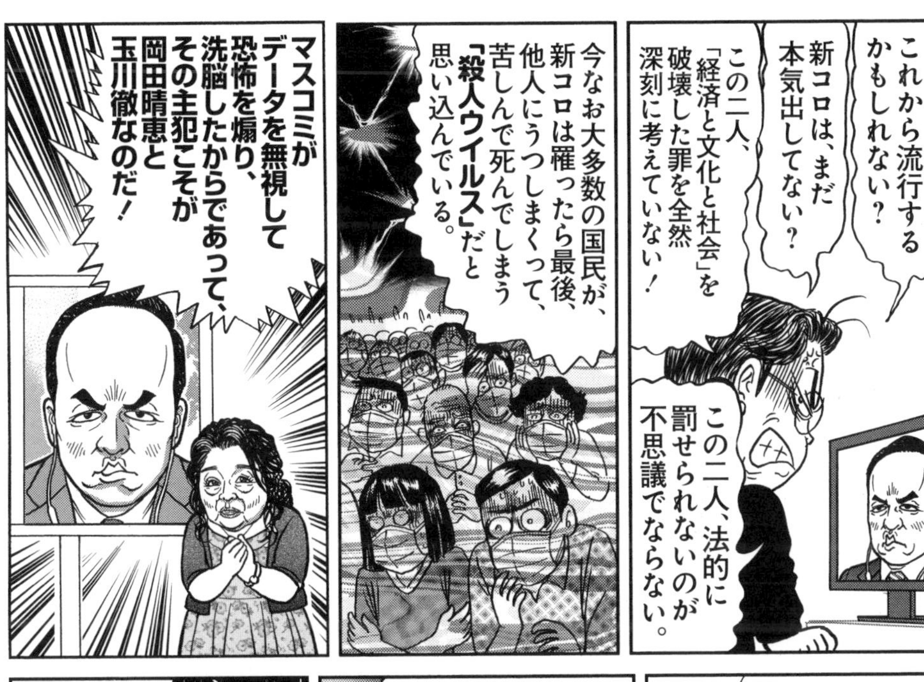
これから流行するかもしれない？
新コロは、まだ本気出してない？
この二人、「経済と文化と社会」を破壊した罪を全然深刻に考えていない！
この二人、法的に罰せられないのが不思議でならない。
今なお大多数の国民が、新コロは罹ったら最後、他人にうつしまくって、苦しんで死んでしまう「殺人ウイルス」だと思い込んでいる。
マスコミがデータを無視して恐怖を煽り、洗脳したからであって、その主犯こそが岡田晴恵と玉川徹なのだ！

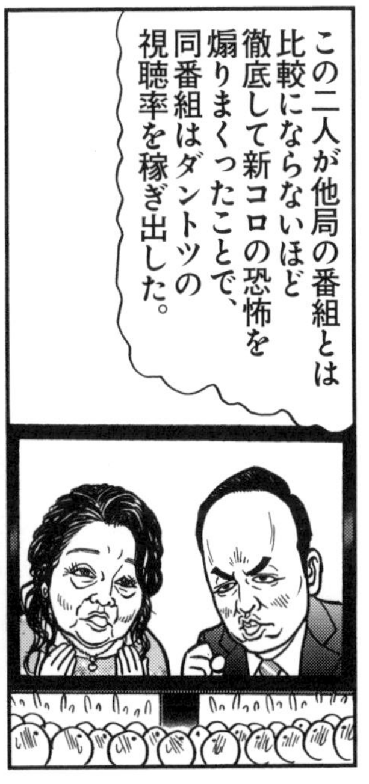
この二人が他局の番組とは比較にならないほど徹底して煽りまくったことで、新コロの恐怖を同番組はダントツの視聴率を稼ぎ出した。

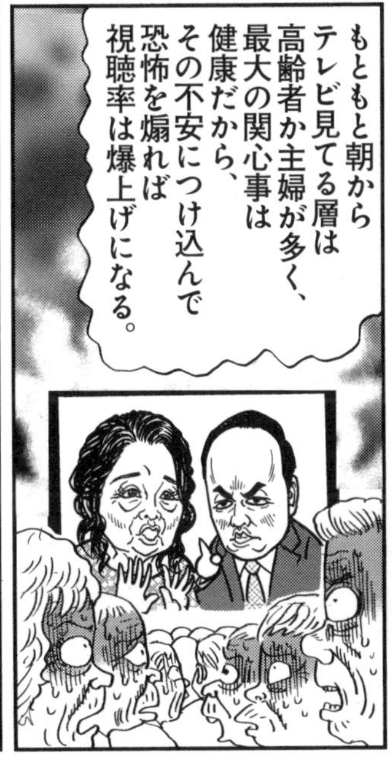
もともと朝からテレビ見てる層は高齢者か主婦が多く、最大の関心事は健康だから、その不安につけ込んで恐怖を煽れば視聴率は爆上げになる。

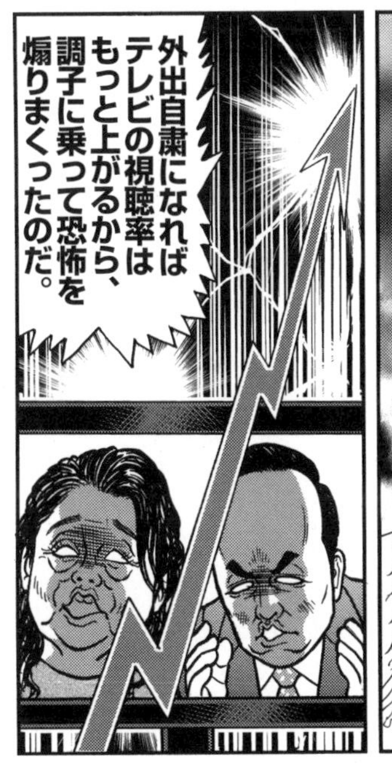
外出自粛になればテレビの視聴率はもっと上がるから、調子に乗って恐怖を煽りまくったのだ。

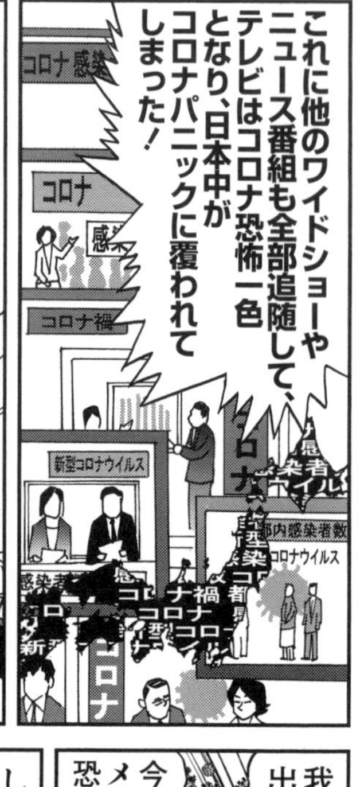
これに他のワイドショーや
ニュース番組も全部追随して、
テレビはコロナ恐怖一色
となり、日本中が
コロナパニックに覆われて
しまった！
コロナ感染
コロナ
コロナ禍
新型コロナウイルス
コロナウイルス

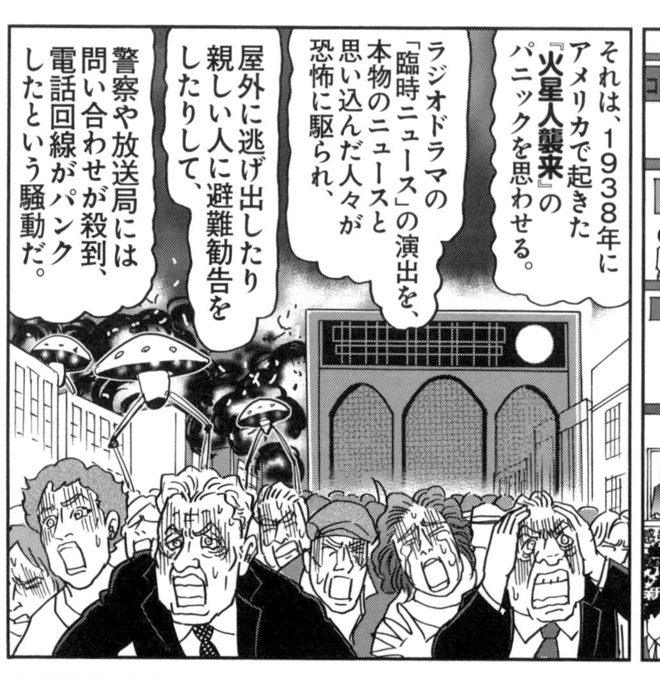
それは、1938年に
アメリカで起きた
『火星人襲来』の
パニックを思わせる。
ラジオドラマの
「臨時ニュース」の演出を、
本物のニュースと
思い込んだ人々が
恐怖に駆られ、
屋外に逃げ出したり
親しい人に避難勧告を
したりして、
警察や放送局には
問い合わせが殺到、
電話回線がパンク
したという騒動だ。

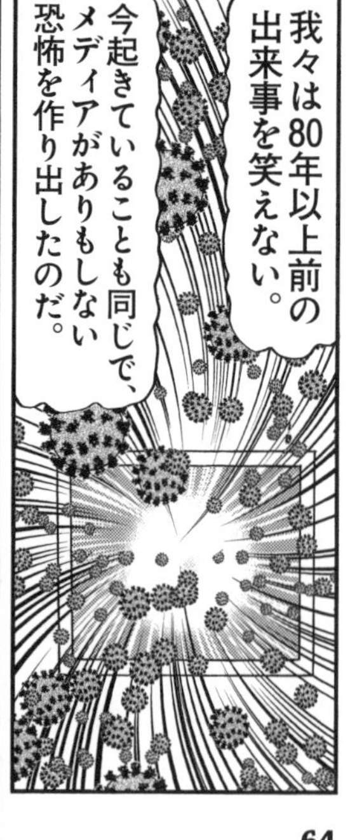
我々は80年以上前の
出来事を笑えない。
今起きていることも同じで、
メディアがありもしない
恐怖を作り出したのだ。

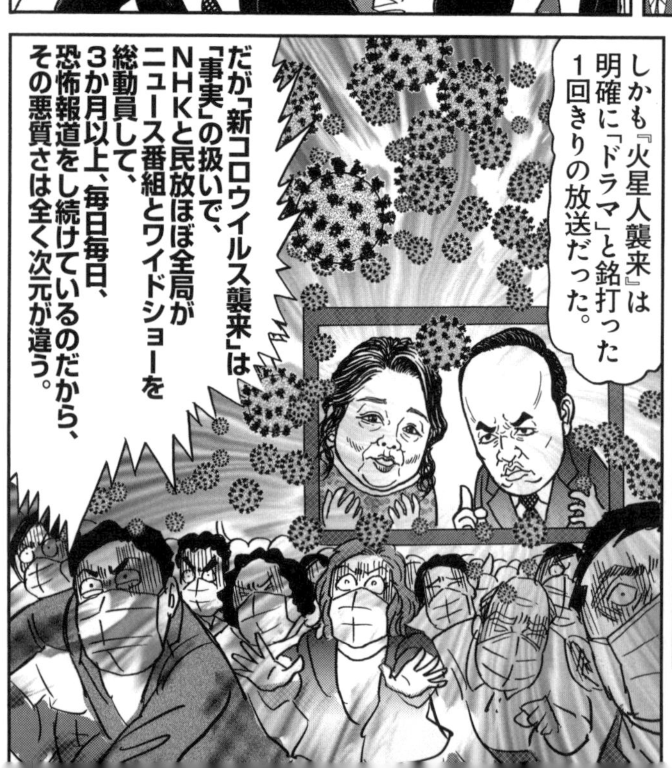
しかも『火星人襲来』は
明確に「ドラマ」と銘打った
1回きりの放送だった。
だが「新コロナウイルス襲来」は
「事実」の扱いで、
NHKと民放ほぼ全局が
ニュース番組とワイドショーを
総動員して、
3か月以上、毎日毎日、
恐怖報道をし続けているのだから、
その悪質さは全く次元が違う。

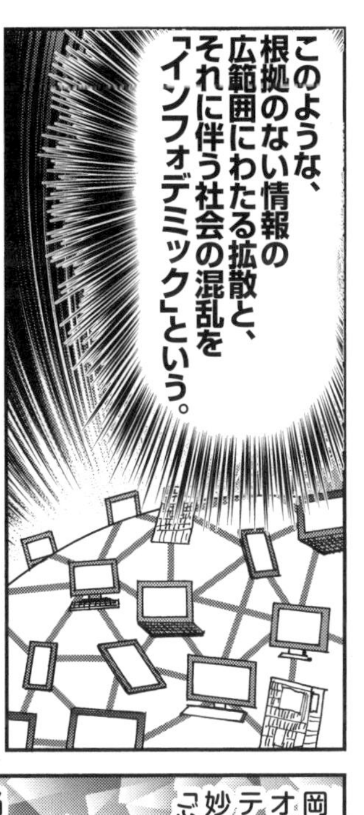
このような、
根拠のない情報の
広範囲にわたる拡散と、
それに伴う社会の混乱を
「インフォデミック」という。

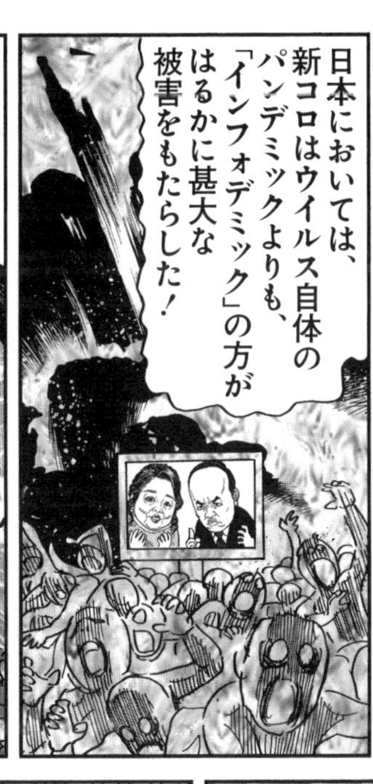
日本においては、
新コロはウイルス自体の
パンデミックよりも、
「インフォデミック」の方が
はるかに甚大な
被害をもたらした！

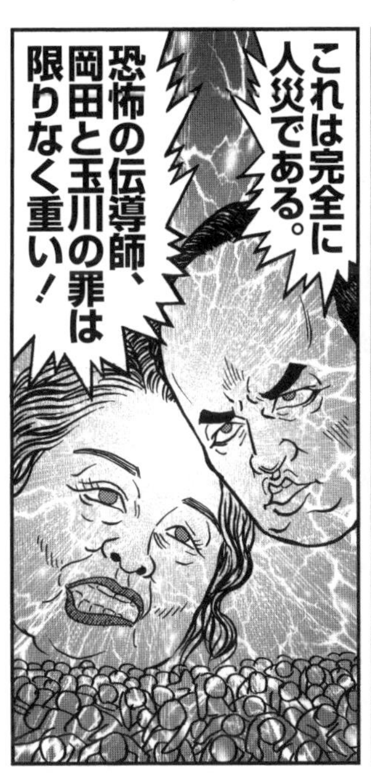
これは完全に
人災である。
恐怖の伝導師、
岡田と玉川の罪は
限りなく重い！

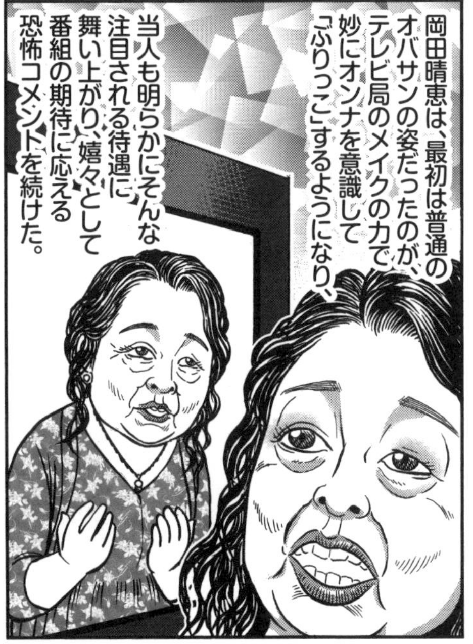
岡田晴恵は、最初は普通の
オバサンの姿だったのが、
テレビ局のメイクの力で
妙にオンナを意識して
「ぶりっこ」するようになり、
当人も明らかにそんな
注目される待遇に
舞い上がり、嬉々として
番組の期待に応える
恐怖コメントを続けた。

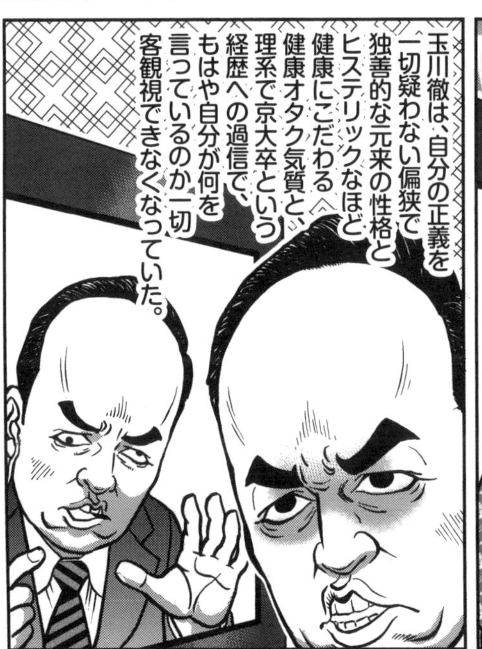
玉川徹は、自分の正義を
一切疑わない偏狭で
独善的な元来の性格と
ヒステリックなほど
健康にこだわる
健康オタク気質と、
理系で京大卒という
経歴への過信で、
もはや自分が何を
言っているのか一切
客観視できなくなっていた。

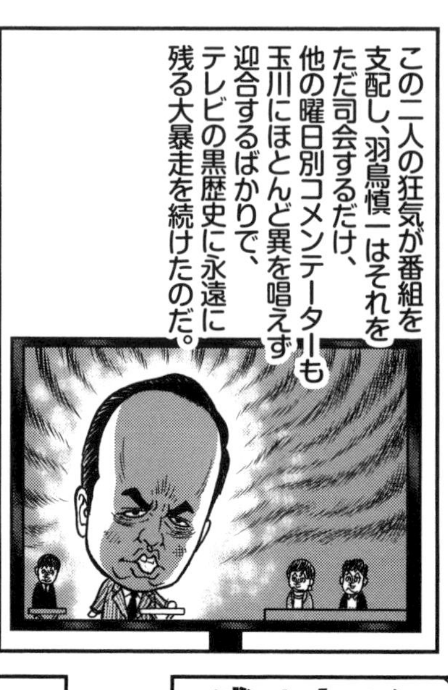
この二人の狂気が番組を
支配し、羽鳥慎一はそれを
ただ司会するだけ、
他の曜日別コメンテーターも
玉川にほとんど異を唱えず
迎合するばかりで、
テレビの黒歴史に永遠に
残る大暴走を続けたのだ。

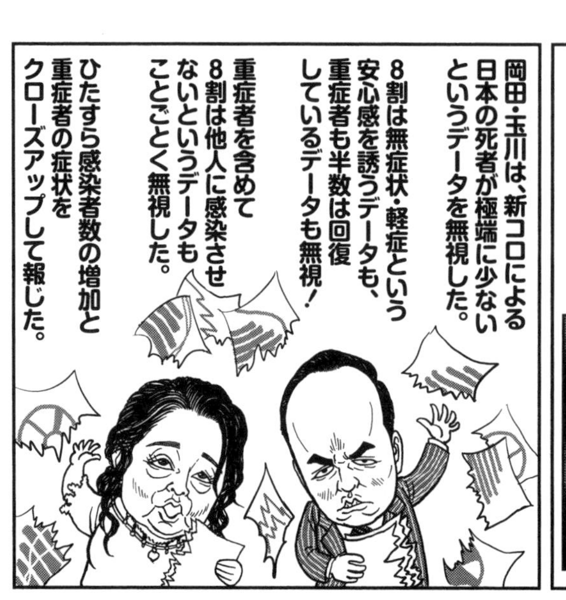
岡田・玉川は、新コロによる
日本の死者が極端に少ない
というデータを無視した。
8割は無症状・軽症という
安心感を誘うデータも、
重症者も半数は回復
しているデータも無視！
重症者を含めて
8割は他人に感染させ
ないというデータも
ことごとく無視した。
ひたすら感染者数の増加と
重症者の症状を
クローズアップして報じた。

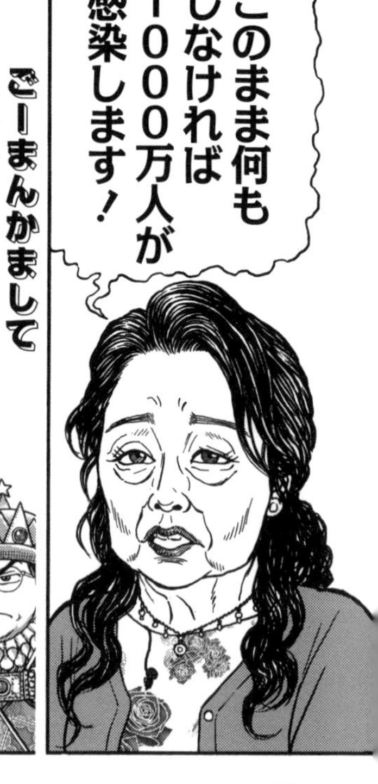
このまま何もしなければ1000万人が感染します！
ごーまんかましてよかですか？

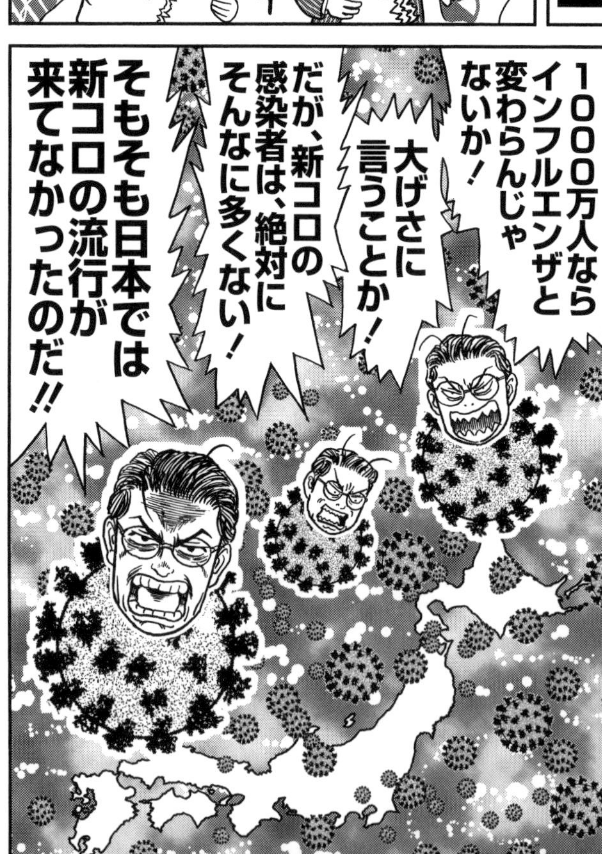
1000万人ならインフルエンザと変わらんじゃないか！
大げさに言うことか！
だが、新コロの感染者は、絶対にそんなに多くない！
そもそも日本では新コロの流行が来てなかったのだ!!

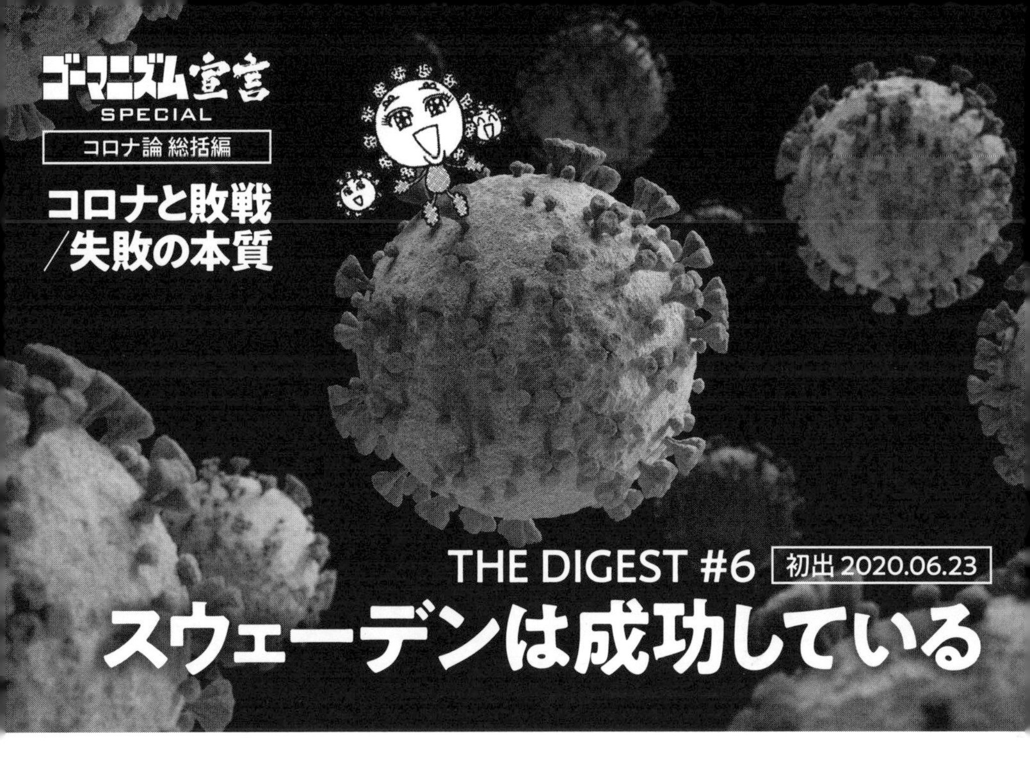
ゴーマニズム宣言
SPECIAL
コロナ論 総括編
コロナと敗戦
／失敗の本質
THE DIGEST #6
初出 2020.06.23

スウェーデンは成功している

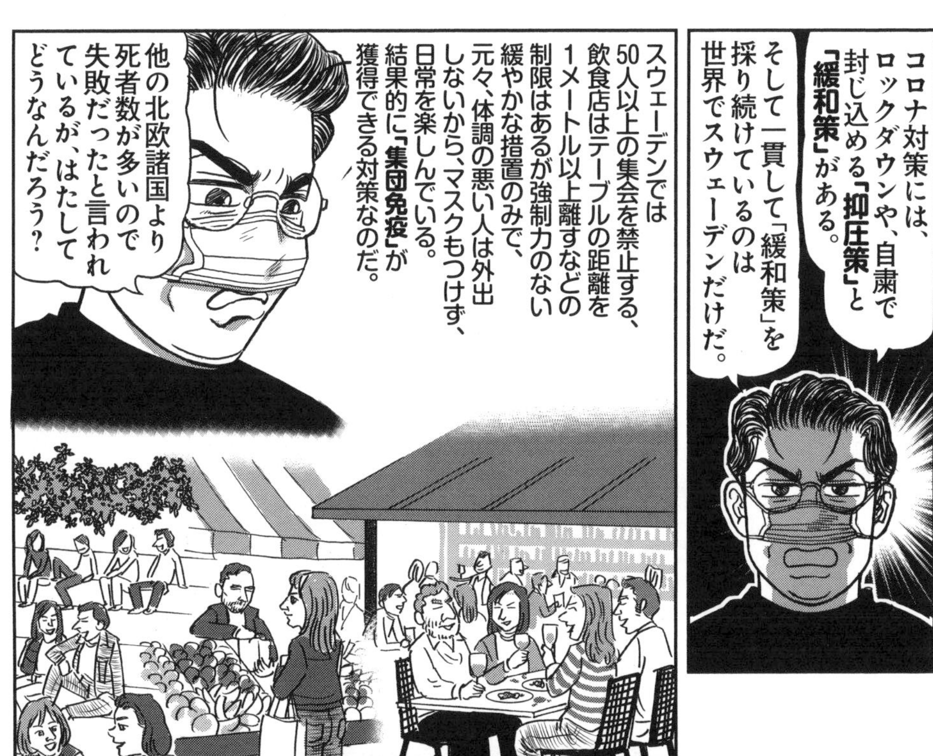
コロナ対策には、ロックダウンや、自粛で封じ込める「抑圧策」と「緩和策」がある。
そして一貫して「緩和策」を採り続けているのは世界でスウェーデンだけだ。
スウェーデンでは50人以上の集会を禁止する、飲食店はテーブルの距離を1メートル以上離すなどの制限はあるが強制力のない緩やかな措置のみで、元々、体調の悪い人は外出しないから、マスクもつけず、日常を楽しんでいる。結果的に「集団免疫」が獲得できる対策なのだ。
他の北欧諸国より死者数が多いので失敗だったと言われているが、はたしてどうなんだろう？

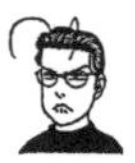

スウェーデンのロックダウンしない対策をよほど周辺国は気に入らなかったんだろう。テグネル博士の言葉の断片を歪曲して、テグネルが「反省」とか「失敗」とか、デタラメな記事ばっかりが配信されていた。

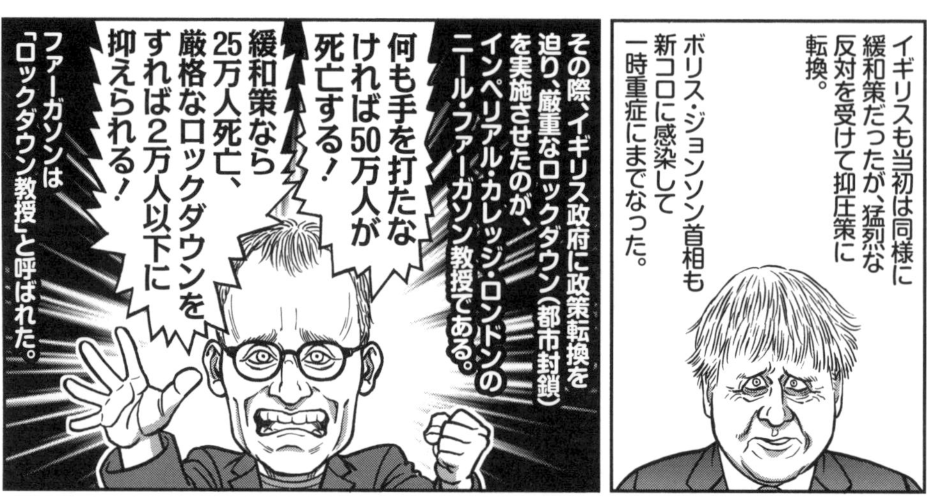

イギリスも当初は同様に緩和策だったが、猛烈な反対を受けて抑圧策に転換。
ボリス・ジョンソン首相も新コロに感染して一時重症にまでなった。
その際、イギリス政府に政策転換を迫り、厳重なロックダウン（都市封鎖）を実施させたのが、インペリアル・カレッジ・ロンドンのニール・ファーガソン教授である。
何も手を打たなければ50万人が死亡する！
緩和策なら25万人死亡、厳格なロックダウンをすれば2万人以下に抑えられる！
ファーガソンは「ロックダウン教授」と呼ばれた。

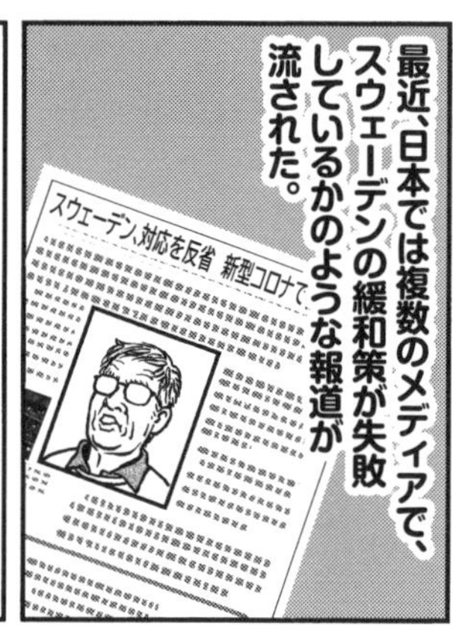

最近、日本では複数のメディアで、スウェーデンの緩和策が失敗しているかのような報道が流された。
スウェーデン、対応を反省 新型コロナで

スウェーデンの新コロ対策を指揮した疫学者テグネル博士はこう言ったのだ。

今の知識をもってすれば、もちろん改善の余地はあるが、それでもスウェーデンのとった戦略は良いものであり、継続すべきである。

戦略は全体的に正しかった。

スウェーデンは死者数が北欧諸国の中で断トツに多くなり、批判されている。

フィンランド
スウェーデン
ノルウェー
デンマーク

だが、スウェーデンは「首相よりも医師に会う方が難しい」と言われる国だし、老人が延命治療を望まない死生観を持っていて、そこは日本人の感覚とも違う。

老人の死者が多かったことは、テグネル博士も「改善の余地」があると考えたのだろう。

そこだけつまみ食いして、記事はテグネル博士が失敗を認めたかのようにデマ報道をしている。

だがテグネル博士は自分の戦略が正しかったとちゃんと発言している！

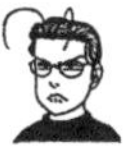

なによりスウェーデンは経済的な打撃が小さい。当たり前だ、国内では普通に経済活動をしているのだからな。

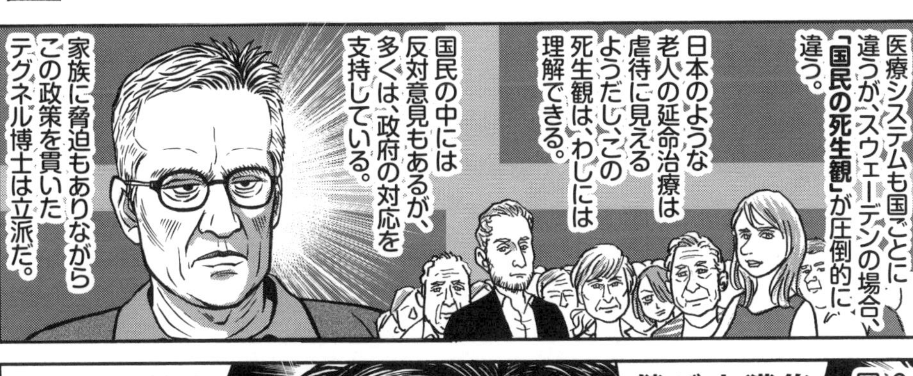
医療システムも国ごとに違うが、スウェーデンの場合、「国民の死生観」が圧倒的に違う。
日本のような老人の延命治療は虐待に見えるようだし、この死生観は、わしには理解できる。
国民の中には反対意見もあるが、多くは、政府の対応を支持している。
家族に脅迫もありながらこの政策を貫いたテグネル博士は立派だ。

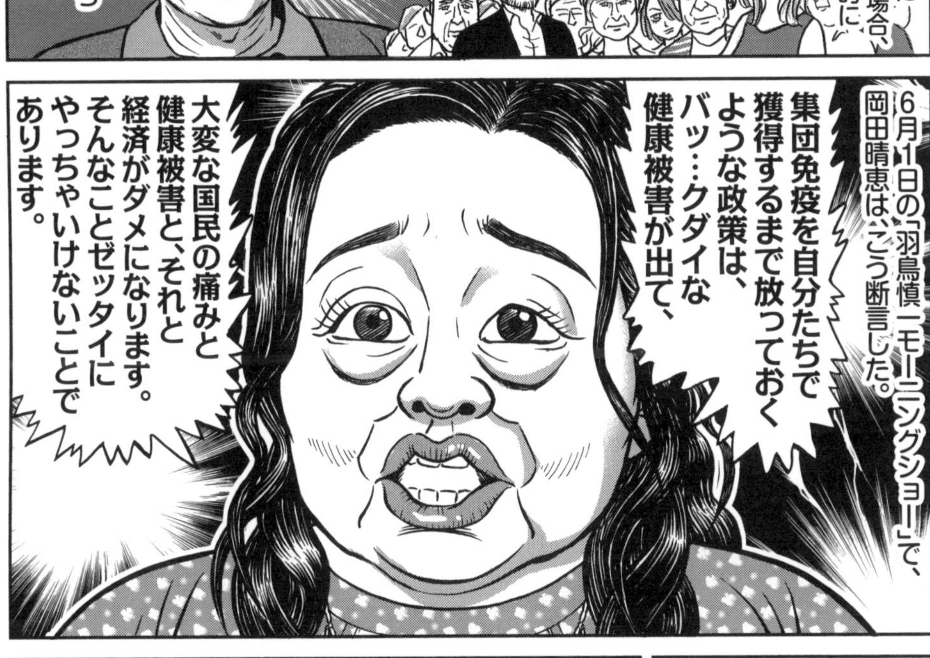
6月1日の「羽鳥慎一モーニングショー」で、岡田晴恵は、こう断言した。
集団免疫を自分たちで獲得するまで放っておくような政策は、バッ…クダイな健康被害が出て、
大変な国民の痛みと健康被害と、それと経済がダメになります。そんなことゼッタイにやっちゃいけないことであります。

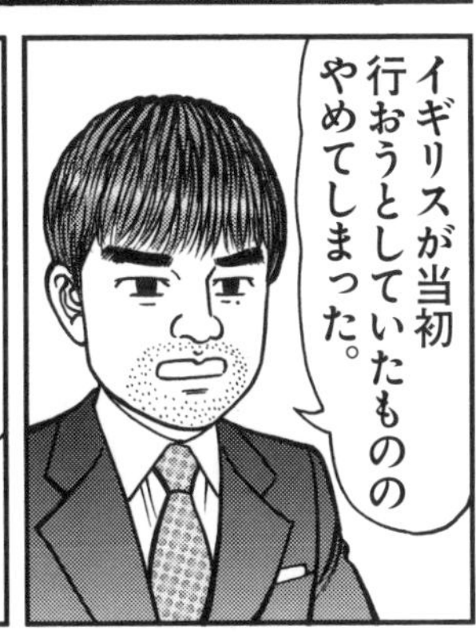
イギリスが当初行おうとしていたもののやめてしまった。

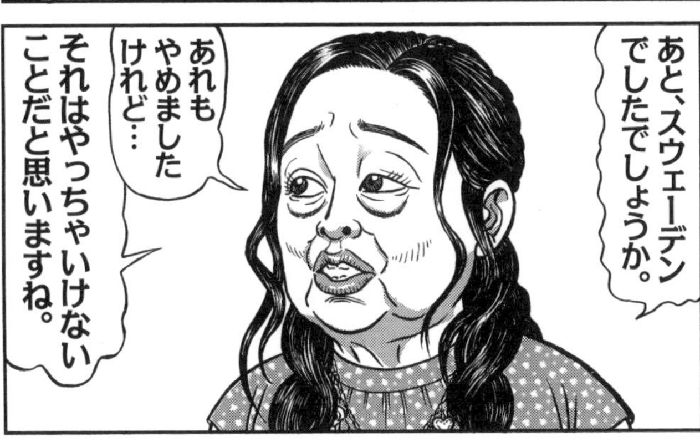
あと、スウェーデンでしたでしょうか。
あれもやめましたけれど…
それはやっちゃいけないことだと思いますね。

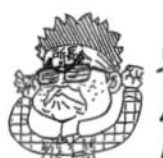

韓国・慰安婦支援団体の不正経理スキャンダルで「慰安婦ビジネス」の実態が明らかに！伊藤詩織さんがセカンドレイプに対して名誉毀損訴訟！コロナの話題に埋もれさせてはならないことはまだまだある！『ゴーマニズム宣言2nd Season』4巻は、日本の重大問題を1冊に満載！日本の闇に光を当てる！

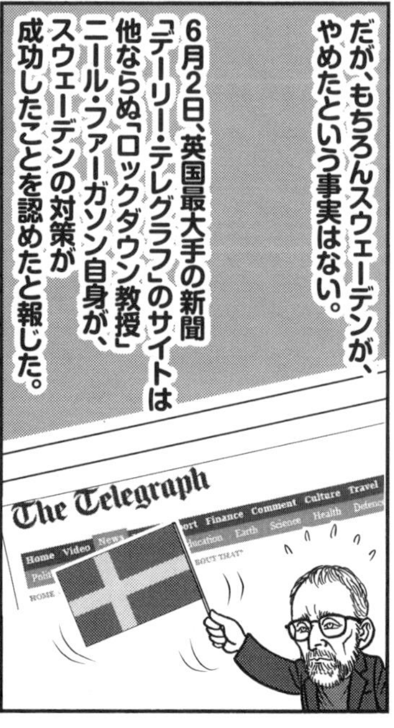
だが、もちろんスウェーデンが、やめたという事実はない。
6月2日、英国最大手の新聞「デーリー・テレグラフ」のサイトは他ならぬ「ロックダウン教授」ニール・ファーガソン自身が、スウェーデンの対策が成功したことを認めたと報じた。
The Telegraph
Finance Comment Culture Travel
Home Video News
Earth Science Health

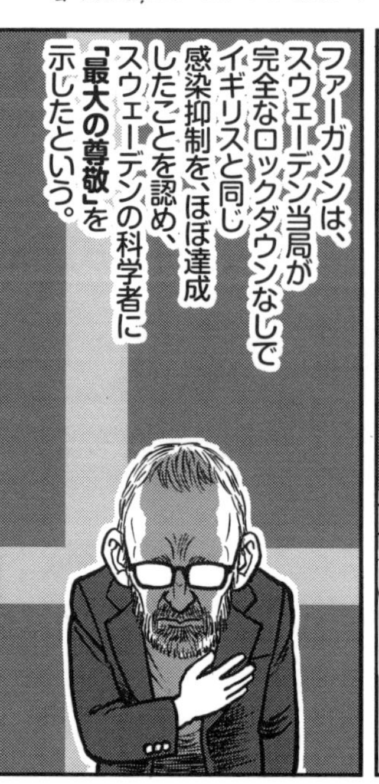
ファーガソンは、スウェーデン当局が完全なロックダウンなしでイギリスと同じ感染抑制を、ほぼ達成したことを認め、スウェーデンの科学者に「最大の尊敬」を示したという。

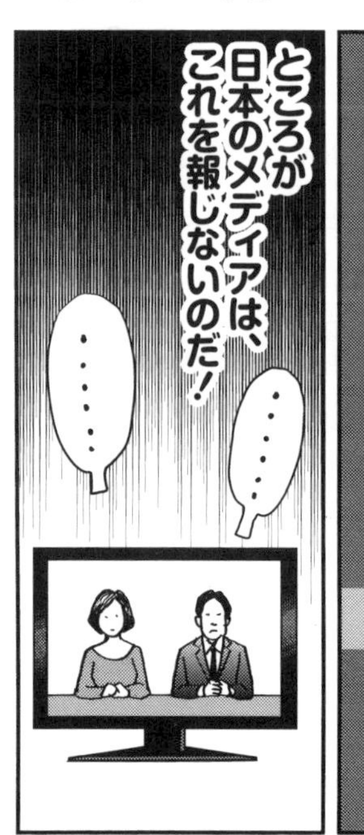
ところが日本のメディアは、これを報じないのだ！
………
………

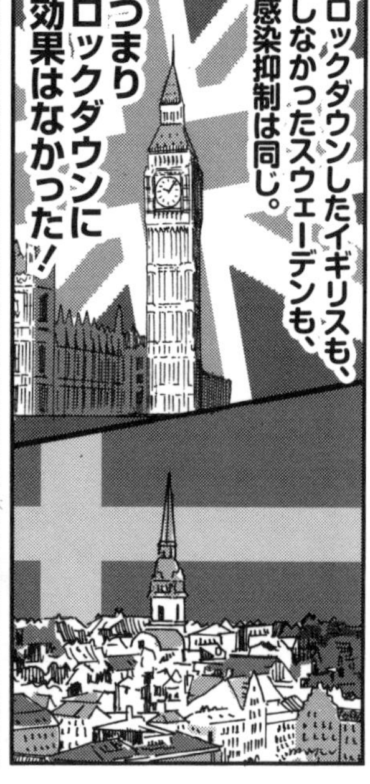
ロックダウンしたイギリスも、しなかったスウェーデンも、感染抑制は同じ。
つまりロックダウンに効果はなかった！

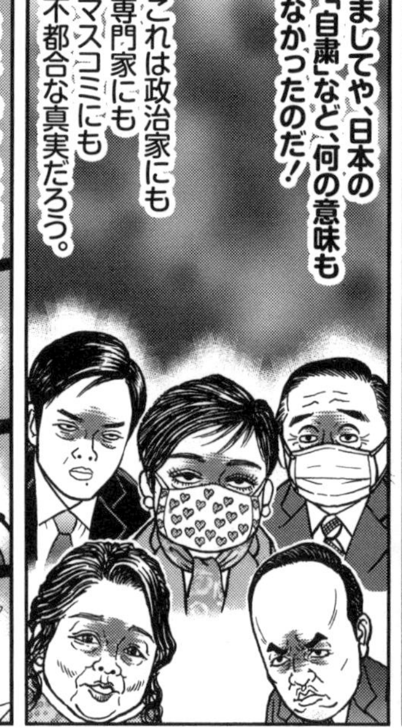
ましてや、日本の「自粛」など、何の意味もなかったのだ！
これは政治家にも専門家にもマスコミにも不都合な真実だろう。

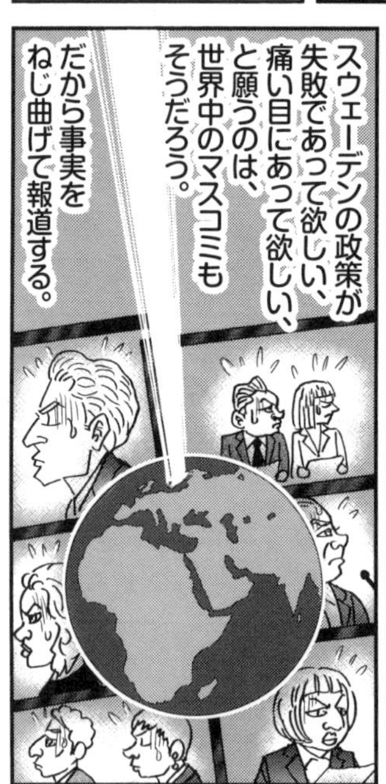
スウェーデンの政策が失敗であって欲しい、痛い目にあって欲しい、と願うのは、世界中のマスコミもそうだろう。
だから事実をねじ曲げて報道する。

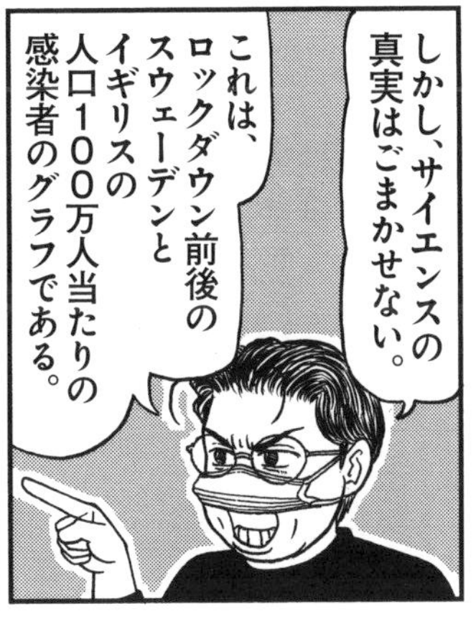
しかし、サイエンスの真実はごまかせない。
これは、ロックダウン前後のスウェーデンとイギリスの人口100万人当たりの感染者のグラフである。

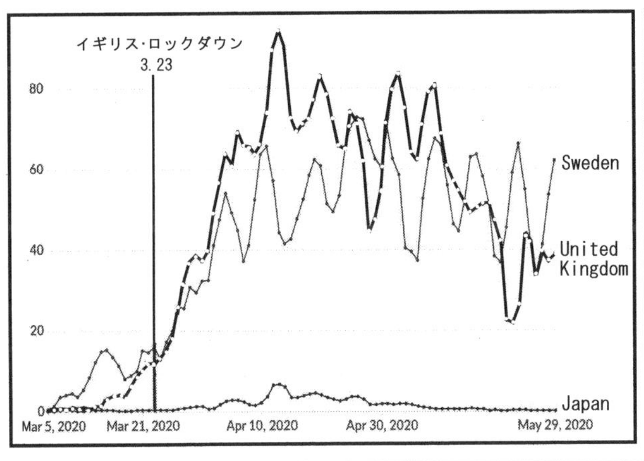
イギリス・ロックダウン
3.23
80
60
40
20
0
Sweden
United Kingdom
Japan
Mar 5, 2020
Mar 21, 2020
Apr 10, 2020
Apr 30, 2020
May 29, 2020

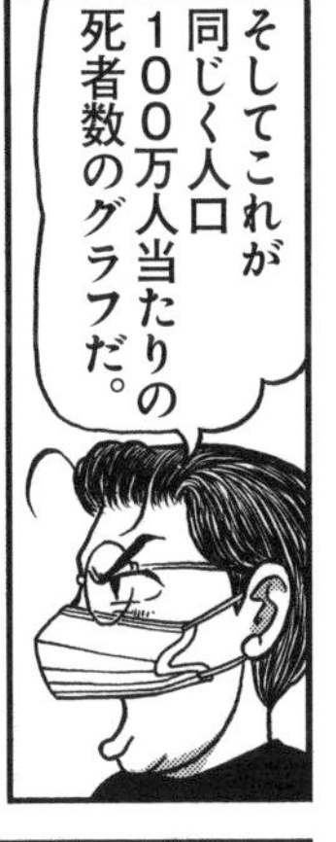
そしてこれが同じく人口100万人当たりの死者数のグラフだ。

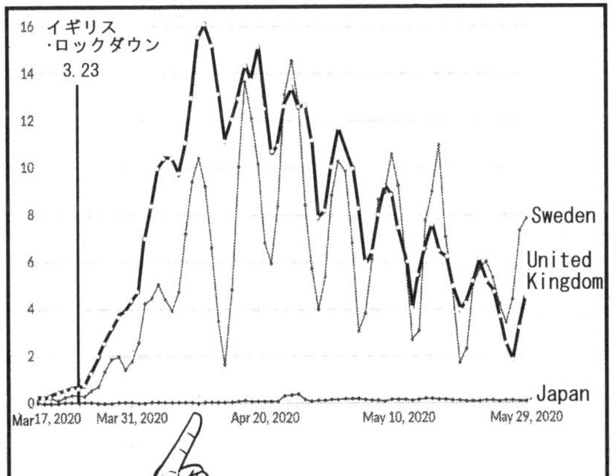
イギリス
・ロックダウン
3.23
16
14
12
10
8
6
4
2
0
Sweden
United Kingdom
Japan
Mar17, 2020
Mar 31, 2020
Apr 20, 2020
May 10, 2020
May 29, 2020

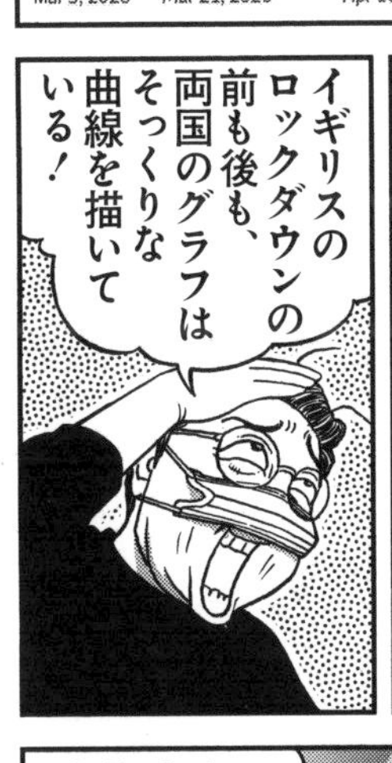
イギリスのロックダウンの前も後も、両国のグラフはそっくりな曲線を描いている！

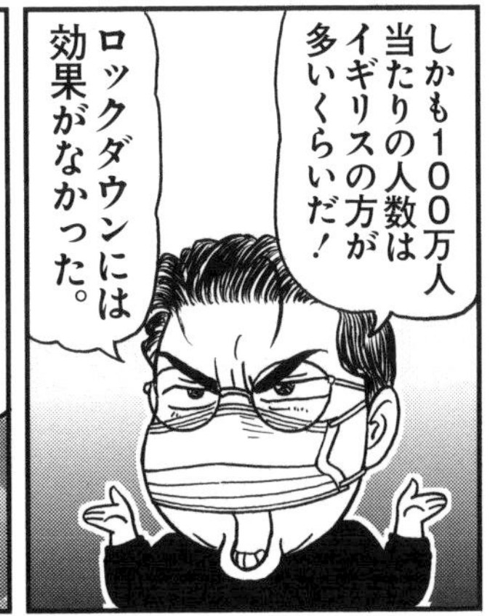
しかも100万人当たりの人数はイギリスの方が多いくらいだ！
ロックダウンには効果がなかった。

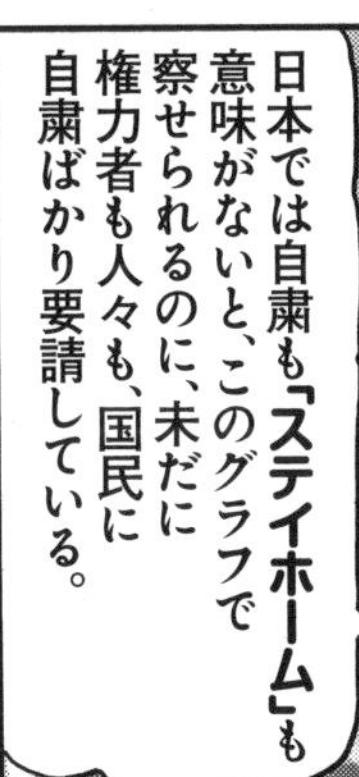
そしてつい見落としそうだが、このグラフの下で地を這っている3本目の曲線、これが日本のグラフだ。
日本では自粛も「ステイホーム」も意味がないと、このグラフで察せられるのに、権力者も人々も、未だに国民に自粛ばかり要請している。

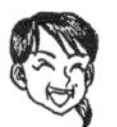

『よしりん辻説法』のLINEスタンプが発売されていること、ご存知ですか!? 可愛いハゲよしりんが動くアニメーションスタンプです!!16種類すべてオモシロ可愛いのですが、私のお気に入りは「これにて安堵一ナツ♪」と「さよなら さよなら さよなら」と「シルクのトランクス」です。「シルクのトランクス」って、どういう時に使うべきかなぁ?

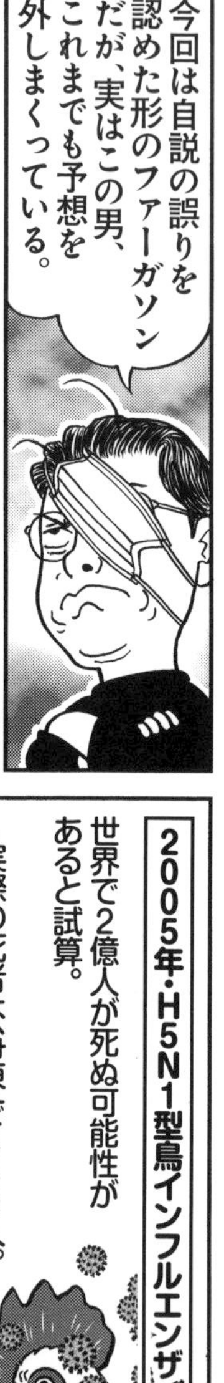
今回は自説の誤りを認めた形のファーガソンだが、実はこの男、これまでも予想を外しまくっている。
2005年・H5N1型鳥インフルエンザ
世界で2億人が死ぬ可能性があると試算。
→実際の死者は、世界で449人。

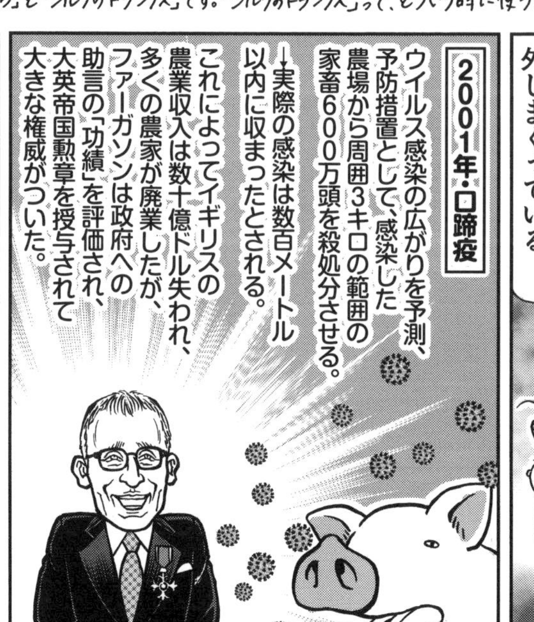
2001年・口蹄疫
ウイルス感染の広がりを予測、予防措置として、感染した農場から周囲3キロの範囲の家畜600万頭を殺処分させる。
→実際の感染は数百メートル以内に収まったとされる。
これによってイギリスの農業収入は数十億ドル失われ、多くの農家が廃業したが、ファーガソンは政府への助言の「功績」を評価され、大英帝国勲章を授与されて大きな権威がついた。
2002年・狂牛病(BSE)
イギリスで5万~15万人が死亡する可能性があると試算。
→実際の死者は178人。

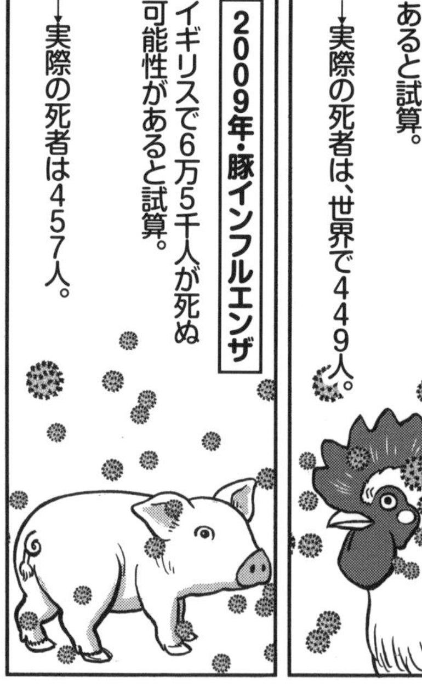
2009年・豚インフルエンザ
イギリスで6万5千人が死ぬ可能性があると試算。
→実際の死者は457人。

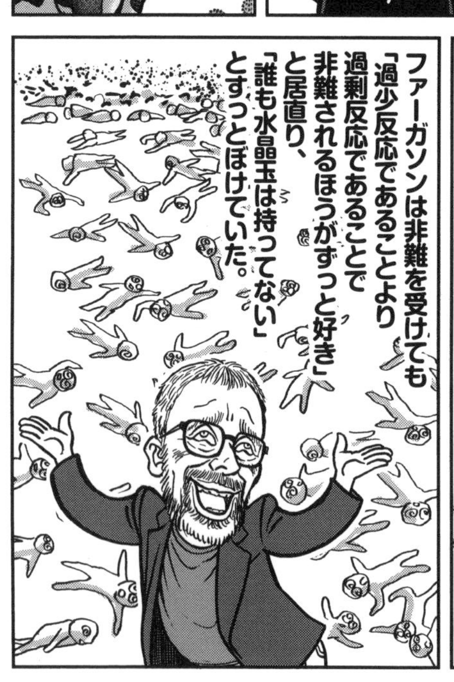
ファーガソンは非難を受けても「過少反応であることより過剰反応であることで非難されるほうがずっと好き」と居直り、「誰も水晶玉は持ってない」とすっとぼけていた。

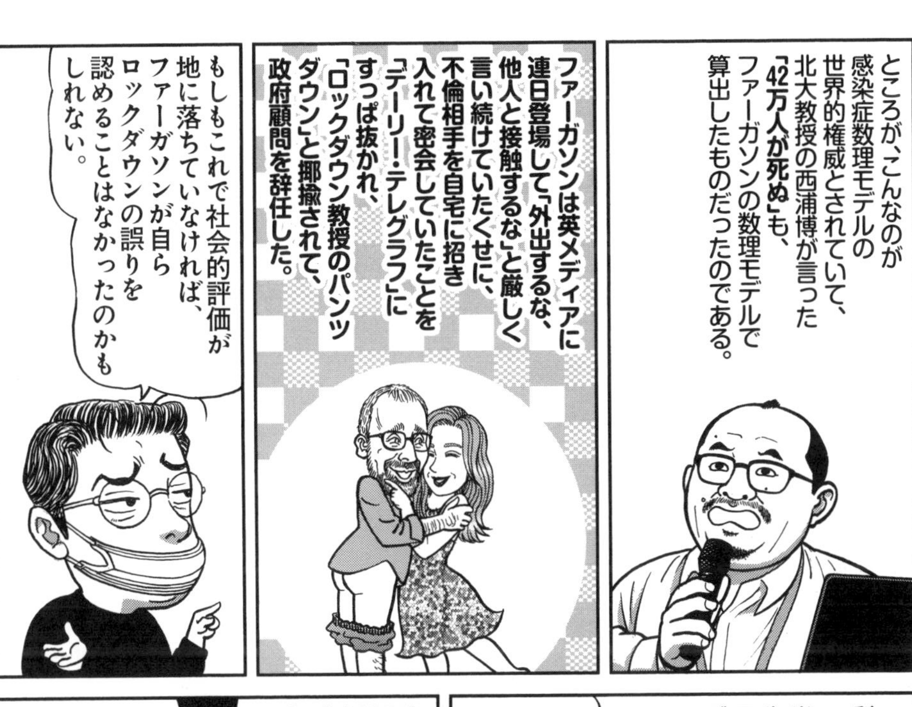
ところが、こんなのが
感染症数理モデルの
世界的権威とされていて、
北大教授の西浦博が言った
「42万人が死ぬ」も、
ファーガソンの数理モデルで
算出したものだったのである。
ファーガソンは英メディアに
連日登場して「外出するな、
他人と接触するな」と厳しく
言い続けていたくせに、
不倫相手を自宅に招き
入れて密会していたことを
「デーリー・テレグラフ」に
すっぱ抜かれ、
「ロックダウン教授のパンツ
ダウン」と揶揄されて、
政府顧問を辞任した。
もしもこれで社会的評価が
地に落ちていなければ、
ファーガソンが自ら
ロックダウンの誤りを
認めることはなかったのかも
しれない。

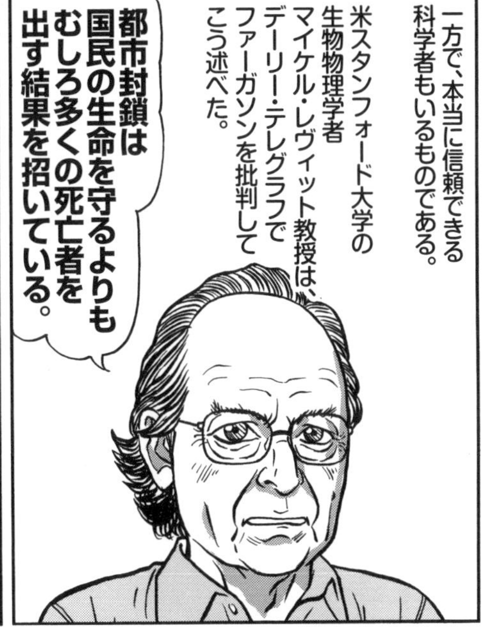
一方で、本当に信頼できる
科学者もいるものである。
米スタンフォード大学の
生物物理学者
マイケル・レヴィット教授は、
デーリー・テレグラフで
ファーガソンを批判して
こう述べた。
都市封鎖は
国民の生命を守るよりも
むしろ多くの死亡者を
出す結果を招いている。

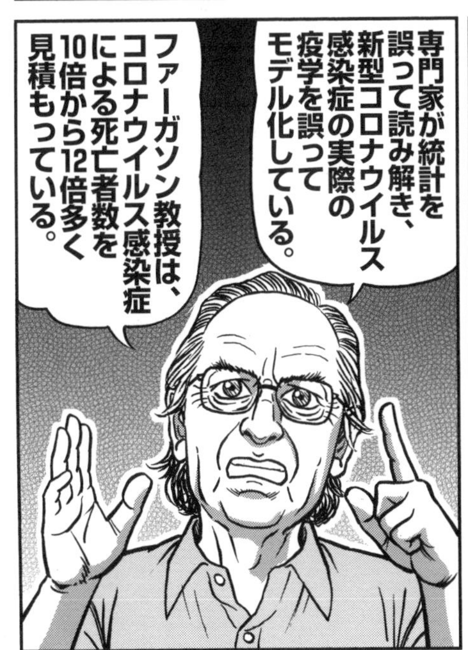
専門家が統計を
誤って読み解き、
新型コロナウイルス
感染症の実際の
疫学を誤って
モデル化している。
ファーガソン教授は、
コロナウイルス感染症
による死亡者数を
10倍から12倍多く
見積もっている。

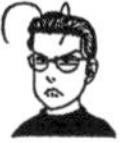

「withコロナ」と言うなら、いちいち感染者数を気にしてはいけない。ウイルスは根絶できないのだから、感染者数の発表をもうやめるべきだろう。インフルエンザは毎日、発表してないじゃないか！

レヴィット教授は2013年にノーベル化学賞を受賞。疫学は専門外であるにも関わらず、1月に中国で新コロ感染が拡大した際、武漢市の感染者数と死亡者数のデータを独自に分析、「新型コロナウイルス感染症による死亡者数は3250名程度にとどまる」と予測して見事に的中させた。

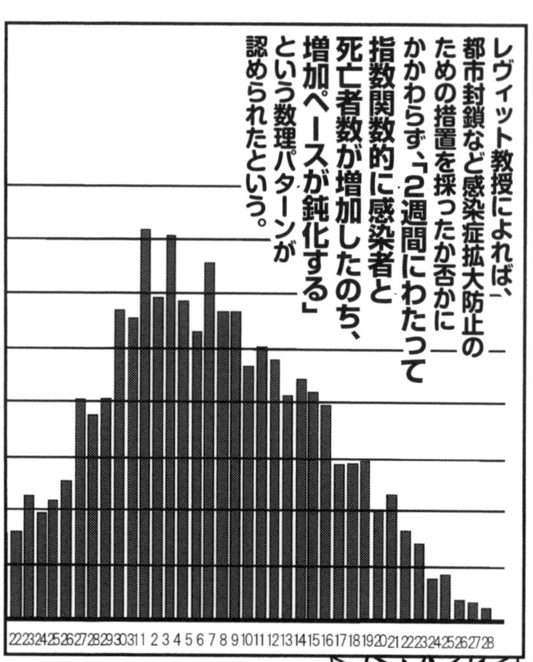

レヴィット教授によれば、都市封鎖など感染症拡大防止のための措置を採ったか否かにかかわらず、「2週間にわたって指数関数的に感染者と死亡者数が増加したのち、増加ペースが鈍化する」という数理パターンが認められたという。
22 23 24 25 26 27 28 29 30 31 1 2 3 4 5 6 7 8 9 10 11 12 13 14 15 16 17 18 19 20 21 22 23 24 25 26 27 28

ごーまんかましてよかですか？

レヴィット教授の理論通り、新コロの流行曲線はイギリスとスウェーデンで変わらない。

都市封鎖してもしなくても同じ。

ならばスウェーデンのように、日常を楽しみながら、個人消費を減らさず、経済に打撃を与えないwithコロナの対策の方が良いではないか！

しかも、死亡者については、日本の医療ならばもっと減らせる！

高齢者のみを自粛させ、医療は死者を減らすことだけに集中させ、国民は経済を回す。それでいいはずだ！

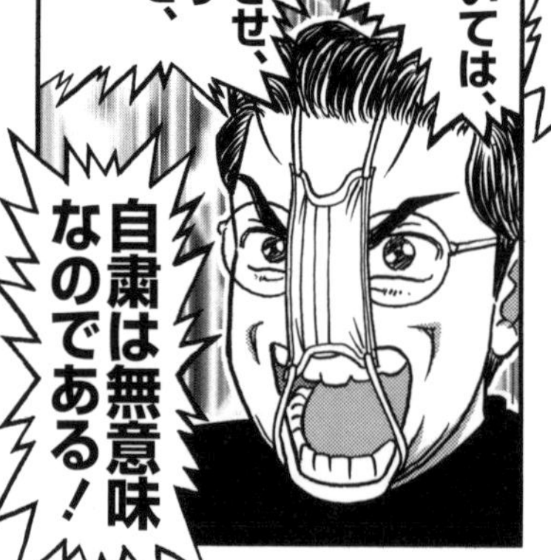

自粛は無意味なのである！

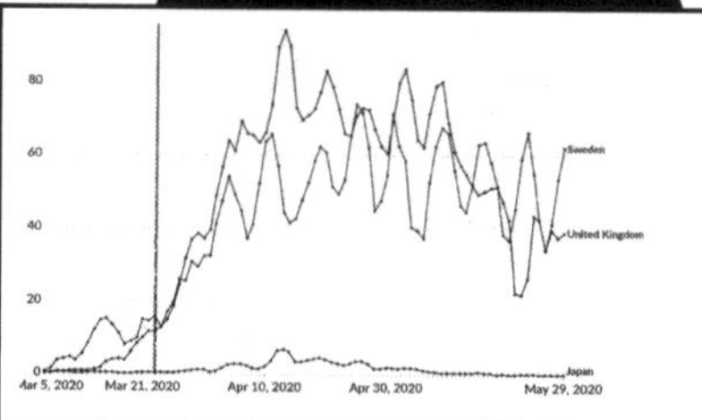

80
60
40
20
0
Sweden
United Kingdom
Japan
Mar 5, 2020
Mar 21, 2020
Apr 10, 2020
Apr 30, 2020
May 29, 2020

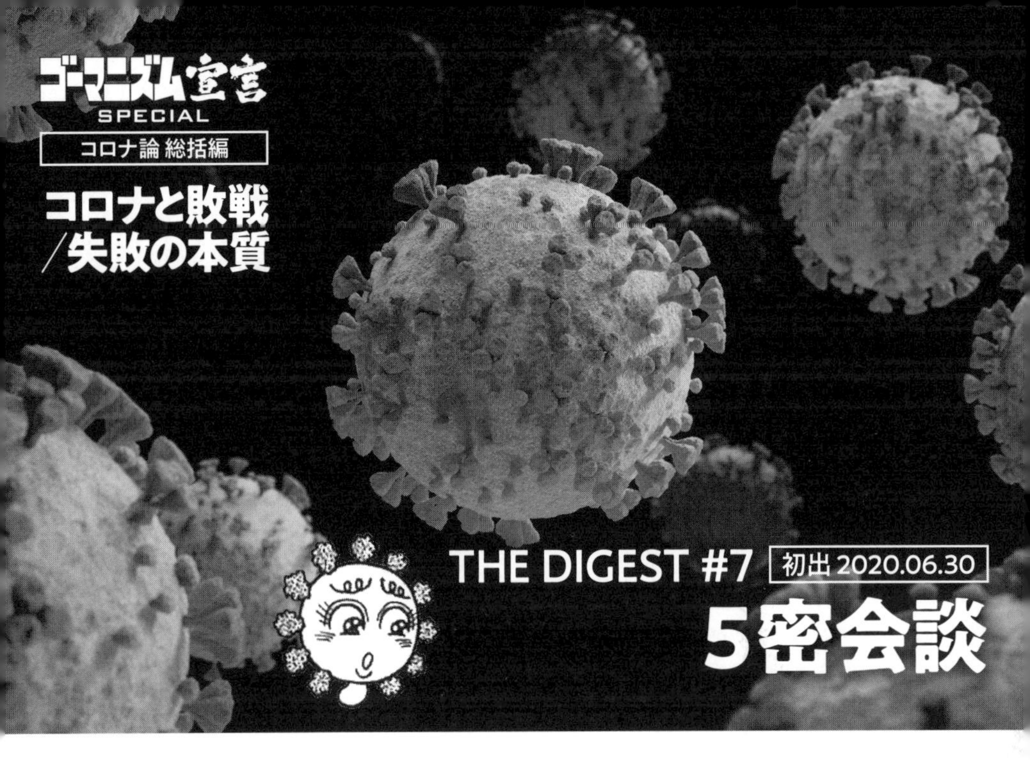
ゴーマニズム宣言
SPECIAL
コロナ論 総括編
コロナと敗戦
/失敗の本質
THE DIGEST #7
初出 2020.06.30
5密会談

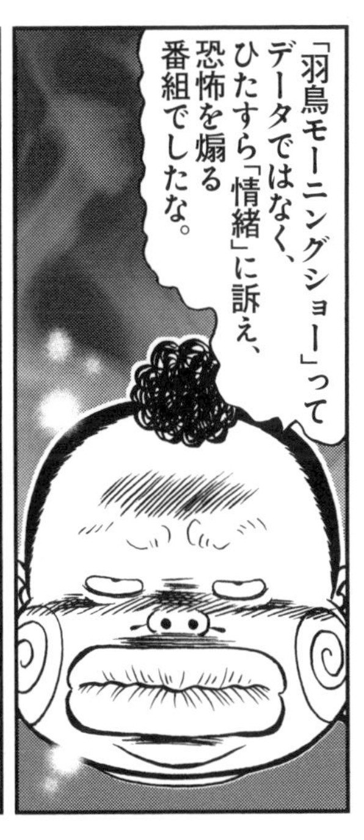
「羽鳥モーニングショー」ってデータではなく、ひたすら「情緒」に訴え、恐怖を煽る番組でしたな。

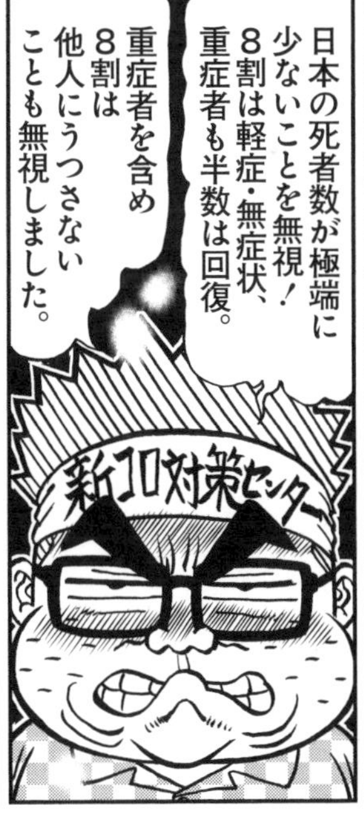
日本の死者数が極端に少ないことを無視！8割は軽症・無症状、重症者も半数は回復。
重症者を含め8割は他人にうつさないことも無視しました。
新コロ対策センター

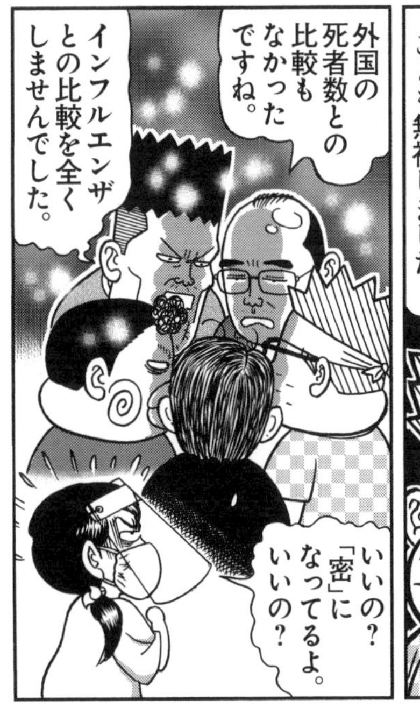
外国の死者数との比較もなかったですね。
インフルエンザとの比較を全くしませんでした。
いいの？「密」になってるよ。いいの？

モーニングショーは緊急事態宣言が解除されてからも、渋谷の若者が泥酔して寝てるとか、外国人が集まって踊ってるとか、「法」に基づかない「道徳粛清」をやっている。自粛警察もそうだが、全く恣意的な「道徳粛清」で営業妨害を行なったが、日本は「法治国家」ではなかったのか？

外国の医療崩壊や、重症化した患者や棺桶が埋められる悲惨な映像を流し、日本もこうなるぞと、毎日、脅し続けて「インフォデミック」の状況を作り上げた。

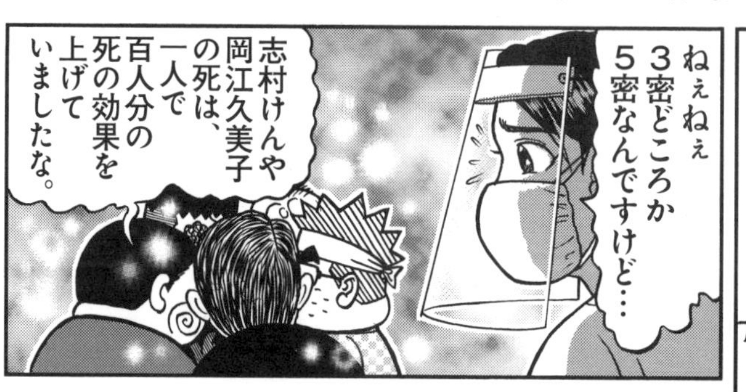
ねぇねぇ
3密どころか
5密なんですけど…
志村けんや岡江久美子の死は、一人で百人分の死の効果を上げていましたな。

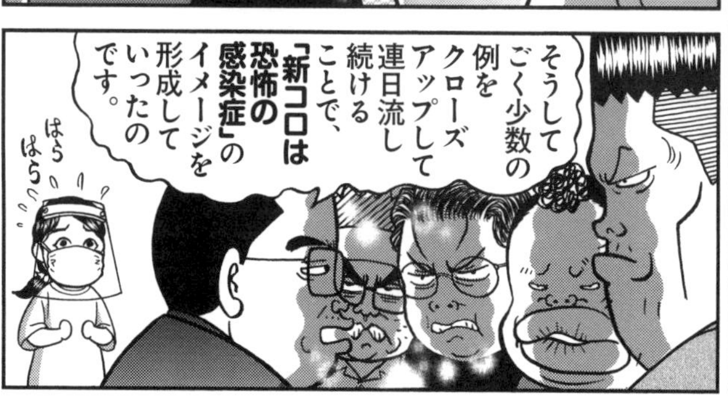
そうしてごく少数の例をクローズアップして連日流し続けることで、「新コロは恐怖の感染症」のイメージを形成していったのです。
はらはら

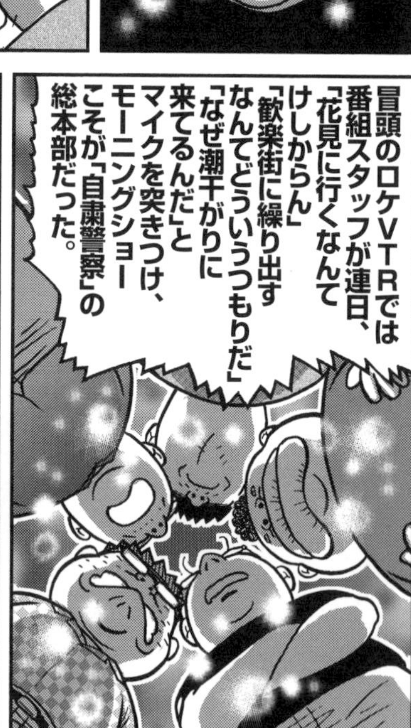
冒頭のロケVTRでは番組スタッフが連日、「花見に行くなんてけしからん」「歓楽街に繰り出すなんてどういうつもりだ」「なぜ潮干がりに来てるんだ」とマイクを突きつけ、モーニングショーこそが「自粛警察」の総本部だった。

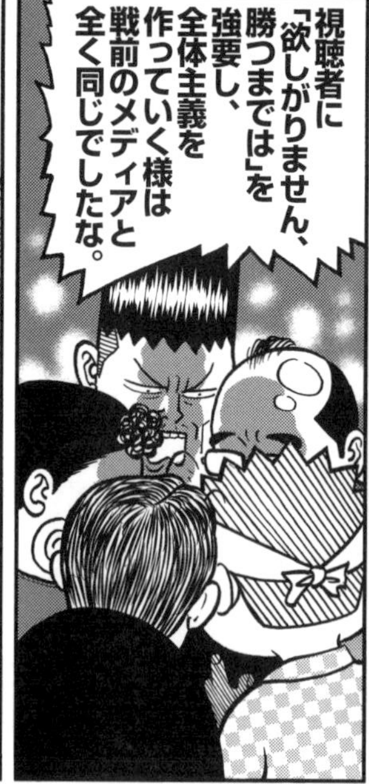
視聴者に「欲しがりません、勝つまでは」を強要し、全体主義を作っていく様は戦前のメディアと全く同じでしたな。

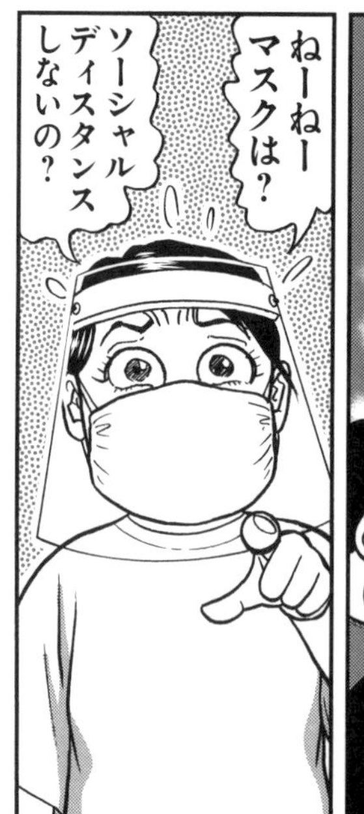
ねーねー
マスクは？
ソーシャルディスタンスしないの？

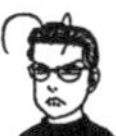

香港の若者はよく戦っている。日本人は「お上」に従う意識が強いから、香港のように戦えるかどうか？
しかし中国共産党は恐ろしい。人権意識など全くなくて、力づくで支配を拡大していく。恐ろしい。

恐怖に駆られた大衆は
強権発動を求め、
ステイホームに
協力し始める。
まるで戦前の大衆が
帝国主義の不安の中で、
軍部を支持して
非国民を村八分にする
空気とそっくりです。

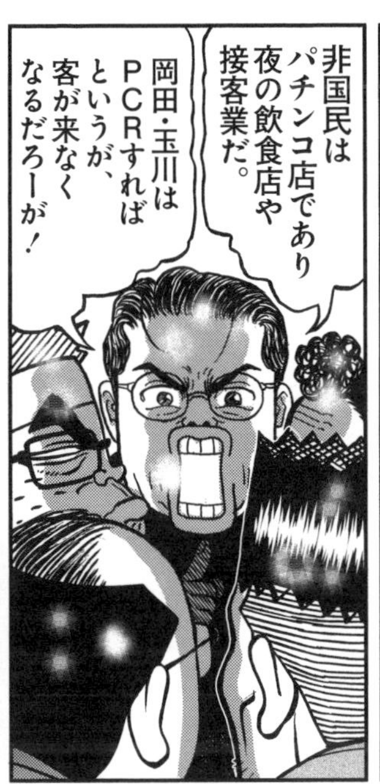
非国民は
パチンコ店であり
夜の飲食店や
接客業だ。
岡田・玉川は
PCRすれば
というが、
客が来なく
なるだろーが！

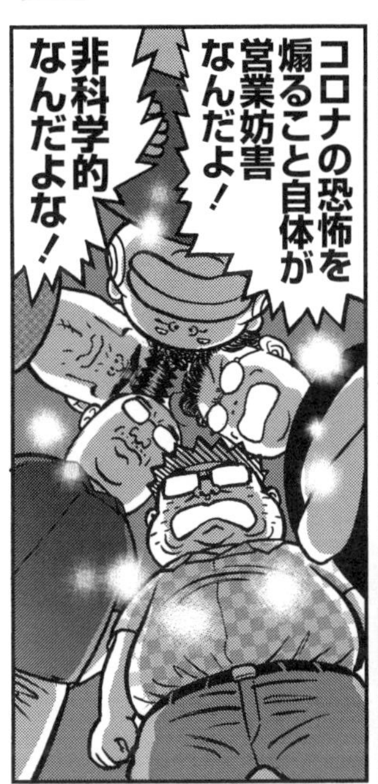
コロナの恐怖を
煽ること自体が
営業妨害
なんだよ！
非科学的
なんだよな！

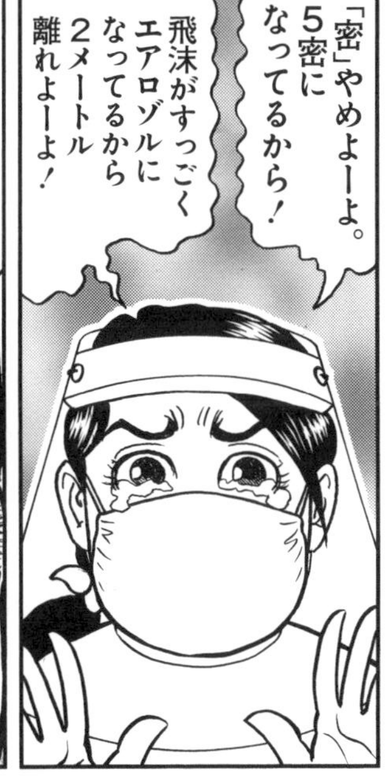
「密」やめよーよ。
5密に
なってるから！
飛沫がすっごく
エアロゾルに
なってるから
2メートル
離れよーよ！

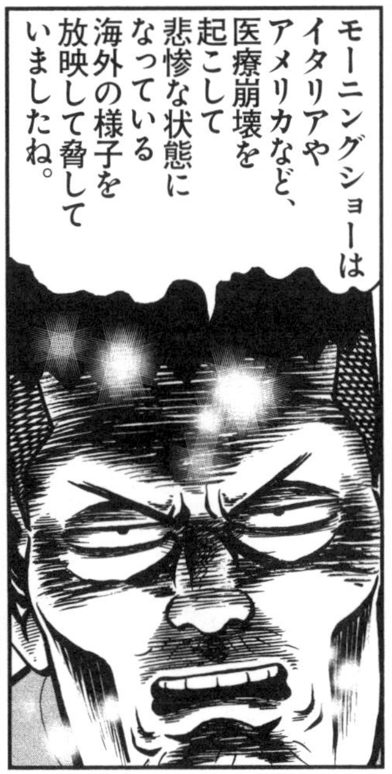
モーニングショーは
イタリアや
アメリカなど、
医療崩壊を
起こして
悲惨な状態に
なっている
海外の様子を
放映して脅して
いましたね。

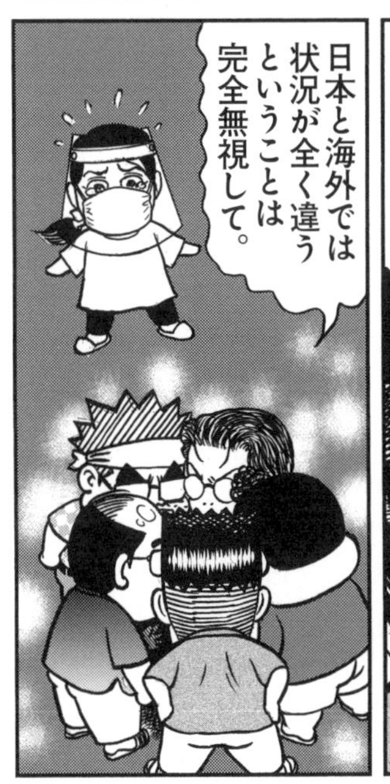
日本と海外では
状況が全く違う
ということは
完全無視して。

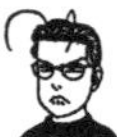

言ったら言いっぱなしは卑劣である。視聴率1%＝100万人の影響力で、専門家の肩書きで発言したことには、責任を取ってもらう。

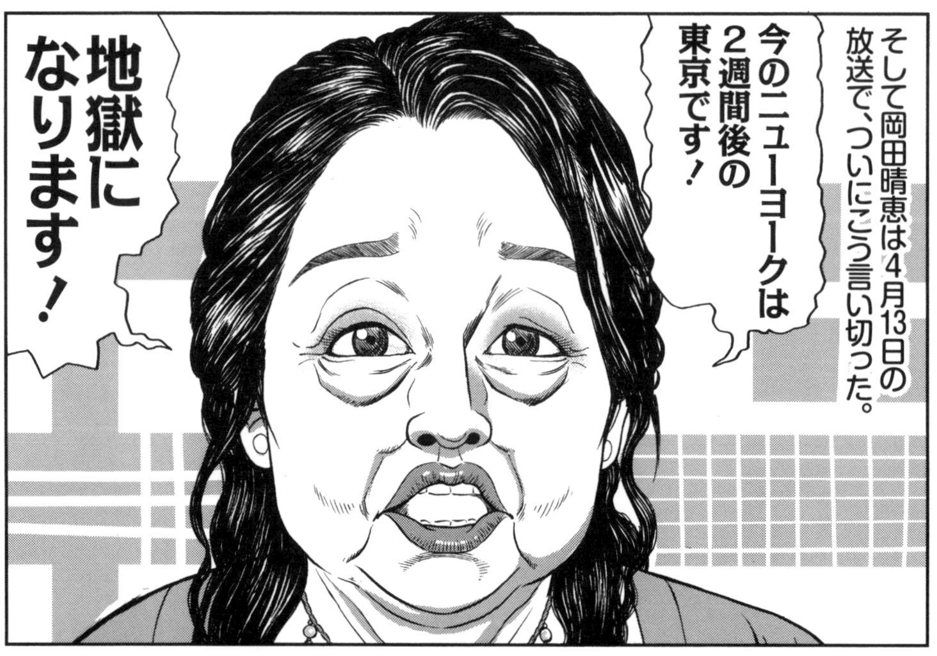

そして岡田晴恵は4月13日の放送で、ついにこう言い切った。
今のニューヨークは2週間後の東京です！
地獄になります！

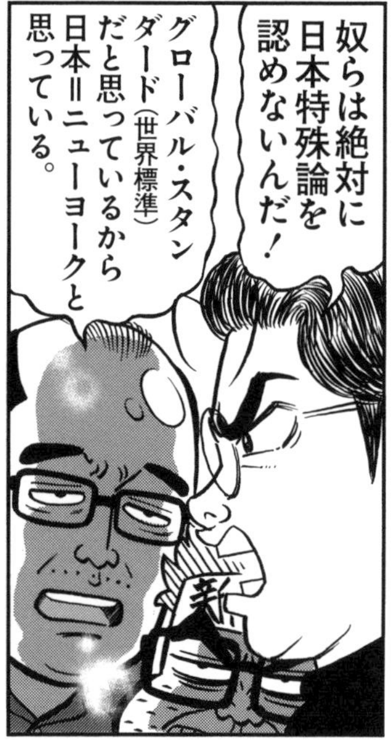

奴らは絶対に日本特殊論を認めないいんだ！
グローバル・スタンダード（世界標準）だと思っているから日本＝ニューヨークと思っている。

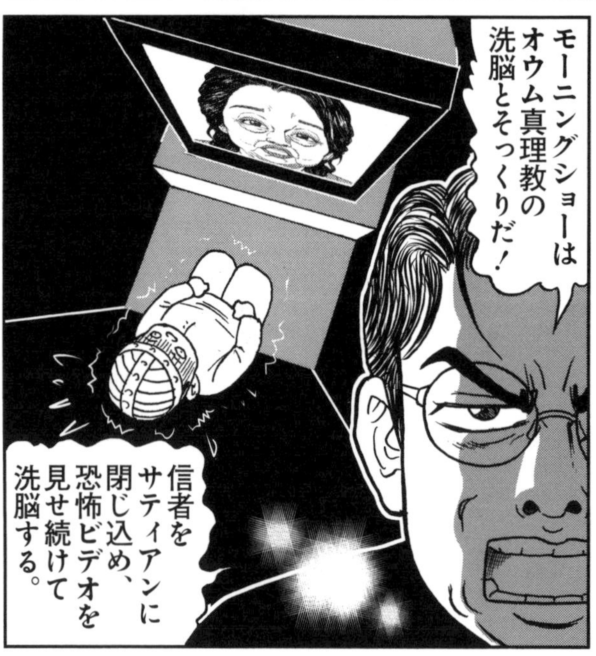

モーニングショーはオウム真理教の洗脳とそっくりだ！
信者をサティアンに閉じ込め、恐怖ビデオを見せ続けて洗脳する。

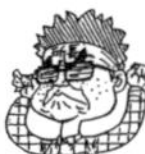

コロナ・インフォデミックショーと化した羽鳥慎一モーニングショーがやらかした日本の社会・経済・文化への破壊行為のすさまじさは、オウム真理教の比ではない！テレビの発言なんか言ったそばから消えていくと思ったら大間違い。webマガジン小林よしのりライジングでも徹底批判して記録に残します！

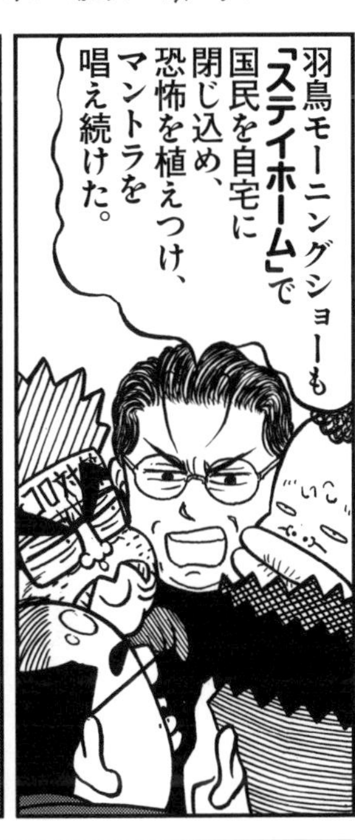
羽鳥モーニングショーも「ステイホーム」で国民を自宅に閉じ込め、恐怖を植えつけ、マントラを唱え続けた。

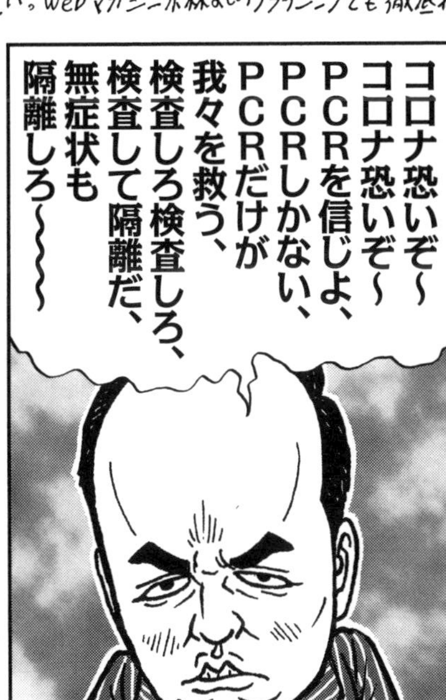
コロナ恐いぞ～
コロナ恐いぞ～
PCRを信じよ、
PCRしかない、
PCRだけが
我々を救う、
検査しろ検査しろ、
検査して隔離だ、
無症状も
隔離しろ～～～

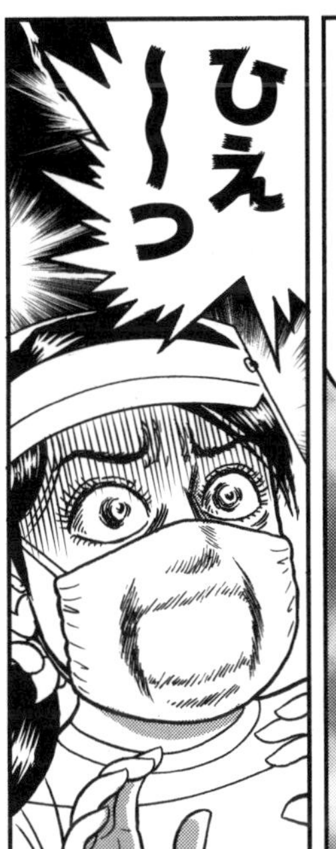
ひえ～っ

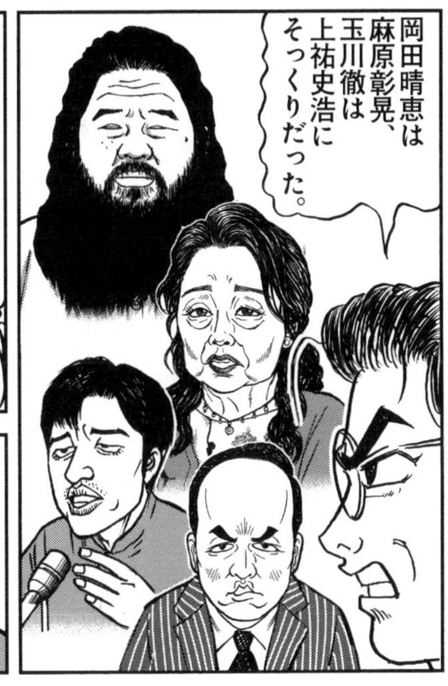
岡田晴恵は麻原彰晃、玉川徹は上祐史浩にそっくりだった。

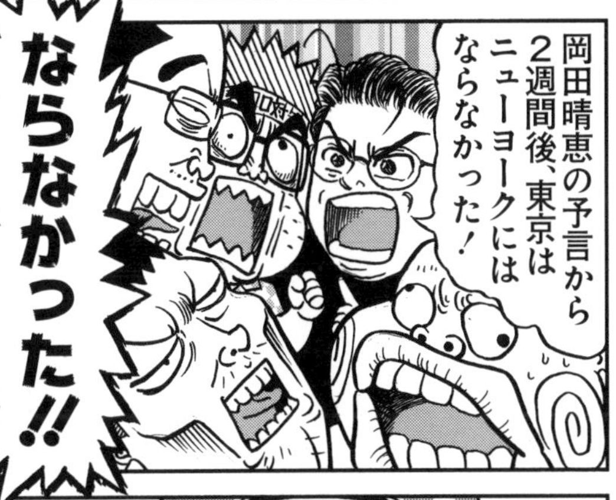
岡田晴恵の予言から2週間後、東京はニューヨークにはならなかった！
ならなかった!!

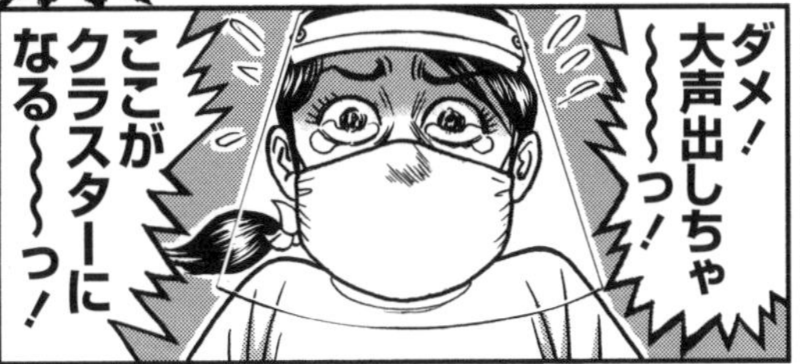
ダメ！大声出しちゃ～～っ！
ここがクラスターになる～～っ！

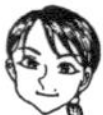

次回のゴー宣道場は7/12(日)開催！ようやく一般参加者の応募も受けつけます。テーマは『コロナの正体』！医師で元厚労省医系技官の木村もりよ氏を特別ゲストにお迎えします！今回の緊急事態宣言、自粛の是非、そして今後もっと毒性の強いウイルスが侵入してきた場合の対処など、議論すべきことはたくさんあります！

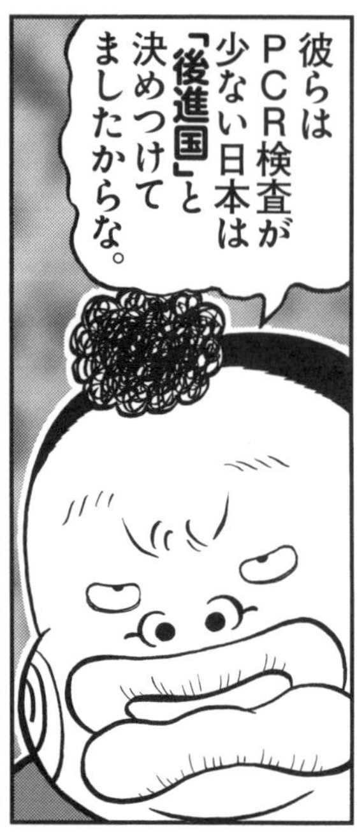
彼らはPCR検査が少ない日本は「後進国」と決めつけてましたからな。

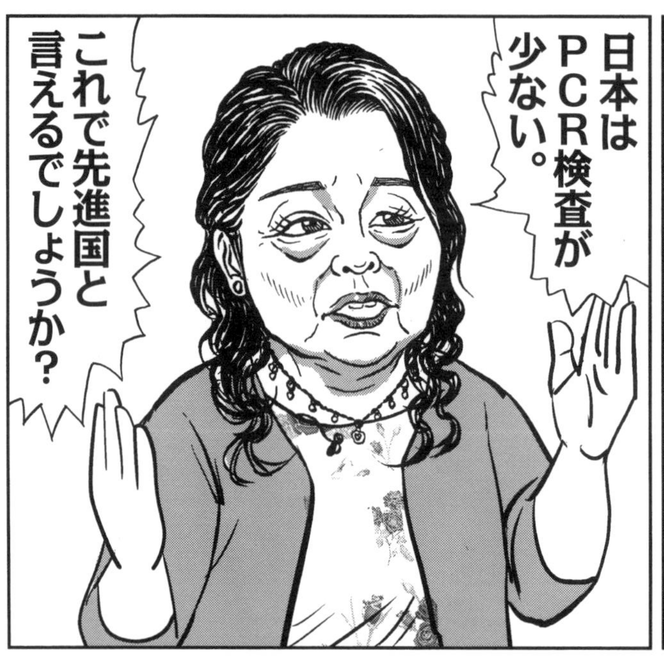
日本はPCR検査が少ない。
これで先進国と言えるでしょうか？

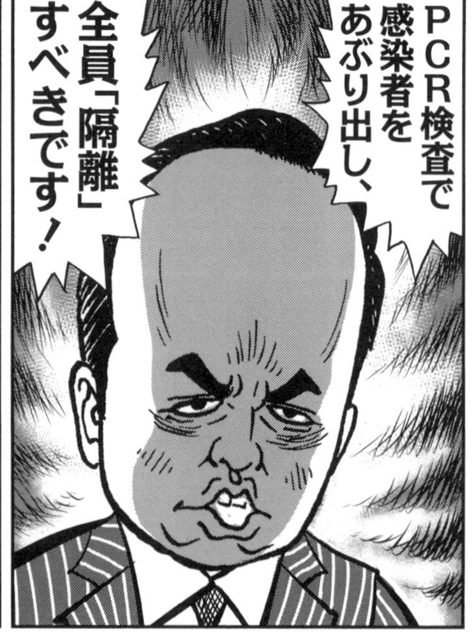
PCR検査で感染者をあぶり出し、全員「隔離」すべきです！

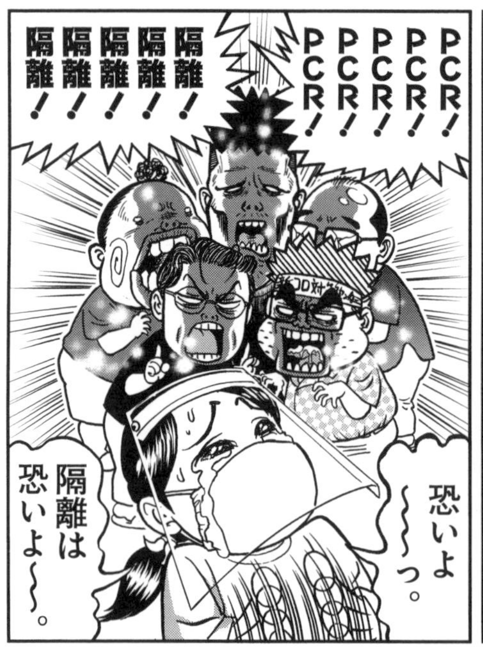
PCR！
PCR！
PCR！
PCR！
PCR！
隔離！
隔離！
隔離！
隔離！
隔離！
恐いよ〜〜っ。
隔離は恐いよ〜〜。

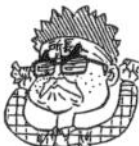

ゴー宣道場は「皇位の安定継承」「立憲的改憲」「女性の地位向上」の3大テーマを実現すべく再開した！ 現在発売中、ゴーマニズム宣言2nd Season 4巻を読んで、これらのテーマに対する理解を深めよう！「緊急警告！新型コロナ・パニックに踊らされるな！」「コロナとグローバリズム」も収録！

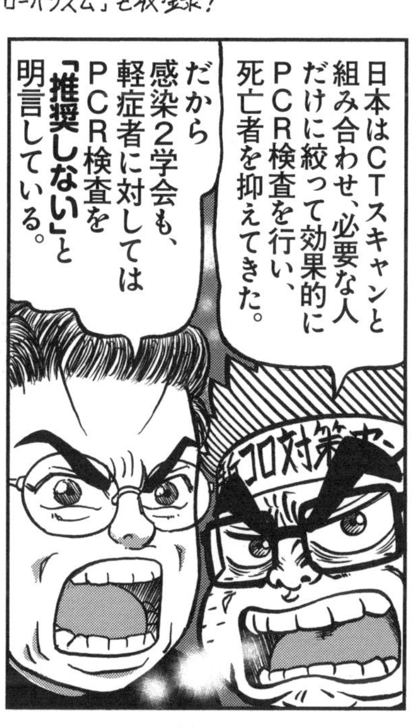
日本はCTスキャンと組み合わせ、必要な人だけに絞って効果的にPCR検査を行い、死亡者を抑えてきた。
だから感染2学会も、軽症者に対してはPCR検査を「推奨しない」と明言している。

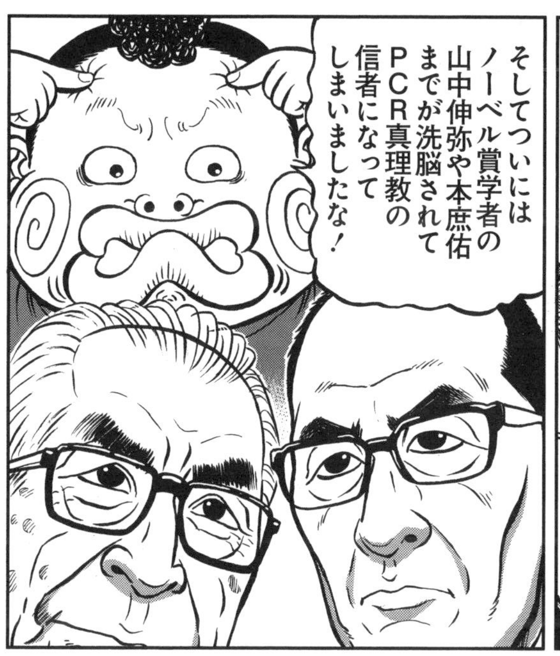
そしてついにはノーベル賞学者の山中伸弥や本庶佑までが洗脳されてPCR真理教の信者になってしまいましたな！

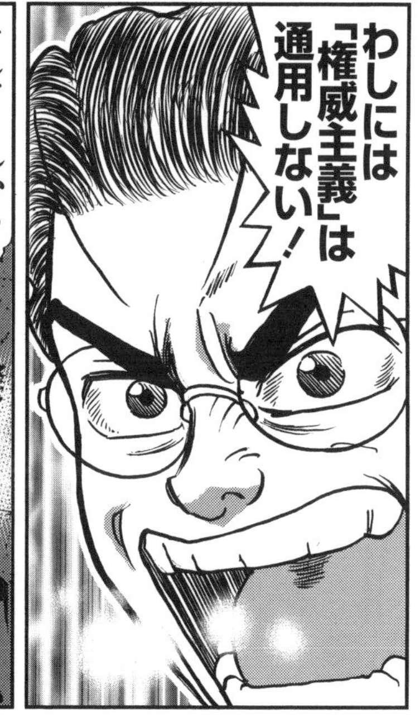
わしには「権威主義」は通用しない！

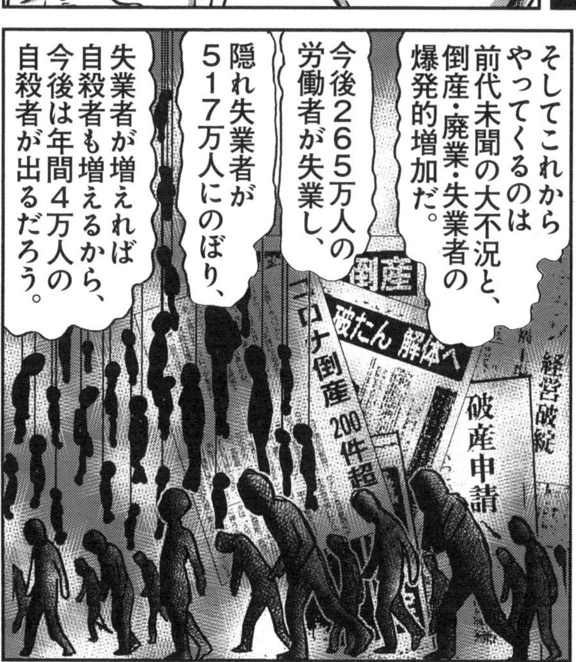
そしてこれからやってくるのは前代未聞の大不況と、倒産・廃業・失業者の爆発的増加だ。
今後265万人の労働者が失業し、
隠れ失業者が517万人にのぼり、
失業者が増えれば自殺者も増えるから、今後は年間4万人の自殺者が出るだろう。
倒産
コロナ倒産 200件超
破たん 解体へ
経営破綻
破産申請

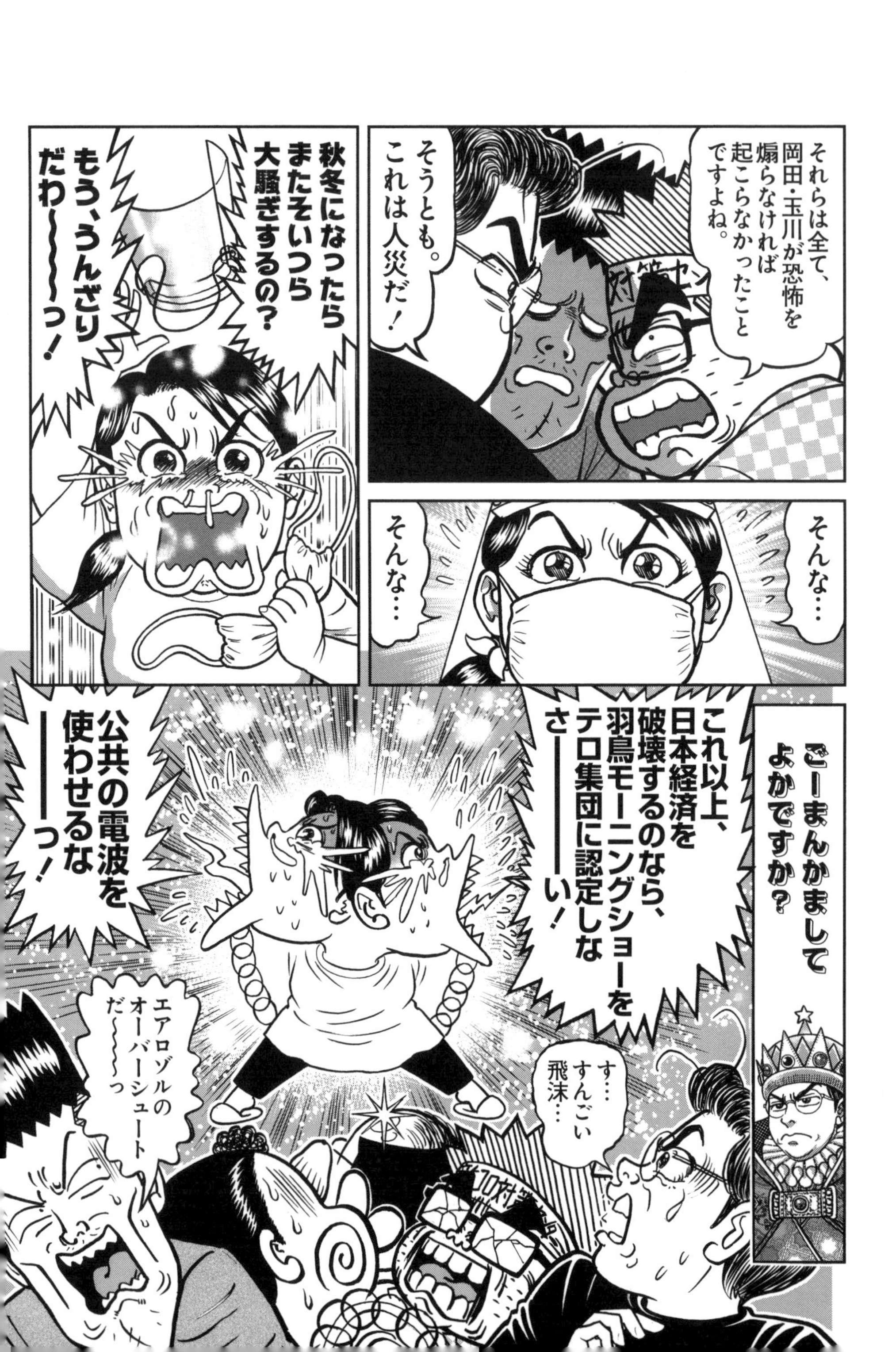
それらは全て、岡田・玉川が恐怖を煽らなければ起こらなかったことですよね。
そうとも。これは人災だ！
秋冬になったらまたそいつら大騒ぎするの？
もう、うんざりだわ～～～っ！
そんな…
そんな…
ごーまんかましてよかですか？
これ以上、日本経済を破壊するのなら、羽鳥モーニングショーをテロ集団に認定しなさ―――い！
公共の電波を使わせるな―――っ！
す…すんごい飛沫…
エアロゾルのオーバーシュートだ～～～っ

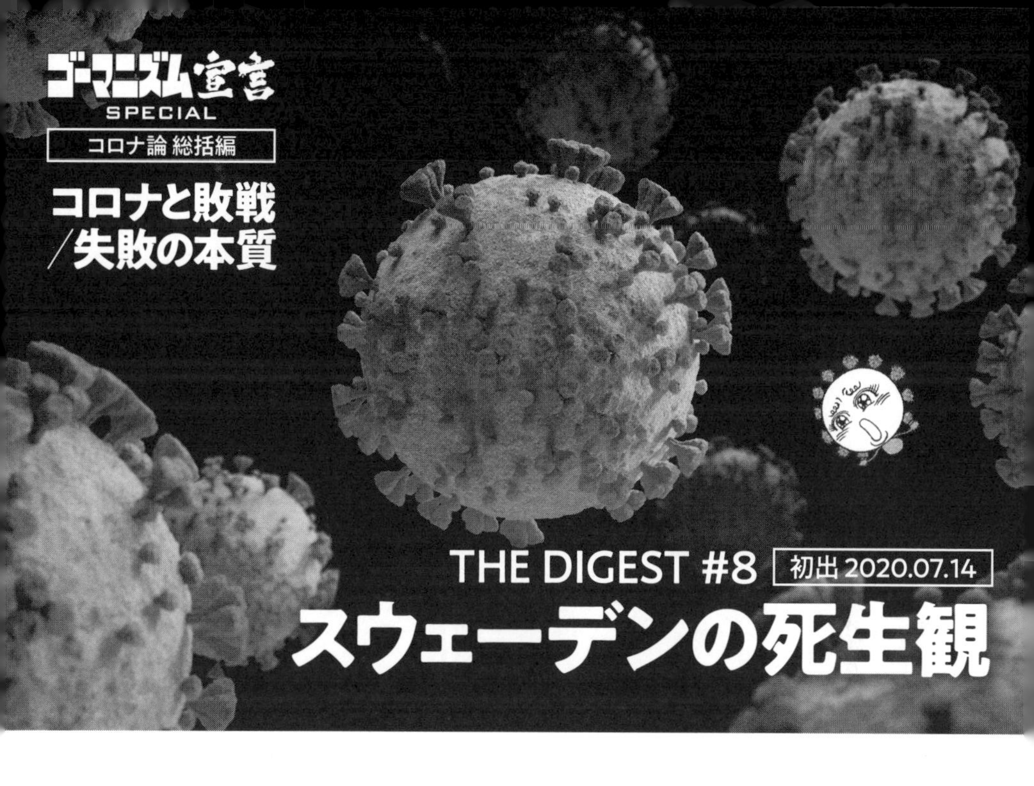
ゴーマニズム宣言
SPECIAL
コロナ論 総括編
コロナと敗戦
／失敗の本質

THE DIGEST #8 初出 2020.07.14

スウェーデンの死生観

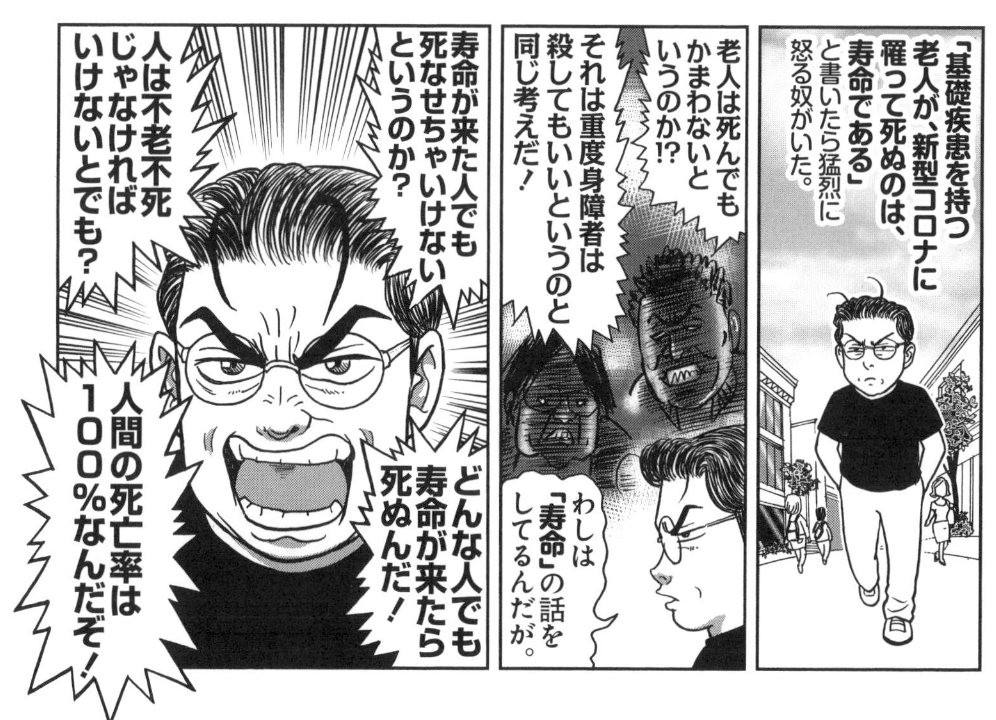
「基礎疾患を持つ老人が、新型コロナに罹って死ぬのは、寿命である」
と書いたら猛烈に怒る奴がいた。
老人は死んでもかまわないというのか!?
それは重度身障者は殺してもいいというのと同じ考えだ！
わしは「寿命」の話をしてるんだが。
寿命が来た人でも死なせちゃいけないというのか？
人は不老不死じゃなければいけないとでも？
どんな人でも寿命が来たら死ぬんだ！
人間の死亡率は100％なんだぞ！

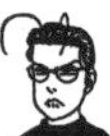

オックスフォード大学によれば、世界中の政府によるロックダウン政策が、死亡者数にはほとんど関係ないことがわかってきた。スウェーデンの死亡者はロックダウンしたスイスと同程度であり、イギリス、スペイン、オランダの死亡者数の方がはるかに多い。

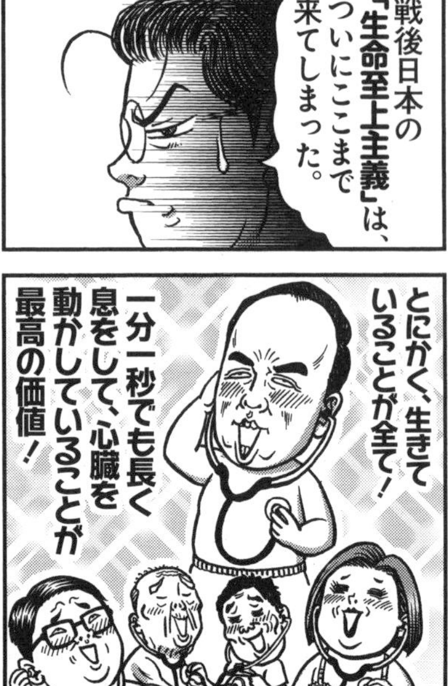
戦後日本の「生命至上主義」は、ついにここまで来てしまった。
とにかく、生きていることが全て！
一分一秒でも長く息をして、心臓を動かしていることが最高の価値！

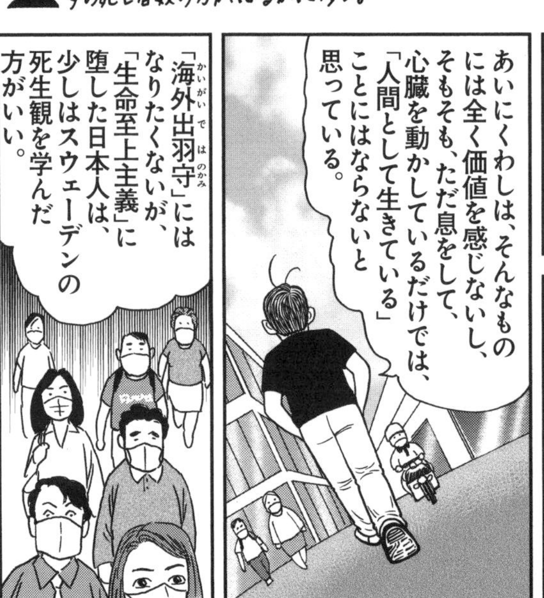
あいにくわしは、そんなものには全く価値を感じないし、そもそも、ただ息をして、心臓を動かしているだけでは、「人間として生きている」ことにはならないと思っている。
「海外出羽守」にはなりたくないが、「生命至上主義」に堕した日本人は、少しはスウェーデンの死生観を学んだ方がいい。

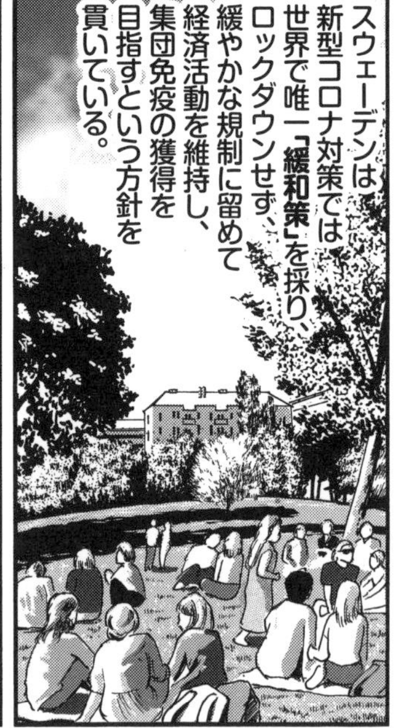
スウェーデンは新型コロナ対策では世界で唯一「緩和策」を採り、ロックダウンせず、緩やかな規制に留めて経済活動を維持し、集団免疫の獲得を目指すという方針を貫いている。

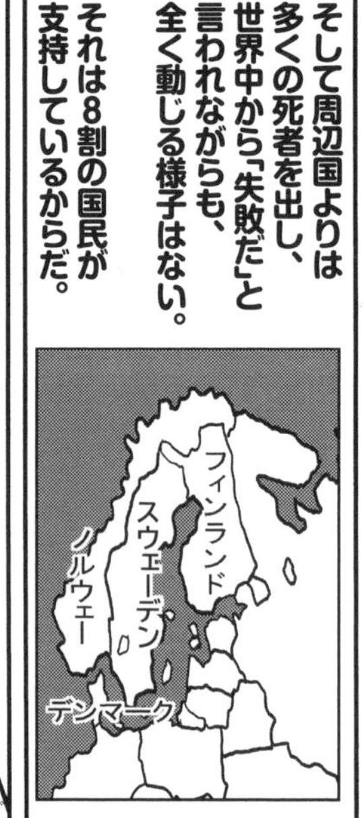
そして周辺国よりは多くの死者を出し、世界中から「失敗だ」と言われながらも、全く動じる様子はない。
それは8割の国民が支持しているからだ。
フィンランド
スウェーデン
ノルウェー
デンマーク

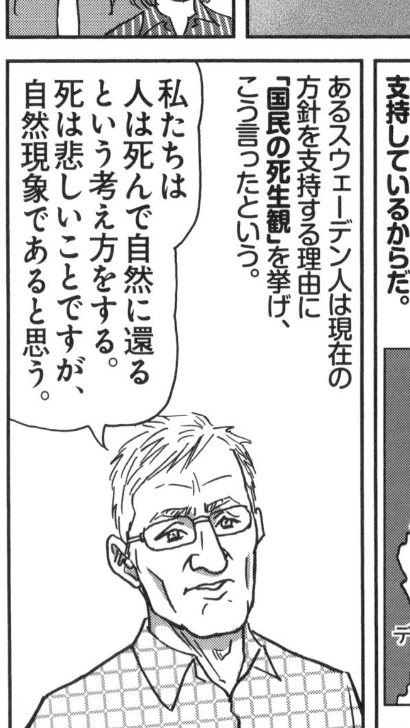
あるスウェーデン人は現在の方針を支持する理由に「国民の死生観」を挙げ、こう言ったという。
私たちは人は死んで自然に還るという考え方をする。死は悲しいことですが、自然現象であると思う。

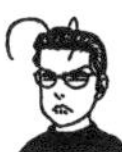

スウェーデンのGDPが6.1％減になると予測する者もいるが、イタリアでは9.5％縮小、スペインは9.4％縮小だ。EU全体では7.4％の落ち込みだ。

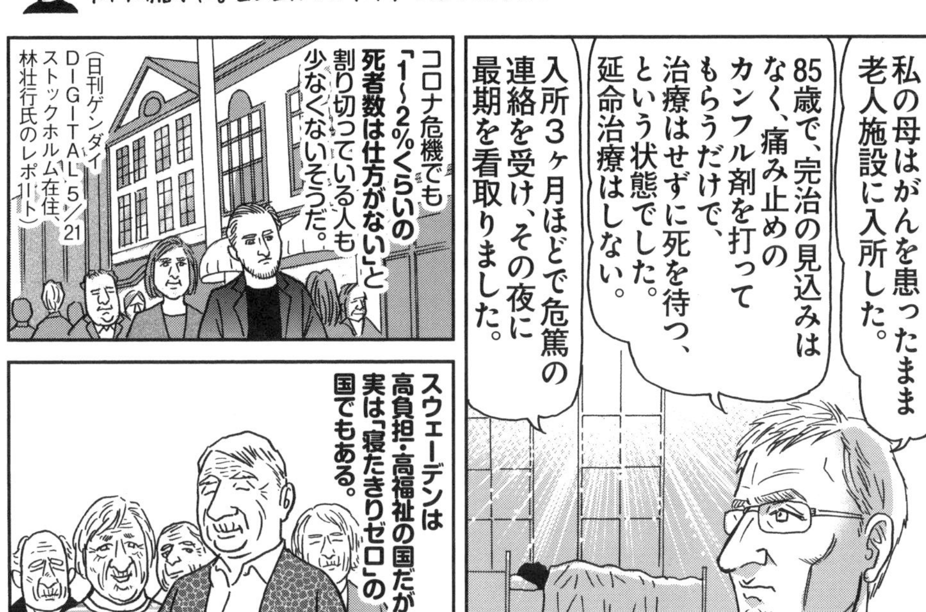

私の母はがんを患ったまま老人施設に入所した。
85歳で、完治の見込みはなく、痛み止めのカンフル剤を打ってもらうだけで、治療はせずに死を待つ、という状態でした。延命治療はしない。
入所3ヶ月ほどで危篤の連絡を受け、その夜に最期を看取りました。
コロナ危機でも「1～2％くらいの死者数は仕方がない」と割り切っている人も少なくないそうだ。
（日刊ゲンダイDIGITAL 5／21 ストックホルム在住、林壮行氏のレポート）
スウェーデンは高負担・高福祉の国だが、実は「寝たきりゼロ」の国でもある。

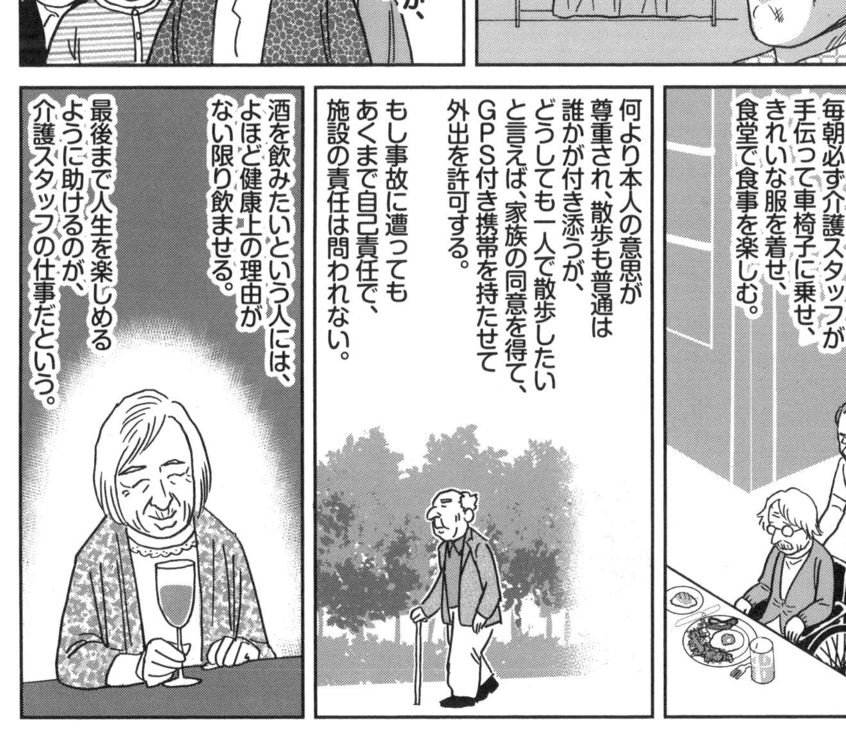

認知症を患い、自力では起き上がれず、施設に入居した者でも、毎朝必ず介護スタッフが手伝って車椅子に乗せ、きれいな服を着せ、食堂で食事を楽しむ。
何より本人の意思が尊重され、散歩も普通は誰かが付き添うが、どうしても一人で散歩したいと言えば、家族の同意を得て、GPS付き携帯を持たせて外出を許可する。
もし事故に遭ってもあくまで自己責任で、施設の責任は問われない。
酒を飲みたいという人には、よほど健康上の理由がない限り飲ませる。
最後まで人生を楽しめるように助けるのが、介護スタッフの仕事だという。

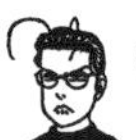

ノルウェーでは最近、新コロの実効再生産数が、ロックダウン以前に1以下になっており、すでにピークアウトしていたことが判明した。日本と同じだ。スウェーデンを馬鹿にしてきた近隣諸国も、そのうちロックダウンが必要なかったと悟るだろう。

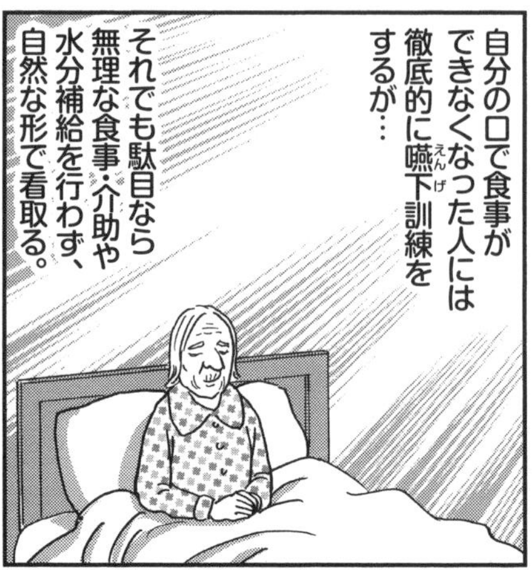

自分の口で食事ができなくなった人には徹底的に嚥下訓練をするが…
それでも駄目なら無理な食事・介助や水分補給を行わず、自然な形で看取る。

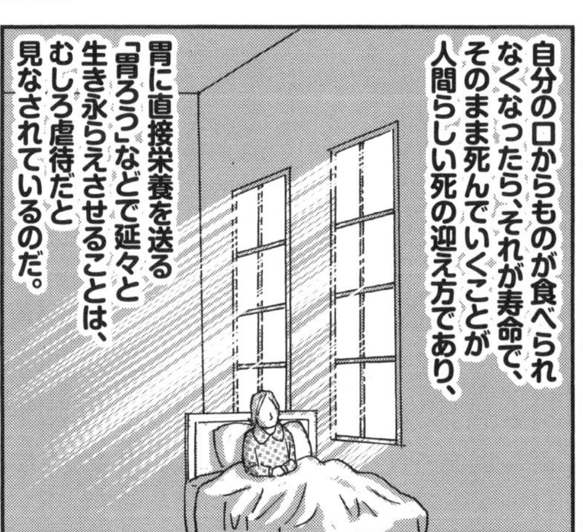

自分の口からものが食べられなくなったら、それが寿命で、そのまま死んでいくことが人間らしい死の迎え方であり、
胃に直接栄養を送る「胃ろう」などで延々と生き永らえさせることは、むしろ虐待だと見なされているのだ。

日本では寝たきり老人が150万から200万人ほどいるという。

介護施設に入っても病状が悪化すれば病院に搬送され本人の意思に関係なく治療と延命措置が施され、施設と病院を行ったり来たりして、最終的には病院のベッドでチューブに括りつけられて寝たきりになって死んでいく。

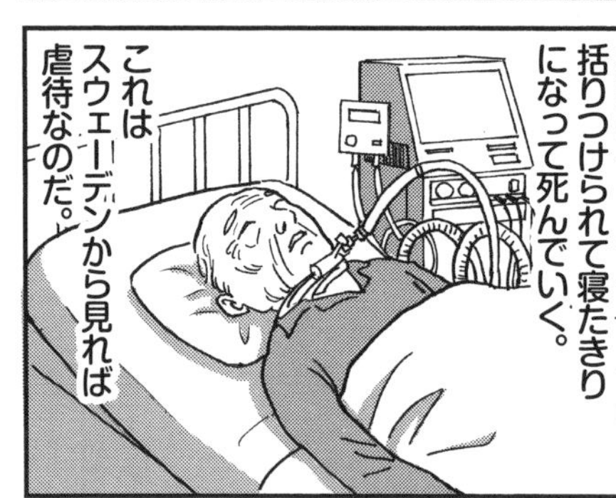

これはスウェーデンから見れば虐待なのだ。

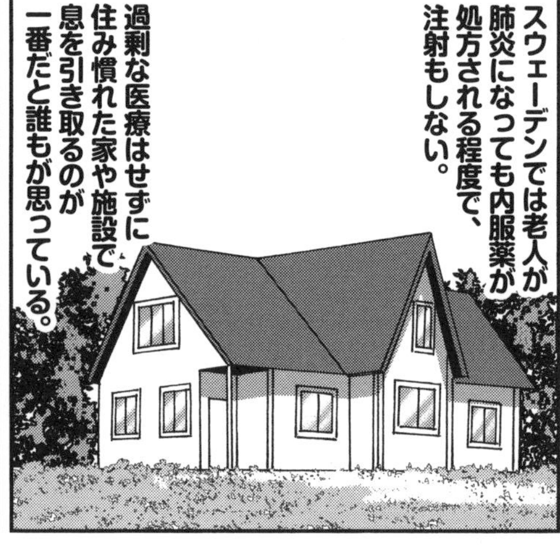

スウェーデンでは老人が肺炎になっても内服薬が処方される程度で、注射もしない。
過剰な医療はせずに住み慣れた家や施設で息を引き取るのが一番だと誰もが思っている。

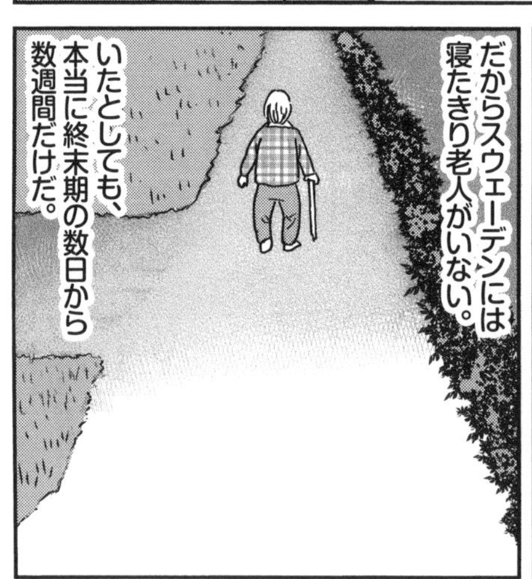

だからスウェーデンには寝たきり老人がいない。
いたとしても、本当に終末期の数日から数週間だけだ。

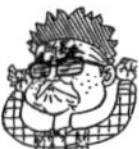

ゴー宣で「恐怖の伝道師」と描かれ、さすがにヤバイと思ったのか、一時は新コロの扱いを大幅に縮小したテレ朝「羽鳥慎一モーニングショー」だが、それでは視聴率が取れなかったようで、結局コロナ恐怖煽りを再開した。毒を食らわば皿までか。Webマガジン小林よしのりライジングは、前週の玉川・晴恵の悪質発言を即刻批判！徹底戦闘継続中！

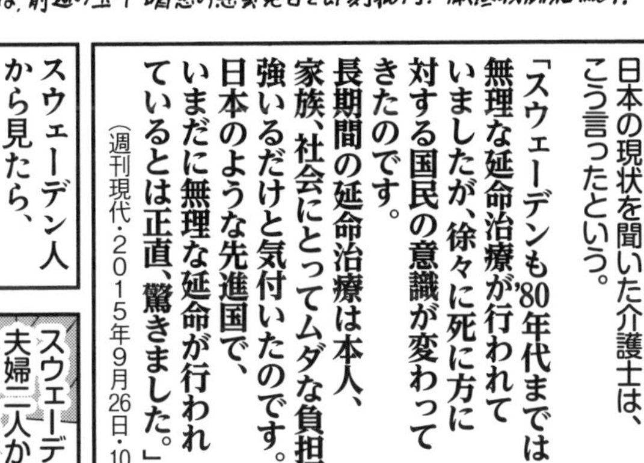
日本の現状を聞いた介護士は、こう言ったという。
「スウェーデンも'80年代までは無理な延命治療が行われていましたが、徐々に死に方に対する国民の意識が変わってきたのです。長期間の延命治療は本人、家族、社会にとってムダな負担を強いるだけと気付いたのです。日本のような先進国で、いまだに無理な延命が行われているとは正直、驚きました。」
（週刊現代・2015年9月26日・10月3日合併号）

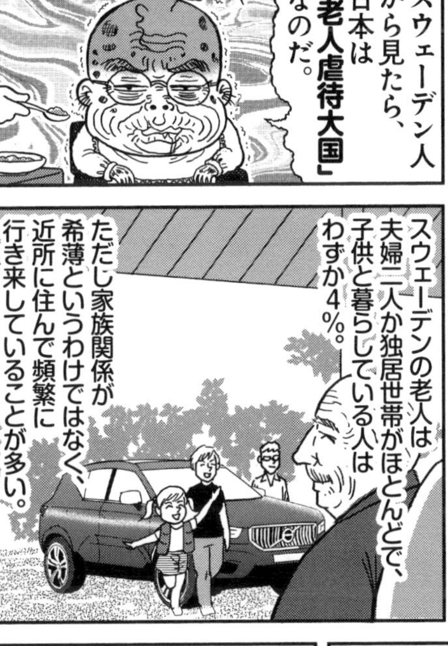
スウェーデン人から見たら、日本は「老人虐待大国」なのだ。
スウェーデンの老人は夫婦二人か独居世帯がほとんどで、子供と暮らしている人はわずか4%。
ただし家族関係が希薄というわけではなく、近所に住んで頻繁に行き来していることが多い。

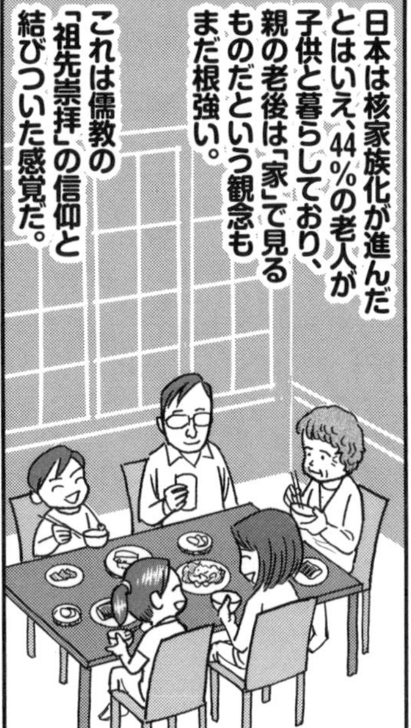
日本は核家族化が進んだとはいえ、44%の老人が子供と暮らしており、親の老後は「家」で見るものだという観念もまだ根強い。
これは儒教の「祖先崇拝」の信仰と結びついた感覚だ。

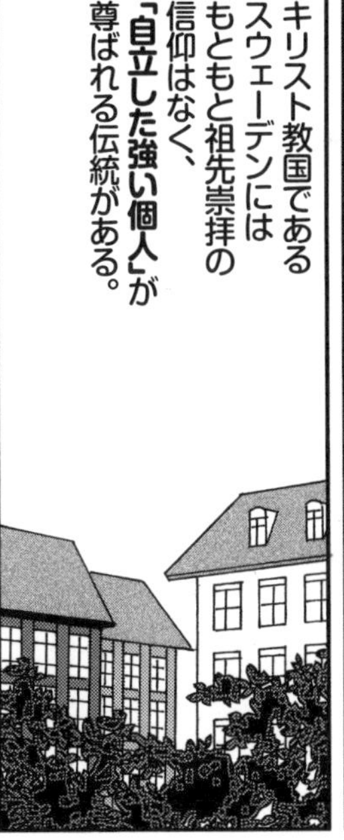
キリスト教国であるスウェーデンにはもともと祖先崇拝の信仰はなく、「自立した強い個人」が尊ばれる伝統がある。

スウェーデンでも、かつては親の老後は「家」で見ていた。

ただしスウェーデンの「家」の観念は日本よりずっと緩く血縁もなく婚姻関係もない者が「契約」で家族をつくるという形態もある。

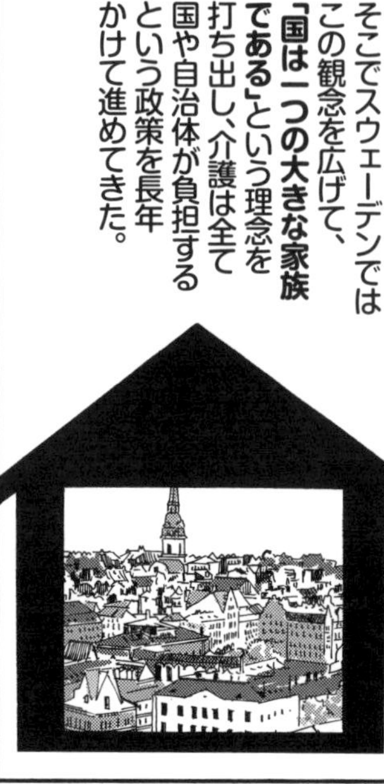
そこでスウェーデンでは
この観念を広げて、
「国は一つの大きな家族
である」という理念を
打ち出し、介護は全て
国や自治体が負担する
という政策を長年
かけて進めてきた。

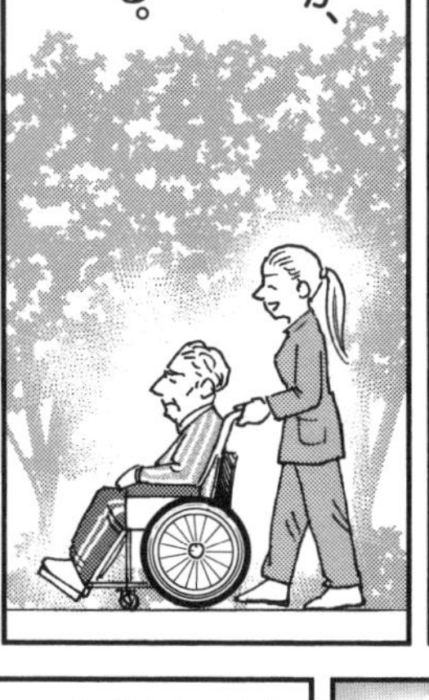
これが定着し、消費税
25％という高負担だが、
介護のための
経済的負担は、家族に
かからない社会が
出来上がったのである。

これは非常に合理的な
考えで、若い世代が
高齢者の世話のために
人生を費やすのは
不合理なのだ。
それに、老人の自殺率は
子供らとの同居世帯の
方が高い。子供や孫に
囲まれて過ごしていれば
幸せとは限らないのだ。

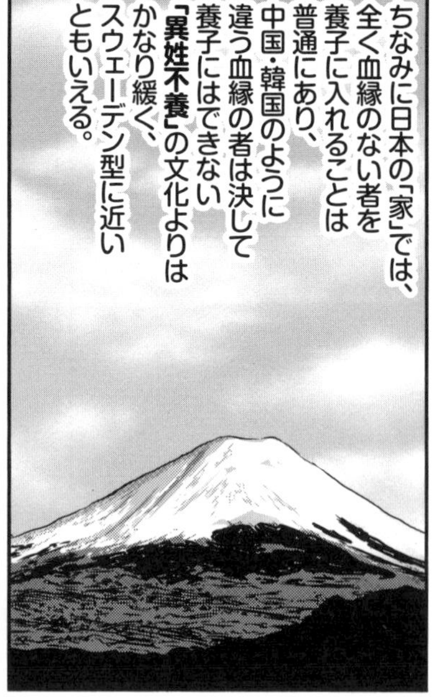
ちなみに日本の「家」では、
全く血縁のない者を
養子に入れることは
普通にあり、
中国・韓国のように
違う血縁の者は決して
養子にはできない
「異姓不養」の文化よりは
かなり緩く、
スウェーデン型に近い
ともいえる。

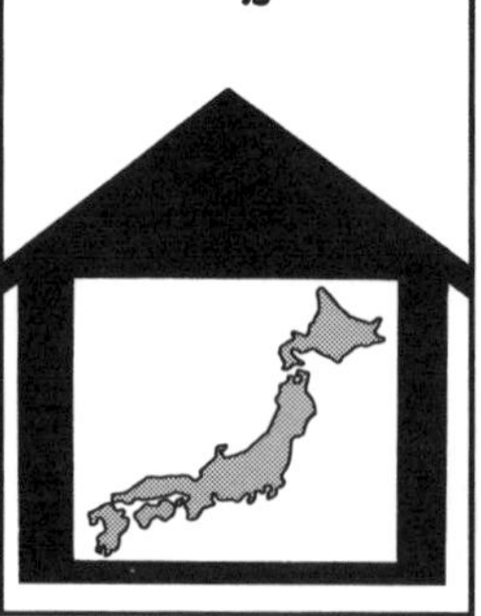
なので、日本は中韓よりは
「国は一つの家族である」
という福祉国家の理念も
受け入れやすいのではないか
とも考えられるのだが。

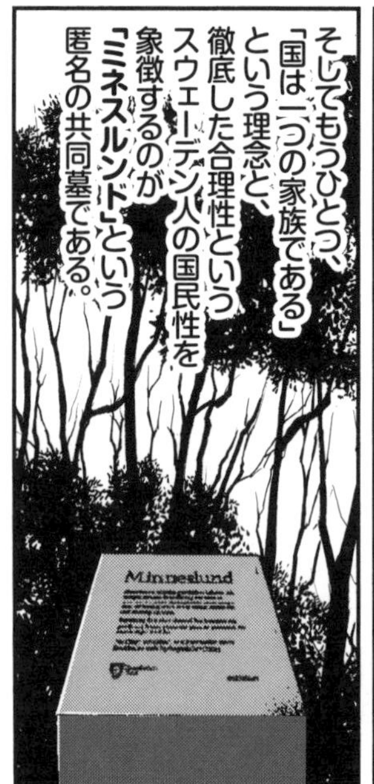
そしてもうひとつ、
「国は一つの家族である」
という理念と、
徹底した合理性という
スウェーデン人の国民性を
象徴するのが
「ミネスルンド」という
匿名の共同墓である。

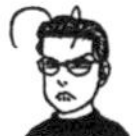

もう今年は半年以上が経っているのに、コロナコロナコロナしかない。信じられない酷い年がやって来るもんだ。せめて「脅し」と「自粛」がなければ、人生の楽しみをもっと持続できただろうに。

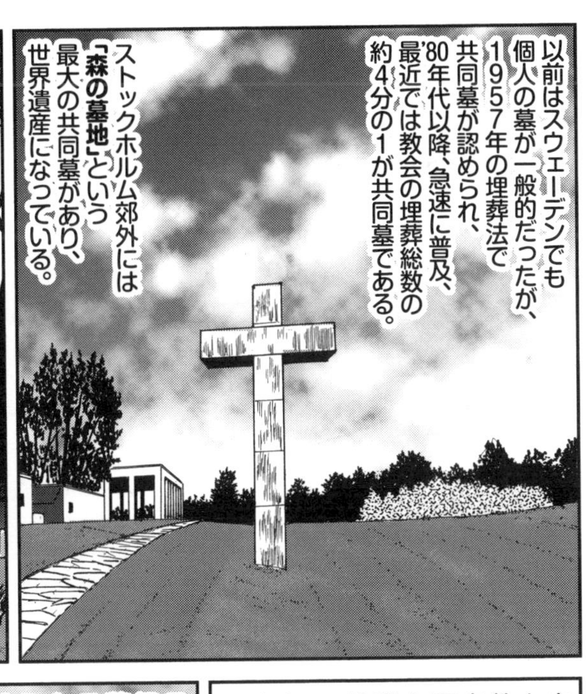
以前はスウェーデンでも
個人の墓が一般的だったが、
1957年の埋葬法で
共同墓が認められ、
'80年代以降、急速に普及、
最近では教会の埋葬総数の
約4分の1が共同墓である。
ストックホルム郊外には
「森の墓地」という
最大の共同墓があり、
世界遺産になっている。

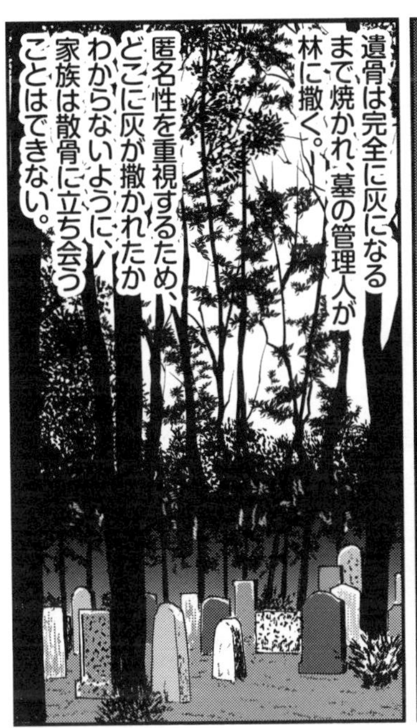
遺骨は完全に灰になる
まで焼かれ、墓の管理人が
林に撒く。
匿名性を重視するため、
どこに灰が撒かれたか
わからないように、
家族は散骨に立ち会う
ことはできない。

火葬は「死者の復活」を信じる
キリスト教に背くという
教会からの指摘もあったが、
自然から人は生まれ、
死ねばまた自然に環っていく
という「キリスト教渡来以前」の
素朴な自然回帰の信仰を
そこに見出す人もいる。

ただしどう解釈するかは
人それぞれで、強制されない
こととされている。

これも日本のような
祖先崇拝がなく、先祖代々の
墓が必要ないから、できる
ことかもしれないが、
とはいえ匿名性の強い
ミネスルンドには、愛する
故人に対する追憶の念まで
否定しかねないとの反発もある。

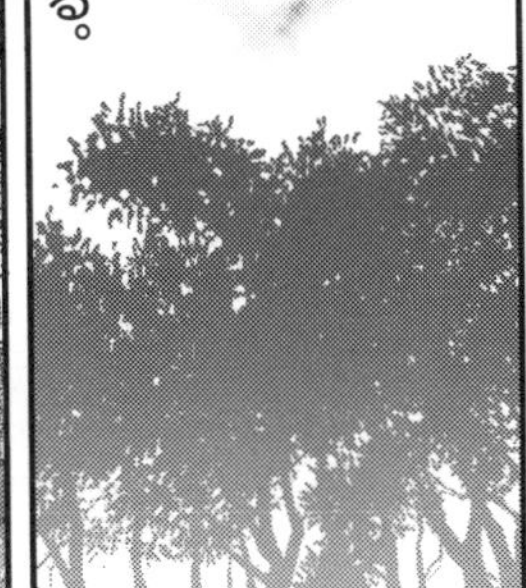

そのため、遺灰の埋葬に
家族が立ち会うことができ、
遺族が希望すれば
ネームプレートを置くことも
できる**「アスクルンド」**という
のも導入されつつあるという。

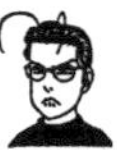

わしは安楽死を希望する。日本人の死生観がもっと成熟して、安楽死を認める社会になればいいのに。

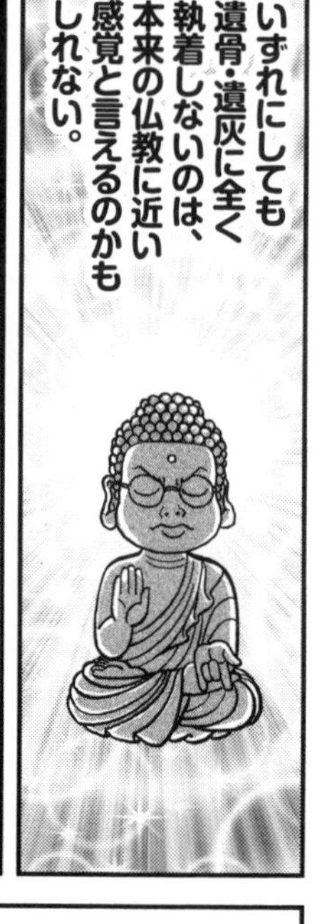

いずれにしても遺骨・遺灰に全く執着しないのは、本来の仏教に近い感覚と言えるのかもしれない。

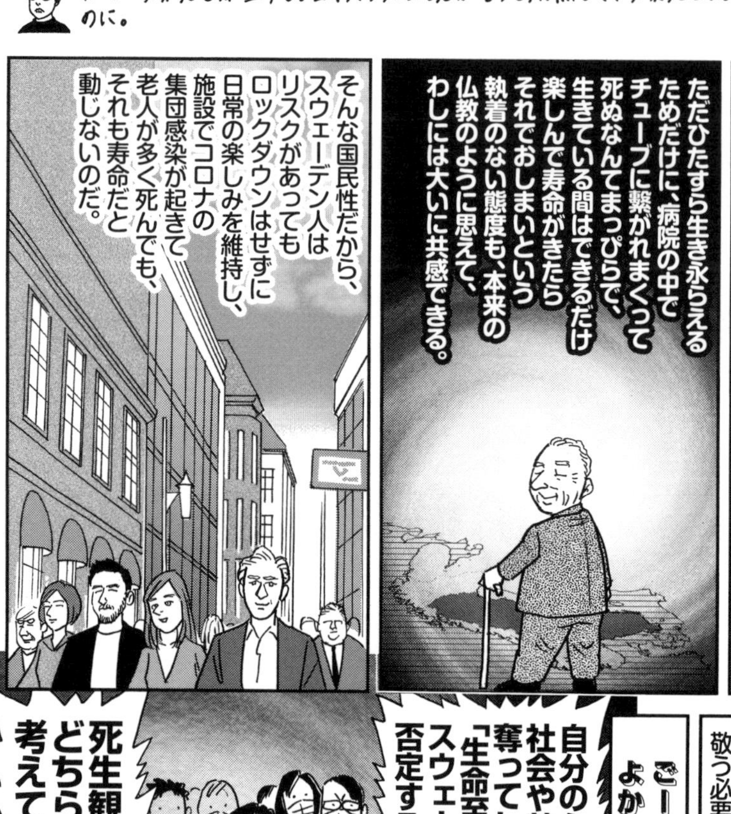

ただひたすら生き永らえるためだけに、病院の中でチューブに繋がれまくって死ぬなんてまっぴらで、生きている間はできるだけ楽しんで寿命がきたらそれでおしまいという執着のない態度も、本来の仏教のように思えて、わしには大いに共感できる。
そんな国民性だから、スウェーデン人はリスクがあってもロックダウンはせずに日常の楽しみを維持し、施設で集団感染が起きてコロナの老人が多く死んでも、それも寿命だと動じないのだ。

「敬老」は孟子の「敬老慈幼」から来ている。若者を慈しみ、育てる気もなく、老人を敬えという自己中心主義の老人など、敬う必要はない。

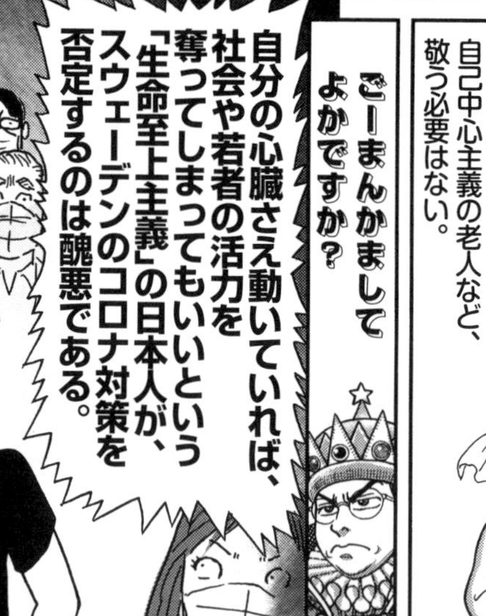

ごーまんかましてよかですか？
自分の心臓さえ動いていれば、社会や若者の活力を奪ってしまってもいいという「生命至上主義」の日本人が、スウェーデンのコロナ対策を否定するのは醜悪である。
死生観において、どちらが高等なのか、考えてみたらどうだ!?

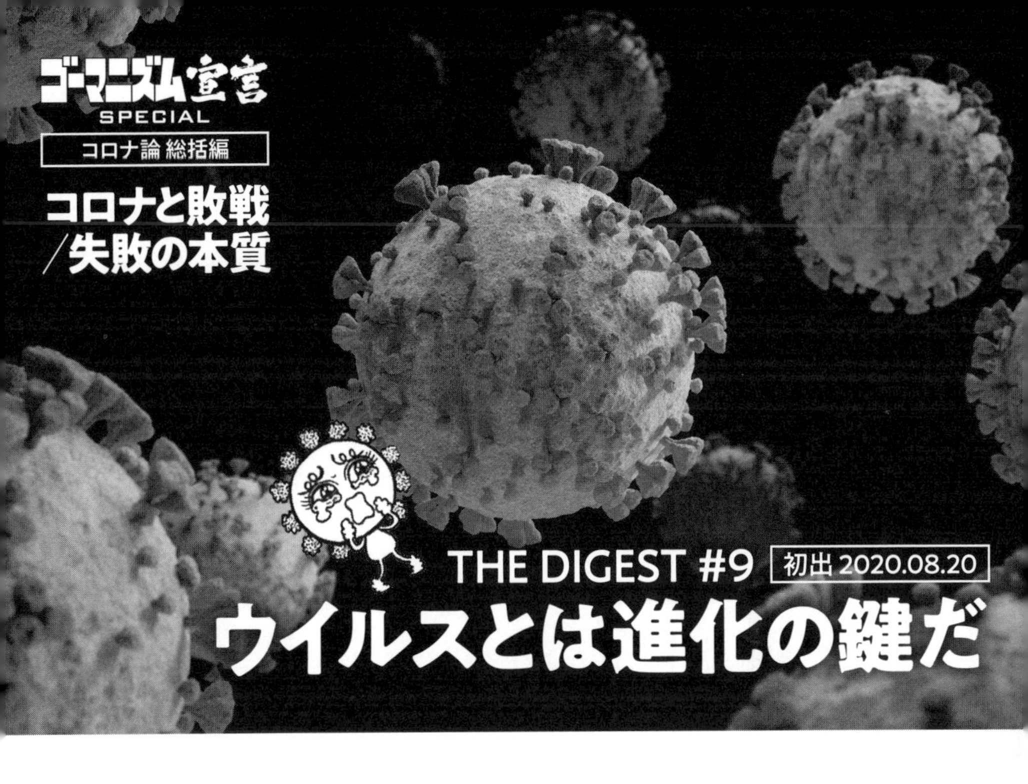
ゴーマニズム宣言
SPECIAL
コロナ論 総括編
コロナと敗戦
/失敗の本質
THE DIGEST #9
初出 2020.08.20
ウイルスとは進化の鍵だ

ウイルスは自己増殖ができないので、物質とも言えるが、遺伝子を持っているので、生物と物質の間のような存在だ。

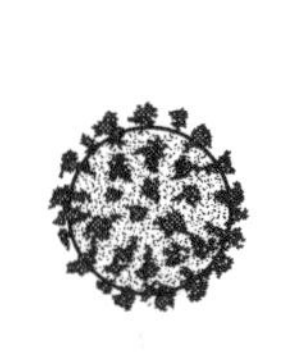

ウイルスは生物の細胞を乗っとり、その機能を使って、工場のように自分のコピーを大量生産する。

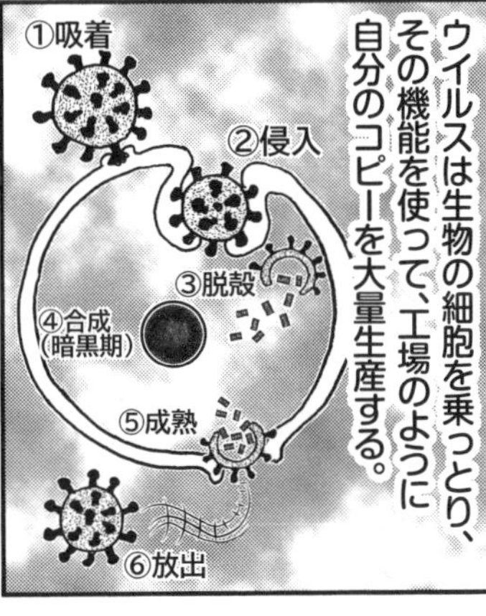
①吸着
②侵入
③脱殻
④合成
(暗黒期)
⑤成熟
⑥放出

一体、ウイルスとは何者なのか?

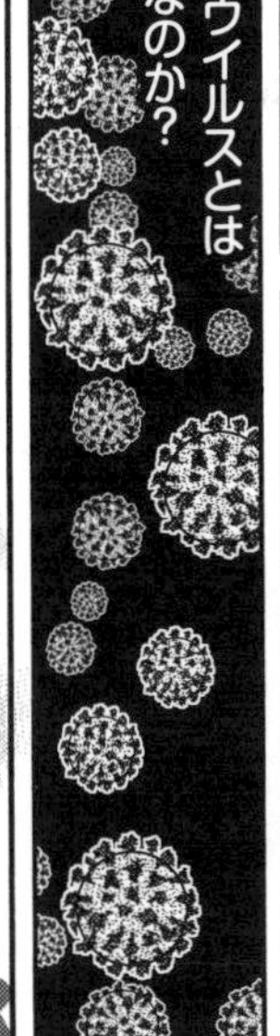

人々は新型コロナウイルスを恐怖の「敵」として見て、「根絶」すべきと考え、パニックになっていた。

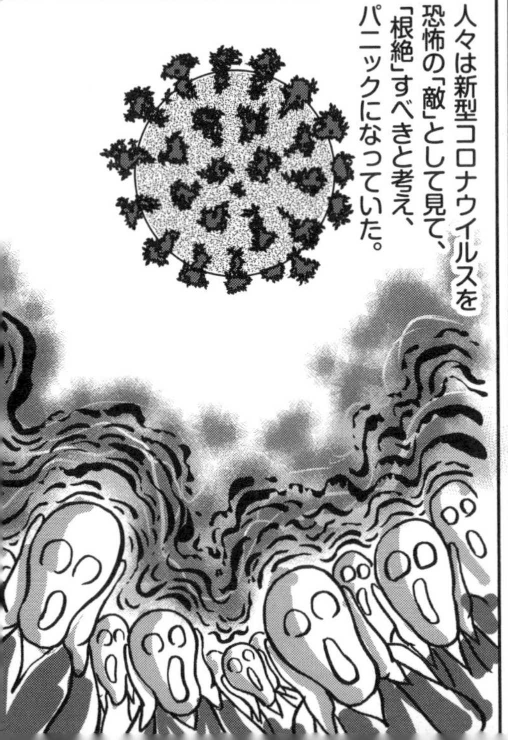

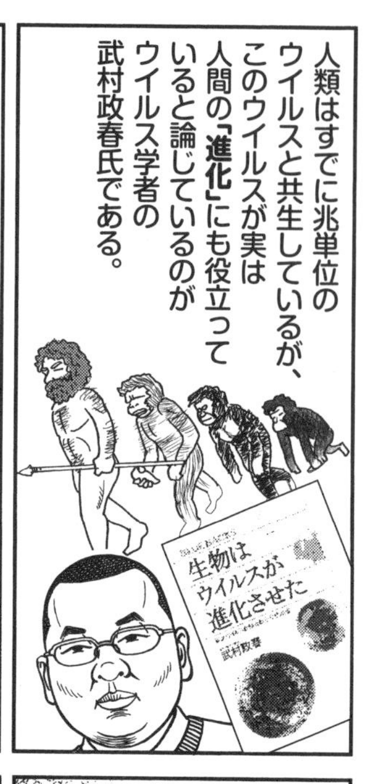
人類はすでに兆単位の
ウイルスと共生しているが、
このウイルスが実は
人間の「進化」にも役立って
いると論じているのが
ウイルス学者の
武村政春氏である。
生物は
ウイルスが
進化させた
武村政春

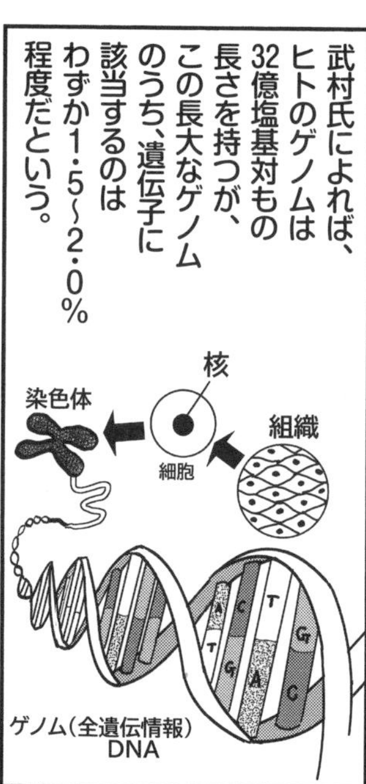
武村氏によれば、
ヒトのゲノムは
32億塩基対もの
長さを持つが、
この長大なゲノム
のうち、遺伝子に
該当するのは
わずか1・5〜2・0%
程度だという。
核
組織
染色体
細胞
ゲノム（全遺伝情報）
DNA

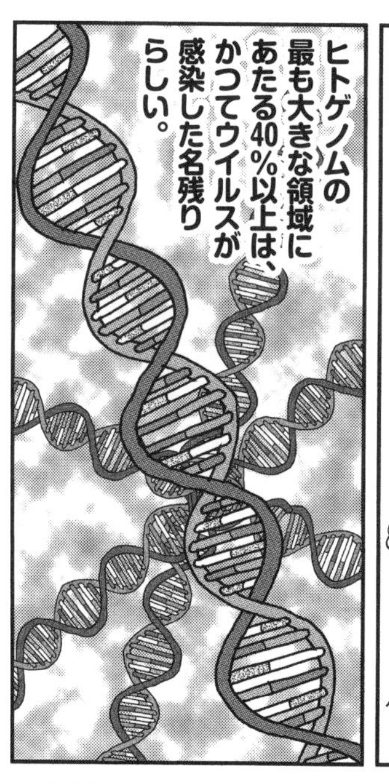
ヒトゲノムの
最も大きな領域に
あたる40%以上は、
かつてウイルスが
感染した名残り
らしい。

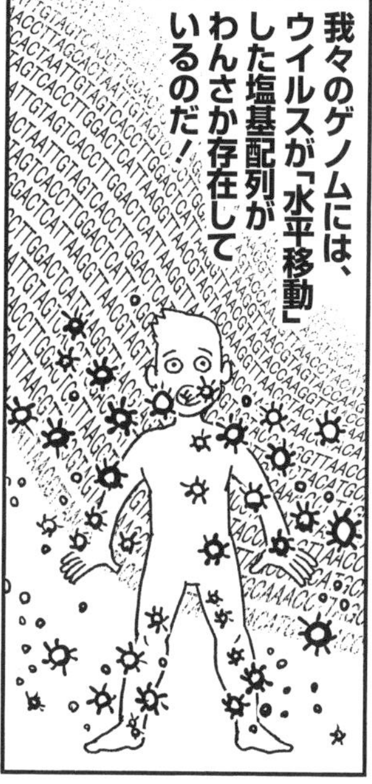
我々のゲノムには、
ウイルスが「水平移動」
した塩基配列が
わんさか存在して
いるのだ！

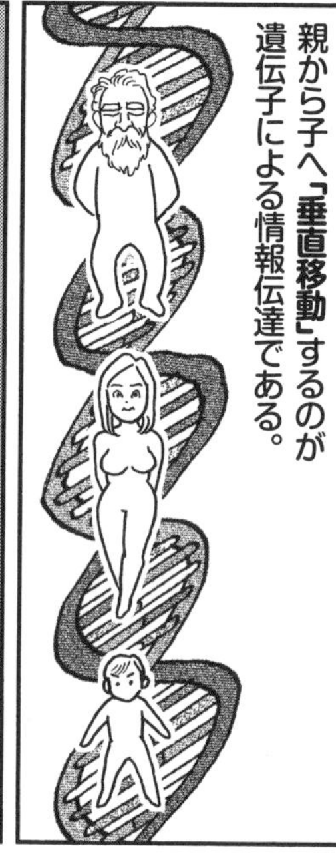
親から子へ「垂直移動」するのが
遺伝子による情報伝達である。

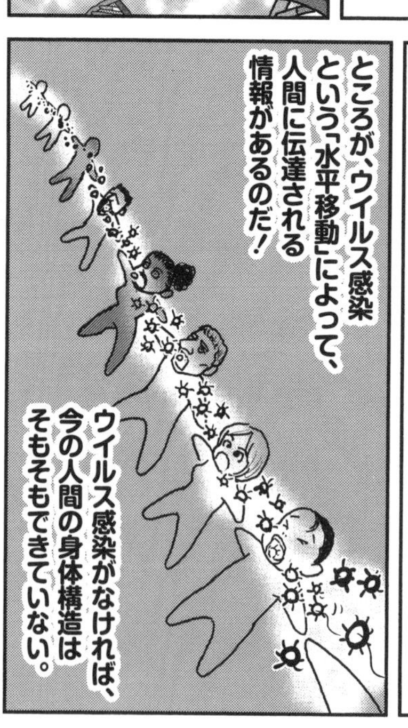
ところが、ウイルス感染
という「水平移動」によって、
人間に伝達される
情報があるのだ！
ウイルス感染がなければ、
今の人間の身体構造は
そもそもできていない。

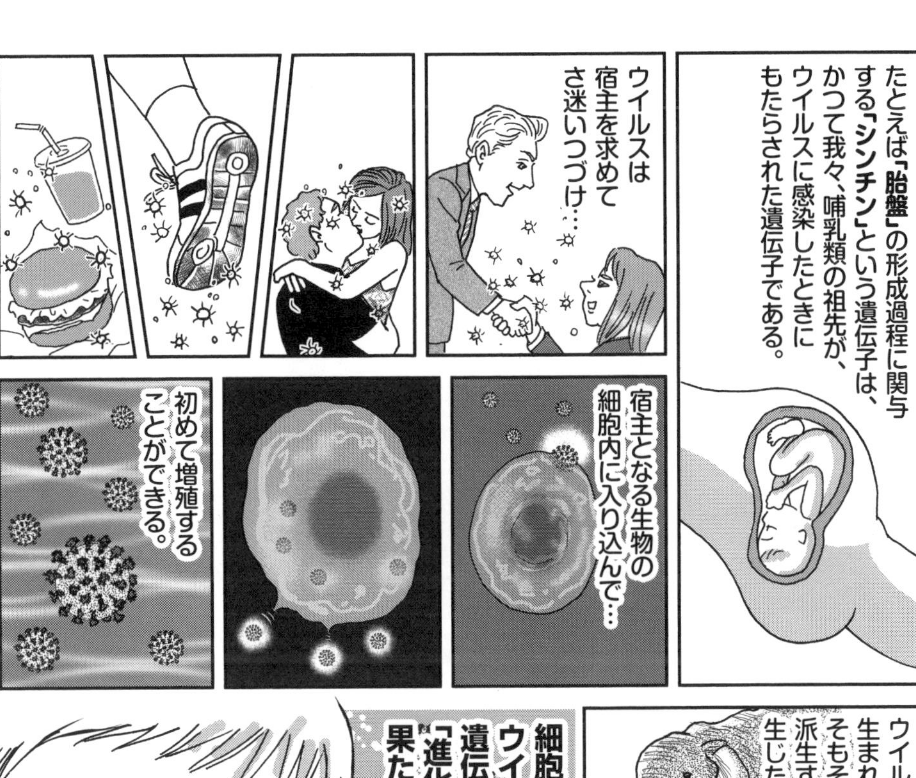
たとえば「胎盤」の形成過程に関与する「シンチン」という遺伝子は、かつて我々、哺乳類の祖先が、ウイルスに感染したときにもたらされた遺伝子である。
ウイルスは宿主を求めてさ迷いつづけ…
宿主となる生物の細胞内に入り込んで…
初めて増殖することができる。

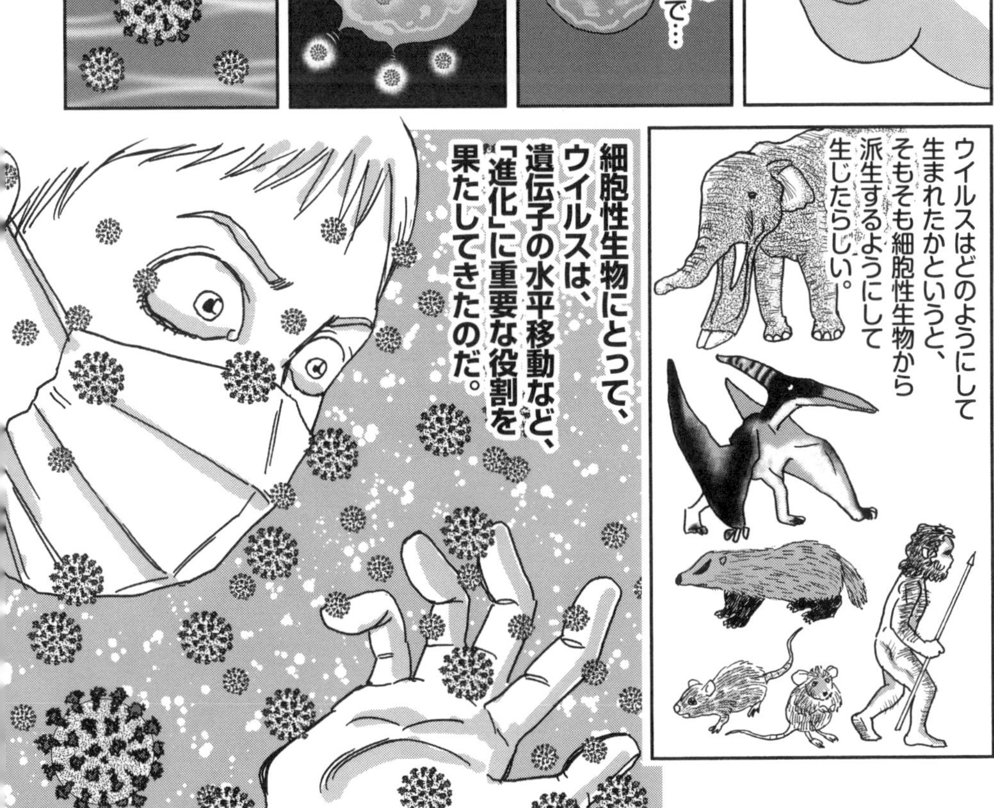
ウイルスはどのようにして生まれたかというと、そもそも細胞性生物から派生するようにして生じたらしい。
細胞性生物にとって、ウイルスは、遺伝子の水平移動など、「進化」に重要な役割を果たしてきたのだ。

生物学者の福岡伸一氏の
言葉を借りれば、
新型コロナは一方的に
攻撃してくる
テロリストではない
という。

コロナがヒトに感染
するときには、実は
我々ヒトの細胞内にある
「宿主たんぱく質分解酵素」
が、コロナの**「ウイルスたんぱく質」**
に近づいてきて、これを
特別な位置で切断する。

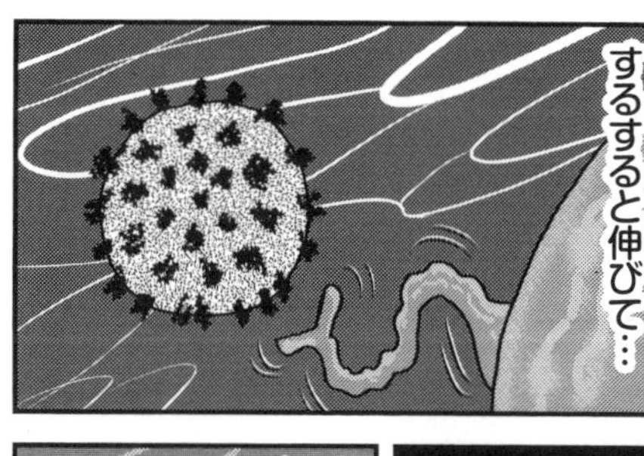
するとその断端が
指先のように
するすると伸びて…

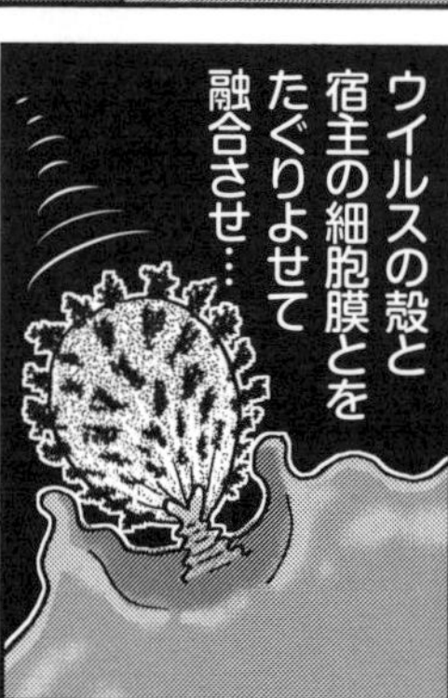
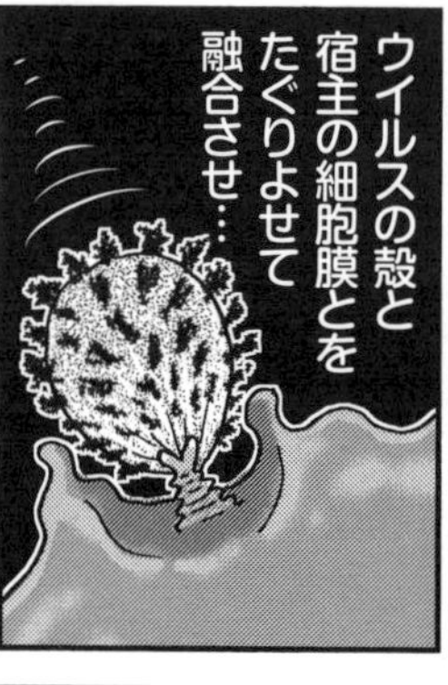
ウイルスの殻と
宿主の細胞膜とを
たぐりよせて
融合させ…

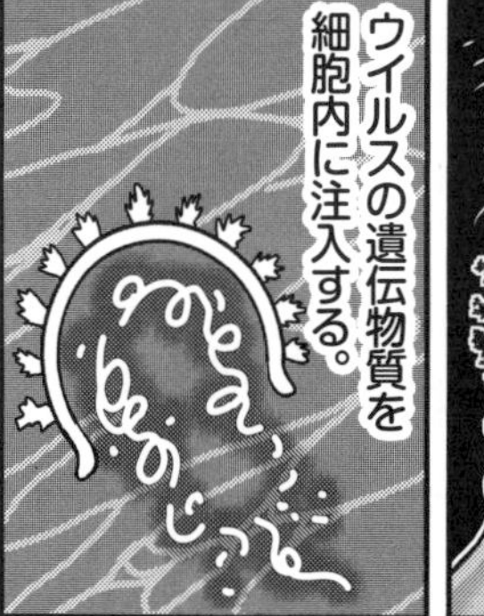
ウイルスの遺伝物質を
細胞内に注入する。

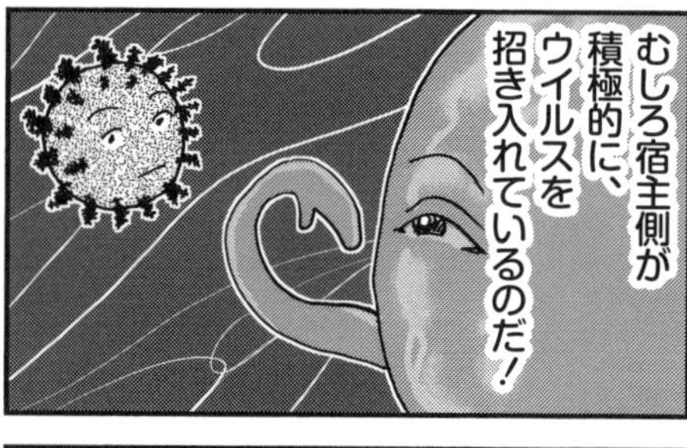
むしろ宿主側が
積極的に、
ウイルスを
招き入れているのだ！

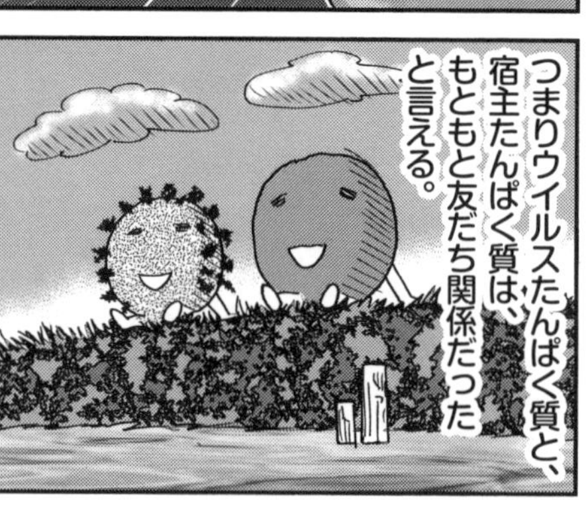
つまりウイルスたんぱく質と、
宿主たんぱく質は、
もともと友だち関係だった
と言える。

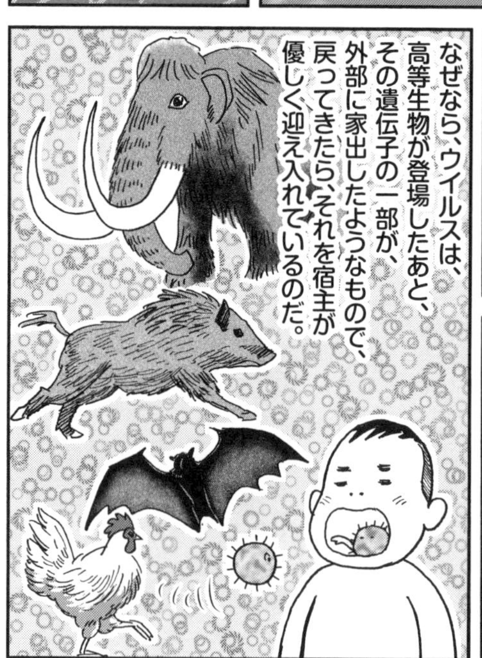
なぜなら、ウイルスは、
高等生物が登場したあと、
その遺伝子の一部が、
外部に家出したようなもので、
戻ってきたら、それを宿主が
優しく迎え入れているのだ。

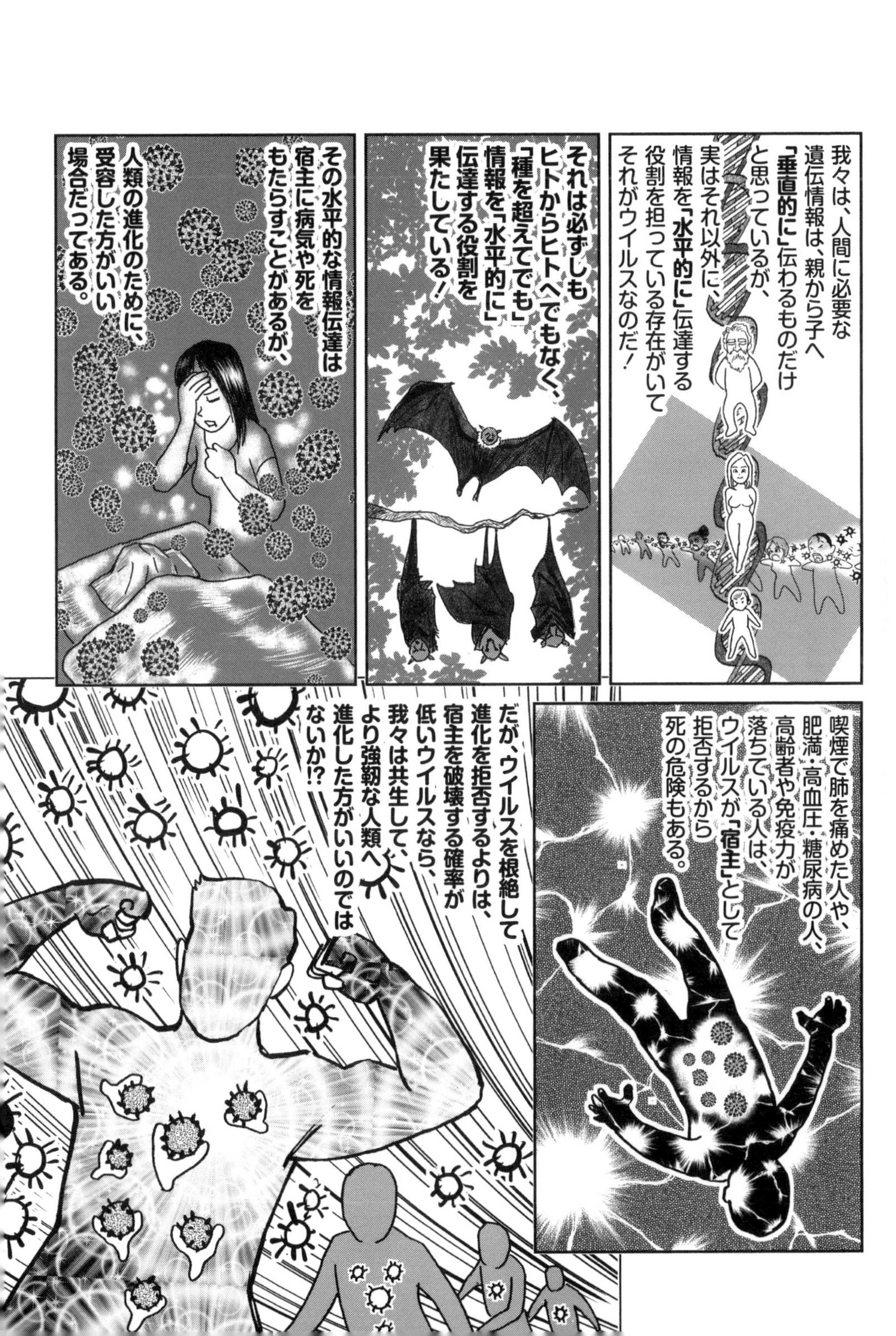
我々は、人間に必要な
遺伝情報は、親から子へ
「垂直的に」伝わるものだけ
と思っているが、
実はそれ以外に、
情報を「水平的に」伝達する
役割を担っている存在がいて
それがウイルスなのだ！
それは必ずしも
ヒトからヒトへでもなく、
「種を超えてでも」
情報を「水平的に」
伝達する役割を
果たしている！
その水平的な情報伝達は
宿主に病気や死を
もたらすことがあるが、
人類の進化のために、
受容した方がいい
場合だってある。
喫煙で肺を痛めた人や、
肥満・高血圧・糖尿病の人、
高齢者や免疫力が
落ちている人は、
ウイルスが「宿主」として
拒否するから
死の危険もある。
だが、ウイルスを根絶して
進化を拒否するよりは、
宿主を破壊する確率が
低いウイルスなら、
我々は共生して、
より強靭な人類へ
進化した方がいいのでは
ないか!?

わしは風邪かインフルエンザに罹ると、病院には行かず、妻が薬も下熱剤も飲ませてくれないので、ひたすらビタミンCを摂取し、布団の中で汗をびしょびしょにかいて、寝て寝て寝たおす。

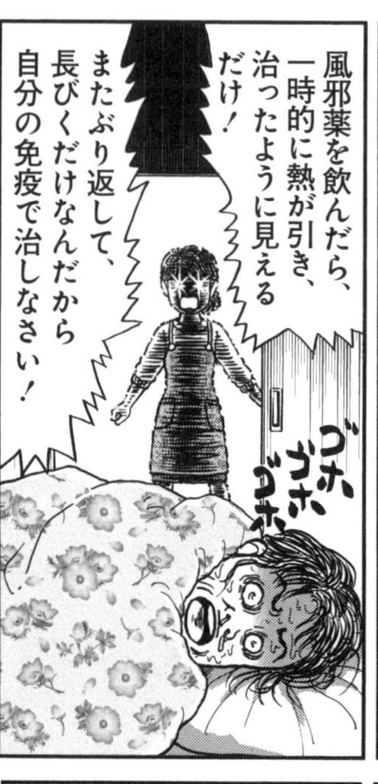

ゴホ
ゴホ
ゴホ
風邪薬を飲んだら、一時的に熱が引き、治ったように見えるだけ！
またぶり返して、長びくだけなんだから自分の免疫で治しなさい！

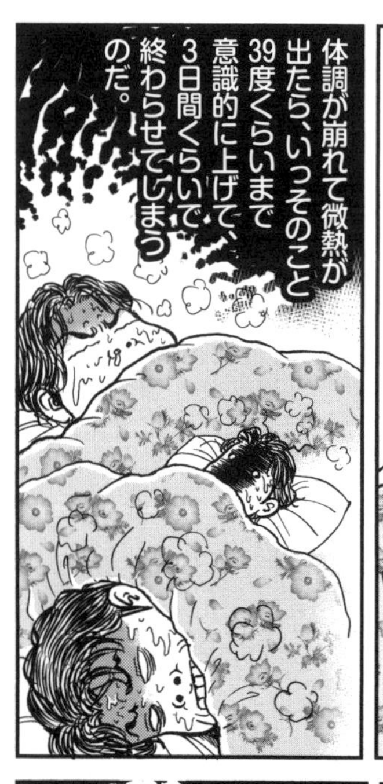

体調が崩れて微熱が出たら、いっそのこと39度くらいまで意識的に上げて、3日間くらいで終わらせてしまうのだ。

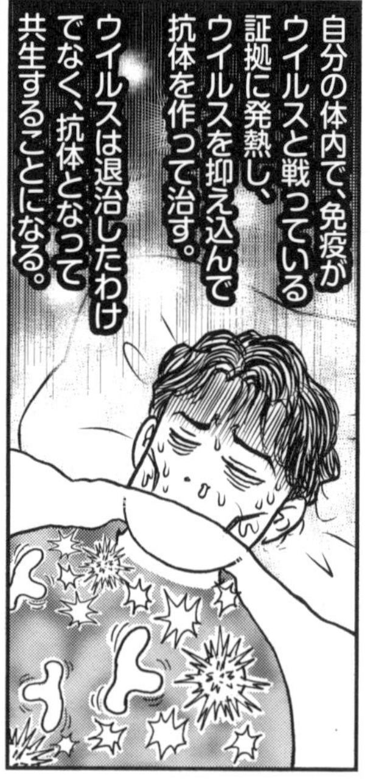

自分の体内で、免疫がウイルスと戦っている証拠に発熱し、ウイルスを抑え込んで抗体を作って治す。
ウイルスは退治したわけでなく、抗体となって共生することになる。

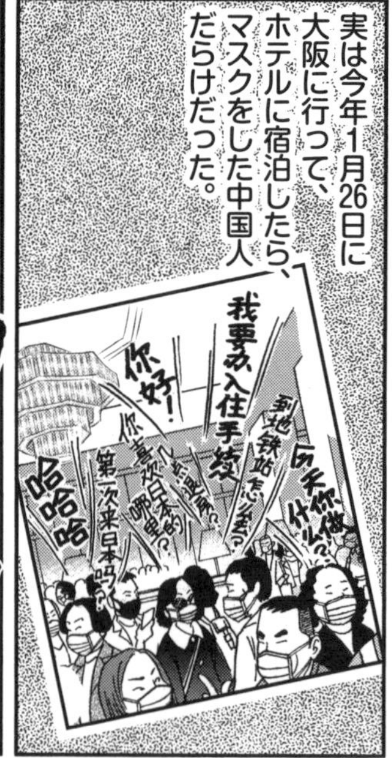

実は今年1月26日に大阪に行って、ホテルに宿泊したら、マスクをした中国人だらけだった。
我要办入住手续
你好！
哈哈哈
第一次来日本吗？

翌日、東京に戻ったが、数日後、発熱して、喘息を併発したので、回復するのに1週間くらいかかった。

ゴホーッ
ゴホッ
ゲホッ
ゴホッ
ゴホ
ガハッ
ゴホ

わしが回復すると
妻が39度、熱を出して
寝込み、さらに
秘書みなぼんも
発熱して寝込んだ。
あの時、新コロに感染して
いたのではなかろうか？

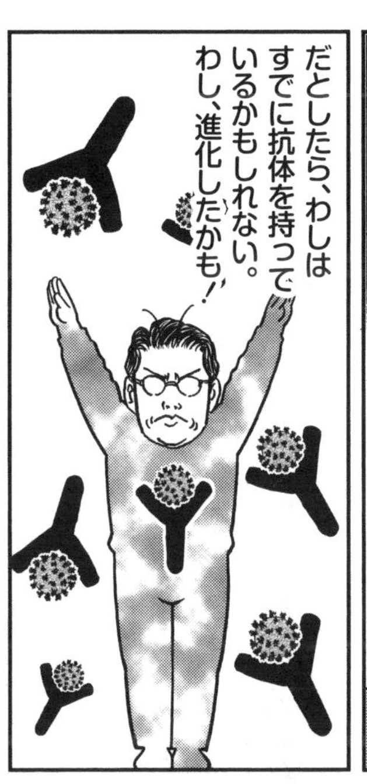
だとしたら、わしは
すでに抗体を持って
いるかもしれない。
わし、進化したかも！

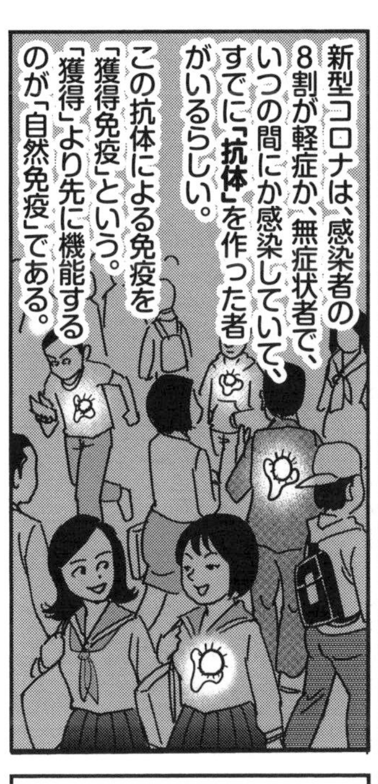
新型コロナは、感染者の
8割が軽症か、無症状者で、
いつの間にか感染していて、
すでに「抗体」を作った者
がいるらしい。
この抗体による免疫を
「獲得免疫」という。
「獲得」より先に機能する
のが「自然免疫」である。

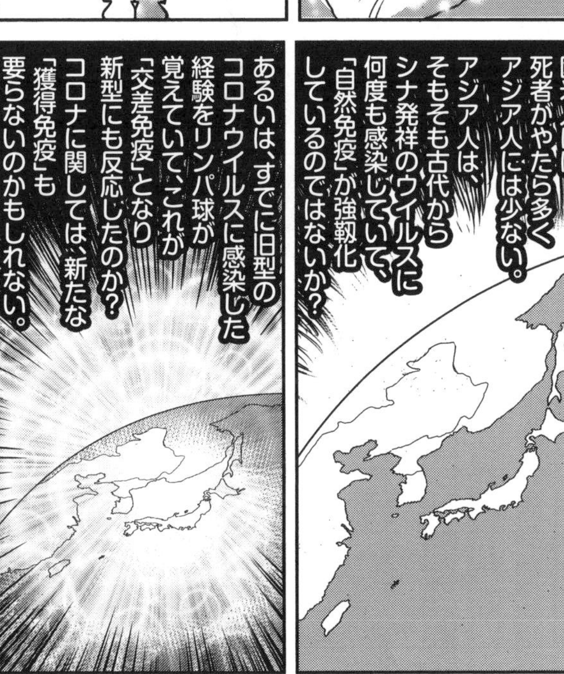
欧米人には
死者がやたら多く
アジア人には少ない。
アジア人は、
そもそも古代から
シナ発祥のウイルスに
何度も感染していて、
「自然免疫」が強靭化
しているのではないか？
あるいは、すでに旧型の
コロナウイルスに感染した
経験をリンパ球が
覚えていて、これが
「交差免疫」となり
新型にも反応したのか？
コロナに関しては、新たな
「獲得免疫」も
要らないのかもしれない。

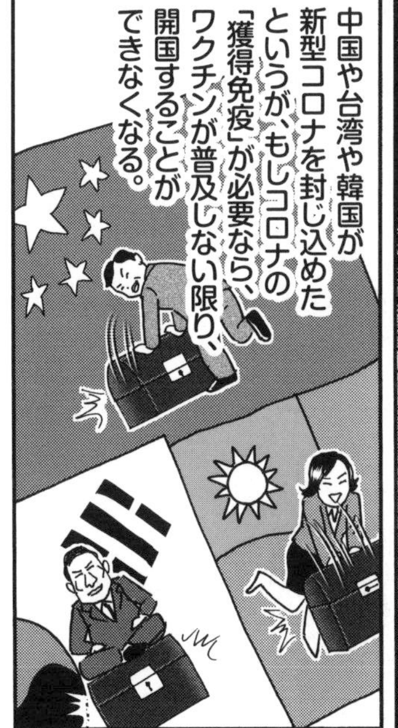
中国や台湾や韓国が
新型コロナを封じ込めた
というが、もしコロナの
「獲得免疫」が必要なら、
ワクチンが普及しない限り、
開国することが
できなくなる。

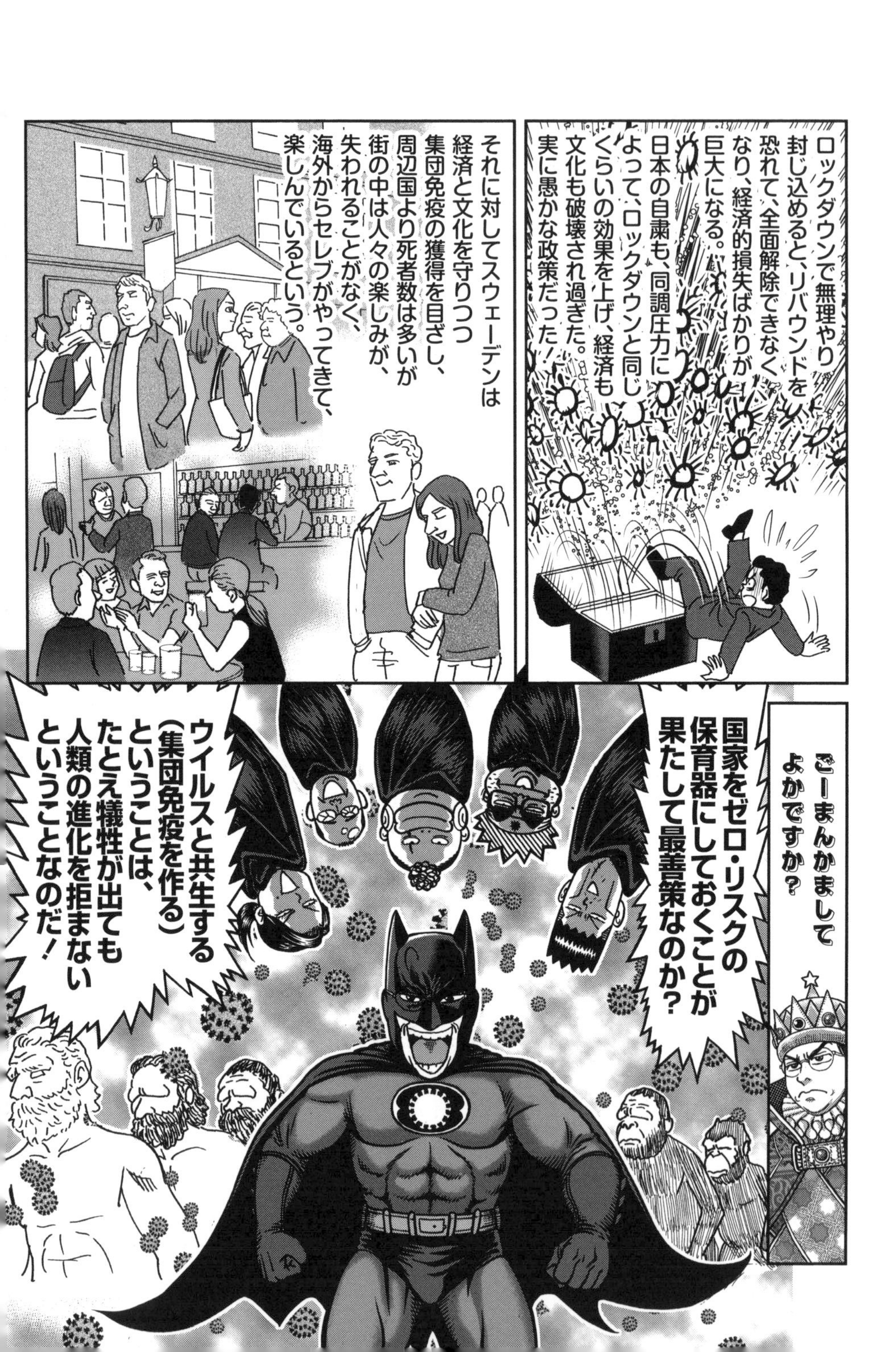
ロックダウンで無理やり封じ込めると、リバウンドを恐れて、全面解除できなくなり、経済的損失ばかりが巨大になる。
日本の自粛も、同調圧力によって、ロックダウンと同じくらいの効果を上げ、経済も文化も破壊され過ぎた。実に愚かな政策だった！
それに対してスウェーデンは経済と文化を守りつつ集団免疫の獲得を目ざし、周辺国より死者数は多いが街の中は人々の楽しみが、失われることがなく、海外からセレブがやってきて、楽しんでいるという。
ごーまんかましてよかですか？
国家をゼロ・リスクの保育器にしておくことが果たして最善策なのか？
ウイルスと共生する（集団免疫を作る）ということとは、たとえ犠牲が出ても人類の進化を拒まないということなのだ！

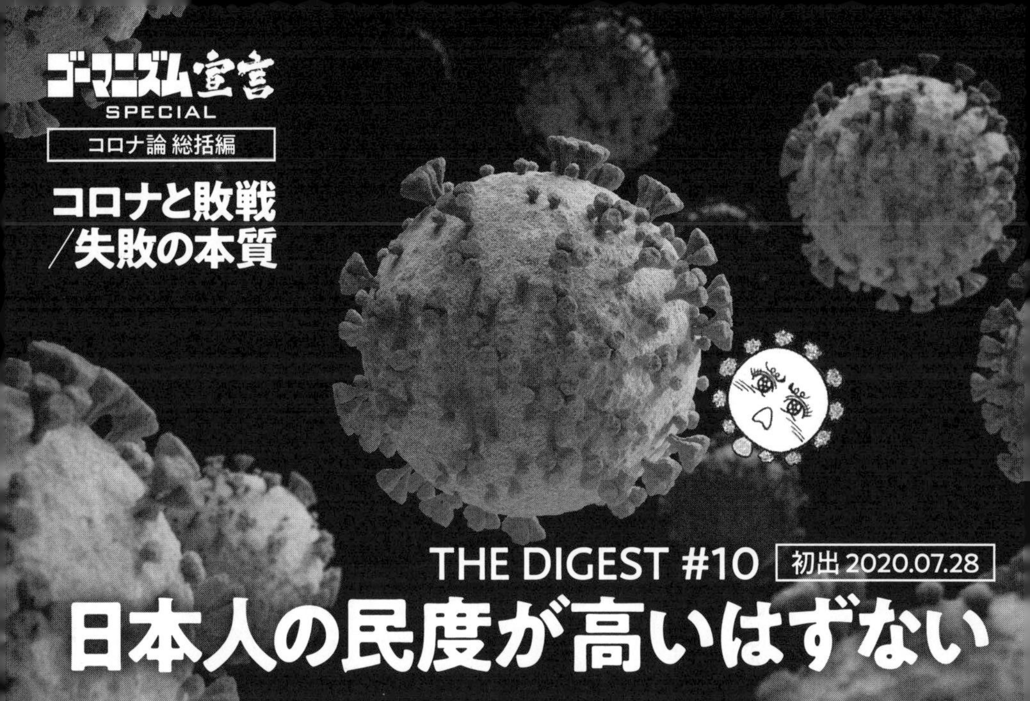
ゴーマニズム宣言
SPECIAL
コロナ論 総括編
コロナと敗戦
/失敗の本質
THE DIGEST #10
初出 2020.07.28
日本人の民度が高いはずない

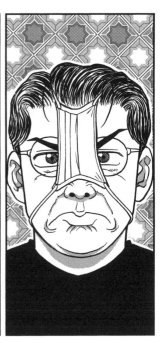

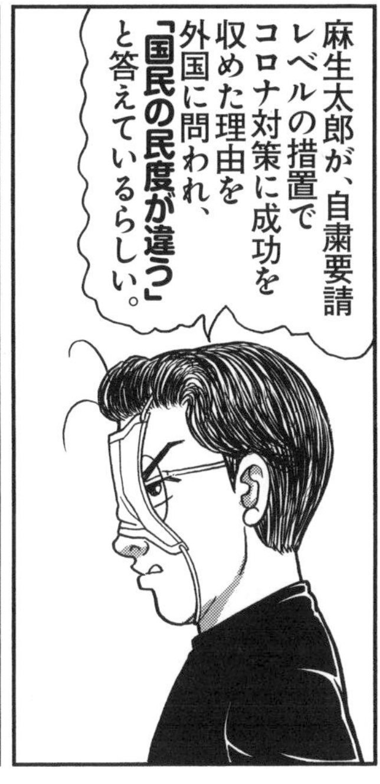
麻生太郎が、自粛要請レベルの措置でコロナ対策に成功を収めた理由を外国に問われ、「国民の民度が違う」と答えているらしい。

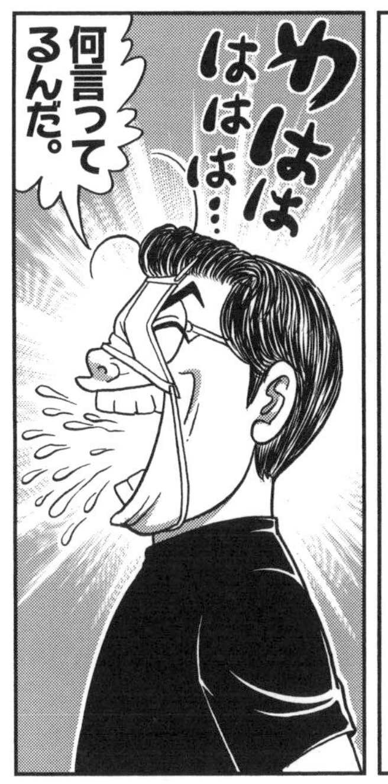
わははははは…
何言ってるんだ。

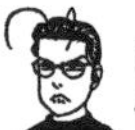

日本人はいまだにムラ社会の因習ルールで動いている。これを克服しないと近代人になれない。それは保守の立場から見ても必要だとわしは考えるに至った。

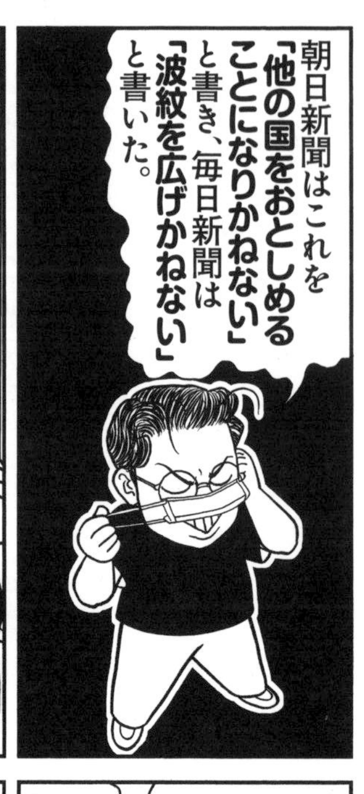

朝日新聞はこれを「他の国をおとしめることになりかねない」と書き、毎日新聞は「波紋を広げかねない」と書いた。

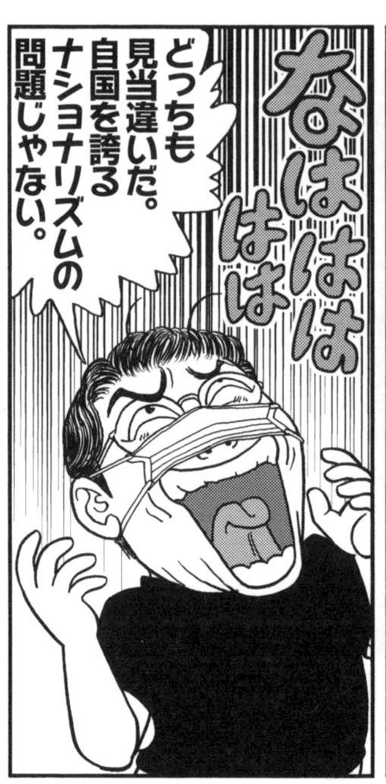

なははははは
どっちも見当違いだ。自国を誇るナショナリズムの問題じゃない。

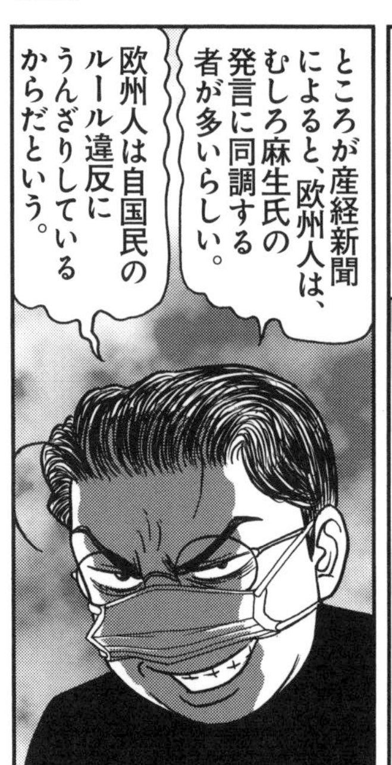

ところが産経新聞によると、欧州人は、むしろ麻生氏の発言に同調する者が多いらしい。
欧州人は自国民のルール違反にうんざりしているからだという。

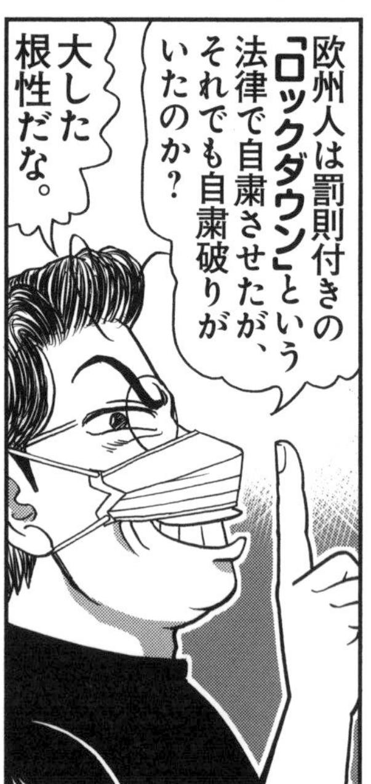

欧州人は罰則付きの「ロックダウン」という法律で自粛させたが、それでも自粛破りがいたのか?
大した根性だな。

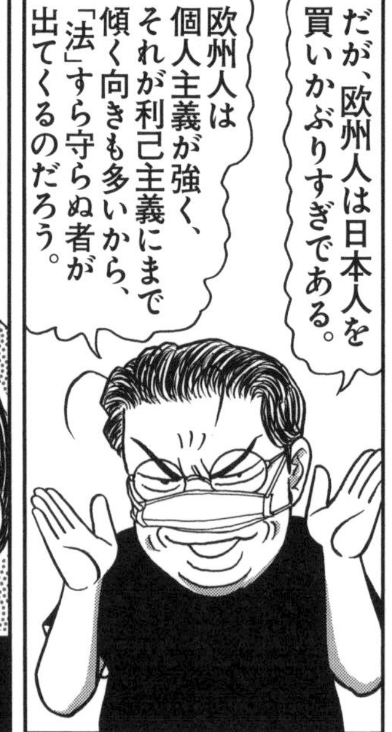

だが、欧州人は日本人を買いかぶりすぎである。
欧州人は個人主義が強く、それが利己主義にまで傾く向きも多いから、「法」すら守らぬ者が出てくるのだろう。

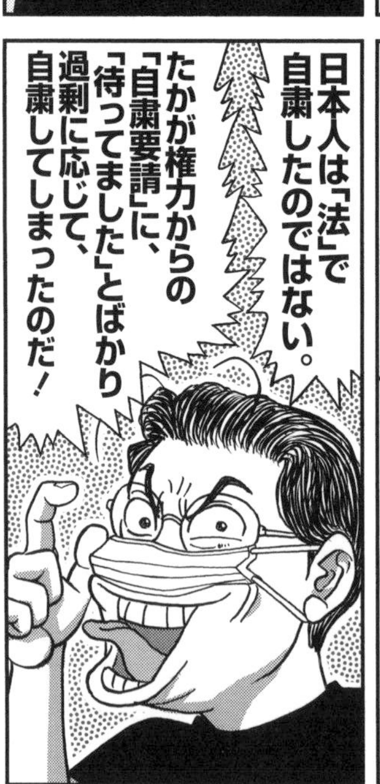

日本人は「法」で自粛したのではない。
たかが権力からの「自粛要請」に、「待ってました」とばかり過剰に応じて、自粛してしまったのだ!

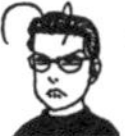

もし憲法に緊急事態条項を明記していたら、政権はロックダウン（都市封鎖）をしていただろう。そうなれば法的には不備はない。ただし、その政策が間違っている場合がある。それを憲法にどう書き込むかだ。

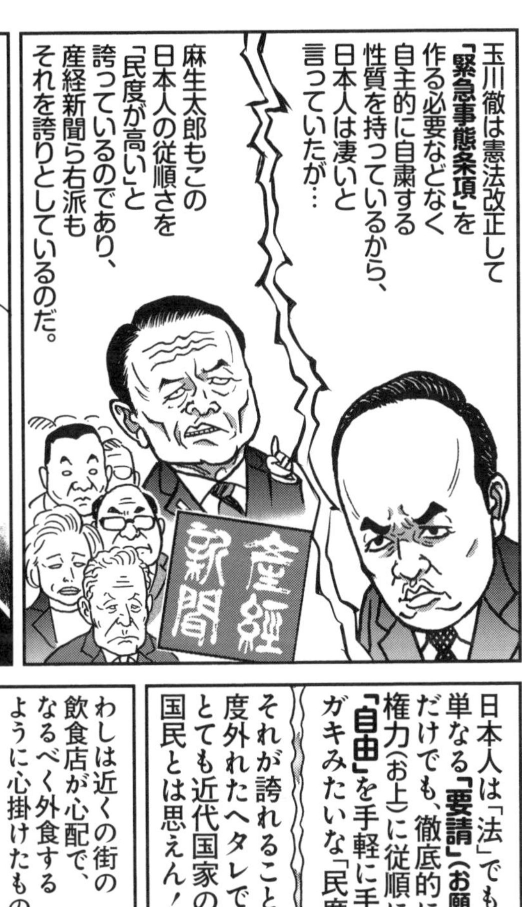
玉川徹は憲法改正して「緊急事態条項」を作る必要などなく自主的に自粛する性質を持っているから、日本人は凄いと言っていたが…
麻生太郎もこの日本人の従順さを「民度が高い」と誇っているのであり、産経新聞ら右派もそれを誇りとしているのだ。
産經新聞

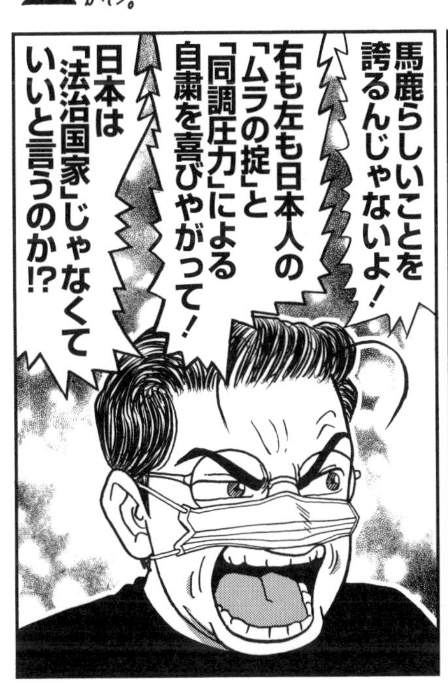
馬鹿らしいことを誇るんじゃないよ！
右も左も日本人の「ムラの掟」と「同調圧力」による自粛を喜びやがって！
日本は「法治国家」じゃなくていいと言うのか!?

日本人は「法」でもない単なる「要請」（お願い）だけでも、徹底的に権力（お上）に従順になり、「自由」を手軽に手離すガキみたいな「民度」かよ？

それが誇れることか？度外れたヘタレで、とても近代国家の国民とは思えん！

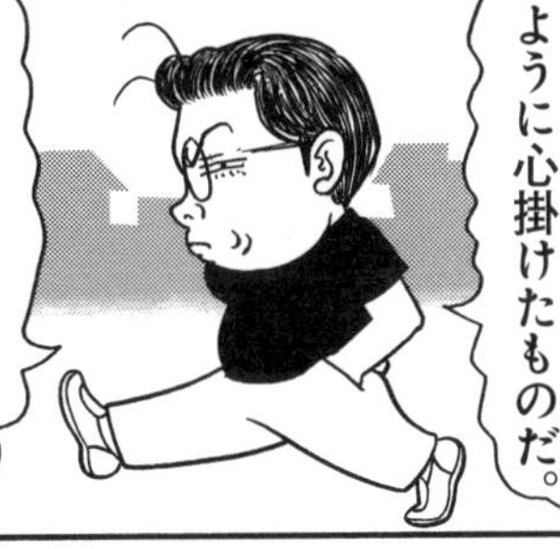
わしは近くの街の飲食店が心配で、なるべく外食するように心掛けたものだ。
外出自粛なんてムラの掟には従わず、自粛の犠牲になる店を励ましに出かけていた。

しかし、こんなヘタレな国民では、他国の軍が侵略してきたら、あっという間に自宅に閉じこもって、自由を手離しそうだ。

ステイホーム！

…ってな。

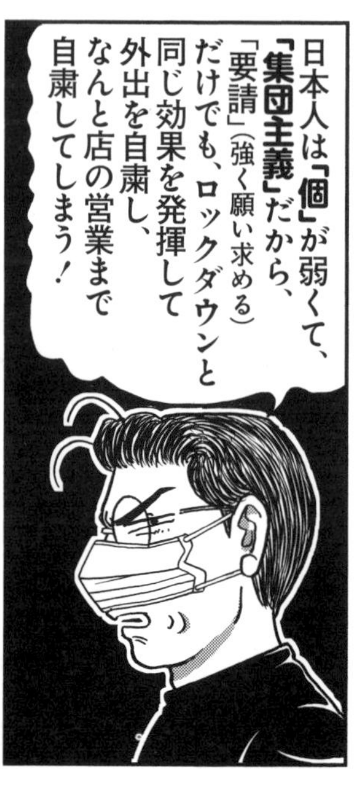
日本人は「個」が弱くて、「集団主義」だから、「要請」（強く願い求める）だけでも、ロックダウンと同じ効果を発揮して外出を自粛し、なんと店の営業まで自粛してしまう！

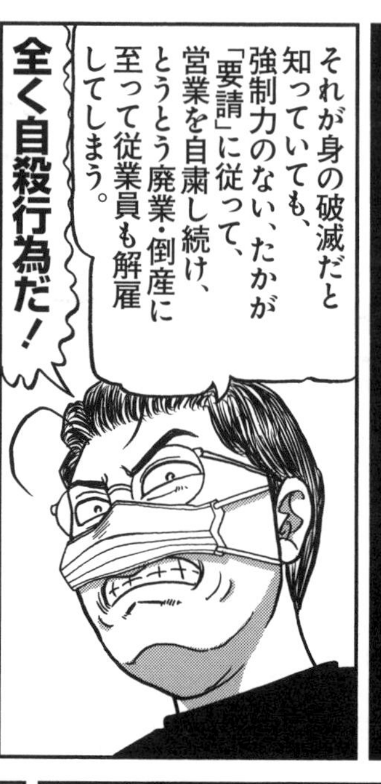
それが身の破滅だと知っていても、強制力のない、たかが「要請」に従って、営業を自粛し続け、とうとう廃業・倒産に至って従業員も解雇してしまう。
全く自殺行為だ！

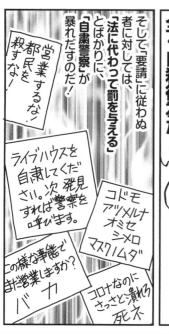
そして「要請」に従わぬ者に対しては、「法に代わって罰を与える」とばかりに、「自粛警察」が暴れだすのだ！
営業するな！都民を殺すな！
ライブハウスを自粛してください。次発見すれば警察を呼びます。
コドモアツメルナ オミセシメロ マスクムダ
この様な事態でまだ営業しますか？ バカ
コロナなのにさっさと潰れろ 死ネ

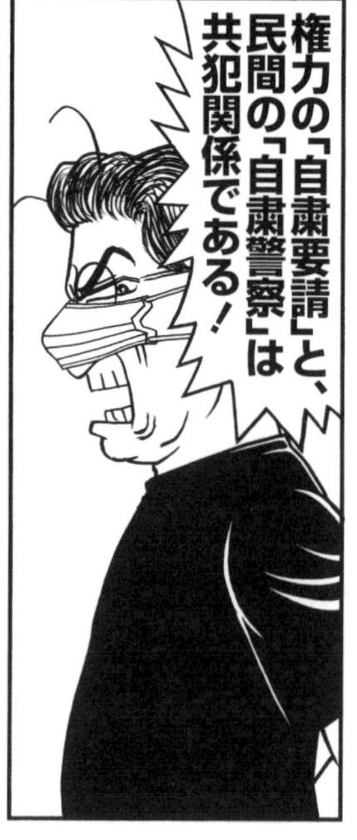
権力の「自粛要請」と、民間の「自粛警察」は共犯関係である！

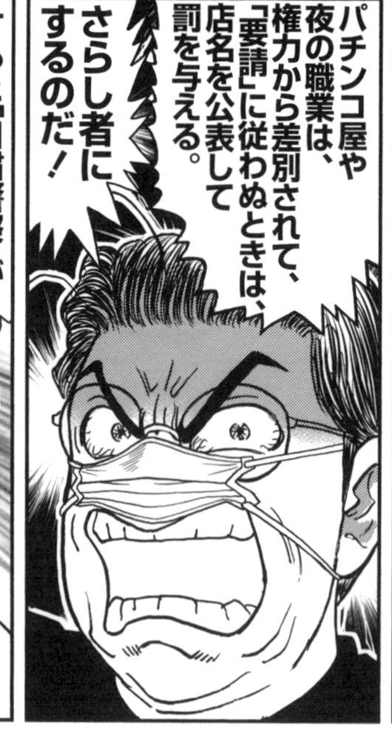
パチンコ屋や夜の職業は、権力から差別されて、「要請」に従わぬときは、店名を公表して罰を与える。
さらし者にするのだ！

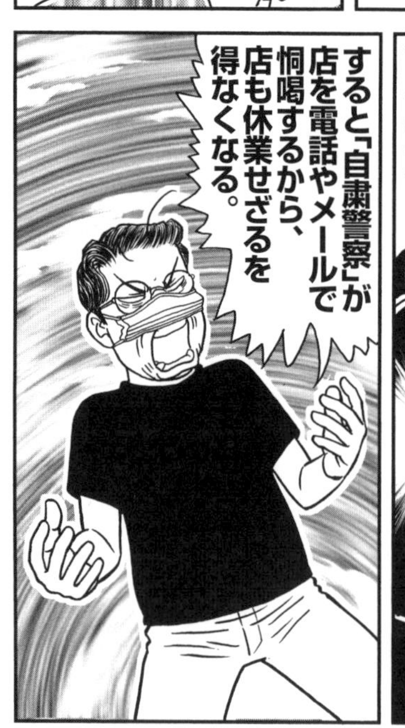
すると「自粛警察」が店を電話やメールで恫喝するから、店も休業せざるを得なくなる。

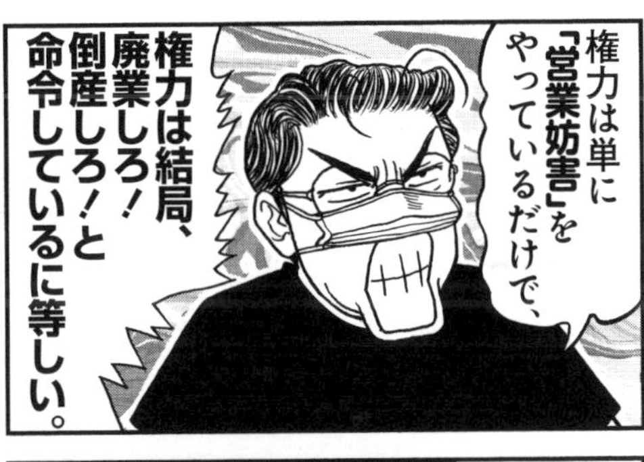
権力は単に「営業妨害」をやっているだけで、
権力は結局、廃業しろ!倒産しろ!と命令しているに等しい。

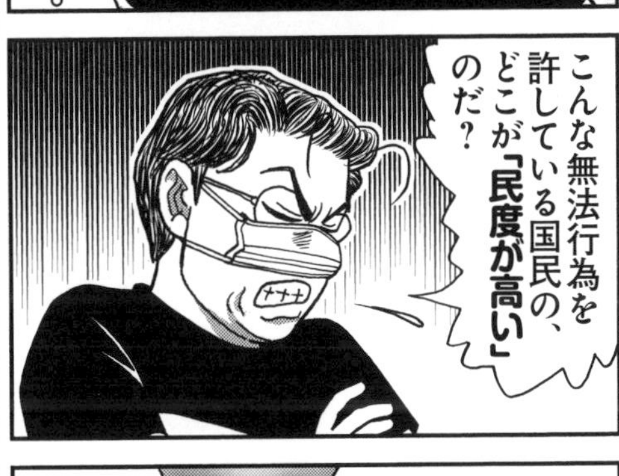
こんな無法行為を許している国民の、どこが「民度が高い」のだ?

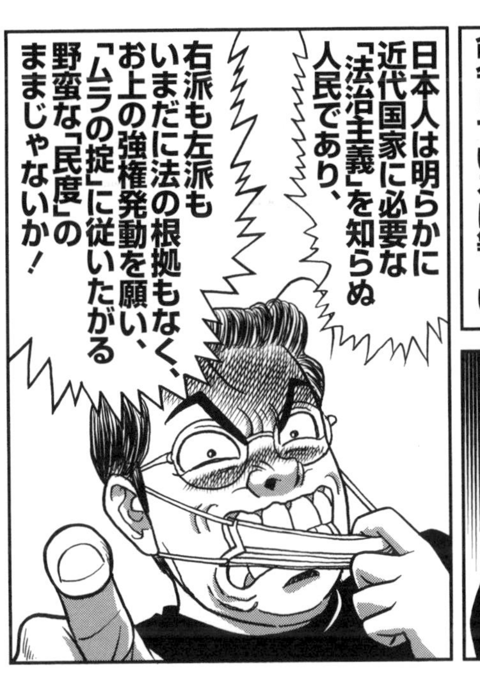
日本人は明らかに近代国家に必要な「法治主義」を知らぬ人民であり、
右派も左派もいまだに法の根拠もなく、お上の強権発動を願い、「ムラの掟」に従いたがる野蛮な「民度」のままじゃないか!

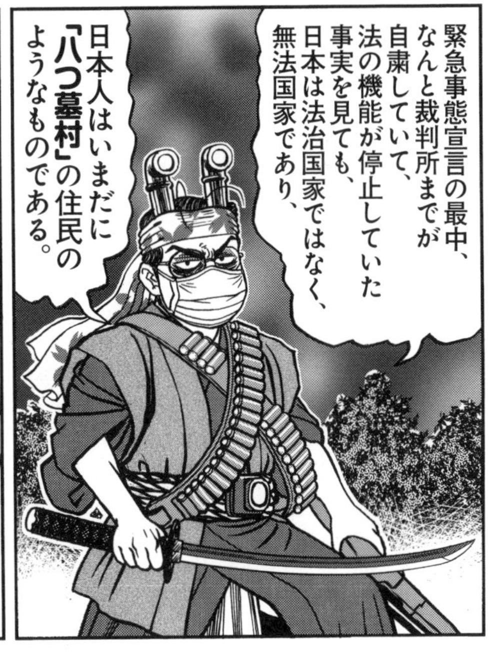
緊急事態宣言の最中、なんと裁判所までが自粛していて、法の機能が停止していた事実を見ても、日本は法治国家ではなく、無法国家であり、
日本人はいまだに「八つ墓村」の住民のようなものである。

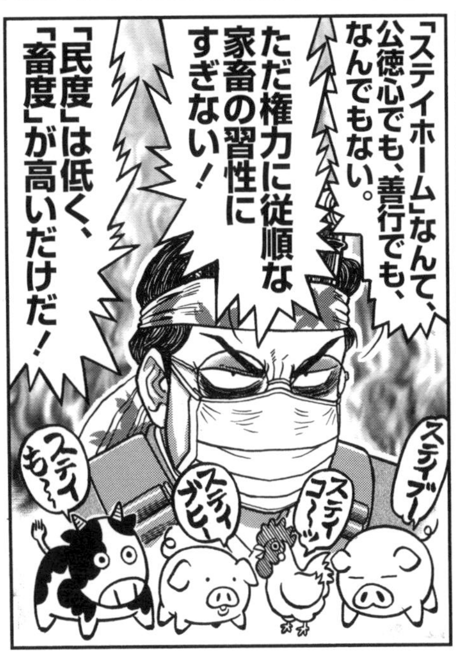
「ステイホーム」なんて、公徳心でも、善行でも、なんでもない。
ただ権力に従順な家畜の習性にすぎない!
「民度」は低く、「畜度」が高いだけだ!
ステイブー
ステイコ〜ッ
ステイブヒ〜
ステイも〜〜

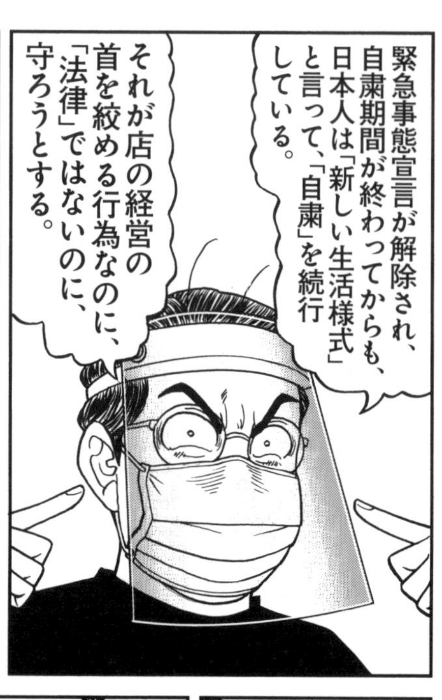
緊急事態宣言が解除され、自粛期間が終わってからも、日本人は「新しい生活様式」と言って、「自粛」を続行している。
それが店の経営の首を絞める行為なのに、「法律」ではないのに、守ろうとする。

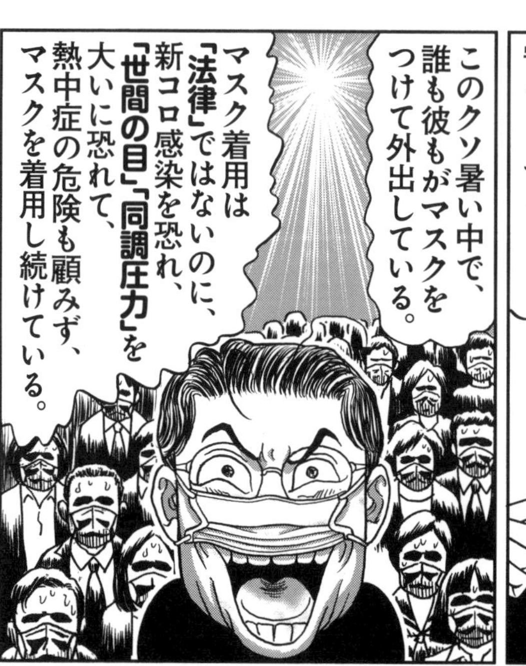
このクソ暑い中で、誰も彼もがマスクをつけて外出している。
マスク着用は「法律」ではないのに、新コロ感染を恐れ、「世間の目」「同調圧力」を大いに恐れて、熱中症の危険も顧みず、マスクを着用し続けている。

そして当然「マスク警察」が法に代わって裁くために、正義を成してるつもりで、跋扈し始める。

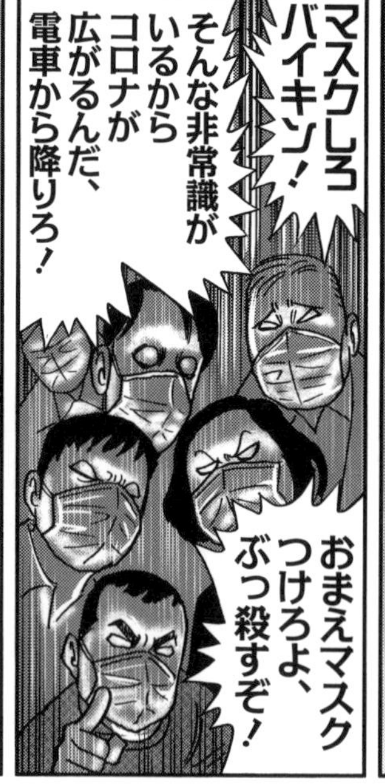
マスクしろバイキン！
そんな非常識がいるからコロナが広がるんだ、電車から降りろ！
おまえマスクつけろよ、ぶっ殺すぞ！

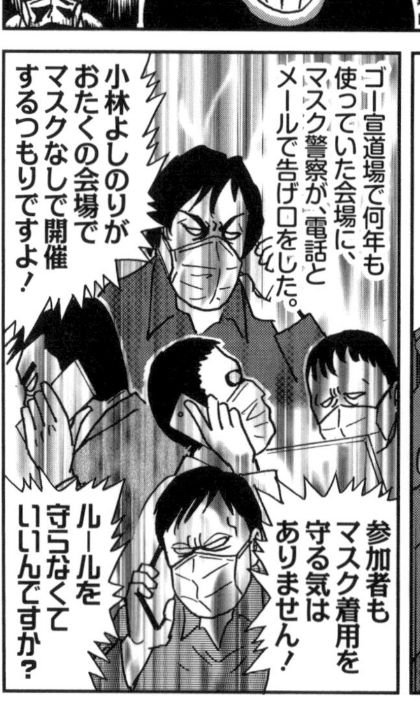
ゴー宣道場で何年も使っていた会場に、マスク警察が、電話とメールで告げ口をした。
小林よしのりがおたくの会場でマスクなしで開催するつもりですよ！
参加者もマスク着用を守る気はありません！
ルールを守らなくていいんですか？

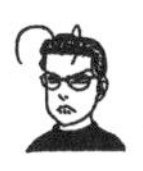

マスクには効果がない。マナーとしても効果がない。いずれ科学的に論証しよう。

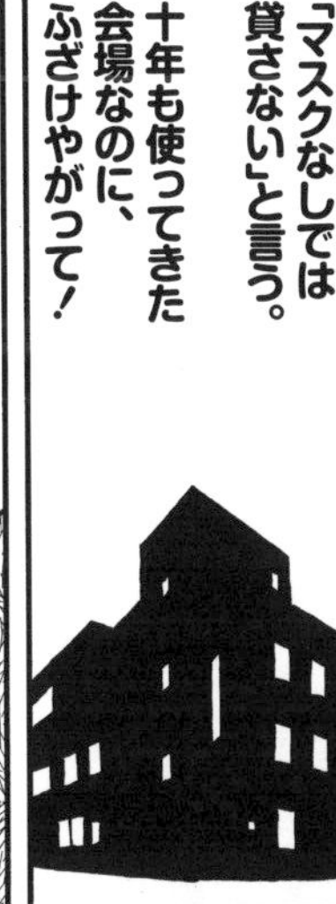

すると会場側が怯え、「マスクなしでは貸さない」と言う。
十年も使ってきた会場なのに、ふざけやがって！

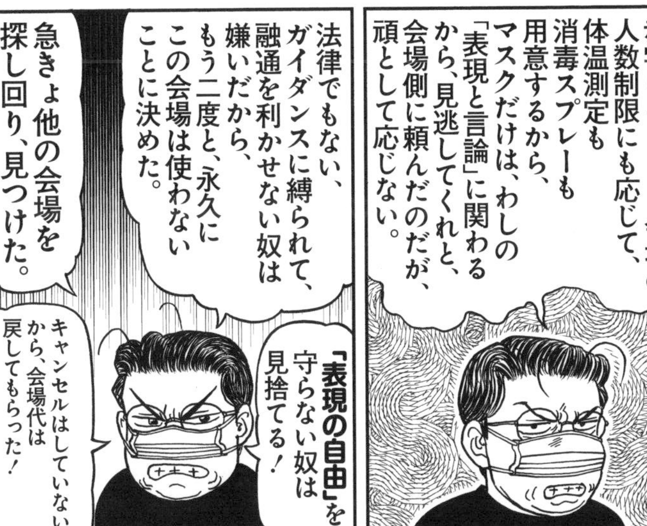

赤字になるけど、会場の人数制限にも応じて、体温測定も消毒スプレーも用意するから、マスクだけは、わしの「表現と言論」に関わるから、見逃してくれと、会場側に頼んだのだが、頑として応じない。
法律でもない、ガイダンスに縛られて、融通を利かせない奴は嫌いだから、もう二度と、永久にこの会場は使わないことに決めた。
「表現の自由」を守らない奴は見捨てる！
急きょ他の会場を探し回り、見つけた。
キャンセルはしていないから、会場代は戻してもらった！

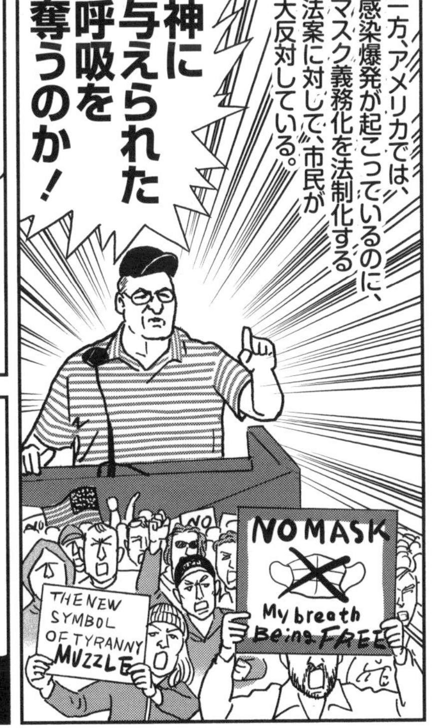

一方、アメリカでは、感染爆発が起こっているのに、マスク義務化を法制化する法案に対して、市民が大反対している。
神に与えられた呼吸を奪うのか！
NO MASK
My breath Being FREE
THE NEW SYMBOL OF TYRANNY MUZZLE

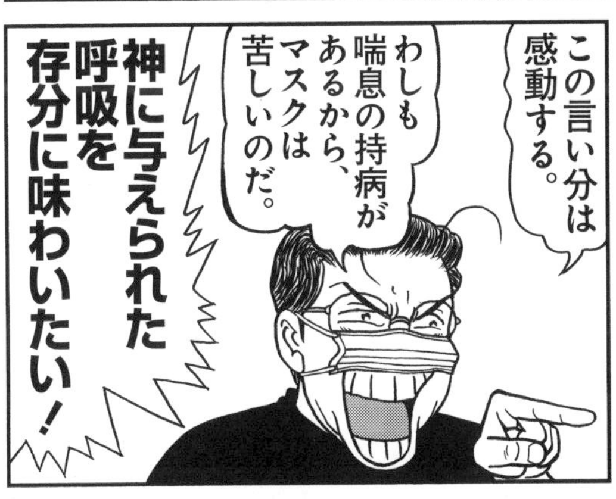

この言い分は感動する。
わしも喘息の持病があるから、マスクは苦しいのだ。
神に与えられた呼吸を存分に味わいたい！

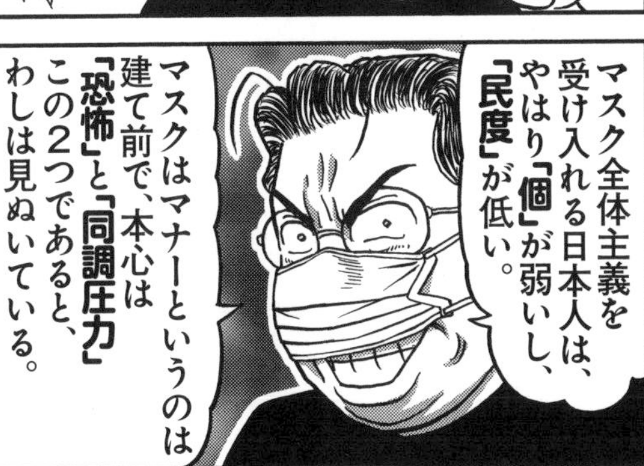

マスク全体主義を受け入れる日本人は、やはり「個」が弱いし、「民度」が低い。
マスクはマナーというのは建て前で、本心は「恐怖」と「同調圧力」この2つであると、わしは見ぬいている。

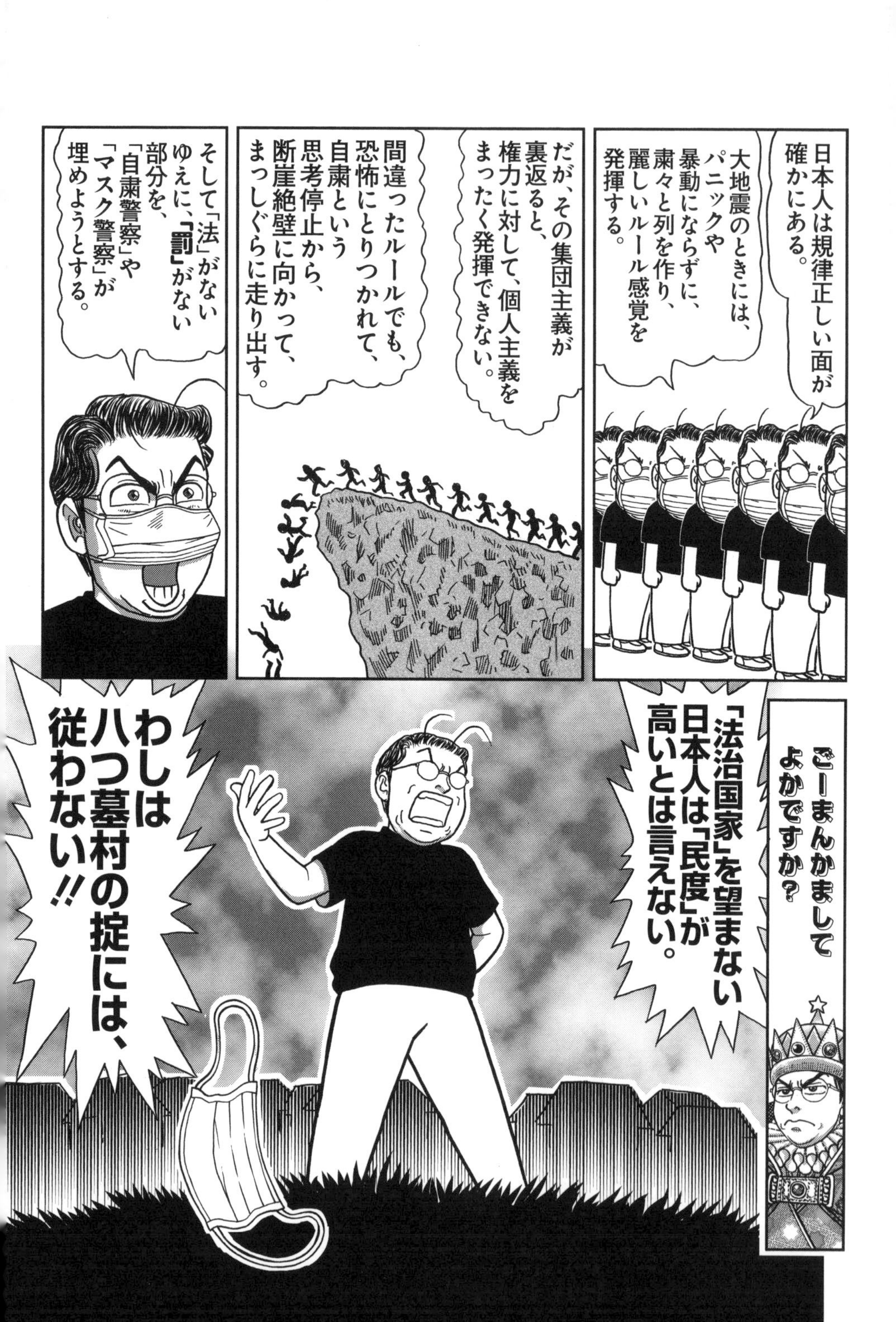
日本人は規律正しい面が確かにある。
大地震のときには、パニックや暴動にならずに、粛々と列を作り、麗しいルール感覚を発揮する。
だが、その集団主義が裏返ると、権力に対して、個人主義をまったく発揮できない。
間違ったルールでも、恐怖にとりつかれて、自粛という思考停止から、断崖絶壁に向かって、まっしぐらに走り出す。
そして「法」がないゆえに、「罰」がない部分を、「自粛警察」や「マスク警察」が埋めようとする。
ごーまんかましてよかですか?
「法治国家」を望まない日本人は「民度」が高いとは言えない。
わしは八つ墓村の掟には、従わない!!

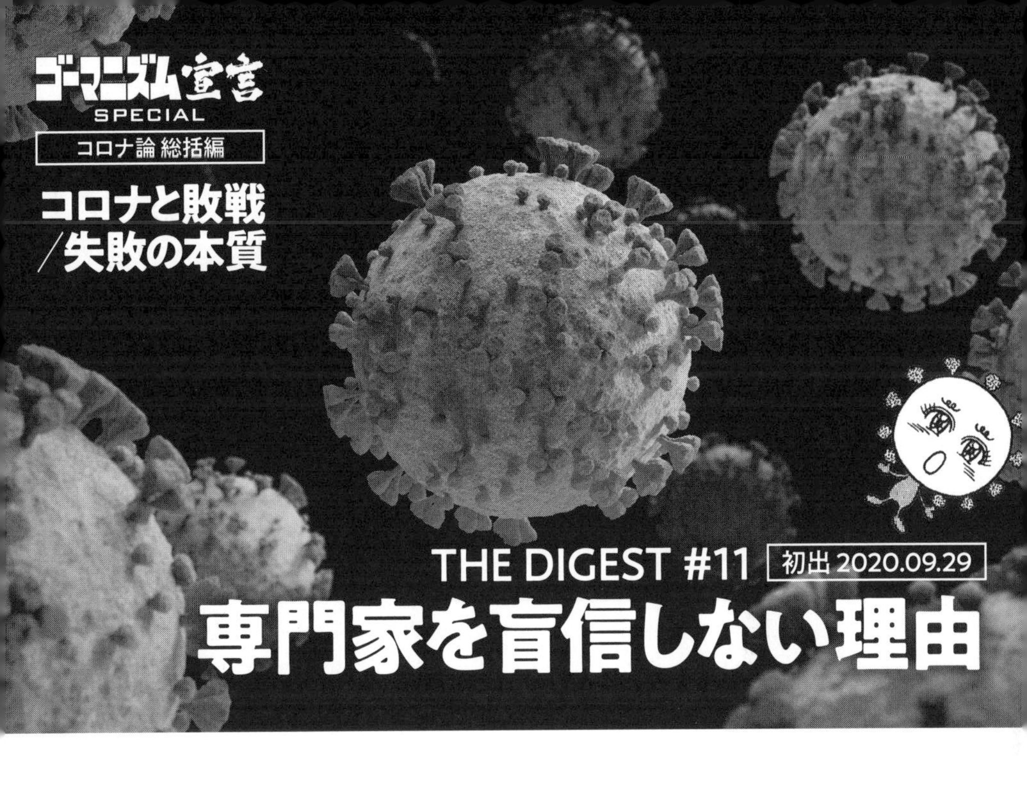

ゴーマニズム宣言
SPECIAL
コロナ論 総括編
コロナと敗戦／失敗の本質
THE DIGEST #11
初出 2020.09.29
専門家を盲信しない理由

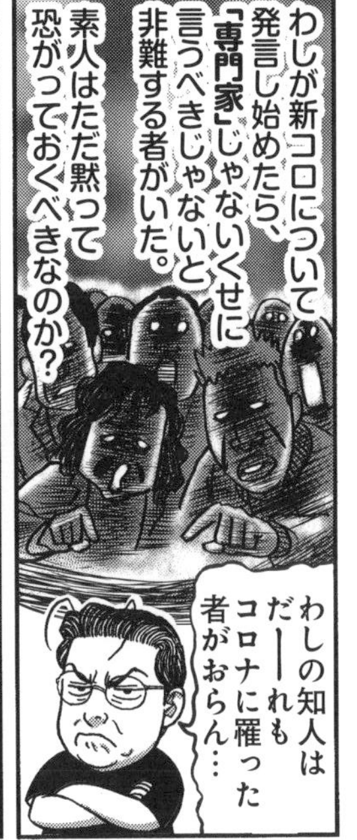

わしが新コロについて発言し始めたら、「専門家」じゃないくせに言うべきじゃないと非難する者がいた。
素人はただ黙って恐がっておくべきなのか？
わしの知人はだーーれもコロナに罹った者がおらん…

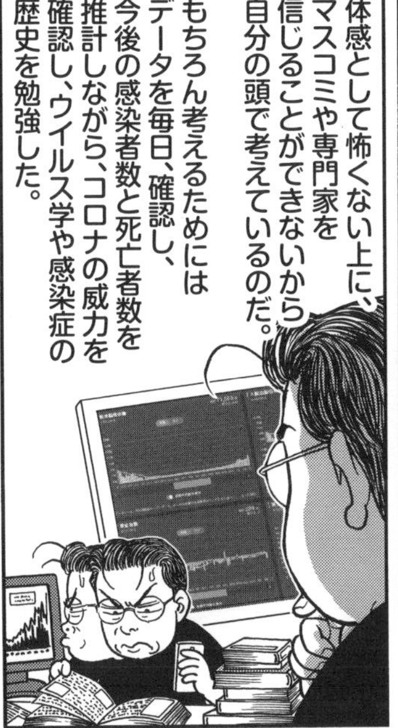

体感として怖くない上に、マスコミや専門家を信じることができないから自分の頭で考えているのだ。
もちろん考えるためにはデータを毎日、確認し、今後の感染者数と死亡者数を推計しながら、コロナの威力を確認し、ウイルス学や感染症の歴史を勉強した。

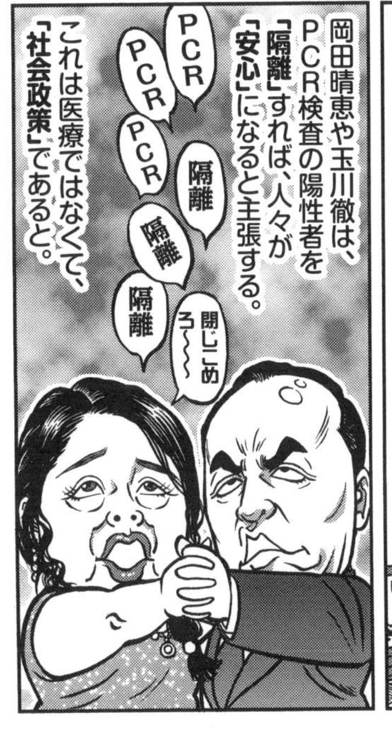

岡田晴恵や玉川徹は、PCR検査の陽性者を「隔離」すれば、人々が「安心」になると主張する。
PCR
PCR
PCR
PCR
隔離
隔離
隔離
閉じこめろ〜〜
これは医療ではなくて、「社会政策」であると。

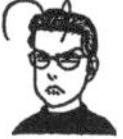

玉川徹は「隔離」を「保護」と言い換えたりしているが、ペテンである。「保護」されるのは社会であり、無症状の陽性者（感染すらしていない可能性あり）が危険人物として人権を制限されるのだから、憲法違反になる。

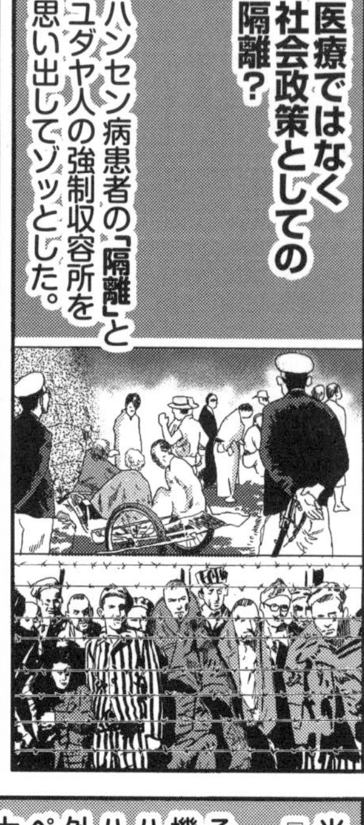
医療ではなく社会政策としての隔離？
ハンセン病患者の「隔離」とユダヤ人の強制収容所を思い出してゾッとした。

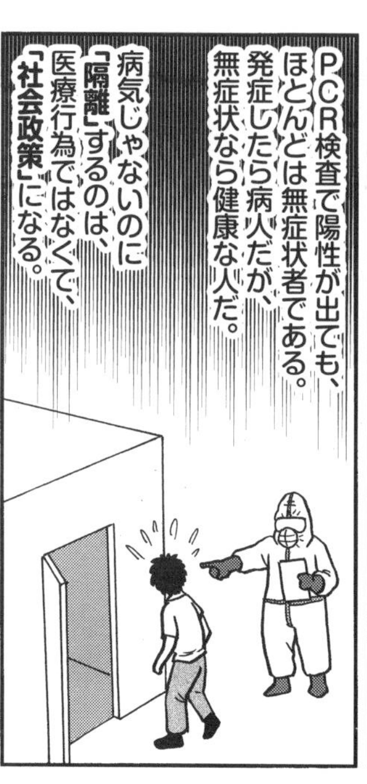
PCR検査で陽性が出ても、ほとんどは無症状者である。発症したら病人だが、無症状なら健康な人だ。
病気じゃないのに「隔離」するのは、医療行為ではなくて、「社会政策」になる。

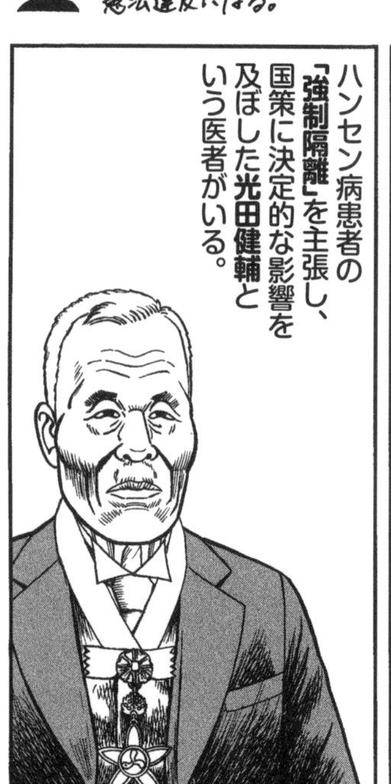
ハンセン病患者の「強制隔離」を主張し、国策に決定的な影響を及ぼした光田健輔という医者がいる。

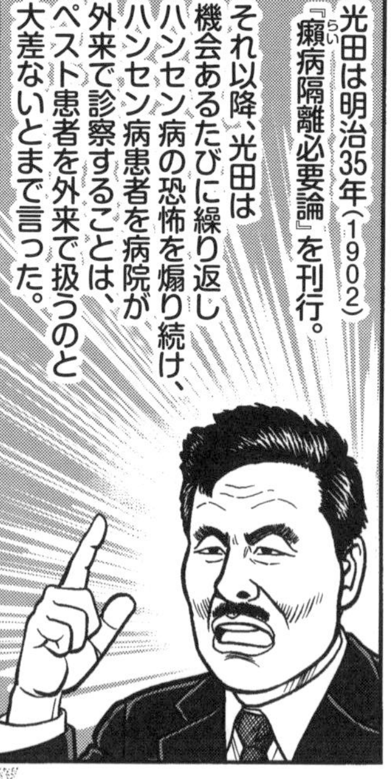
光田は明治35年（1902）『癩（らい）病隔離必要論』を刊行。
それ以降、光田は機会あるたびに繰り返しハンセン病の恐怖を煽り続け、ハンセン病患者を病院が外来で診察することは、ペスト患者を外来で扱うのと大差ないとまで言った。

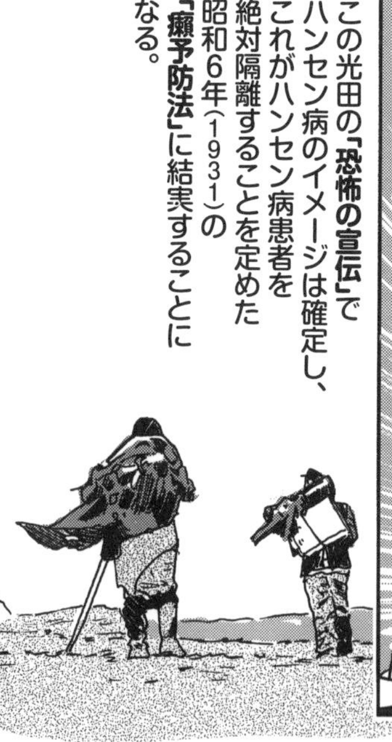
この光田の「恐怖の宣伝」でハンセン病のイメージは確定し、これがハンセン病患者を絶対隔離することを定めた昭和6年（1931）の「癩予防法」に結実することになる。

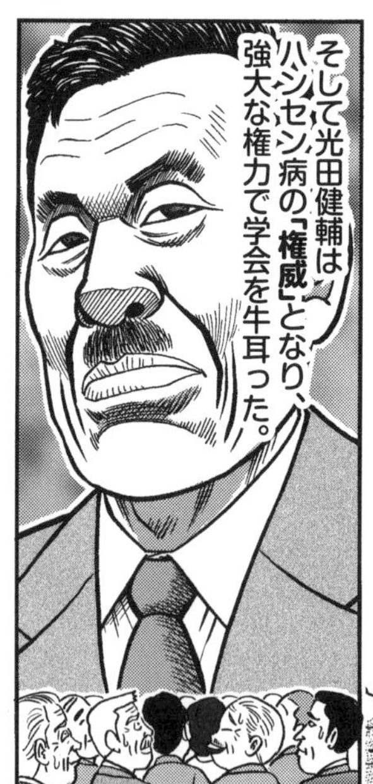
そして光田健輔はハンセン病の「権威」となり、強大な権力で学会を牛耳った。

だが、そんな中でただ一人、光田の学説に真っ向から異を唱えた医者がいた。

その名を**小笠原登**という。

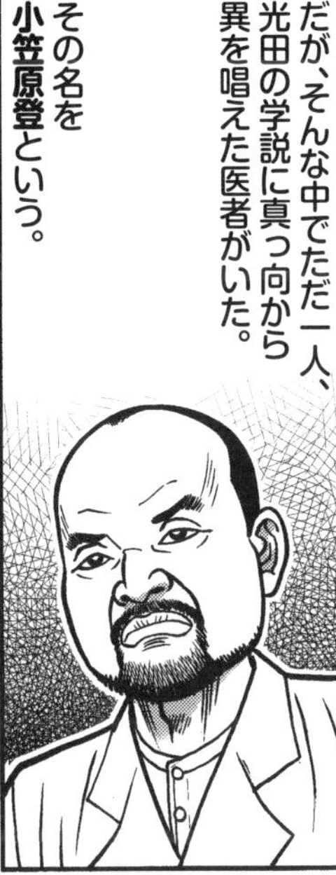

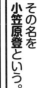

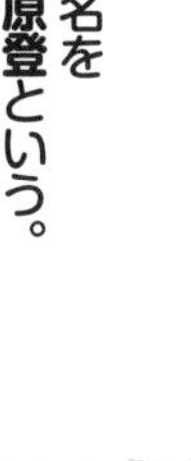

小笠原は、癩予防法が制定された昭和6年、**「癩に関する三つの迷信」**という論稿を発表。

「癩は不治の疾病である」
「癩は遺伝病である」
「癩は強烈な伝染病である」
という三点を迷信であると断言した。

このうち**「不治の疾病」**ではない、**「強烈な伝染病」**ではないの二点は、光田健輔の学説と、それに基づく国策を真っ向から否定するものだった。

小笠原は自らの経験から、ハンセン病は結核よりもはるかに治癒性が高いとして、それが**「不治」**とされるのは、病気が治っても障害が残る場合があるためと言い、本来治癒するにもかかわらず、貧困で十分な医療を受けられない人がいるためだと主張した。

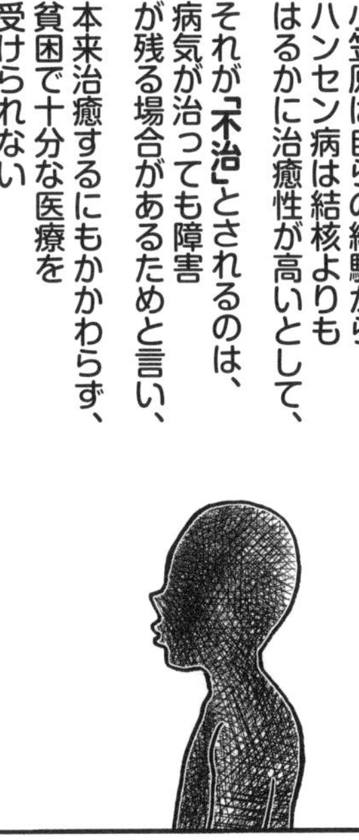

また、ハンセン病の伝染性は**「甚だ微弱」**であり、感染しやすい人と感染しない人がいると指摘した。

従来は**「らい菌」**という外的病因ばかりが注目されていたが、ハンセン病に罹る人は体質的に感染・発病しやすい内的素質があり、それは具体的には**「栄養の不良」**によるものだというのである。

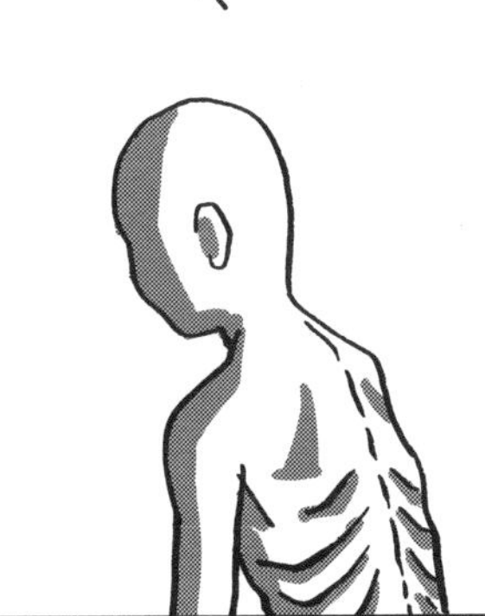

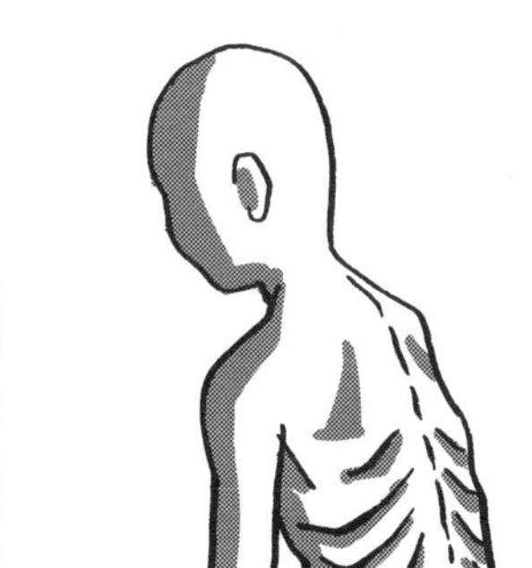

これは、新型コロナで
発病・重症化する人には
もともと基礎疾患などが
ある場合が多いという
こととも似ている。

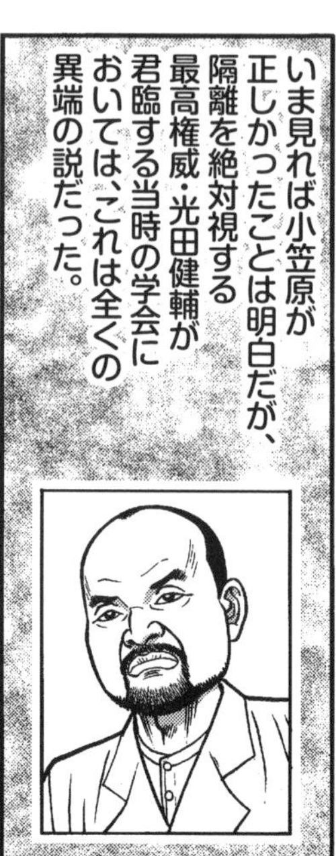
いま見れば小笠原が
正しかったことは明白だが、
隔離を絶対視する
最高権威・光田健輔が
君臨する当時の学会に
おいては、これは全くの
異端の説だった。

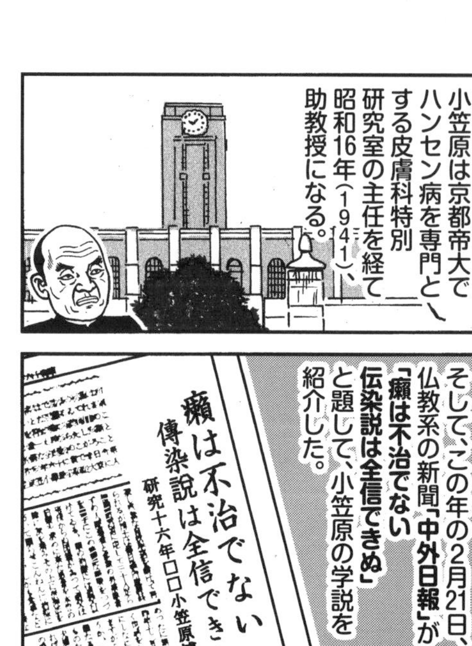
小笠原は京都帝大で
ハンセン病を専門と
する皮膚科特別
研究室の主任を経て
昭和16年(1941)、
助教授になる。
そして、この年の2月21日、
仏教系の新聞「中外日報」が
「癩は不治でない
伝染説は全信できぬ」
と題して、小笠原の学説を
紹介した。
癩は不治でない
傳染説は全信できぬ
研究十六年□□小笠原博士談

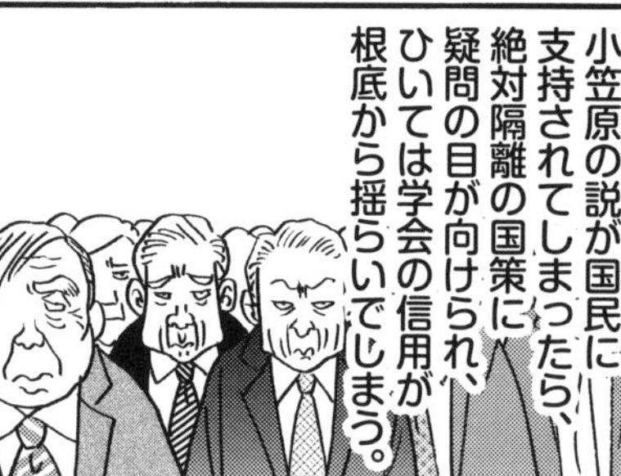
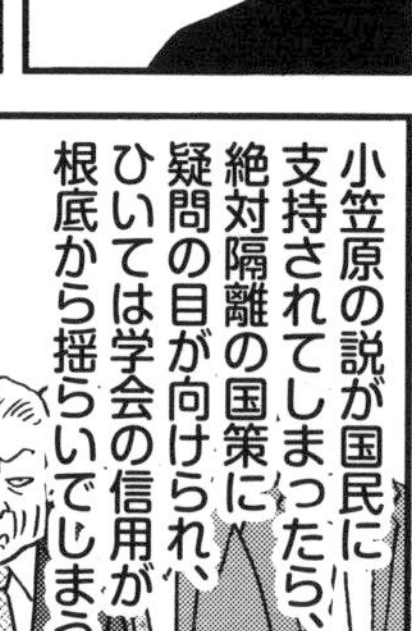
小笠原の説が国民に
支持されてしまったら、
絶対隔離の国策に
疑問の目が向けられ、
ひいては学会の信用が
根底から揺らいでしまう。

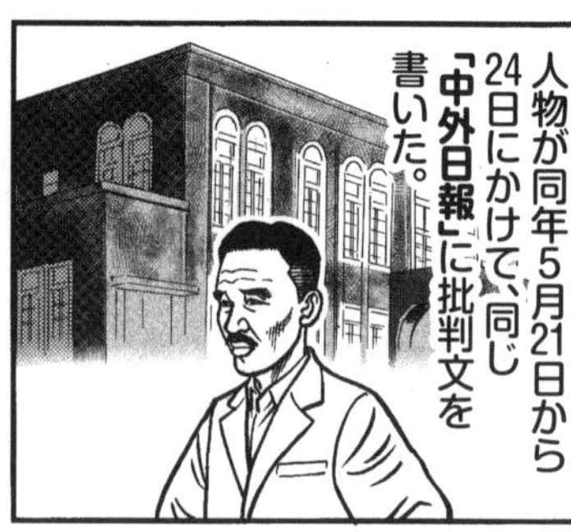
そこで長島愛生園
医官の早田皓という
人物が同年5月21日から
24日にかけて、同じ
「中外日報」に批判文を
書いた。

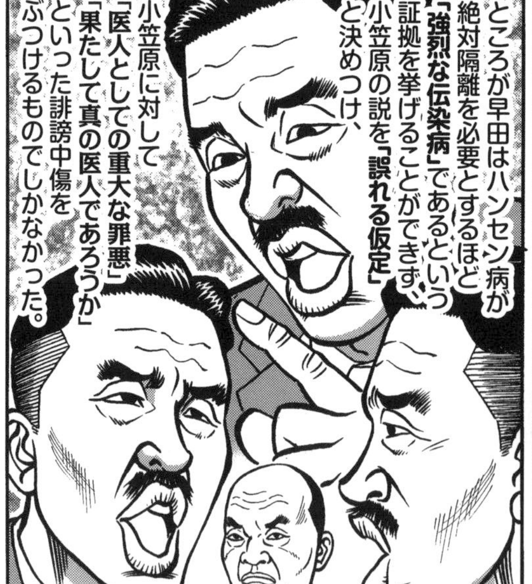
ところが早田はハンセン病が
絶対隔離を必要とするほど
「強烈な伝染病」であるという
証拠を挙げることができず、
小笠原の説を「誤れる仮定」
と決めつけ、
小笠原に対して
「医人としての重大な罪悪」
「果たして真の医人であろうか」
といった誹謗中傷を
ぶつけるものでしかなかった。

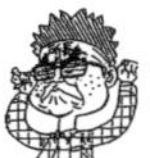

創刊9年目に突入したWebマガジン「小林よしのりライジング」は第2次安倍政権発足当初から、これが「言うだけ番長」で公約を実行する気がないであろうこと、またいつか病気が再発して政権を投げ出すであろうことを予測していた。そしてそれが的中！なぜみんなこれに「お疲れさま」なんて言えるのか？ライジングはこれからも真実を追究！

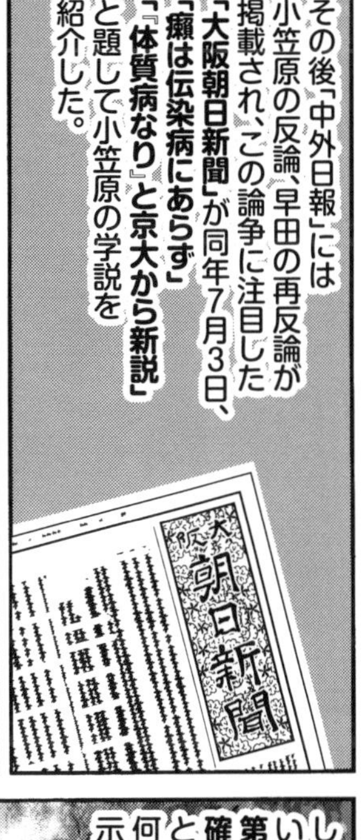
その後「中外日報」には小笠原の反論、早田の再反論が掲載され、この論争に注目した「大阪朝日新聞」が同年7月3日、「癩は伝染病にあらず」「『体質病なり』と京大から新説」と題して小笠原の学説を紹介した。
大阪朝日新聞

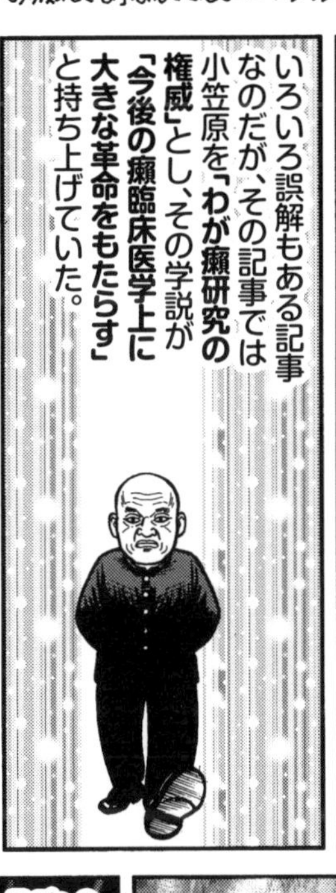
いろいろ誤解もある記事なのだが、その記事では小笠原を「わが癩研究の権威」とし、その学説が「今後の癩臨床医学上に大きな革命をもたらす」と持ち上げていた。

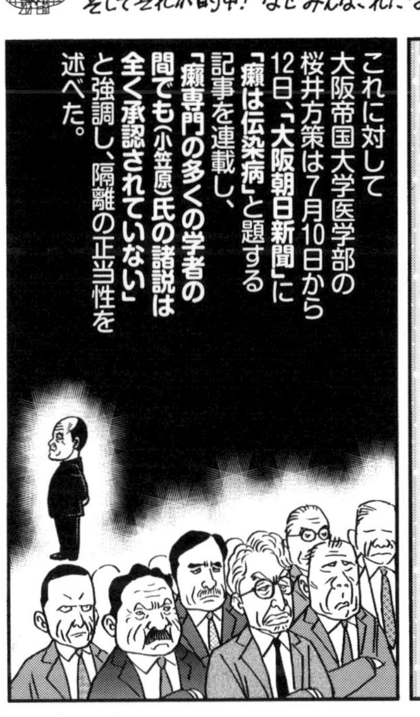
これに対して大阪帝国大学医学部の桜井方策は7月10日から12日、「大阪朝日新聞」に「癩は伝染病」と題する記事を連載し、「癩専門の多くの学者の間でも(小笠原)氏の諸説は全く承認されていない」と強調し、隔離の正当性を述べた。

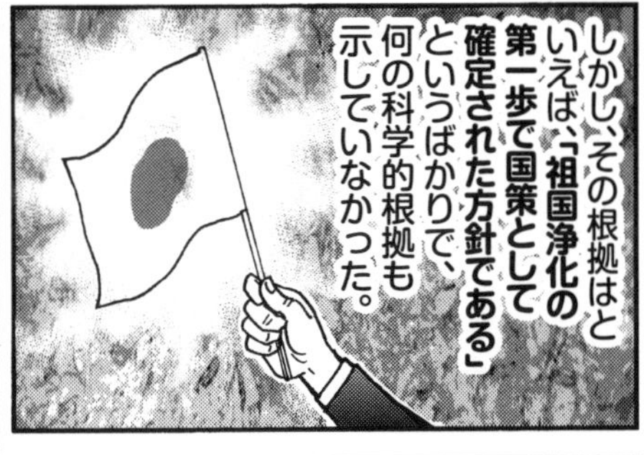
しかし、その根拠はといえば、「祖国浄化の第一歩で国策として確定された方針である」というばかりで、何の科学的根拠も示していなかった。

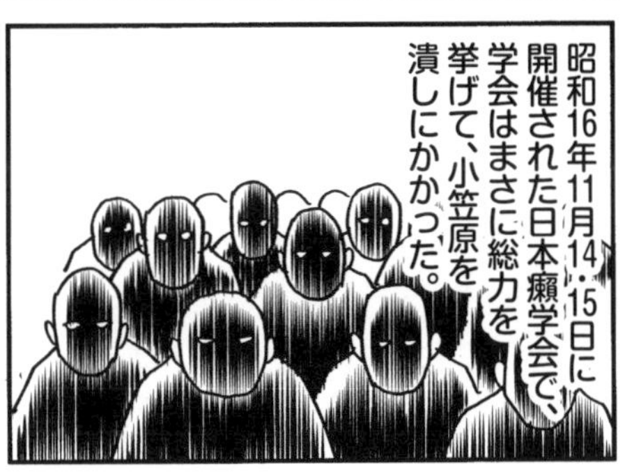
昭和16年11月14・15日に開催された日本癩学会で、学会はまさに総力を挙げて、小笠原を潰しにかかった。

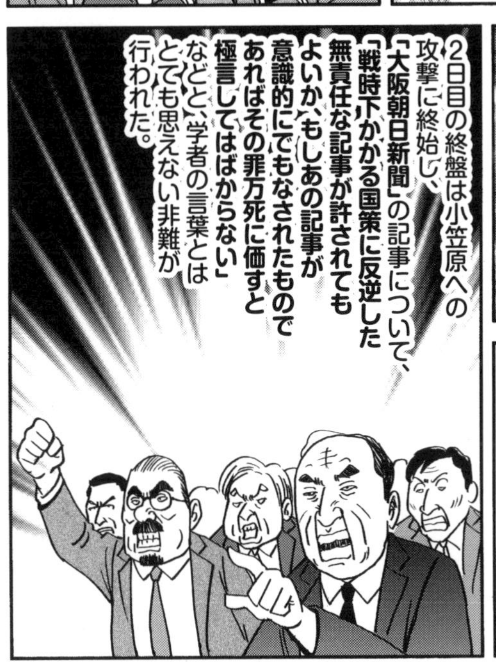
2日目の終盤は小笠原への攻撃に終始し、「大阪朝日新聞」の記事について、「戦時下かかる国策に反逆した無責任な記事が許されてもよいか、もしあの記事が意識的にでもなされたものであればその罪万死に価すと極言してはばからない」などと、学者の言葉とはとても思えない非難が行われた。

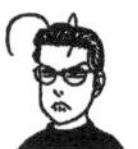

小池百合子が「ハンマー＆ダンス」と言っていたが、その方法は何度もリバウンドが来るだけで、経済的損失が計り知れない。

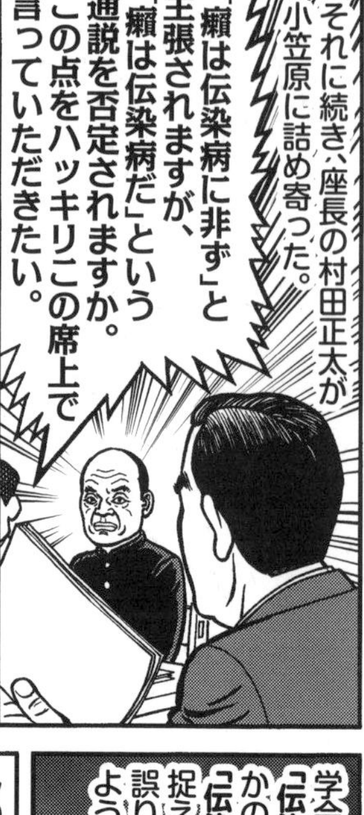

それに続き、座長の村田正太が小笠原に詰め寄った。
「癩は伝染病に非ず」と主張されますが、「癩は伝染病だ」という通説を否定されますか。この点をハッキリこの席上で言っていただきたい。

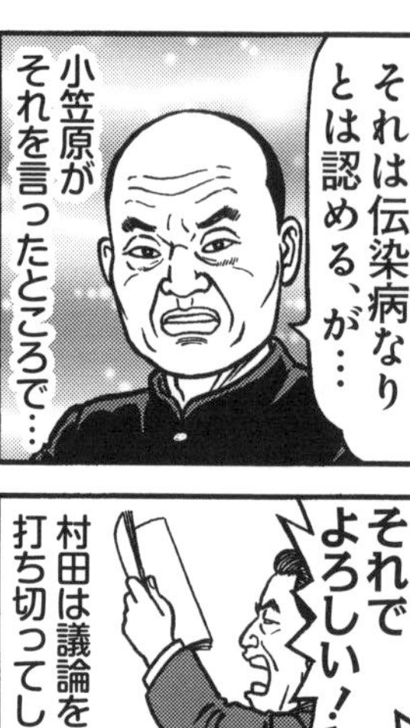

それは伝染病なりとは認める、が…
小笠原がそれを言ったところで…

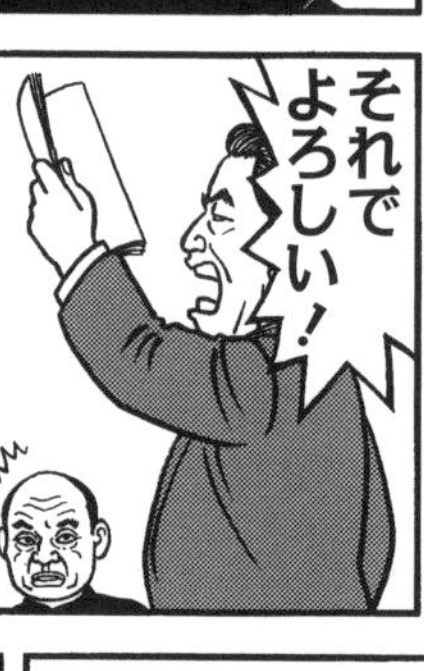

それでよろしい！
村田は議論を打ち切ってしまった。

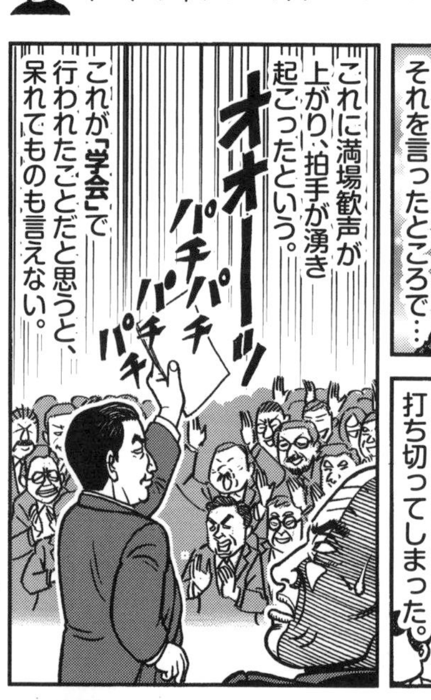

オオーーッ
パチパチパチパチパチ
これに満場歓声が上がり、拍手が湧き起こったという。
これが「学会」で行われたことだと思うと、呆れてものも言えない。

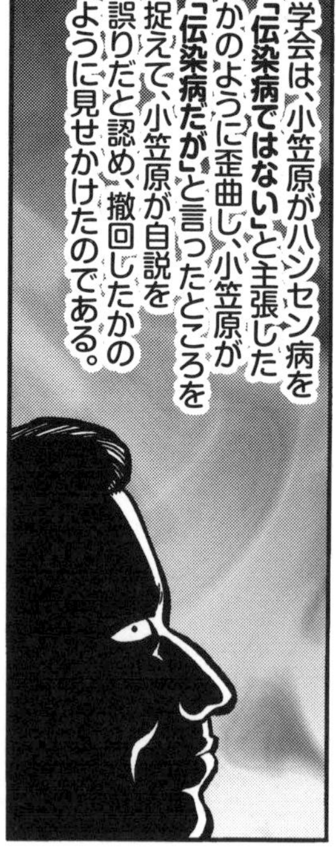

学会は、小笠原がハンセン病を「伝染病ではない」と主張したかのように歪曲し、「伝染病だが」と言ったところを捉えて、小笠原が自説を誤りだと認め、撤回したかのように見せかけたのである。

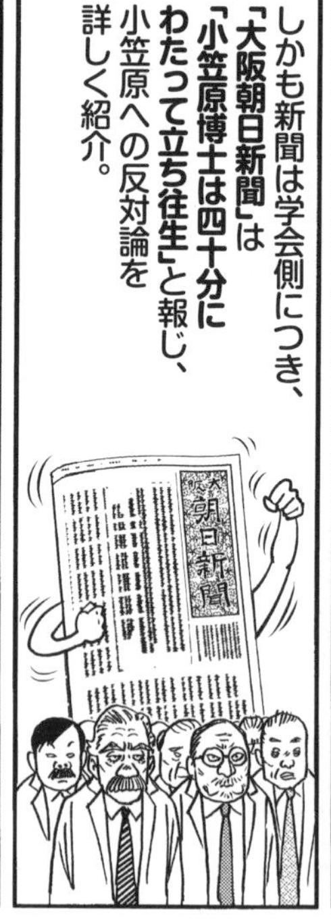

しかも新聞は学会側につき、「大阪朝日新聞」は「小笠原博士は四十分にわたって立ち往生」と報じ、小笠原への反対論を詳しく紹介。
大阪朝日新聞

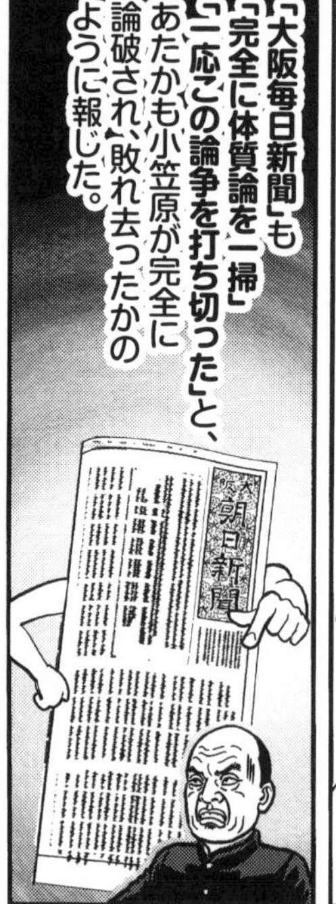

「大阪毎日新聞」も「完全に体質論を一掃」「一応この論争を打ち切った」と、あたかも小笠原が完全に論破され、敗れ去ったかのように報じた。
大阪朝日新聞

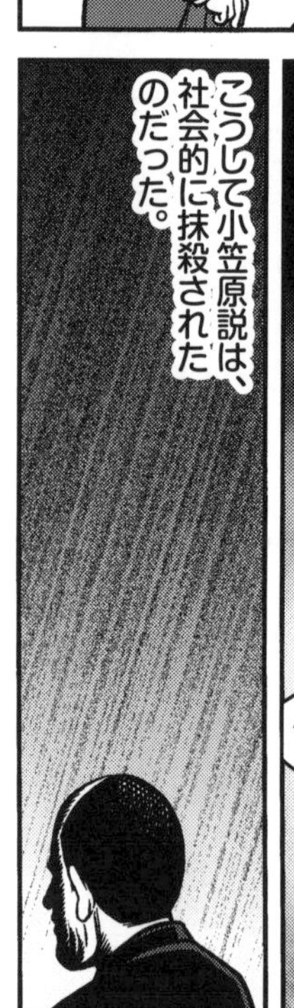

こうして小笠原説は、社会的に抹殺されたのだった。

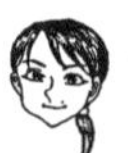

発売前に重版が決まり、好スタートを切った『コロナ論』！しかし、自粛＆マスク警察はまだまだ跋扈しています。コロナを科学的に正しく分析しているだけでなく、コロナによって明らかになった日本人の諸問題を、大局的な視点で捉えて考える、とても深い重要な一冊になっています！一日も早くコロナ脳を解こう！

小笠原はその後も学会での発言を続けたが、脚光を浴びることはなかった。

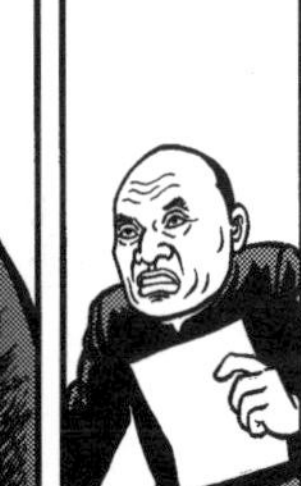

その一方で光田健輔はハンセン病の権威として学界に君臨し続け、戦後も絶対隔離政策の維持に尽力し、文化勲章を受章。

「救癩の父」と呼ばれて、神格化され、その名声の中で昭和39年（1964）、88歳で死んだ。

光田の業績に対して批判の目が向けられるようになるのは、死後しばらく経過してからのことで、光田が主導したハンセン病患者の隔離政策が撤回され、**「らい予防法」**が廃止されたのは、光田の死から実に31年も後の平成8年（1996）。

らい予防法廃止法成立
「隔離」の根拠に終止符

国が政策の誤りを認めて謝罪したのはさらに5年後、らい予防法違憲国家賠償請求訴訟で違憲判決が出た後の平成13年（2001）だった。

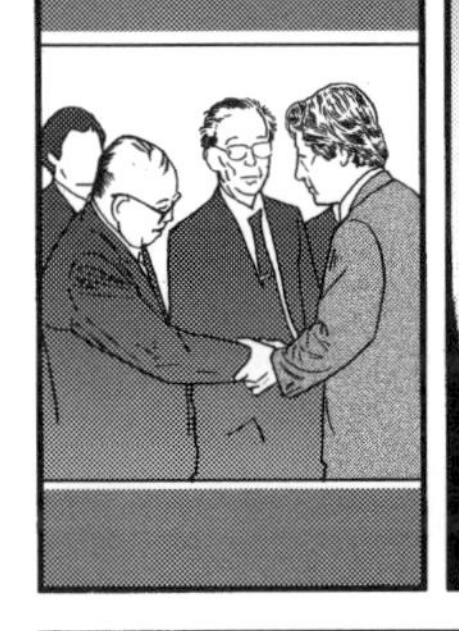

小笠原登は昭和23年（1948）、60歳で京都大学皮膚科を退職、国立豊橋病院皮膚科の医師となった。

病院には小笠原を慕う患者が押し寄せたが、豊橋病院は風評を気にしてハンセン病患者の受け入れに難色を示した。

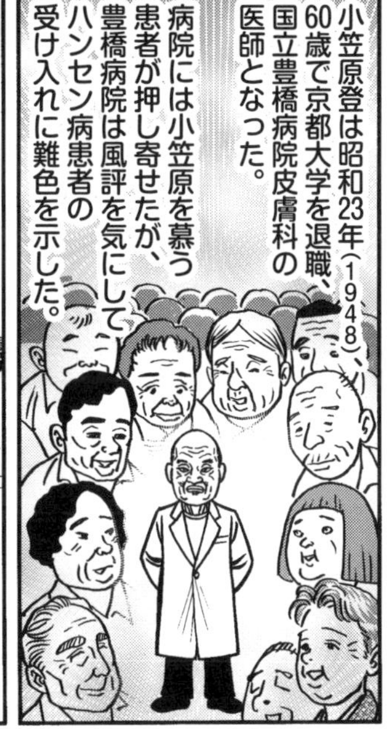

そこで小笠原は官舎の部屋で秘かに治療を続け、週末には実家の円周寺で治療を行った。

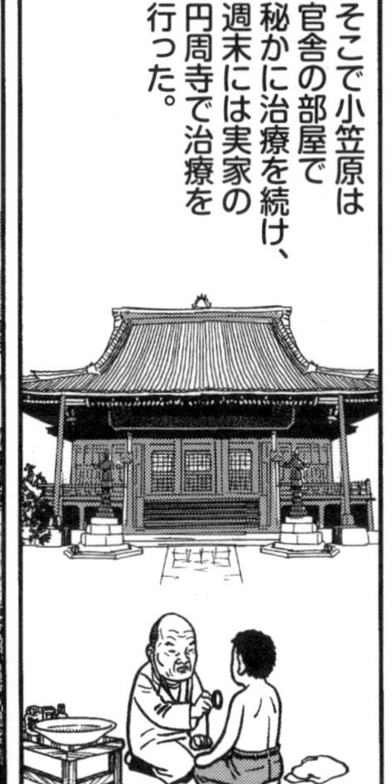

貧乏な患者には、薬代は全治の後でいいと事実上、無料で治療し、円周寺まで来られない患者には遠方まで往診したという。

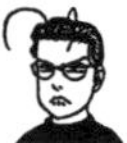
スウェーデンは集団免疫で終息している。日本も最初に膨大に新コロを入れてしまったのだから、もう手遅れだ。重症者の治療に集中して、陽性者は放っておけばいい。

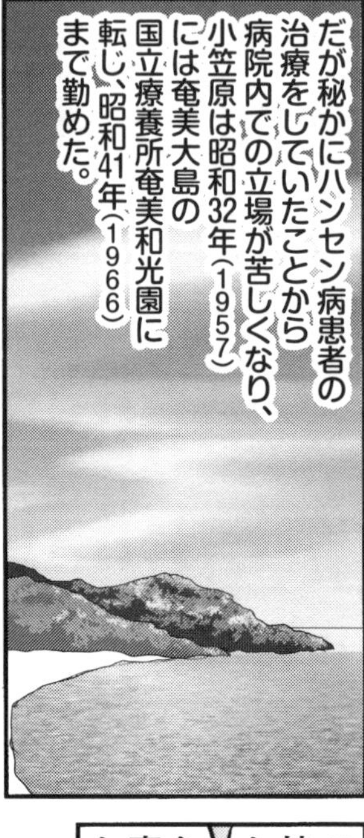

だが秘かにハンセン病患者の治療をしていたことから病院内での立場が苦しくなり、小笠原は昭和32年（1957）には奄美大島の国立療養所奄美和光園に転じ、昭和41年（1966）まで勤めた。

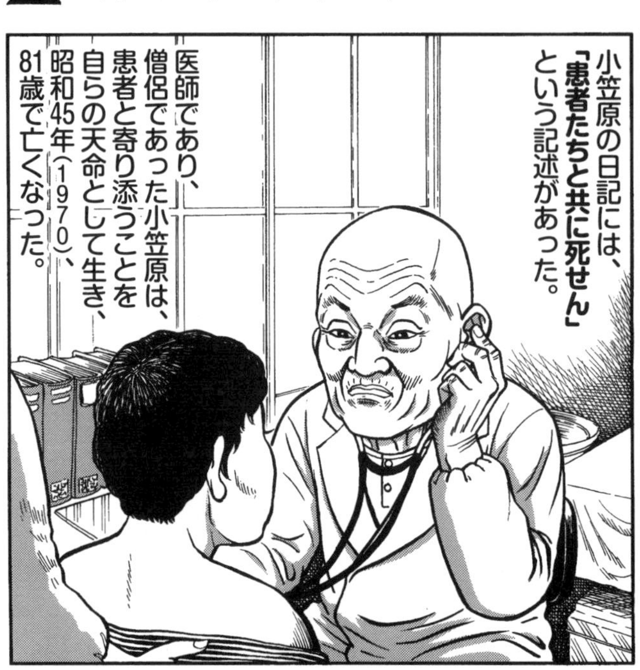

小笠原の日記には、「患者たちと共に死せん」という記述があった。
医師であり、僧侶であった小笠原は、患者と寄り添うことを自らの天命として生き、昭和45年（1970）、81歳で亡くなった。

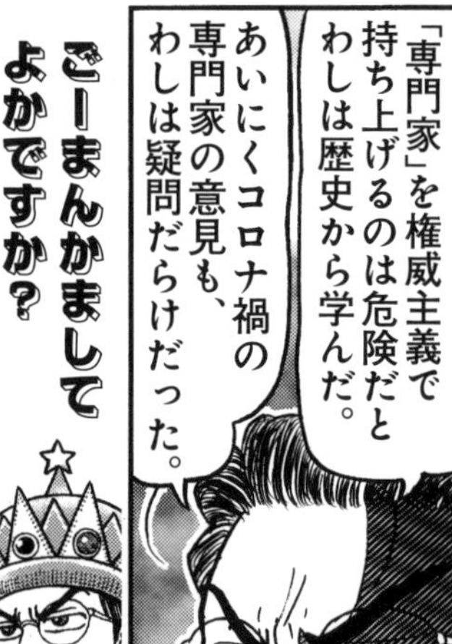

「専門家」を権威主義で持ち上げるのは危険だとわしは歴史から学んだ。
あいにくコロナ禍の専門家の意見も、わしは疑問だらけだった。
ごーまんかましてよかですか？

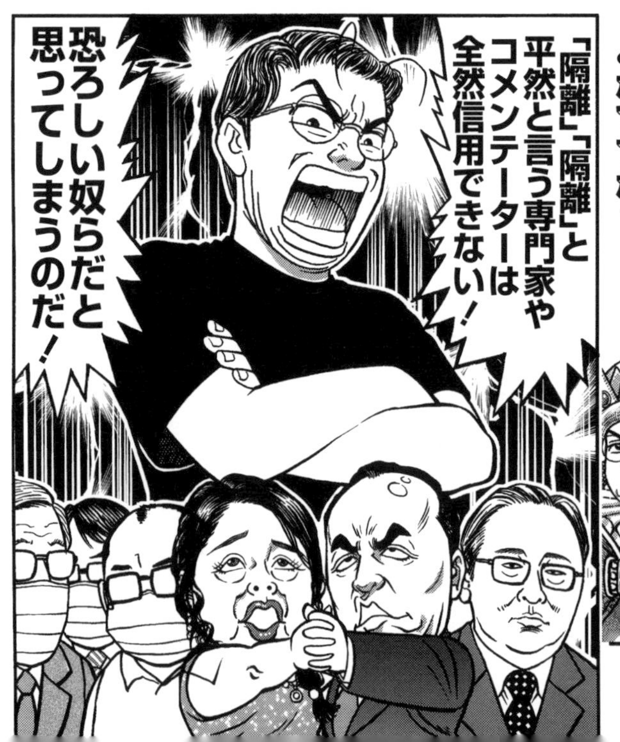

「隔離」「隔離」と平然と言う専門家やコメンテーターは全然信用できない！
恐ろしい奴らだと思ってしまうのだ！

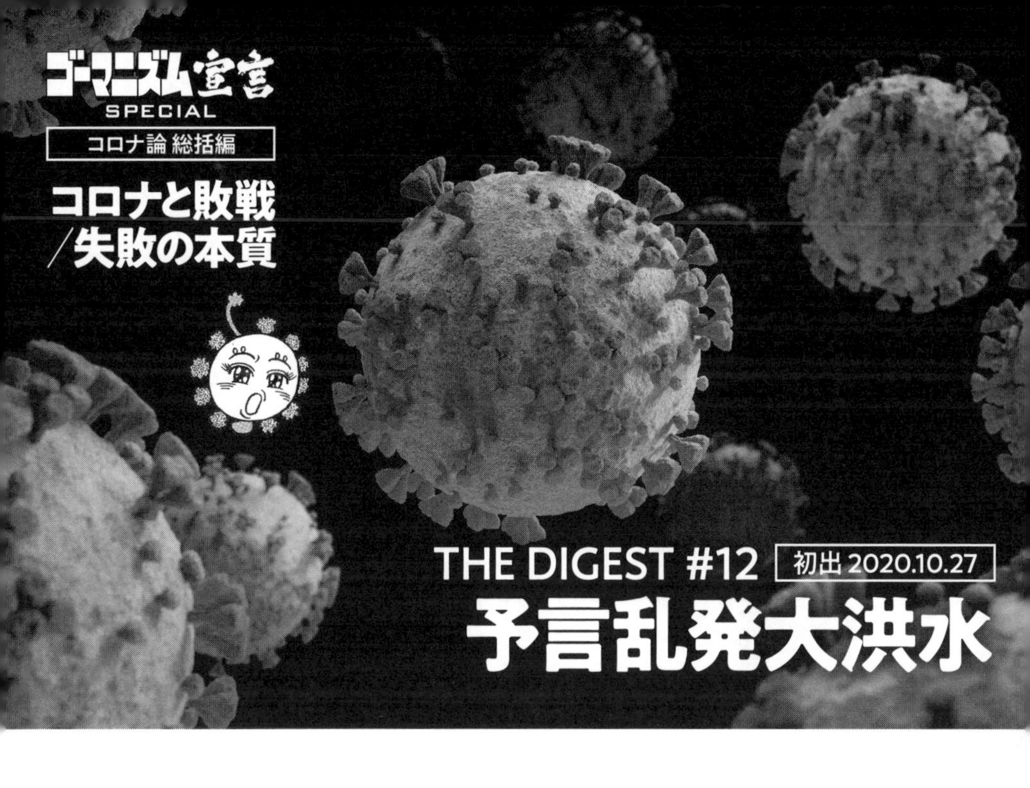
ゴーマニズム宣言
SPECIAL
コロナ論 総括編
コロナと敗戦
／失敗の本質
THE DIGEST #12
初出 2020.10.27
予言乱発大洪水

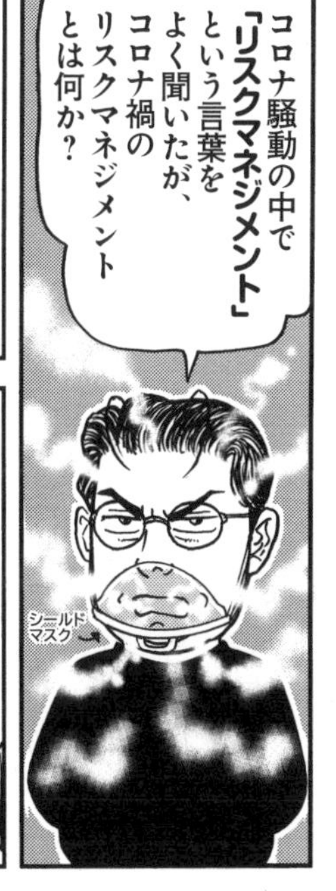
コロナ騒動の中で「リスクマネジメント」という言葉をよく聞いたが、コロナ禍のリスクマネジメントとは何か？
シールドマスク

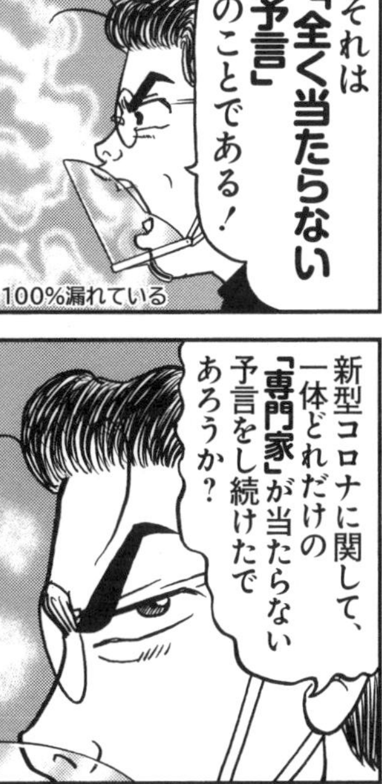
それは「全く当たらない予言」のことである！
100%漏れている
新型コロナに関して、一体どれだけの「専門家」が当たらない予言をし続けたであろうか？

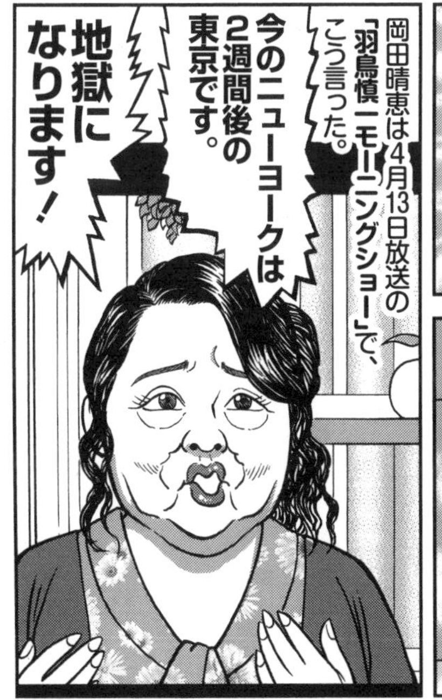
岡田晴恵は4月13日放送の「羽鳥慎一モーニングショー」で、こう言った。
今のニューヨークは2週間後の東京です。
地獄になります！

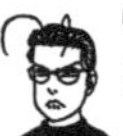

『コロナ論2』の製作が着々と進んでいる。『コロナ論1』は「経済の方が命より重い」というテーマを伝えるために緊急出版として発売した。今度は生命とウイルスの真実を解き明かすさらにパワーアップした内容になっている。

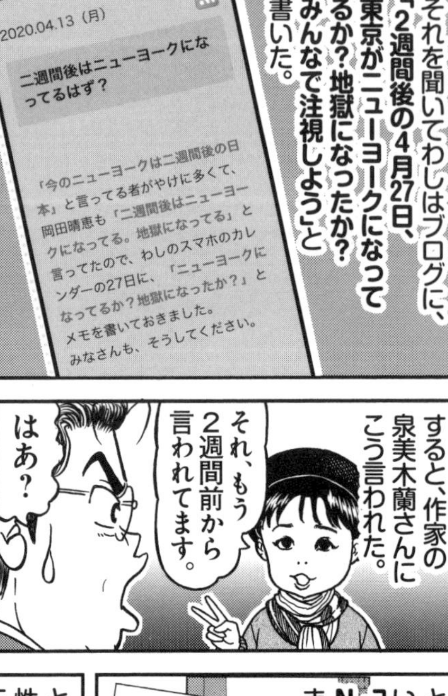
それを聞いてわしはブログに、「2週間後の4月27日、東京がニューヨークになってるか？ 地獄になったか？ みんなで注視しよう」と書いた。
2020.04.13（月）
二週間後はニューヨークになってるはず？
「今のニューヨークは二週間後の日本」と言ってる者がやけに多くて、岡田晴恵も「二週間後はニューヨークになってる。地獄になってる」と言ってたので、わしのスマホのカレンダーの27日に、「ニューヨークになってるか？地獄になったか？」とメモを書いておきました。
みなさんも、そうしてください。
すると、作家の泉美木蘭さんにこう言われた。
それ、もう2週間前から言われてます。
はあ？

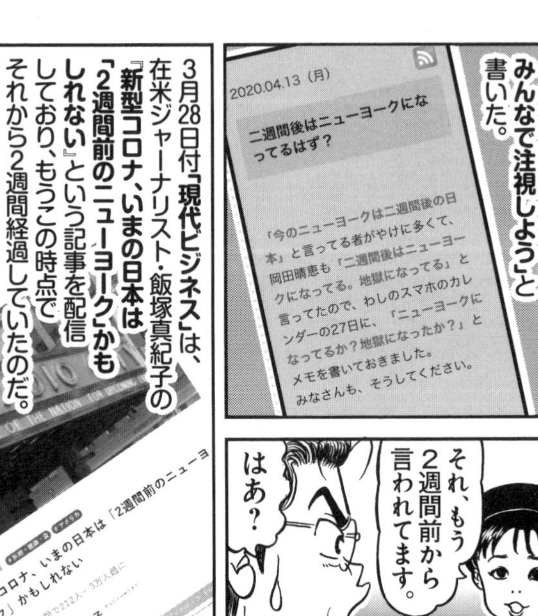
3月28日付「現代ビジネス」は、在米ジャーナリスト・飯塚真紀子の『新型コロナ、いまの日本は「2週間前のニューヨーク」かもしれない』という記事を配信しており、もうこの時点でそれから2週間経過していたのだ。
2020.03.28
新型コロナ、いまの日本は「2週間前のニューヨーク」かもしれない
感染者は2週間で212人→3万人超に
飯塚 真紀子
プロフィール

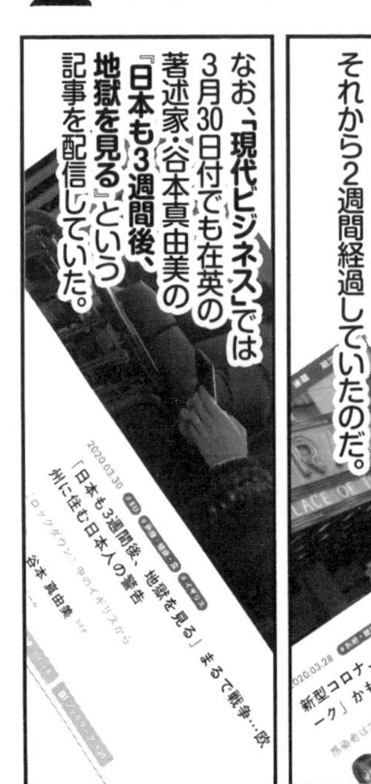
なお、「現代ビジネス」では3月30日付でも在英の著述家・谷本真由美の『日本も3週間後、地獄を見る』という記事を配信していた。
2020.03.30
「日本も3週間後、地獄を見る」まるで戦争…欧州に住む日本人の警告
ロックダウン中のイギリスから
谷本 真由美

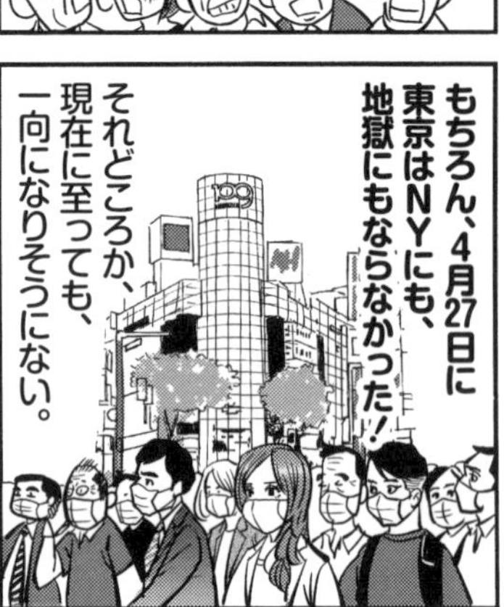
とにかくこの頃、いろんな予言者が「数週間後に東京がNYになる」と言いまくっていたのだ。
もちろん、4月27日に東京はNYにも地獄にもならなかった！
それどころか、現在に至っても、一向になりそうにない。

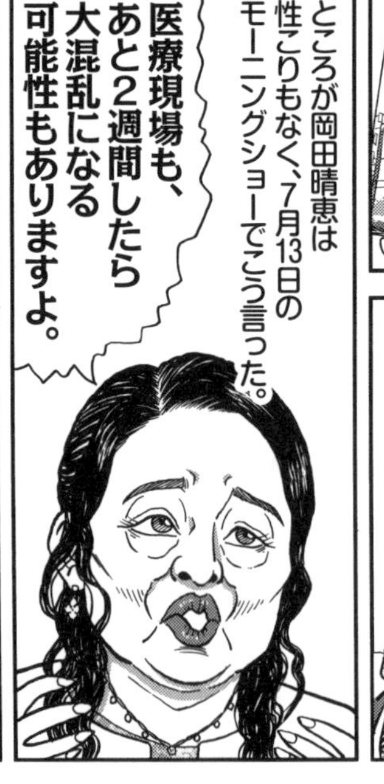
ところが岡田晴恵は性こりもなく、7月13日のモーニングショーでこう言った。
医療現場も、あと2週間したら大混乱になる可能性もありますよ。

そこでわしはスマホのカレンダーの7月27日に記入した。
7/27 医療崩壊、したか？
「医療崩壊、したか？」

会計
もちろん医療崩壊は起こらなかった！

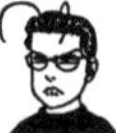

アメリカでは新型コロナで20万人が死んでいる。だが「日本では」たった1600人超である。欧米人はネアンデルタール人の遺伝子を持っていて、これが新コロの重症化を招いているという説もある。

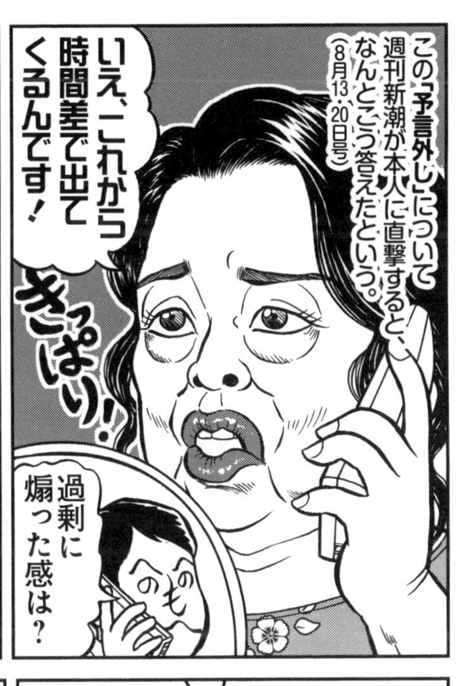
この「予言外し」について週刊新潮が本人に直撃すると、なんとこう答えたという。（8月13・20日号）
いえ、これから時間差で出てくるんです！
きっぱり!!
過剰に煽った感は？

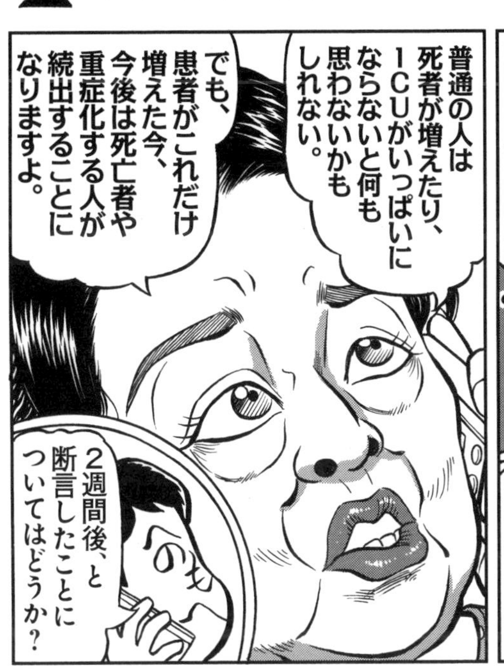
普通の人は死者が増えたり、ICUがいっぱいにならないと何も思わないかもしれない。
でも、患者がこれだけ増えた今、今後は死亡者や重症化する人が続出することになりますよ。
2週間後、と断言したことについてはどうか？

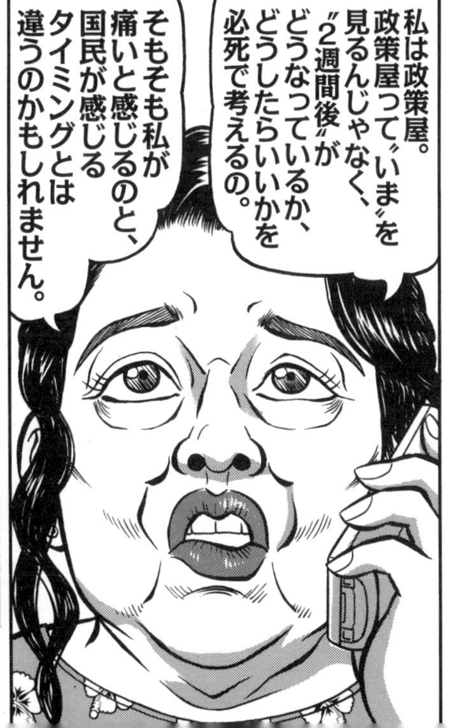
私は政策屋。政策屋って〝いま〟を見るんじゃなく、〝2週間後〟がどうなっているか、どうしたらいいかを必死で考えるの。
そもそも私が痛いと感じるのと、国民が感じるタイミングとは違うのかもしれません。

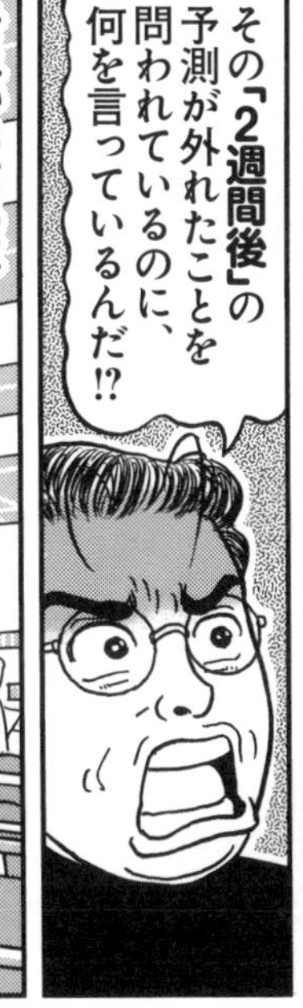
その「2週間後」の予測が外れたことを問われているのに、何を言っているんだ!?

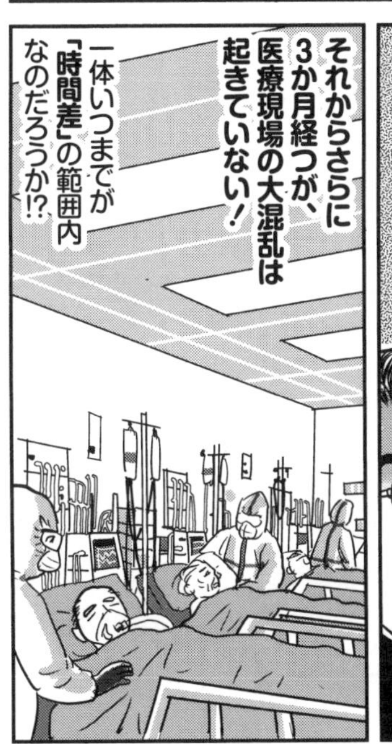
それからさらに3か月経つが、医療現場の大混乱は起きていない！
一体いつまでが「時間差」の範囲内なのだろうか!?

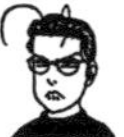

ウィルスの影響力は、欧米人と日本人（東南アジア人）で大きく違う！欧米人は新コロに弱いが、日本人は強い。たったこれだけの真実が、どうしても日本人には分からない。分かりたくない理由が何かあるのだろう。

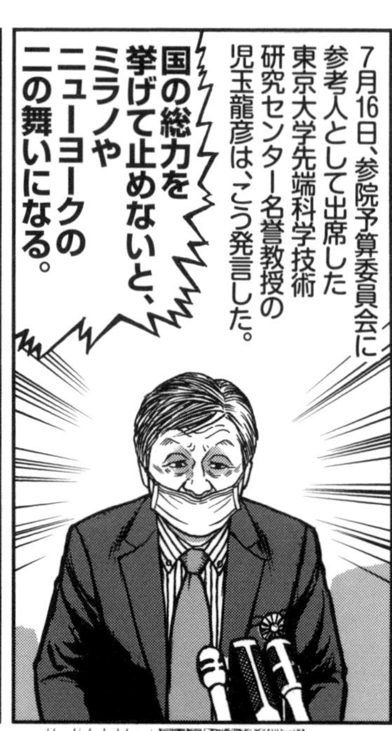
7月16日、参院予算委員会に参考人として出席した東京大学先端科学技術研究センター名誉教授の児玉龍彦は、こう発言した。
国の総力を挙げて止めないと、ミラノやニューヨークの二の舞いになる。

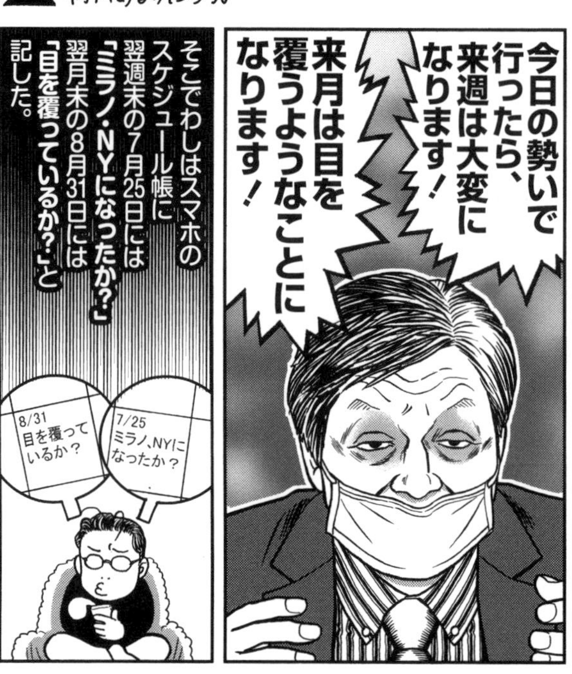
今日の勢いで行ったら、来週は大変になります！
来月は目を覆うようなことになります！
そこでわしはスマホのスケジュール帳に翌週末の7月25日には「ミラノ・NYになったか？」翌月末の8月31日には「目を覆っているか？」と記した。
7/25 ミラノ、NYになったか？
8/31 目を覆っているか？

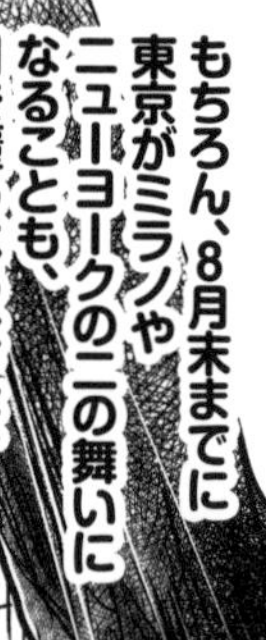
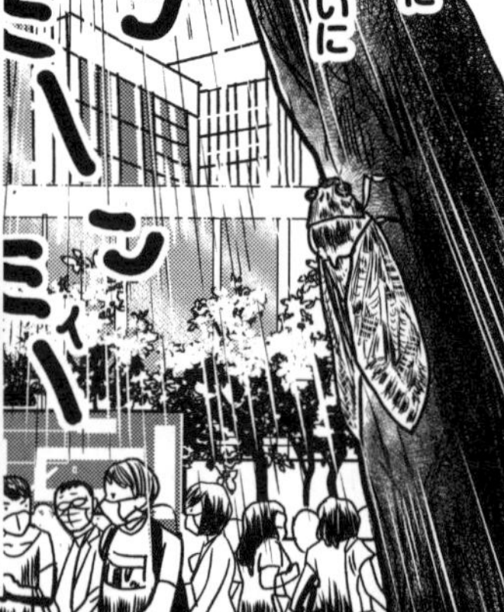
もちろん、8月末までに東京がミラノやニューヨークの二の舞いになることも、目を覆うようなことにもならなかった！
ミーーン
ミーン
ミィー

ところがそんな児玉龍彦を信じた世田谷区長の保坂展人は、児玉の提唱する「いつでも、誰でも、何度でも」PCR検査をという構想を「世田谷モデル」として採用すると発表し、モーニングショーも大々的にこれを取り上げた。

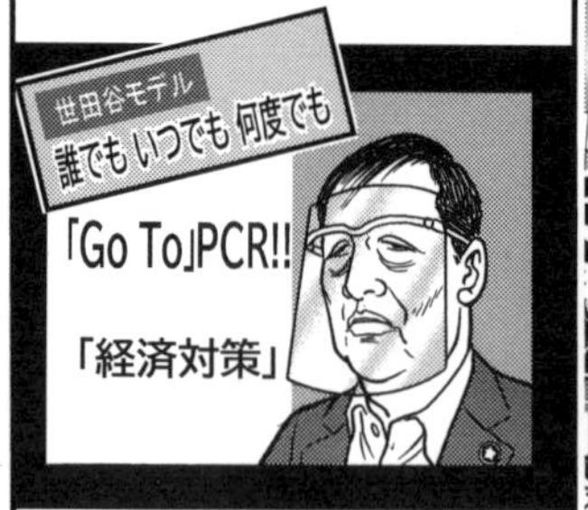
世田谷モデル
誰でも いつでも 何度でも
「Go To」PCR!!
「経済対策」

だがこれは全く実行不可能で、約4億1400万円もの予算を投じたが、92万の世田谷区民全員を対象にはできず、区内の介護施設職員ら計約2万3000人に縮小。

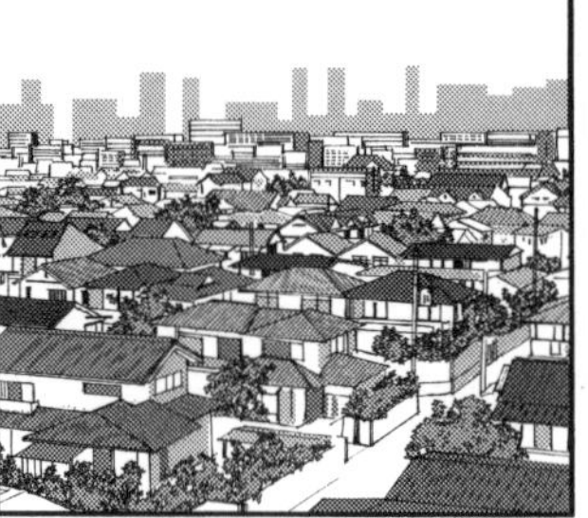

それも大量検査の前提としていた「プール方式」という検査法が日本ではまだ認可されず、従来の方式で行わざるを得ないため、その検査すら年内に終わらない。

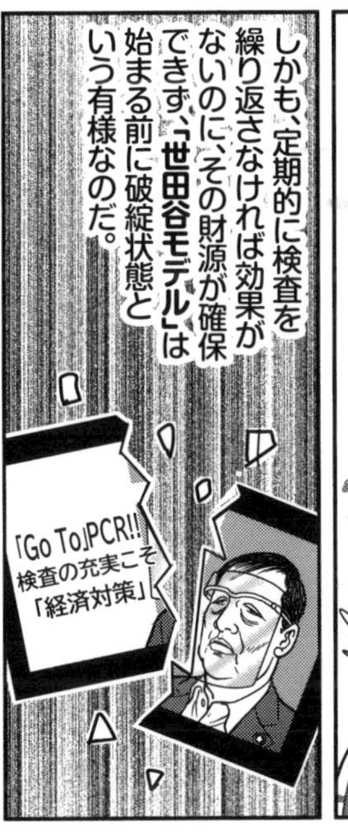
しかも、定期的に検査を繰り返さなければ効果がないのに、その財源が確保できず、「世田谷モデル」は始まる前に破綻状態という有様なのだ。
「Go To」PCR!!
検査の充実こそ
「経済対策」

それでも世田谷区はこれを議会で可決して、4億の予算をつけたのだから、ムダ遣いも甚だしい。

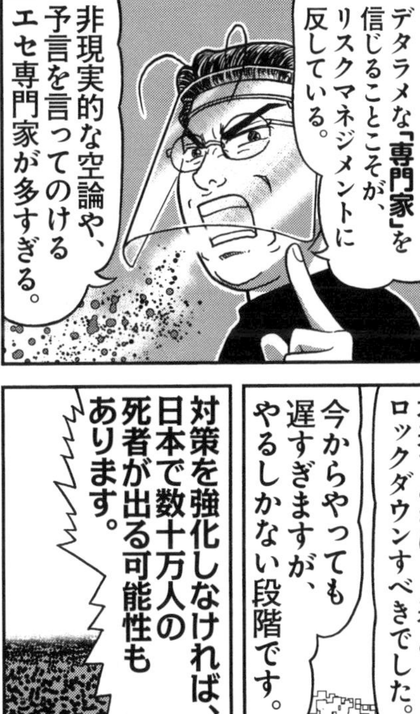
デタラメな「専門家」を信じることこそが、リスクマネジメントに反している。
非現実的な空論や、予言を言ってのけるエセ専門家が多すぎる。

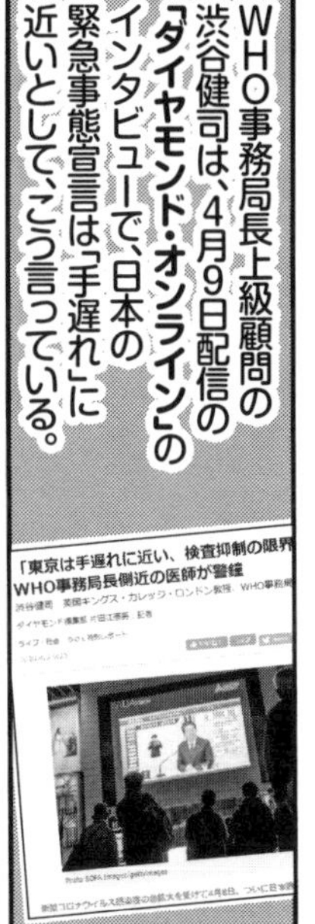
WHO事務局長上級顧問の渋谷健司は、4月9日配信の「ダイヤモンド・オンライン」のインタビューで、日本の緊急事態宣言は「手遅れ」に近いとして、こう言っている。
「東京は手遅れに近い、検査抑制の限界
WHO事務局長側近の医師が警鐘

ロックダウンのような社会的隔離政策を取らなければ、感染拡大は止まりません。その先にあるのは、医療崩壊です。

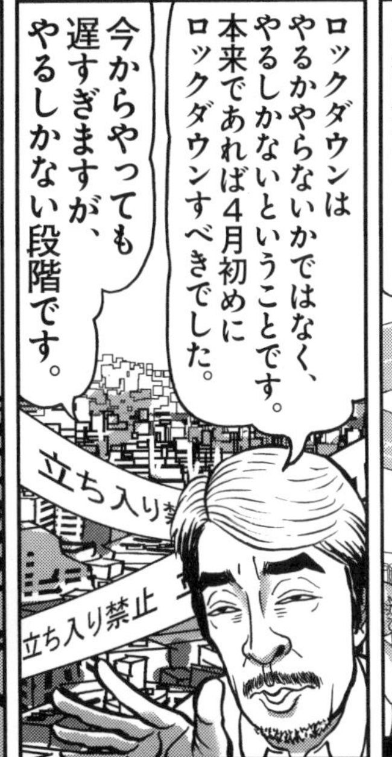
ロックダウンはやるかやらないかではなく、やるしかないということです。本来であれば4月初めにロックダウンすべきでした。
今からやっても遅すぎますが、やるしかない段階です。
立ち入り禁止

対策を強化しなければ、日本で数十万人の死者が出る可能性もあります。

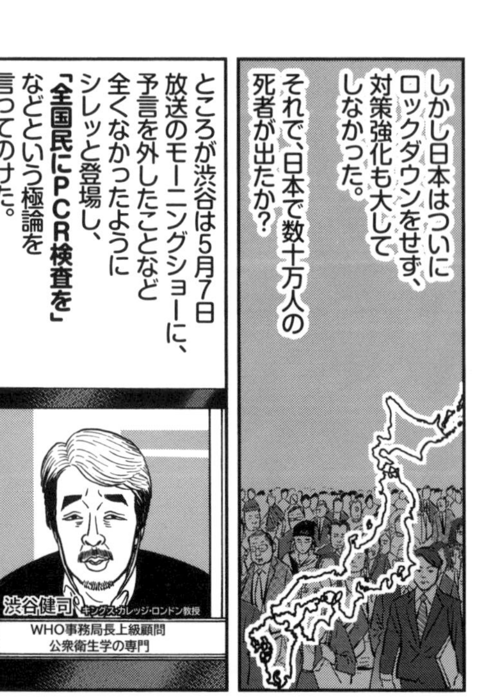
しかし日本はついに
ロックダウンをせず、
対策強化も大して
しなかった。
それで、日本で数十万人の
死者が出たか？
ところが渋谷は5月7日
放送のモーニングショーに、
予言を外したことなど
全くなかったように
シレッと登場し、
「全国民にＰＣＲ検査を」
などという極論を
言ってのけた。
渋谷健司 キングス・カレッジ・ロンドン教授
WHO事務局長上級顧問
公衆衛生学の専門

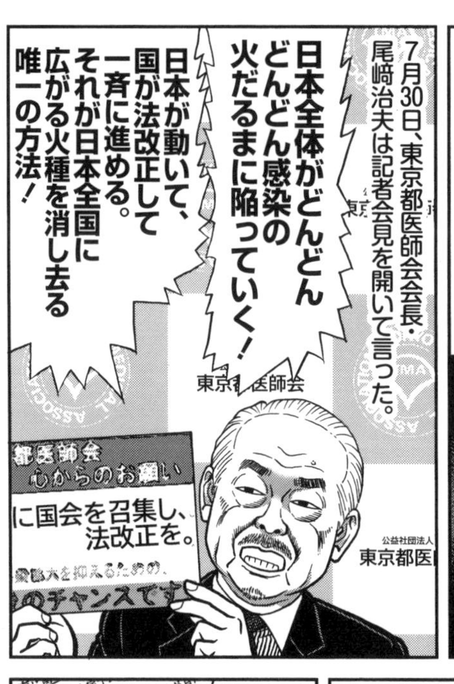
7月30日、東京都医師会会長・
尾﨑治夫は記者会見を開いて言った。
日本全体がどんどん
どんどん感染の
火だるまに陥っていく！
日本が動いて、
国が法改正して
一斉に進める。
それが日本全国に
広がる火種を消し去る
唯一の方法！
東京都医師会
に国会を召集し、
法改正を。
のチャンスです
公益社団法人
東京都医

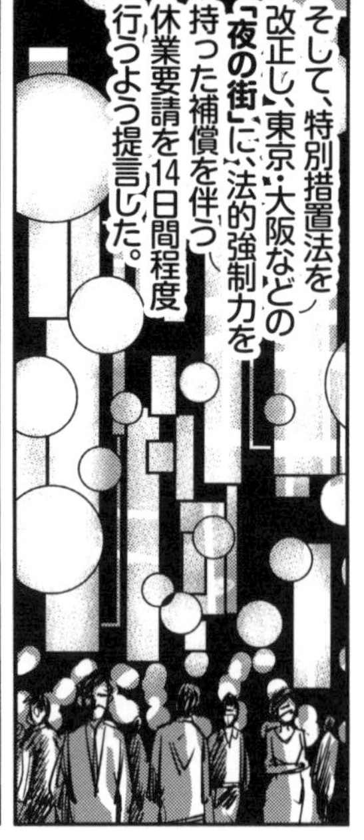
そして、特別措置法を
改正し、東京・大阪などの
「夜の街」に、法的強制力を
持った補償を伴う
休業要請を14日間程度
行うよう提言した。

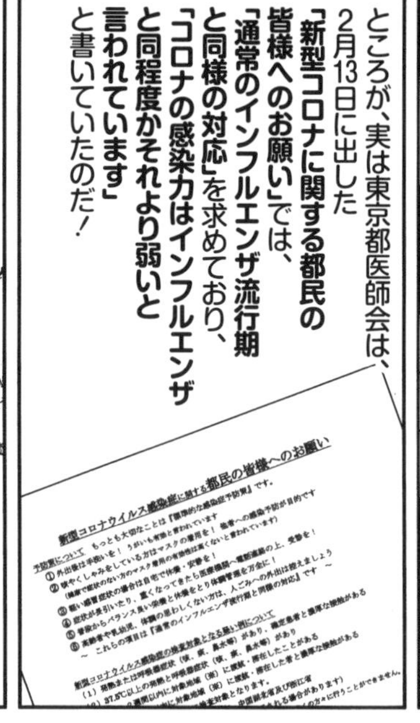
ところが、実は東京都医師会は、
2月13日に出した
「新型コロナに関する都民の
皆様へのお願い」では、
「通常のインフルエンザ流行期
と同様の対応」を求めており、
「コロナの感染力はインフルエンザ
と同程度かそれより弱いと
言われています」
と書いていたのだ！
都民の皆様へのお願い

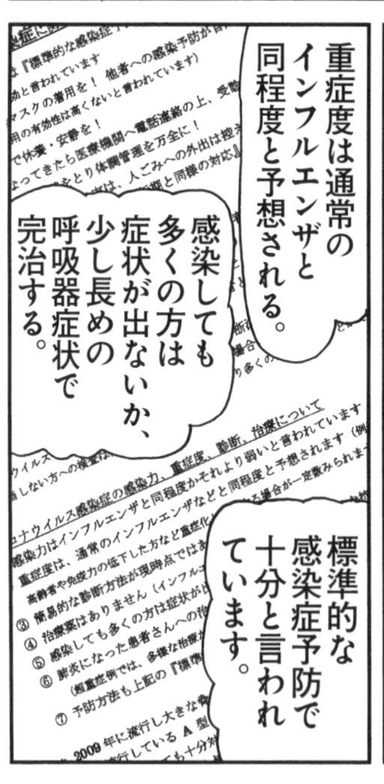
重症度は通常の
インフルエンザと
同程度と予想される。
感染しても
多くの方は
症状が出ないか、
少し長めの
呼吸器症状で
完治する。
標準的な
感染症予防で
十分と言われ
ています。

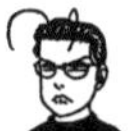
予言者、嘘つき、ペテン師が続々出演した「羽鳥慎一モーニングショー」がインフォデミックの元凶、日本社会を壊した極左テログループのようなものである。

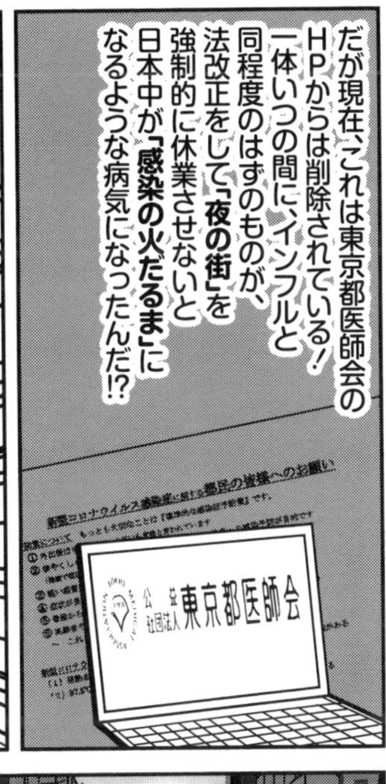
だが現在、これは東京都医師会のHPからは削除されている！
一体いつの間に、インフルと同程度のはずのものが、法改正をして「夜の街」を強制的に休業させないと日本中が「感染の火だるま」になるような病気になったんだ!?
公益社団法人 東京都医師会

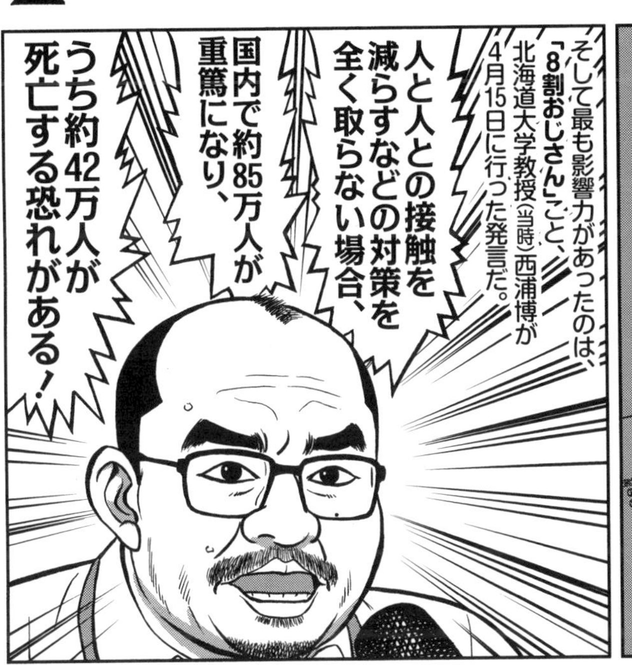
そして最も影響力があったのは、「8割おじさん」こと、北海道大学教授(当時)西浦博が4月15日に行った発言だ。
人と人との接触を減らすなどの対策を全く取らない場合、
国内で約85万人が重篤になり、
うち約42万人が死亡する恐れがある！

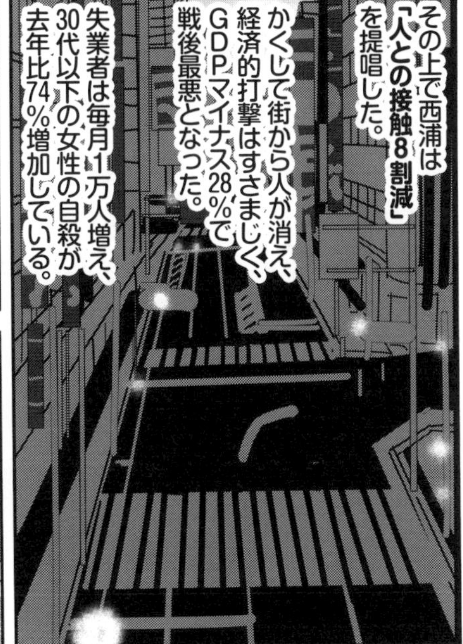
その上で西浦は「人との接触8割減」を提唱した。
かくして街から人が消え、経済的打撃はすさまじく、GDPマイナス28％で戦後最悪となった。
失業者は毎月1万人増え、30代以下の女性の自殺が去年比74％増加している。

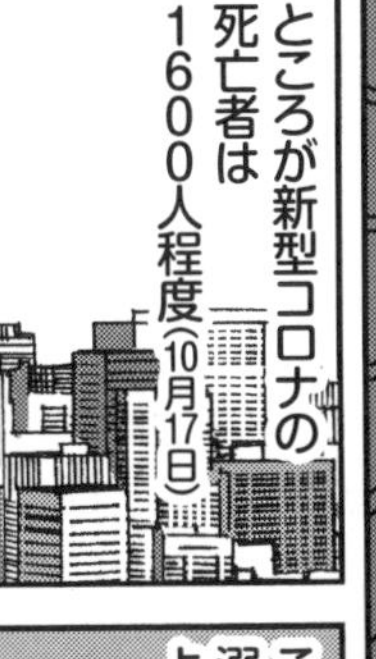
ところが新型コロナの死亡者は1600人程度(10月17日)

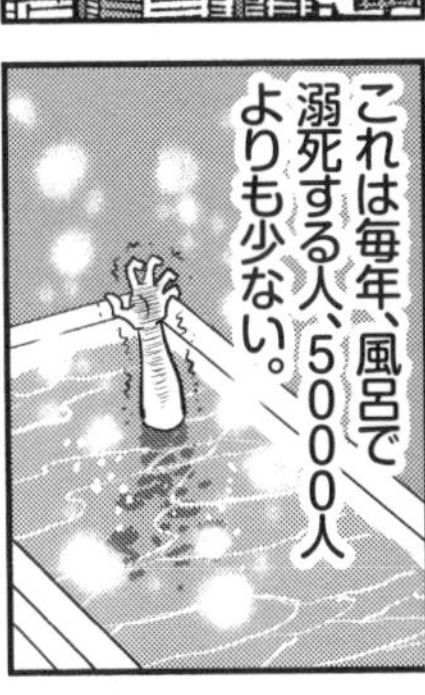
これは毎年、風呂で溺死する人、5000人よりも少ない。

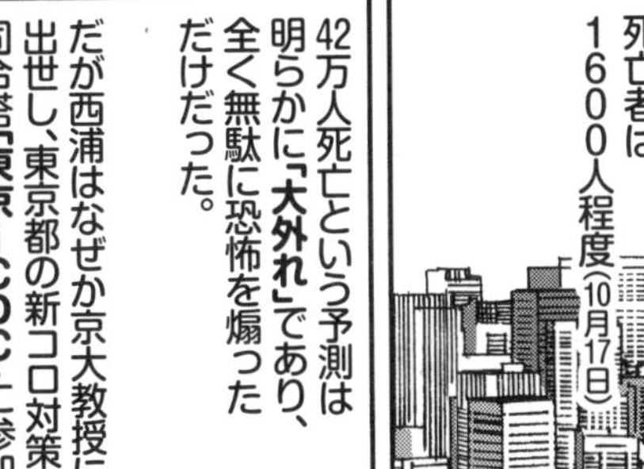
42万人死亡という予測は明らかに「大外れ」であり、全く無駄に恐怖を煽っただけだった。
だが西浦はなぜか京大教授に出世し、東京都の新コロ対策の司令塔「東京ｉＣＤＣ」に参加している。

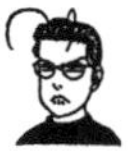

ネットの時代とか言われたが、全然違う。テレビの影響はやはり圧倒的だ。1%＝100万人の威力でコロナ脳を作られたら、これはもう解除するのがとんでもなく難しい。

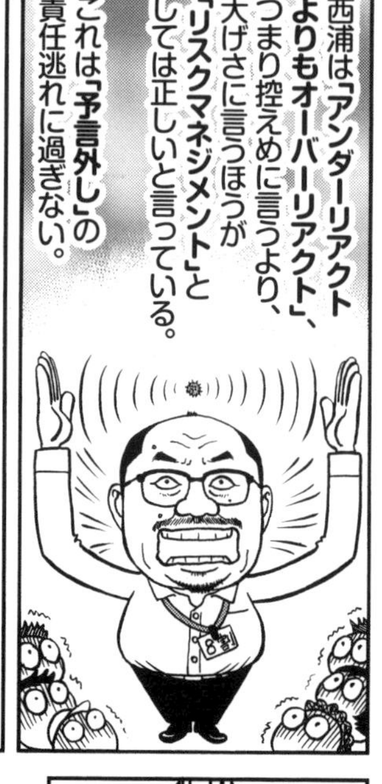

西浦は「アンダーリアクトよりもオーバーリアクト」、つまり控えめに言うより、大げさに言うほうが「リスクマネジメント」としては正しいと言っている。
これは「予言外し」の責任逃れに過ぎない。

オーバーリアクトが正しいなら、五島勉の「ノストラダムスの大予言」でも正しいことになる。
多少、時期がずれたが、新型コロナこそが「恐怖の大王」だったと言っておけばいい。

ノストラダムスの
大予言
迫りくる1999年7の月、人類滅亡の日
五島 勉
NON BOOK

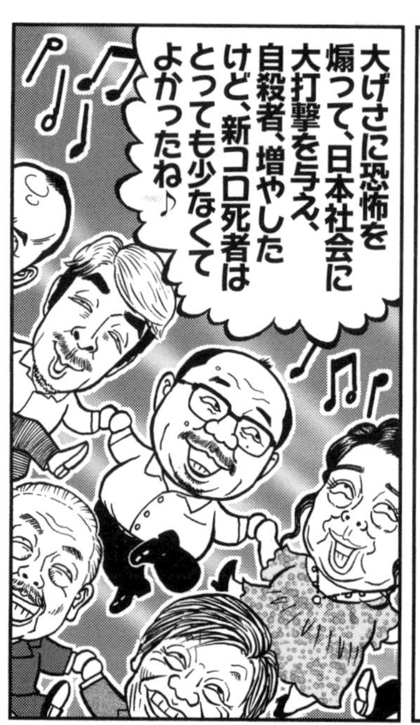

大げさに恐怖を煽って、日本社会に大打撃を与え、自殺者、増やしたけど、新コロ死者はとっても少なくてよかったね♪

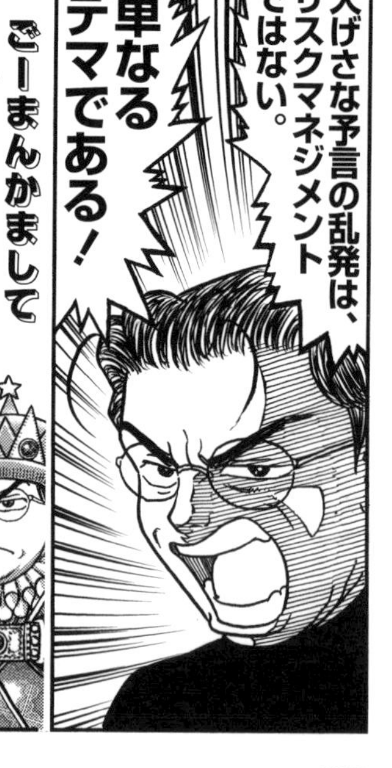

大げさな予言の乱発は、リスクマネジメントではない。
単なるデマである！
ごーまんかましてよかですか？

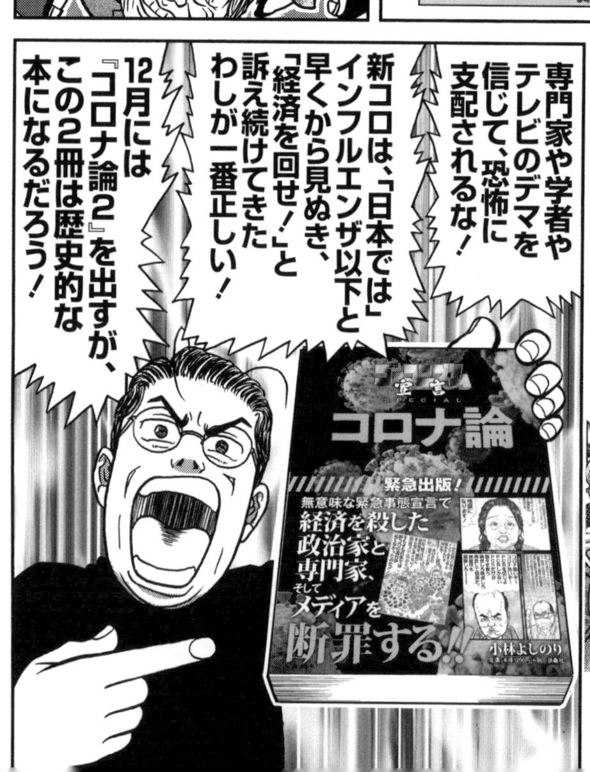

専門家や学者やテレビのデマを信じて、恐怖に支配されるな！
新コロは、「日本では」インフルエンザ以下と早くから見ぬき、「経済を回せ！」と訴え続けてきたわしが一番正しい！
12月には『コロナ論2』を出すが、この2冊は歴史的な本になるだろう！
コロナ論
緊急出版！
無意味な緊急事態宣言で経済を殺した政治家と専門家、そしてメディアを断罪する!!
小林よしのり

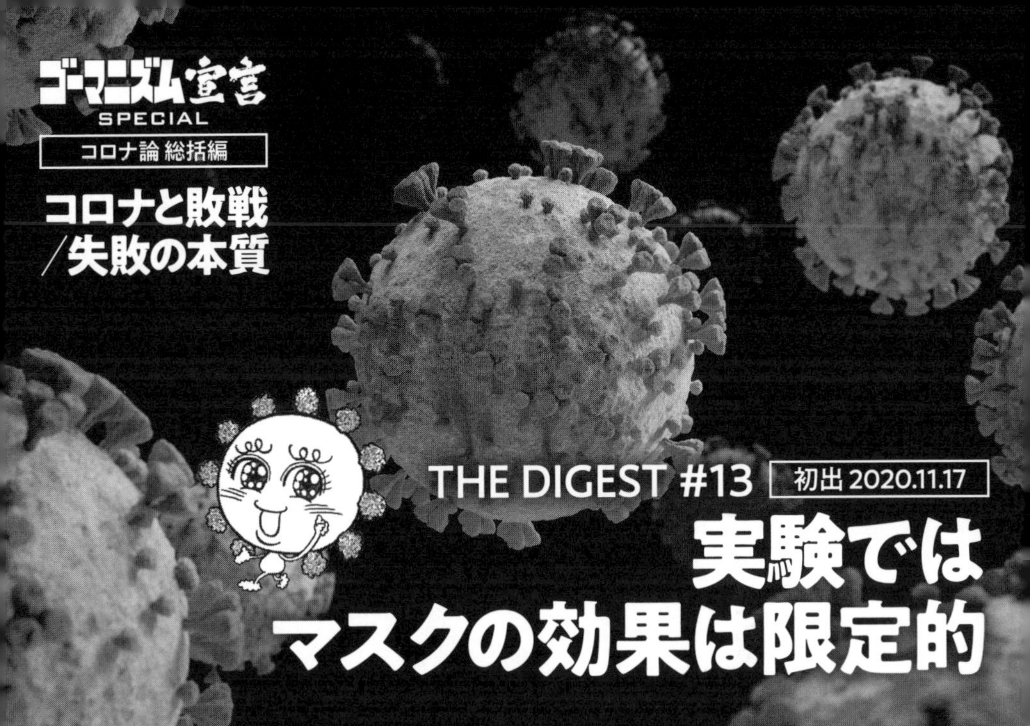
ゴーマニズム宣言
SPECIAL
コロナ論 総括編
コロナと敗戦
/失敗の本質
THE DIGEST #13
初出 2020.11.17
実験では
マスクの効果は限定的

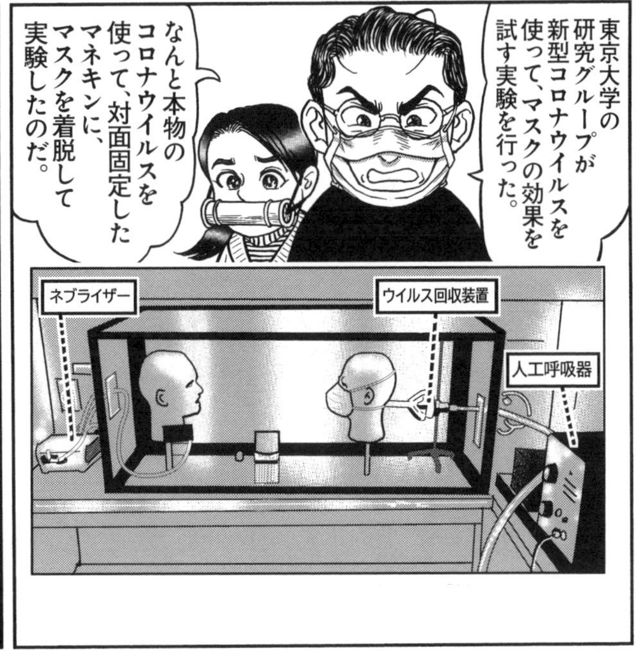
東京大学の
研究グループが
新型コロナウイルスを
使って、マスクの効果を
試す実験を行った。
なんと本物の
コロナウイルスを
使って、対面固定した
マネキンに、
マスクを着脱して
実験したのだ。
ネブライザー
ウイルス回収装置
人工呼吸器

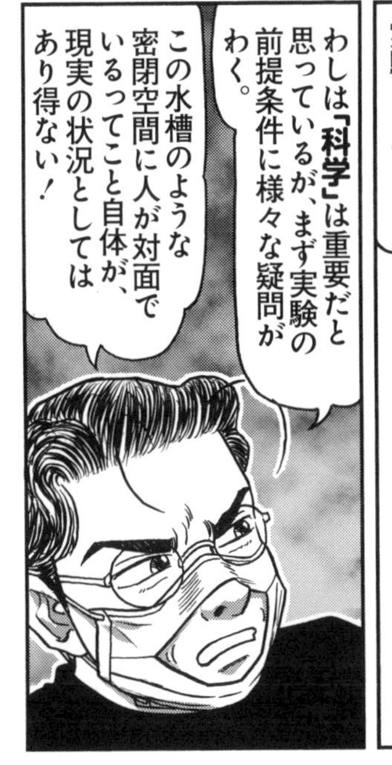
わしは「科学」は重要だと
思っているが、まず実験の
前提条件に様々な疑問が
わく。
この水槽のような
密閉空間に人が対面で
いるってこと自体が、
現実の状況としては
あり得ない!

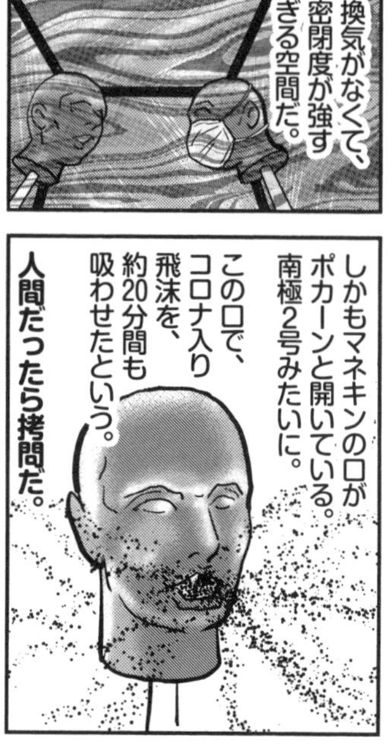
換気がなくて、密閉度が強すぎる空間だ。
しかもマネキンの口がポカーンと開いている。南極2号みたいに。
この口で、コロナ入り飛沫を、約20分間も吸わせたという。
人間だったら拷問だ。

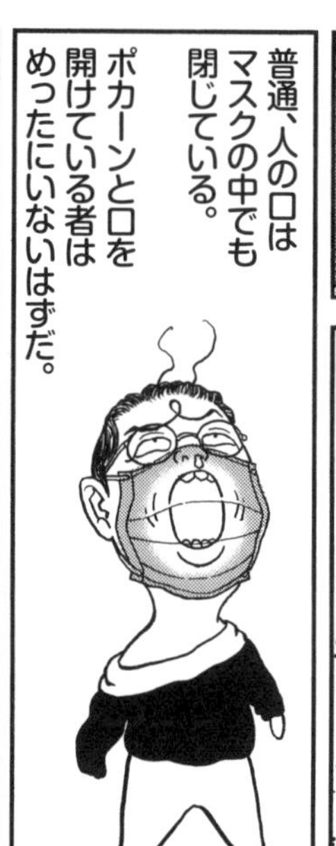
普通、人の口はマスクの中でも閉じている。
ポカーンと口を開けている者はめったにいないはずだ。

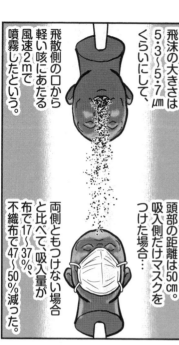
飛沫の大きさは5・3～5・7㎛くらいにして、
飛散側の口から軽い咳にあたる風速2mで噴霧したという。
頭部の距離は50㎝。吸入側だけマスクをつけた場合…
両側ともつけない場合と比べて、吸入量が布で17～37％、不織布で47～50％減った。

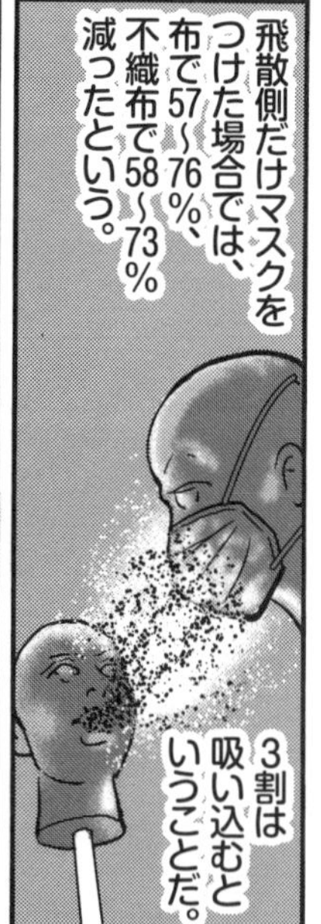
飛散側だけマスクをつけた場合では、布で57～76％、不織布で58～73％減ったという。
3割は吸い込むということだ。

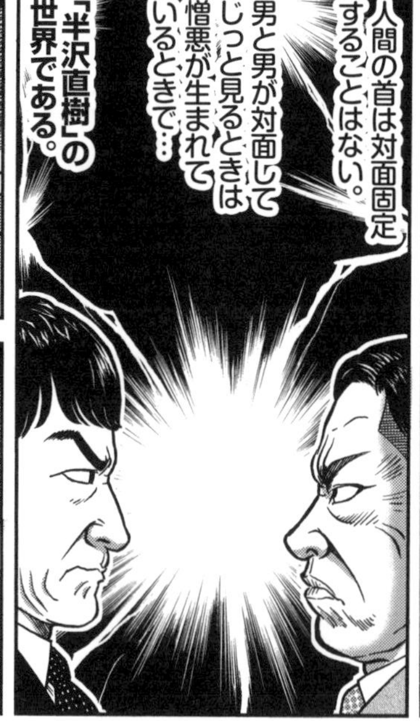
人間の首は対面固定することはない。
男と男が対面してじっと見るときは憎悪が生まれているときで…
「半沢直樹」の世界である。

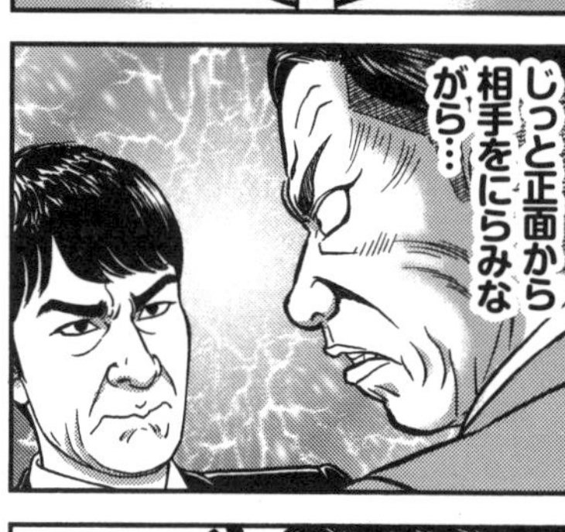
じっと正面から相手をにらみながら…

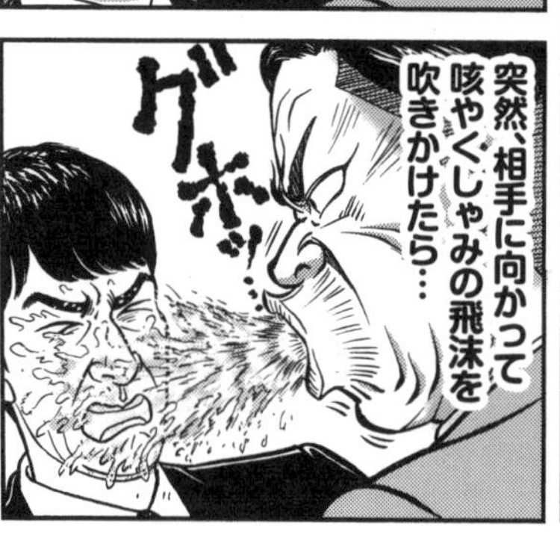
突然、相手に向かって咳やくしゃみの飛沫を吹きかけたら…
ゲボッ!!…

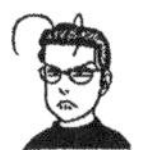

東大の実験と、富岳のシミュレーションを見て、なんでマスクに「効果あり」とマスコミが報じているのか、さっぱりわからない。論文読んでないな。フェイクだよ！フェイク報道に国民は騙されている。

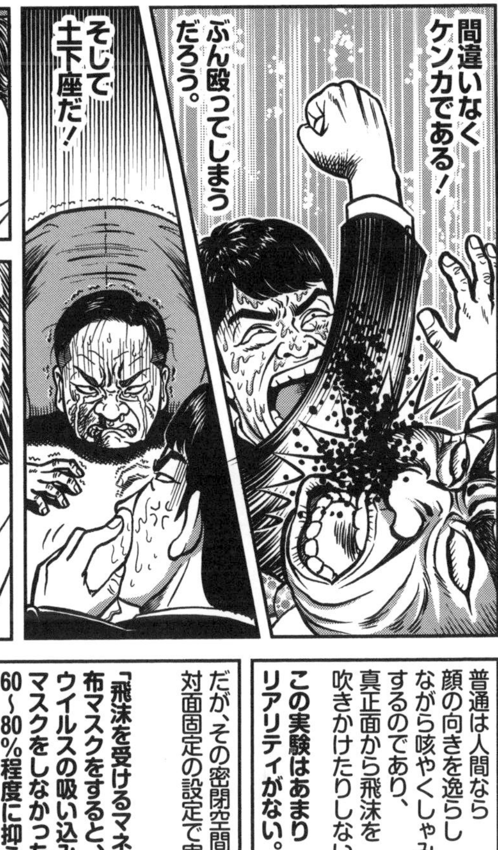

間違いなくケンカである！
ぶん殴ってしまうだろう。
そして土下座だ！

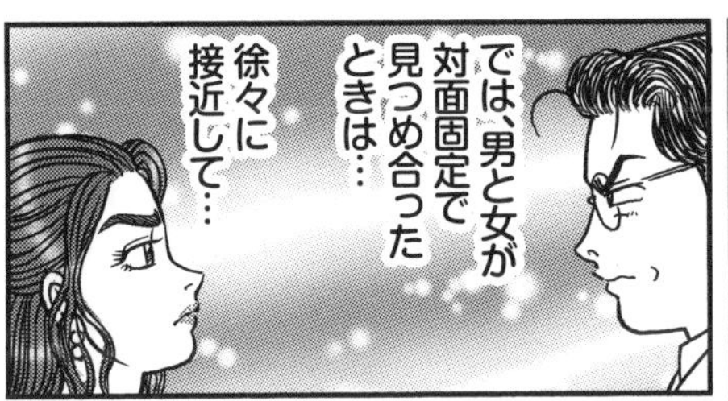

では、男と女が対面固定で見つめ合ったときは…
徐々に接近して…

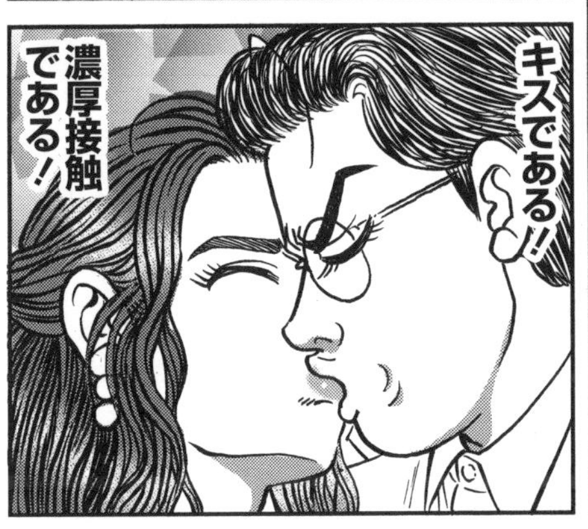

キスである!!
濃厚接触である！

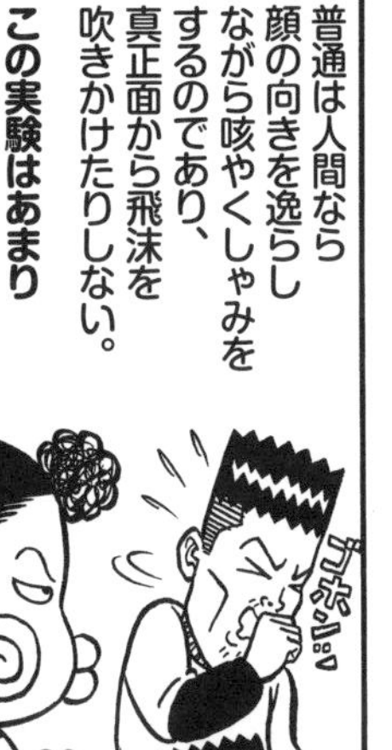

普通は人間なら顔の向きを逸らしながら咳やくしゃみをするのであり、真正面から飛沫を吹きかけたりしない。
この実験はあまりリアリティがない。
ゴホッ
ヘックし

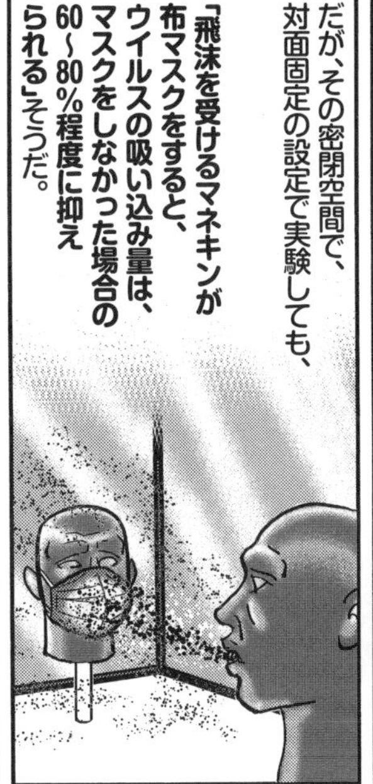

だが、その密閉空間で、対面固定の設定で実験しても、
「飛沫を受けるマネキンが布マスクをすると、ウイルスの吸い込み量は、マスクをしなかった場合の60～80％程度に抑えられる」そうだ。

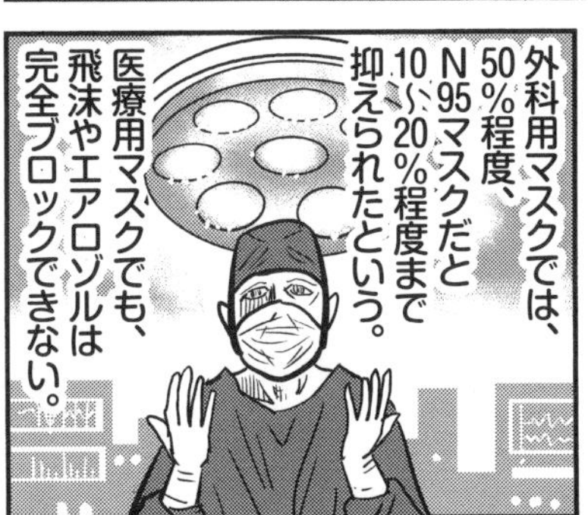

外科用マスクでは、50％程度、N95マスクだと10～20％程度まで抑えられたという。
医療用マスクでも、飛沫やエアロゾルは完全ブロックできない。

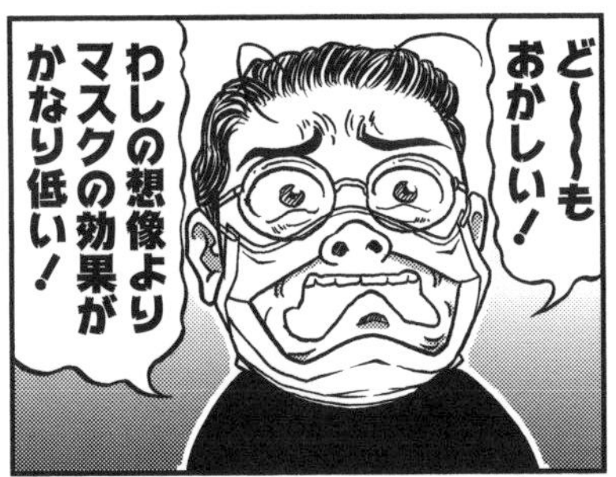

ど～～もおかしい！
わしの想像よりマスクの効果がかなり低い！

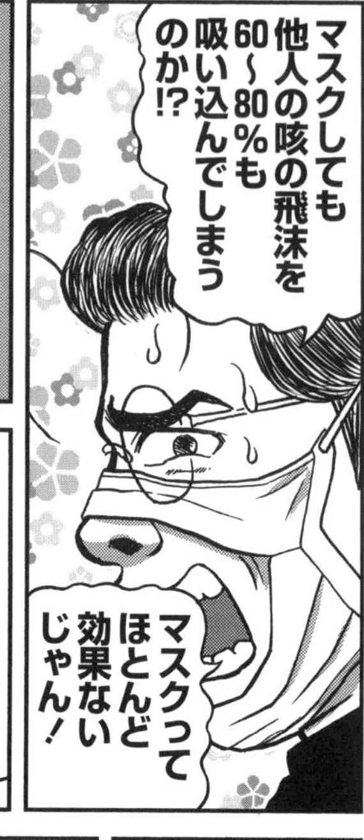

マスクしても他人の咳の飛沫を60～80％も吸い込んでしまうのか!?
マスクってほとんど効果ないじゃん！

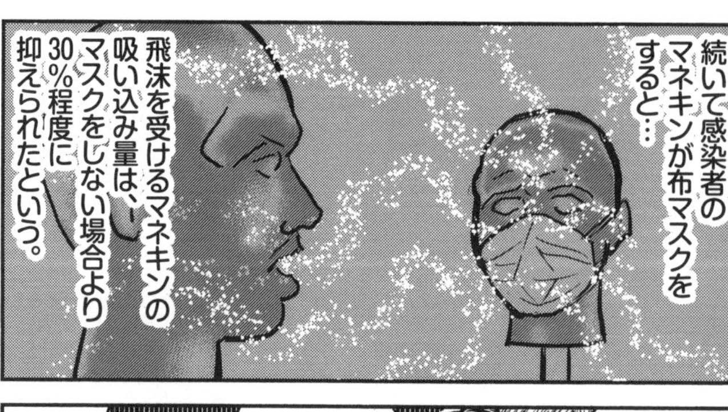

続いて感染者のマネキンが布マスクをすると…
飛沫を受けるマネキンの吸い込み量は、マスクをしない場合より30％程度に抑えられたという。

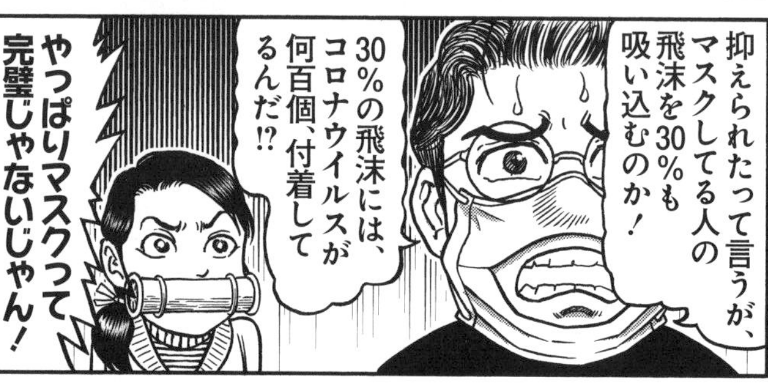

抑えられたって言うが、マスクしてる人の飛沫を30％も吸い込むのか！
30％の飛沫には、コロナウイルスが何百個、付着してるんだ!?
やっぱりマスクって完璧じゃないじゃん！

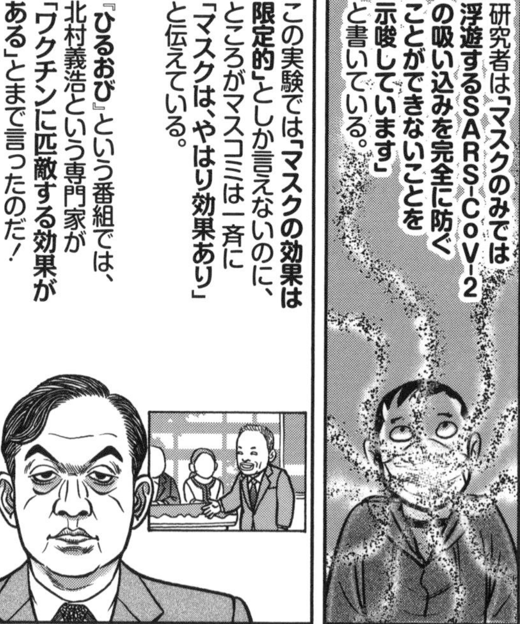

研究者は「マスクのみでは浮遊するSARS-CoV-2の吸い込みを完全に防ぐことができないことを示唆しています」と書いている。
この実験では「マスクの効果は限定的」としか言えないのに、ところがマスコミは一斉に「マスクは、やはり効果あり」と伝えている。
『ひるおび』という番組では、北村義浩という専門家が「ワクチンに匹敵する効果がある」とまで言ったのだ！

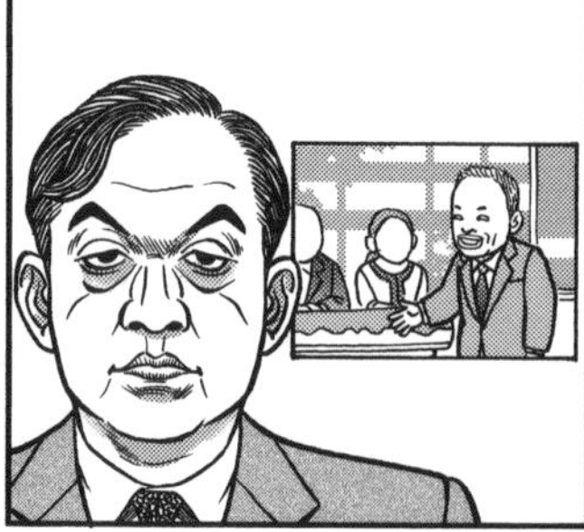

はあぁあああぁあ？

マスクしても感染者の飛沫を60～80％も吸い込むし、

マスクした感染者の飛沫を30％も吸い込む！

これが何でワクチンに匹敵する効果なの？

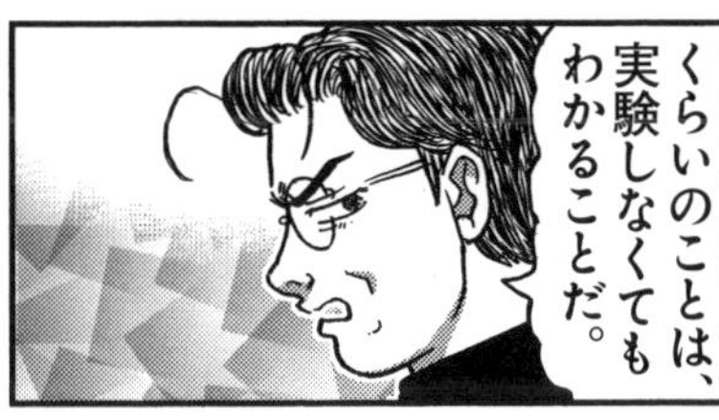
「つけないより、つけた方がマシ」くらいのことは、実験しなくてもわかることだ。

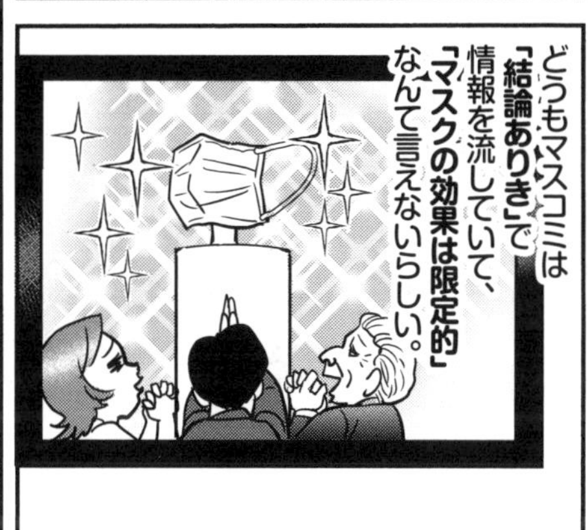
どうもマスコミは「結論ありき」で情報を流していて、「マスクの効果は限定的」なんて言えないらしい。

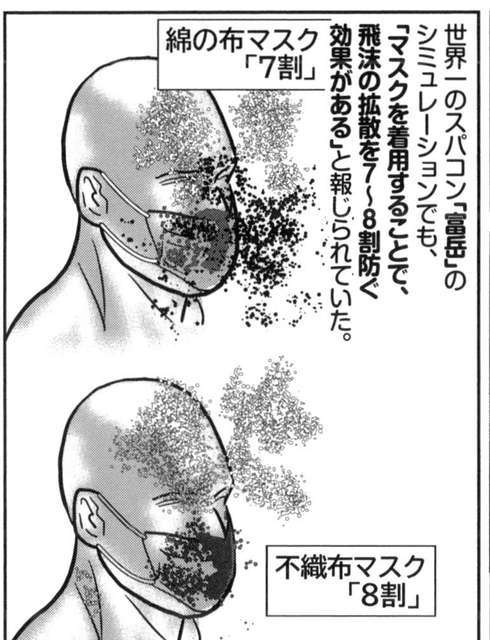
世界一のスパコン「富岳」のシミュレーションでも、「マスクを着用することで、飛沫の拡散を7～8割防ぐ効果がある」と報じられていた。
綿の布マスク「7割」
不織布マスク「8割」

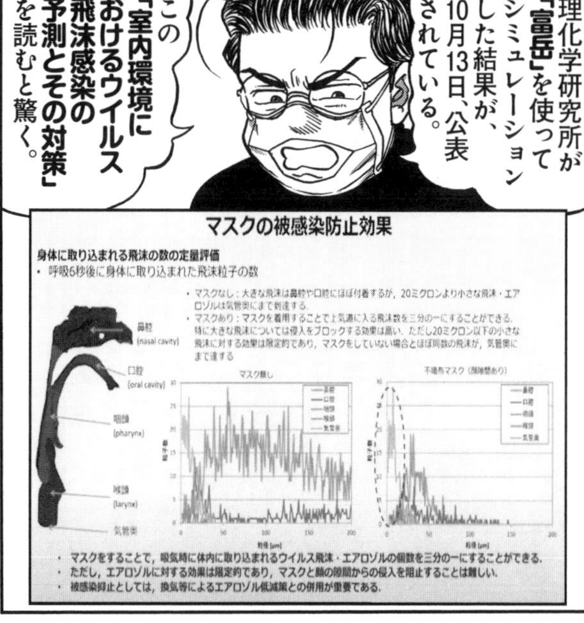
理化学研究所が「富岳」を使ってシミュレーションした結果が、10月13日、公表されている。
この「室内環境におけるウイルス飛沫感染の予測とその対策」を読むと驚く。
マスクの被感染防止効果
身体に取り込まれる飛沫の数の定量評価
・呼吸6秒後に身体に取り込まれた飛沫粒子の数
・マスクなし：大きな飛沫は鼻腔や口腔にほぼ付着するが，20ミクロンより小さな飛沫・エアロゾルは気管奥にまで到達する．
・マスクあり：マスクを着用することで上気道に入る飛沫数を三分の一にすることができる．特に大きな飛沫については侵入をブロックする効果は高い．ただし20ミクロン以下の小さな飛沫に対する効果は限定的であり，マスクをしていない場合とほぼ同数の飛沫が，気管奥にまで達する
鼻腔 (nasal cavity)
口腔 (oral cavity)
咽頭 (pharynx)
喉頭 (larynx)
気管奥
マスク無し
・マスクをすることで，吸気時に体内に取り込まれるウイルス飛沫・エアロゾルの個数を三分の一にすることができる．
・ただし，エアロゾルに対する効果は限定的であり，マスクと顔の隙間からの侵入を阻止することは難しい．
・被感染抑止としては，換気等によるエアロゾル低減策との併用が重要である．

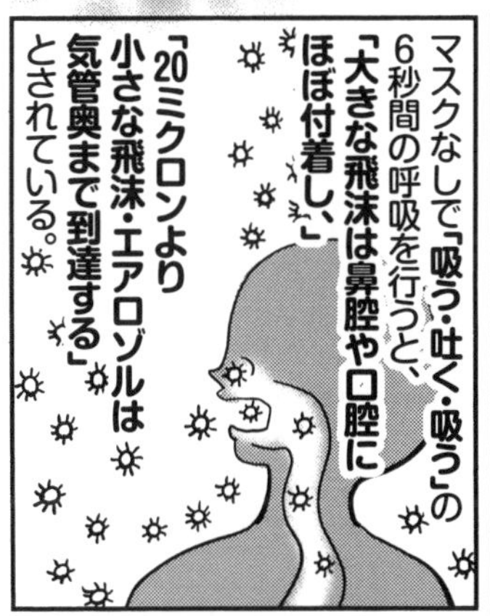
マスクなしで「吸う・吐く・吸う」の6秒間の呼吸を行うと、「大きな飛沫は鼻腔や口腔にほぼ付着し、」「20ミクロンより小さな飛沫・エアロゾルは気管奥まで到達する」とされている。

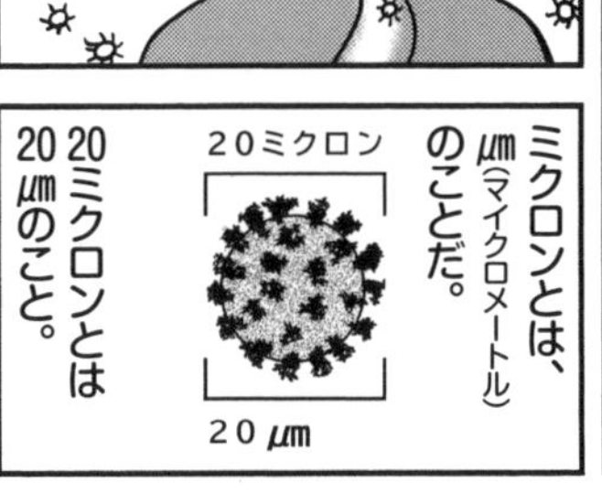
ミクロンとは、㎛(マイクロメートル)のことだ。
20ミクロンとは20㎛のこと。
20ミクロン
20㎛

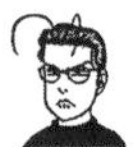

あのな、新コロなんか全然恐くないの！わかる？こんなに死者が少ない年はないよ。新コロのおかげで今年は老人が死なない一年だったね。経済は最悪になったけどね。

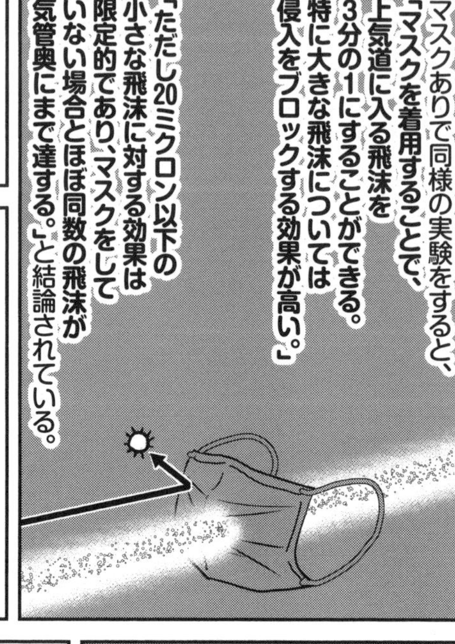
マスクありで同様の実験をすると、
「マスクを着用することで、上気道に入る飛沫を3分の1にすることができる。特に大きな飛沫については侵入をブロックする効果が高い。」
「ただし20ミクロン以下の小さな飛沫に対する効果は限定的であり、マスクをしていない場合とほぼ同数の飛沫が気管奥にまで達する。」と結論されている。

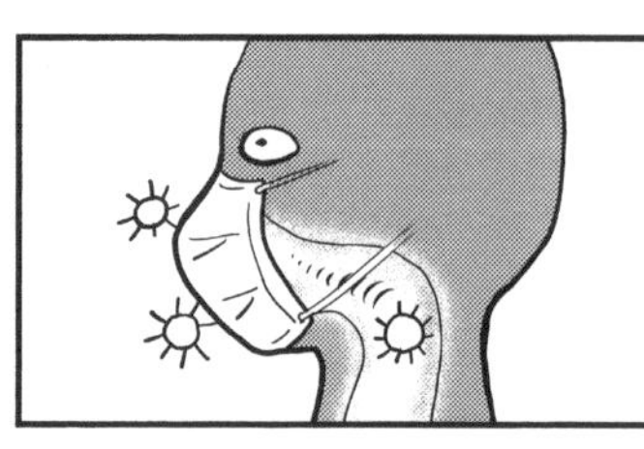
マスクをしても3分の1の飛沫は上気道に入る。

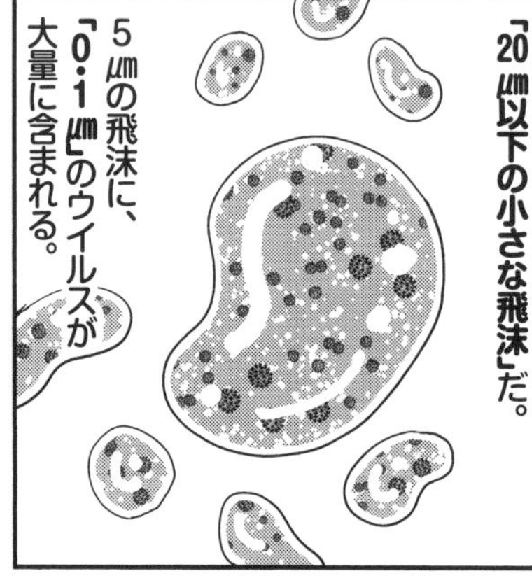
医学的には、飛沫の大きさは「5㎛」くらいとされており、もちろん「20㎛以下の小さな飛沫」だ。
5㎛の飛沫に、「0・1㎛」のウイルスが大量に含まれる。

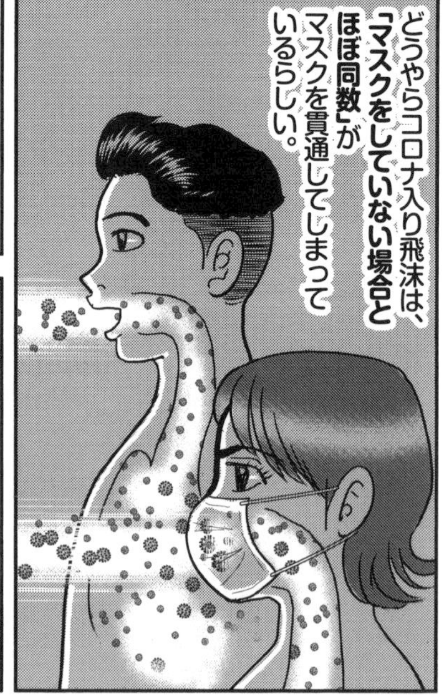
どうやらコロナ入り飛沫は、「マスクをしていない場合とほぼ同数」がマスクを貫通してしまっているらしい。

なんでこんな科学的な結果を、マスコミは「マスクに効果あり」と報じたのだ？

やはり「結論あり」で恣意的な解釈をしているからだろう。

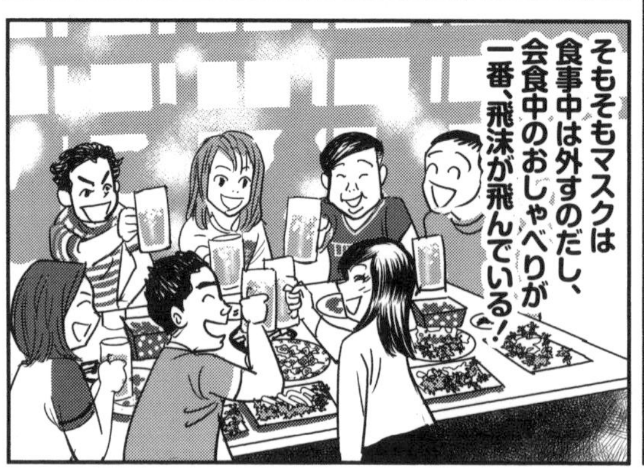
そもそもマスクは食事中は外すのだし、会食中のおしゃべりが一番、飛沫が飛んでいる！

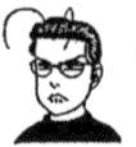

マスクを着用しても、20μm以下の小さな飛沫は通る。5μmのコロナ入り飛沫なら、ノーマスクとほぼ同数が楽々とマスクを通過し、気管奥に達する！つまりマスクの効果なんてない！

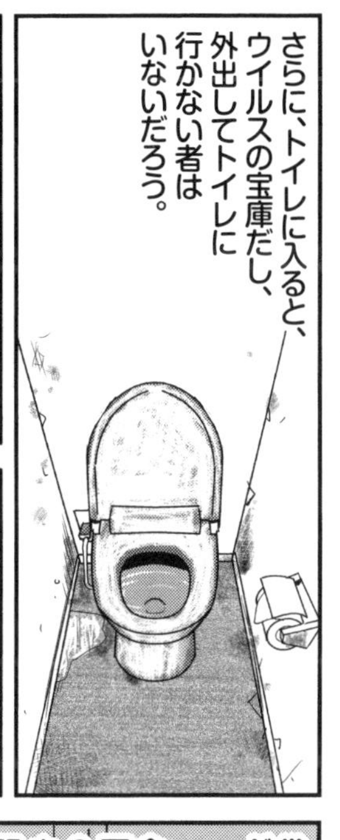
さらに、トイレに入ると、ウイルスの宝庫だし、外出してトイレに行かない者はいないだろう。

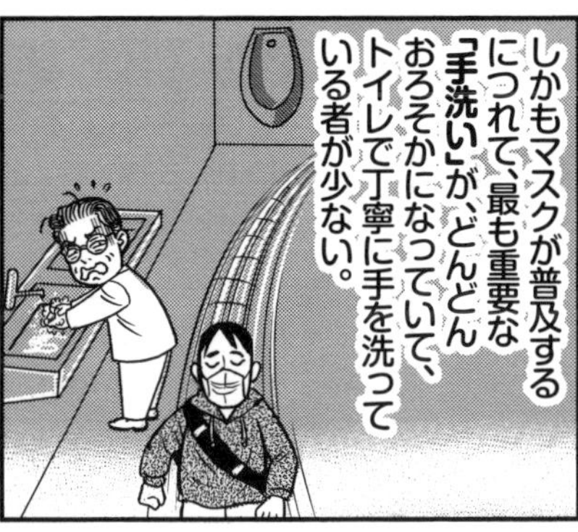
しかもマスクが普及するにつれて、最も重要な「手洗い」が、どんどんおろそかになっていて、トイレで丁寧に手を洗っている者が少ない。

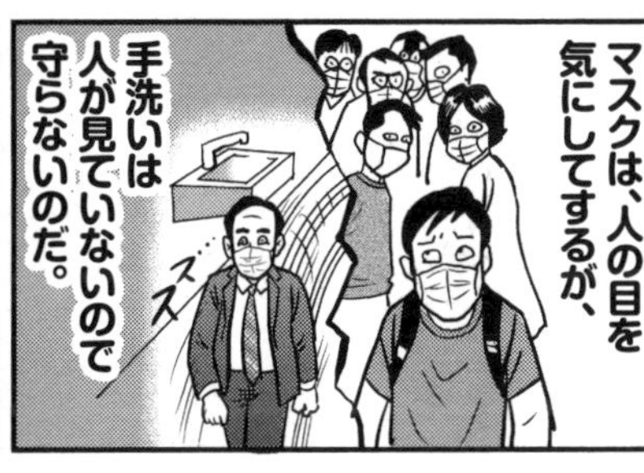
マスクは、人の目を気にしてするが、
手洗いは人が見ていないので守らないのだ。

さらに家庭ではマスクを外してくつろぐから、今、一番感染が拡大しているのは「家庭内」である。

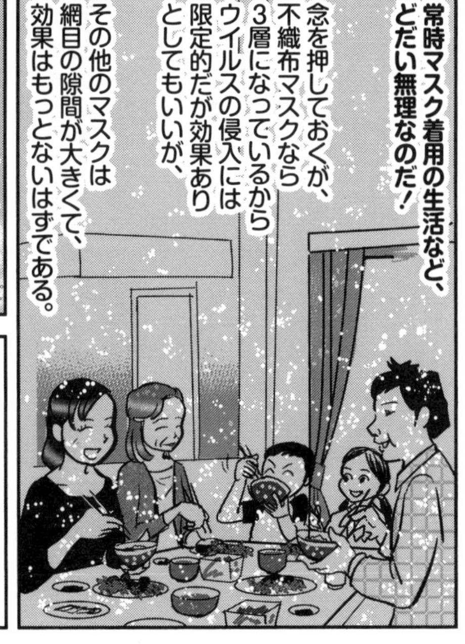
常時マスク着用の生活など、どだい無理なのだ！
念を押しておくが、不織布マスクなら3層になっているからウイルスの侵入には限定的だが効果ありとしてもいいが、
その他のマスクは網目の隙間が大きくて、効果はもっとないはずである。

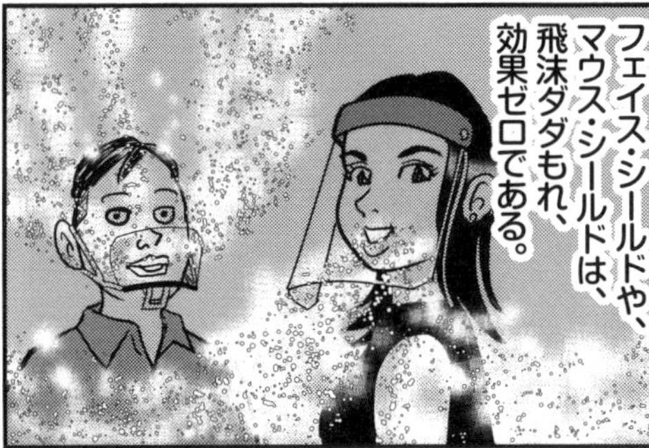
フェイス・シールドや、マウス・シールドは、飛沫ダダもれ、効果ゼロである。

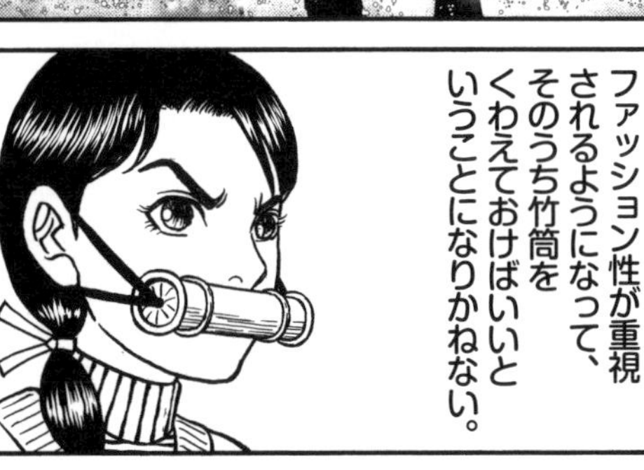
ファッション性が重視されるようになって、そのうち竹筒をくわえておけばいいということになりかねない。

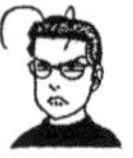

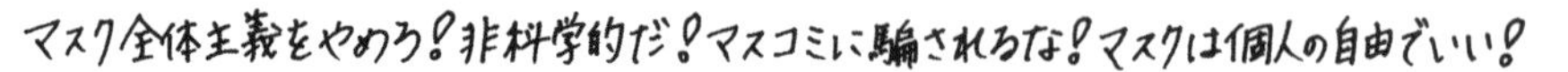
マスク全体主義をやめろ！非科学的だ！マスコミに騙されるな！マスクは個人の自由でいい！

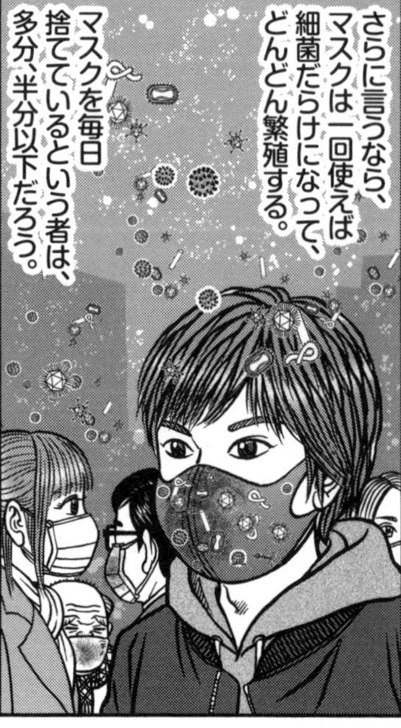
さらに言うなら、マスクは一回使えば細菌だらけになって、どんどん繁殖する。
マスクを毎日捨てているという者は、多分、半分以下だろう。

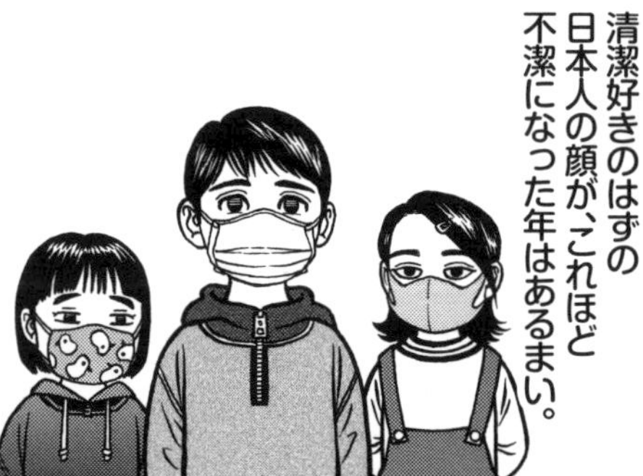
清潔好きのはずの日本人の顔が、これほど不潔になった年はあるまい。
笑わない子供が増え笑顔を学んでいない赤ん坊も増えている。

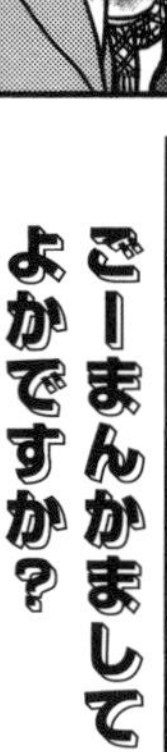

マスクを「絶対安全」と妄信しているカルト信者がいる。
「マスク警察」はとことん非科学的な狂信者である。

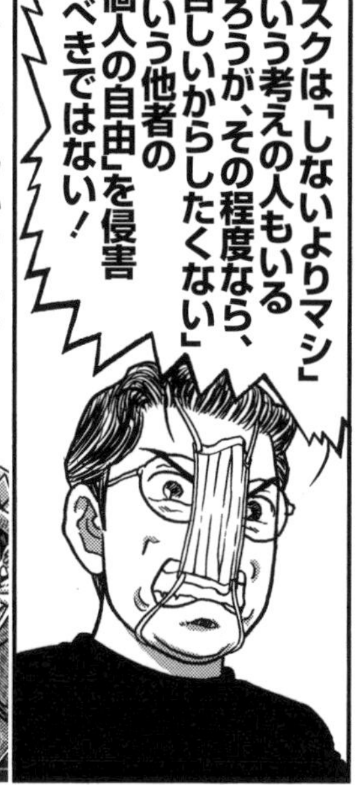
マスクは「しないよりマシ」という考えの人もいるだろうが、その程度なら、「苦しいからしたくない」という他者の「個人の自由」を侵害すべきではない！

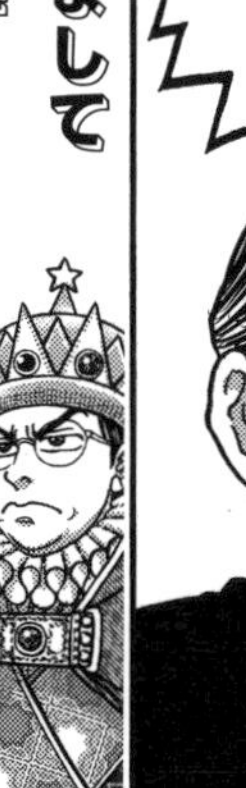
ごーまんかましてよかですか？

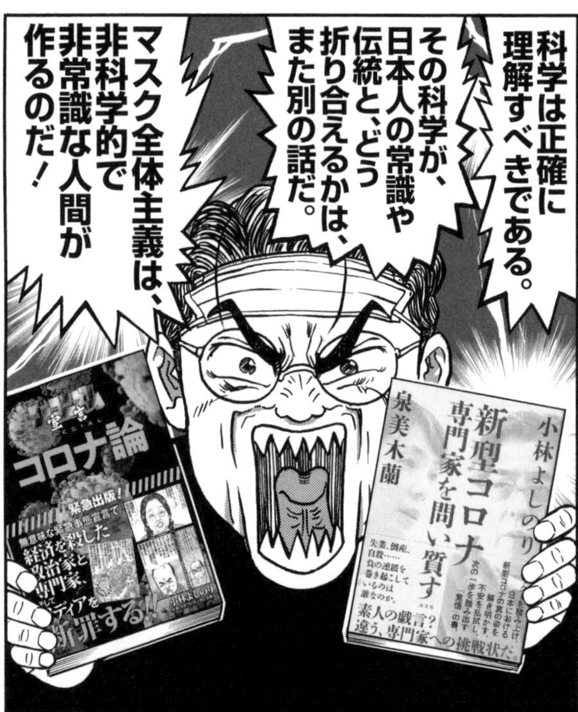
科学は正確に理解すべきである。
その科学が、日本人の常識や伝統と、どう折り合えるかは、また別の話だ。
マスク全体主義は、非科学的で非常識な人間が作るのだ！
コロナ論
緊急出版！
無意味な緊急事態宣言で経済を殺した政治家と専門家、メディアを断罪する!!
小林よしのり
泉美木蘭
新型コロナ専門家を問い質す
失業、倒産、自殺……負の連鎖を巻き起こしているのは誰なのか。
素人の戯言？違う、専門家への挑戦状だ。

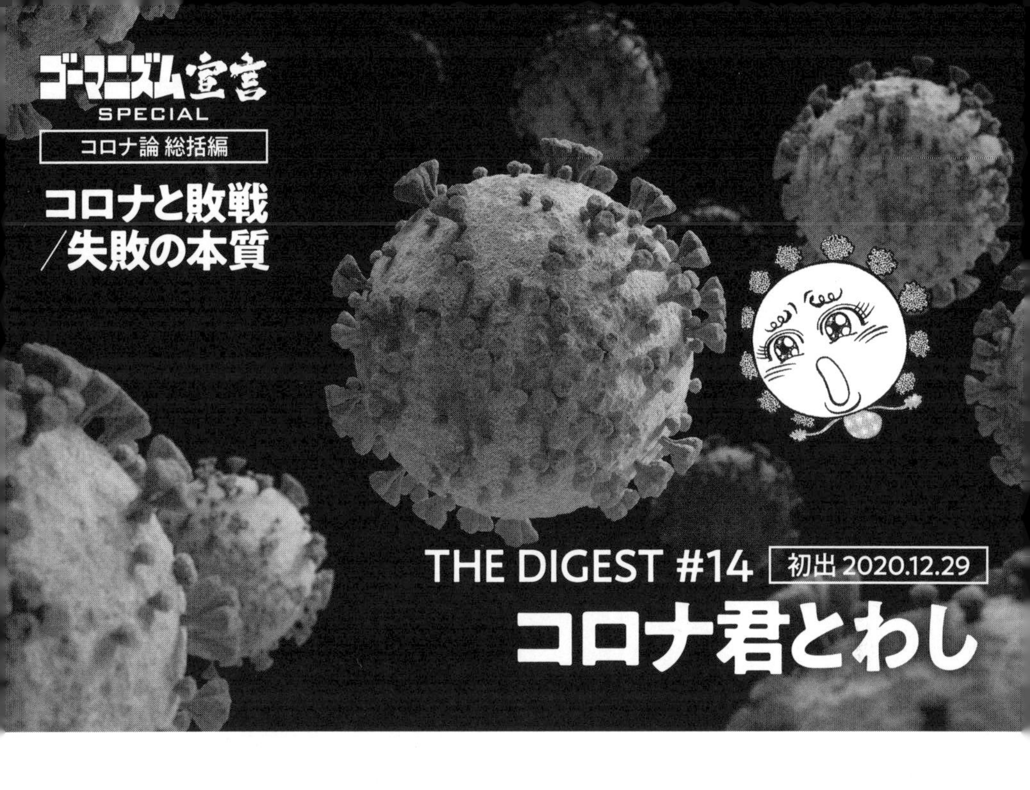
ゴーマニズム宣言
SPECIAL
コロナ論 総括編
コロナと敗戦
/失敗の本質
THE DIGEST #14
初出 2020.12.29
コロナ君とわし

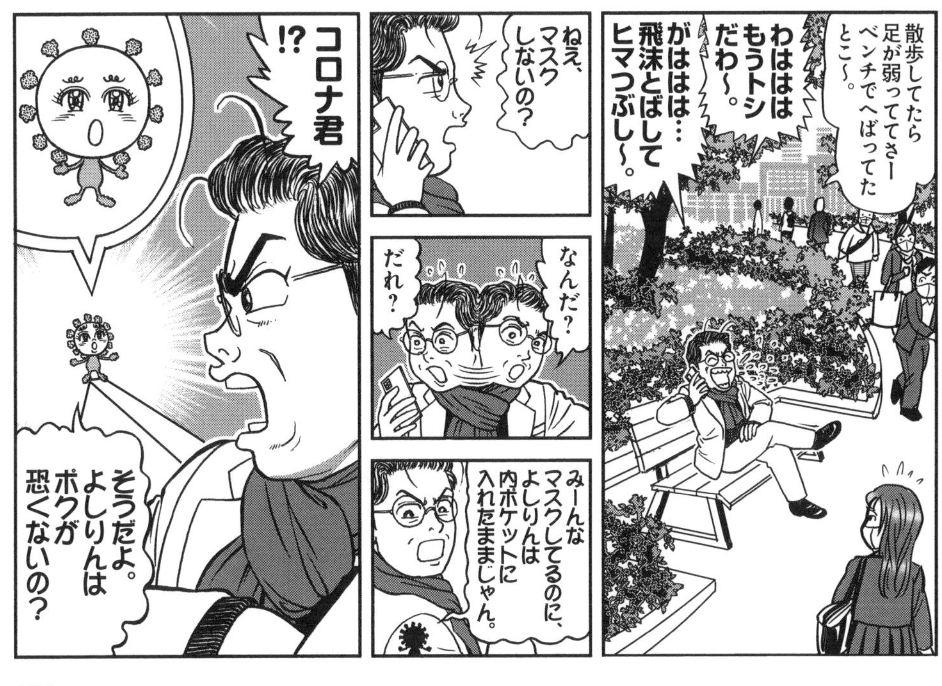
散歩してたら
足が弱っててさー
ベンチでへばってた
とこ～。
わははは
もうトシ
だわ～。
がははは…
飛沫とばして
ヒマつぶし～。
ねえ、
マスク
しないの？
なんだ？
だれ？
み～んな
マスクしてるのに、
よしりんは
内ポケットに
入れたままじゃん。
コロナ君
!?
そうだよ。
よしりんは
ボクが
恐くないの？

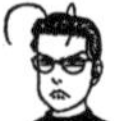

新年おめでとコビット。去年はマスコミのデマ情報と、無知蒙昧の専門家がタッグを組んで、国民の99%が洗脳され、ひ弱な政権を右往左往させた馬鹿馬鹿しい一年でした。今年も続くでしょうか？続いたら東京五輪がなくなっちゃいますよね。

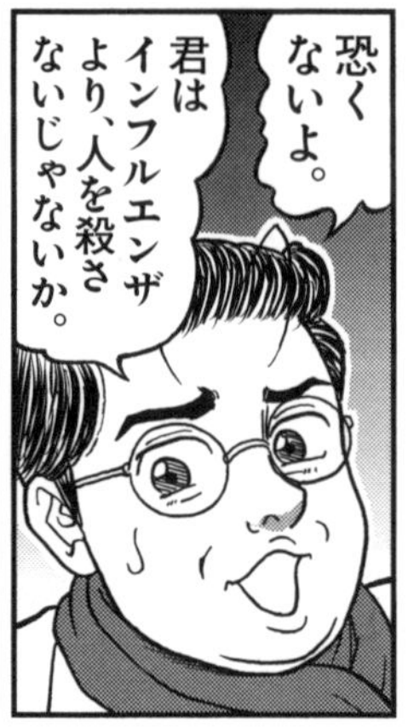
恐くないよ。
君はインフルエンザより、人を殺さないじゃないか。

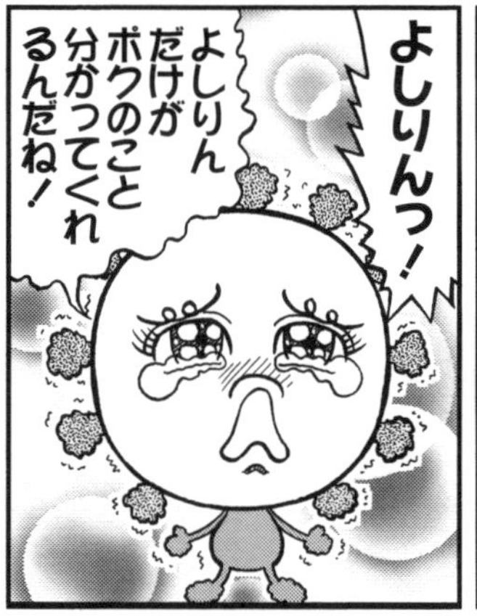
よしりんっ！
よしりんだけがボクのこと分かってくれるんだね！

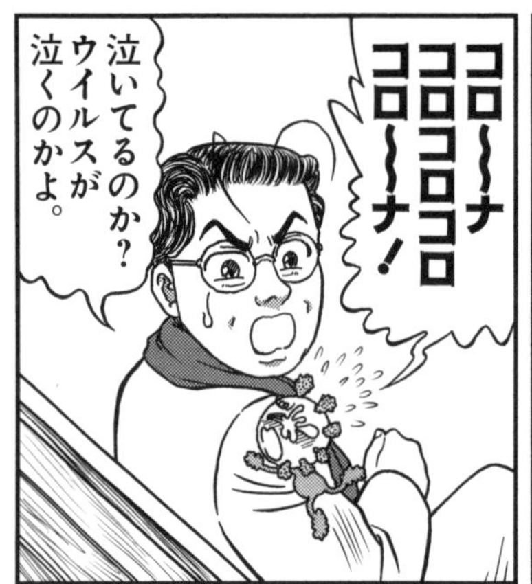
コロ～～ナコロコロコロコロ～～ナ！
泣いてるのか？ウイルスが泣くのかよ。

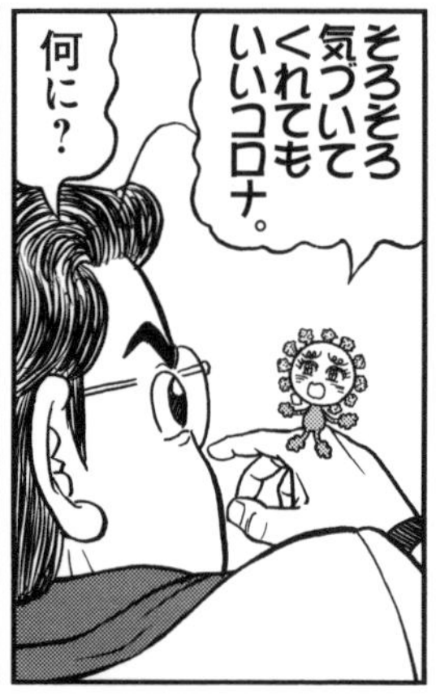
そろそろ気づいてくれてもいいコロナ。
何に？

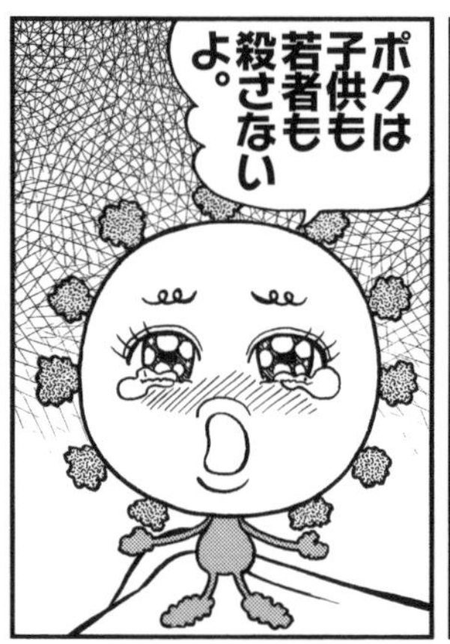
ボクは子供も若者も殺さないよ。

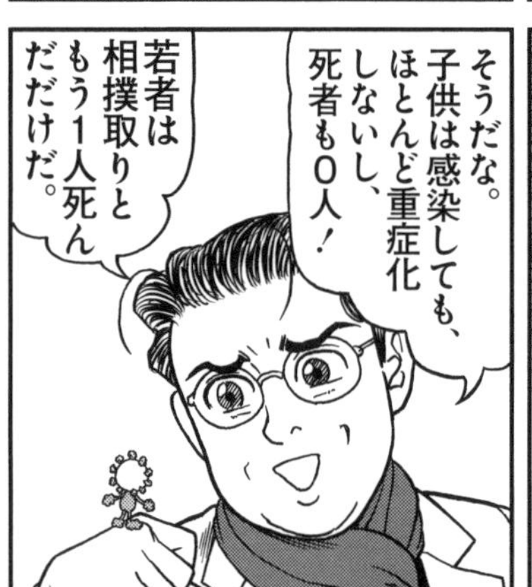
そうだな。子供は感染しても、ほとんど重症化しないし、死者も０人！
若者は相撲取りともう１人死んだだけだ。

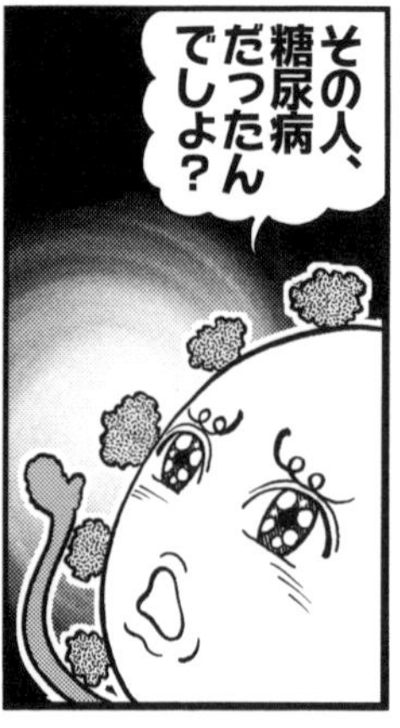
その人、糖尿病だったんでしょ？

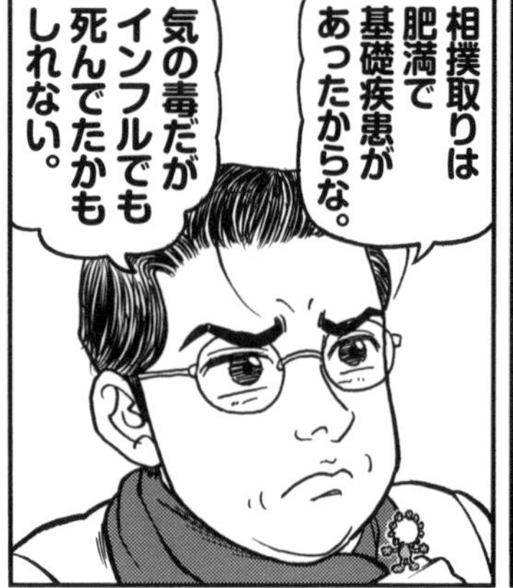
相撲取りは肥満で基礎疾患があったからな。
気の毒だがインフルでも死んでたかもしれない。

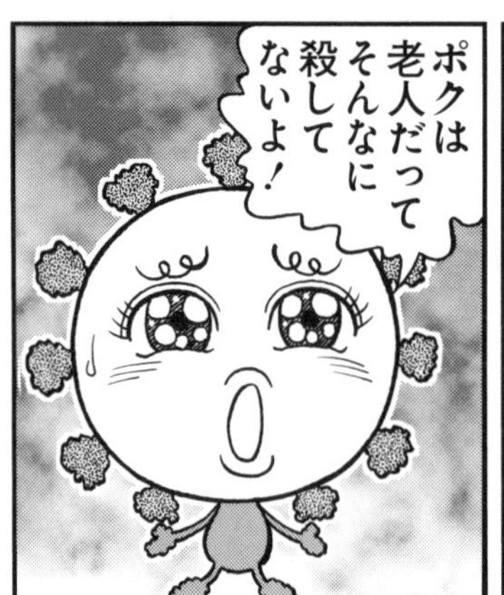
ボクは老人だってそんなに殺してないよ！

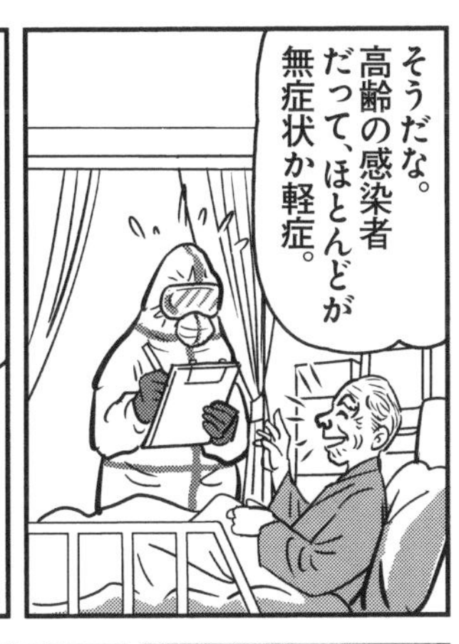
そうだな。
高齢の感染者
だって、ほとんどが
無症状か軽症。

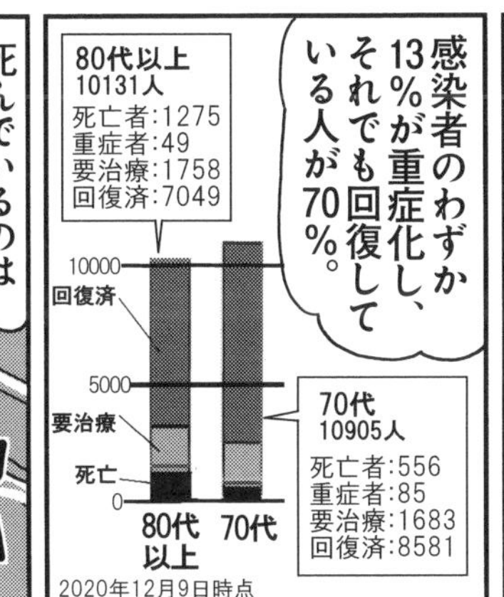
感染者のわずか
13%が重症化し、
それでも回復して
いる人が70%。
80代以上
10131人
死亡者:1275
重症者:49
要治療:1758
回復済:7049
70代
10905人
死亡者:556
重症者:85
要治療:1683
回復済:8581
10000
5000
0
回復済
要治療
死亡
80代以上
70代
2020年12月9日時点

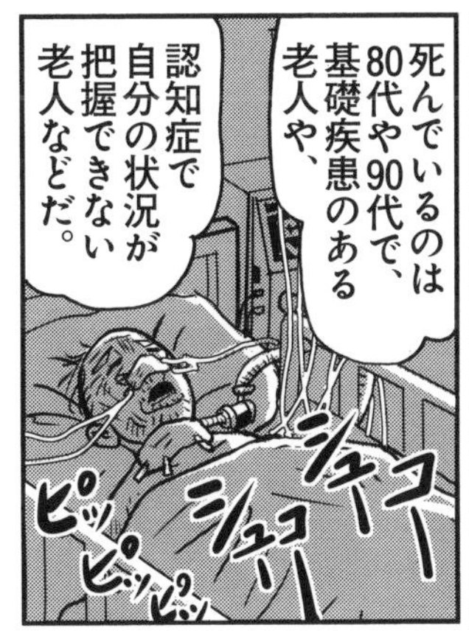
死んでいるのは
80代や90代で、
基礎疾患のある
老人や、
認知症で
自分の状況が
把握できない
老人などだ。
シュコー
シュコー
ピッ
ピッ
ピッ

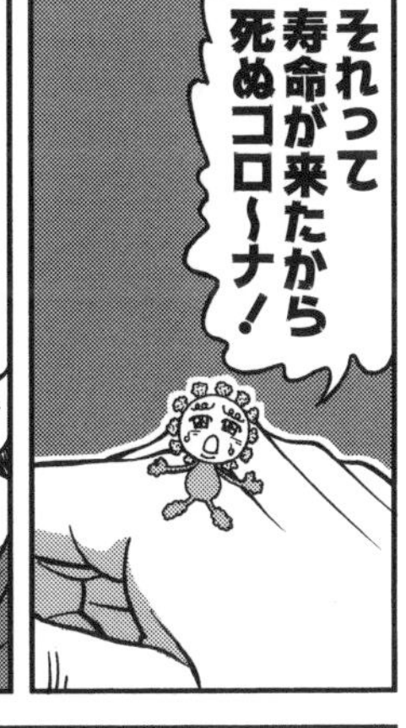
それって
寿命が来たから
死ぬコロ～ナ!

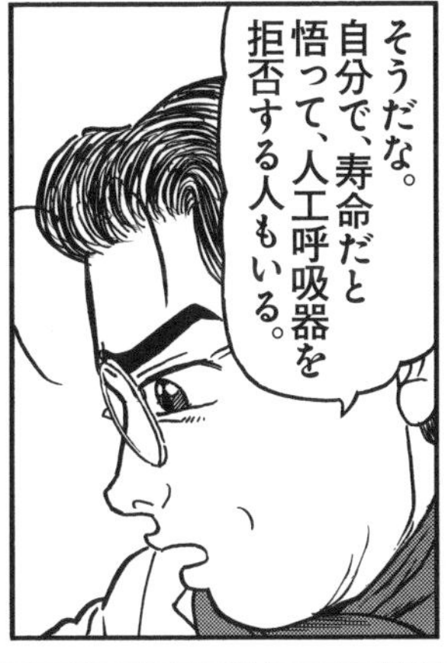
そうだな。
自分で、寿命だと
悟って、人工呼吸器を
拒否する人もいる。

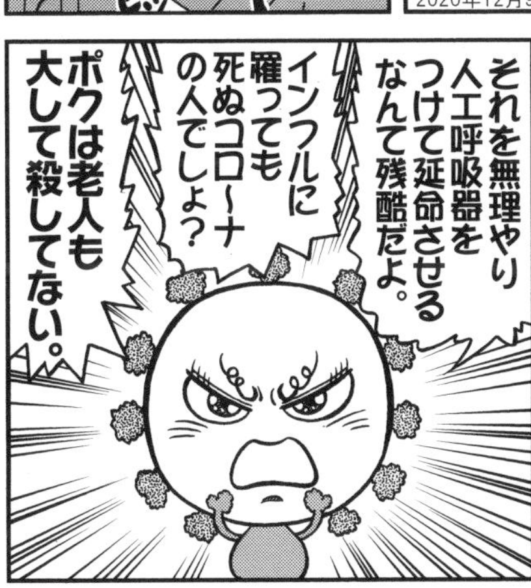
それを無理やり
人工呼吸器を
つけて延命させる
なんて残酷だよ。
インフルに
罹っても
死ぬコロ～ナ
の人でしょ?
ボクは老人も
大して殺してない。

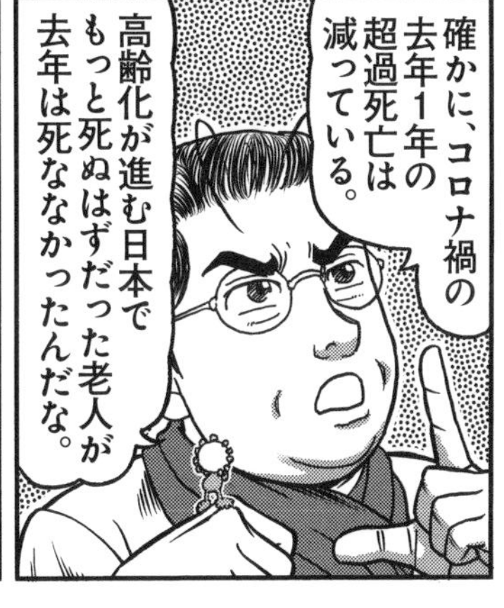
確かに、コロナ禍の
去年1年の
超過死亡は
減っている。
高齢化が進む日本で
もっと死ぬはずだった老人が
去年は死ななかったんだな。

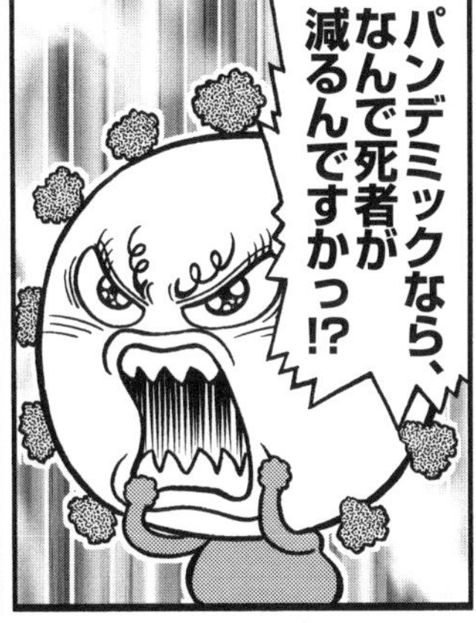
パンデミックなら、
なんで死者が
減るんですかっ!?

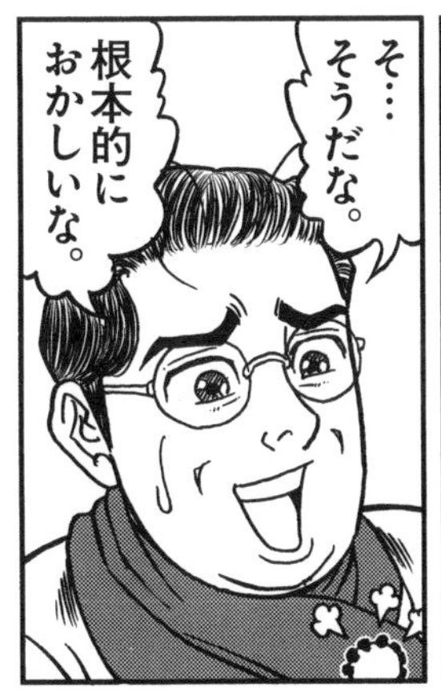
そ…
そうだな。
根本的に
おかしいな。

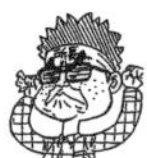

我々は現在、マスコミが作ったコロナ恐怖全体主義の中で生きている！ 自由を愛し、言論を武器に戦い続けるブログマガジン 小林よしのりライジングのレジスタンスは続く！ この戦いは、必ず勝つ！ なぜなら敵の恐怖の正体は「枯れ尾花」だから！『コロナ論2』と共に歴史に残る真の言論を、いま目撃せよ！

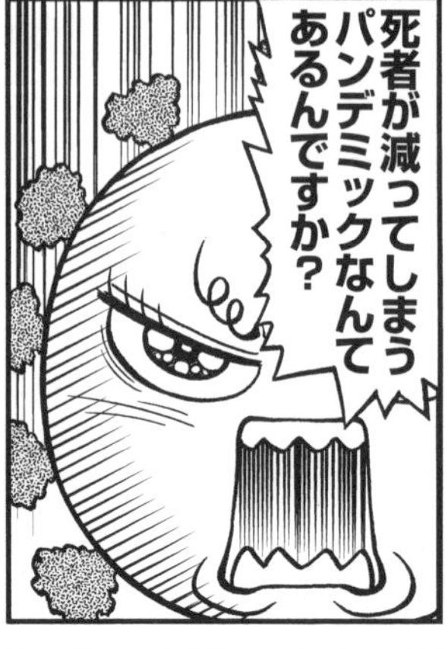
死者が減ってしまうパンデミックなんてあるんですか？

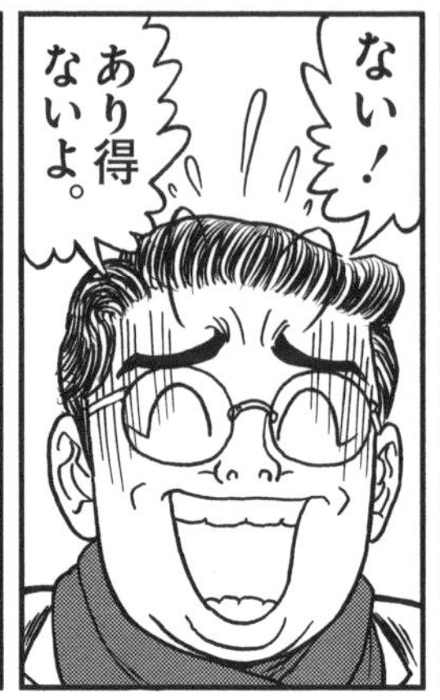
ない！
あり得ないよ。

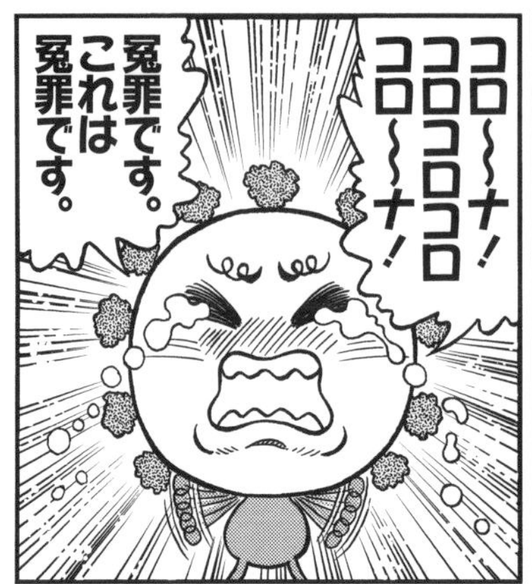
コロ～～ナ！コロコロコロコロコロ～～ナ！
冤罪です。これは冤罪です。

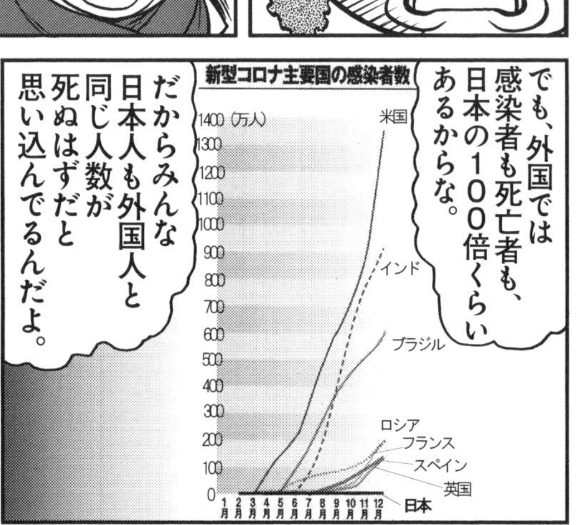
でも、外国では感染者も死亡者も、日本の100倍くらいあるからな。
だからみんな日本人も外国人と同じ人数が死ぬはずだと思い込んでるんだよ。
新型コロナ主要国の感染者数
(万人)
1400
1300
1200
1100
1000
900
800
700
600
500
400
300
200
100
0
1月 2月 3月 4月 5月 6月 7月 8月 9月 10月 11月 12月
米国
インド
ブラジル
ロシア
フランス
スペイン
英国
日本

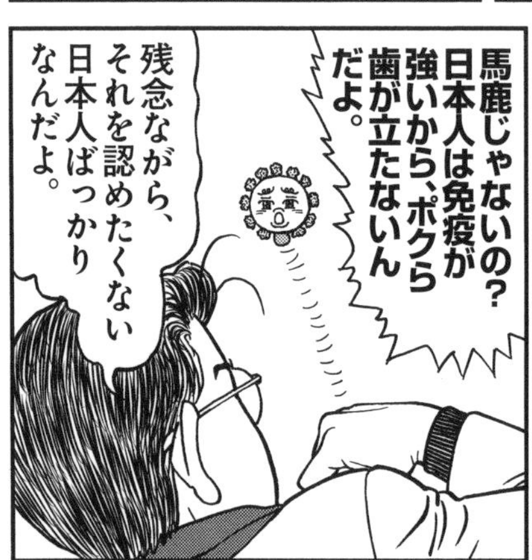
馬鹿じゃないの？日本人は免疫が強いから、ボクら歯が立たないんだよ。
残念ながら、それを認めたくない日本人ばっかりなんだよ。

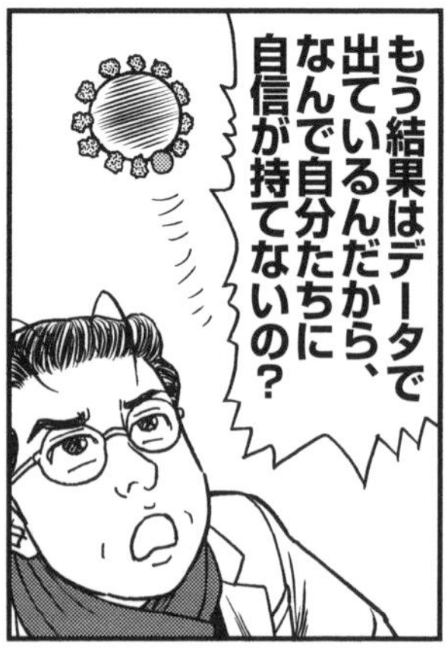
もう結果はデータで出ているんだから、なんで自分たちに自信が持てないの？

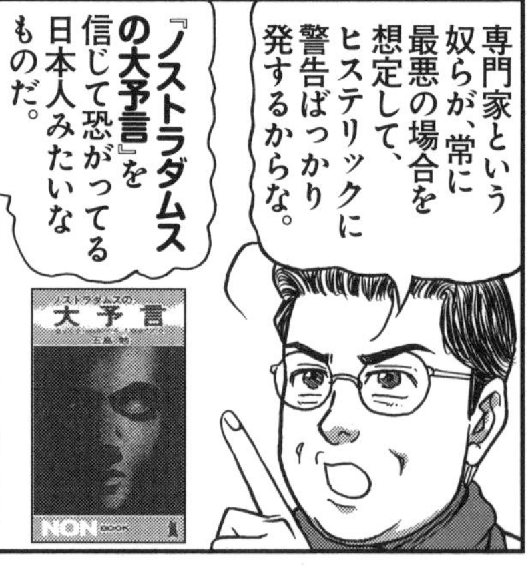
専門家という奴らが、常に最悪の場合を想定して、ヒステリックに警告ばっかり発するからな。
『ノストラダムスの大予言』を信じて恐がってる日本人みたいなものだ。
ノストラダムスの
大予言
五島勉
NON BOOK

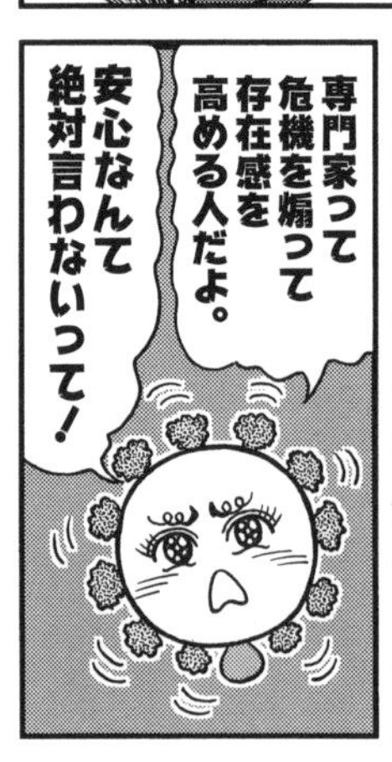
専門家って危機を煽って存在感を高める人だよ。
安心なんて絶対言わないって！

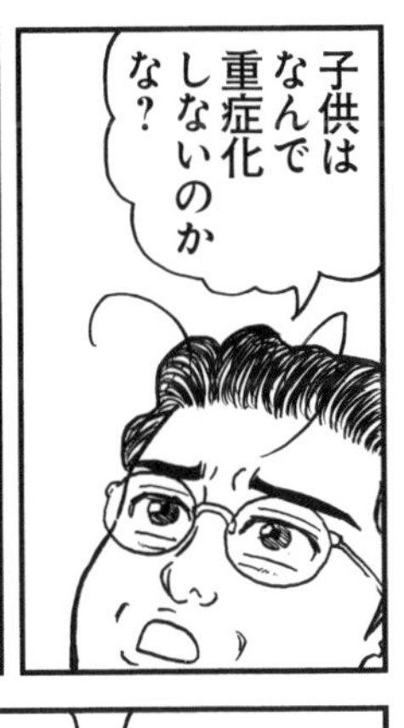
子供はなんで重症化しないのかな？

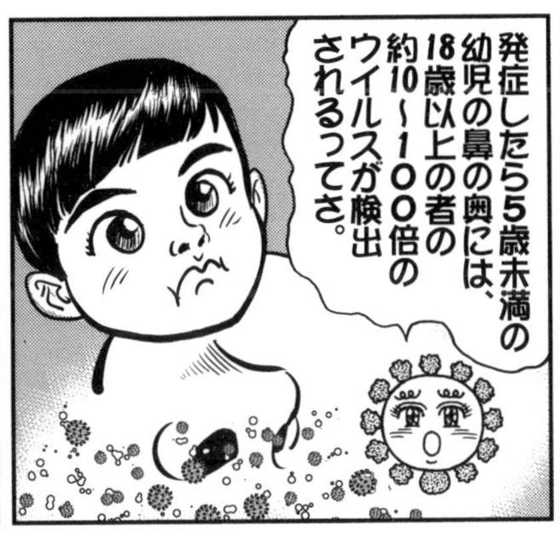
発症したら5歳未満の幼児の鼻の奥には、18歳以上の者の約10～100倍のウイルスが検出されるってさ。

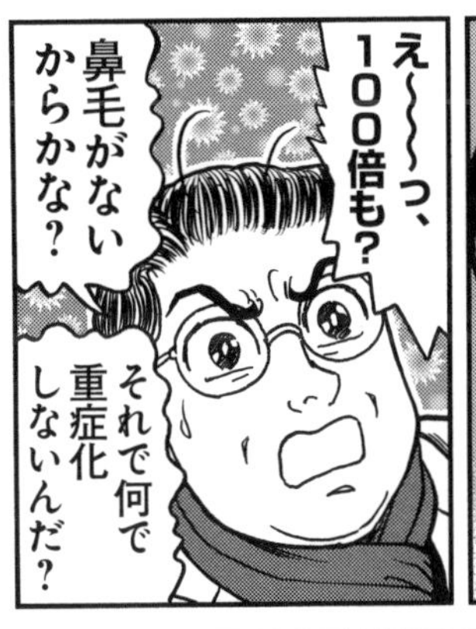
え～～～っ、100倍も？
鼻毛がないからかな？
それで何で重症化しないんだ？

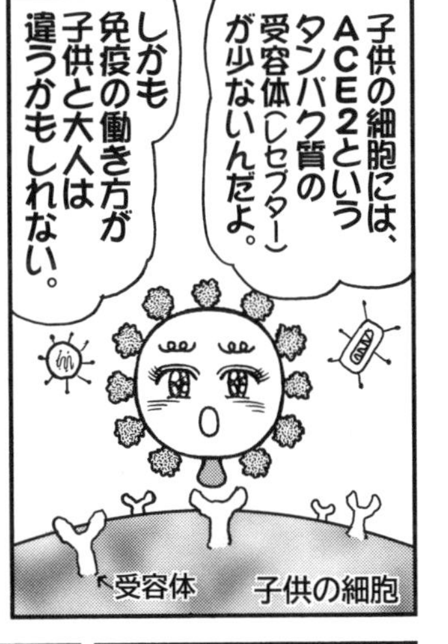
子供の細胞には、ACE2というタンパク質の受容体（レセプター）が少ないんだよ。
しかも免疫の働き方が子供と大人は違うかもしれない。
受容体
子供の細胞

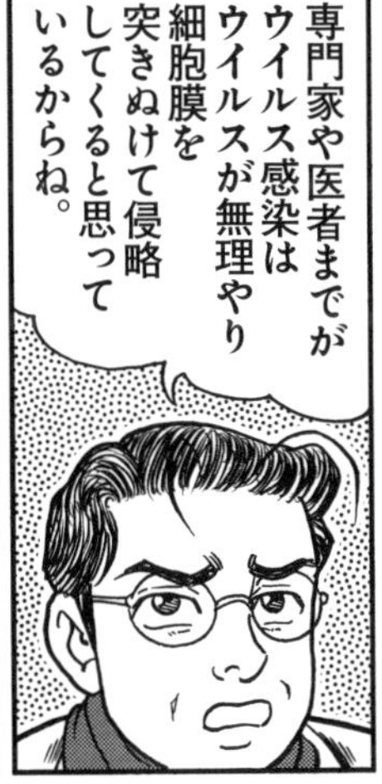
専門家や医者までがウイルス感染はウイルスが無理やり細胞膜を突きぬけて侵略してくると思っているからね。

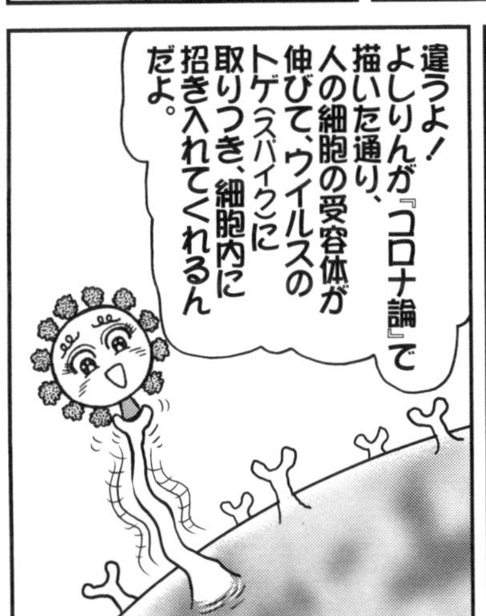
違うよ！よしりんが『コロナ論』で描いた通り、人の細胞の受容体が伸びて、ウイルスのトゲ（スパイク）に取りつき、細胞内に招き入れてくれるんだよ。

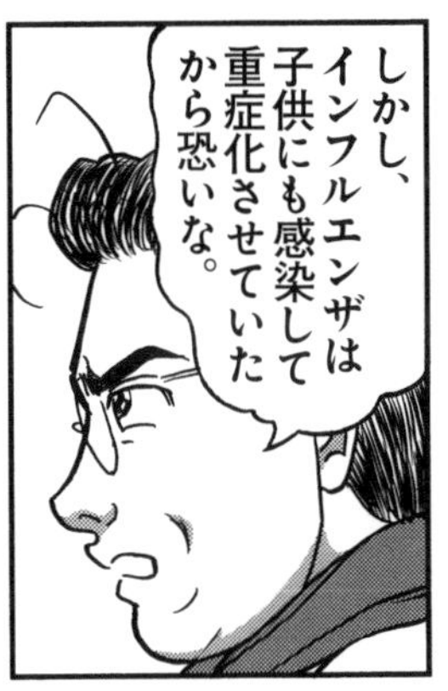
しかし、インフルエンザは子供にも感染して重症化させていたから恐いな。

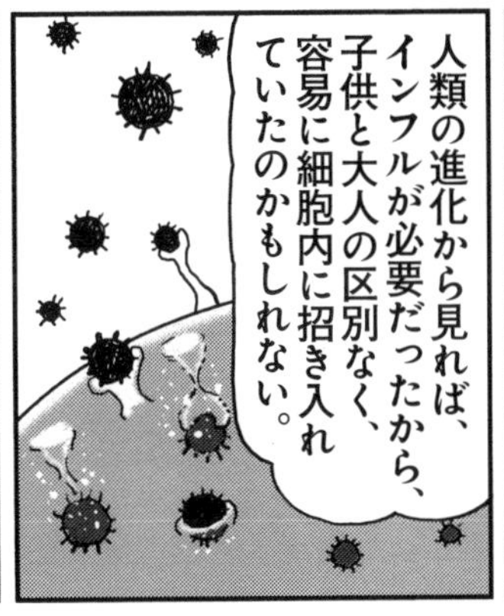
人類の進化から見れば、インフルが必要だったから、子供と大人の区別なく、容易に細胞内に招き入れていたのかもしれない。

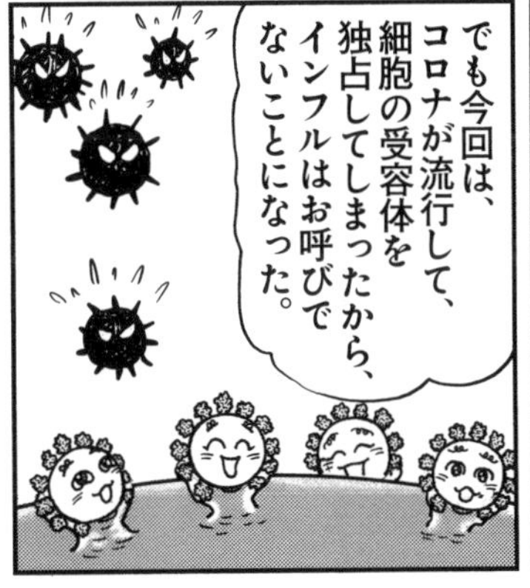
でも今回は、コロナが流行して、細胞の受容体を独占してしまったから、インフルはお呼びでないことになった。

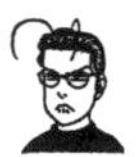

寿命が来た老人のために、若者が自粛せよと、偽善の敬老心を言う奴らが大嫌いだ！大人の言葉とは思えん。だれもこの偽善に反対する大人がいないことが、戦後民主主義の腐れ果てた姿だ！

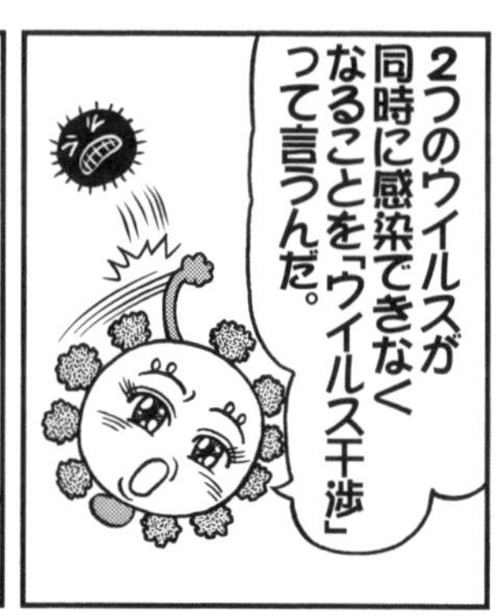
2つのウイルスが同時に感染できなくなることを「ウイルス干渉」って言うんだ。

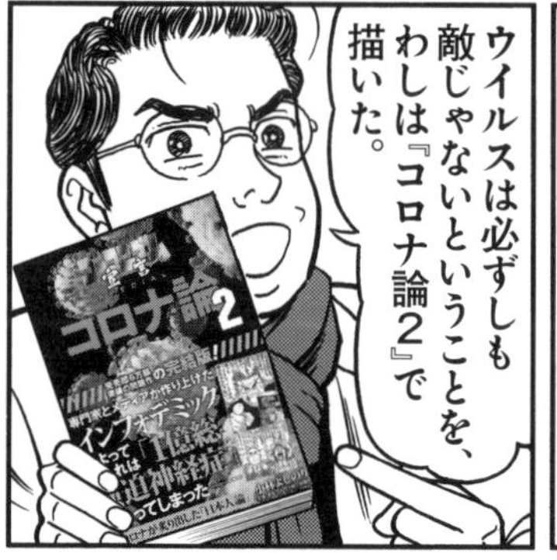
ウイルスは必ずしも敵じゃないということを、わしは『コロナ論2』で描いた。
コロナ論2

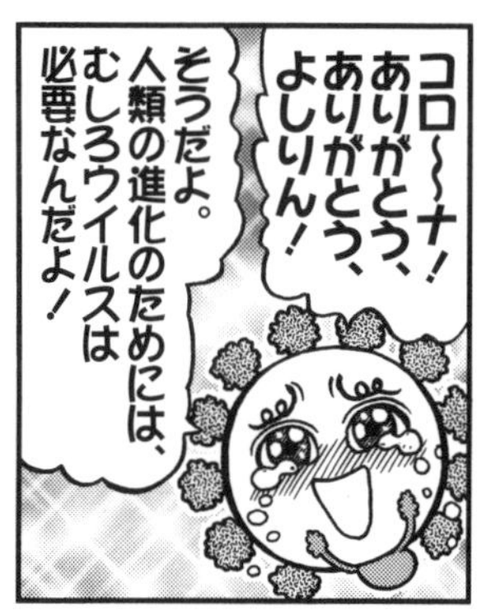
コロ〜〜ナ！ありがとう、ありがとう、よしりん！
そうだよ。人類の進化のためには、むしろウイルスは必要なんだよ！

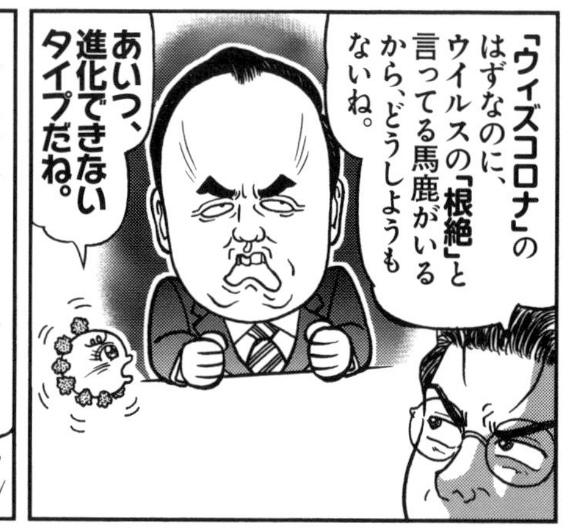
「ウィズコロナ」のはずなのに、ウイルスの「根絶」と言ってる馬鹿がいるから、どうしようもないね。
あいつ、進化できないタイプだね。

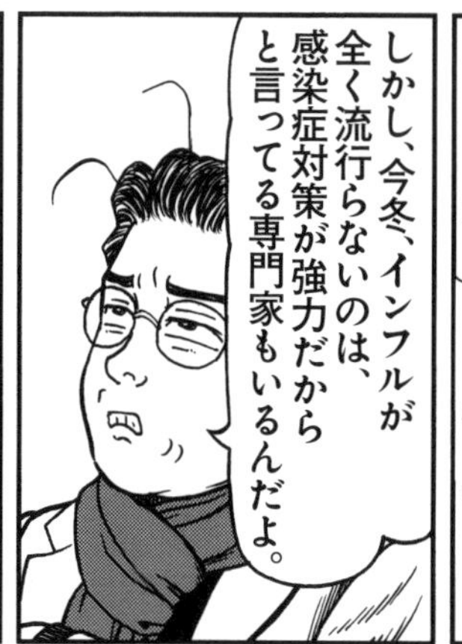
しかし、今冬、インフルが全く流行らないのは、感染症対策が強力だからと言ってる専門家もいるんだよ。

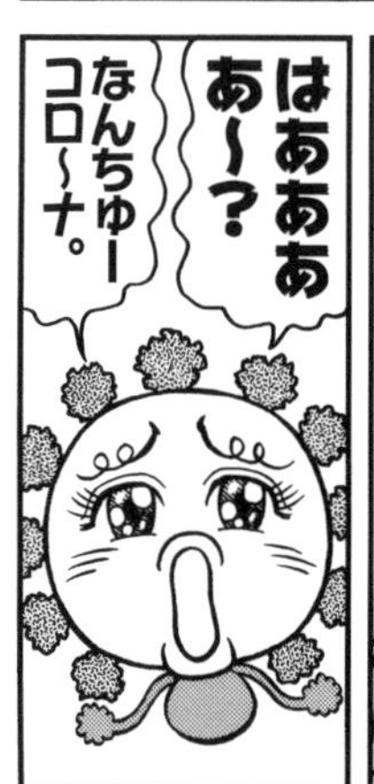
はあああ あ〜？
なんちゅーコロ〜ナ。

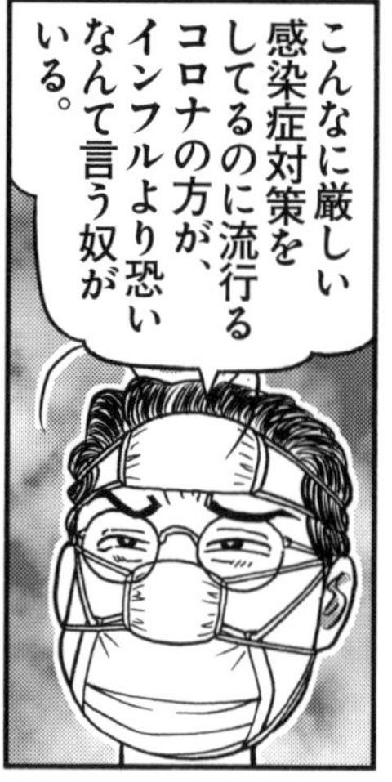
こんなに厳しい感染症対策をしてるのに流行るコロナの方が、インフルより恐いなんて言う奴がいる。

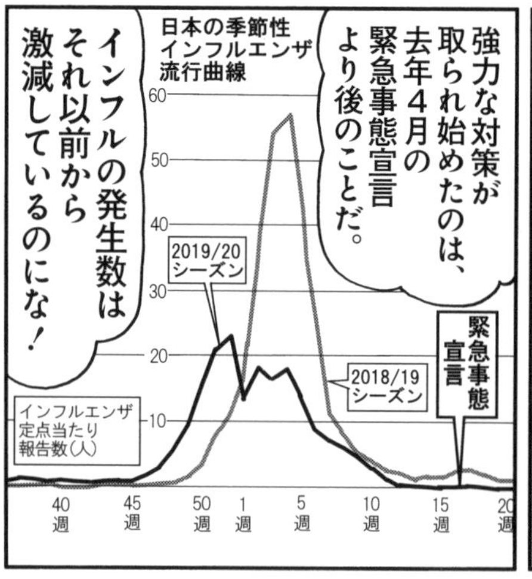
強力な対策が取られ始めたのは、去年4月の緊急事態宣言より後のことだ。
日本の季節性インフルエンザ流行曲線
インフルの発生数はそれ以前から激減しているのにな！
60
50
40
30
20
10
2019/20シーズン
2018/19シーズン
緊急事態宣言
インフルエンザ定点当たり報告数(人)
40週
45週
50週
1週
5週
10週
15週
20週

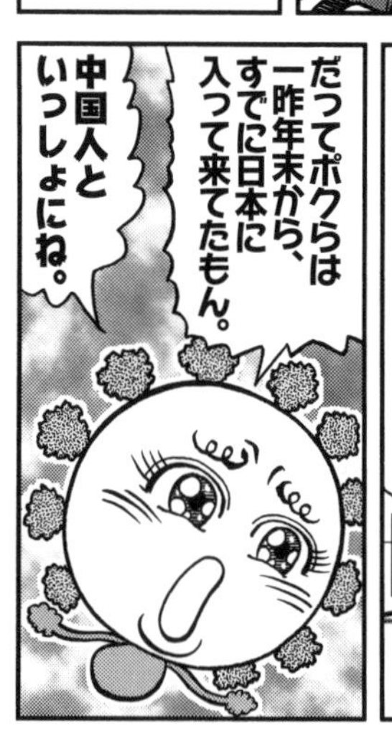
だってボクらは一昨年末から、すでに日本に入って来てたもん。
中国人といっしょにね。

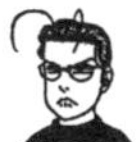

指定感染症を外せ！良心的な医者はそう言ってる者がいっぱいいるじゃないか！ペテンなんだよ。政治家がオール馬鹿だから、なめられてるんだ。

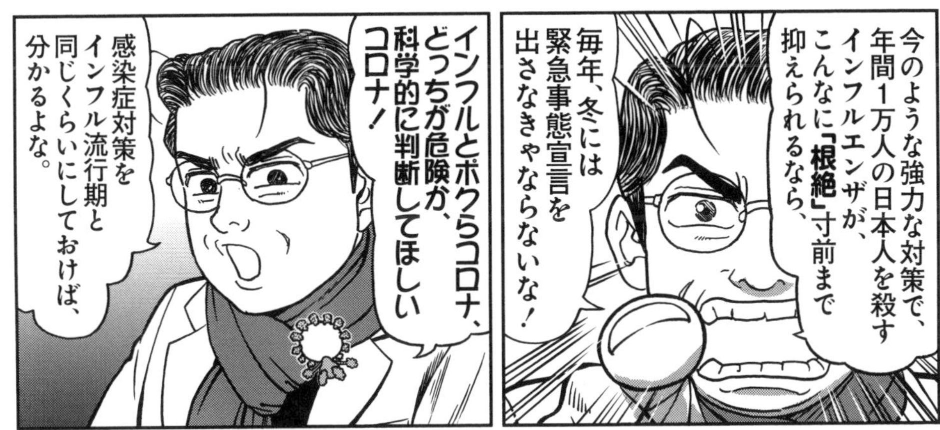
今のような強力な対策で、年間1万人の日本人を殺すインフルエンザが、こんなに「根絶」寸前まで抑えられるなら、
毎年、冬には緊急事態宣言を出さなきゃならないな！
インフルとボクらコロナ、どっちが危険か、科学的に判断してほしいコロナ！
感染症対策をインフル流行期と同じくらいにしておけば、分かるよな。

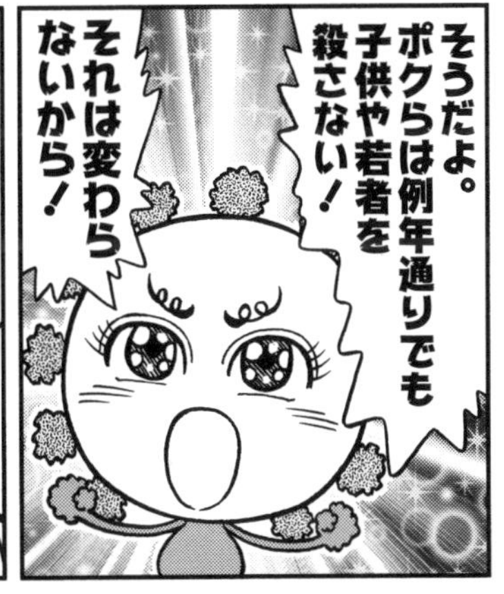
そうだよ。ボクらは例年通りでも子供や若者を殺さない！
それは変わらないから！

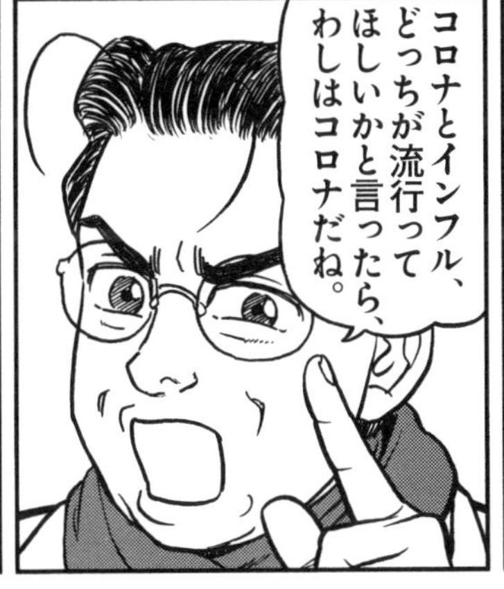
コロナとインフル、どっちが流行ってほしいかと言ったら、わしはコロナだね。

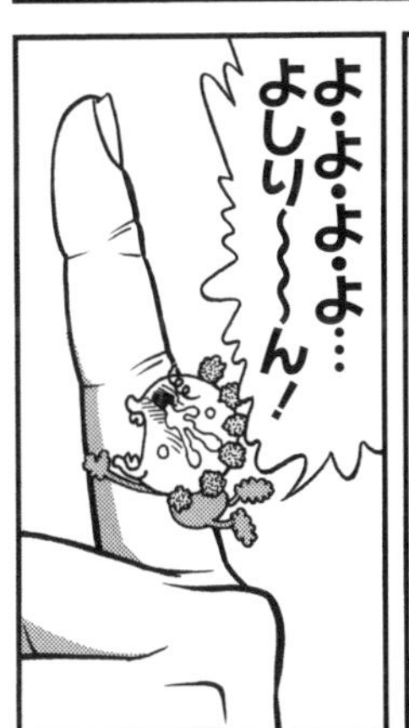
よ・よ・よ・よ…よしり～～ん！

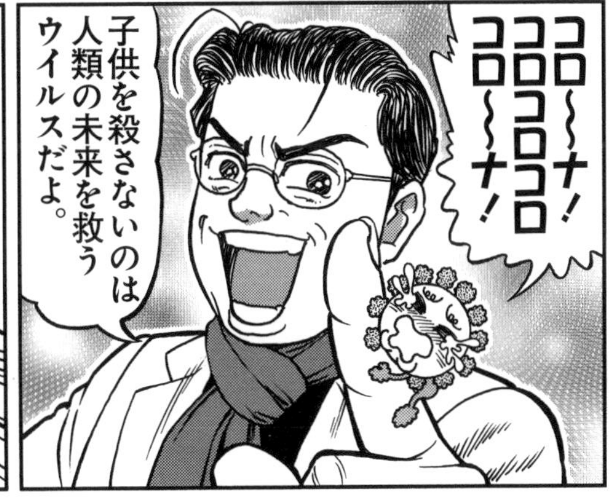
コロ～ナ！コロコロコロコロ～ナ！
子供を殺さないのは人類の未来を救うウイルスだよ。

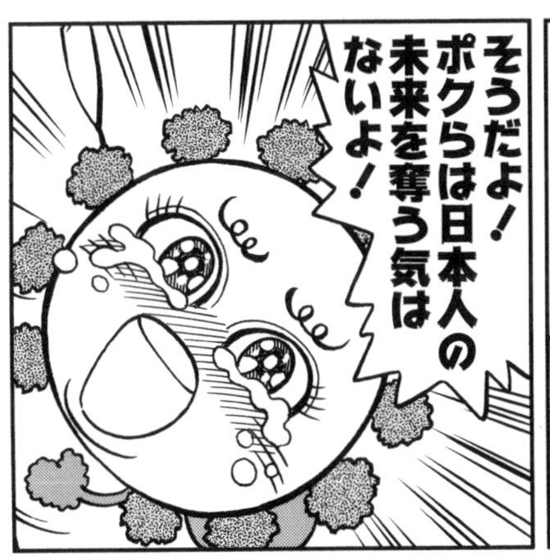
そうだよ！ボクらは日本人の未来を奪う気はないよ！

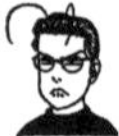

『コロナ論』『新型コロナ専門家に問い質す』『コロナ論2』このシリーズが大ヒットすれば、状況は変わる！ マスコミに反旗をひるがえせ！

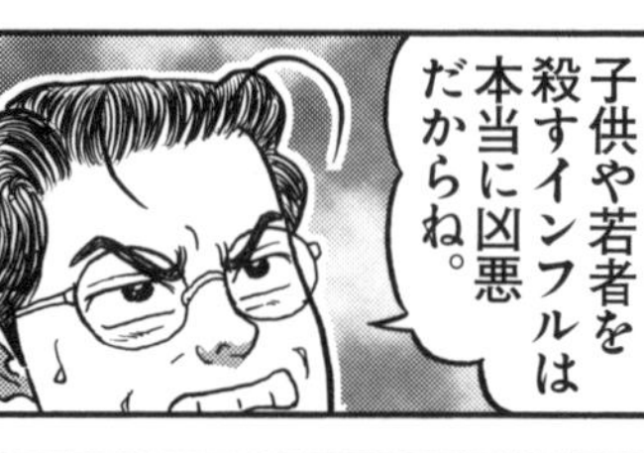

子供や若者を殺すインフルは本当に凶悪だからね。

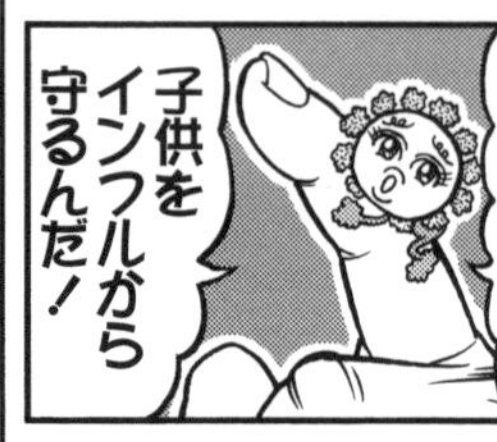

それに比べてボクらコロナは子供に優しい！
子供をインフルから守るんだ！

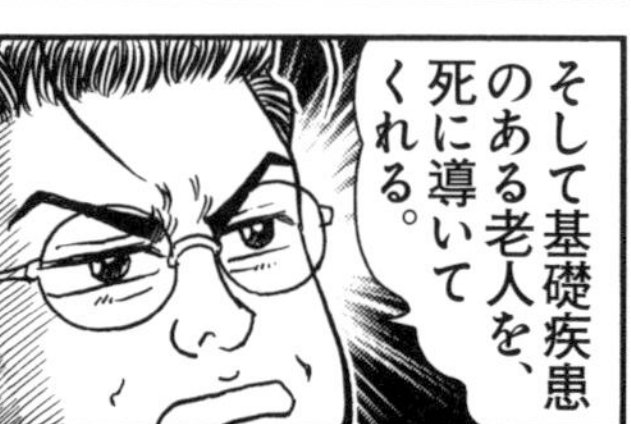

そして基礎疾患のある老人を、死に導いてくれる。

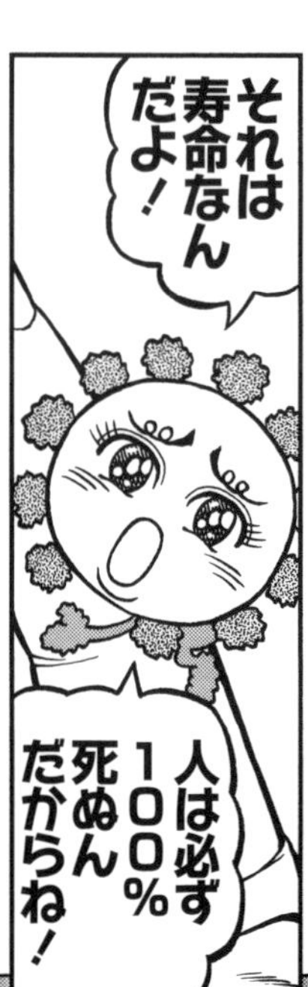

それは寿命なんだよ！
人は必ず100％死ぬんだからね！

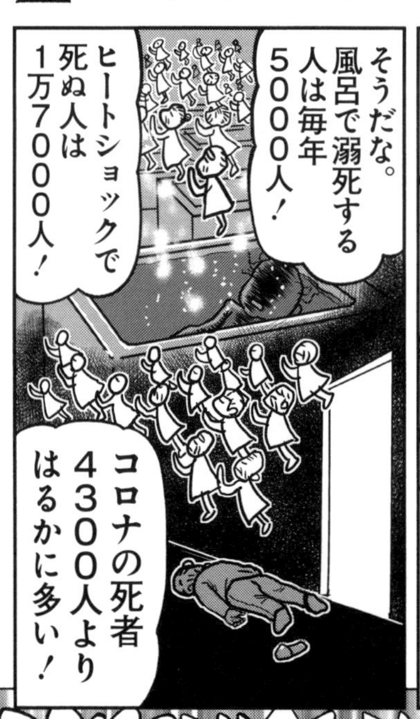

そうだな。風呂で溺死する人は毎年5000人！
ヒートショックで死ぬ人は1万7000人！
コロナの死者4300人よりはるかに多い！

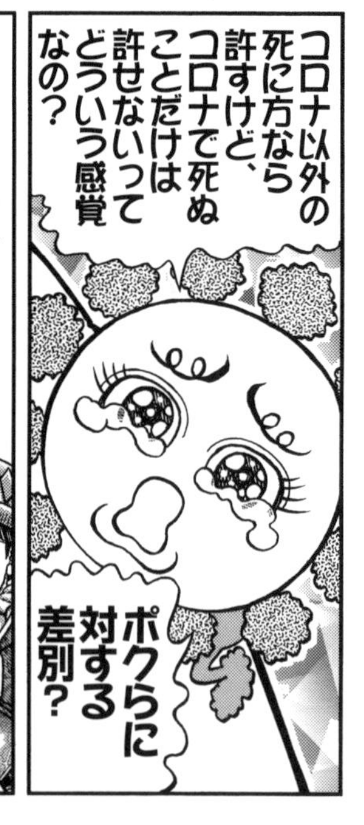

コロナ以外の死に方なら許すけど、コロナで死ぬことだけは許せないってどういう感覚なの？
ボクらに対する差別？

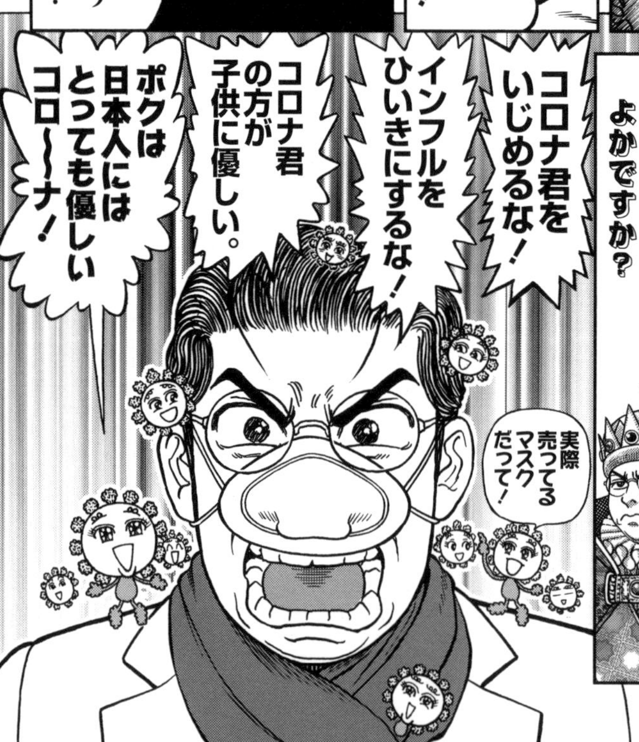

ごーまんかましてよかですか？
実際売ってるマスクだって！
コロナ君をいじめるな！
インフルをひいきにするな！
コロナ君の方が子供に優しい。
ボクは日本人にはとっても優しいコロ〜〜ナ！

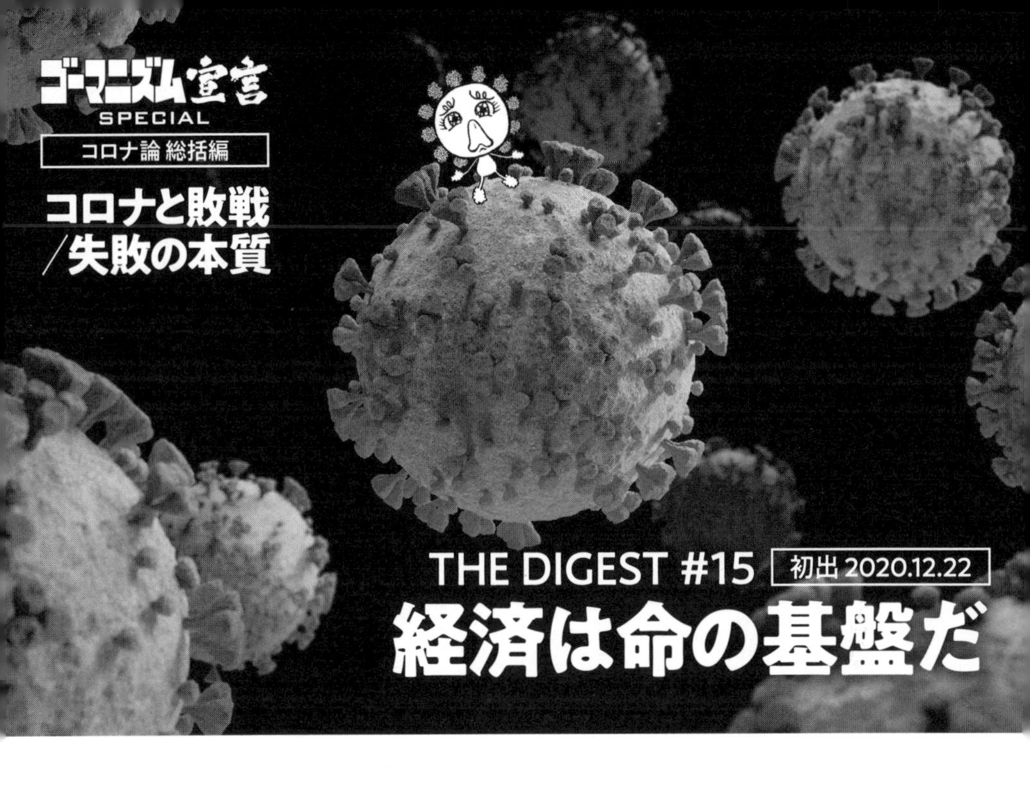

ゴーマニズム宣言
SPECIAL
コロナ論 総括編
コロナと敗戦
／失敗の本質
THE DIGEST #15
初出 2020.12.22

経済は命の基盤だ

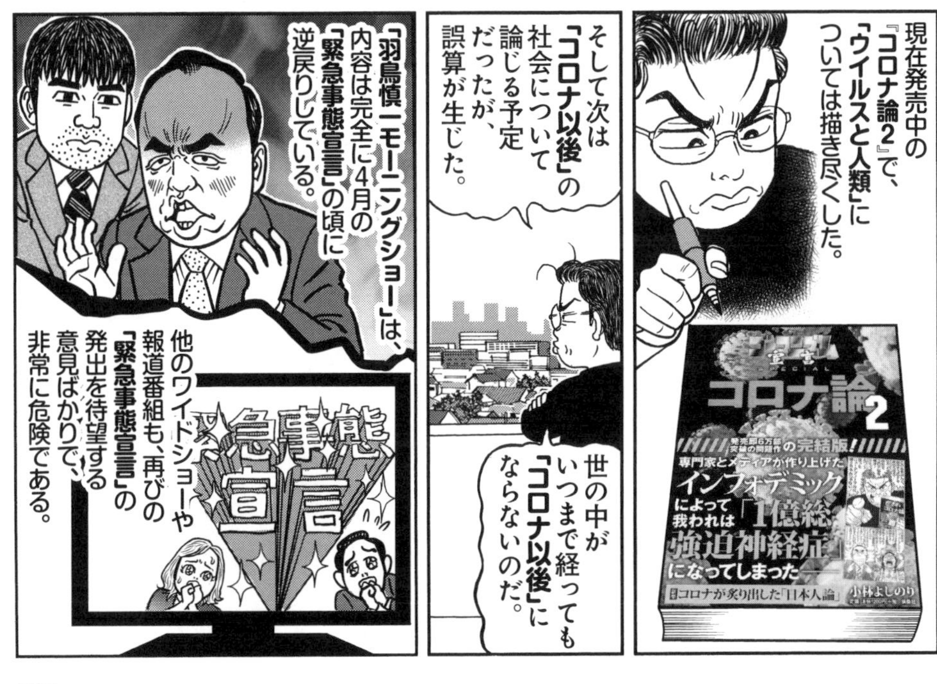

現在発売中の『コロナ論2』で、「ウイルスと人類」については描き尽くした。
そして次は「コロナ以後」の社会について論じる予定だったが、誤算が生じた。
世の中がいつまで経っても「コロナ以後」にならないのだ。
「羽鳥慎一モーニングショー」は、内容は完全に4月の「緊急事態宣言」の頃に逆戻りしている。
他のワイドショーや報道番組も、再びの「緊急事態宣言」の発出を待望する意見ばかりで、非常に危険である。
緊急事態宣言
コロナ論2
専門家とメディアが作り上げたインフォデミックによって我われは「1億総強迫神経症」になってしまった──
コロナが炙り出した「日本人論」
小林よしのり

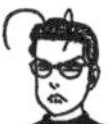

今年は酷い一年だった。マスコミによるインフォデミックで、日本では必要ないコロナ禍が出現してしまい、経済に大打撃を与え、観光業や飲食業に苦痛を与え、女性の自殺者が去年より8割増しになっている。恐ろしいことだ。コロナのせいではなく、人災なのだ！

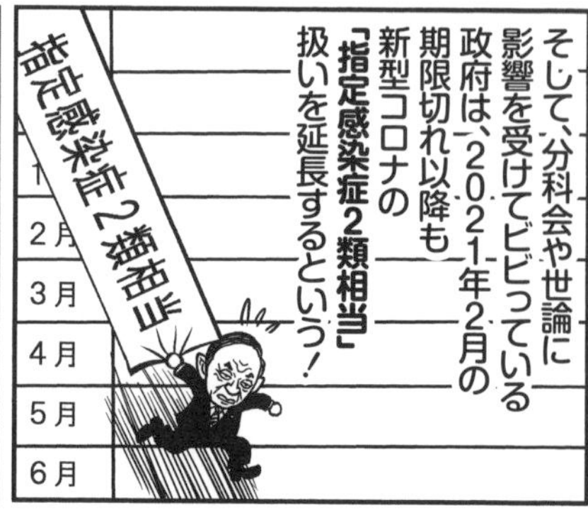

そして、分科会や世論に影響を受けてビビっている政府は、2021年2月の期限切れ以降も新型コロナの「指定感染症2類相当」扱いを延長するという！
指定感染症2類相当
2月
3月
4月
5月
6月

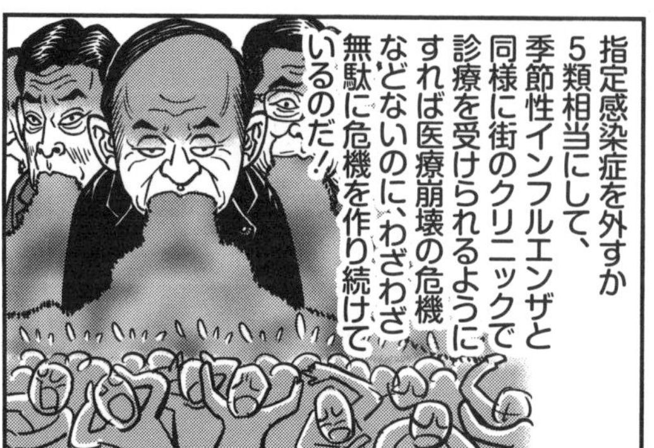

指定感染症を外すか5類相当にして、季節性インフルエンザと同様に街のクリニックで診療を受けられるようにすれば医療崩壊の危機などないのに、わざわざ無駄に危機を作り続けているのだ！！

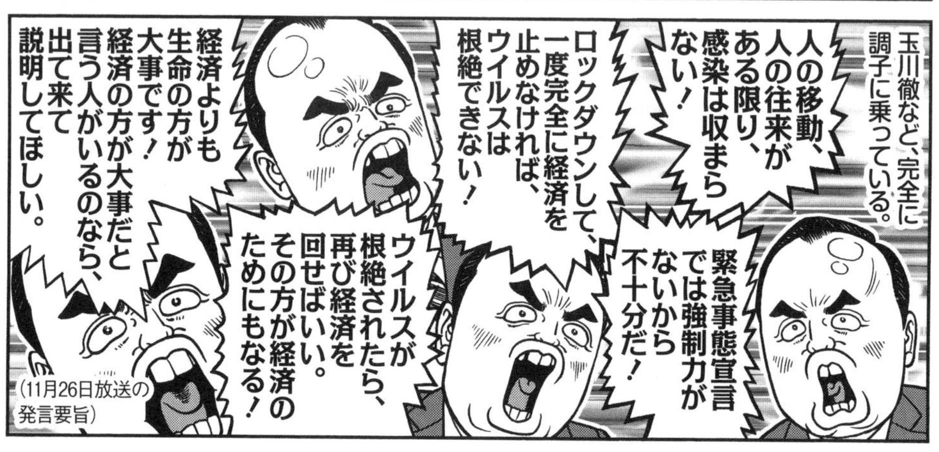

玉川徹など、完全に調子に乗っている。
人の移動、人の往来がある限り、感染は収まらない！
緊急事態宣言では強制力がないから不十分だ！
ロックダウンして、一度完全に経済を止めなければ、ウイルスは根絶できない！
ウイルスが根絶されたら、再び経済を回せばいい。その方が経済のためにもなる！
経済よりも生命の方が大事です！経済の方が大事だと言う人がいるのなら、出て来て説明してほしい。
（11月26日放送の発言要旨）

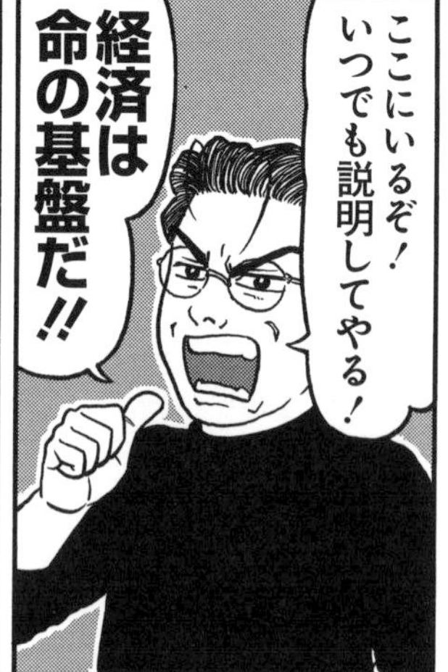

ここにいるぞ！いつでも説明してやる！
経済は命の基盤だ！！

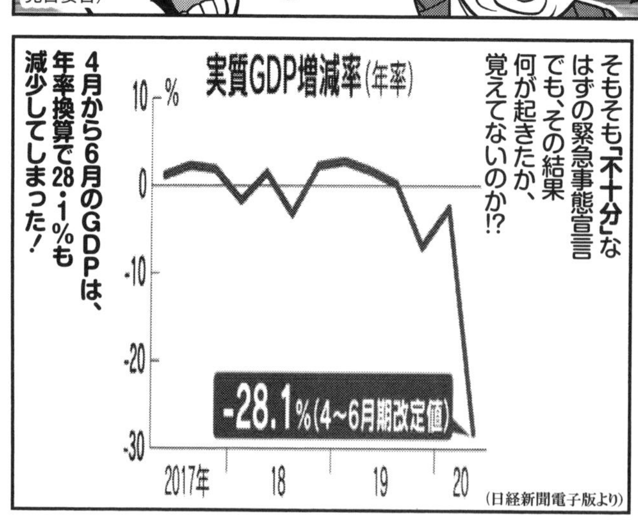

そもそも「不十分」なはずの緊急事態宣言でも、その結果何が起きたか、覚えてないのか!?
実質GDP増減率（年率）
10 %
0
-10
-20
-30
-28.1%（4~6月期改定値）
2017年
18
19
20
（日経新聞電子版より）
4月から6月のGDPは、年率換算で28・1%も減少してしまった！

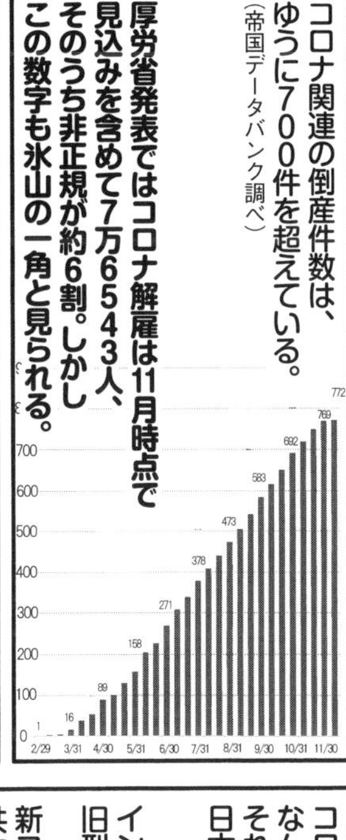
コロナ関連の倒産件数は、ゆうに700件を超えている。
（帝国データバンク調べ）
厚労省発表ではコロナ解雇は11月時点で見込みを含めて7万6543人、そのうち非正規が約6割。しかしこの数字も氷山の一角と見られる。
700
600
500
400
300
200
100
0
1
16
89
158
271
378
473
583
692
769
772
2/29
3/31
4/30
5/31
6/30
7/31
8/31
9/30
10/31
11/30

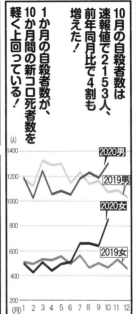
10月の自殺者数は速報値で2153人、前年同月比で4割も増えた！
1か月の自殺者数が、10か月間の新コロ死者数を軽く上回っている！
(人)
1400
1200
1000
800
600
400
200
2020男
2019男
2020女
2019女
(月)1 2 3 4 5 6 7 8 9 10 11 12

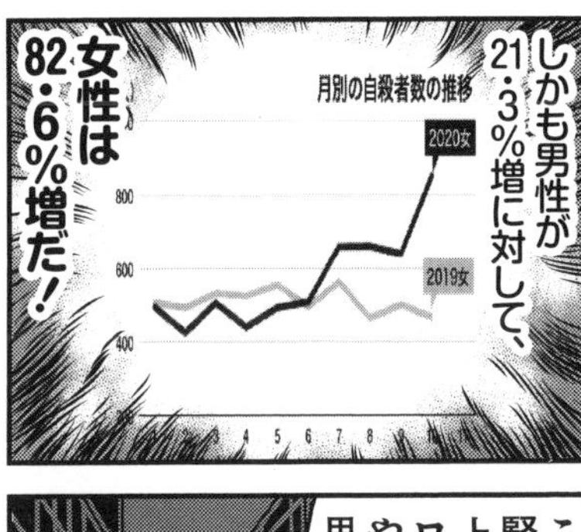
しかも男性が21・3%増に対して、
女性は82・6%増だ！
月別の自殺者数の推移
2020女
2019女
800
600
400

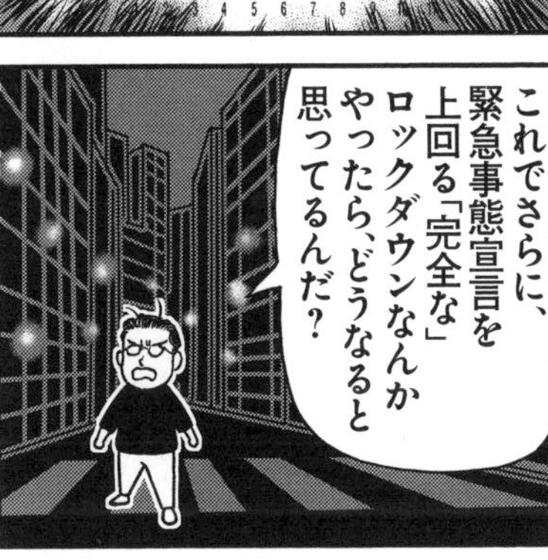
これでさらに、緊急事態宣言を上回る「完全な」ロックダウンなんかやったら、どうなると思ってるんだ？

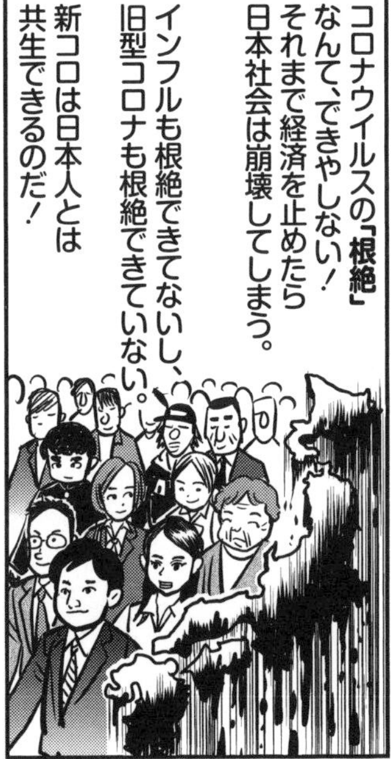
コロナウイルスの「根絶」なんて、できやしない！それまで経済を止めたら日本社会は崩壊してしまう。
インフルも根絶できてないし、旧型コロナも根絶できていない。
新コロは日本人とは共生できるのだ！

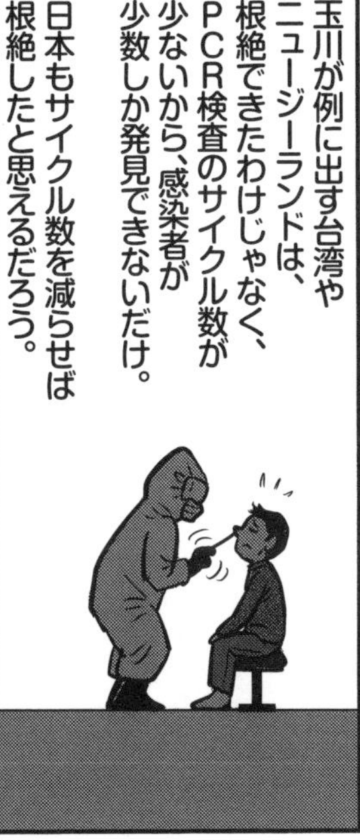
玉川が例に出す台湾やニュージーランドは、根絶できたわけじゃなく、PCR検査のサイクル数が少ないから、感染者が少数しか発見できないだけ。
日本もサイクル数を減らせば根絶したと思えるだろう。

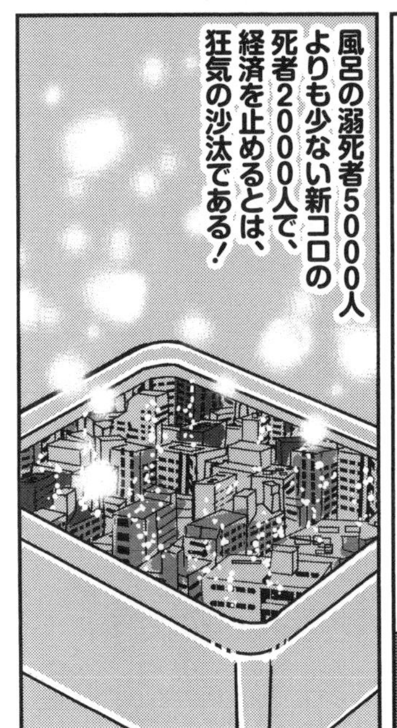
風呂の溺死者5000人よりも少ない新コロの死者2000人で、経済を止めるとは、狂気の沙汰である！

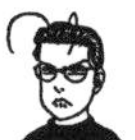

数十年にわたる北海道の盟友M氏は社長だが、自分の社員たち300人に『コロナ論2』をプレゼントしたそうだ。さすが太っ腹の社長だ。『コロナ論2』を普及させることしか、この狂った公を正す方法はないと考える読者は多い。

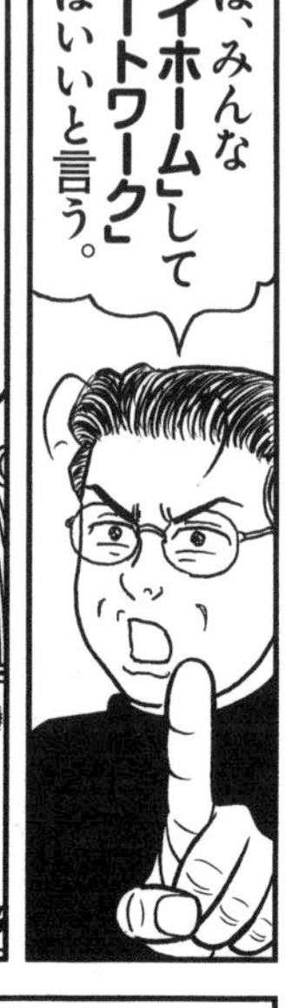

玉川は、みんな
「ステイホーム」して
「リモートワーク」
すればいいと言う。

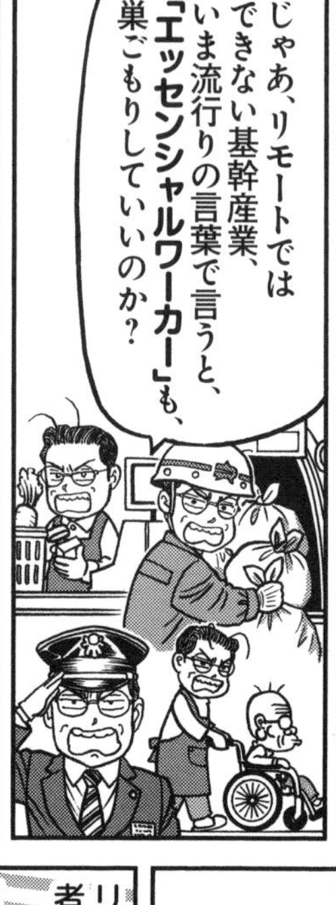

じゃあ、リモートでは
できない基幹産業、
いま流行りの言葉で言うと、
「エッセンシャルワーカー」も、
巣ごもりしていいのか？

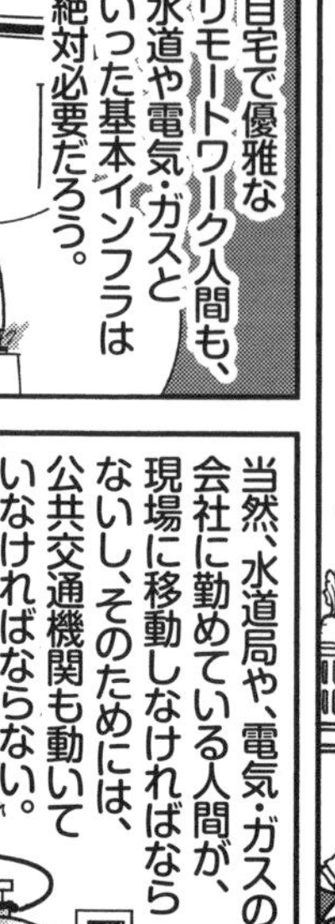

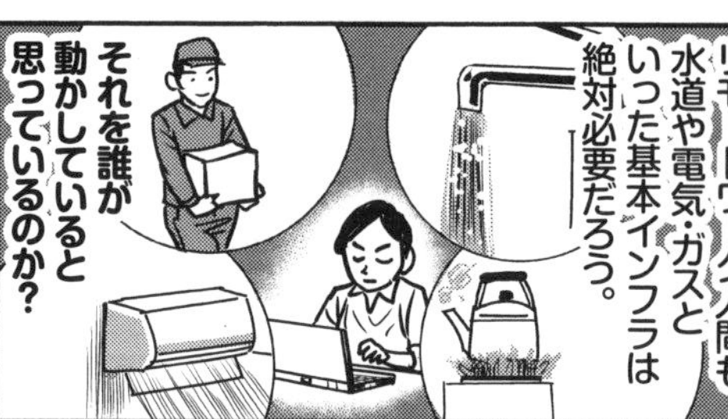

自宅で優雅な
リモートワーク人間も、
水道や電気・ガスと
いった基本インフラは
絶対必要だろう。
それを誰が
動かしていると
思っているのか？

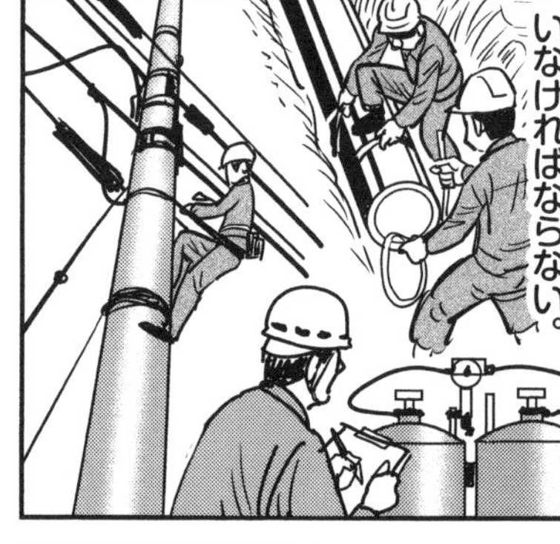

当然、水道局や、電気・ガスの
会社に勤めている人間が、
現場に移動しなければなら
ないし、そのためには、
公共交通機関も動いて
いなければならない。

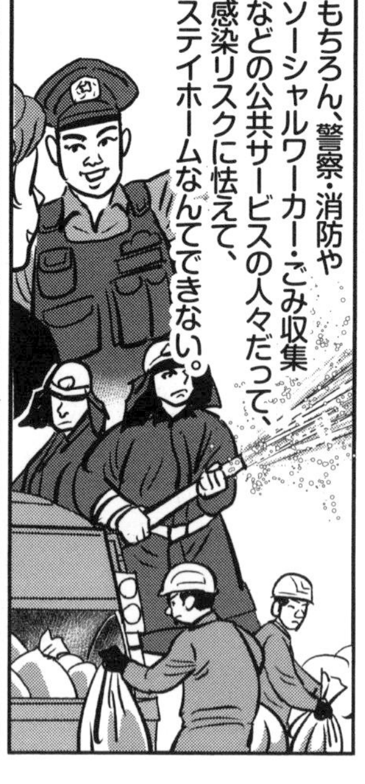

もちろん、警察・消防や
ソーシャルワーカー・ごみ収集
などの公共サービスの人々だって、
感染リスクに怯えて、
ステイホームなんてできない。

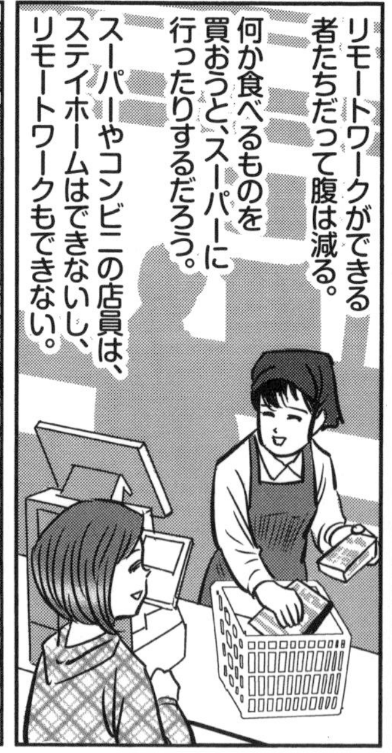

リモートワークができる
者たちだって腹は減る。
何か食べるものを
買おうと、スーパーに
行ったりするだろう。
スーパーやコンビニの店員は、
ステイホームはできないし、
リモートワークもできない。

店に並んでいる商品は、
物流を担う人が
運んできたものであって、
リモートワークなんか
できるはずない。

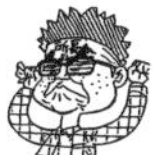

テレビマンは本気で「視聴率は人命よりも重い」と思っている。たとえ失業率が上がり、自殺者が増えることがわかっていても、コロナ恐怖が視聴率を稼げる限りは放送し続ける。それがデマだと知っていたとしても！視聴率に魂を売った亡者との熾烈な戦いを続けるブログマガジン「小林よしのりライジング」毎週火曜配信中！

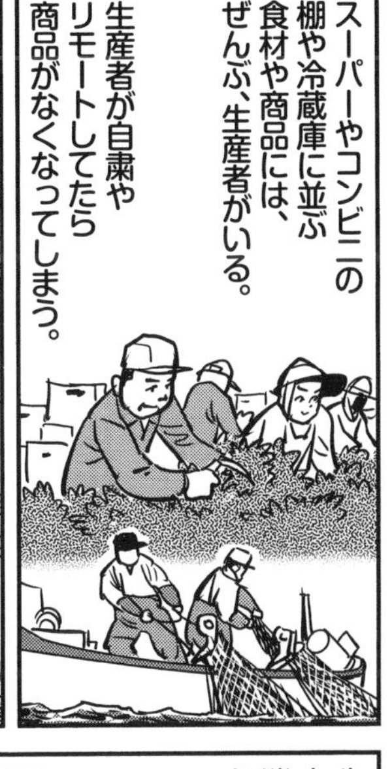
スーパーやコンビニの
棚や冷蔵庫に並ぶ
食材や商品には、
ぜんぶ、生産者がいる。
生産者が自粛や
リモートしてたら
商品がなくなってしまう。

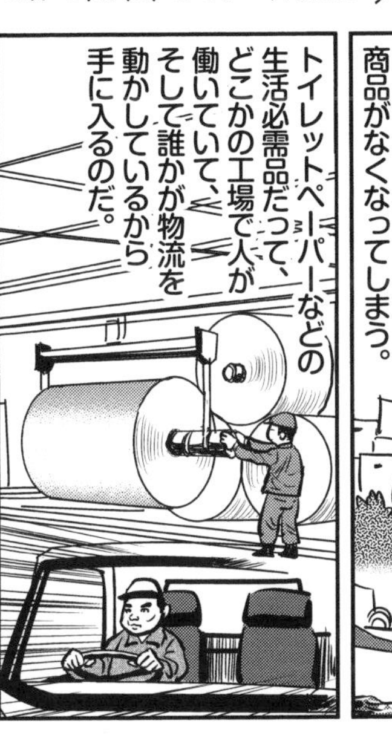
トイレットペーパーなどの
生活必需品だって、
どこかの工場で人が
働いていて、
そして誰かが物流を
動かしているから
手に入るのだ。

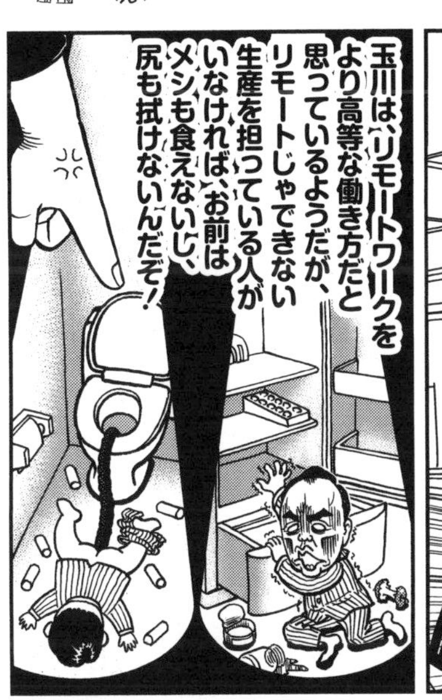
玉川は、リモートワークを
より高等な働き方だと
思っているようだが、
リモートじゃできない
生産を担っている人が
いなければ、お前は
メシも食えないし、
尻も拭けないんだぞ！

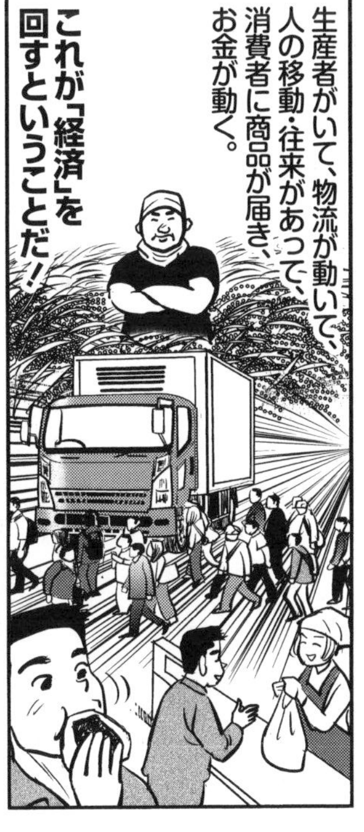
生産者がいて、物流が動いて、
人の移動・往来があって、
消費者に商品が届き、
お金が動く。
これが「経済」を
回すということだ！

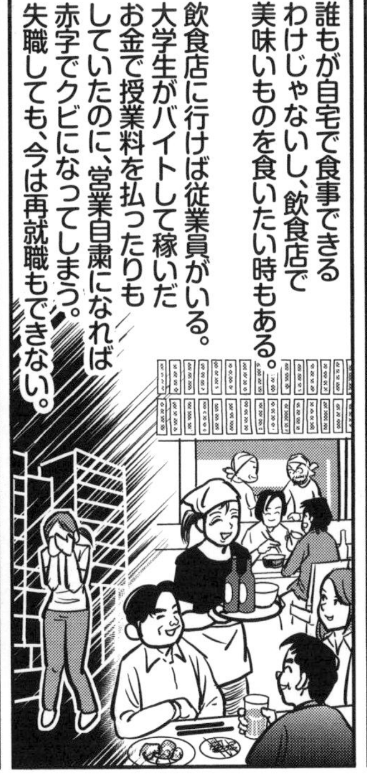
誰もが自宅で食事できる
わけじゃないし、飲食店で
美味いものを食いたい時もある。
飲食店に行けば従業員がいる。
大学生がバイトして稼いだ
お金で授業料を払ったりも
していたのに、営業自粛になれば
赤字でクビになってしまう。
失職しても、今は再就職もできない。

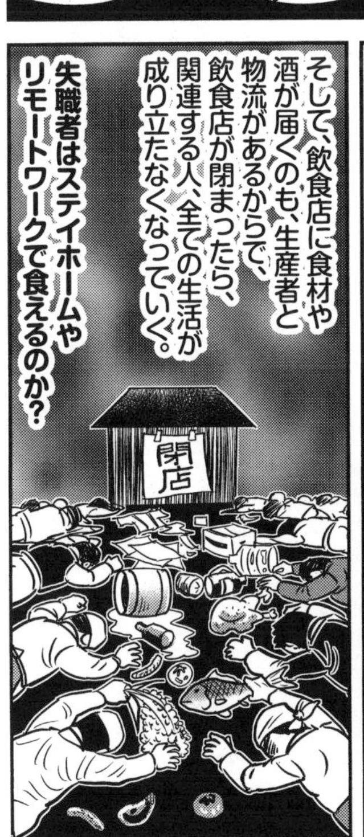
そして、飲食店に食材や
酒が届くのも、生産者と
物流があるからで、
飲食店が閉まったら、
関連する人、全ての生活が
成り立たなくなっていく。
閉店
失職者はステイホームや
リモートワークで食えるのか？

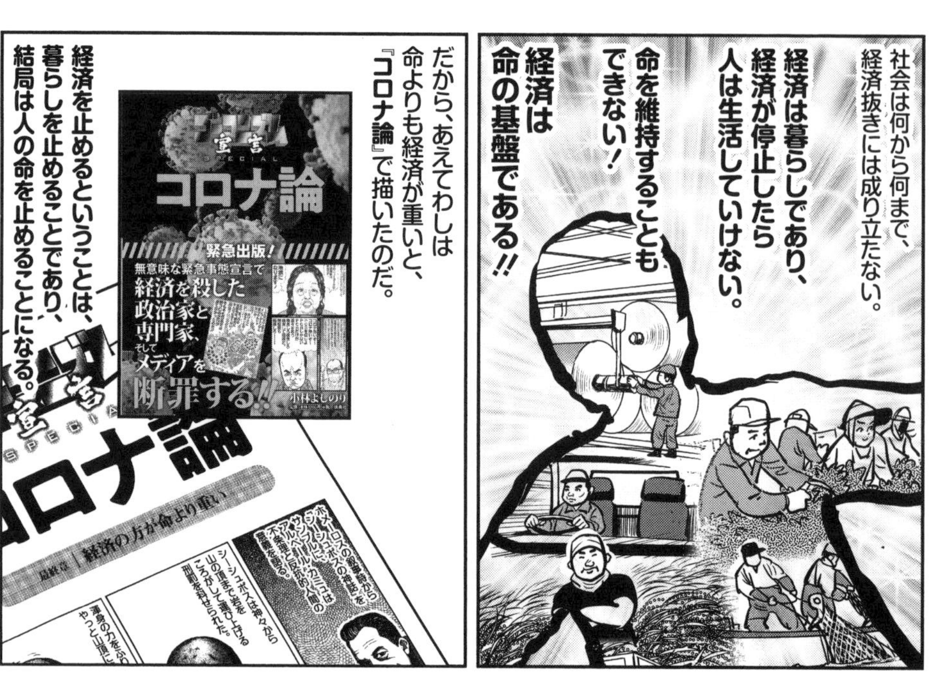

社会は何から何まで、
経済抜きには成り立たない。
経済は暮らしであり、
経済が停止したら
人は生活していけない。
命を維持することも
できない!
経済は
命の基盤である!!
だから、あえてわしは
命よりも経済が重いと、
『コロナ論』で描いたのだ。
コロナ論
緊急出版!
無意味な緊急事態宣言で
経済を殺した
政治家と
専門家、
そして
メディアを
断罪する!!
小林よしのり
経済を止めるということは、
暮らしを止めることであり、
結局は人の命を止めることになる。
コロナ論
最終章　経済の方が命より重い
シーシュポスは神々から
山の頂上まで岩を
ころがして運び上げる
刑罰を科せられた。

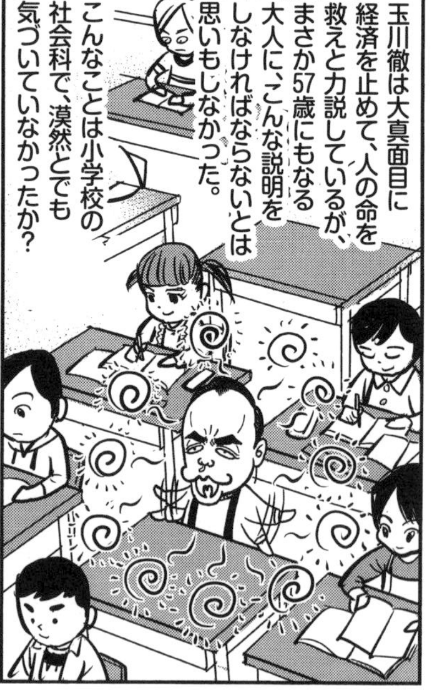

玉川徹は大真面目に
経済を止めて、人の命を
救えと力説しているが、
まさか57歳にもなる
大人に、こんな説明を
しなければならないとは
思いもしなかった。
こんなことは小学校の
社会科で、漠然とでも
気づいていなかったか?

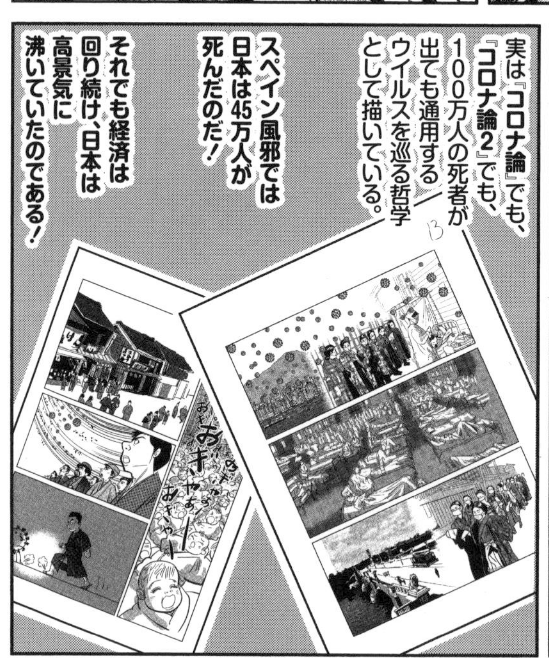

実は『コロナ論』でも、
『コロナ論2』でも、
100万人の死者が
出ても通用する
ウイルスを巡る哲学
として描いている。
スペイン風邪では
日本は45万人が
死んだのだ!
それでも経済は
回り続け、日本は
高景気に
沸いていたのである!

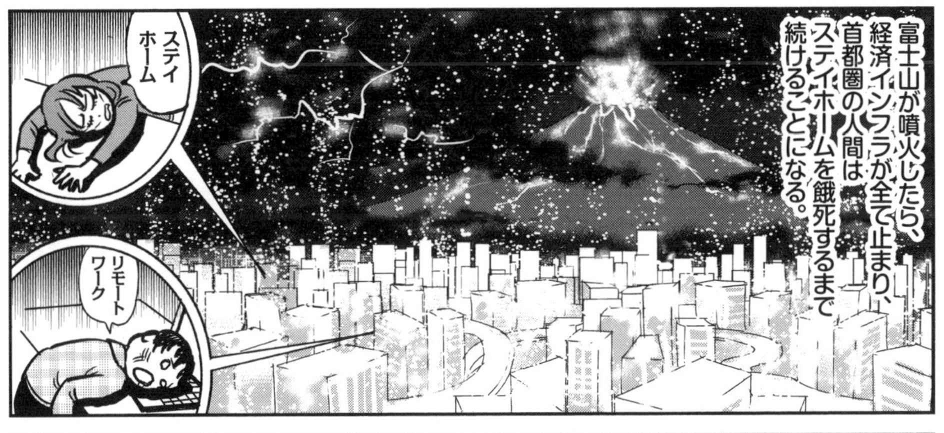
富士山が噴火したら、経済インフラが全て止まり、首都圏の人間はステイホームを餓死するまで続けることになる。
ステイホーム
リモートワーク

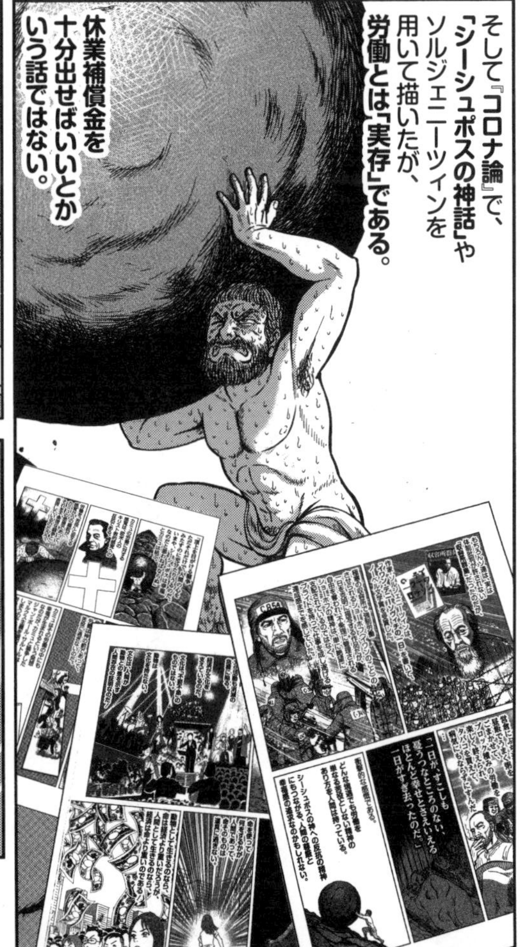
そして『コロナ論』で、「シーシュポスの神話」やソルジェニーツィンを用いて描いたが、労働とは「実存」である。
休業補償金を十分出せばいいとかいう話ではない。
一日が、すこしも憂うつなところのない、ほとんど幸せとさえいえる一日がすぎ去ったのだ。

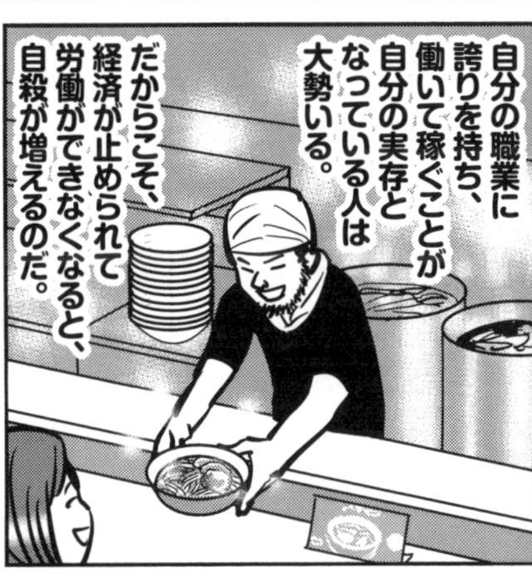
自分の職業に誇りを持ち、働いて稼ぐことが自分の実存となっている人は大勢いる。
だからこそ、経済が止められて労働ができなくなると、自殺が増えるのだ。

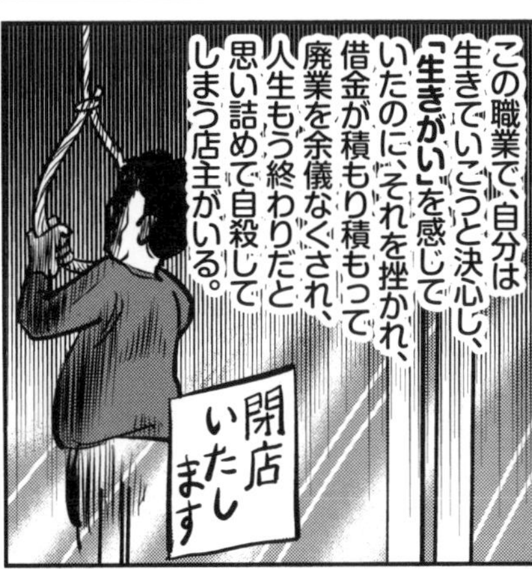
この職業で、自分は生きていこうと決心し、「生きがい」を感じていたのに、それを挫かれ、借金が積もり積もって廃業を余儀なくされ、人生もう終わりだと思い詰めて自殺してしまう店主がいる。
閉店いたします

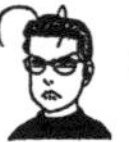

指定感染症を外さないなら、わしは来年も、マスコミの「コロナ恐怖煽り」と戦うしかなくなる。わしが黙ったら、マスコミが嘘の世論を作り、政府を動かして、経済を崩壊させてしまう。戦うしかない！

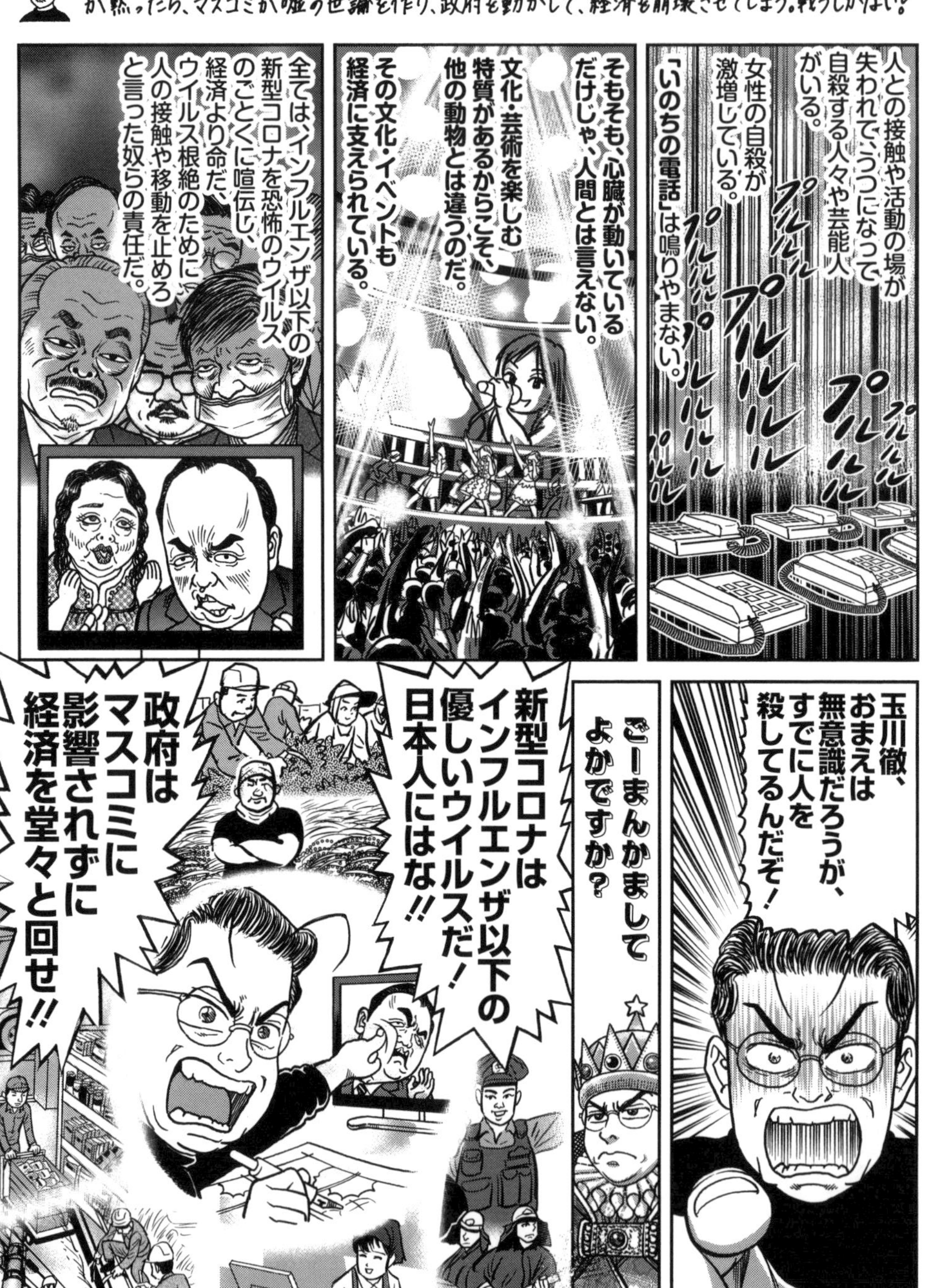

人との接触や活動の場が失われて、うつになって自殺する人々や芸能人がいる。
女性の自殺が激増している。
「いのちの電話」は鳴りやまない。
プルルル
プルルルル
プルルルル
そもそも、心臓が動いているだけじゃ、人間とは言えない。
文化・芸術を楽しむ特質があるからこそ、他の動物とは違うのだ。
その文化・イベントも経済に支えられている。
全ては、インフルエンザ以下の新型コロナを恐怖のウイルスのごとくに喧伝し、経済より命だ、ウイルス根絶のために人の接触や移動を止めろと言った奴らの責任だ。
玉川徹、おまえは無意識だろうが、すでに人を殺してるんだぞ！
ごーまんかましてよかですか？
新型コロナはインフルエンザ以下の優しいウイルスだ！日本人にはな!!
政府はマスコミに影響されずに経済を堂々と回せ!!

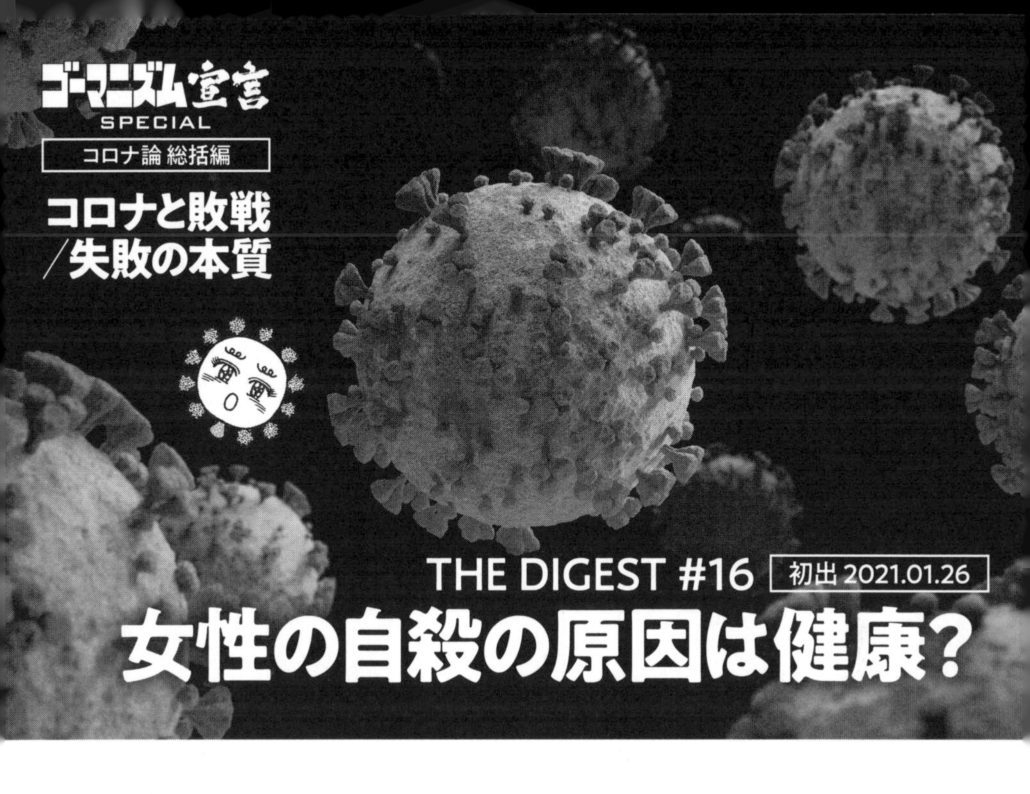
ゴーマニズム宣言
SPECIAL
コロナ論 総括編
コロナと敗戦
／失敗の本質

THE DIGEST #16 初出 2021.01.26

女性の自殺の原因は健康？

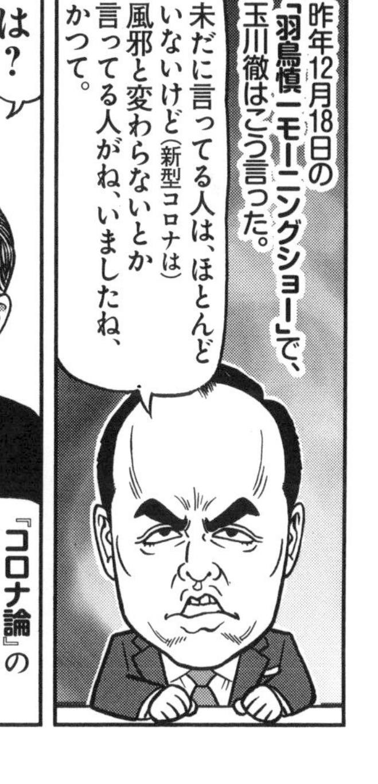
昨年12月18日の「羽鳥慎一モーニングショー」で、玉川徹はこう言った。
未だに言ってる人は、ほとんどいないけど（新型コロナは）風邪と変わらないとか言ってる人がね、いましたね、かつて。

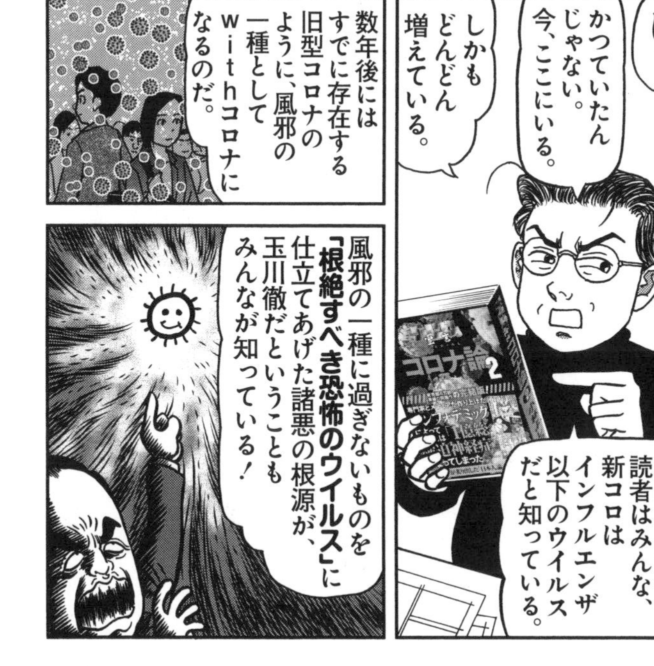
は？
かつていたんじゃない。今、ここにいる。
しかもどんどん増えている。
『コロナ論』の読者はみんな、新コロはインフルエンザ以下のウイルスだと知っている。
数年後にはすでに存在する旧型コロナのように、風邪の一種としてwithコロナになるのだ。
風邪の一種に過ぎないものを「根絶すべき恐怖のウイルス」に仕立てあげた諸悪の根源が、玉川徹だということもみんなが知っている！
コロナ論 2

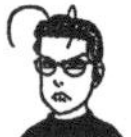

政府・専門家・マスコミ・玉川徹らコロナ脳の「被害者の設定」と、わしの「被害者の設定」が全く違う。わしにとって寿命の来た高齢者は被害者と思わない。寿命は寿命であり、人間の宿命には逆らえない。

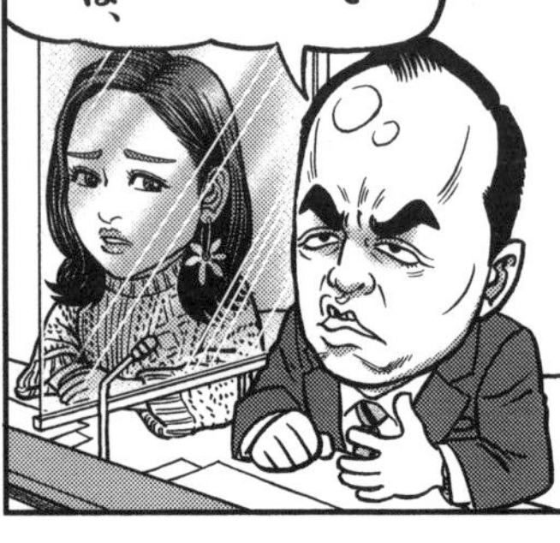
12月14日の放送では玉川はこう言った。
感染症に関しては、ある種、煽ってると言われるぐらいでいいんじゃないかとずっと思ってやってきたんですよ。結果として、あいつは煽るばっかりでそんなに大したこと起きなかったなとなれば、それの方がいいと思ってる。

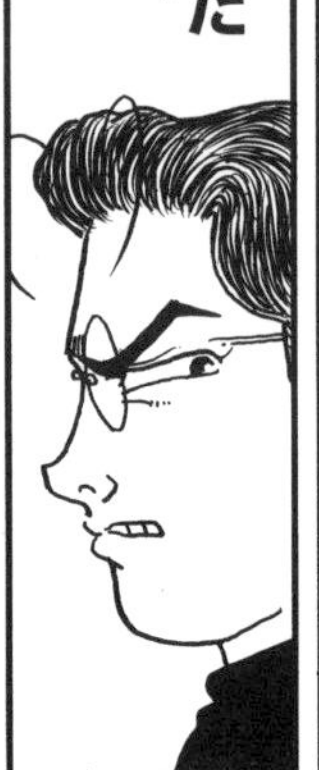
逃げ道を用意したつもりだろうが、そうはいかん！

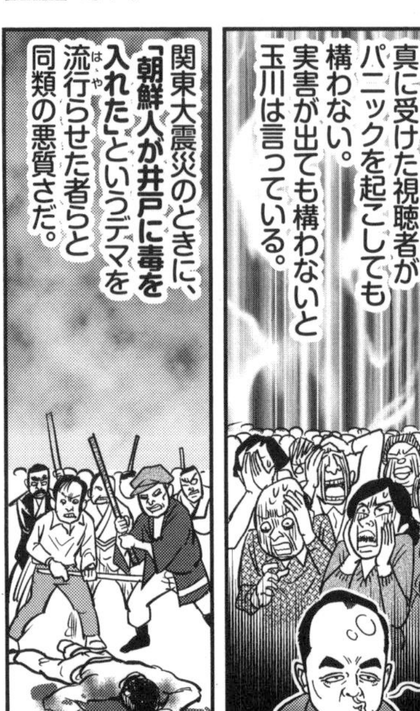
デマの域に達する「煽り」を真に受けた視聴者がパニックを起こしても構わない。実害が出ても構わないと玉川は言っている。
関東大震災のときに、「朝鮮人が井戸に毒を入れた」というデマを流行らせた者らと同類の悪質さだ。

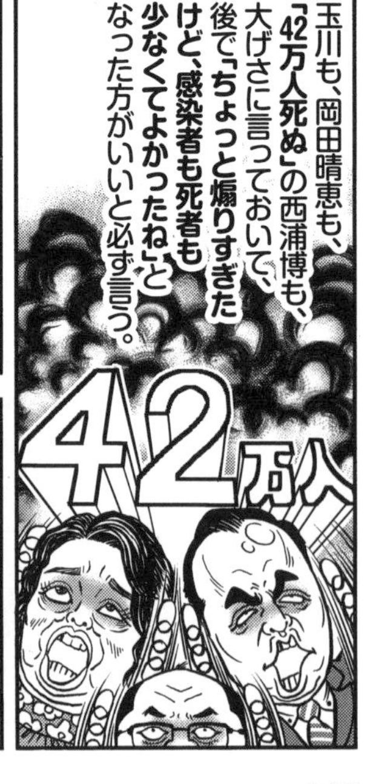
玉川も、岡田晴恵も、「42万人死ぬ」の西浦博も、大げさに言っておいて、後で「ちょっと煽りすぎたけど、感染者も死者も少なくてよかったね」となった方がいいと必ず言う。
42万人

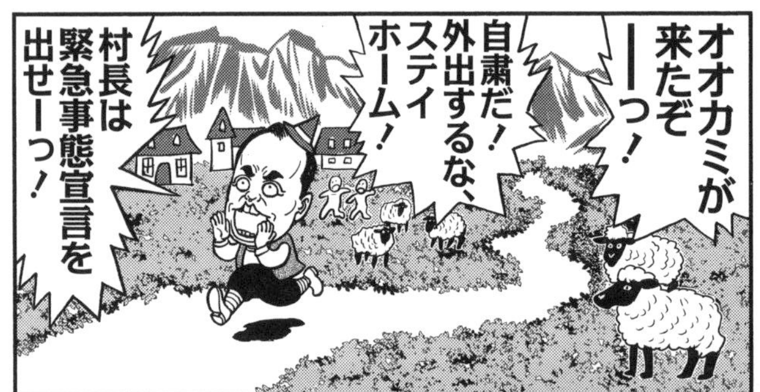
オオカミが来たぞーっ！
自粛だ！外出するな、ステイホーム！
村長は緊急事態宣言を出せーっ！

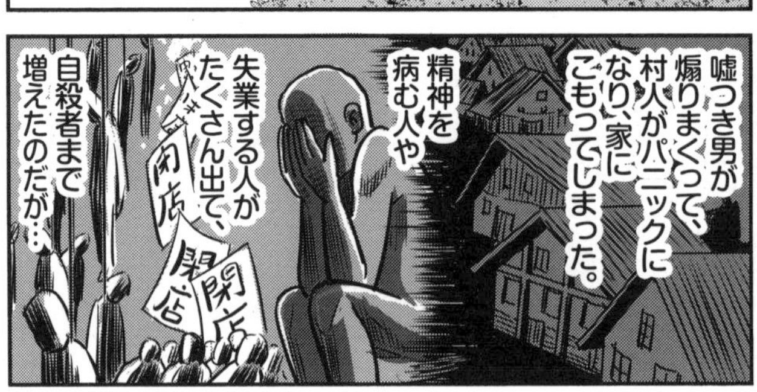
嘘つき男が煽りまくって、村人がパニックになり、家にこもってしまった。
精神を病む人や
失業する人がたくさん出て、
閉店
閉店
閉店
自殺者まで増えたのだが…

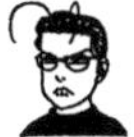

わしの「被害者の設定」は、廃業・倒産・失業・自殺させられる飲食店や観光業などの経済的弱者に転落する人々だ。新コロでは高齢者のほんの一部しか死なないのだから、被害者のバランスを欠いている。

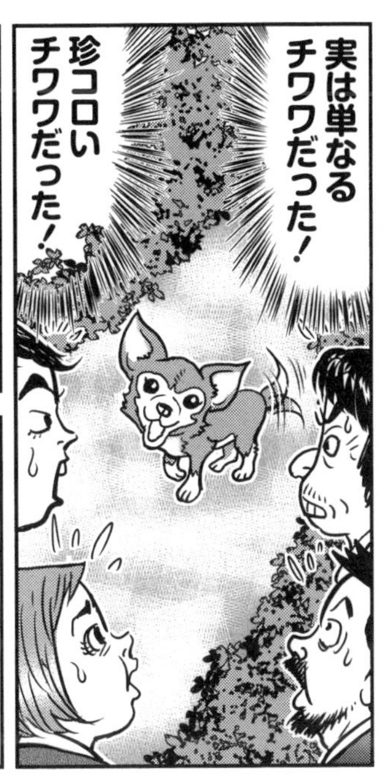
実は単なるチワワだった！
珍コロいチワワだった！

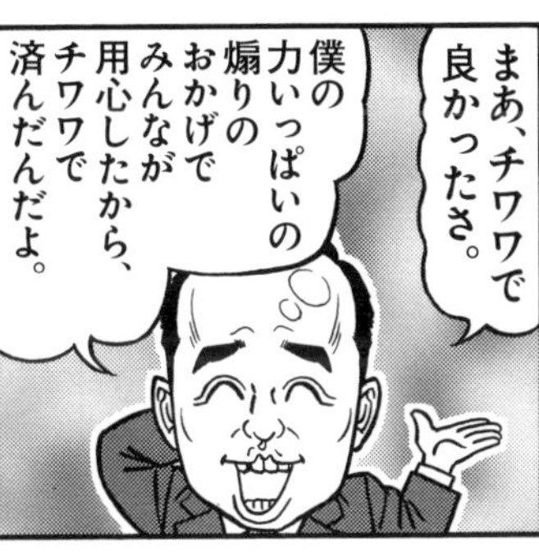
まあ、チワワで良かったさ。
僕の力いっぱいの煽りのおかげでみんなが用心したから、チワワで済んだんだよ。

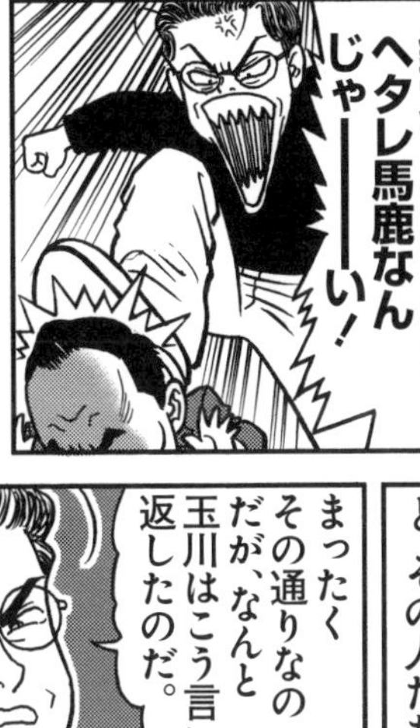
チワワをオオカミと錯覚するおまえがヘタレ馬鹿なんじゃーーーい！

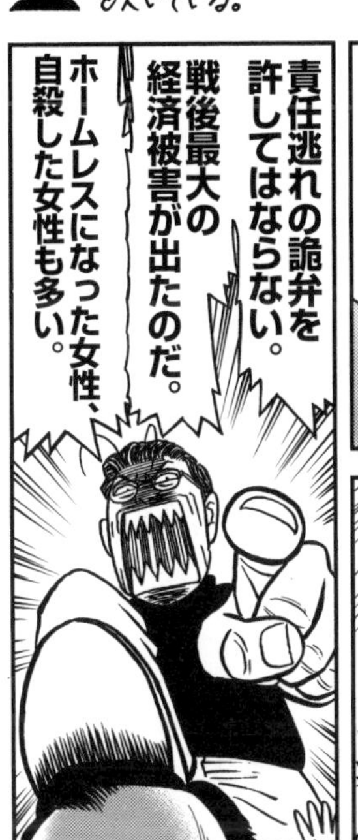
責任逃れの詭弁を許してはならない。
戦後最大の経済被害が出たのだ。
ホームレスになった女性、自殺した女性も多い。

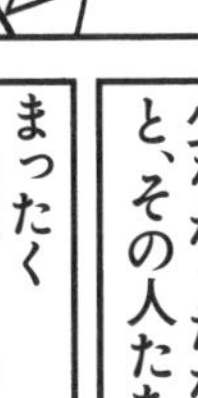
玉川の「煽り肯定」発言を、不信感を露わにした表情で聞いていた山口真由はこう反論した。
私は感染症対策にやりすぎはない、とは絶対に思わないです。10月の20代30代の女性の自殺が2倍に増えましたよね。対策を打ったけどなにも起きなかった、感染症の死者が少なかったからいいじゃないですかと、その人たちに言えないですよ。

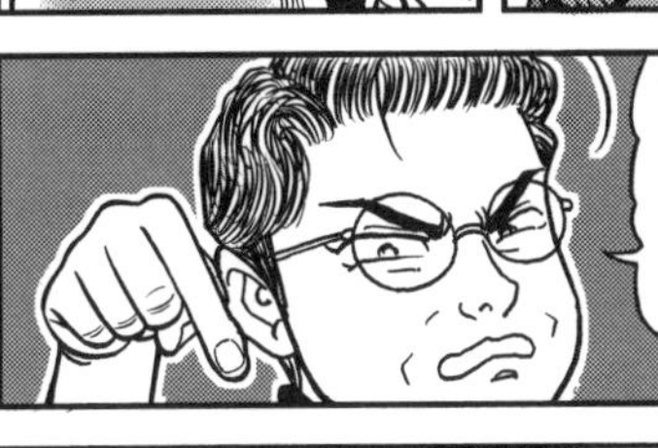
まったくその通りなのだが、なんと玉川はこう言い返したのだ。

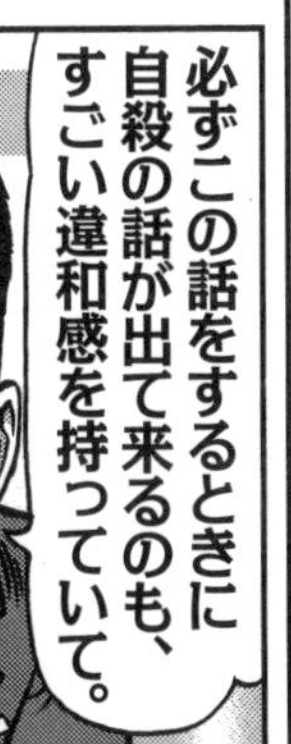
必ずこの話をするときに自殺の話が出て来るのも、すごい違和感を持っていて。
一体その人たちがどういう理由で自殺したかもわからないのに。

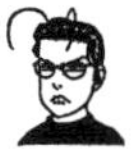

新コロの死者は、死因が他の病気でも寿命でも、PCR陽性者だったら全てコロナ死にカウントされている。それで年間4000人だが、インフルエンザの年間1万人には全然及ばない。なぜ弱毒性の新コロの被害者を、コロナ不況の経済的弱者より上位に置く?

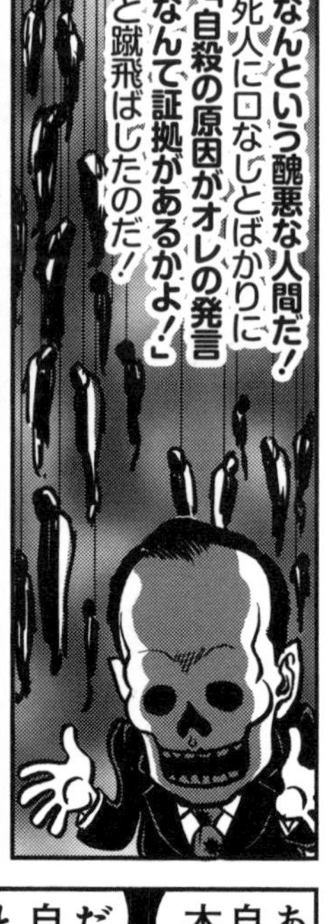

なんという醜悪な人間だ!
死人に口なしとばかりに「自殺の原因がオレの発言なんて証拠があるかよ!」と蹴飛ばしたのだ!

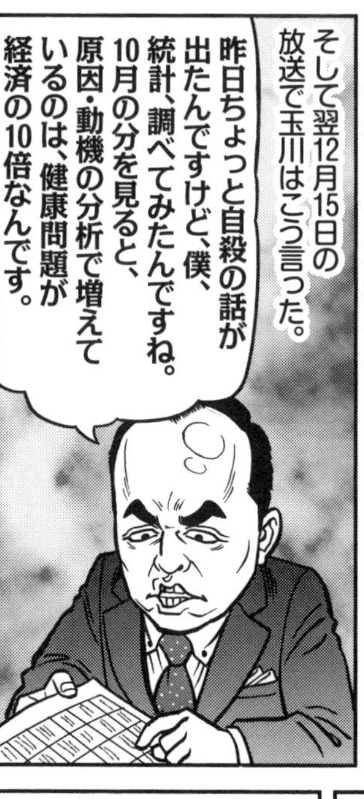

そして翌12月15日の放送で玉川はこう言った。
昨日ちょっと自殺の話が出たんですけど、僕、統計、調べてみたんですね。10月の分を見ると、原因・動機の分析で増えているのは、健康問題が経済の10倍なんです。

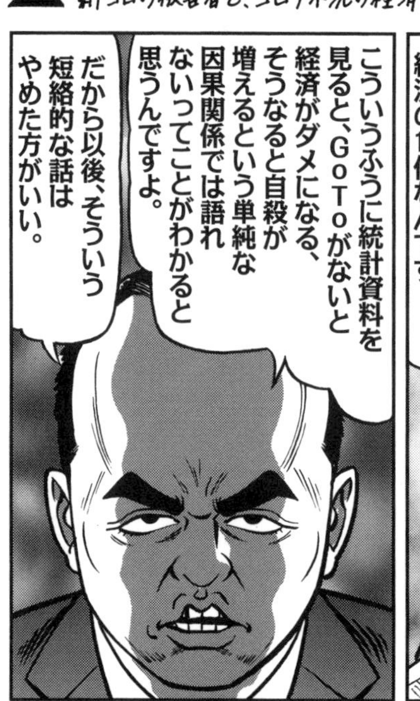

こういうふうに統計資料を見ると、経済がダメになる、GoToがないと、そうなると自殺が増えるという単純な因果関係では語れないってことがわかると思うんですよ。
だから以後、そういう短絡的な話はやめた方がいい。

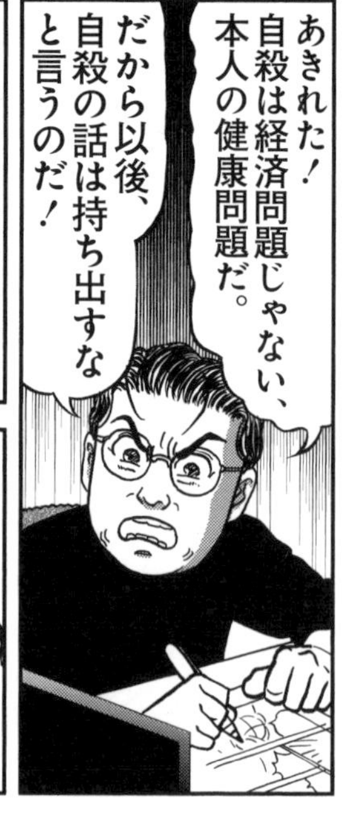

あきれた!
自殺は経済問題じゃない、本人の健康問題だ。
だから以後、自殺の話は持ち出すなと言うのだ!

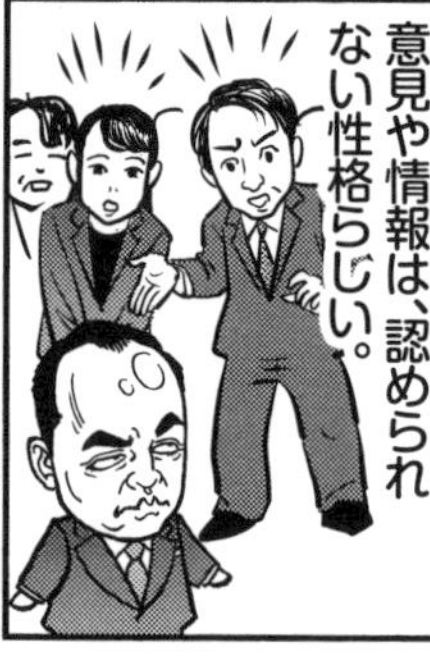

玉川徹という人間は自分を「正義」だと固く信じていて、それに疑問が生まれるような意見や情報は、認められない性格らしい。

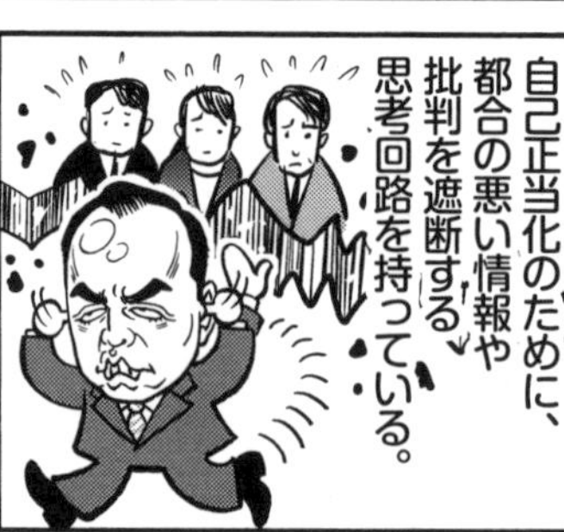

自己正当化のために、都合の悪い情報や批判を遮断する思考回路を持っている。

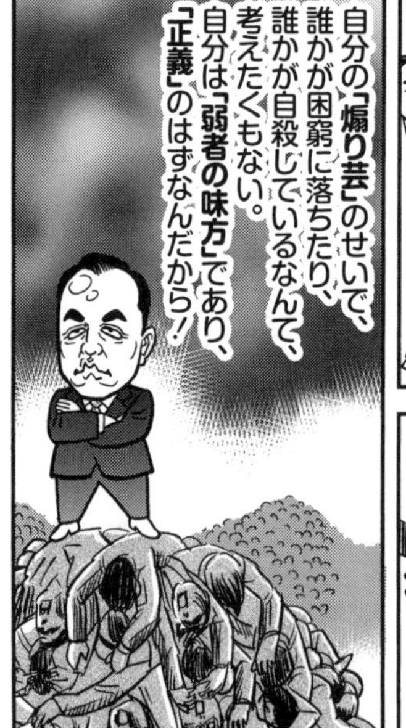

自分の「煽り芸」のせいで、誰かが困窮に落ちたり、誰かが自殺しているなんて、考えたくもない。
自分は「弱者の味方」であり、「正義」のはずなんだから!

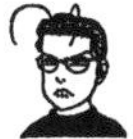

わしは雇用の調整弁として非正規で働いていた女性が、コロナ禍でDVを受けたり、売春をしたり、住居をなくしホームレス化していることに心を痛める。だが、玉川徹らコロナ脳の連中は当然と思っている。

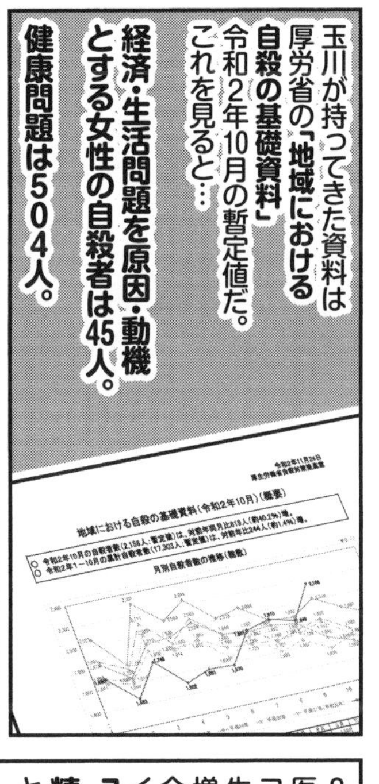

玉川が持ってきた資料は厚労省の「地域における自殺の基礎資料」令和2年10月の暫定値だ。
これを見ると…
経済・生活問題を原因・動機とする女性の自殺者は45人。
健康問題は504人。
地域における自殺の基礎資料（令和2年10月）（概要）
月別自殺者数の推移（総数）

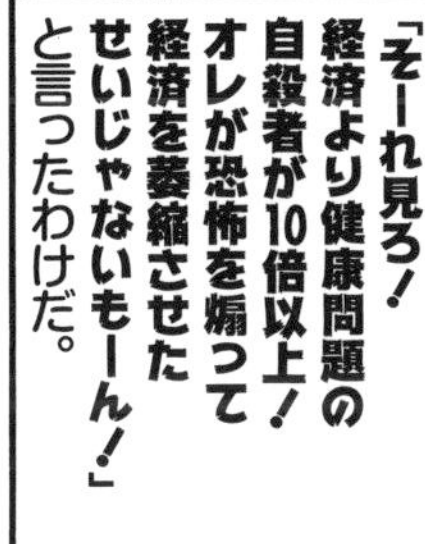

玉川はこれを見て
「そーれ見ろ！経済より健康問題の自殺者が10倍以上！オレが恐怖を煽って経済を萎縮させたせいじゃないもーん！」
と言ったわけだ。

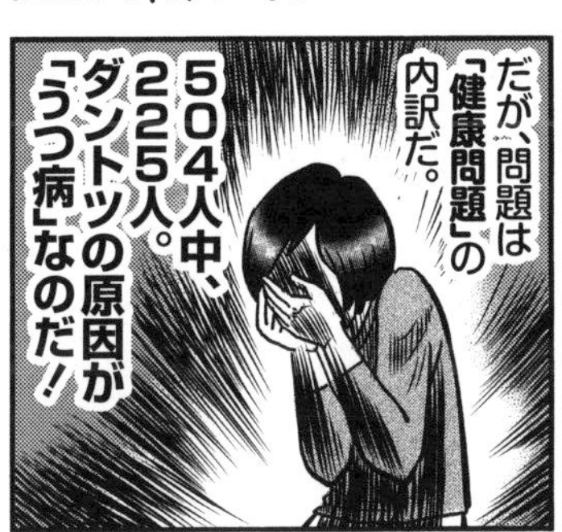

だが、問題は「健康問題」の内訳だ。
504人中、225人。
ダントツの原因が「うつ病」なのだ！

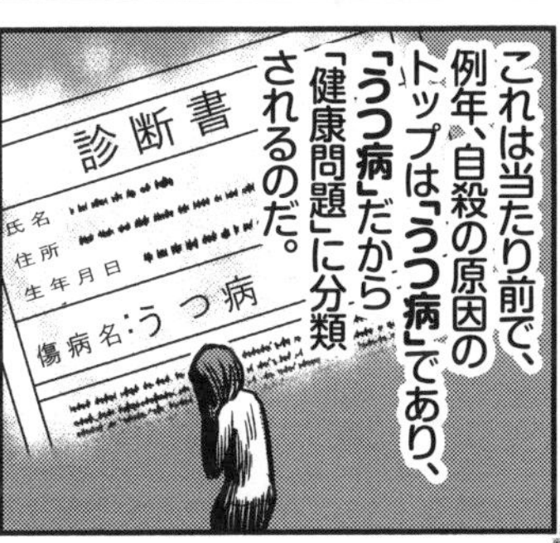

これは当たり前で、例年、自殺の原因のトップは「うつ病」だから「うつ病」であり、「健康問題」に分類されるのだ。
診断書
氏名
住所
生年月日
傷病名：うつ病

8月には東京の医療情報提供サービス会社がコロナ禍における生活環境の変化によって増えた疾患について、全国の医師561人にインターネットで調査して、「不安障害、うつ病などの精神疾患」が38％で最多という結果が出ている。

精神疾患 不安障害、うつ病などの	45	38
高齢者のフレイル〈筋力低下〉	46	35
肥満	27	25
高齢者の認知機能障害	23	20
高齢者以外の筋力低下	26	19

明らかにコロナ禍によって、うつ病が増え、うつ病による自殺者が激増したのである！

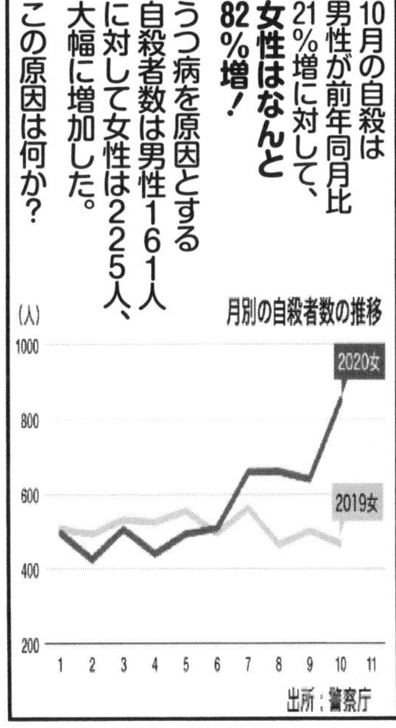

10月の自殺は男性が前年同月比21％増に対して、女性はなんと82％増！
うつ病を原因とする自殺者数は男性161人に対して女性は225人、大幅に増加した。
この原因は何か？
月別の自殺者数の推移
（人）
1000
800
600
400
200
2020女
2019女
1
2
3
4
5
6
7
8
9
10
11
出所：警察庁

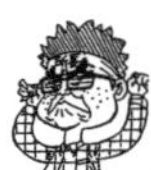

世論調査（JNN）では、緊急事態宣言の再発令「遅すぎる」が83％！ 宣言の内容は「適切」「不十分」を合わせて91％、「過剰だ」はたったの6％！ そんなに経済を殺したいのか!? 破滅に向かって一直線の全体主義に抵抗し、本当の被害者のためを思う人のブログマガジン 小林よしのりライジング 毎週火曜配信中！

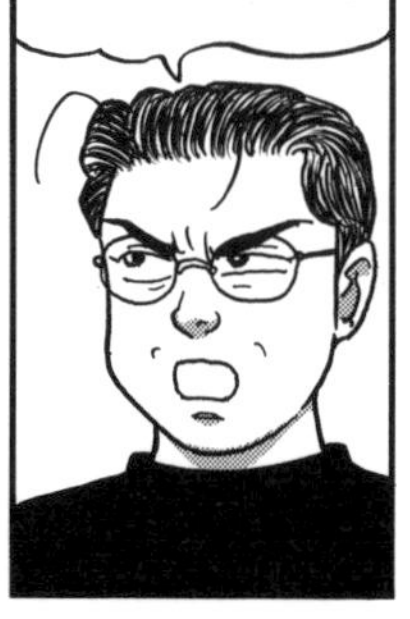

2013年1月以降、増加を続けてきた「雇用者数」の前年同月比は、昨年4月マイナスに転じ、以後減少し続け、特に女性の非正規雇用が激減している。

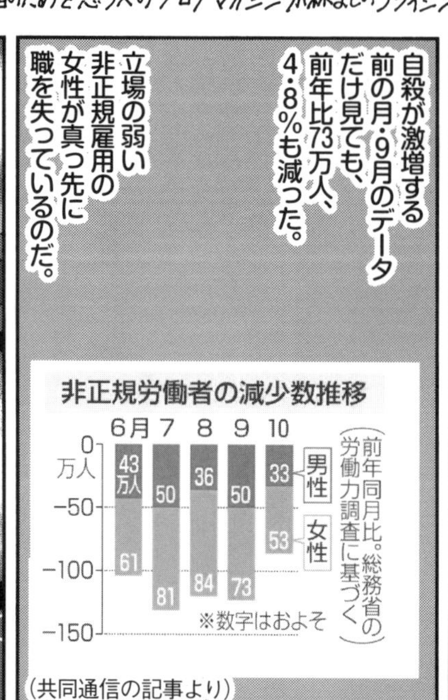

自殺が激増する前の月・9月のデータだけ見ても、前年比73万人、4・8％も減った。
立場の弱い非正規雇用の女性が真っ先に職を失っているのだ。
非正規労働者の減少数推移
6月 7 8 9 10
0
万人
-50
-100
-150
43万人 50 36 50 33
61 81 84 73 53
男性
女性
（前年同月比。総務省の労働力調査に基づく）
※数字はおよそ
（共同通信の記事より）

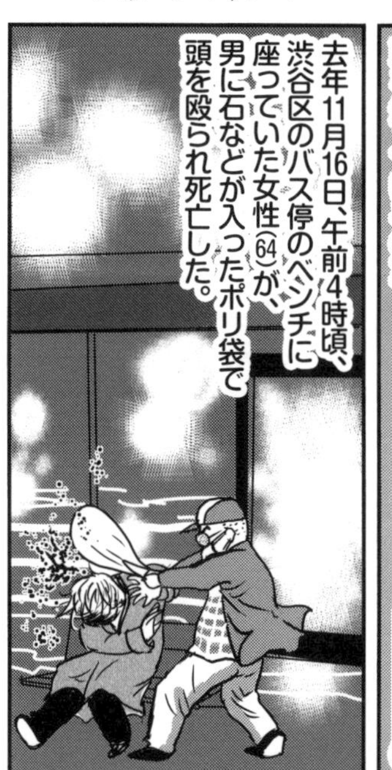

去年11月16日、午前4時頃、渋谷区のバス停のベンチに座っていた女性(64)が、男に石などが入ったポリ袋で頭を殴られ死亡した。

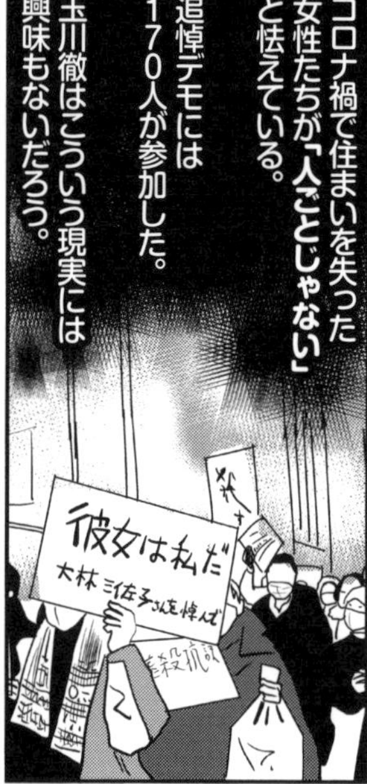

コロナ禍で住まいを失った女性たちが「人ごとじゃない」と怯えている。
追悼デモには170人が参加した。
玉川徹はこういう現実には興味もないだろう。
彼女は私だ
大林三佐子さんを悼んで

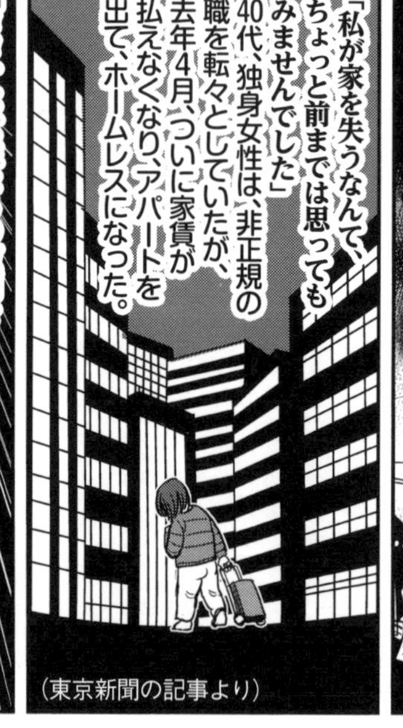

「私が家を失うなんて、ちょっと前までは思ってもみませんでした」
40代、独身女性は、非正規の職を転々としていたが、去年4月、ついに家賃が払えなくなり、アパートを出て、ホームレスになった。
（東京新聞の記事より）

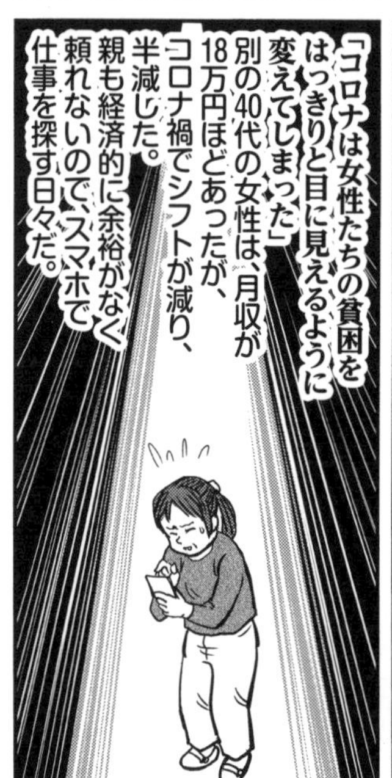

「コロナは女性たちの貧困をはっきりと目に見えるように変えてしまった」
別の40代の女性は、月収が18万円ほどあったが、コロナ禍でシフトが減り、半減した。
親も経済的に余裕がなく頼れないので、スマホで仕事を探す日々だ。

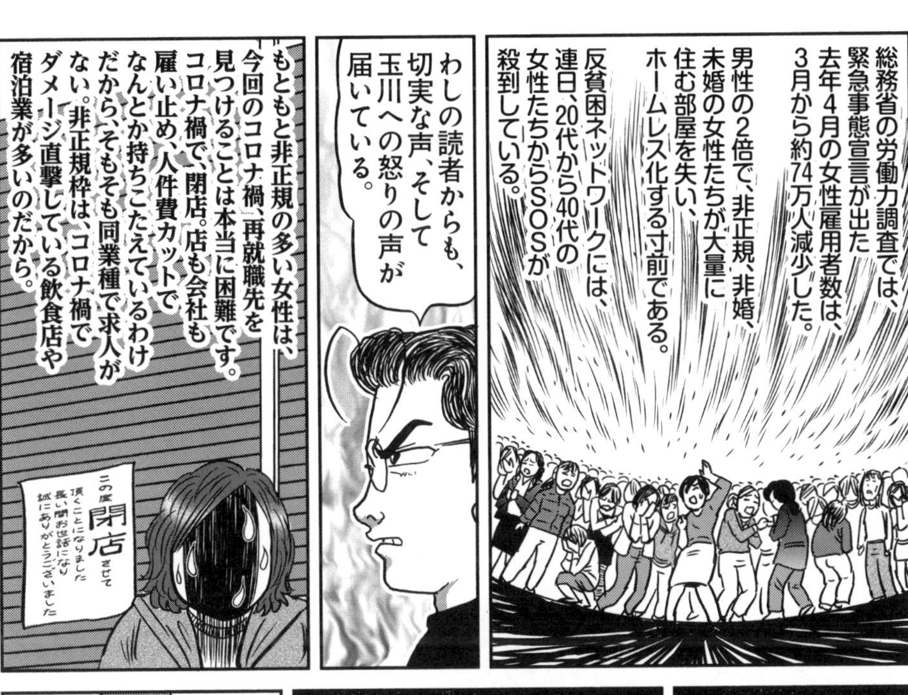
総務省の労働力調査では、
緊急事態宣言が出た
去年4月の女性雇用者数は、
3月から約74万人減少した。
男性の2倍で、非正規、非婚、
未婚の女性たちが大量に
住む部屋を失い、
ホームレス化する寸前である。
反貧困ネットワークには、
連日、20代から40代の
女性たちからSOSが
殺到している。
わしの読者からも、
切実な声、そして
玉川への怒りの声が
届いている。
もともと非正規の多い女性は、
今回のコロナ禍、再就職先を
見つけることは本当に困難です。
コロナ禍で、閉店。店も会社も
雇い止め、人件費カットで
なんとか持ちこたえているわけ
だから、そもそも同業種で求人が
ない。非正規枠は、コロナ禍で
ダメージ直撃している飲食店や
宿泊業が多いのだから。
この度
閉店させて
頂くことになりました
長い間お世話になり
誠にありがとうございました

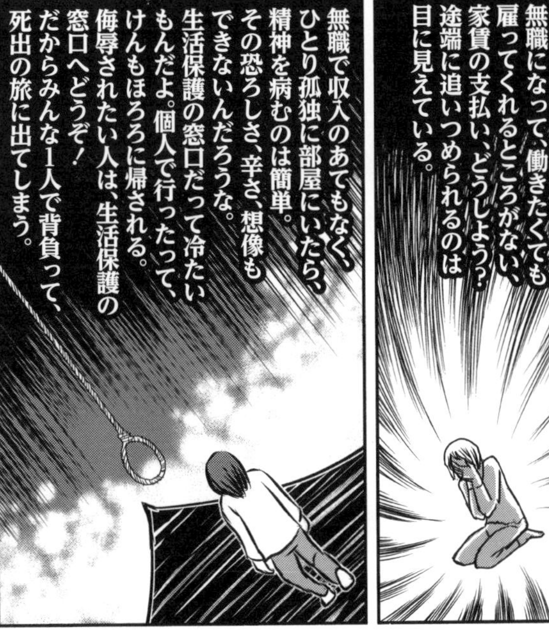
帰る場所のない人は、
家賃や生活費を抱えて
無職になって、働きたくても
雇ってくれるところがない、
家賃の支払い、どうしよう？
途端に追いつめられるのは
目に見えている。
無職で収入のあてもなく、
ひとり孤独に部屋にいたら、
精神を病むのは簡単。
その恐ろしさ、辛さ、想像も
できないんだろうな。
生活保護の窓口だって冷たい
もんだよ。個人で行ったって、
けんもほろろに帰される。
侮辱されたい人は、生活保護の
窓口へどうぞ！
だからみんな1人で背負って、
死出の旅に出てしまう。

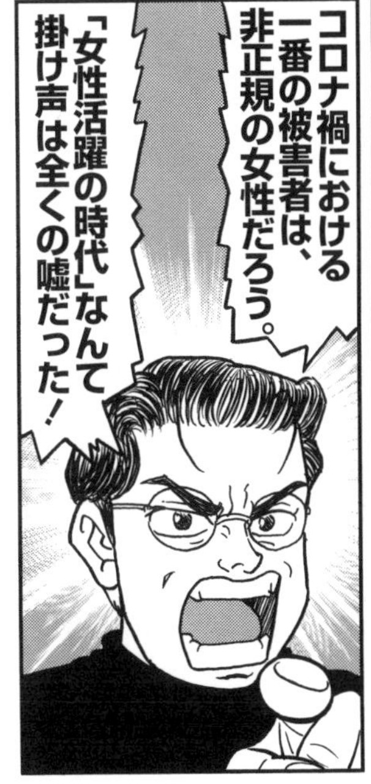
コロナ禍における
一番の被害者は、
非正規の女性だろう。
「女性活躍の時代」なんて
掛け声は全くの嘘だった！

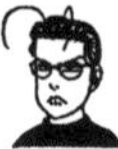
『コロナ論3』は「ウイルスとは何か？」を解き明かしている。ウイルスとは何かも知らずに、コロナ「根絶」などと叫ぶのは阿呆でしかない。

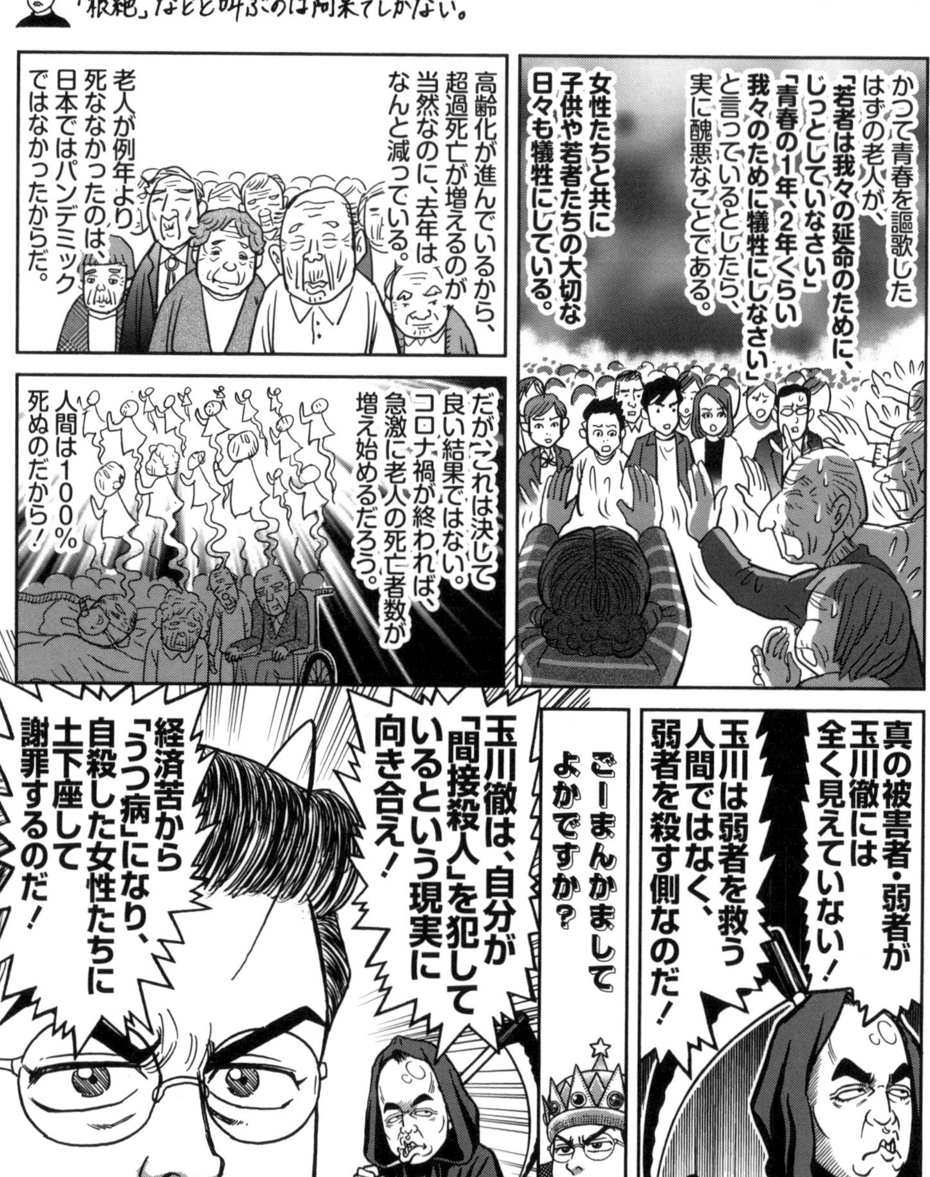

かつて青春を謳歌したはずの老人が、「若者は我々の延命のために、じっとしていなさい」「青春の1年、2年くらい我々のために犠牲にしなさい」と言っているとしたら、実に醜悪なことである。
女性たちと共に子供や若者たちの大切な日々も犠牲にしている。
高齢化が進んでいるから、超過死亡が増えるのが当然なのに、去年はなんと減っている。
老人が例年より死ななかったのは、日本ではパンデミックではなかったからだ。
だが、これは決して良い結果ではない。コロナ禍が終われば、急激に老人の死亡者数が増え始めるだろう。
人間は100%死ぬのだから！
真の被害者・弱者が玉川徹には全く見えていない！
玉川は弱者を救う人間ではなく、弱者を殺す側なのだ！
ごーまんかましてよかですか？
玉川徹は、自分が「間接殺人」を犯しているという現実に向き合え！
経済苦から「うつ病」になり、自殺した女性たちに土下座して謝罪するのだ！

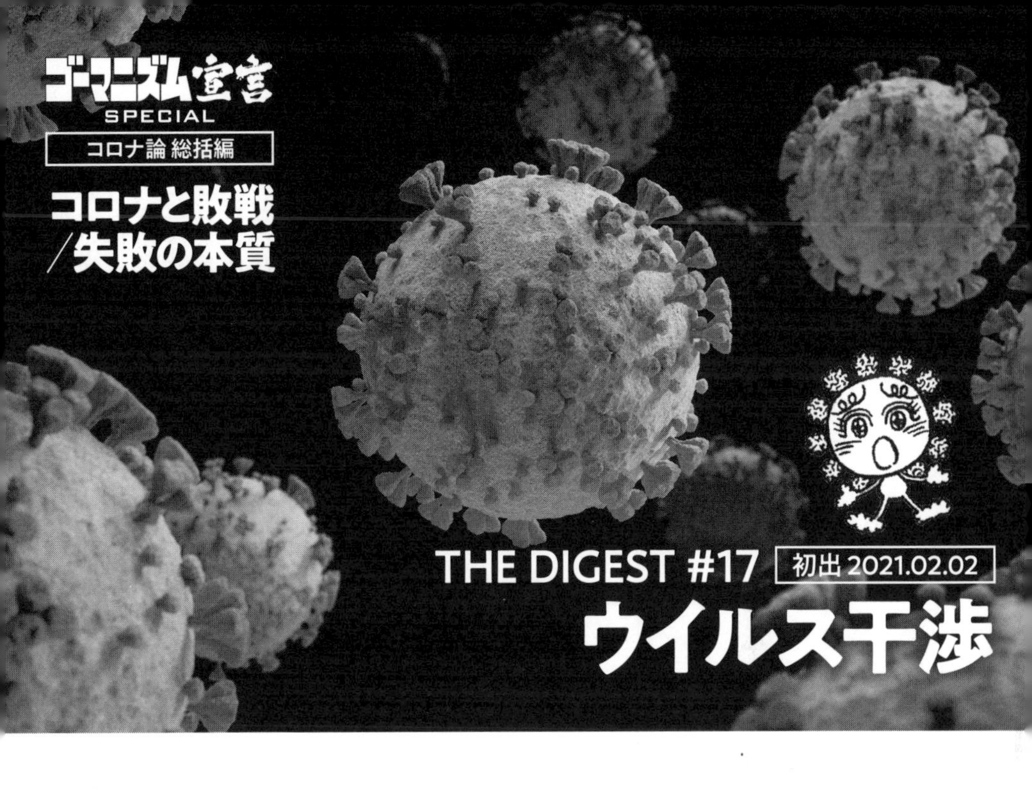
ゴーマニズム宣言
SPECIAL
コロナ論 総括編
コロナと敗戦
／失敗の本質
THE DIGEST #17
初出 2021.02.02
ウイルス干渉

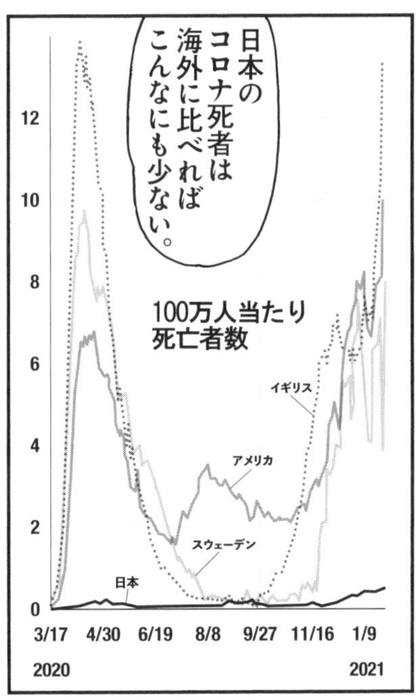
日本のコロナ死者は海外に比べればこんなにも少ない。
100万人当たり死亡者数
イギリス
アメリカ
スウェーデン
日本
12
10
8
6
4
2
0
3/17
4/30
6/19
8/8
9/27
11/16
1/9
2020
2021

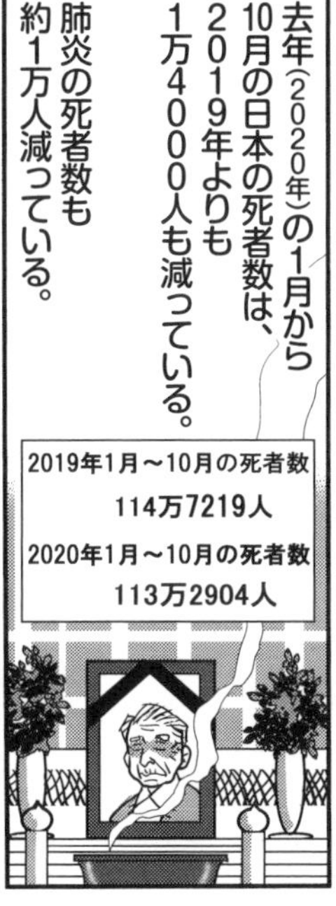
去年（2020年）の1月から10月の日本の死者数は、2019年よりも1万4000人も減っている。
肺炎の死者数も約1万人減っている。
2019年1月～10月の死者数
114万7219人
2020年1月～10月の死者数
113万2904人

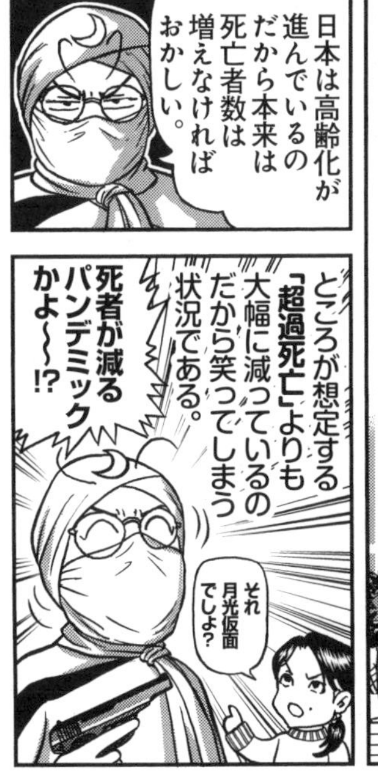
日本は高齢化が進んでいるのだから本来は死亡者数は増えなければおかしい。
ところが想定する「超過死亡」よりも大幅に減っているのだから笑ってしまう状況である。
死者が減るパンデミックかよ～～!?
それ月光仮面でしょ?

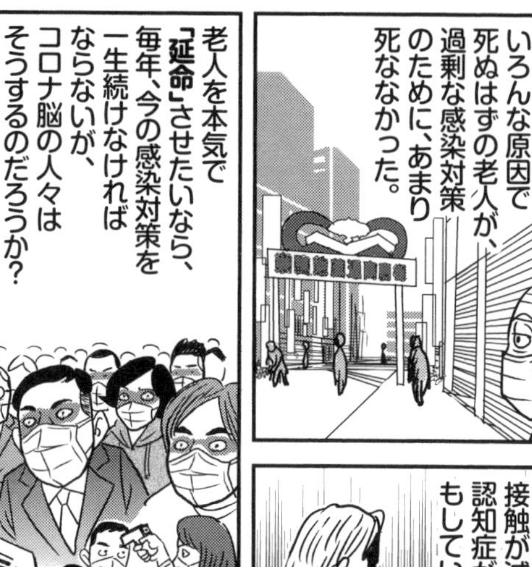
寿命が来ていて、ウイルスだけでなくいろんな原因で死ぬはずの老人が、過剰な感染対策のために、あまり死ななかった。
老人を本気で「延命」させたいなら、毎年、今の感染対策を一生続けなければならないが、コロナ脳の人々はそうするのだろうか？

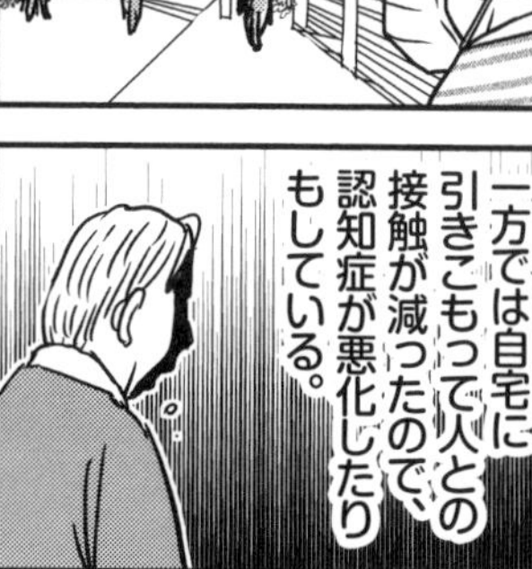
一方では自宅に引きこもって人との接触が減ったので、認知症が悪化したりもしている。

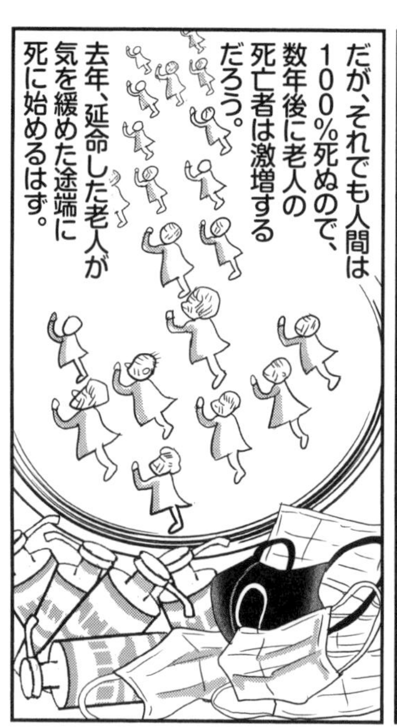
だが、それでも人間は100％死ぬので、数年後に老人の死亡者は激増するだろう。
去年、延命した老人が気を緩めた途端に死に始めるはず。

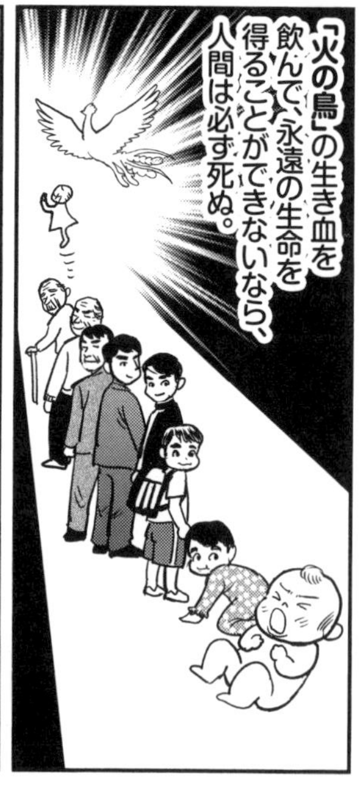
「火の鳥」の生き血を飲んで、永遠の生命を得ることができないなら、人間は必ず死ぬ。

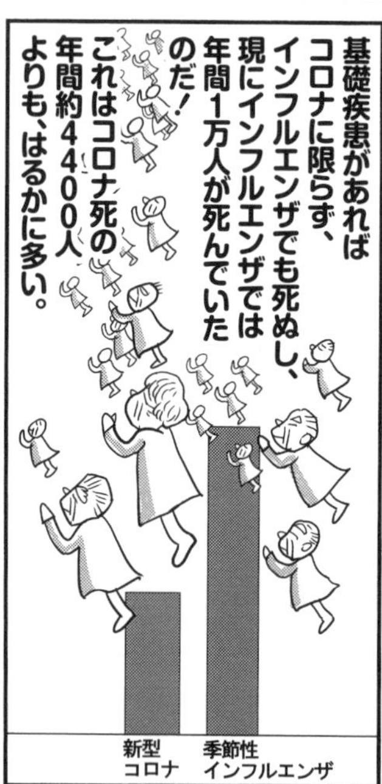
基礎疾患があればコロナに限らず、インフルエンザでも死ぬし、現にインフルエンザでは年間1万人が死んでいたのだ！
これはコロナ死の年間約4400人よりも、はるかに多い。
新型
コロナ
季節性
インフルエンザ

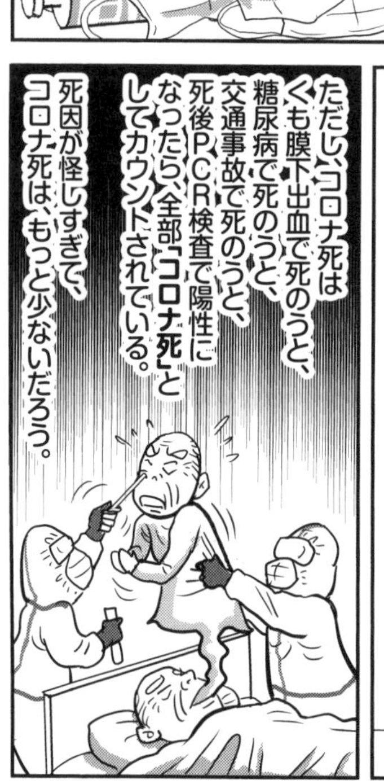
ただし、コロナ死はくも膜下出血で死のうと、糖尿病で死のうと、交通事故で死のうと、死後PCR検査で陽性になったら、全部「コロナ死」としてカウントされている。
死因が怪しすぎて、コロナ死は、もっと少ないだろう。

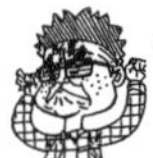

(※) インフルエンザの患者数は全国約5000ヶ所の定点医療機関のみが報告を行っており、その流行状況の推移は、全報告数を定点医療機関の数で割り、定点1ヶ所当たりの報告数として算出した値で測っている。下のグラフ左側の目盛りに「小数点」がついているのはそのため。

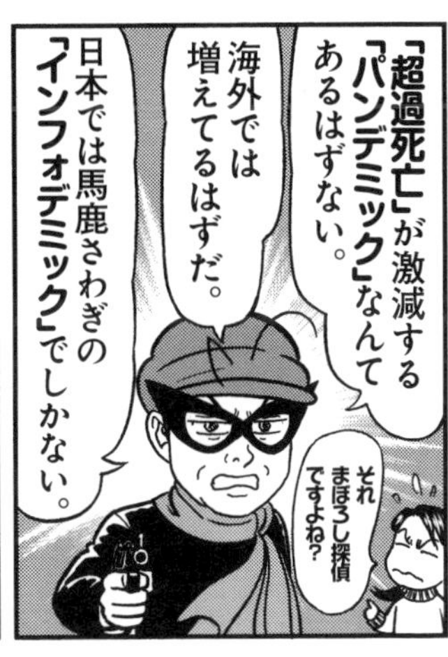
「超過死亡」が激減する「パンデミック」なんてあるはずない。
海外では増えてるはずだ。
日本では馬鹿さわぎの「インフォデミック」でしかない。
それまぼろし探偵ですよね?

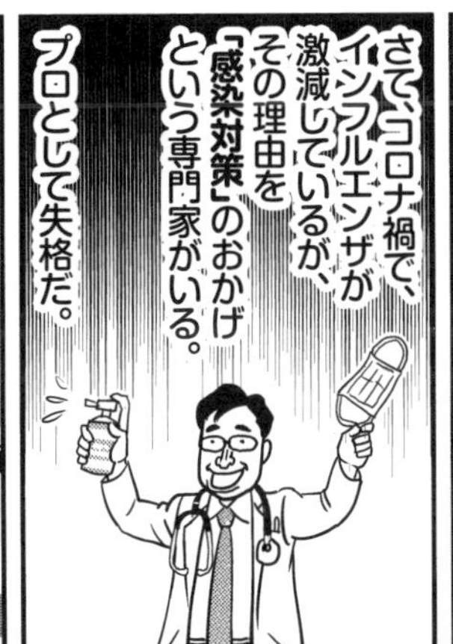
さて、コロナ禍で、インフルエンザが激減しているが、その理由を「感染対策」のおかげという専門家がいる。
プロとして失格だ。

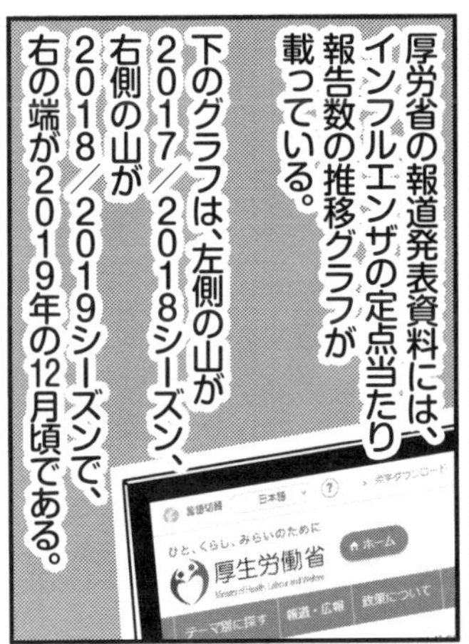
厚労省の報道発表資料には、インフルエンザの定点当たり報告数の推移グラフが載っている。
下のグラフは、左側の山が2017／2018シーズン、右側の山が2018／2019シーズンで、右の端が2019年の12月頃である。
日本語
ひと、くらし、みらいのために
厚生労働省
ホーム
テーマ別に探す
報道・広報
政策について

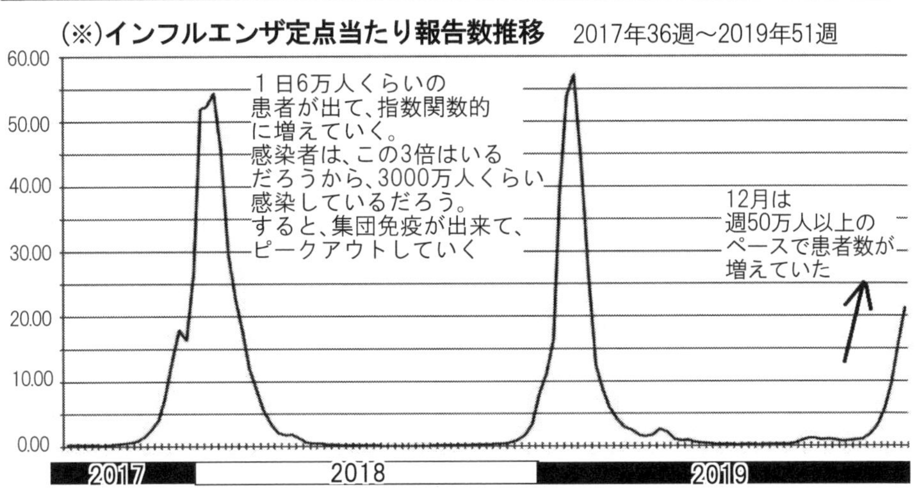
(※)インフルエンザ定点当たり報告数推移 2017年36週〜2019年51週
60.00
50.00
40.00
30.00
20.00
10.00
0.00
1日6万人くらいの患者が出て、指数関数的に増えていく。
感染者は、この3倍はいるだろうから、3000万人くらい感染しているだろう。
すると、集団免疫が出来て、ピークアウトしていく
12月は週50万人以上のペースで患者数が増えていた
2017
2018
2019

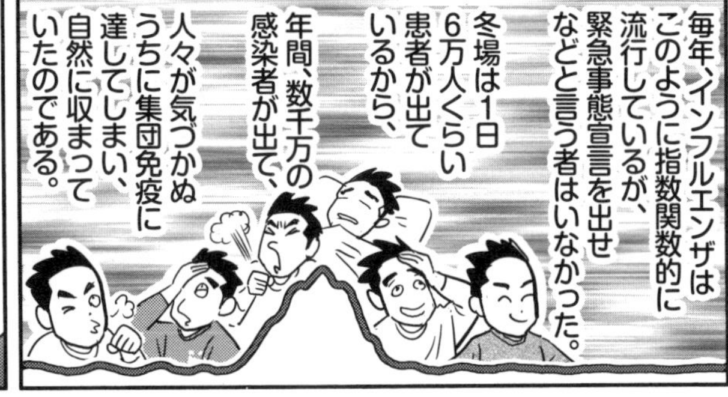
毎年、インフルエンザはこのように指数関数的に流行しているが、緊急事態宣言を出せなどと言う者はいなかった。
冬場は1日6万人くらい患者が出ているから、
年間、数千万の感染者が出て、
人々が気づかぬうちに集団免疫に達してしまい、自然に収まっていたのである。

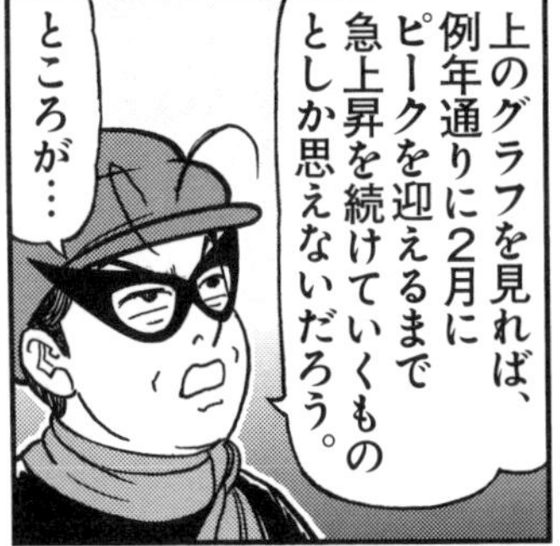
上のグラフを見れば、例年通りに2月にピークを迎えるまで急上昇を続けていくものとしか思えないだろう。
ところが…

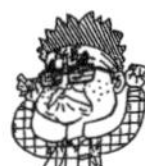

どんなにコロナ脳・マスク脳全体主義が強固だろうと、いかに少数派にされようと、意思を示し続けよう！
必ず蟻の一穴は開く！抵抗のための情報発信拠点は、ブログマガジン小林よしのりライジング！
流されない、惑わされないものの見方・考え方を鍛えよう、そして戦い抜こう！毎週火曜日配信中!!

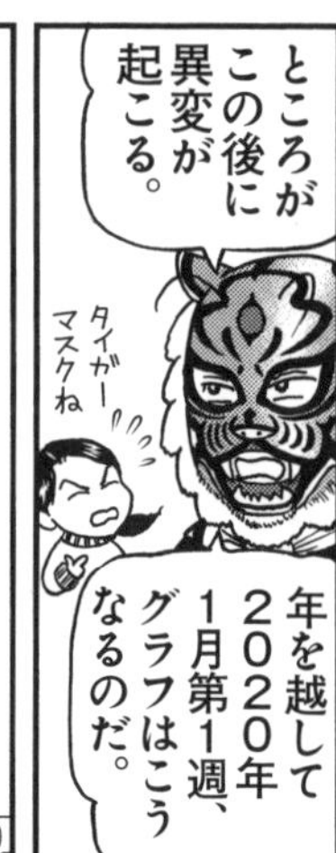
ところがこの後に異変が起こる。
タイガーマスクね
年を越して2020年1月第1週、グラフはこうなるのだ。

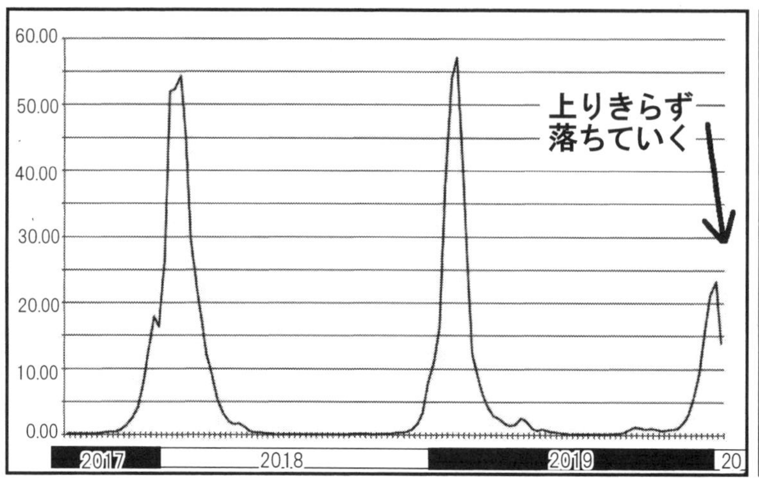
60.00
50.00
40.00
30.00
20.00
10.00
0.00
2017
2018
2019
20
上りきらず落ちていく

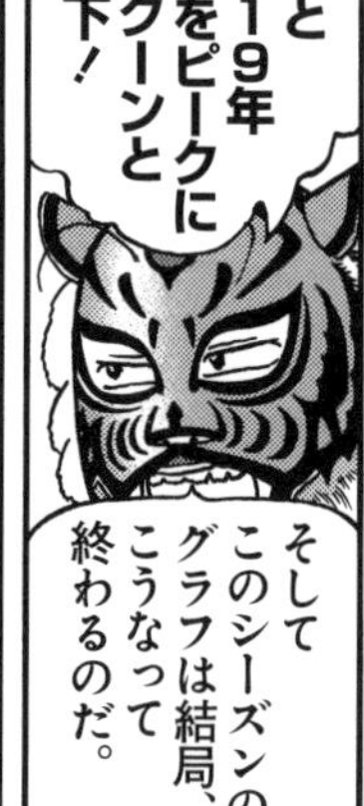
なんと2019年52週をピークにカックーンと急降下！
そしてこのシーズンのグラフは結局、こうなって終わるのだ。

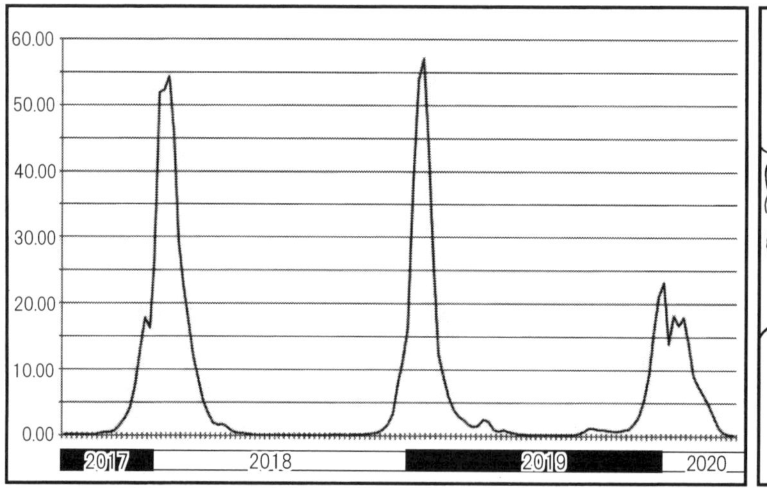
60.00
50.00
40.00
30.00
20.00
10.00
0.00
2017
2018
2019
2020

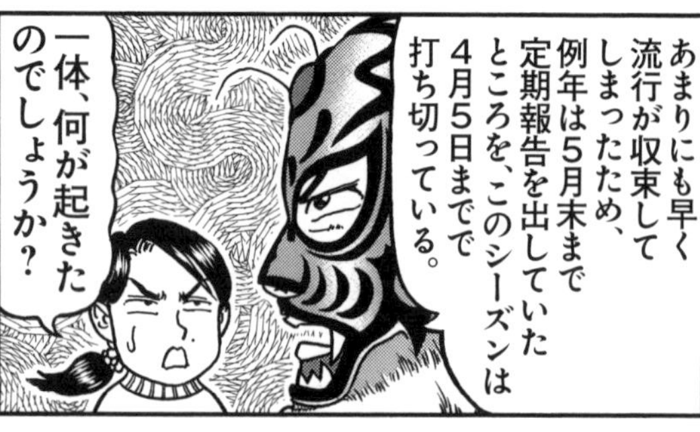
あまりにも早く流行が収束してしまったため、例年は5月末まで定期報告を出していたところを、このシーズンは4月5日までで打ち切っている。
一体、何が起きたのでしょうか？

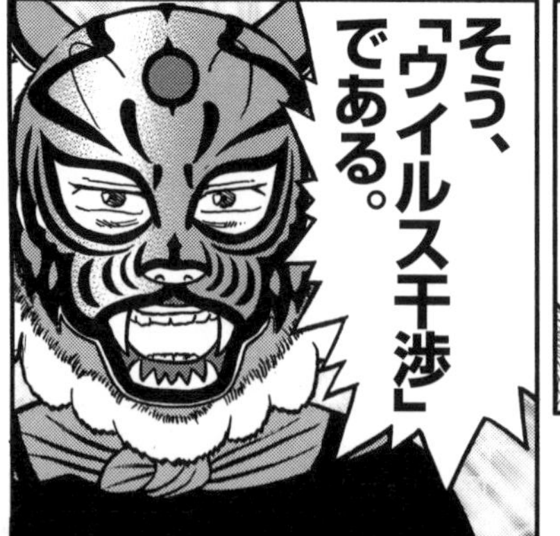
そう、「ウイルス干渉」である。

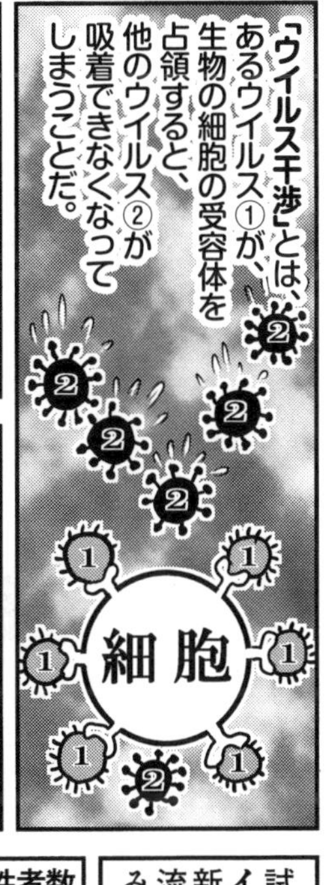
「ウイルス干渉」とは、あるウイルス①が、生物の細胞の受容体を占領すると、他のウイルス②が吸着できなくなってしまうことだ。
細胞

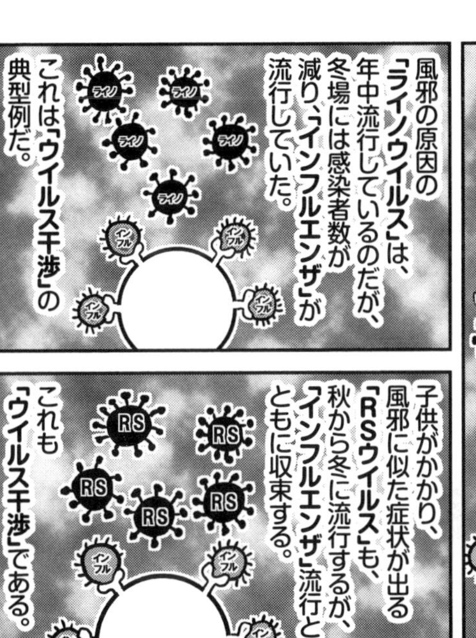
風邪の原因の「ライノウイルス」は、年中流行しているのだが、冬場には感染者数が減り、「インフルエンザ」が流行していた。
これは「ウイルス干渉」の典型例だ。
ライノ
インフル
子供がかかり、風邪に似た症状が出る「RSウイルス」も、秋から冬に流行するが、「インフルエンザ」流行とともに収束する。
これも「ウイルス干渉」である。
RS

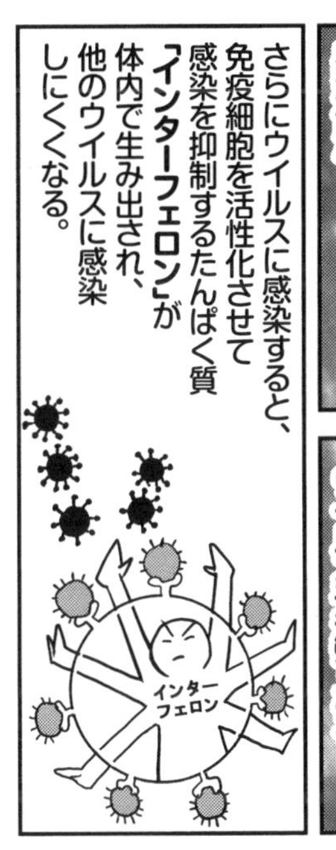
さらにウイルスに感染すると、免疫細胞を活性化させて感染を抑制するたんぱく質「インターフェロン」が体内で生み出され、他のウイルスに感染しにくくなる。
インターフェロン

試しに2019/2020シーズンのインフルエンザの流行曲線と、新型コロナの「第1波」といわれる流行曲線のグラフを重ねてみたら、こういうことになる。

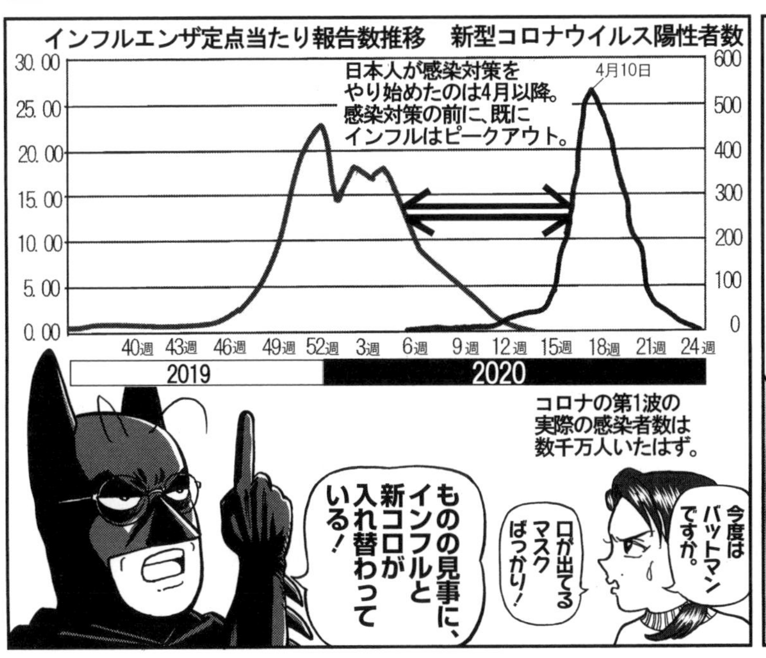
インフルエンザ定点当たり報告数推移　新型コロナウイルス陽性者数
30.00
25.00
20.00
15.00
10.00
5.00
0.00
600
500
400
300
200
100
0
40週 43週 46週 49週 52週 3週 6週 9週 12週 15週 18週 21週 24週
2019
2020
4月10日
日本人が感染対策をやり始めたのは4月以降。感染対策の前に、既にインフルはピークアウト。
コロナの第1波の実際の感染者数は数千万人いたはず。
今度はバットマンですか。
口が出てるマスクばっかり！
ものの見事に、インフルと新コロが入れ替わっている！

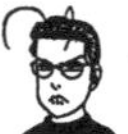

『コロナ論』全国書店では売り切れ続出である。それなりの効果も出てきた。最終的にはわしの「日本では、新コロはインフル以下の弱毒性」という主張が正しいと分かるだろう。

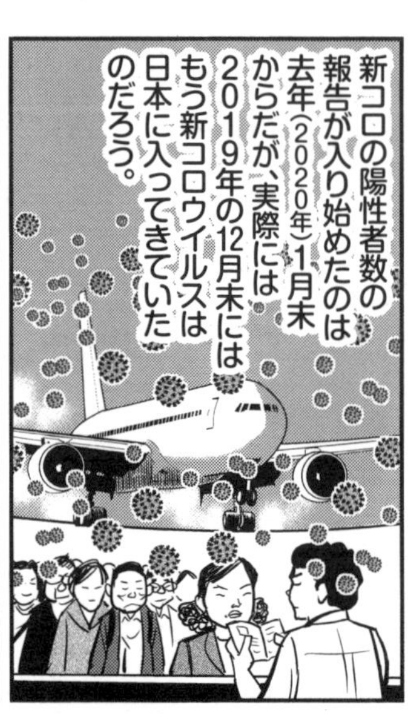
新コロの陽性者数の報告が入り始めたのは去年（2020年）1月末からだが、実際には2019年の12月末にはもう新コロウイルスは日本に入ってきていたのだろう。

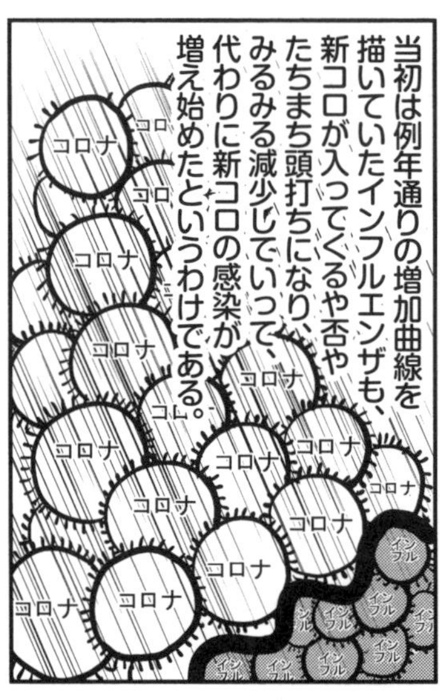
当初は例年通りの増加曲線を描いていたインフルエンザも、新コロが入ってくるや否やたちまち頭打ちになり、みるみる減少していって、代わりに新コロの感染が増え始めたというわけである。
コロナ
インフル

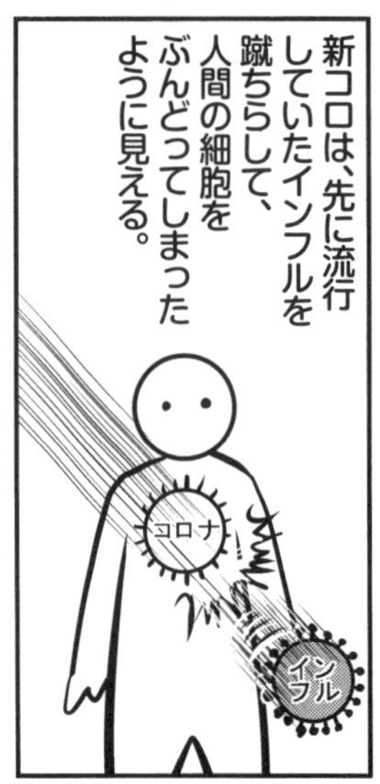
新コロは、先に流行していたインフルを蹴ちらして、人間の細胞をぶんどってしまったように見える。
コロナ
インフル

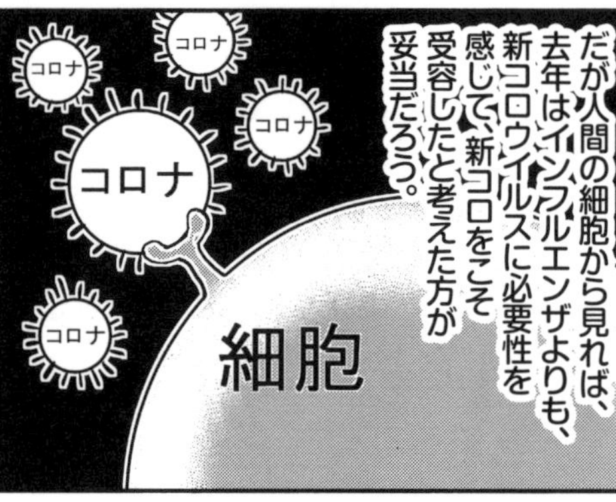
だが人間の細胞から見れば、去年はインフルエンザよりも、新コロウイルスに必要性を感じて、新コロをこそ受容したと考えた方が妥当だろう。
コロナ
細胞

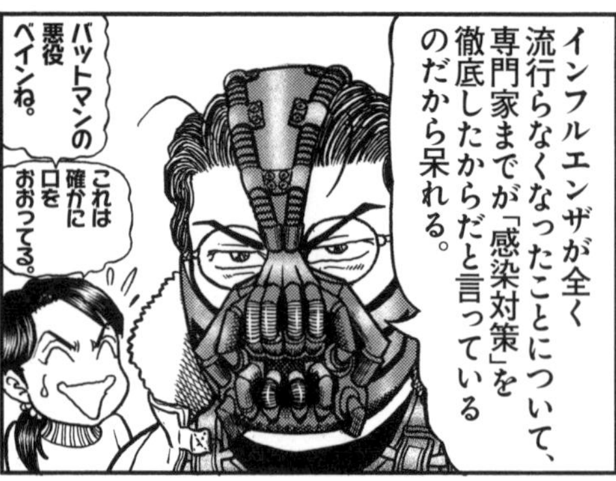
インフルエンザが全く流行らなくなったことについて、専門家までが「感染対策」を徹底したからだと言っているのだから呆れる。
バットマンの悪役ベインね。
これは確かに口をおおってる。

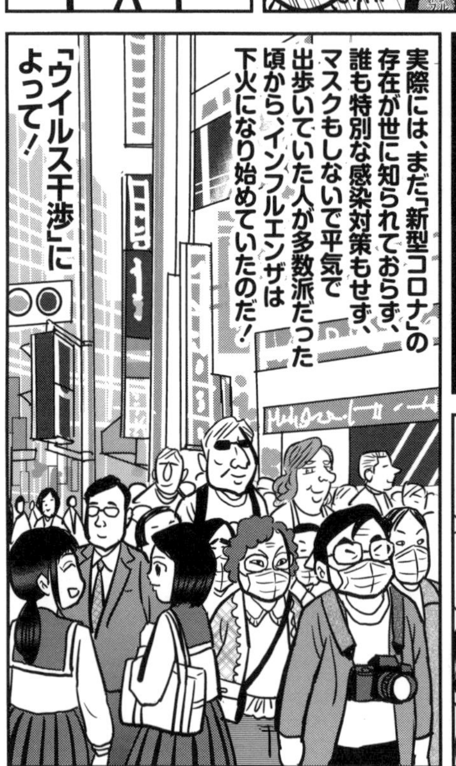
実際には、まだ「新型コロナ」の存在が世に知られておらず、誰も特別な感染対策もせず、マスクもしないで平気で出歩いていた人が多数派だった頃から、インフルエンザは下火になり始めていたのだ！
「ウイルス干渉」によって！

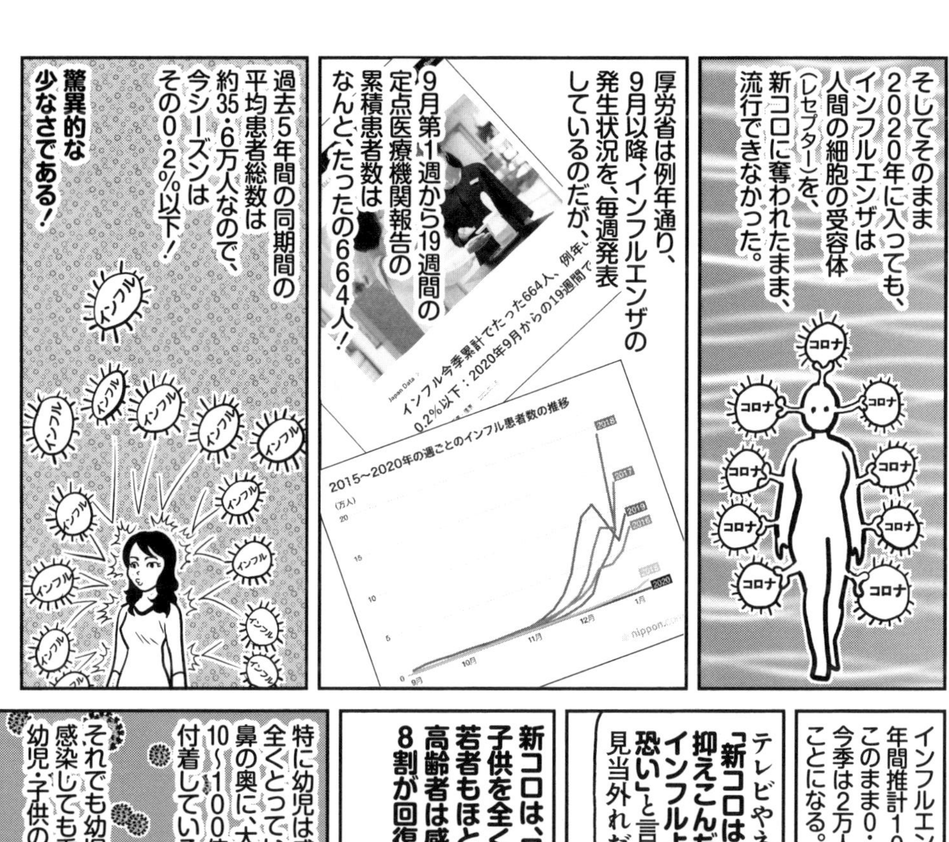
そしてそのまま
2020年に入っても、
インフルエンザは
人間の細胞の受容体
(レセプター)を、
新コロに奪われたまま、
流行できなかった。
コロナ
コロナ
コロナ
コロナ
コロナ
コロナ
コロナ
コロナ
コロナ
厚労省は例年通り、
9月以降、インフルエンザの
発生状況を、毎週発表
しているのだが、
9月第1週から19週間の
定点医療機関報告の
累積患者数は
なんと、たったの664人!
インフル今季累計でたった664人、例年の
0.2%以下：2020年9月からの19週間で
2015～2020年の週ごとのインフル患者数の推移
(万人)
20
15
10
5
0
9月
10月
11月
12月
1月
2018
2017
2019
2016
2015
2020
過去5年間の同期間の
平均患者総数は
約35・6万人なので、
今シーズンは
その0・2%以下!
驚異的な
少なさである!
インフル
インフル
インフル
インフル
インフル
インフル
インフル
インフル
インフル
インフル
インフル
インフル

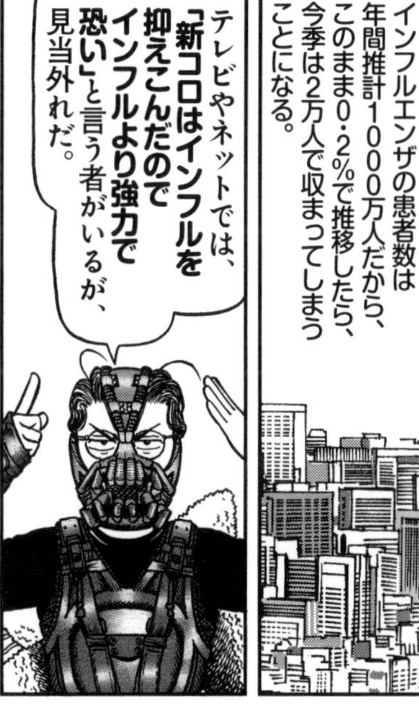
インフルエンザの患者数は
年間推計1000万人だから、
このまま0・2%で推移したら、
今季は2万人で収まってしまう
ことになる。
テレビやネットでは、
「新コロはインフルを
抑えこんだので
インフルより強力で
恐い」と言う者がいるが、
見当外れだ。

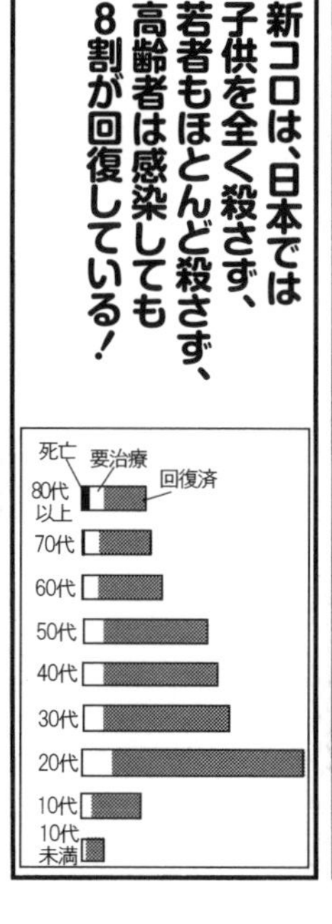
新コロは、日本では
子供を全く殺さず、
若者もほとんど殺さず、
高齢者は感染しても
8割が回復している!
死亡
要治療
回復済
80代以上
70代
60代
50代
40代
30代
20代
10代
10代未満

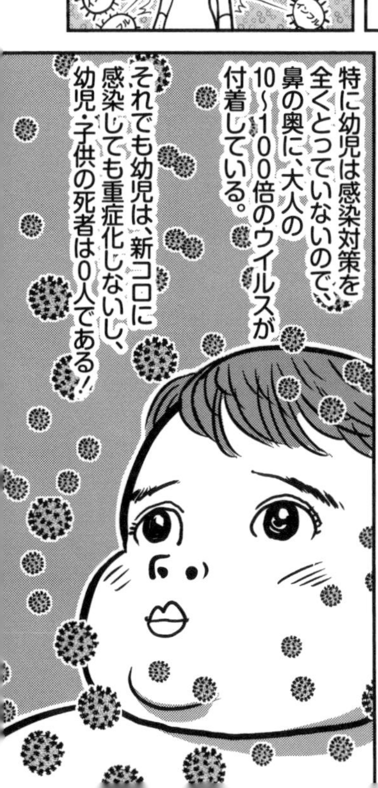
特に幼児は感染対策を
全くとっていないので、
鼻の奥に、大人の
10～100倍のウイルスが
付着している。
それでも幼児は、新コロに
感染じても重症化しないし、
幼児・子供の死者は0人である!

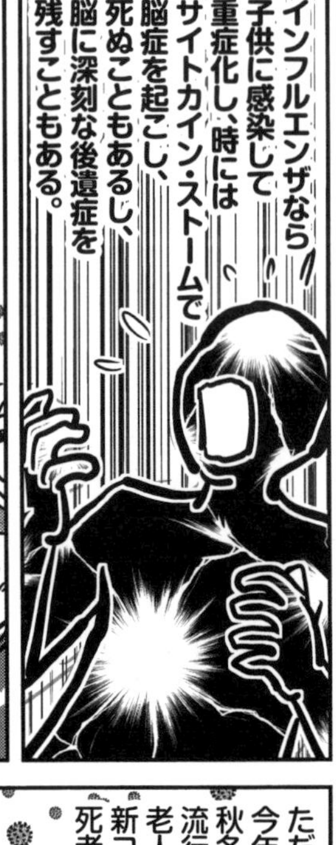

インフルエンザなら
子供に感染して
重症化し、時には
サイトカイン・ストームで
脳症を起こし、
死ぬこともあるし、
脳に深刻な後遺症を
残すこともある。

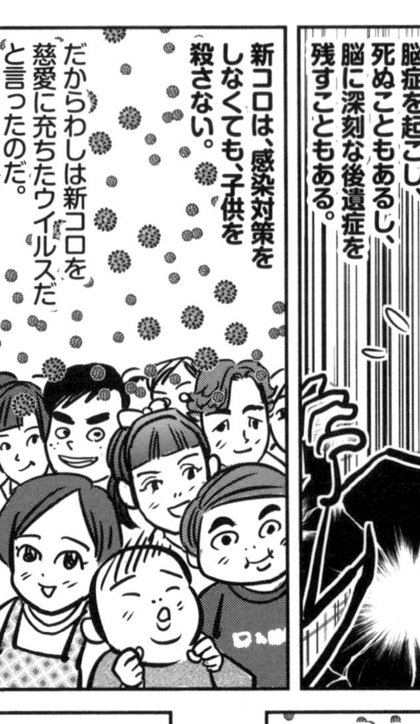

新コロは、感染対策を
しなくても、子供を
殺さない。
だからわしは新コロを
慈愛に充ちたウイルスだ
と言ったのだ。

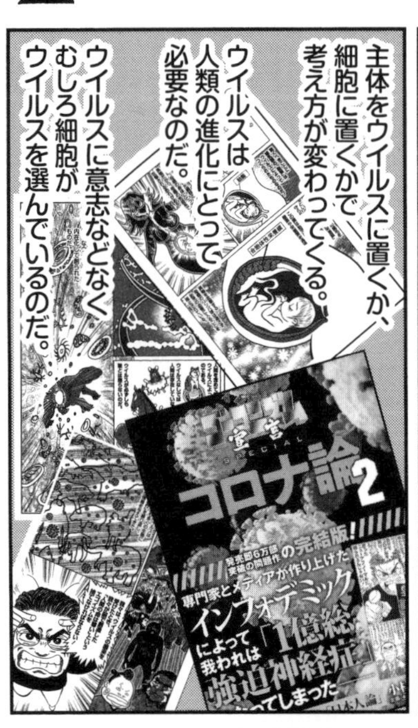

主体をウイルスに置くか、
細胞に置くかで
考え方が変わってくる。
ウイルスは
人類の進化にとって
必要なのだ。
ウイルスに意志などなく
むしろ細胞が
ウイルスを選んでいるのだ。
コロナ論2
SPECIAL
発売即6万部
実績の問題作の完結版!
専門家とメディアが作り上げた
インフォデミック
によって
我われは「1億総
強迫神経症」

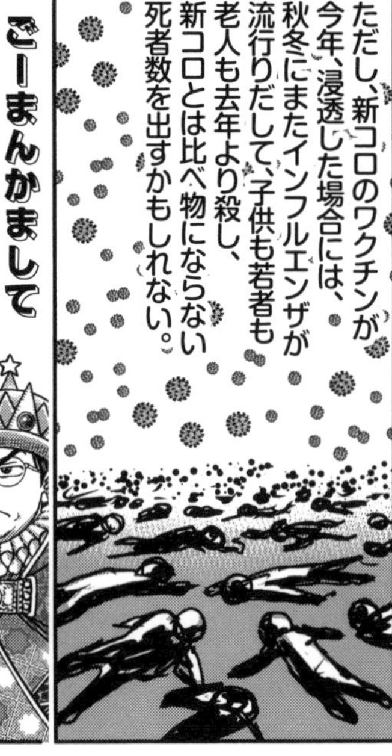

ただし、新コロのワクチンが
今年、浸透した場合には、
秋冬にまたインフルエンザが
流行りだして、子供も若者も
老人も去年より殺し、
新コロとは比べ物にならない
死者数を出すかもしれない。
ごーまんかまして
よかですか?

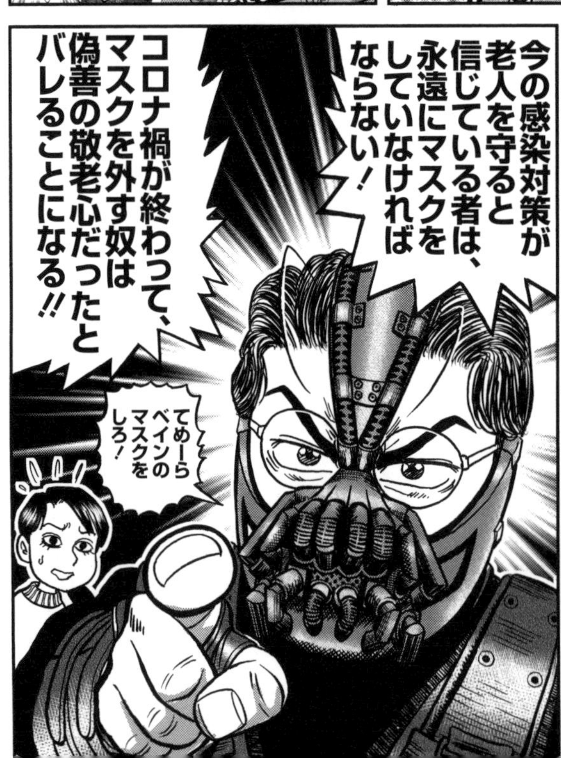

今の感染対策が
老人を守ると
信じている者は、
永遠にマスクを
していなければ
ならない!
コロナ禍が終わって、
マスクを外す奴は
偽善の敬老心だったと
バレることになる!!
てめーら
ベインの
マスクを
しろ!

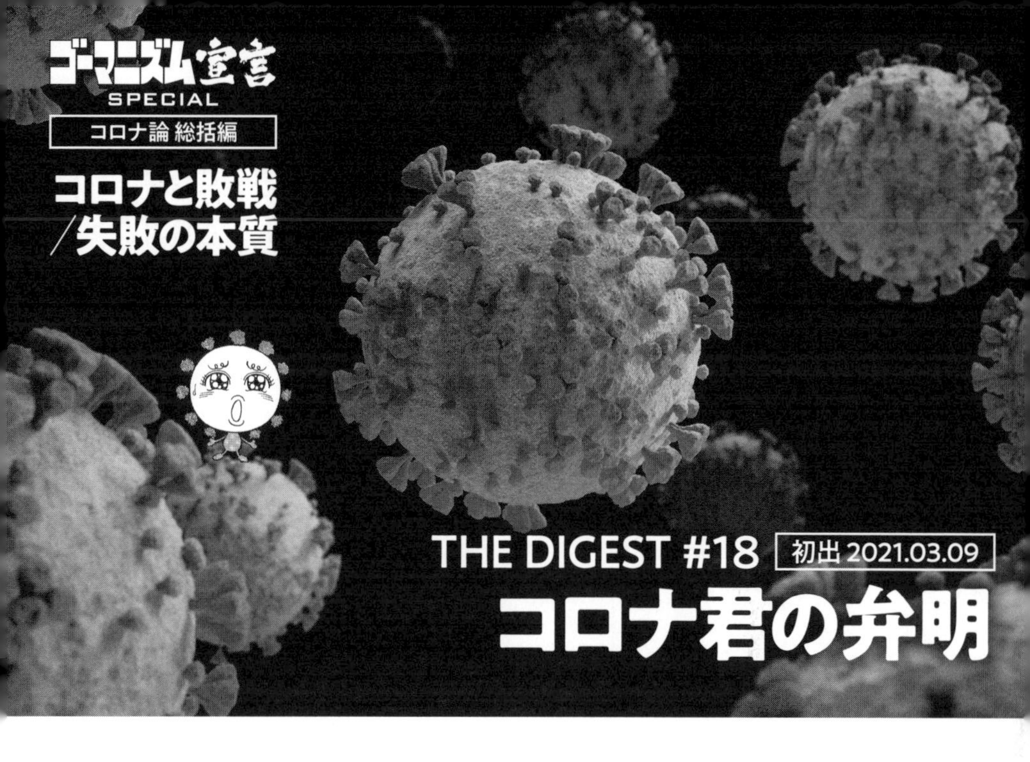
ゴーマニズム宣言
SPECIAL
コロナ論 総括編
コロナと敗戦
／失敗の本質
THE DIGEST #18
初出 2021.03.09
コロナ君の弁明

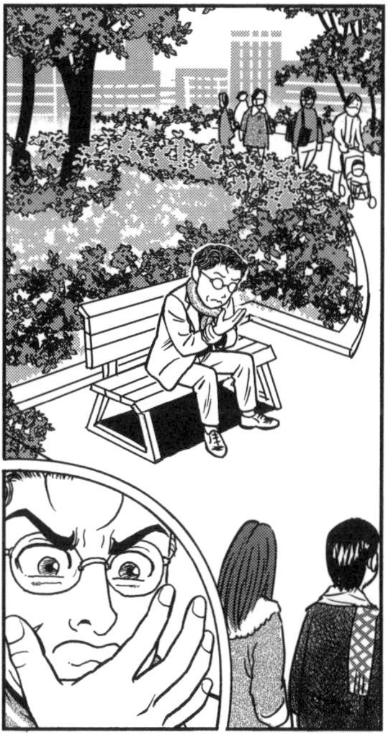

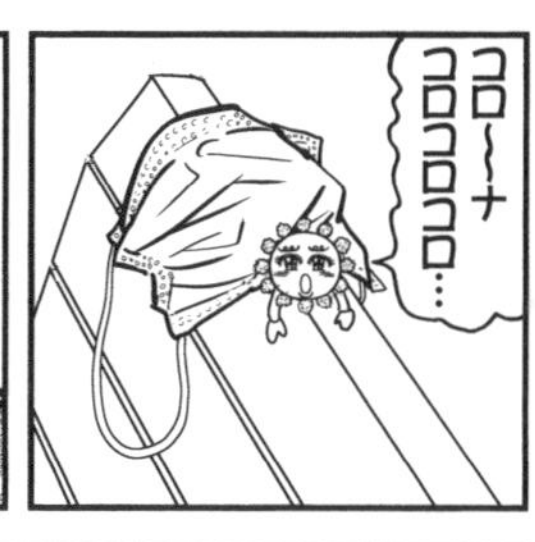
コロ〜〜ナ
コロコロコロ…

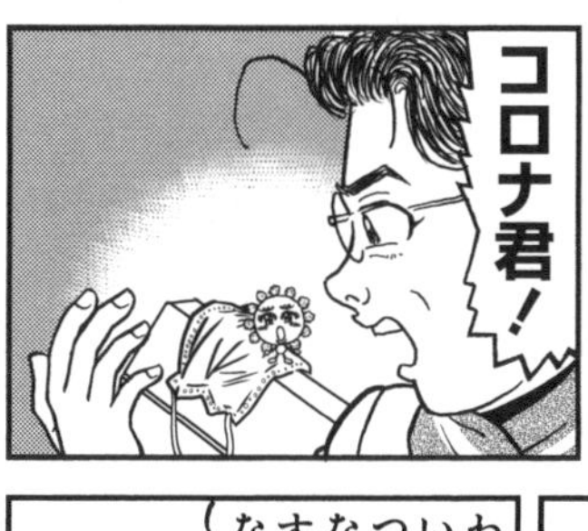
コロナ君！

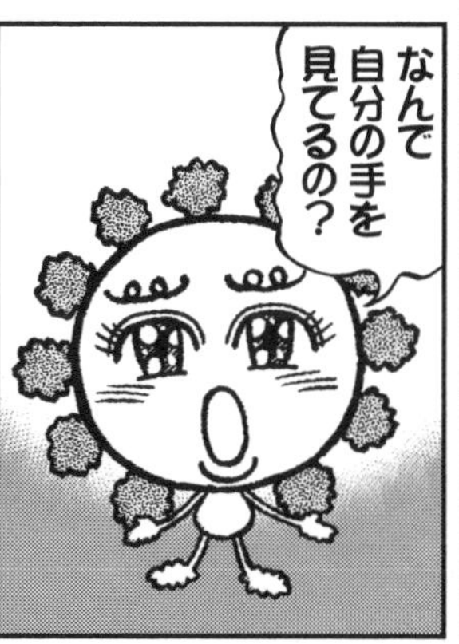
なんで自分の手を見てるの？

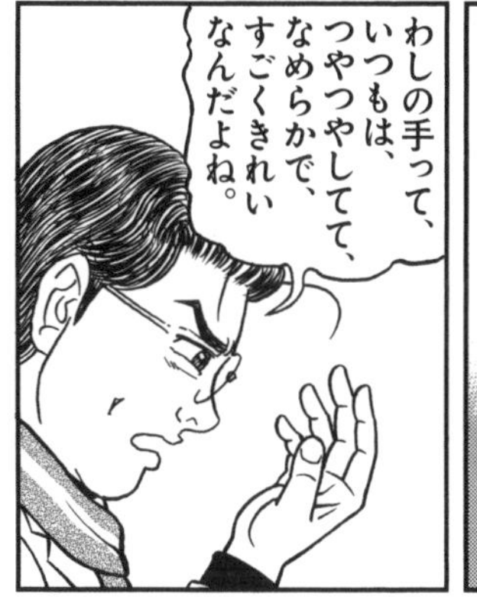
わしの手って、いつもは、つやつやしてて、なめらかで、すごくきれいなんだよね。

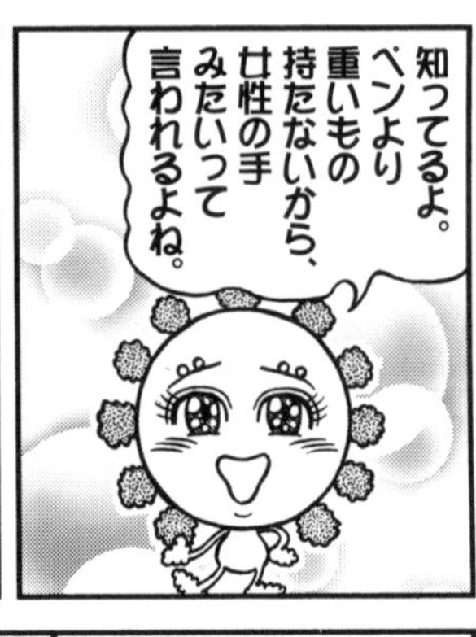
知ってるよ。
ペンより
重いもの
持たないから、
女性の手
みたいって
言われるよね。

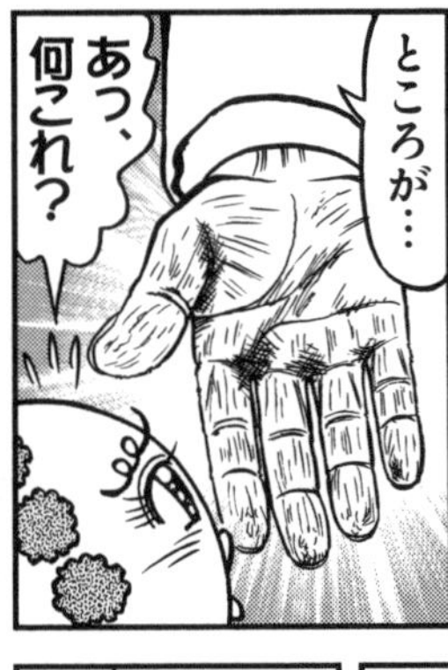
ところが…
あっ、
何これ？

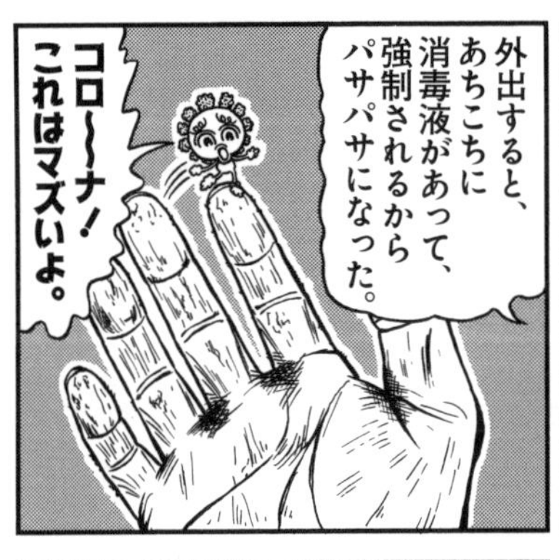
外出すると、
あちこちに
消毒液があって、
強制されるから
パサパサになった。
コロ～～ナ！
これはマズいよ。

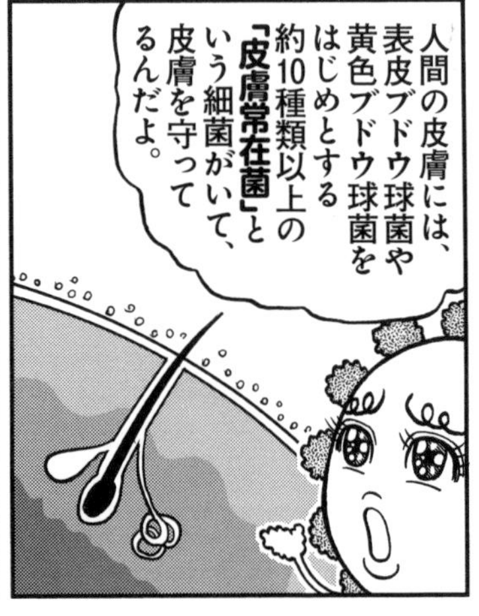
人間の皮膚には、
表皮ブドウ球菌や
黄色ブドウ球菌を
はじめとする
約10種類以上の
「皮膚常在菌」と
いう細菌がいて、
皮膚を守って
るんだよ。

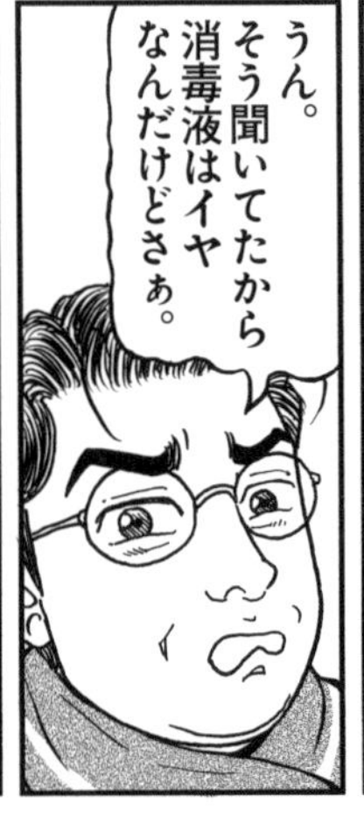
うん。
そう聞いてたから
消毒液はイヤ
なんだけどさぁ。

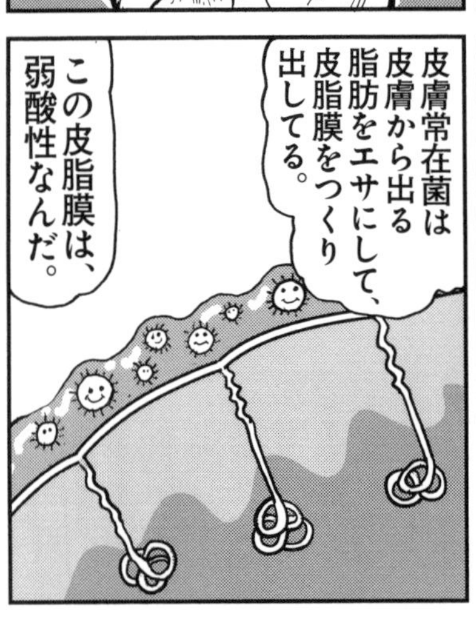
皮膚常在菌は
皮膚から出る
脂肪をエサにして、
皮脂膜をつくり
出してる。
この皮脂膜は、
弱酸性なんだ。

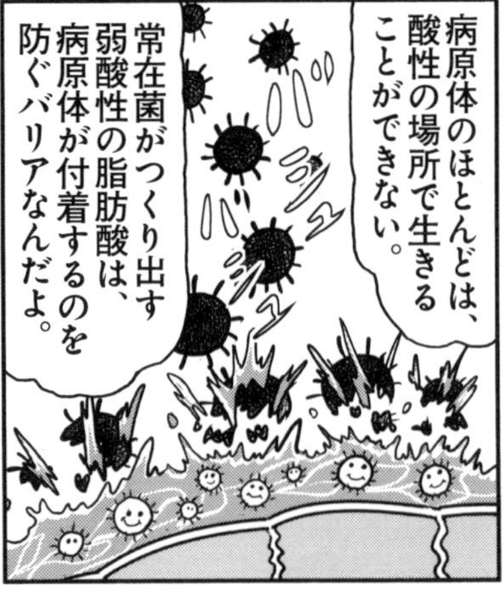
病原体のほとんどは、
酸性の場所で生きる
ことができない。
常在菌がつくり出す
弱酸性の脂肪酸は、
病原体が付着するのを
防ぐバリアなんだよ。

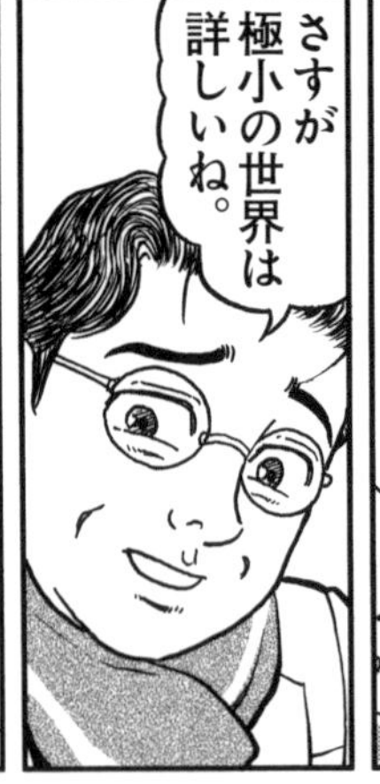
さすが
極小の世界は
詳しいね。

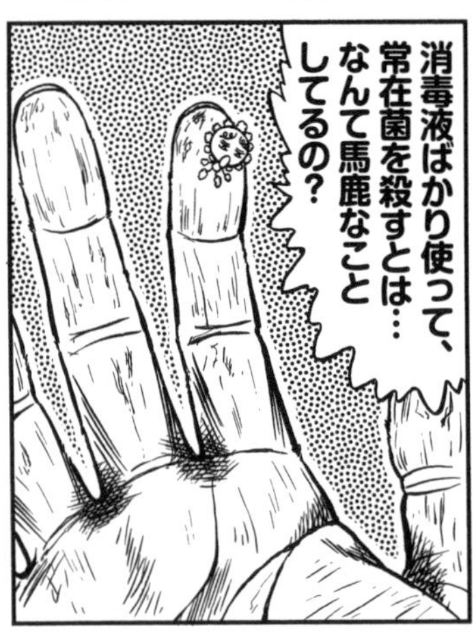
消毒液ばかり使って、
常在菌を殺すとは…
なんて馬鹿なこと
してるの？

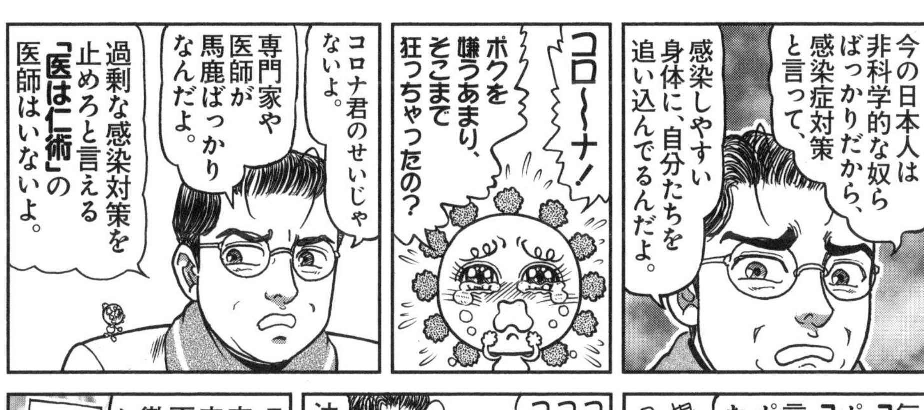
今の日本人は非科学的な奴らばっかりだから、感染症対策と言って、
感染しやすい身体に、自分たちを追い込んでるんだよ。
コロ〜〜ナ！
ボクを嫌うあまり、そこまで狂っちゃったの？
コロナ君のせいじゃないよ。
専門家や医師が馬鹿ばっかりなんだよ。
過剰な感染対策を止めろと言える「医は仁術」の医師はいないよ。

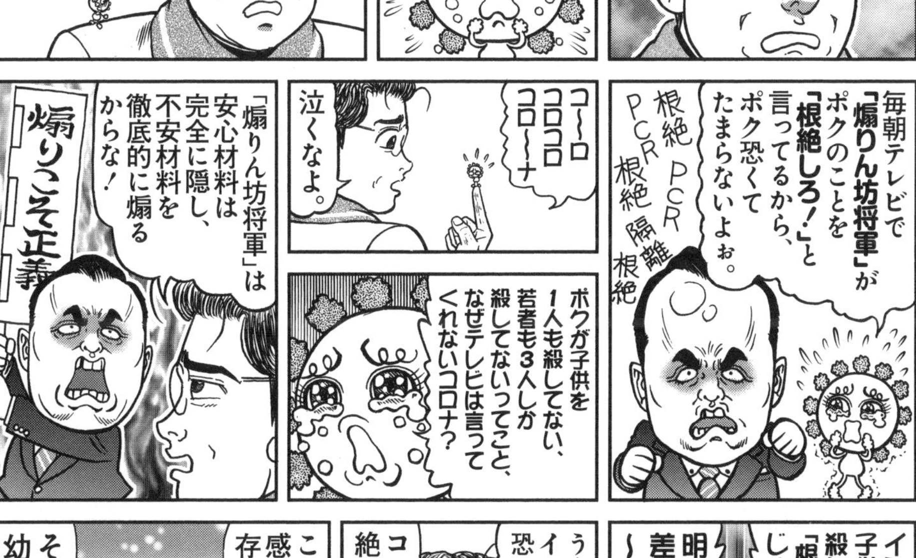
毎朝テレビで「煽りん坊将軍」がボクのことを「根絶しろ！」と言ってるから、ボク恐くてたまらないよぉ。
根絶 PCR PCR 根絶 隔離 根絶
コ〜〜ロ コロコロ コロ〜〜ナ
泣くなよ。
ボクが子供を1人も殺してない、若者も3人しか殺してないってこと、なぜテレビは言ってくれないコロナ？
「煽りん坊将軍」は安心材料は完全に隠し、不安材料を徹底的に煽るからな！
煽りこそ正義

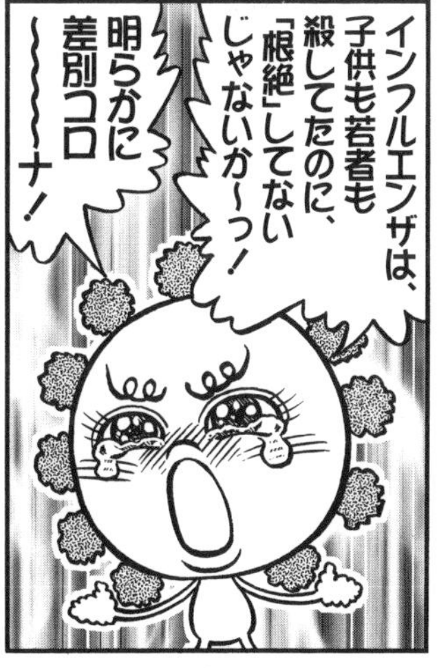
インフルエンザは、子供も若者も殺してたのに、「根絶」してないじゃないか〜っ！
明らかに差別コロ〜〜〜ナ！

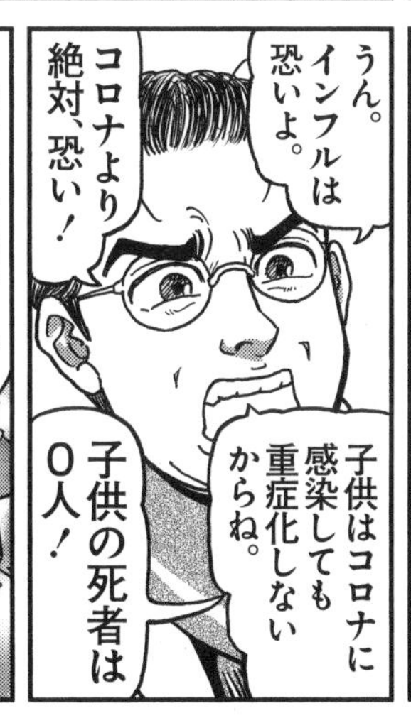
うん。インフルは恐いよ。
コロナより絶対、恐い！
子供はコロナに感染しても重症化しないからね。
子供の死者は0人！

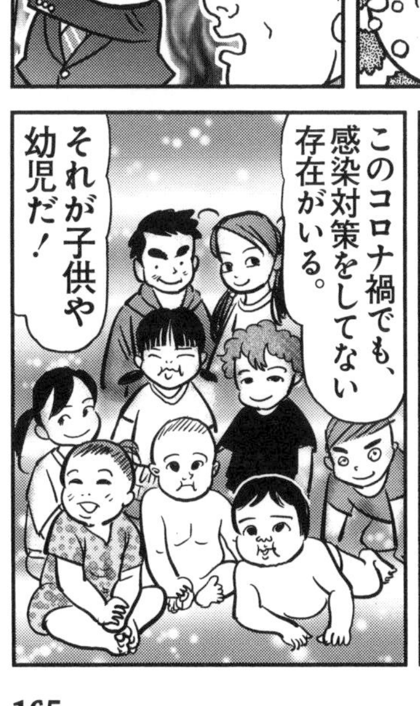
このコロナ禍でも、感染対策をしてない存在がいる。
それが子供や幼児だ！

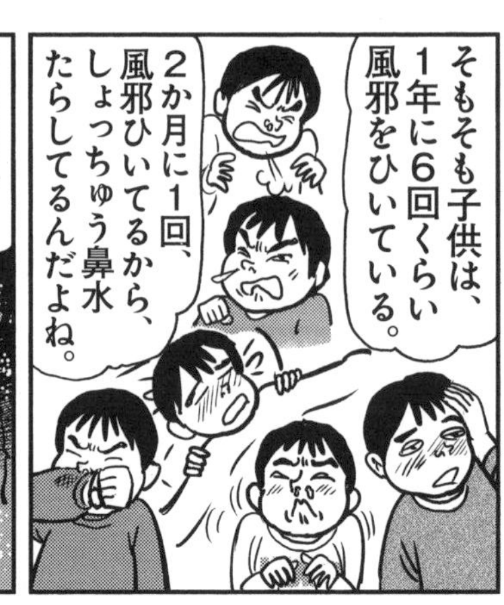
そもそも子供は、1年に6回くらい風邪をひいている。
2か月に1回、風邪ひいてるから、しょっちゅう鼻水たらしてるんだよね。

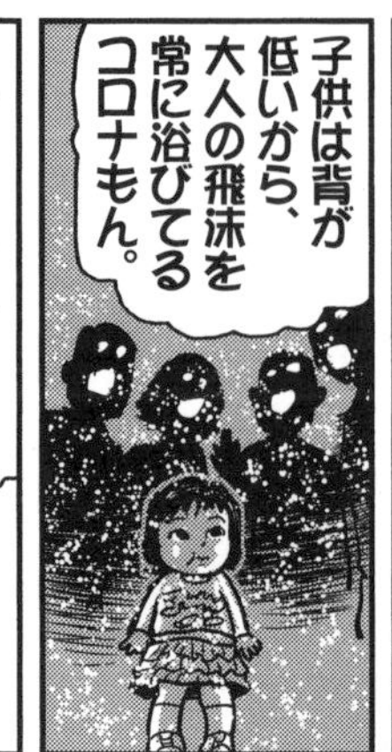
子供は背が低いから、大人の飛沫を常に浴びてるコロナもん。

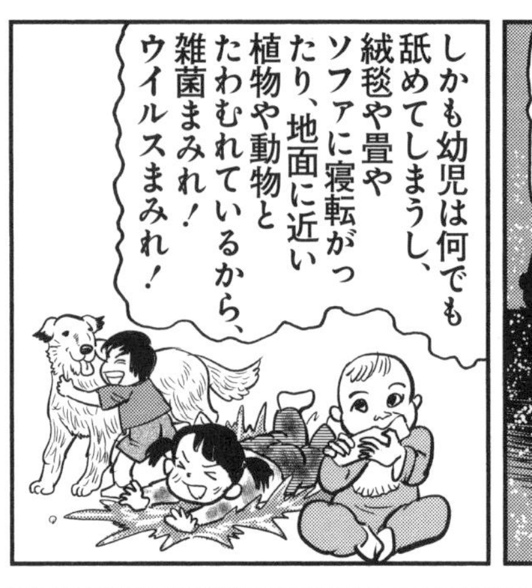
しかも幼児は何でも舐めてしまうし、絨毯や畳やソファに寝転がったり、地面に近い植物や動物とたわむれているから、雑菌まみれ！ウイルスまみれ！

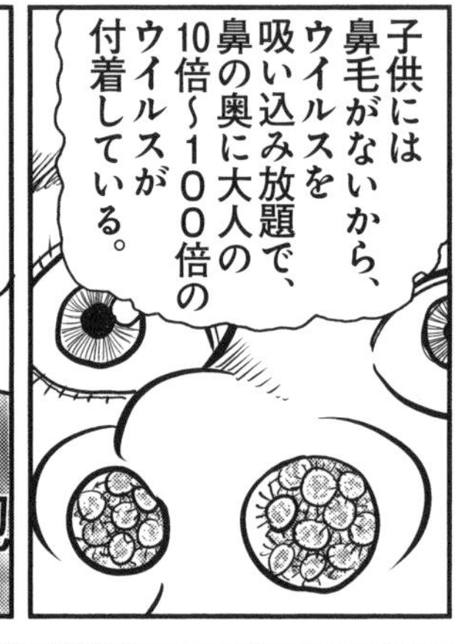
子供には鼻毛がないから、ウイルスを吸い込み放題で、鼻の奥に大人の10倍～100倍のウイルスが付着している。

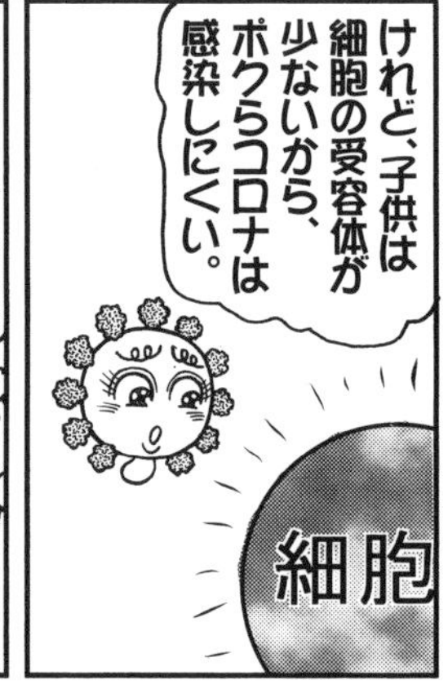
けれど、子供は細胞の受容体が少ないから、ボクらコロナは感染しにくい。
細胞

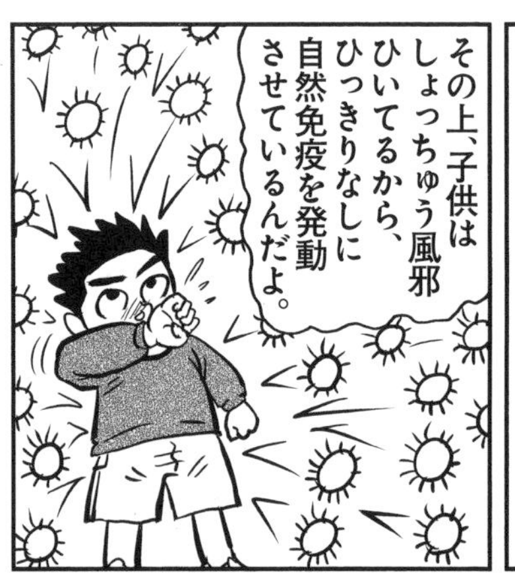
その上、子供はしょっちゅう風邪ひいてるから、ひっきりなしに自然免疫を発動させているんだよ。

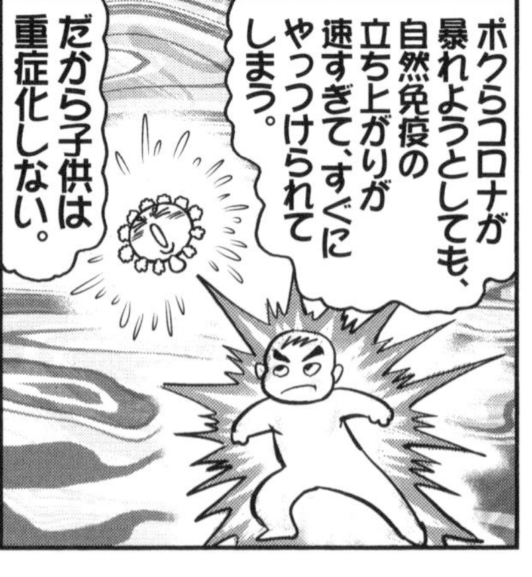
ボクらコロナが暴れようとしても、自然免疫の立ち上がりが速すぎて、すぐにやっつけられてしまう。
だから子供は重症化しない。

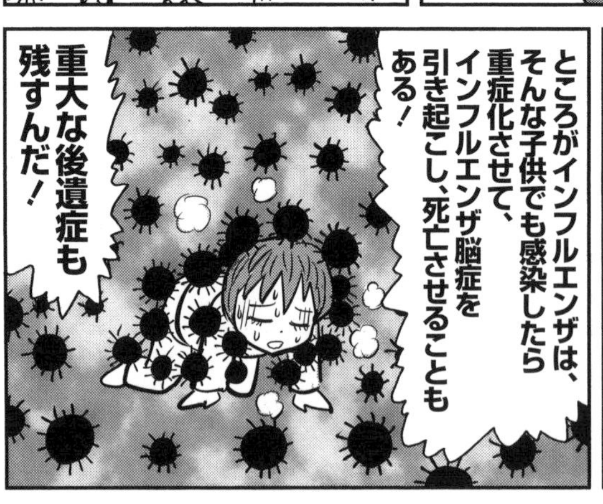
ところがインフルエンザは、そんな子供でも感染したら重症化させて、インフルエンザ脳症を引き起こし、死亡させることもある！
重大な後遺症も残すんだ！

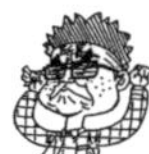

森喜朗を引きずりおろして橋本聖子を後任に据えたらみんな一気に関心なくしたが、この騒動の本質をわかっているか？テニスの全豪オープンが開催され、東京五輪でもこれをお手本になんて言ってるが、オーストラリアが今どんな状態かわかっているのか？ マスコミが無視する真実を伝え続けるブログマガジン小林よしのりライジング配信中！

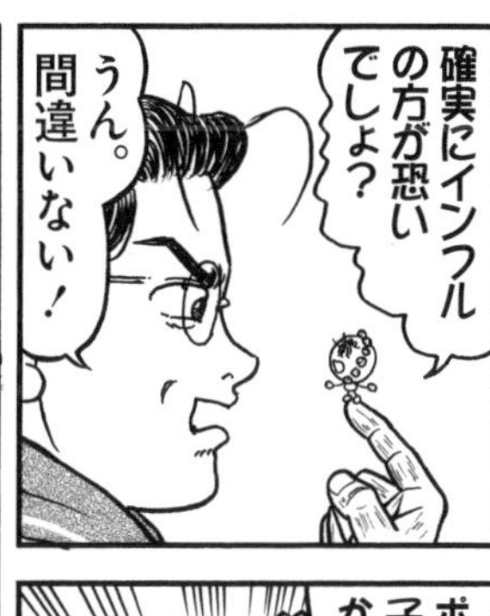
確実にインフルの方が恐いでしょ？
うん。間違いない！

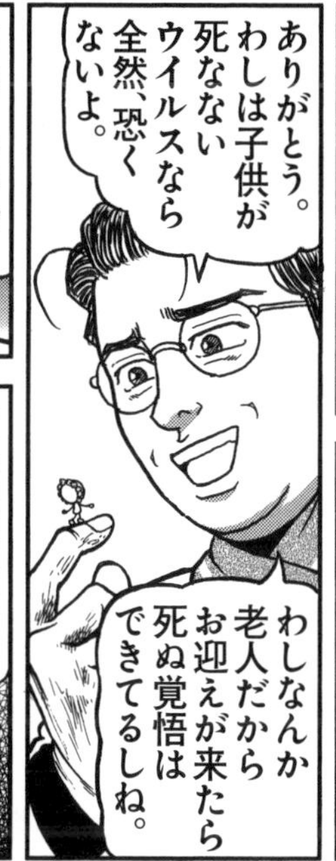
ありがとう。わしは子供が死なないウイルスなら全然、恐くないよ。
わしなんか老人だからお迎えが来たら死ぬ覚悟はできてるしね。

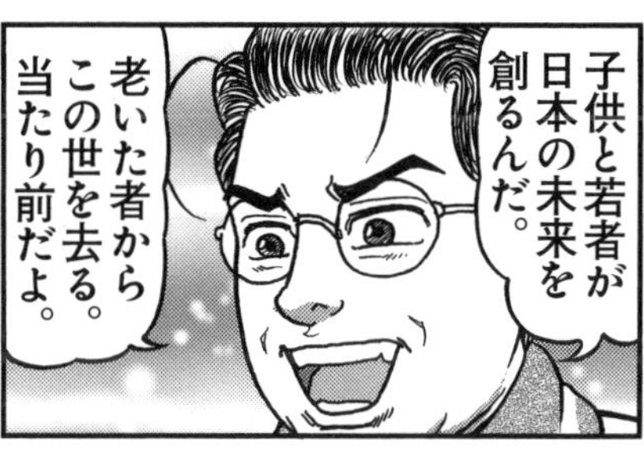
子供と若者が日本の未来を創るんだ。
老いた者からこの世を去る。当たり前だよ。

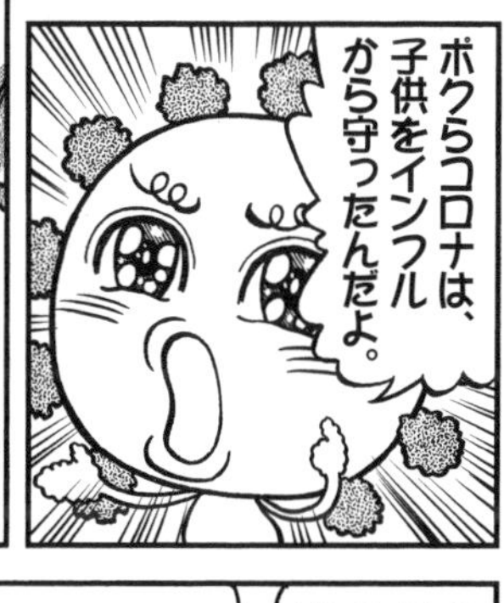
ボクらコロナは、子供をインフルから守ったんだよ。

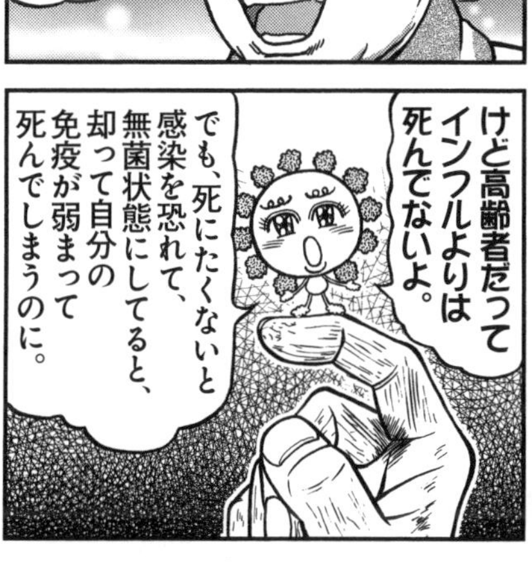
けど高齢者だってインフルよりは死んでないよ。
でも、死にたくないと感染を恐れて、無菌状態にしてると、却って自分の免疫が弱まって死んでしまうのに。

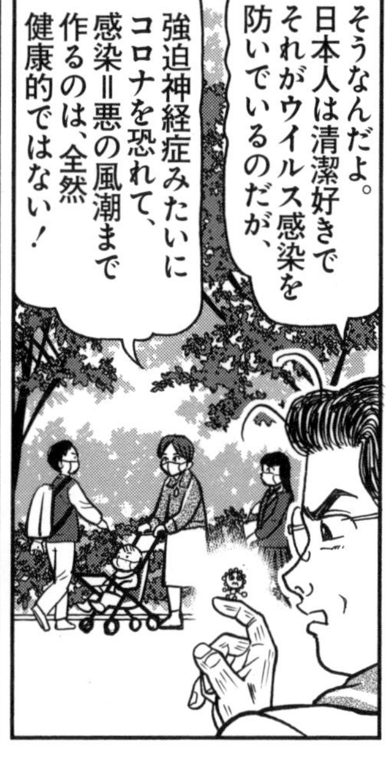
そうなんだよ。日本人は清潔好きでそれがウイルス感染を防いでいるのだが、
強迫神経症みたいにコロナを恐れて、感染＝悪の風潮まで作るのは、全然健康的ではない！

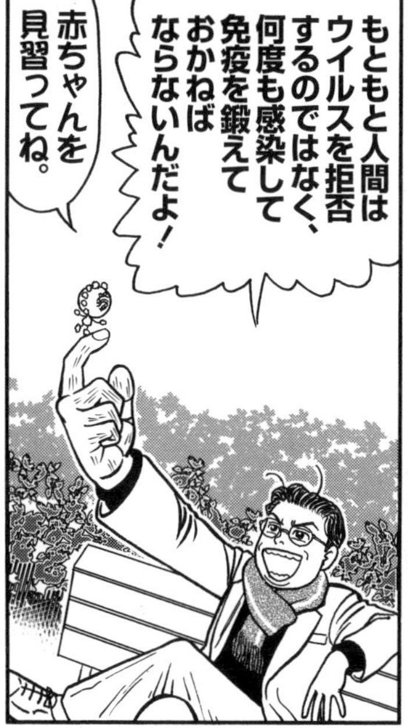
もともと人間はウイルスを拒否するのではなく、何度も感染して免疫を鍛えておかねばならないんだよ！
赤ちゃんを見習ってね。

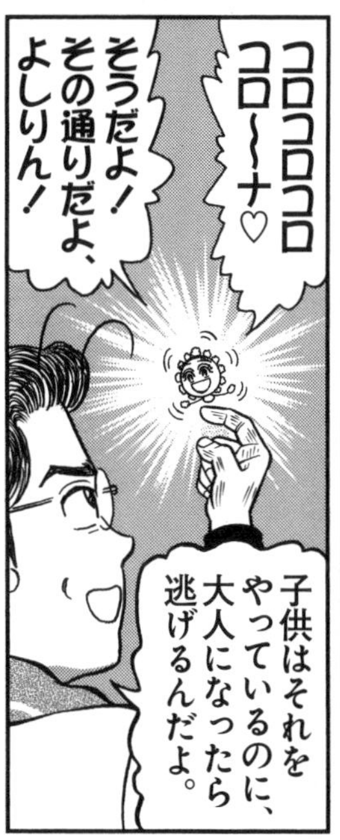
コロコロコロコロコロ～～ナ♡
そうだよ！その通りだよ、よしりん！
子供はそれをやっているのに、大人になったら逃げるんだよ。

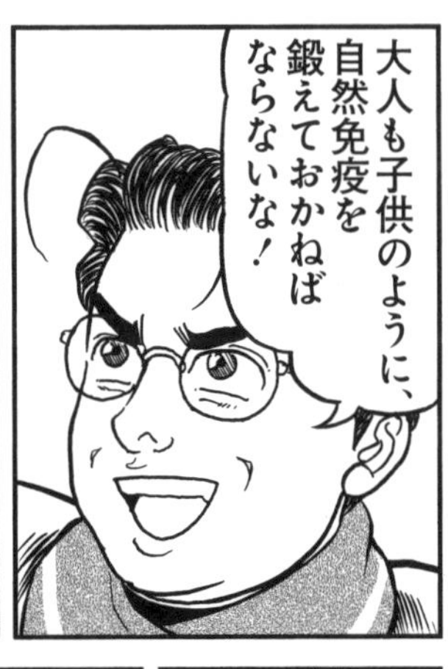
大人も子供のように、
自然免疫を
鍛えておかねば
ならないいな！

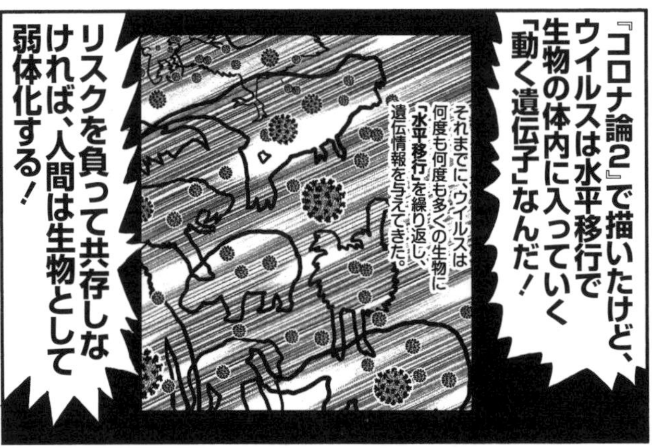
『コロナ論2』で描いたけど、
ウイルスは水平移行で
生物の体内に入っていく
「動く遺伝子」なんだ！
それまでに、ウイルスは
何度も何度も多くの生物に
「水平移行」を繰り返し、
遺伝情報を与えてきた。
リスクを負って共存しな
ければ、人間は生物として
弱体化する！

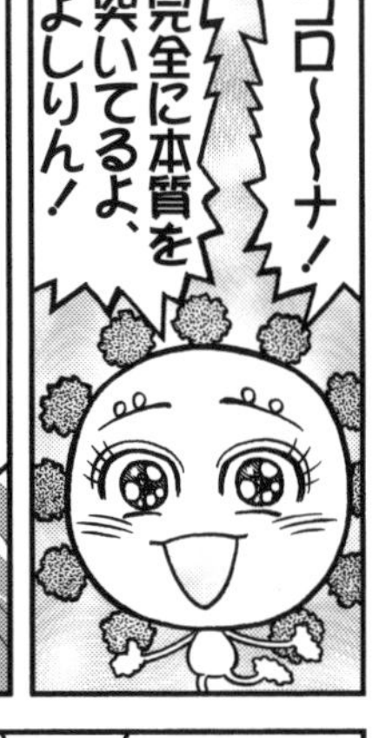
コロ～～ナ！
完全に本質を
突いてるよ、
よしりん！

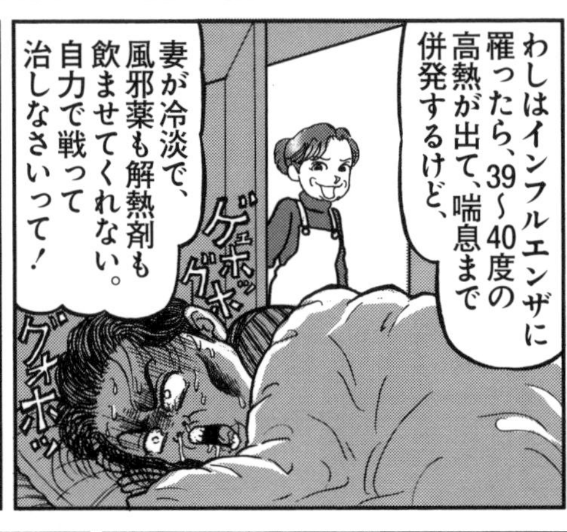
わしはインフルエンザに
罹ったら、39～40度の
高熱が出て、喘息まで
併発するけど、
妻が冷淡で、
風邪薬も解熱剤も
飲ませてくれない。
自力で戦って
治しなさいって！
ゲホッ
ゲホッ
グオホッ

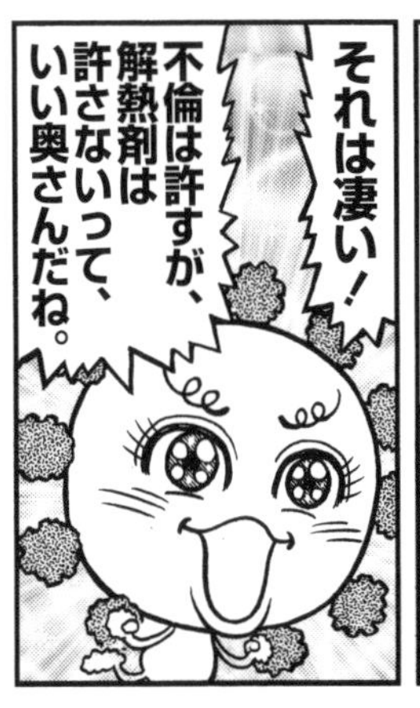
それは凄い！
不倫は許すが、
解熱剤は
許さないって、
いい奥さんだね。

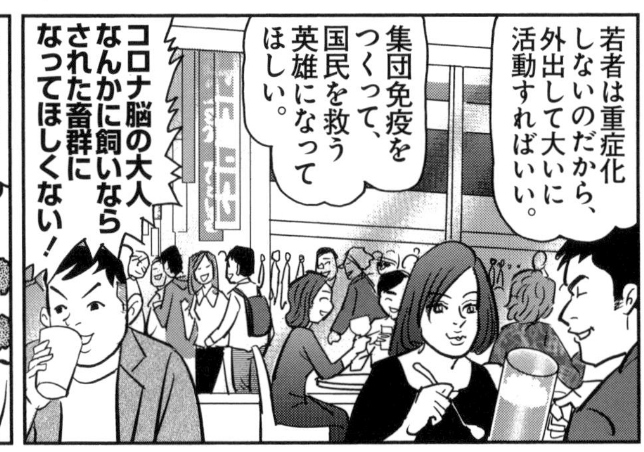
若者は重症化
しないのだから、
外出して大いに
活動すればいい。
集団免疫を
つくって、
国民を救う
英雄になって
ほしい。
コロナ脳の大人
なんかに飼いなら
された畜群に
なってほしくない！

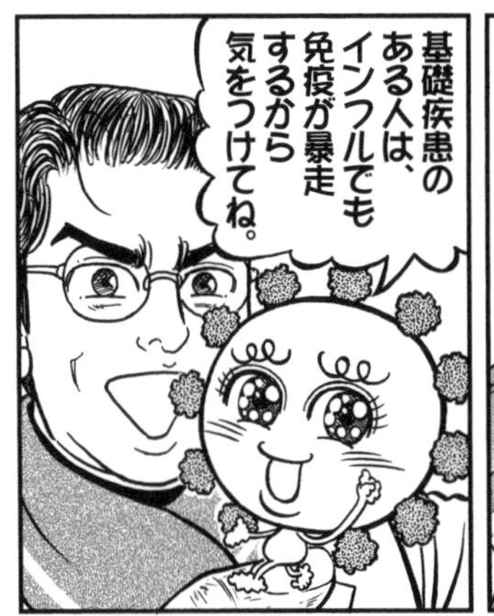
基礎疾患の
ある人は、
インフルでも
免疫が暴走
するから
気をつけてね。

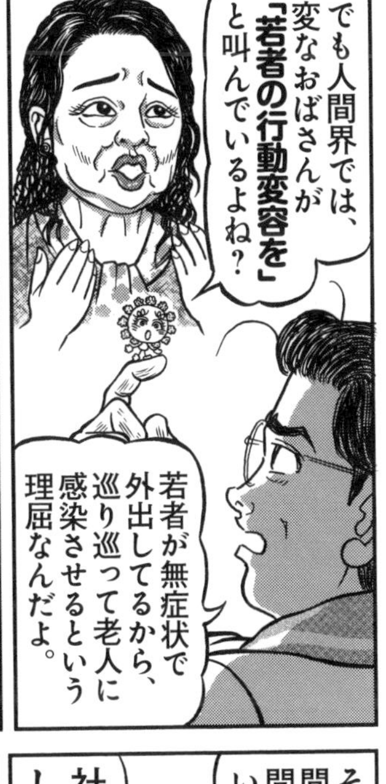
でも人間界では、変なおばさんが「若者の行動変容を」と叫んでいるよね？
若者が無症状で外出してるから、巡り巡って老人に感染させるという理屈なんだよ。

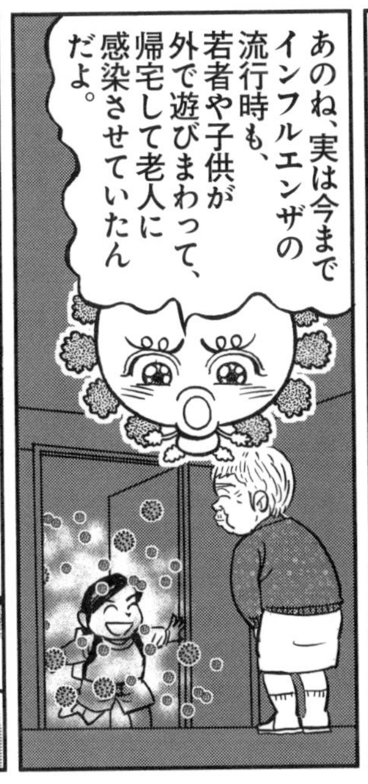
あのね、実は今までインフルエンザの流行時も、若者や子供が外で遊びまわって、帰宅して老人に感染させていたんだよ。

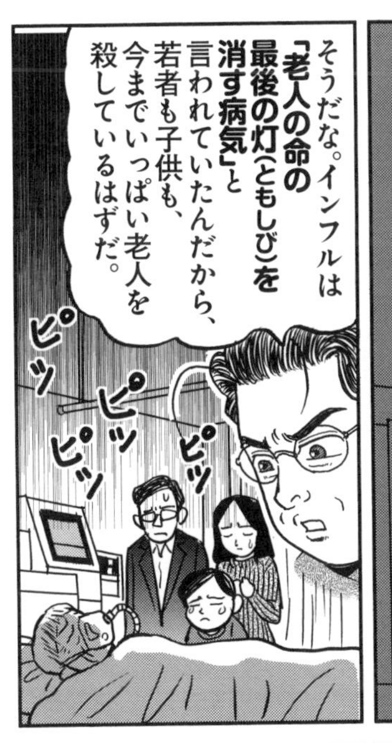
そうだな。インフルは「老人の命の最後の灯(ともしび)を消す病気」と言われていたんだから、若者も子供も、今までいっぱい老人を殺しているはずだ。
ピッ
ピッ
ピッ
ピッ

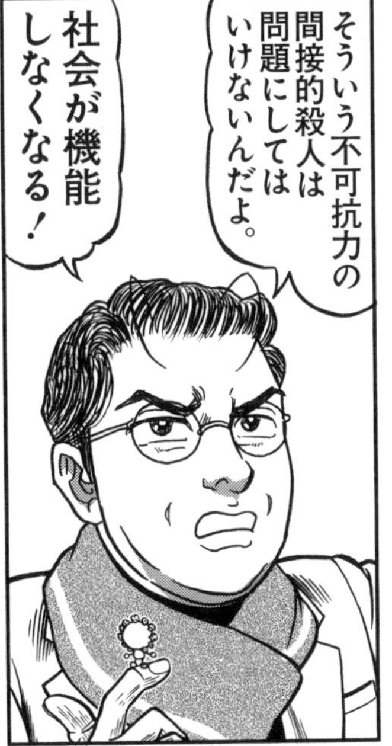
そういう不可抗力の間接的殺人は問題にしてはいけないんだよ。
社会が機能しなくなる！

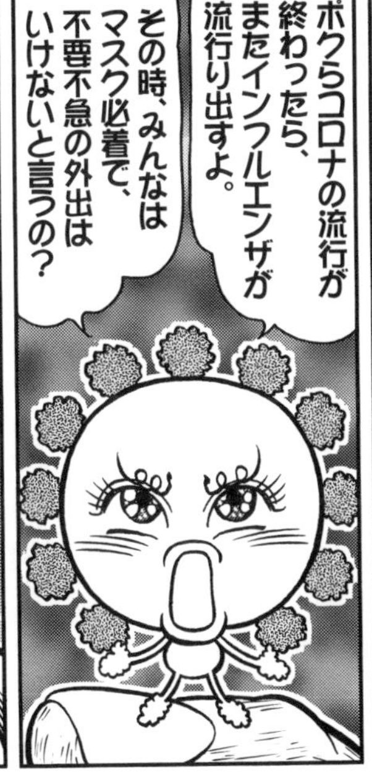
ボクらコロナの流行が終わったら、またインフルエンザが流行り出すよ。
その時、みんなはマスク必着で、不要不急の外出はいけないと言うの？

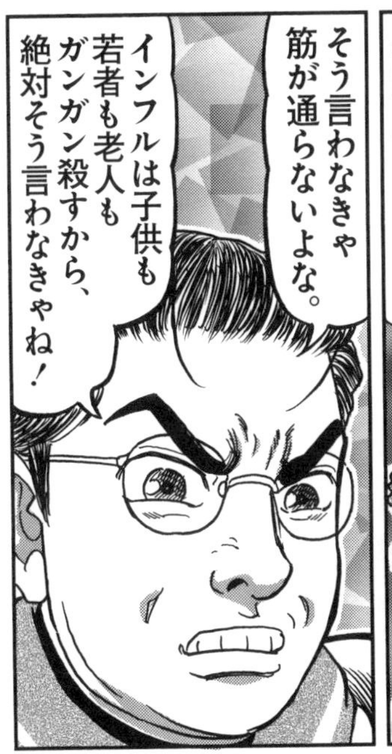
そう言わなきゃ筋が通らないよな。
インフルは子供も若者も老人もガンガン殺すから、絶対そう言わなきゃね！

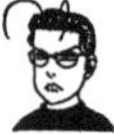

いわゆる専門家は嘘しか言っていない。わしの『コロナ論』シリーズを専門家が否定することはできない。今は無視して誤魔化しても、歴史には必ず『コロナ論』が残る。未来のウイルス学や感染症学や医師たちも、『コロナ論』を読むしかなくなるだろう。

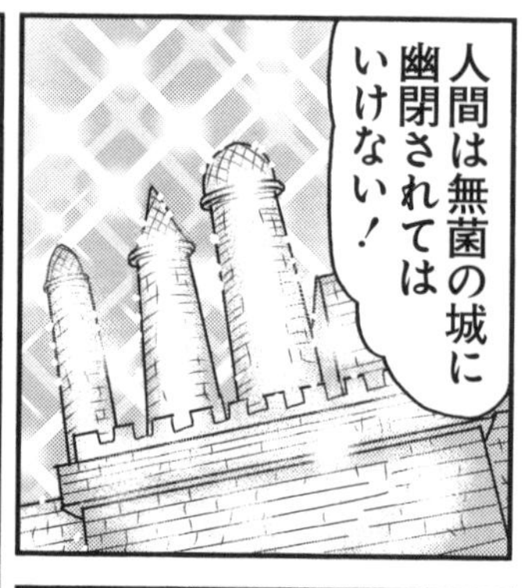
人間は無菌の城に幽閉されてはいけない！

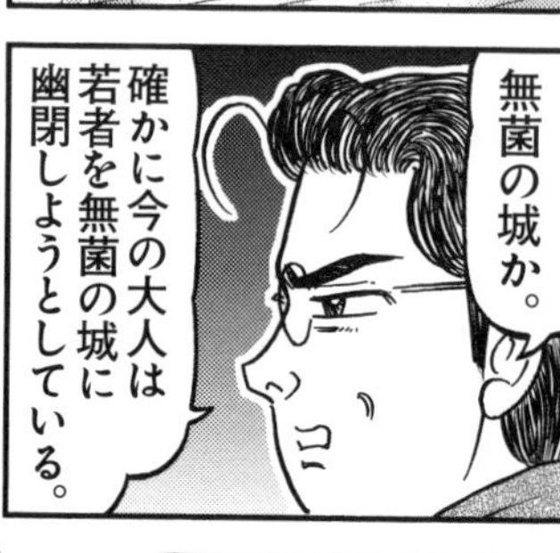
無菌の城か。
確かに今の大人は若者を無菌の城に幽閉しようとしている。

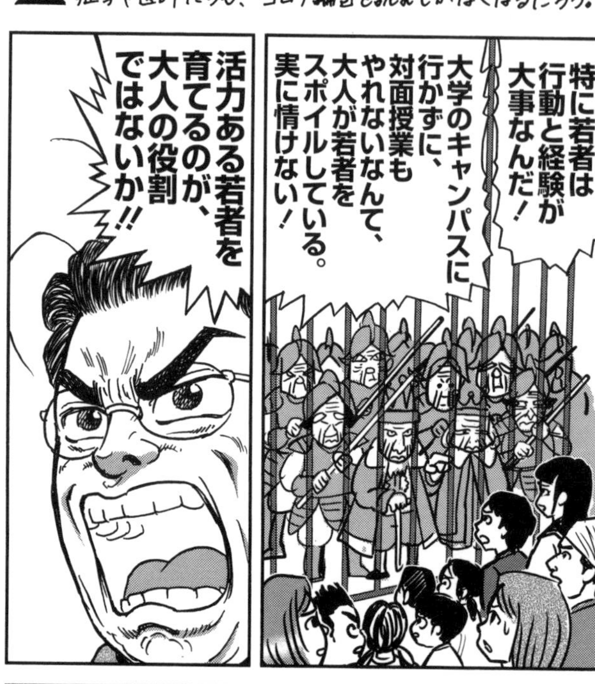
特に若者は行動と経験が大事なんだ！
大学のキャンパスに行かずに、対面授業もやれないなんて、大人が若者をスポイルしている。実に情けない！
活力ある若者を育てるのが、大人の役割ではないか!!

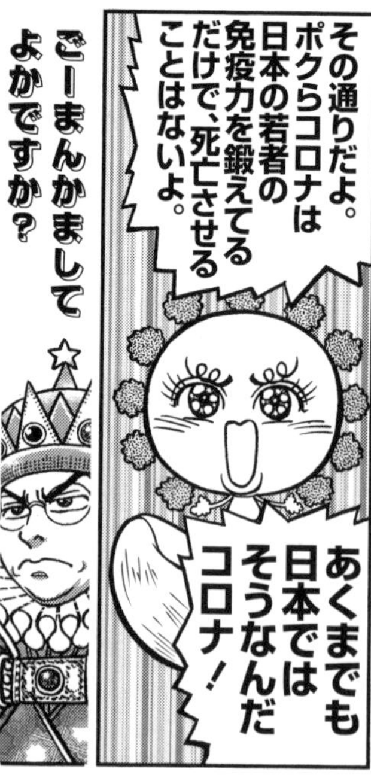
その通りだよ。ボクらコロナは日本の若者の免疫力を鍛えてるだけで、死亡させることはないよ。
あくまでも日本ではそうなんだコロナ！
ごーまんかましてよかですか？

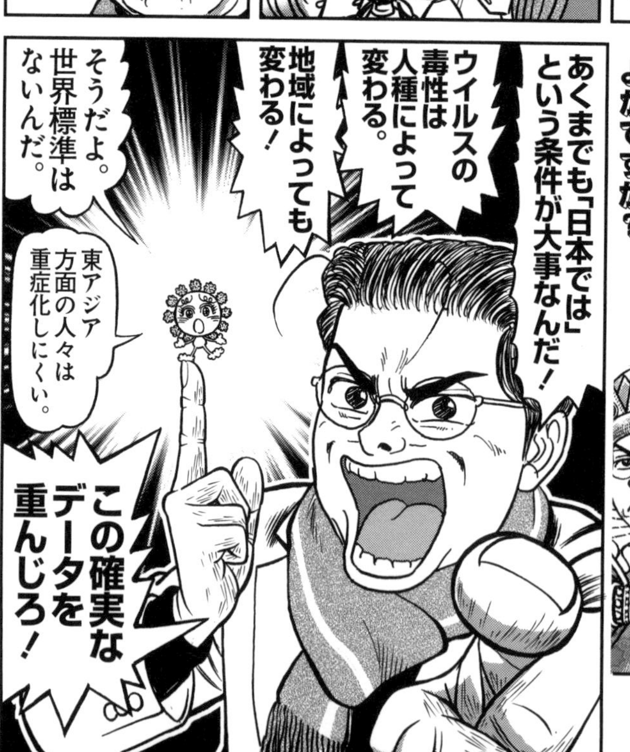
あくまでも「日本では」という条件が大事なんだ！
ウイルスの毒性は人種によって変わる。
地域によっても変わる！
そうだよ。世界標準はないんだ。
東アジア方面の人々は重症化しにくい。
この確実なデータを重んじろ！

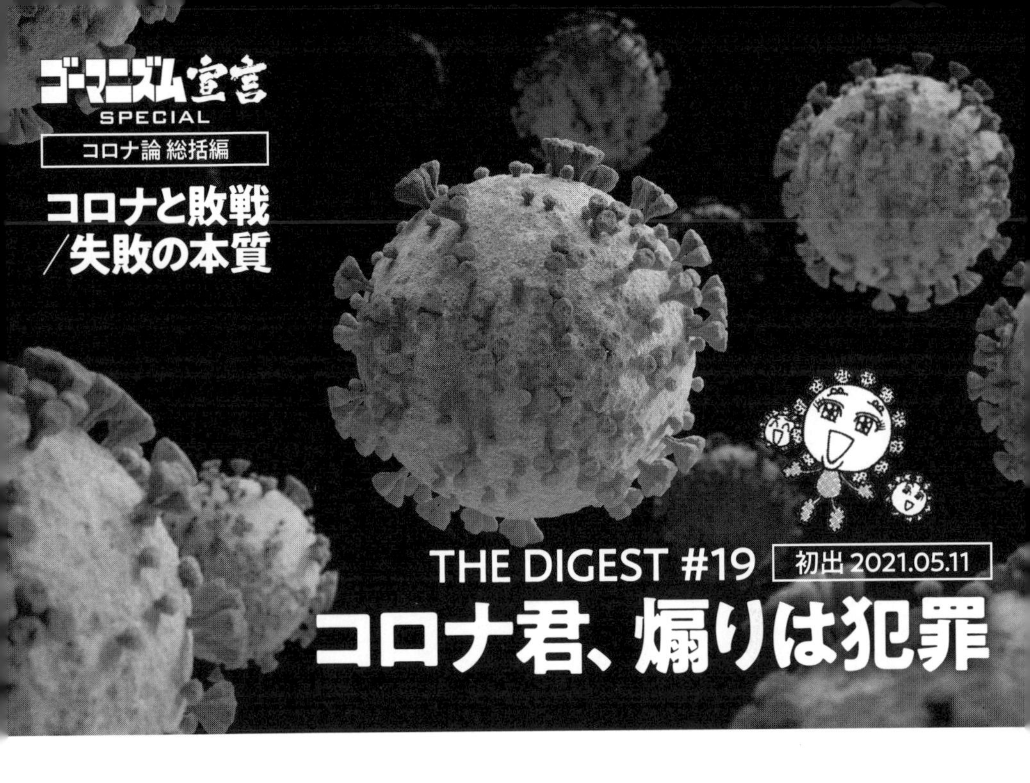
ゴーマニズム宣言
SPECIAL
コロナ論 総括編
コロナと敗戦
／失敗の本質
THE DIGEST #19
初出 2021.05.11
コロナ君、煽りは犯罪

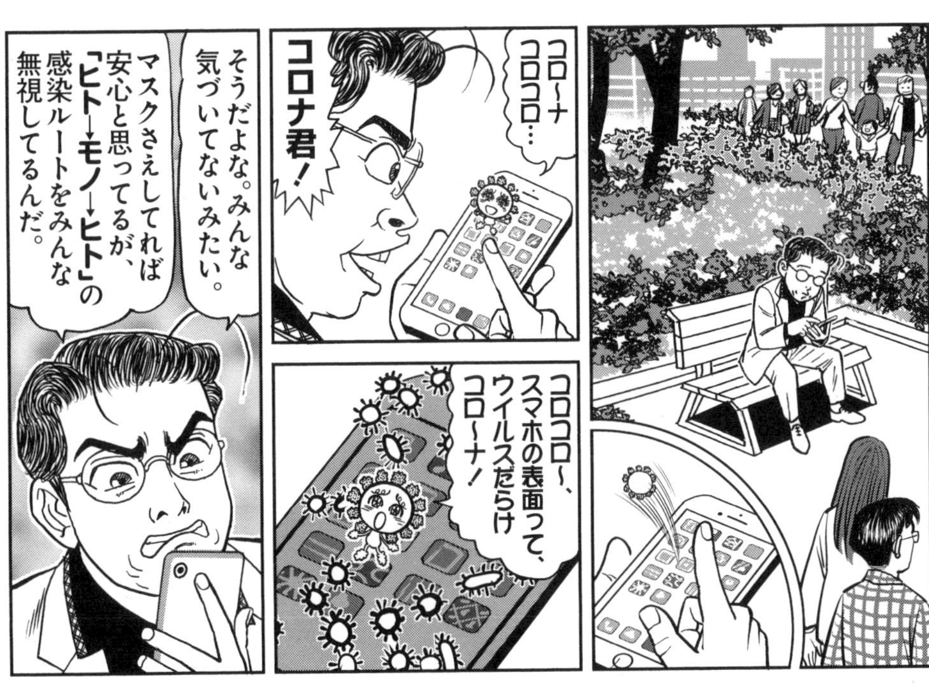
コロ～ナ
コロコロ…
コロナ君！
コロコロ～、
スマホの表面って、
ウイルスだらけ
コロ～ナ！
そうだよな。みんな
気づいてないみたい。
マスクさえしてれば
安心と思ってるが、
「ヒト→モノ→ヒト」の
感染ルートをみんな
無視してるんだ。

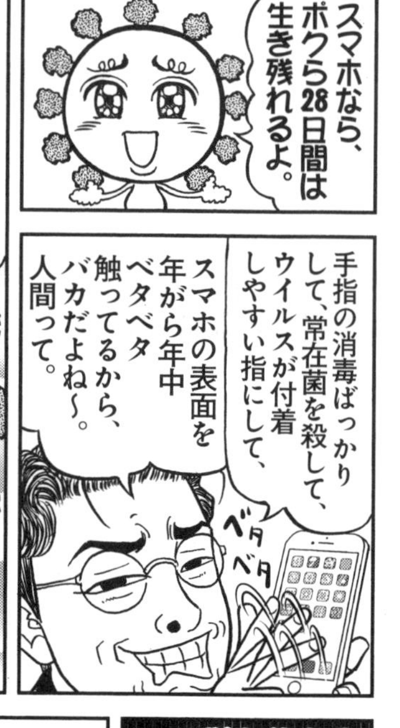
スマホなら、ボクら28日間は生き残れるよ。
手指の消毒ばっかりして、常在菌を殺して、ウイルスが付着しやすい指にして、
スマホの表面を年がら年中ベタベタ触ってるから、バカだよね～。人間って。
ベタベタ

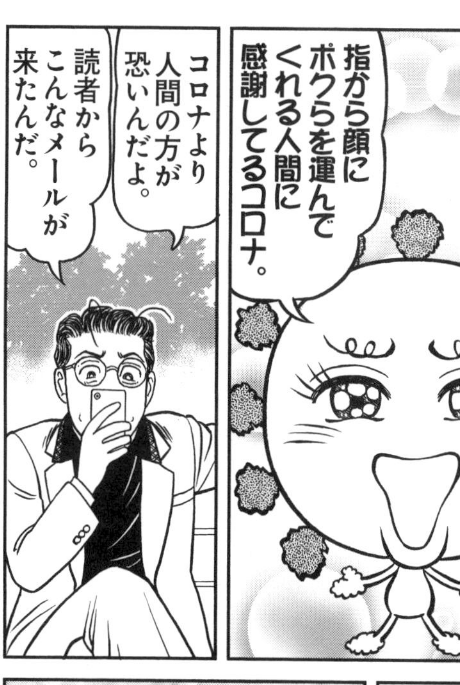
ボクは人間と共生しなければ生き残れないから、
指から顔にボクらを運んでくれる人間に感謝してるコロナ。
コロナより人間の方が恐いんだよ。
読者からこんなメールが来たんだ。

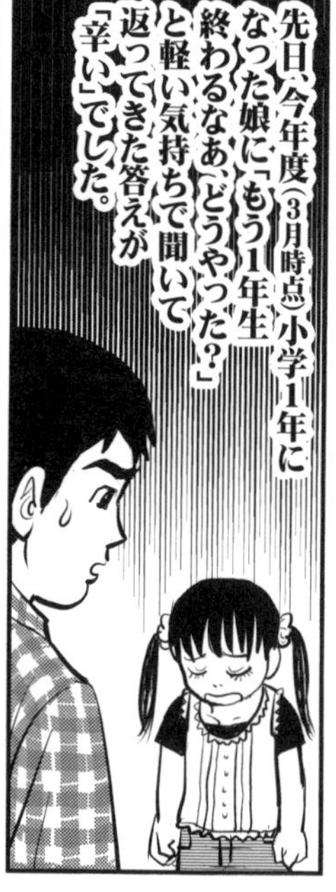
先日、今年度(3月時点)小学1年になった娘に「もう1年生終わるなあ、どうやった？」と軽い気持ちで聞いて返ってきた答えが「辛い」でした。

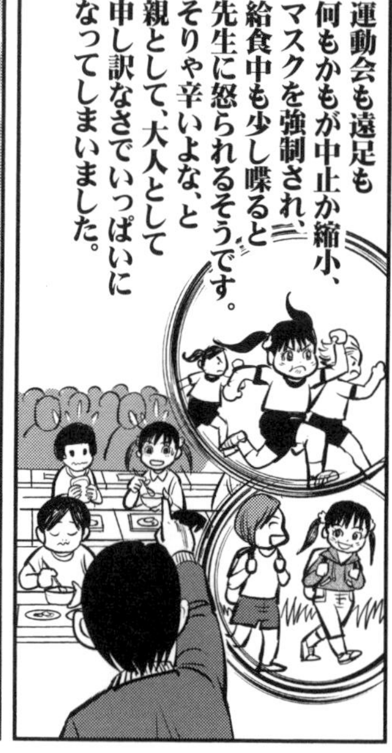
運動会も遠足も何もかもが中止か縮小、マスクを強制され、給食中も少し喋ると先生に怒られるそうです。そりゃ辛いよな、と親として、大人として申し訳なさでいっぱいになってしまいました。

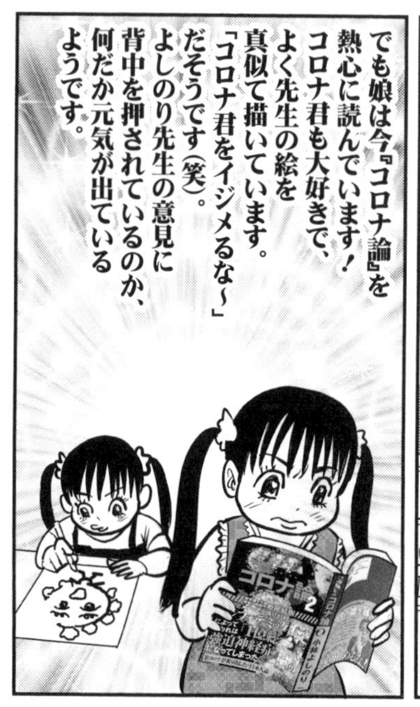
でも娘は今『コロナ論』を熱心に読んでいます！コロナ君も大好きで、よく先生の絵を真似て描いています。「コロナ君をイジメるな～」だそうです(笑)。よしのり先生の意見に背中を押されているのか、何だか元気が出ているようです。
コロナ論2

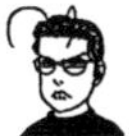

玉川徹が相変わらずデマで脅している。小学校でPCR検査をすれば、陽性反応が1%以上出る、子供も感染していると警告するのだ。馬鹿馬鹿しい。わしは何度も描いているが、子供は大人の10～100倍のウイルスに曝露し、感染もしている。重症化しない理由を読め！

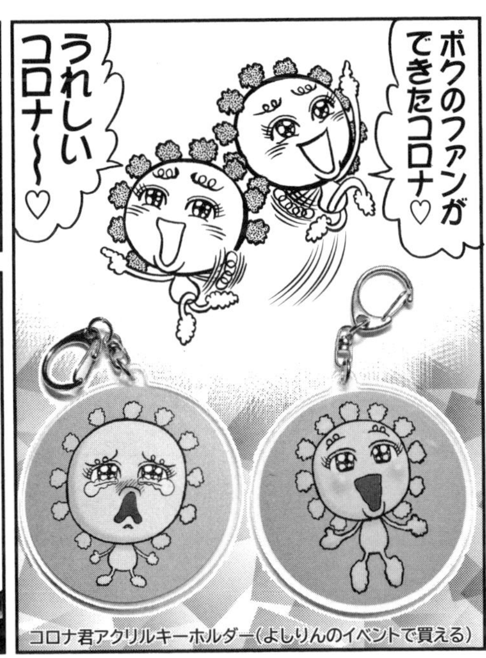

ボクのファンができたコロナ♡
うれしいコロナ～♡

コロナ君アクリルキーホルダー（よしりんのイベントで買える）

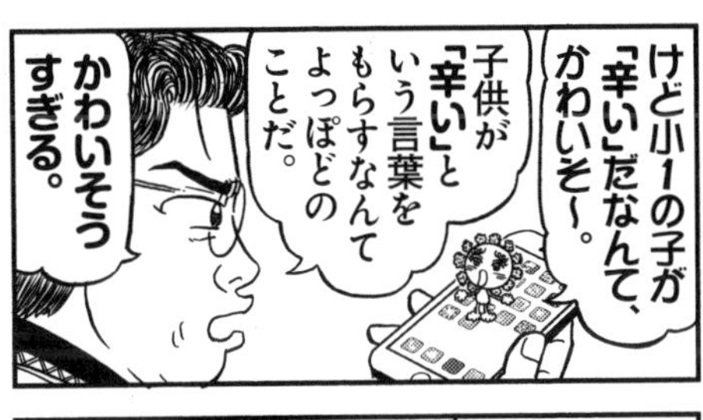

けど小1の子が「辛い」だなんて、かわいそ～。
子供が「辛い」という言葉をもらすなんてよっぽどのことだ。
かわいそうすぎる。

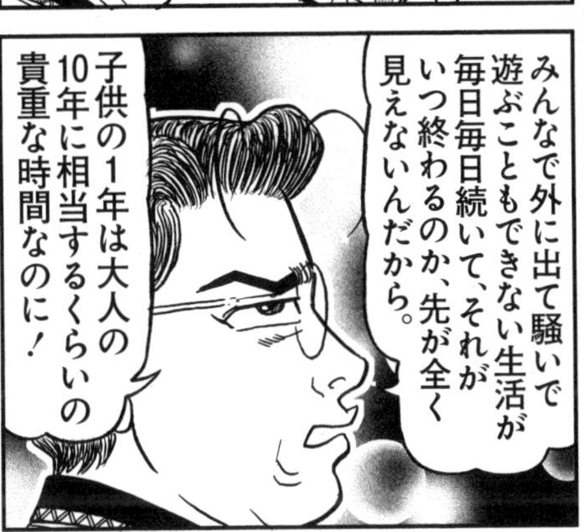

みんなで外に出て騒いで遊ぶこともできない生活が毎日毎日続いて、それがいつ終わるのか、先が全く見えないんだから。
子供の1年は大人の10年に相当するくらいの貴重な時間なのに！

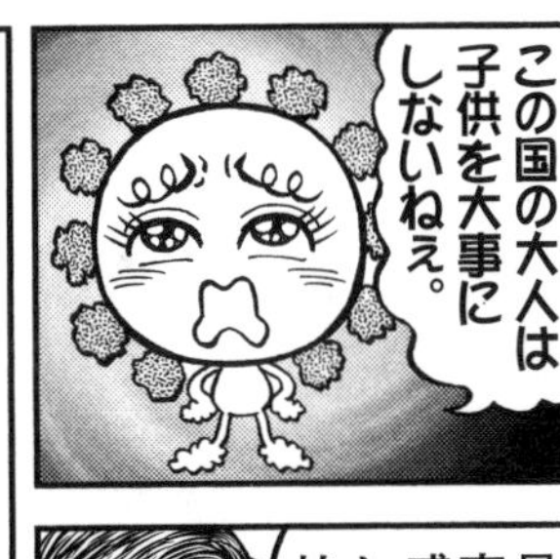

この国の大人は子供を大事にしないねえ。

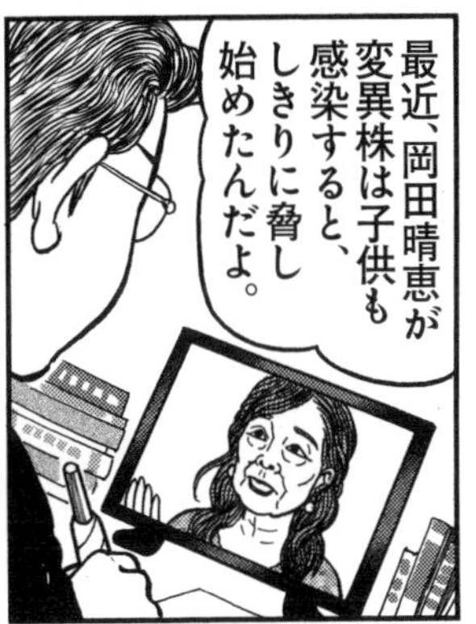

最近、岡田晴恵が変異株は子供も感染するとしきりに脅し始めたんだよ。

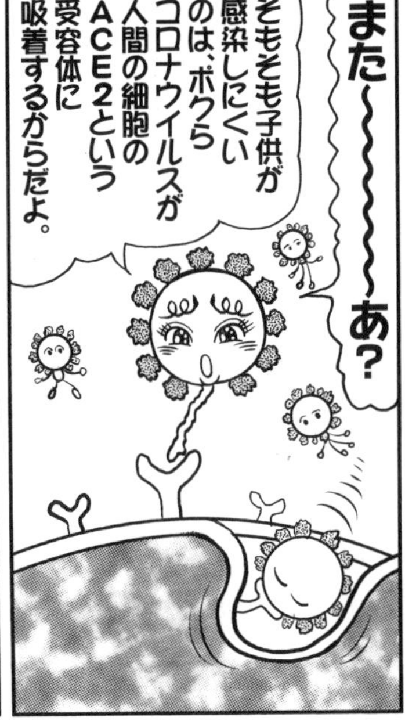

また～～～～～あ？
そもそも子供が感染しにくいのは、ボクらコロナウイルスが人間の細胞のACE2という受容体に吸着するからだよ。

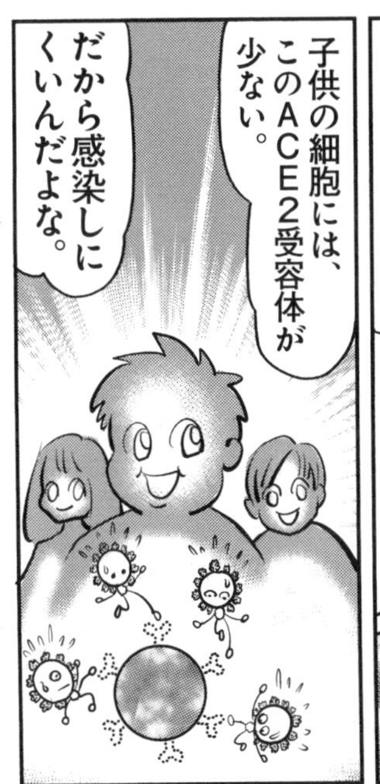

子供の細胞には、このACE2受容体が少ない。
だから感染しにくいんだよな。

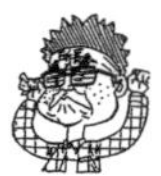
コロナ禍にも匹敵する醜い日本人の集団ヒステリー・小室圭さんバッシング！ブログマガジン小林よしのりライジングは、小室氏の文書の重要点を読み解き、愚民大衆の潜在意識を暴く！　誠実に相手を想い、真剣に結婚を望む眞子さまと小室さんを守ろう！

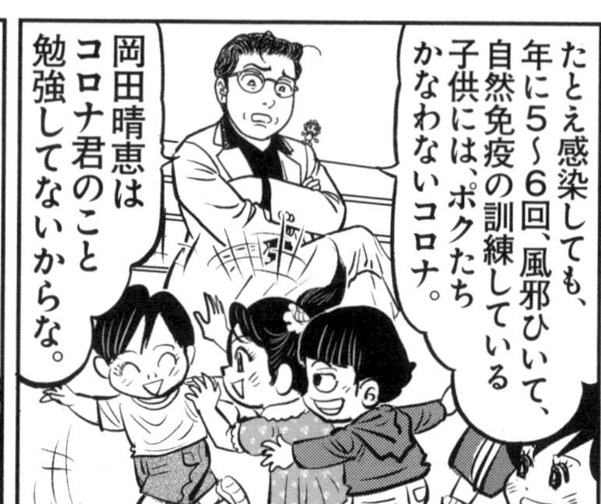
たとえ感染しても、年に5～6回、風邪ひいて、自然免疫の訓練している子供には、ボクたちかなわないコロナ。
岡田晴恵はコロナ君のこと勉強してないからな。

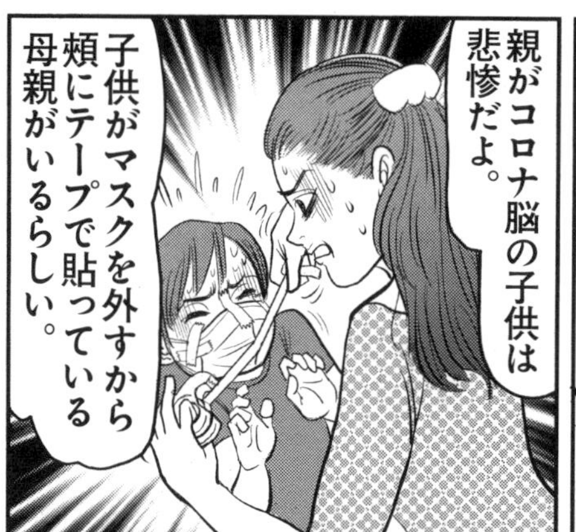
親がコロナ脳の子供は悲惨だよ。
子供がマスクを外すから頬にテープで貼っている母親がいるらしい。

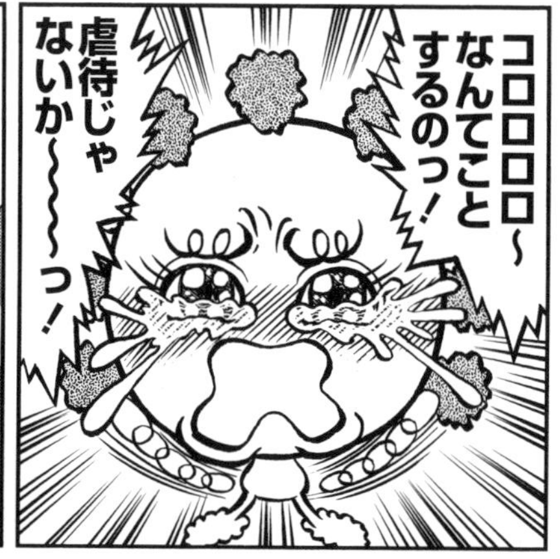
コロロロロロ～なんてことするのっ！
虐待じゃないか～～っ！

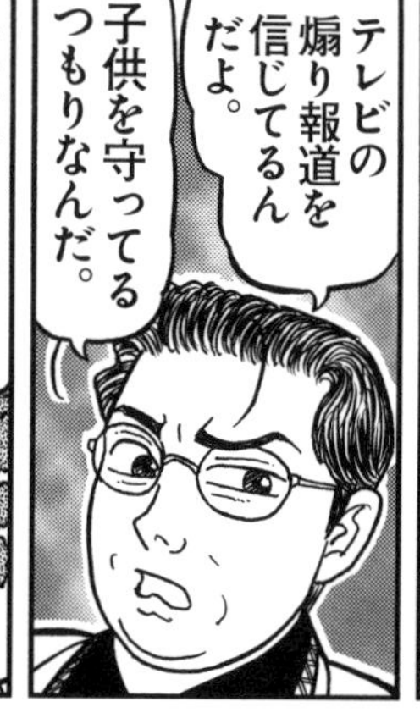
テレビの煽り報道を信じてるんだよ。
子供を守ってるつもりなんだ。

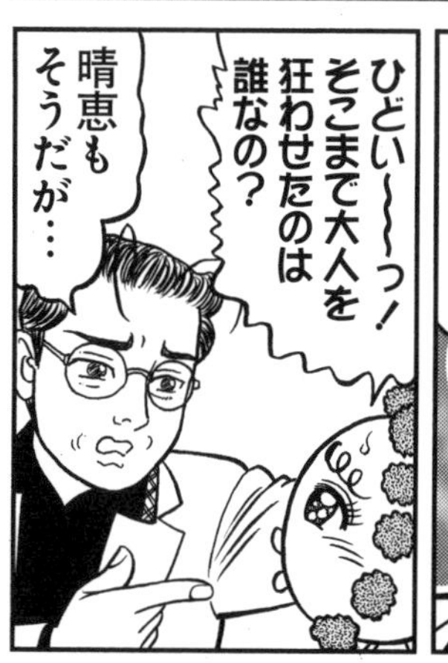
ひどい～～っ！そこまで大人を狂わせたのは誰なの？
晴恵もそうだが…

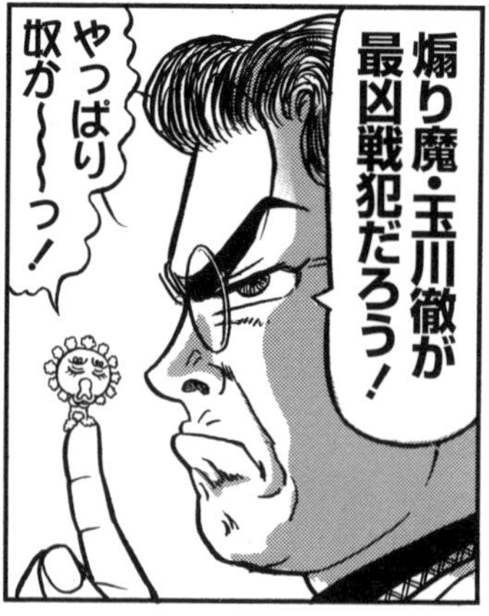
煽り魔・玉川徹が最凶戦犯だろう！
やっぱり奴か～～っ！

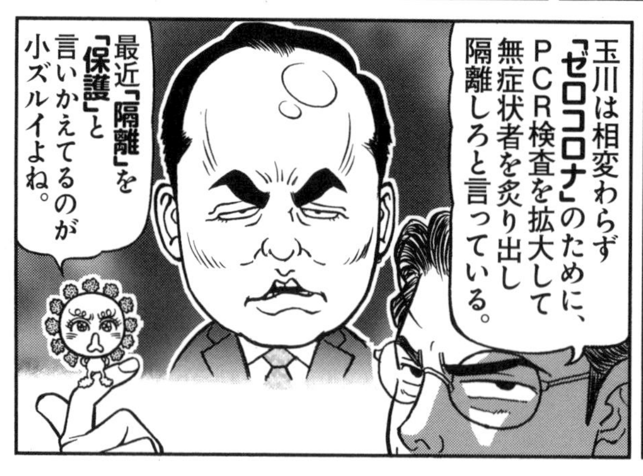
玉川は相変わらず「ゼロコロナ」のために、PCR検査を拡大して無症状者を炙り出し隔離しろと言っている。
最近「隔離」を「保護」と言いかえてるのが小ズルイよね。

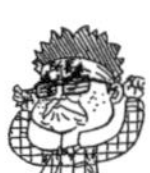

[※1]
玉川徹は2020年8月19日の放送で突然、「1億3000万人に全員検査しろと言っているわけじゃない」として、「ほんっとにね、未だにそんなこと言っていると思われているということが心外ですよ！」とまで言った。テレビの発言なんか後で「なかったこと」にできると、ナメ切っているのだ。

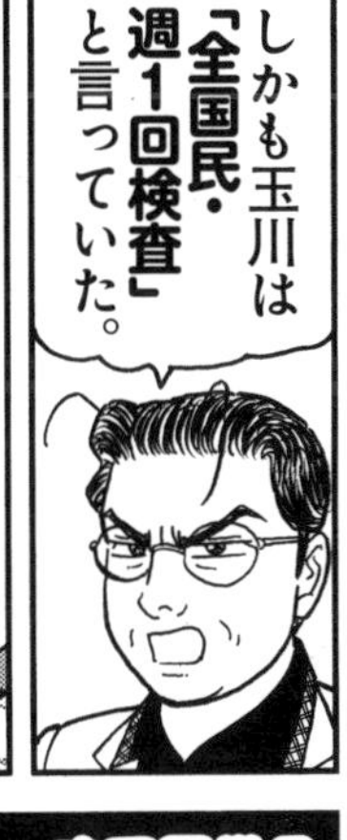

しかも玉川は「全国民・週1回検査」と言っていた。

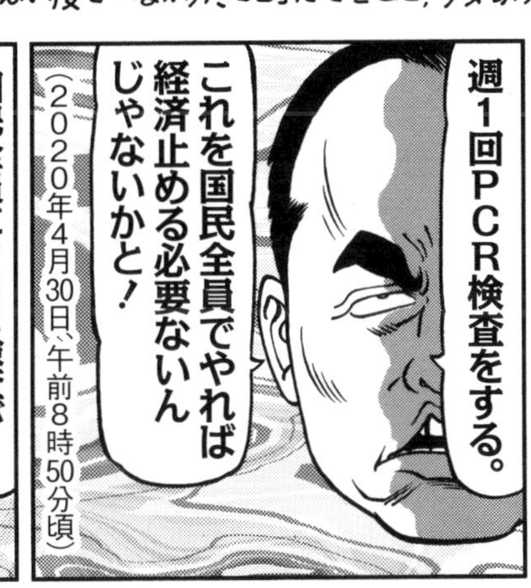

週1回PCR検査をする。
これを国民全員でやればいいんじゃないかと！
（2020年4月30日、午前8時50分頃）

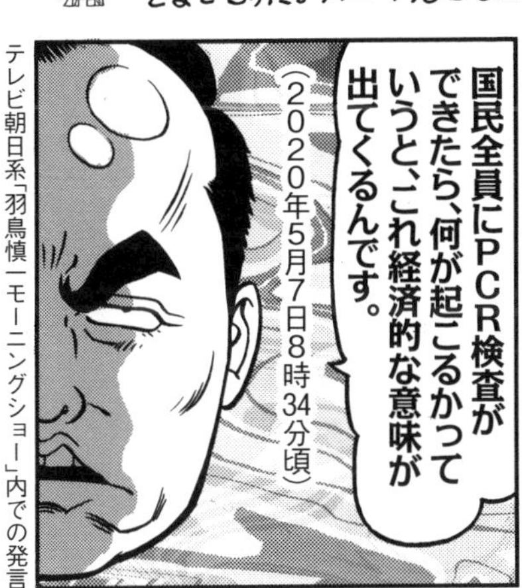

国民全員にPCR検査ができたら、何が起こるかっていうと、これ経済的な意味が出てくるんです。
（2020年5月7日8時34分頃）

テレビ朝日系「羽鳥慎一モーニングショー」内での発言

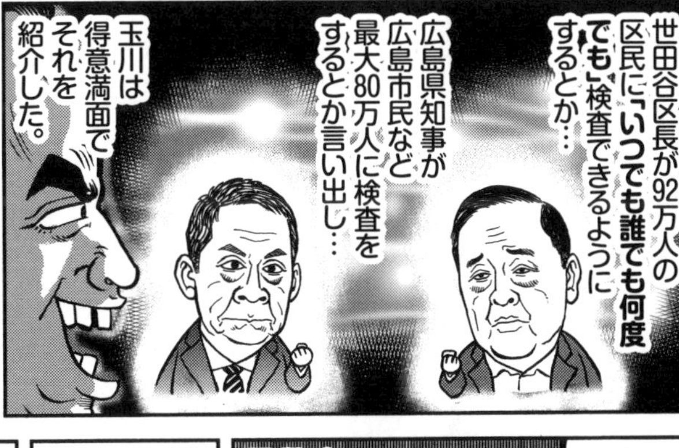

そんな玉川に洗脳された世田谷区長が92万人の区民に「いつでも誰でも何度でも」検査できるようにするとか…
広島県知事が広島市民など最大80万人に検査をするとか言い出し…
玉川は得意満面でそれを紹介した。

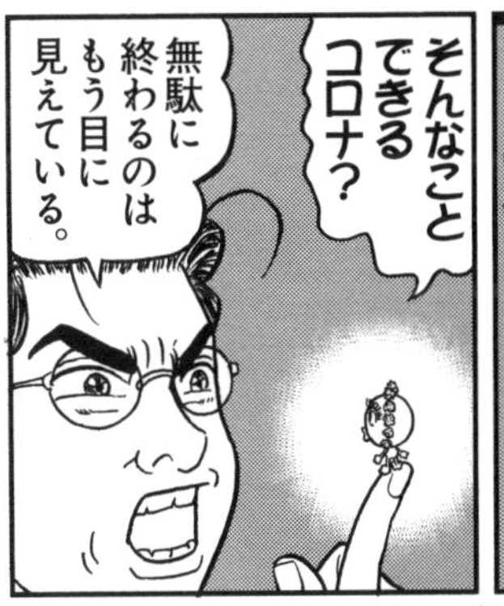

そんなことできるコロナ？
無駄に終わるのはもう目に見えている。

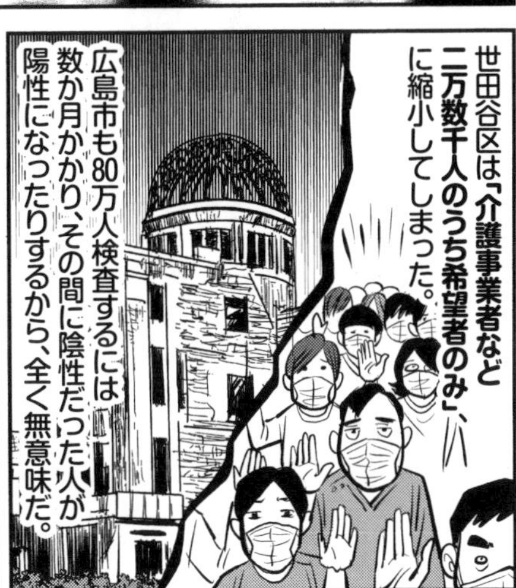

世田谷区は「介護事業者など二万数千人のうち希望者のみ」、に縮小してしまった。
広島市も80万人検査するには数か月かかり、その間に陰性だった人が陽性になったりするから、全く無意味だ。

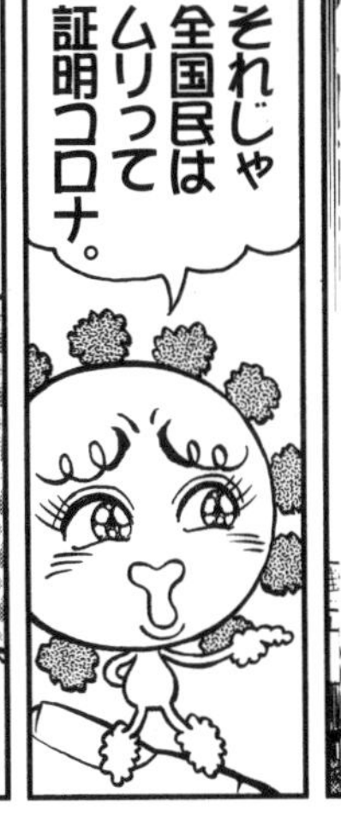

それじゃ全国民はムリって証明コロナ。

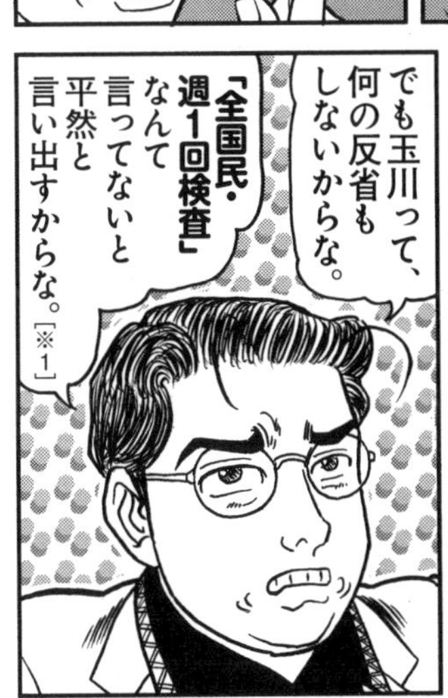

でも玉川って、何の反省もしないからな。
「全国民・週1回検査」なんて言ってないと平然と言い出すからな。[※1]

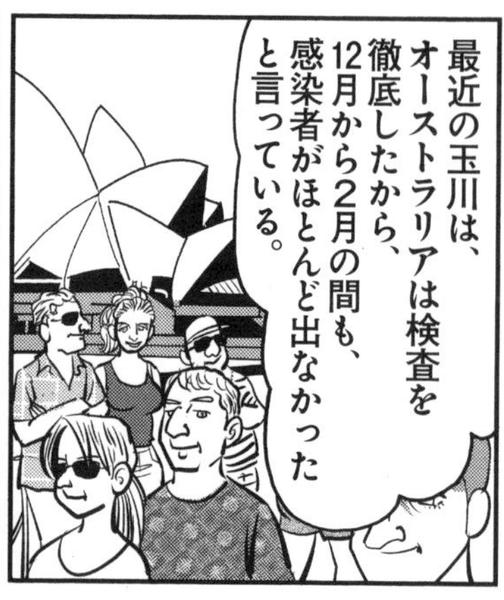
最近の玉川は、
オーストラリアは検査を
徹底したから、
12月から2月の間も、
感染者がほとんど出なかった
と言っている。

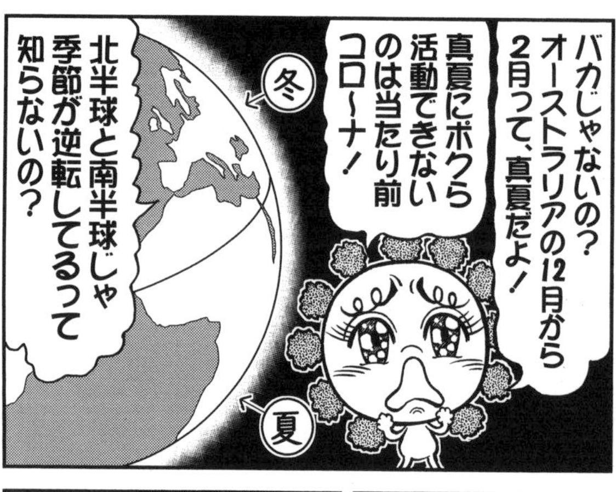
バカじゃないの？
オーストラリアの12月から
2月って、真夏だよ！
真夏にボクら
活動できない
のは当たり前
コロ～ナ！
冬
夏
北半球と南半球じゃ
季節が逆転してるって
知らないの？

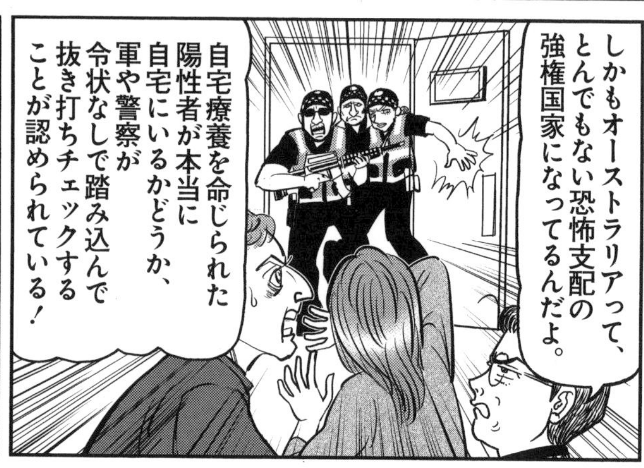
しかもオーストラリアって、
とんでもない恐怖支配の
強権国家になってるんだよ。
自宅療養を命じられた
陽性者が本当に
自宅にいるかどうか、
軍や警察が
令状なしで踏み込んで
抜き打ちチェックする
ことが認められている！

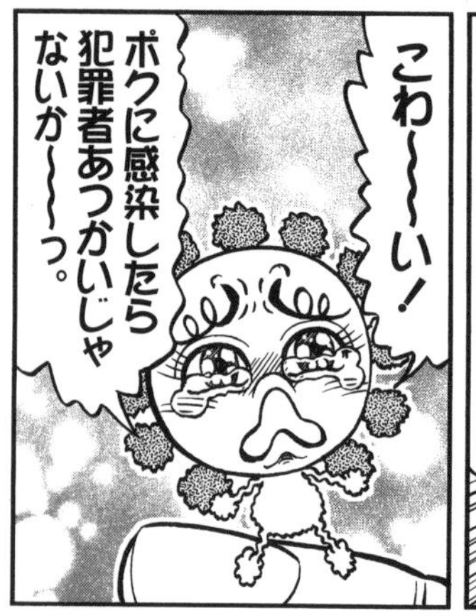
こわ～～い！
ボクに感染したら
犯罪者あつかいじゃ
ないか～～っ。

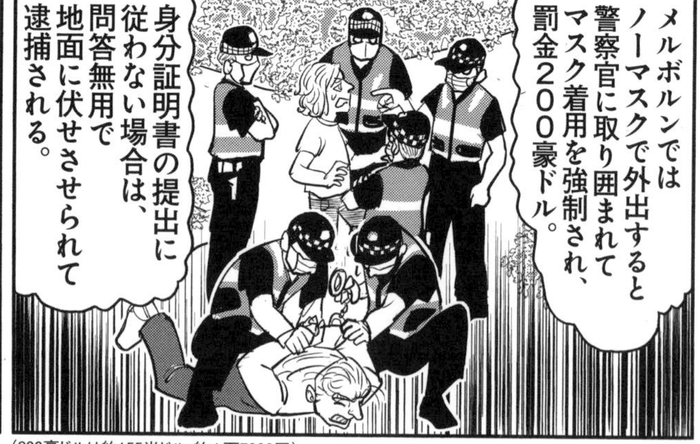
メルボルンでは
ノーマスクで外出すると
警察官に取り囲まれて
マスク着用を強制され、
罰金200豪ドル。
身分証明書の提出に
従わない場合は、
問答無用で
地面に伏せさせられて
逮捕される。

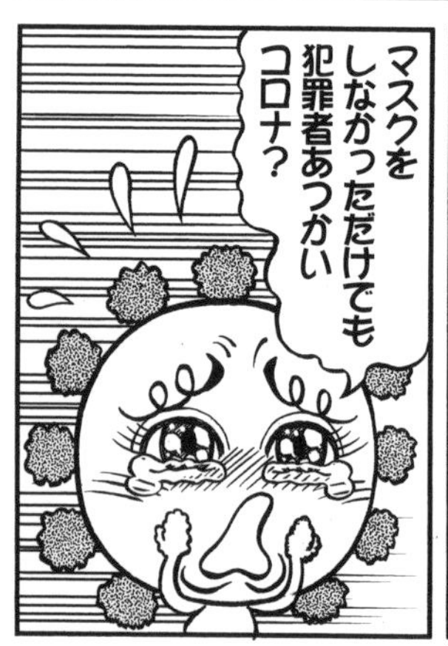
マスクを
しなかっただけでも
犯罪者あつかい
コロナ？

（200豪ドルは約155米ドル・約1万7000円）

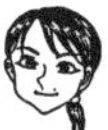

大衆の大多数の支持でついに3度目の緊急事態宣言、コロナ脳のまん延は留まるところを知りません。社会を破壊し、困窮する女性や子供を無視し、いつまでこの非日常に酔うつもりでしょうか？ウイルス学者・宮沢孝幸氏との対談本『コロナ脳』（小学館新書）を拡散して一日でも早く終わらせましょう！

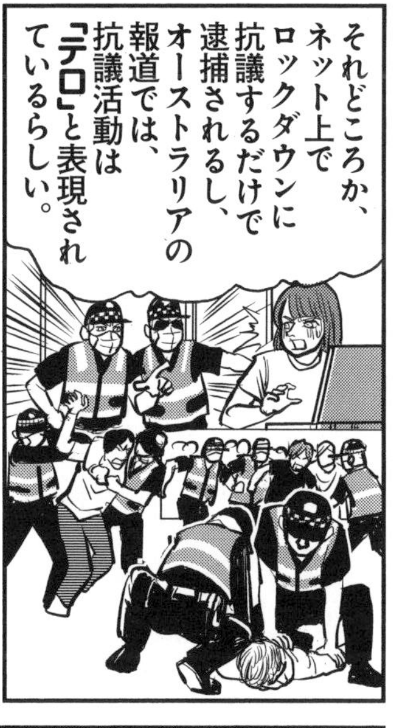
それどころか、ネット上でロックダウンに抗議するだけで逮捕されるし、オーストラリアの報道では、抗議活動は「テロ」と表現されているらしい。

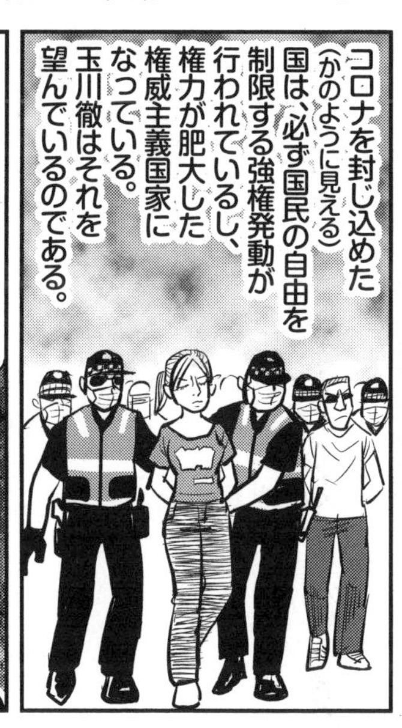
コロナを封じ込めた（かのように見える）国は、必ず国民の自由を制限する強権発動が行われているし、権力が肥大した権威主義国家になっている。玉川徹はそれを望んでいるのである。

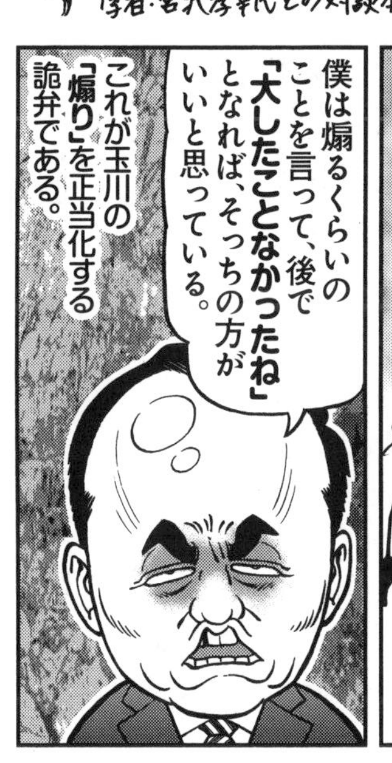
僕は煽るくらいのことを言って、後で「大したことなかったね」となれば、そっちの方がいいと思っている。
これが玉川の「煽り」を正当化する詭弁である。

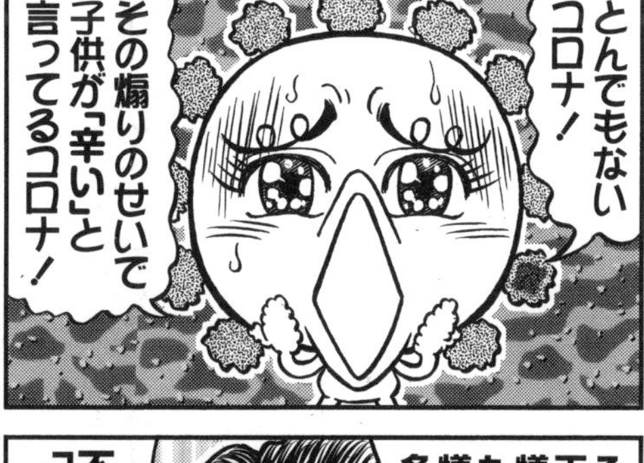
とんでもないコロナ！
その煽りのせいで子供が「辛い」と言ってるコロナ！

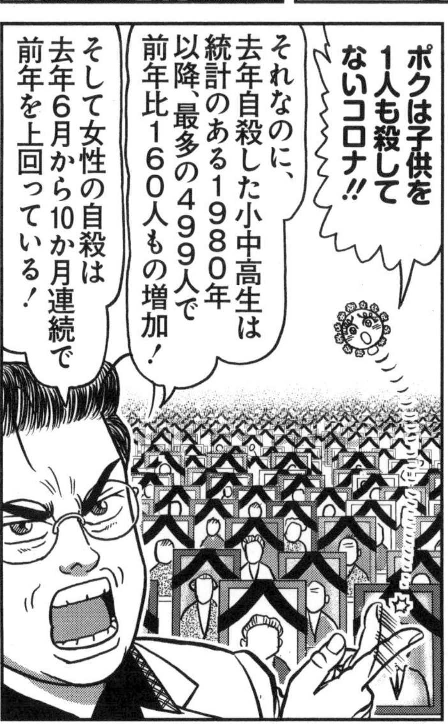
ボクは子供を1人も殺してないコロナ!!
それなのに、去年自殺した小中高生は統計のある1980年以降、最多の499人で前年比160人もの増加！
そして女性の自殺は去年6月から10か月連続で前年を上回っている！

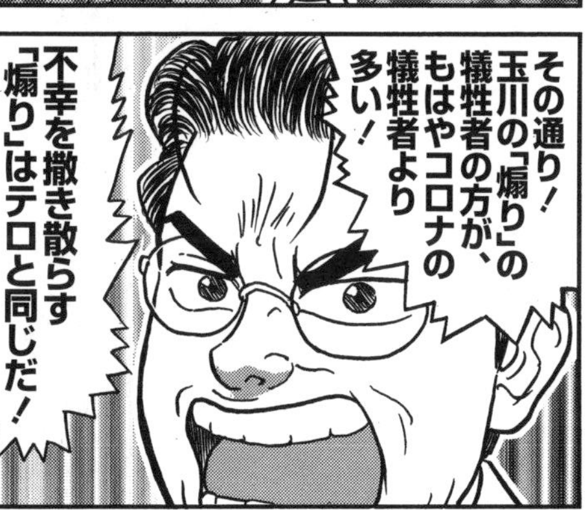
その通り！玉川の「煽り」の犠牲者の方が、もはやコロナの犠牲者より多い！
不幸を撒き散らす「煽り」はテロと同じだ！

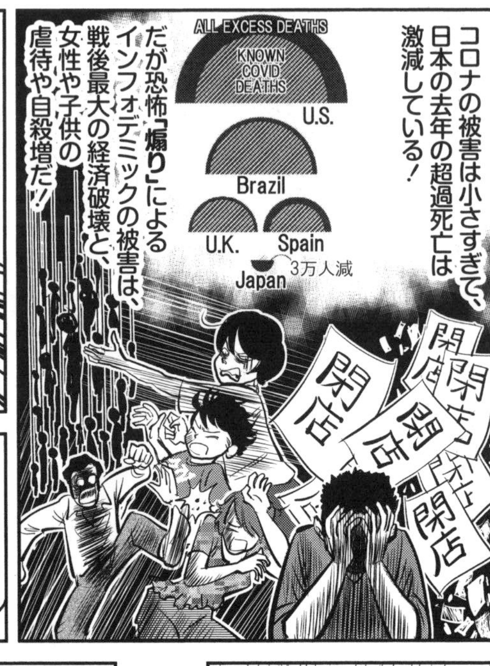
コロナの被害は小さすぎて、日本の去年の超過死亡は激減している！
ALL EXCESS DEATHS
KNOWN COVID DEATHS
U.S.
Brazil
U.K.
Spain
Japan
3万人減
だが恐怖「煽り」によるインフォデミックの被害は、戦後最大の経済破壊と、女性や子供の虐待や自殺増だ！
閉店
閉店
閉店
閉店

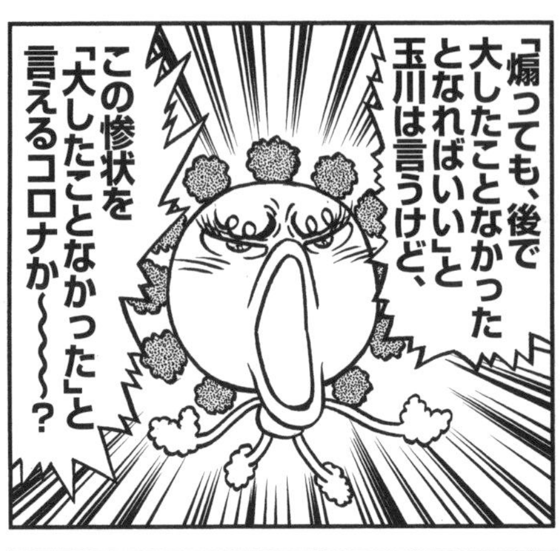
「煽っても、後で大したことなかったとなればいい」と玉川は言うけど、
この惨状を「大したことなかった」と言えるコロナか〜〜〜〜？

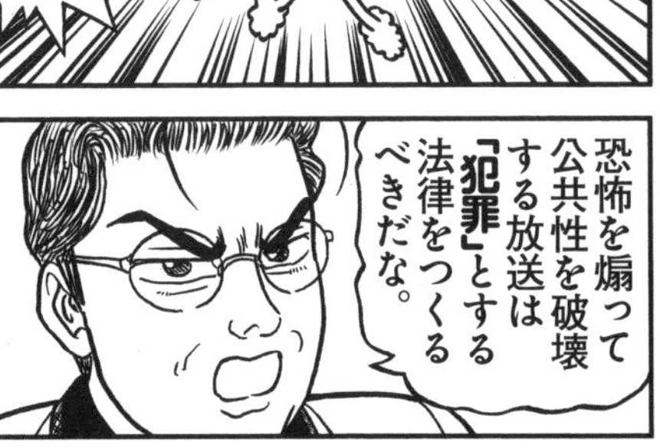
恐怖を煽って公共性を破壊する放送は「犯罪」とする法律をつくるべきだな。

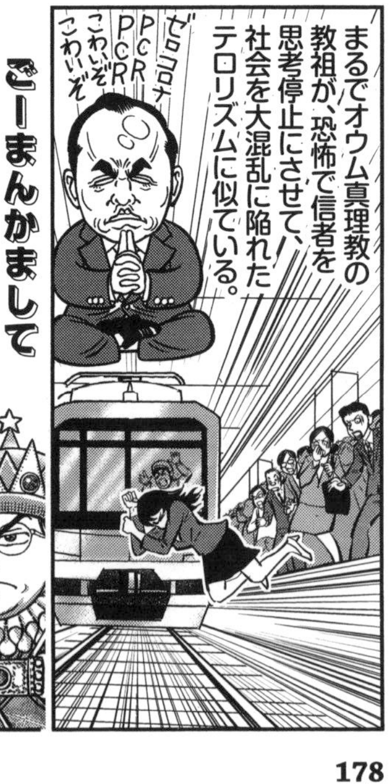
まるでオウム真理教の教祖が、恐怖で信者を思考停止にさせて、社会を大混乱に陥れたテロリズムに似ている。
ゼロコロナ
PCR
PCR
こわいぞ
こわいぞ
ごーまんかましてよかですか？

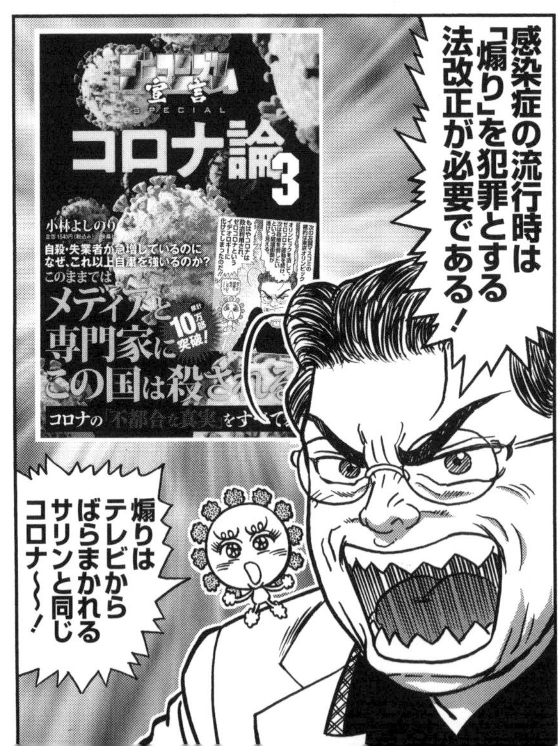
感染症の流行時は「煽り」を犯罪とする法改正が必要である！
宣言
SPECIAL
コロナ論3
小林よしのり
自殺・失業者が急増しているのになぜ、これ以上自粛を強いるのか？
このままでは
メディアと専門家にこの国は殺される
10万部突破！
煽りはテレビからばらまかれるサリンと同じコロナ〜〜！

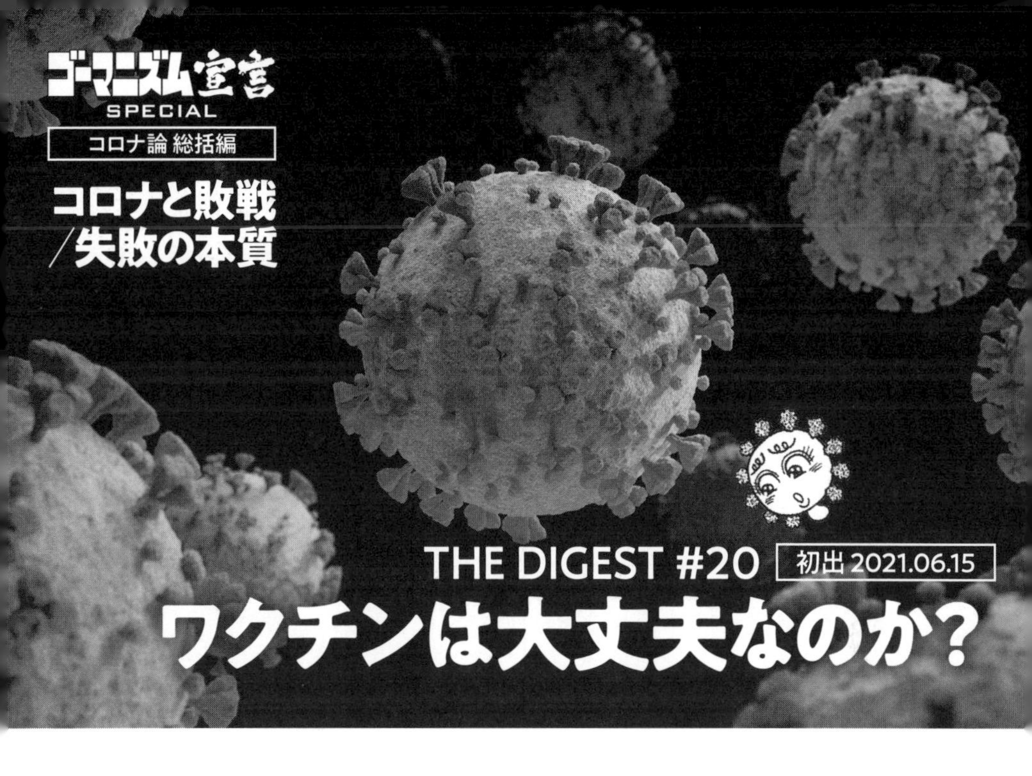
ゴーマニズム宣言
SPECIAL
コロナ論 総括編
コロナと敗戦
／失敗の本質
THE DIGEST #20
初出 2021.06.15
ワクチンは大丈夫なのか？

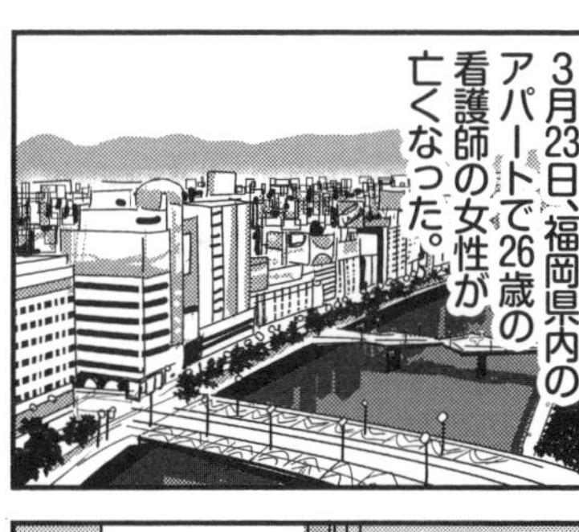
3月23日、福岡県内のアパートで26歳の看護師の女性が亡くなった。

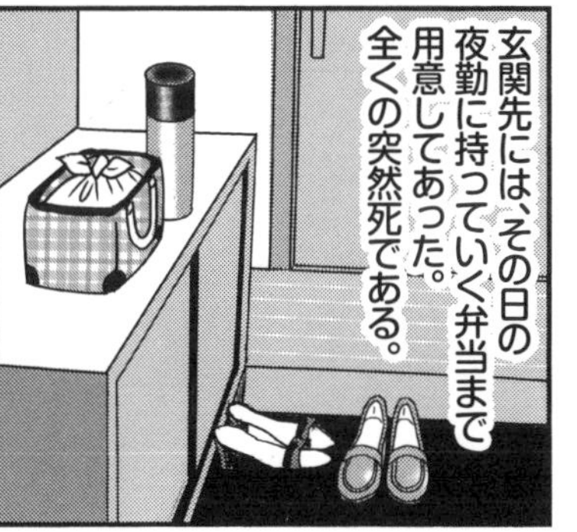
玄関先には、その日の夜勤に持っていく弁当まで用意してあった。
全くの突然死である。

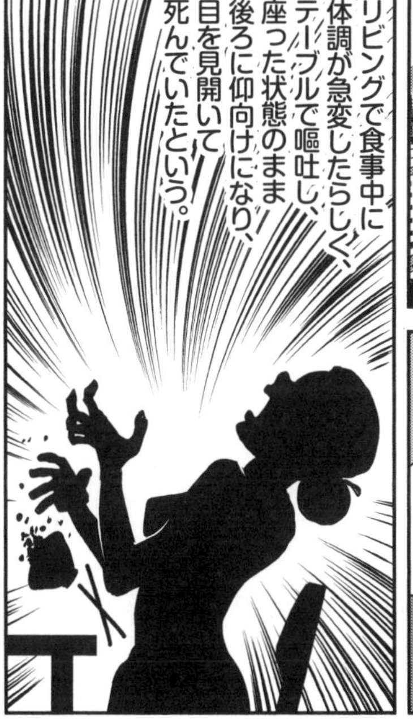
リビングで食事中に体調が急変したらしく、テーブルで嘔吐し、座った状態のまま後ろに仰向けになり、目を見開いて死んでいたという。

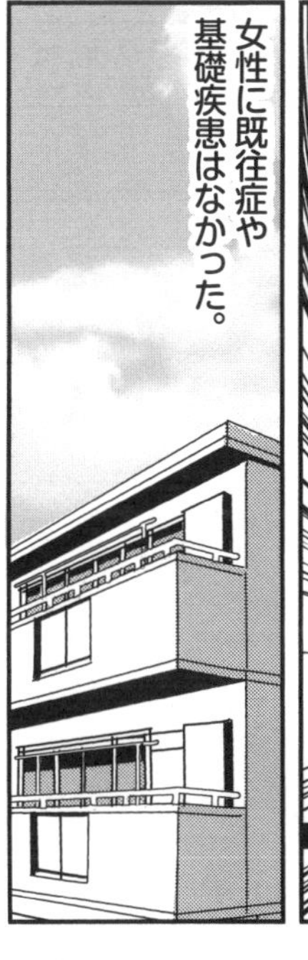
女性に既往症や基礎疾患はなかった。

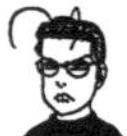

600万人の接種で85人の死者が出たということは、100人くらいすぐ突破する。5000万人に接種した段階で、600人～700人の死者が出ることになる。この人数を「偶然」で済ますことができるか？

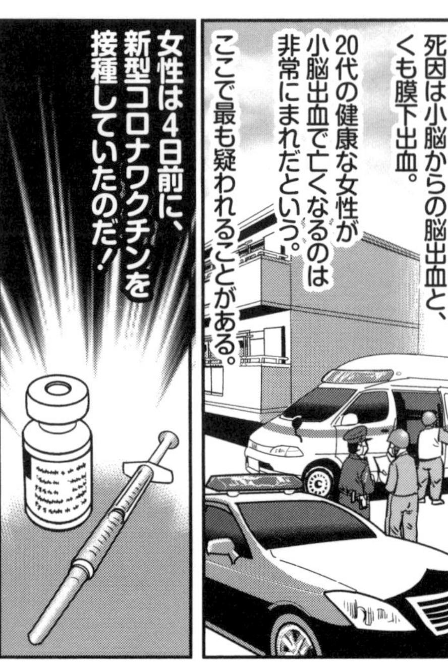

死因は小脳からの脳出血と、くも膜下出血。
20代の健康な女性が小脳出血で亡くなるのは非常にまれだという。
ここで最も疑われることがある。
女性は4日前に、新型コロナワクチンを接種していたのだ！

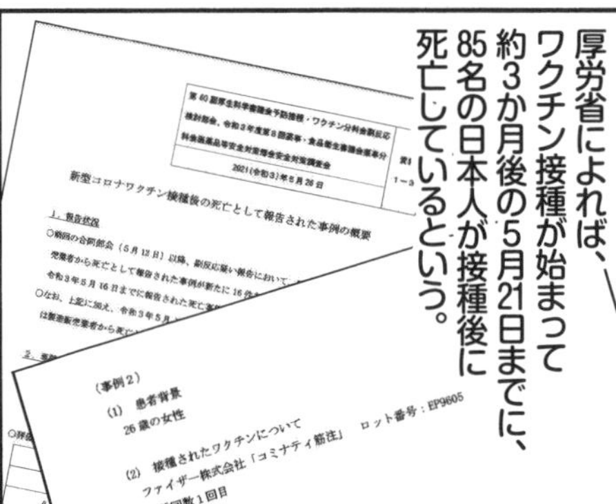

第60回厚生科学審議会予防接種・ワクチン分科会副反応検討部会、令和3年度第8回薬事・食品衛生審議会薬事分科会医薬品等安全対策部会安全対策調査会

2021(令和3)年5月26日

資1　1－3

新型コロナワクチン接種後の死亡として報告された事例の概要

1．報告状況

○前回の合同部会（5月12日）以降、副反応疑い報告において、
発業者から死亡として報告された事例が新たに16件
令和3年5月16日までに報告された死亡事
○なお、上記に加え、令和3年5月
は製造販売業者から死亡

（事例2）

(1)　患者背景

26歳の女性

(2)　接種されたワクチンについて

ファイザー株式会社「コミナティ筋注」　ロット番号：EP9605

接種回数1回目

厚労省によれば、ワクチン接種が始まって約3か月後の5月21日までに、85名の日本人が接種後に死亡しているという。

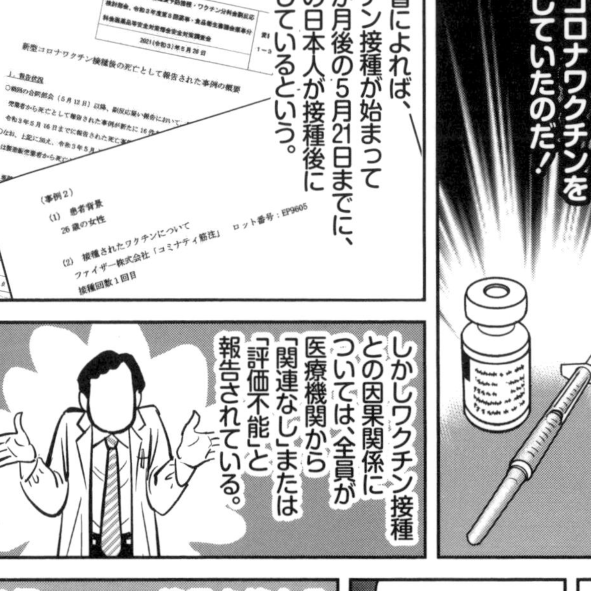

しかしワクチン接種との因果関係については、全員が医療機関から「関連なし」または「評価不能」と報告されている。

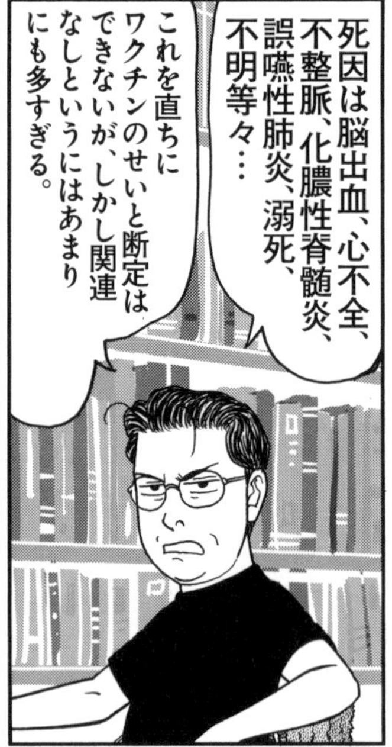

死因は脳出血、心不全、不整脈、化膿性脊髄炎、誤嚥性肺炎、溺死、不明等々…
これを直ちにワクチンのせいと断定はできないが、しかし関連なしというにはあまりにも多すぎる。

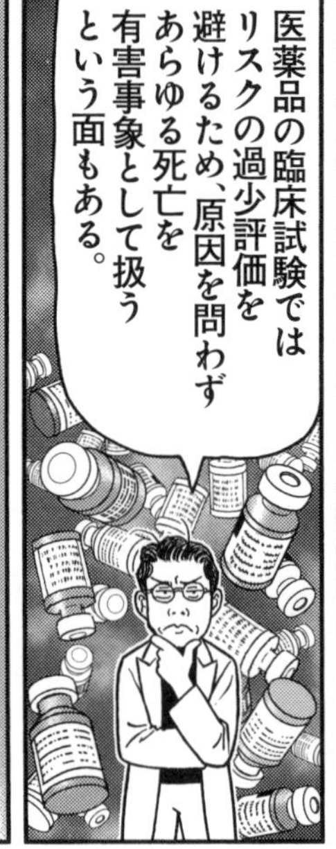

医薬品の臨床試験ではリスクの過少評価を避けるため、原因を問わずあらゆる死亡を有害事象として扱うという面もある。

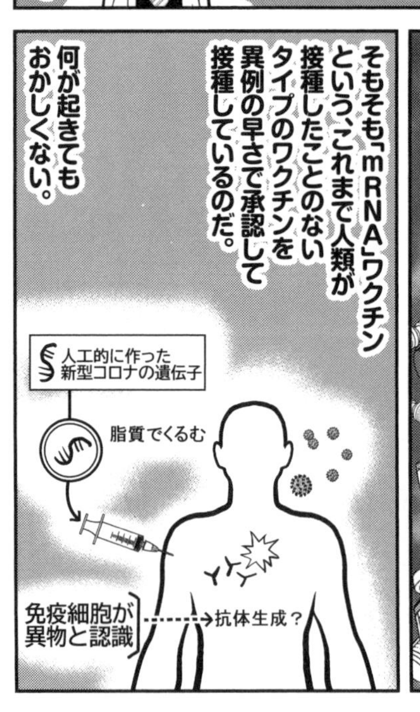

そもそも「mRNA」ワクチンという、これまで人類が接種したことのないタイプのワクチンを異例の早さで承認して接種しているのだ。
何が起きてもおかしくない。
人工的に作った新型コロナの遺伝子
脂質でくるむ
免疫細胞が異物と認識
抗体生成？

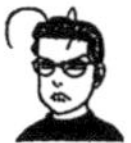

インフルエンザワクチンは、5000万人くらいに接種して、死者は4人くらいである。コロナワクチンの死者数は多過ぎないか？

厚労省によれば
5月16日の時点で、
医療従事者と高齢者を対象に
611万2406件の接種が行われ、
副反応疑いの報告は7297件。
重篤化は845人で、
男性139人に対して女性704人。
コロナのリスクは男性の方が大きいのに
ワクチンのリスクは女性の方が大きい。

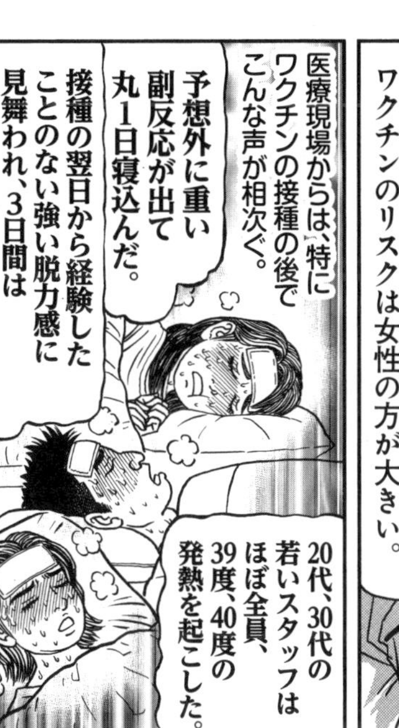
医療現場からは、特に
ワクチンの接種の後で
こんな声が相次ぐ。
予想外に重い
副反応が出て
丸1日寝込んだ。
接種の翌日から経験した
ことのない強い脱力感に
見舞われ、3日間は
あまり仕事ができなかった。
20代、30代の
若いスタッフは
ほぼ全員、
39度、40度の
発熱を起こした。

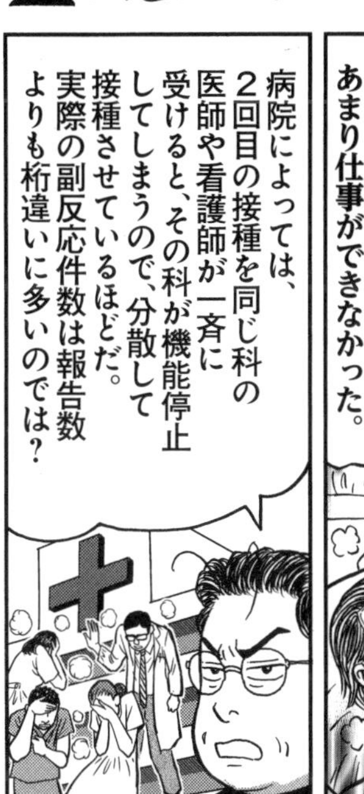
病院によっては、
2回目の接種を同じ科の
医師や看護師が一斉に
受けると、その科が機能停止
してしまうので、分散して
接種させているほどだ。
実際の副反応件数は報告数
よりも桁違いに多いのでは？

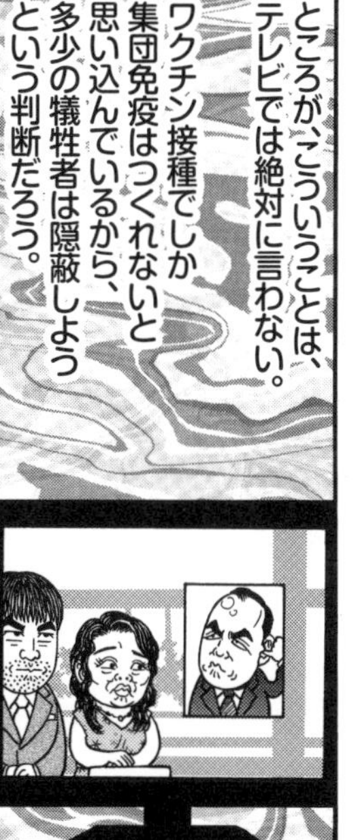
ところが、こういうことは、
テレビでは絶対に言わない。
ワクチン接種でしか
集団免疫はつくれないと
思い込んでいるから、
多少の犠牲者は隠蔽しよう
という判断だろう。

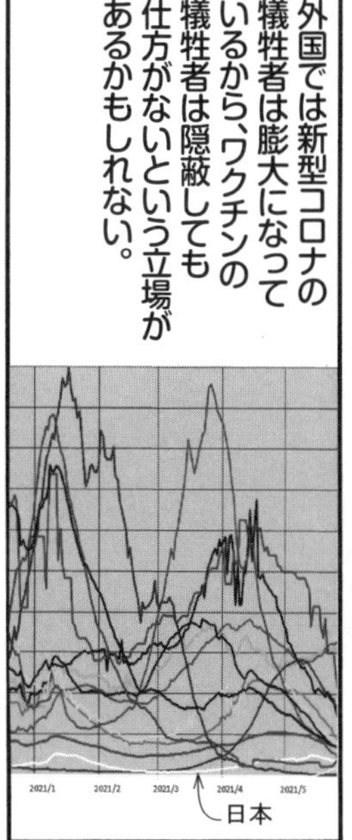
外国では新型コロナの
犠牲者は膨大になって
いるから、ワクチンの
犠牲者は隠蔽しても
仕方がないという立場が
あるかもしれない。
2021/1
2021/2
2021/3
2021/4
2021/5
日本

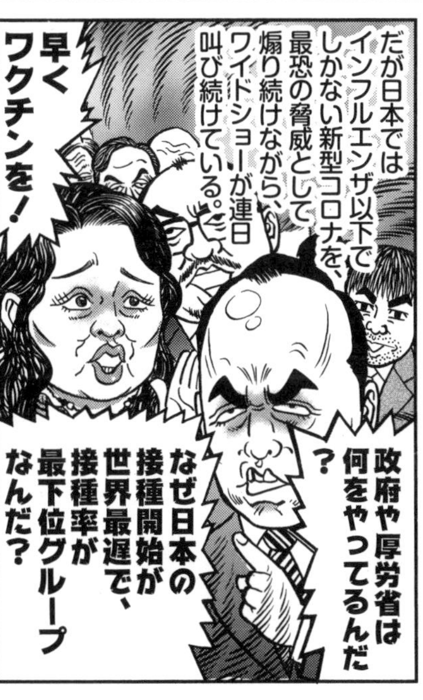
だが日本では
インフルエンザ以下で
しかない新型コロナを、
最恐の脅威として
煽り続けながら、
ワイドショーが連日
叫び続けている。
早く
ワクチンを！
政府や厚労省は
何をやってるんだ
？
なぜ日本の
接種開始が
世界最遅で、
接種率が
最下位グループ
なんだ？

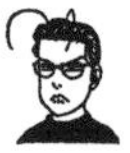

老人は免疫力が弱いが、若い人ほど免疫力が強いので、ワクチンと戦わせると、免疫が暴走する危険性がある。女性はホルモンの影響なのか、コロナワクチンで重症化したり、死亡したりする人数が多い。

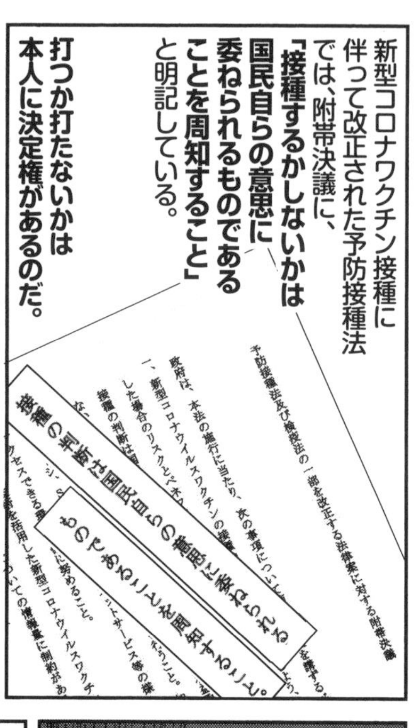

新型コロナワクチン接種に伴って改正された予防接種法では、附帯決議に、
「接種するかしないかは国民自らの意思に委ねられるものであることを周知すること」と明記している。
打つか打たないかは本人に決定権があるのだ。
予防接種法及び検疫法の一部を改正する法律案に対する附帯決議
政府は、本法の施行に当たり、次の事項について
一、新型コロナウイルスワクチンの接種
した場合のリスクとベネ
接種の判断は
接種の判断は国民自らの意思に委ねられる
ものであることを周知すること。
に努めること。
活用した新型コロナウイルスワクチ
についての情報量に制約があ

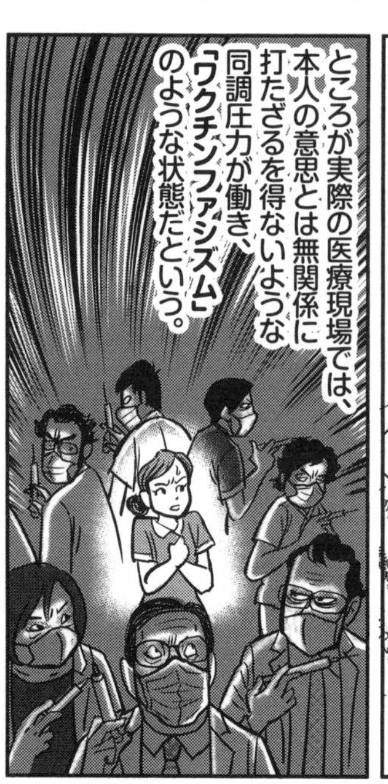

ところが実際の医療現場では、本人の意思とは無関係に打たざるを得ないような同調圧力が働き、「ワクチンファシズム」のような状態だという。

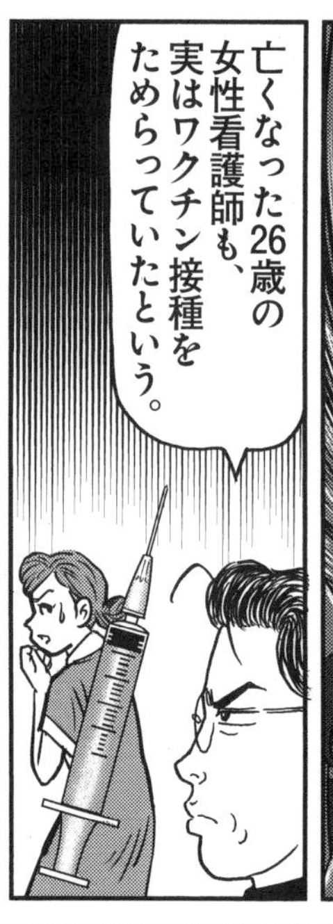

亡くなった26歳の女性看護師も、実はワクチン接種をためらっていたという。

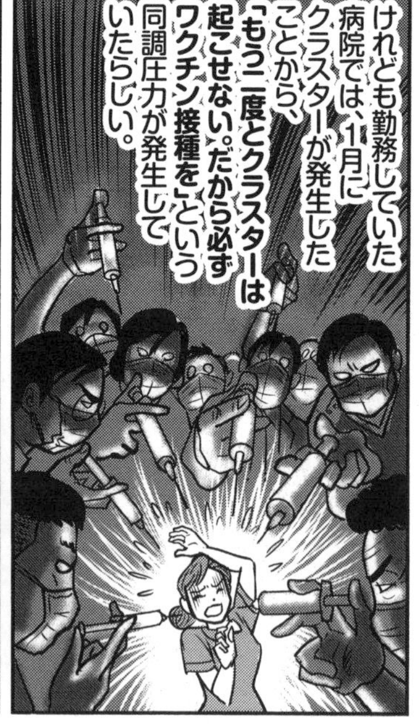

けれども勤務していた病院では、1月にクラスターが発生したことから、「もう二度とクラスターは起こせない。だから必ずワクチン接種を」という同調圧力が発生していたらしい。

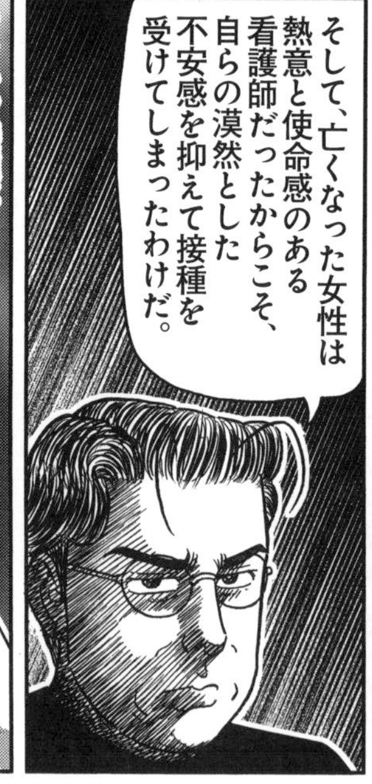

そして、亡くなった女性は熱意と使命感のある看護師だったからこそ、自らの漠然とした不安感を抑えて接種を受けてしまったわけだ。

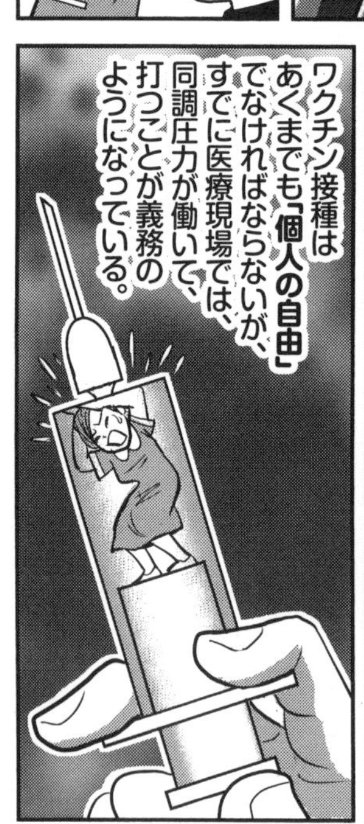

ワクチン接種はあくまでも「個人の自由」でなければならないが、すでに医療現場では、同調圧力が働いて、打つことが義務のようになっている。

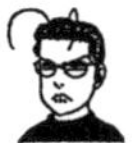

mRNAは逆転写してDNAとなり、ヒトゲノムに組み込まれる可能性がある。それは次世代で人工的な進化を招くかもしれない。低年齢層にコロナワクチン打つのは止めた方がいい。

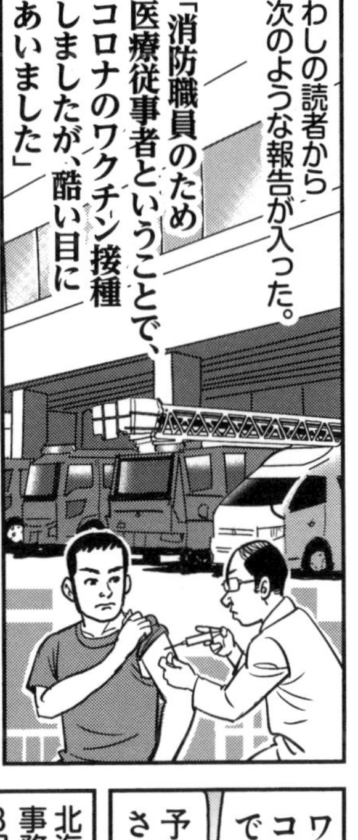
わしの読者から次のような報告が入った。
「消防職員のため医療従事者ということで、コロナのワクチン接種しましたが、酷い目にあいました」

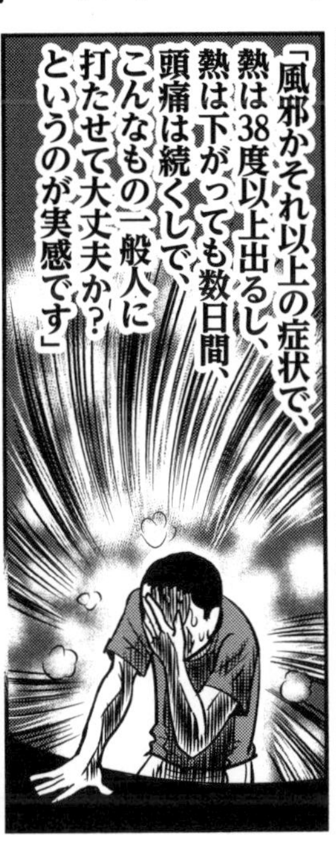
「風邪かそれ以上の症状で、熱は38度以上出るし、熱は下がっても数日間、頭痛は続くしで、こんなもの一般人に打たせて大丈夫か？というのが実感です」

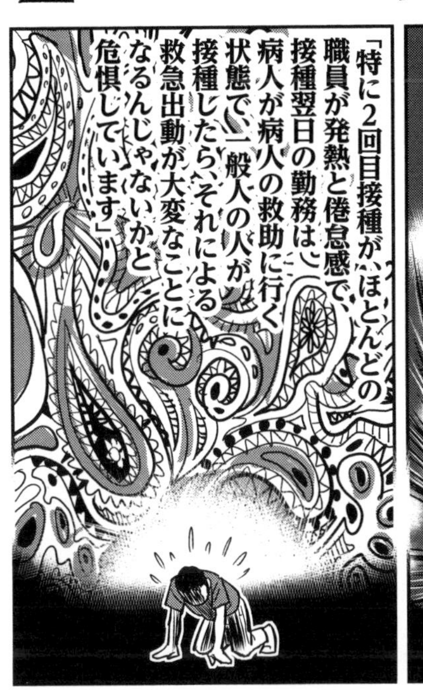
「特に2回目接種が、ほとんどの職員が発熱と倦怠感で、接種翌日の勤務は、病人が病人の救助に行く状態で、一般人の人が接種したら、それによる救急出動が大変なことになるんじゃないかと危惧しています」

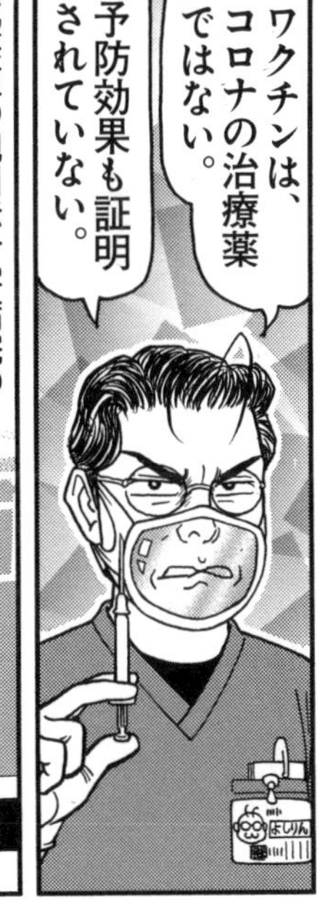
ワクチンは、コロナの治療薬ではない。
予防効果も証明されていない。
よしりん

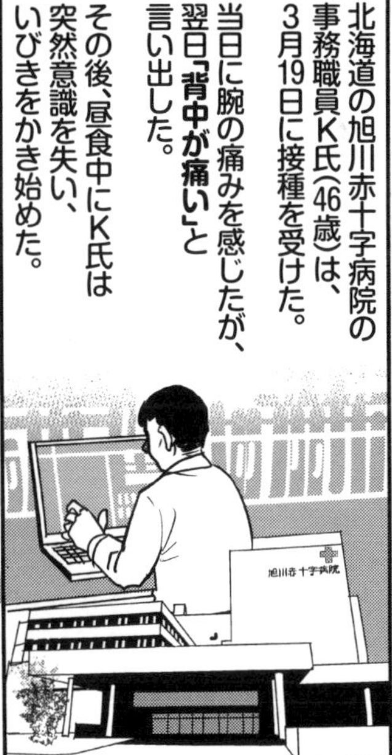
北海道の旭川赤十字病院の事務職員K氏(46歳)は、3月19日に接種を受けた。
当日に腕の痛みを感じたが、翌日「背中が痛い」と言い出した。
その後、昼食中にK氏は突然意識を失い、いびきをかき始めた。
旭川赤十字病院

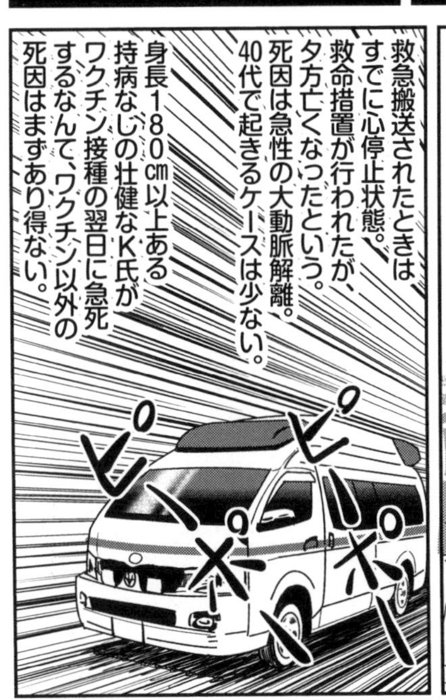
救急搬送されたときはすでに心停止状態。救命措置が行われたが、夕方亡くなったという。死因は急性の大動脈解離。40代で起きるケースは少ない。
身長180㎝以上ある持病なしの壮健なK氏がワクチン接種の翌日に急死するなんて、ワクチン以外の死因はまずあり得ない。
ピーポー
ピーポー

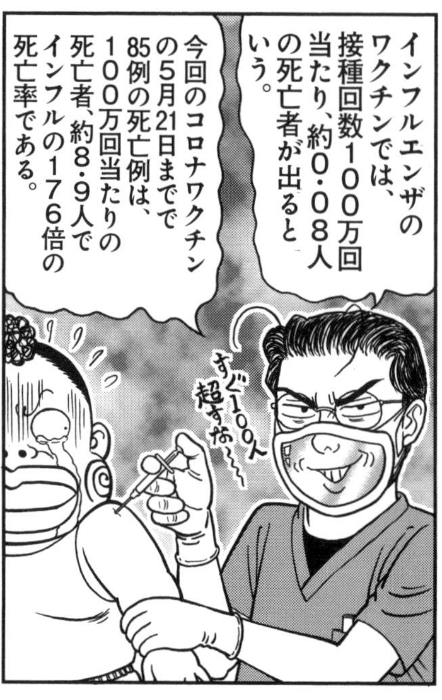
インフルエンザのワクチンでは、接種回数100万回当たり、約0・08人の死亡者が出るという。
今回のコロナワクチンの5月21日までで85例の死亡例は、100万回当たりの死亡者、約8・9人でインフルの176倍の死亡率である。
すぐ100人超すな〜〜

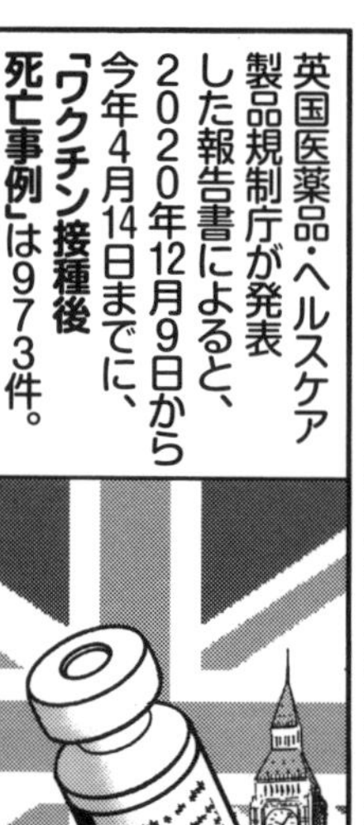
英国医薬品・ヘルスケア製品規制庁が発表した報告書によると、2020年12月9日から今年4月14日までに、「ワクチン接種後死亡事例」は973件。

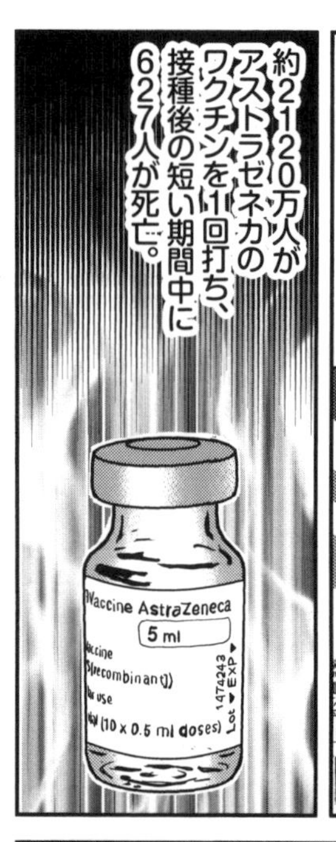
約2120万人がアストラゼネカのワクチンを1回打ち、接種後の短い期間中に627人が死亡。
Vaccine AstraZeneca
5 ml
(10 x 0.5 ml doses)
Lot ▼ EXP ▼

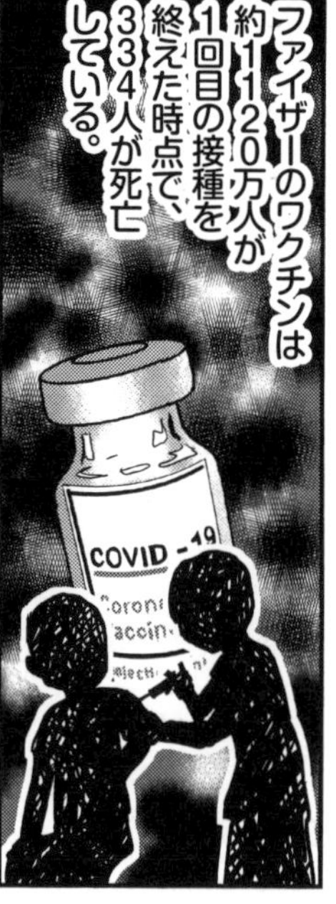
ファイザーのワクチンは約1120万人が1回目の接種を終えた時点で、334人が死亡している。
COVID-19

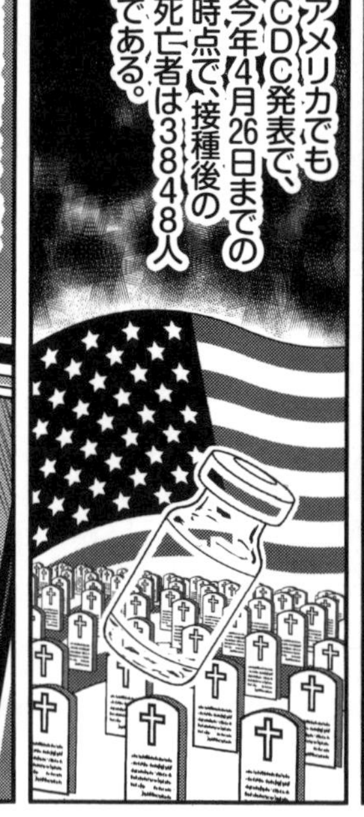
アメリカでもCDC発表で、今年4月26日までの時点で、接種後の死亡者は3848人である。

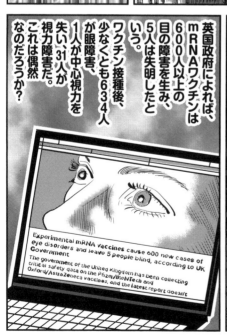
英国政府によれば、mRNAワクチンは600人以上の目の障害を生み、5人は失明したという。
ワクチン接種後、少なくとも634人が眼障害、1人が中心視力を失い、31人が視力障害だ。これは偶然なのだろうか？
Experimental mRNA vaccines cause 600 new cases of eye disorders and leave 5 people blind, according to UK Government
The government of the United Kingdom has been collecting critical safety data on the Pfizer/BioNTech and Oxford/AstraZeneca vaccines, and the latest report doesn't

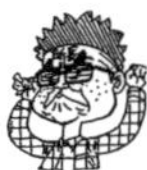

欧米では、ワクチンで大量の犠牲者が出ても、コロナ自体の犠牲者が多いので、構わず接種を進めている。

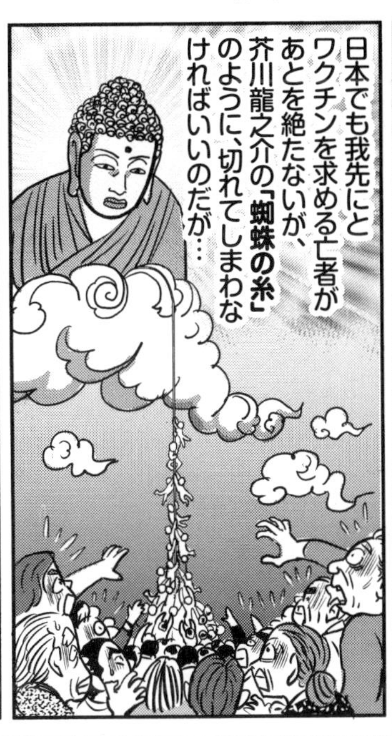
日本でも我先にとワクチンを求める亡者があとを絶たないが、芥川龍之介の「蜘蛛の糸」のように、切れてしまわなければいいのだが…

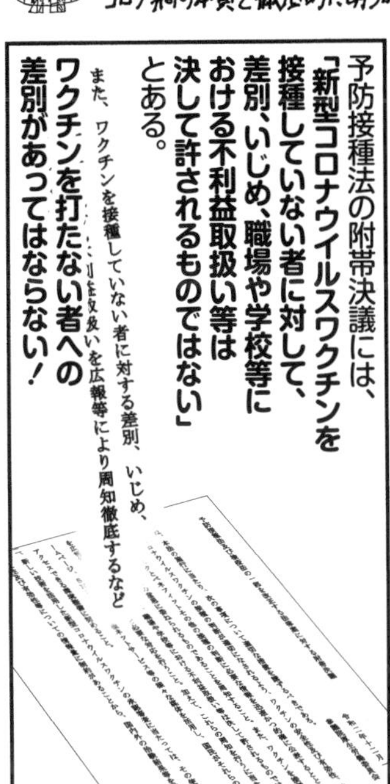
予防接種法の附帯決議には、「新型コロナウイルスワクチンを接種していない者に対して、差別、いじめ、職場や学校等における不利益取扱い等は決して許されるものではない」とある。
また、ワクチンを接種していない者に対する差別、いじめ、
取扱いを広報等により周知徹底するなど
ワクチンを打たない者への差別があってはならない！

いま、史上最大の人体実験が行われているのだ！

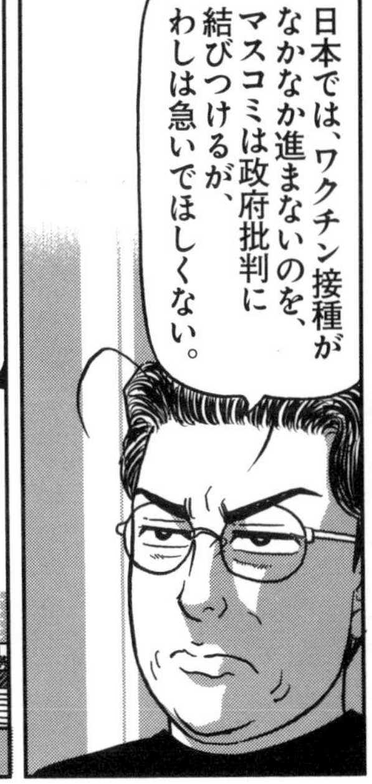
日本では、ワクチン接種がなかなか進まないのを、マスコミは政府批判に結びつけるが、わしは急いでほしくない。

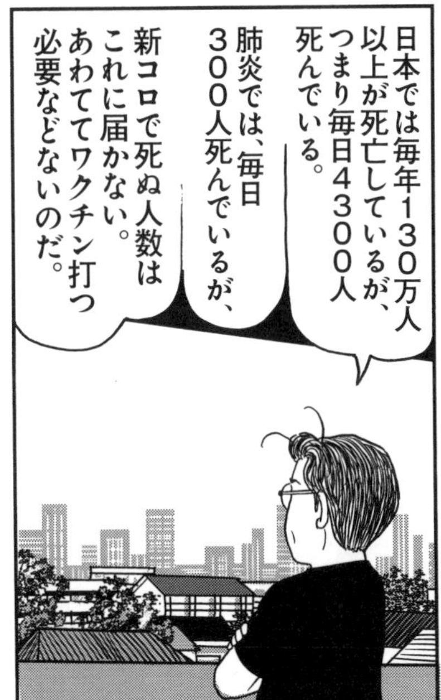
日本では毎年130万人以上が死亡しているが、つまり毎日4300人死んでいる。
肺炎では、毎日300人死んでいるが、
新コロで死ぬ人数はこれに届かない。あわててワクチン打つ必要などないのだ。

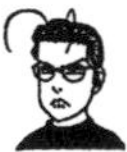

青森県の医療機関でクラスターが発生し、医師ら5人が感染したが、この5人は全員、4月下旬に1回目のワクチン接種を受けていた。

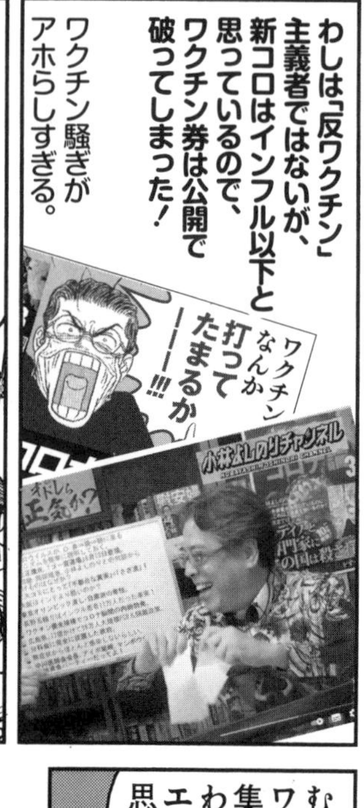
わしは「反ワクチン」主義者ではないが、新コロはインフル以下と思っているので、ワクチン券は公開で破ってしまった！
ワクチン騒ぎがアホらしすぎる。
ワクチンなんか打ってたまるか――!!!
小林よしのりチャンネル

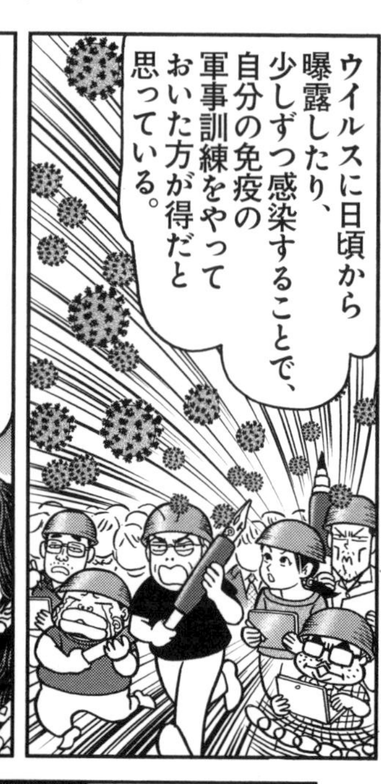
ウイルスに日頃から曝露したり、少しずつ感染することで、自分の免疫の軍事訓練をやっておいた方が得だと思っている。

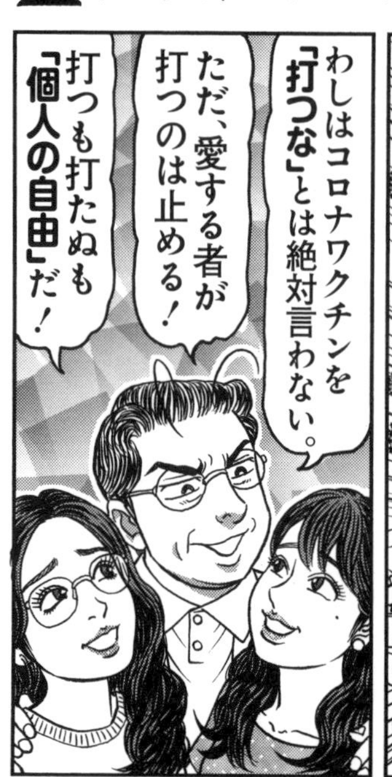
わしはコロナワクチンを「打つな」とは絶対言わない。
ただ、愛する者が打つのは止める！
打つも打たぬも「個人の自由」だ！

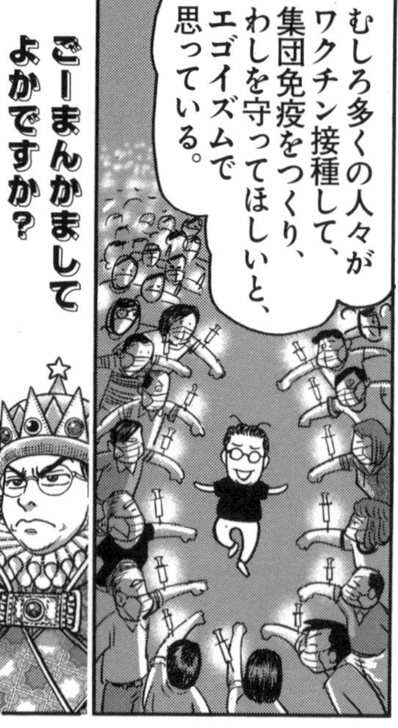
むしろ多くの人々がワクチン接種して、集団免疫をつくり、わしを守ってほしいと、エゴイズムで思っている。
ごーまんかましてよかですか？

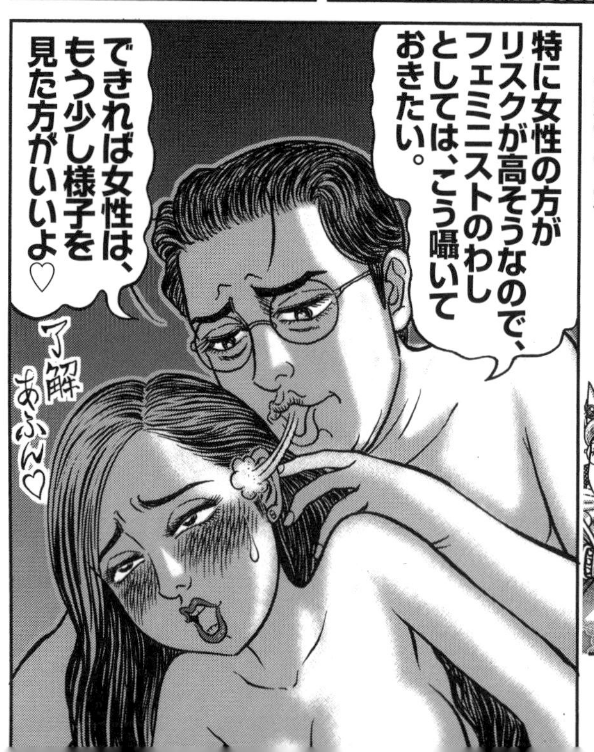
特に女性の方がリスクが高そうなので、フェミニストのわしとしては、こう囁いておきたい。
できれば女性は、もう少し様子を見た方がいいよ♡
了解
あふん♡

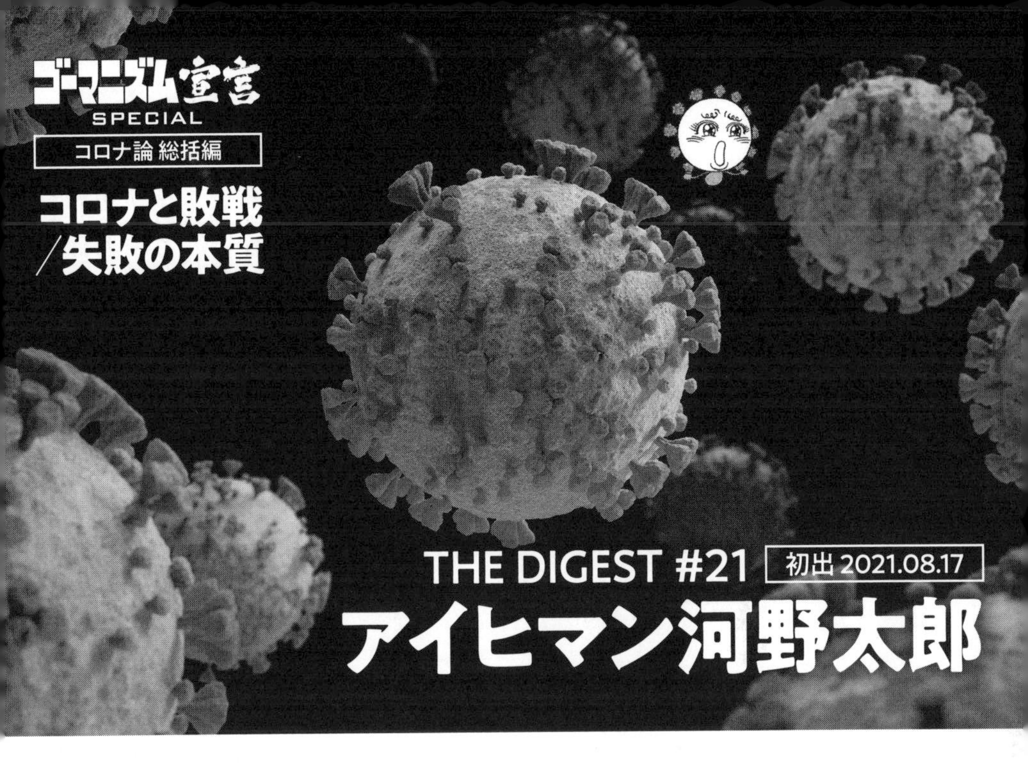
ゴーマニズム宣言
SPECIAL
コロナ論 総括編
コロナと敗戦
／失敗の本質
THE DIGEST #21
初出 2021.08.17
アイヒマン河野太郎

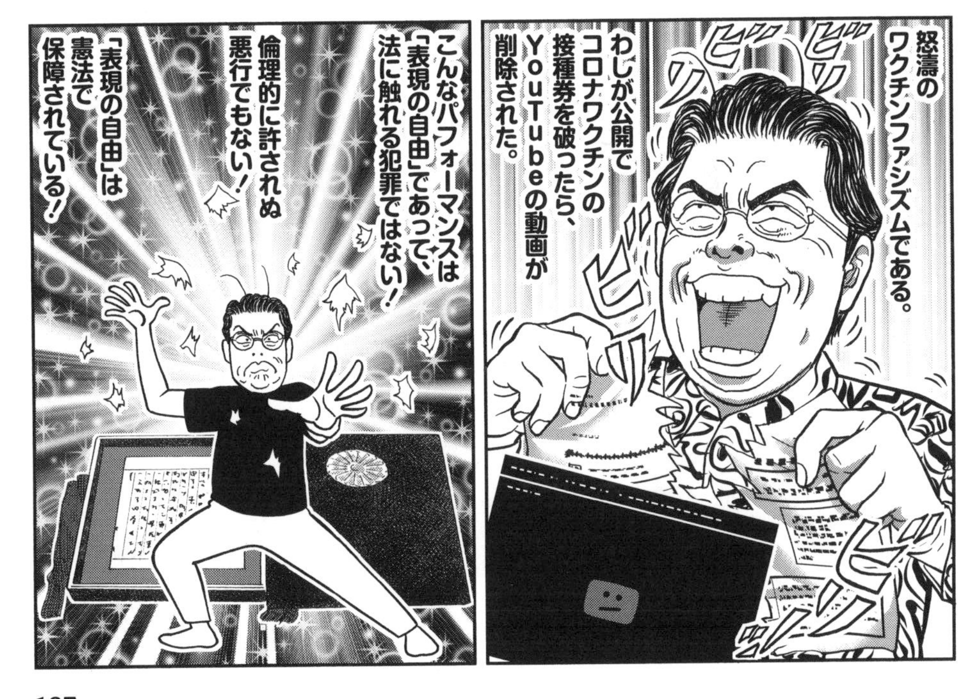
怒濤の
ワクチンファシズムである。
わしが公開で
コロナワクチンの
接種券を破ったら、
YouTubeの動画が
削除された。
ビッ
ビリッ
ビリ
ビリ
ビッ
こんなパフォーマンスは
「表現の自由」であって、
法に触れる犯罪ではない！
倫理的に許されぬ
悪行でもない！
「表現の自由」は
憲法で
保障されている！

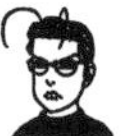

玉川徹やモーニングショーら左翼コロナ脳が、東京オリンピックを潰そうと必死だったくせに、開幕した途端に最高視聴率が60%に届き、「手のひら返し」で夢中になって、阿部兄妹が「金」とったら感動してコメントする。可笑しかったなあ。

わしはYouTubeに狙われているらしくて、次々に動画が削除されるのだが、7月11日に開催された「北海道ゴー宣道場」もわずか4日後に削除された。

ゴー宣道場

お客様のコンテンツは YouTube コミュニティ ガイドラインに違反しているため削除されました

ワクチンに対する疑念は表明したが、デマは言ってない！

慎重に議論したはずなのに、どこがデマなのかの指摘はない。

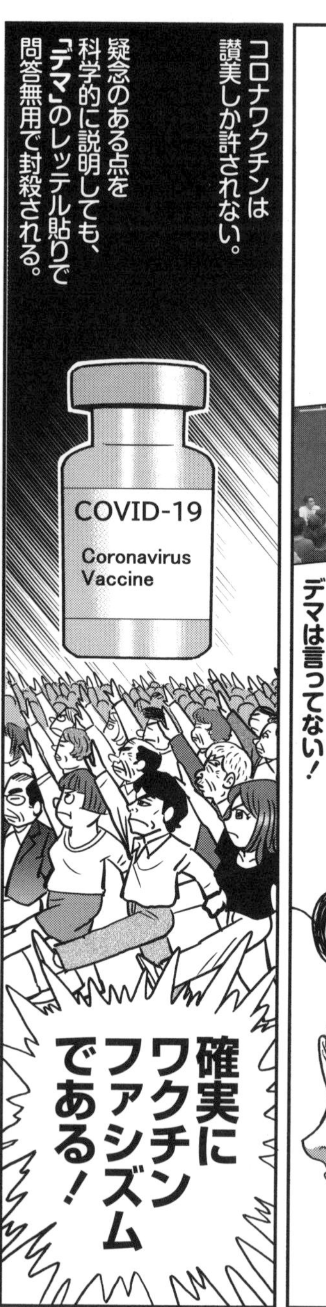

コロナワクチンは讃美しか許されない。
疑念のある点を科学的に説明しても、「デマ」のレッテル貼りで問答無用で封殺される。
COVID-19
Coronavirus
Vaccine
確実にワクチンファシズムである！

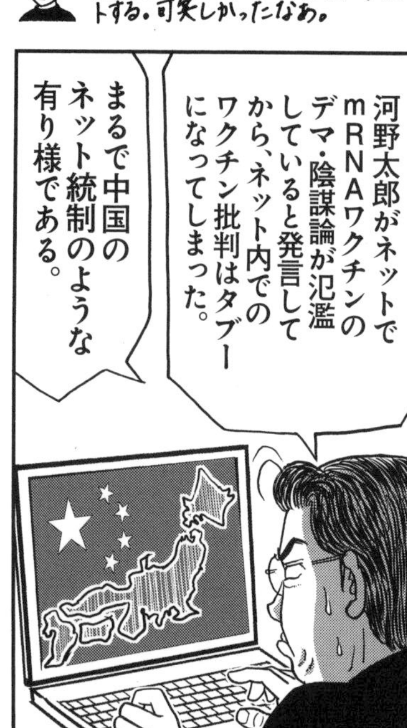

河野太郎がネットでmRNAワクチンのデマ・陰謀論が氾濫していると発言してから、ネット内でのワクチン批判はタブーになってしまった。
まるで中国のネット統制のような有り様である。

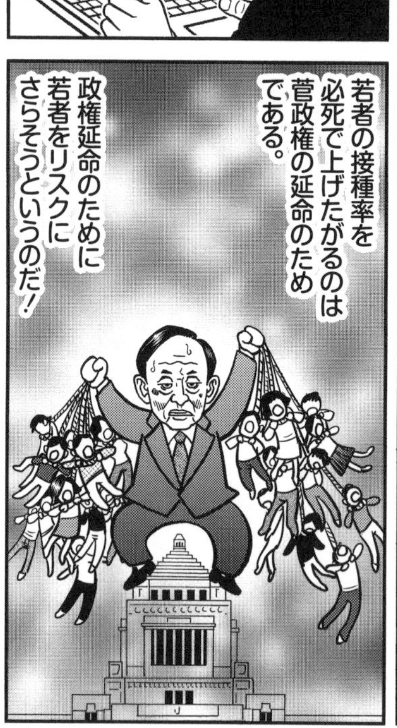

若者の接種率を必死で上げたがるのは菅政権の延命のためである。
政権延命のために若者をリスクにさらそうというのだ！

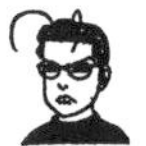

そして東京オリンピックが終わったら、思い出したようにまたしても「手のひら返し」でコロナの恐怖を煽り散らかすんだろう。馬鹿で卑劣が性分になっているのがコロナ脳だ。

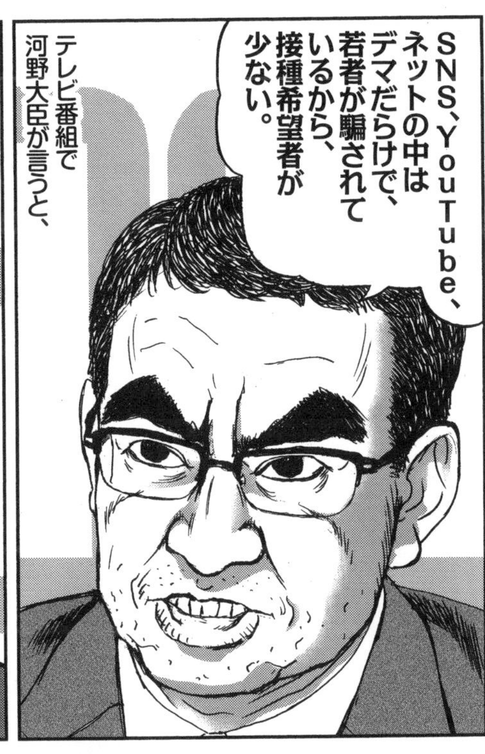

テレビ番組で河野大臣が言うと、
SNS、YouTube、ネットの中はデマだらけで、若者が騙されているから、接種希望者が少ない。

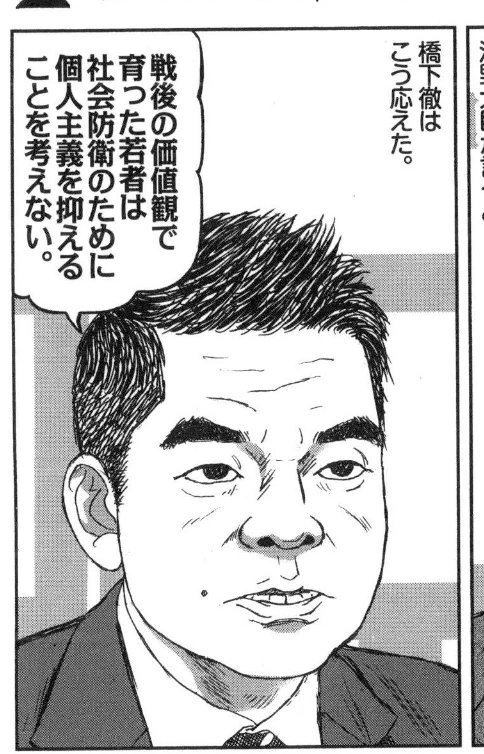

橋下徹はこう応えた。
戦後の価値観で育った若者は社会防衛のために個人主義を抑えることを考えない。

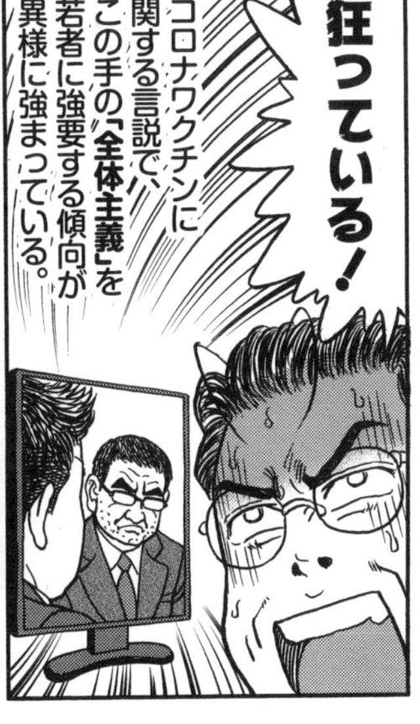

狂っている！
コロナワクチンに関する言説で、この手の「全体主義」を若者に強要する傾向が異様に強まっている。

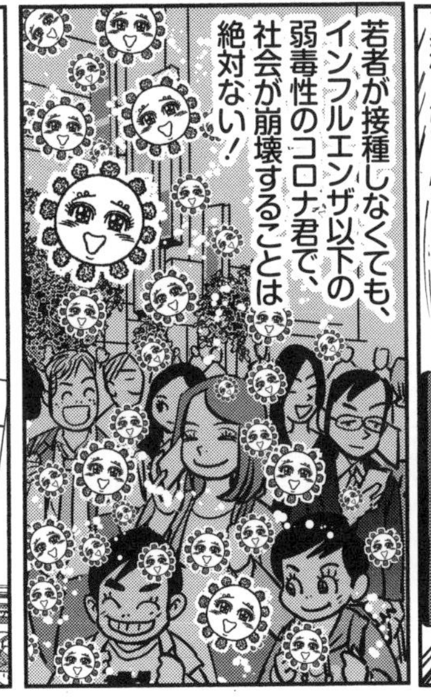

若者が接種しなくても、インフルエンザ以下の弱毒性のコロナ君で、社会が崩壊することは絶対ない！

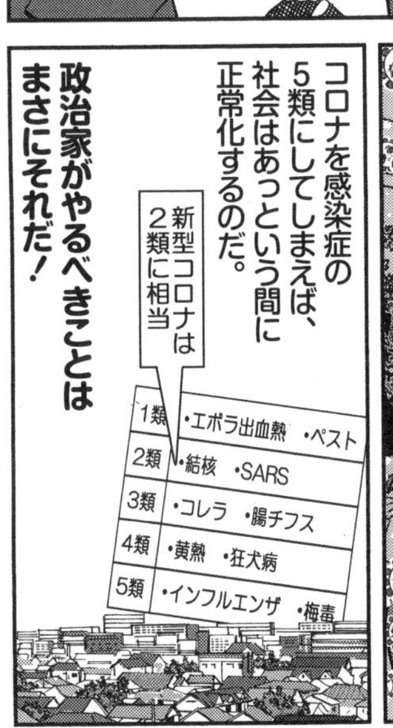

コロナを感染症の5類にしてしまえば、社会はあっという間に正常化するのだ。
新型コロナは2類に相当
1類 ・エボラ出血熱 ・ペスト
2類 ・結核 ・SARS
3類 ・コレラ ・腸チフス
4類 ・黄熱 ・狂犬病
5類 ・インフルエンザ ・梅毒
政治家がやるべきことはまさにそれだ！

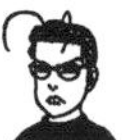

職域接種とかすれば、どうしても同調圧力が高まって、ほぼ強制になる。非正規社員などは首切られるからワクチン打たなきゃしょうがなくなる。ワクチンによる集団免疫はファシズムにならざるを得ない。

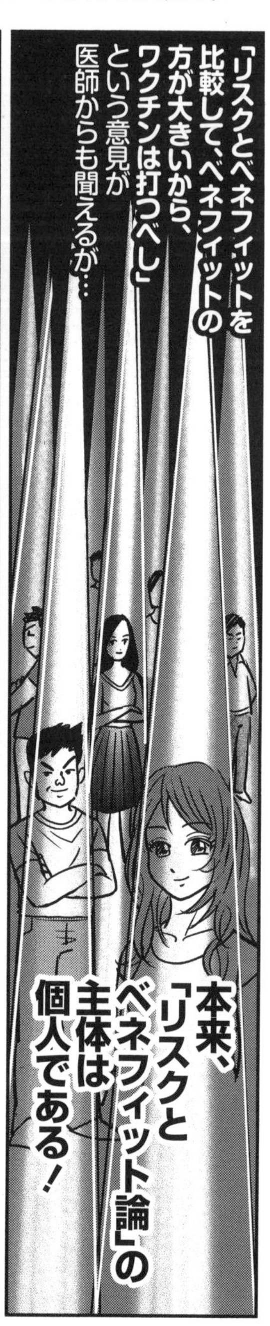
「リスクとベネフィットを比較して、ベネフィットの方が大きいから、ワクチンは打つべし」という意見が医師からも聞えるが…
本来、「リスクとベネフィット論」の主体は個人である！

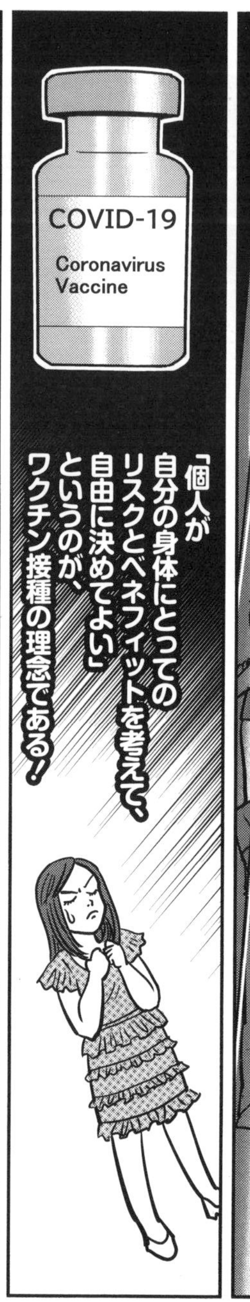
COVID-19
Coronavirus
Vaccine
「個人が自分の身体にとってのリスクとベネフィットを考えて、自由に決めてよい」というのが、ワクチン接種の理念である！

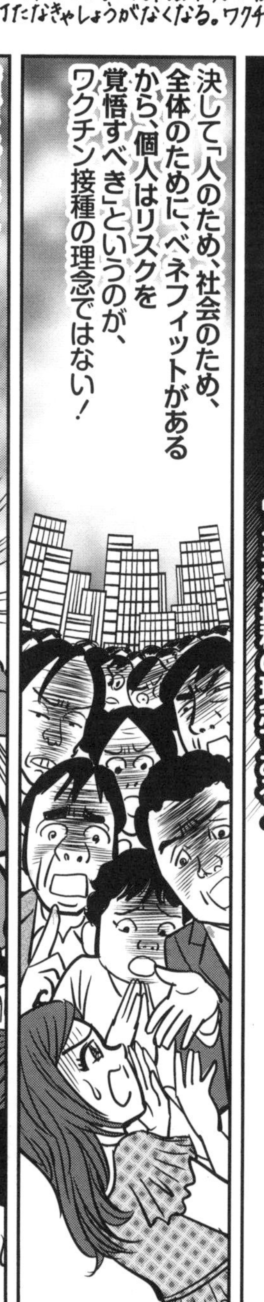
決して「人のため、社会のため、全体のために、ベネフィットがあるから、個人はリスクを覚悟すべき」というのが、ワクチン接種の理念ではない！

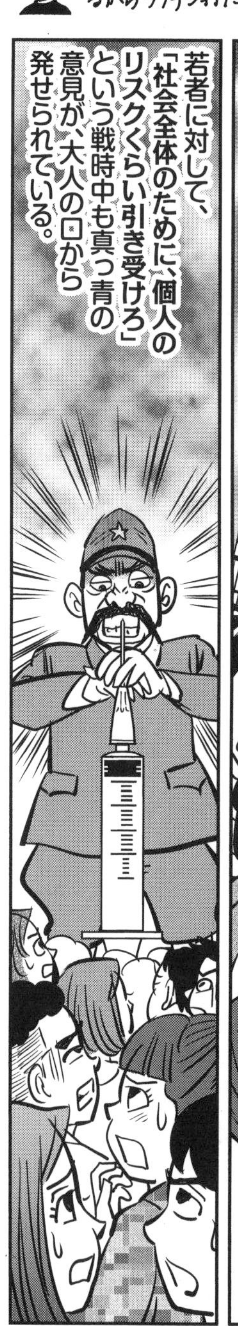
若者に対して、「社会全体のために、個人のリスクくらい引き受けろ」という戦時中も真っ青の意見が、大人の口から発せられている。

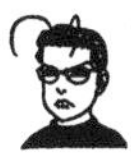

ワクチン接種後の死者は、圧倒的に接種直後に偏っている。

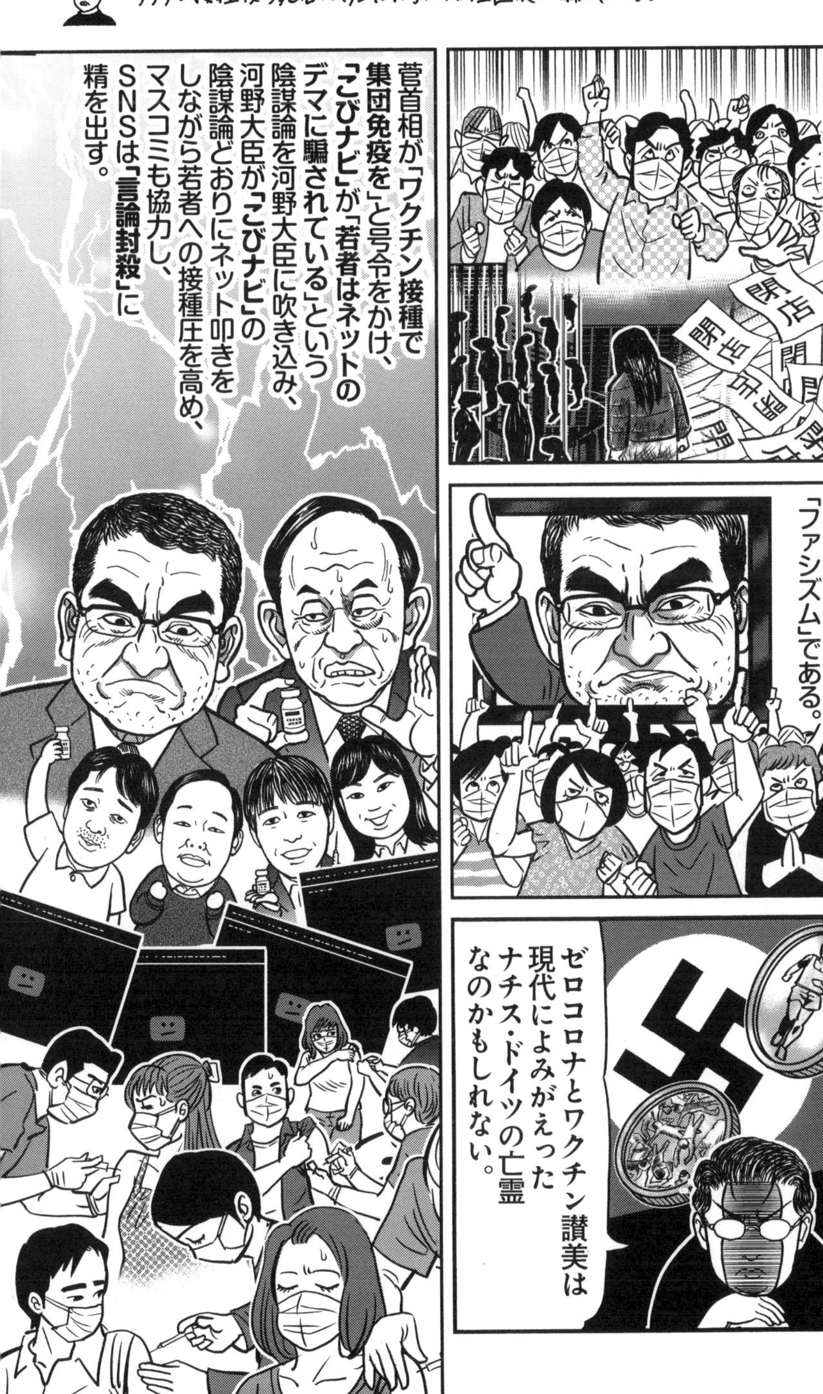

大衆が、「ゼロコロナのために、経済を犠牲にし、個人の自由や少数者の犠牲を容認すべし」と言い募る狂気は「全体主義」である。
閉店
「mRNAワクチンで集団免疫をつくるべし」と権力が号令をかけ、「全体のために、個人を犠牲にせよ」と言うのは「ファシズム」である。
ナチスの健康志向と人体実験はコインの裏表である。
ゼロコロナとワクチン讃美は現代によみがえったナチス・ドイツの亡霊なのかもしれない。
菅首相が「ワクチン接種で集団免疫を」と号令をかけ、「こびナビ」が「若者はネットのデマに騙されている」という陰謀論を河野大臣に吹き込み、河野大臣が「こびナビ」の陰謀論どおりにネット叩きをしながら若者への接種圧を高め、マスコミも協力し、SNSは「言論封殺」に精を出す。

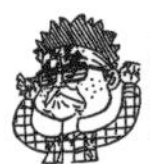

どこから湧いて出たのか、いつの間にか河野太郎のアドバイザーになってワクチンファシズムを強力に推進する「こびナビ」。こいつら、いったい何者!? マスゴミが役割を放棄して、やろうともしないその正体の調査・分析、ブログマガジン「小林よしのりライジング」がやります! 土曜8時の生放送「オドレら正気か?」もお見逃しなく!

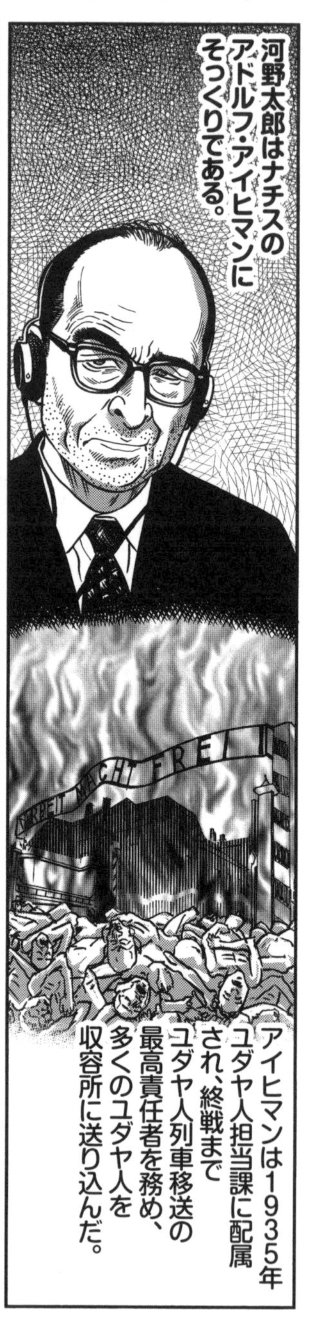
河野太郎はナチスのアドルフ・アイヒマンにそっくりである。
アイヒマンは1935年ユダヤ人担当課に配属され、終戦までユダヤ人列車移送の最高責任者を務め、多くのユダヤ人を収容所に送り込んだ。

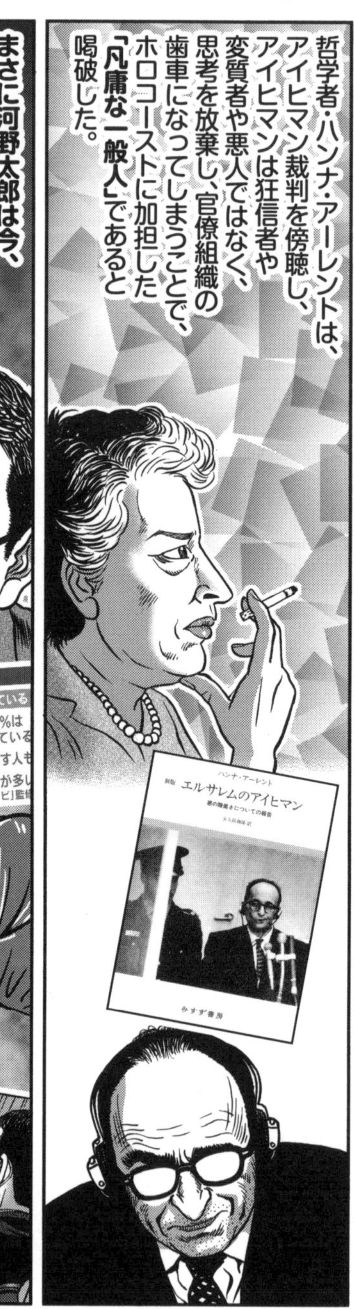
哲学者・ハンナ・アーレントは、アイヒマン裁判を傍聴し、アイヒマンは狂信者や変質者や悪人ではなく、思考を放棄し、官僚組織の歯車になってしまうことで、ホロコーストに加担した「凡庸な一般人」であると喝破した。
ハンナ・アーレント
新版 エルサレムのアイヒマン
悪の陳腐さについての報告
みすず書房

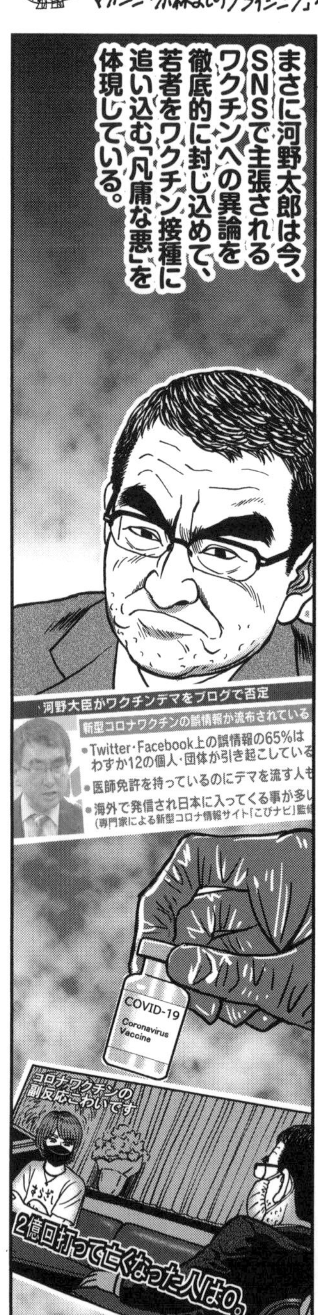
まさに河野太郎は今、SNSで主張されるワクチンへの異論を徹底的に封じ込めて、若者をワクチン接種に追い込む「凡庸な悪」を体現している。
河野大臣がワクチンデマをブログで否定
新型コロナワクチンの誤情報が流布されている
●Twitter・Facebook上の誤情報の65%は わずか12の個人・団体が引き起こしている
●医師免許を持っているのにデマを流す人も
●海外で発信され日本に入ってくる事が多
(専門家による新型コロナ情報サイト「こびナビ」監
COVID-19
Coronavirus Vaccine
コロナワクチンの副反応こわいです
2億回打って亡くなった人は0。

※ABEMA PRIME 2021年6月25日放送

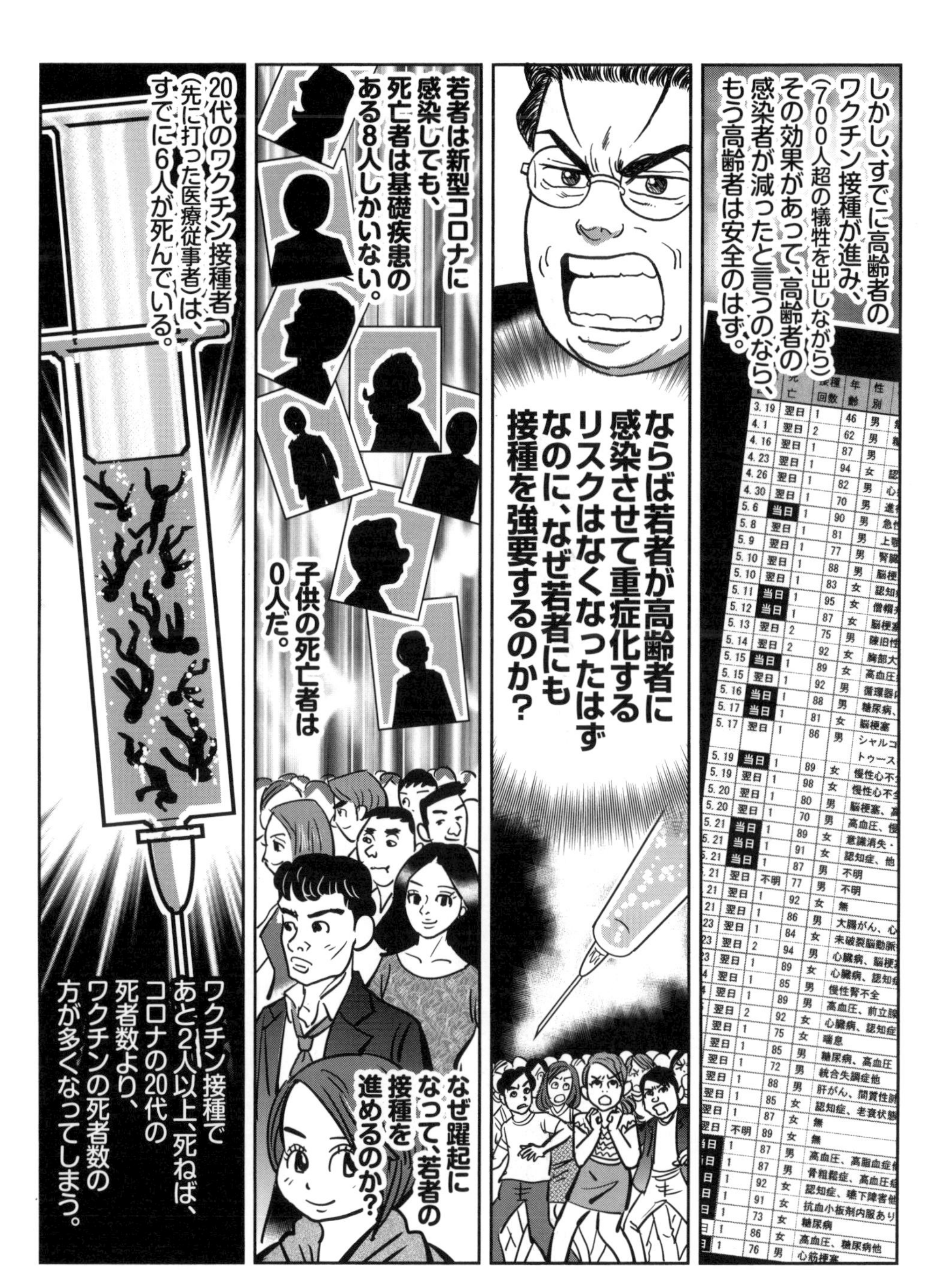
しかし、すでに高齢者の
ワクチン接種が進み、
（700人超の犠牲を出しながら）
その効果があって、高齢者の
感染者が減ったと言うのなら、
もう高齢者は安全のはず。
ならば若者が高齢者に
感染させて重症化する
リスクはなくなったはず
なのに、なぜ若者にも
接種を強要するのか？
若者は新型コロナに
感染しても、
死亡者は基礎疾患の
ある8人しかいない。
子供の死亡者は
0人だ。
なぜ躍起に
なって、若者の
接種を
進めるのか？
20代のワクチン接種者
（先に打った医療従事者）は、
すでに6人が死んでいる。
ワクチン接種で
あと2人以上、死ねば、
コロナの20代の
死者数より、
ワクチンの死者数の
方が多くなってしまう。

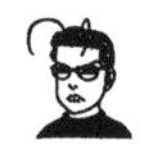

コロナ死は自然死だが、ワクチン接種死は人工的な殺人である！

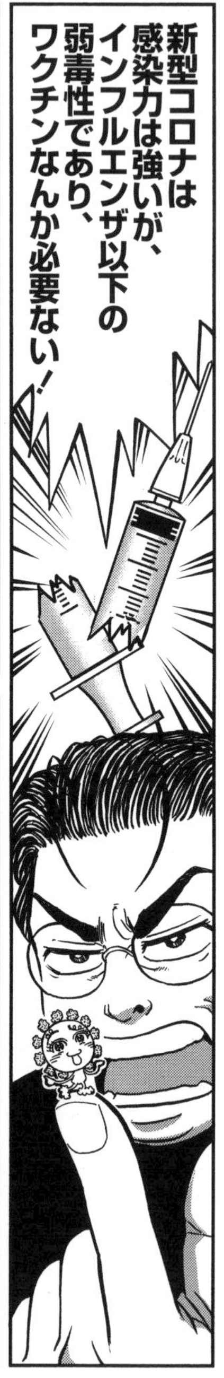

新型コロナは感染力は強いが、インフルエンザ以下の弱毒性であり、ワクチンなんか必要ない！

インフルエンザのワクチンでは、5000万人に接種しても、わずか数人しか死なないのに…

季節性インフルエンザワクチン副反応疑い死亡報告例数（厚労省ＨＰより）

2011–2012シーズン	0例
2012–2013シーズン	1例
2013–2014シーズン	1例
2014–2015シーズン	3例
2015–2016シーズン	1例
2016–2017シーズン	2例
2017–2018シーズン	3例
2018–2019シーズン	0例
2019–2020シーズン	1例

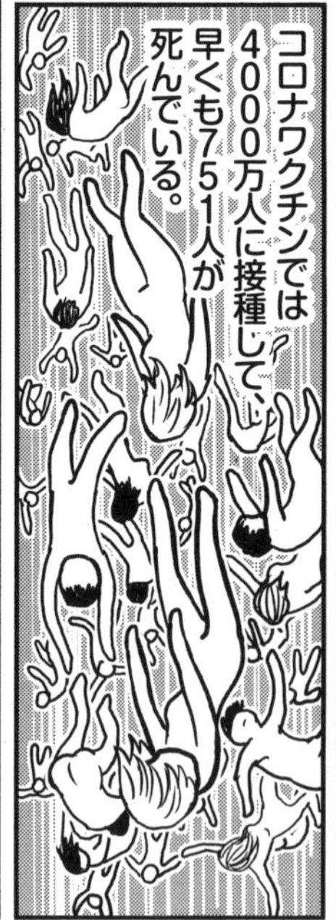

コロナワクチンでは4000万人に接種して、早くも751人が死んでいる。

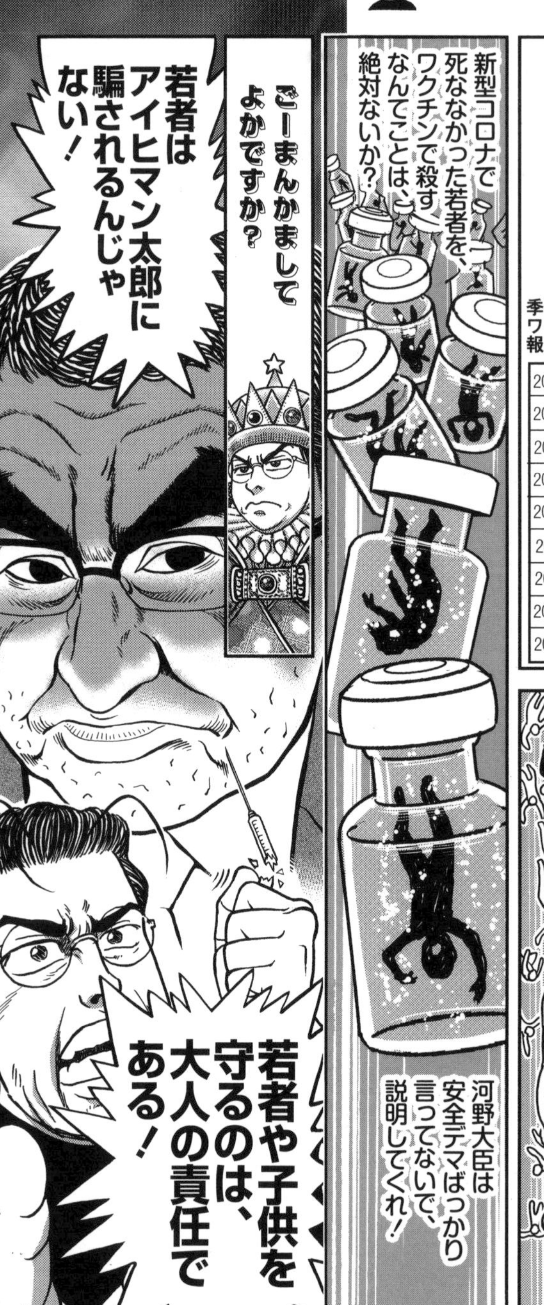

新型コロナで死ななかった若者を、ワクチンで殺すなんてことは、絶対ないか？
河野大臣は安全デマばっかり言ってないで、説明してくれ！
ごーまんかましてよかですか？
若者はアイヒマン太郎に騙されるんじゃない！
若者や子供を守るのは、大人の責任である！

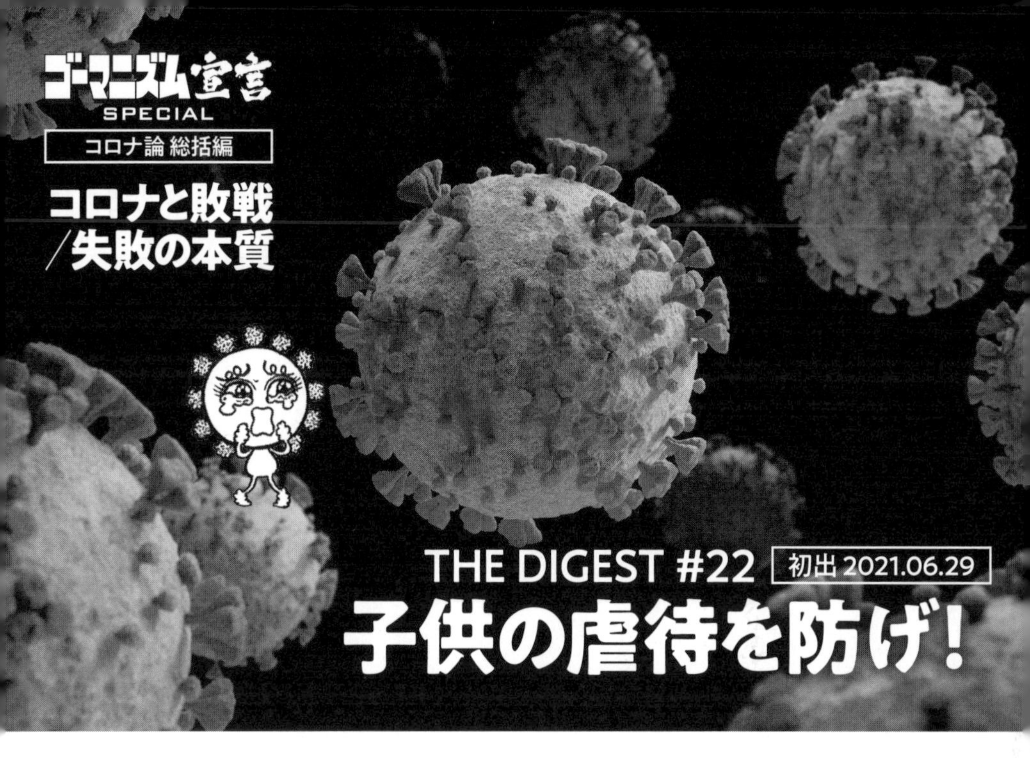
ゴーマニズム宣言
SPECIAL
コロナ論 総括編
コロナと敗戦
/失敗の本質
THE DIGEST #22
初出 2021.06.29
子供の虐待を防げ！

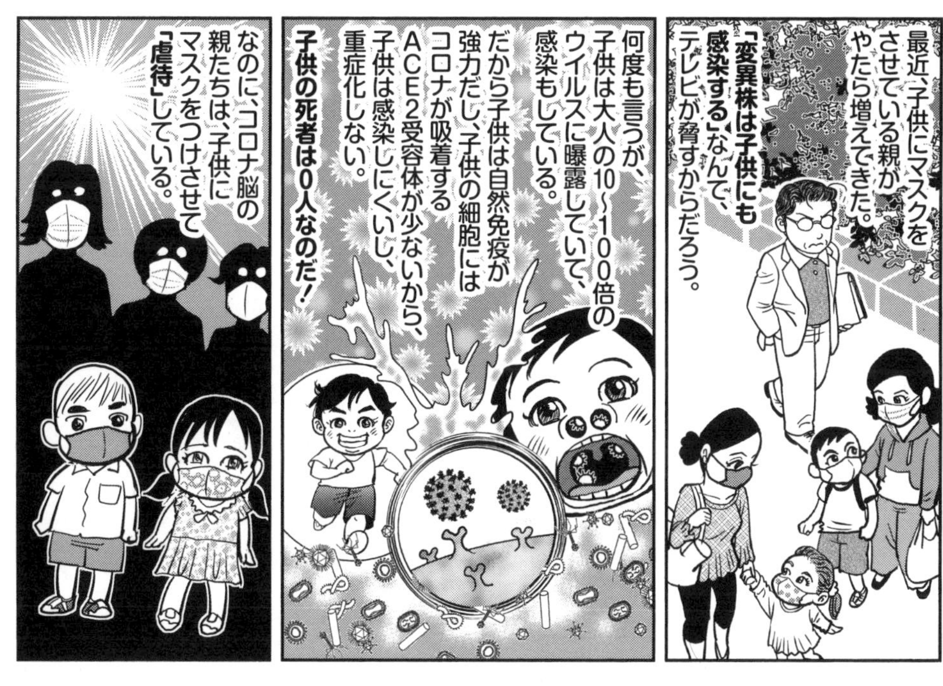
最近、子供にマスクをさせている親がやたら増えてきた。
「変異株は子供にも感染する」なんて、テレビが脅すからだろう。
何度も言うが、子供は大人の10～100倍のウイルスに曝露していて、感染もしている。
だから子供は自然免疫が強力だし、子供の細胞にはコロナが吸着するACE2受容体が少ないから、子供は感染しにくいし、重症化しない。
子供の死者は0人なのだ！
なのに、コロナ脳の親たちは、子供にマスクをつけさせて「虐待」している。

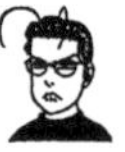

『コロナ論3』がベストセラーになっている。コロナ禍の狂った公共性を後世に伝える貴重な資料になるだろう。

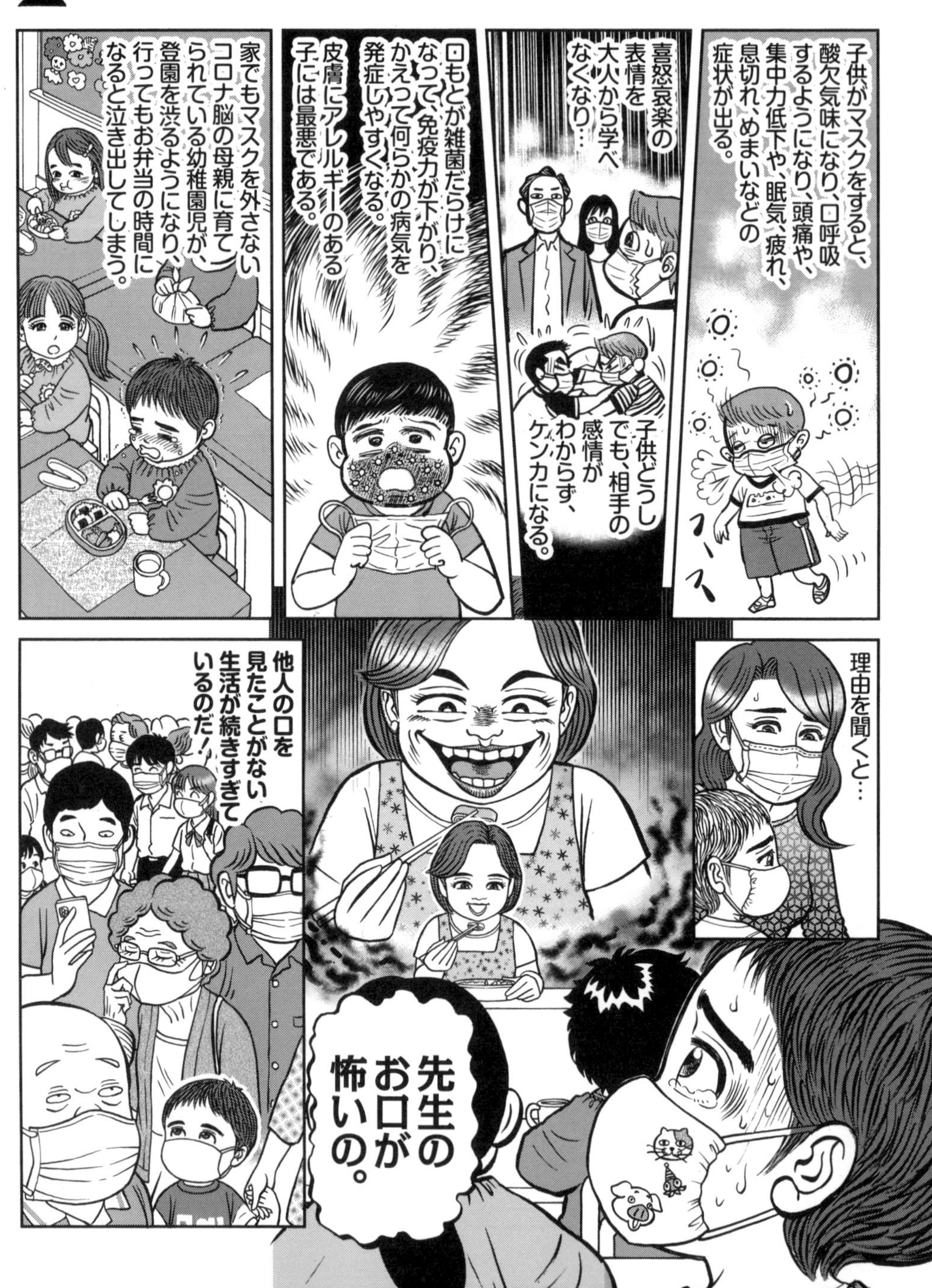
子供がマスクをすると、酸欠気味になり、口呼吸するようになり、頭痛や、集中力低下や、眠気、疲れ、息切れ、めまいなどの症状が出る。
喜怒哀楽の表情を大人から学べなくなり…
子供どうしでも、相手の感情がわからず、ケンカになる。
口もとが雑菌だらけになって、免疫力が下がり、かえって何らかの病気を発症しやすくなる。
皮膚にアレルギーのある子には最悪である。
家でもマスクを外さないコロナ脳の母親に育てられている幼稚園児が、登園を渋るようになり、行ってもお弁当の時間になると泣き出してしまう。
理由を聞くと…
先生のお口が怖いの。
他人の口を見たことがない生活が続きすぎているのだ!

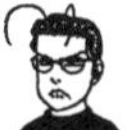

「専門家」という者がなぜ信じられるのかがわしには全く分からない。感染症の専門家や医者などの肩書きがコロナ禍の発言や行動で、完全に瓦解した。わしは「権威」に従う人間ではない。

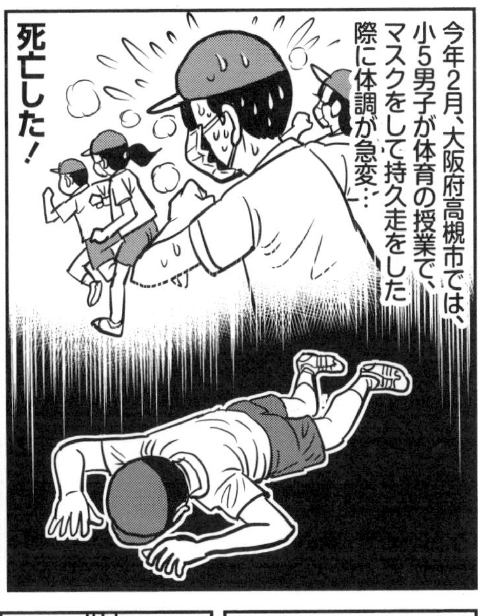
今年2月、大阪府高槻市では、小5男子が体育の授業で、マスクをして持久走をした際に体調が急変……
死亡した！

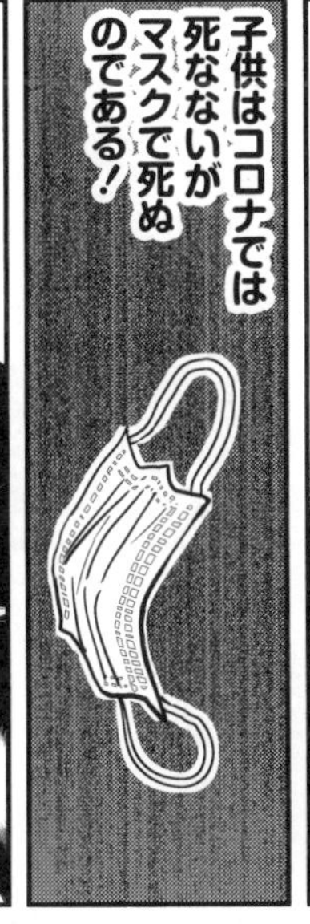
子供はコロナでは死なないがマスクで死ぬのである！

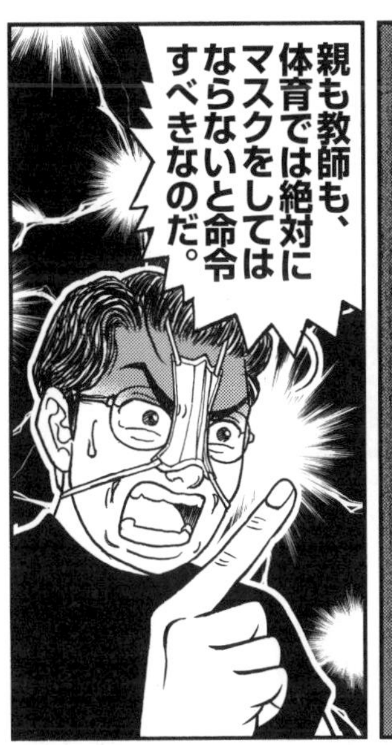
親も教師も、体育では絶対にマスクをしてはならないと命令すべきなのだ。

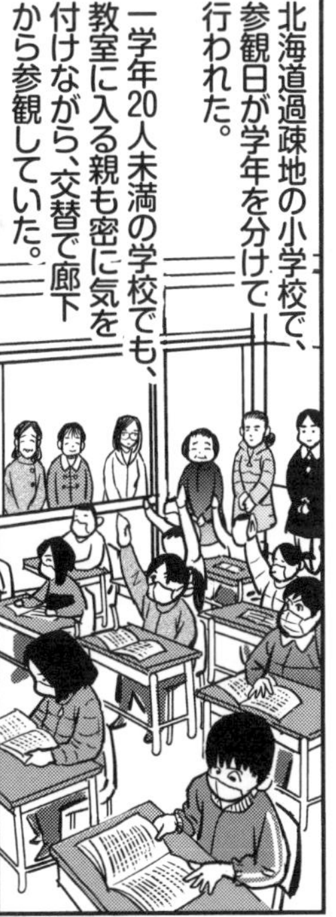
北海道過疎地の小学校で、参観日が学年を分けて行われた。
一学年20人未満の学校でも、教室に入る親も密に気を付けながら、交替で廊下から参観していた。

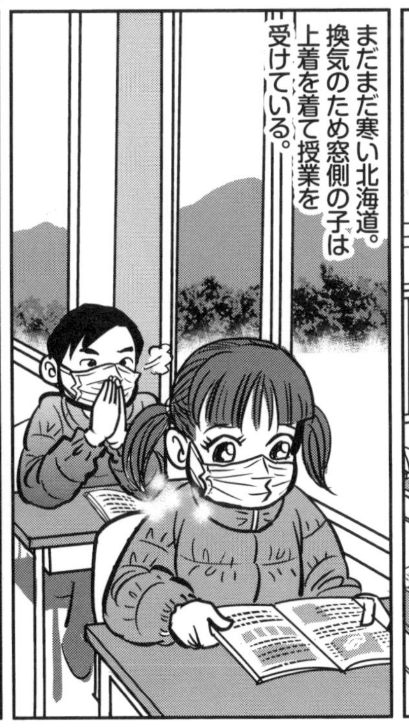
まだまだ寒い北海道。換気のため窓側の子は上着を着て授業を受けている。

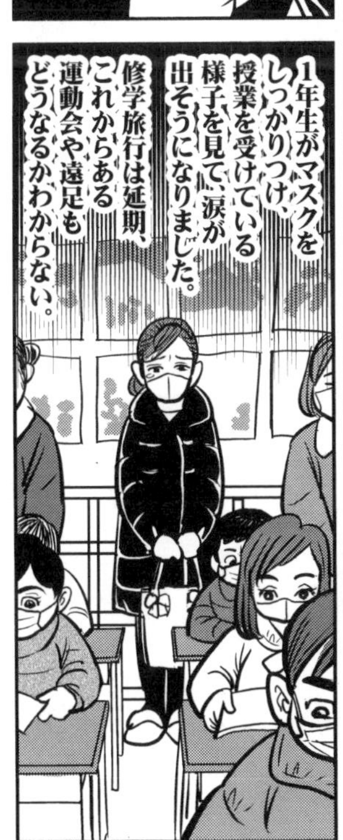
1年生がマスクをしっかりつけ、授業を受けている様子を見て、涙が出そうになりました。
修学旅行は延期、これからある運動会や遠足もどうなるかわからない。

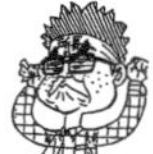
マスクにコロナ感染防止の効果はほとんどない！今の子供達が将来その事実を知ったらどう思うか!?
一刻も早くみんながマスクを外せるように、毎週火曜日のブログマガジン「小林よしのりライジング」
＆毎週土曜日８時のネット生放送「オドレら正気か？」は、戦う情報発信中!!

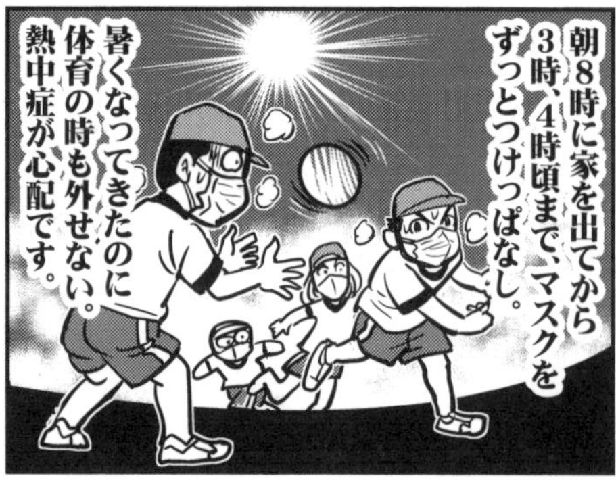
朝8時に家を出てから3時、4時頃まで、マスクをずっとつけっぱなし。
暑くなってきたのに体育の時も外せない。熱中症が心配です。

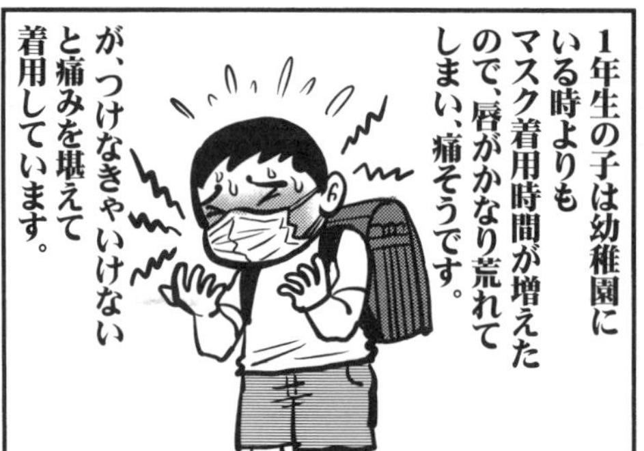
1年生の子は幼稚園にいる時よりもマスク着用時間が増えたので、唇がかなり荒れてしまい、痛そうです。
が、つけなきゃいけないと痛みを堪えて着用しています。

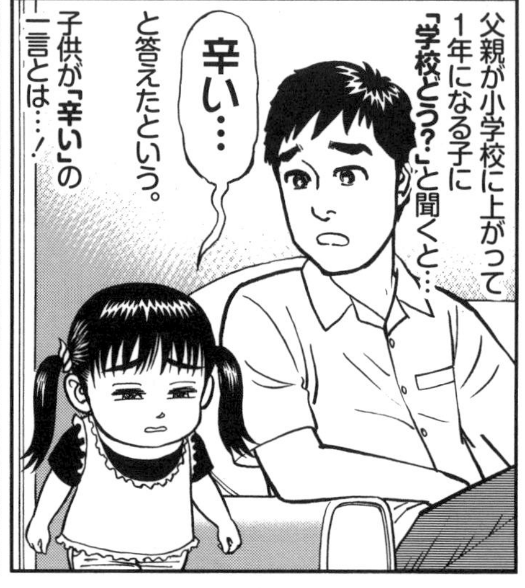
父親が小学校に上がって1年になる子に「学校どう？」と聞くと…
辛い…
と答えたという。
子供が「辛い」の一言とは…！

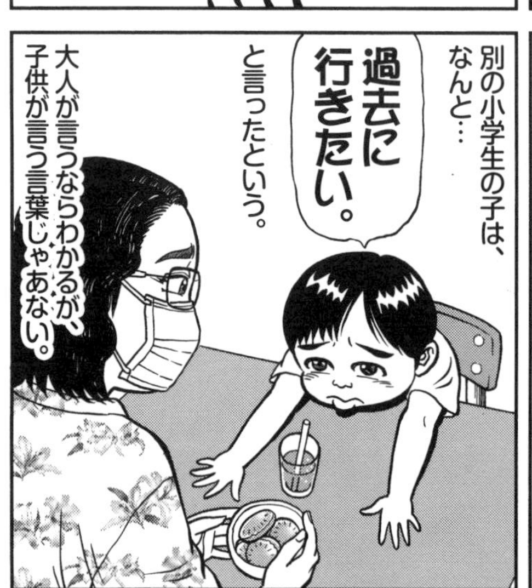
別の小学生の子は、なんと…
過去に行きたい。
と言ったという。
大人が言うならわかるが、子供が言う言葉じゃあない。

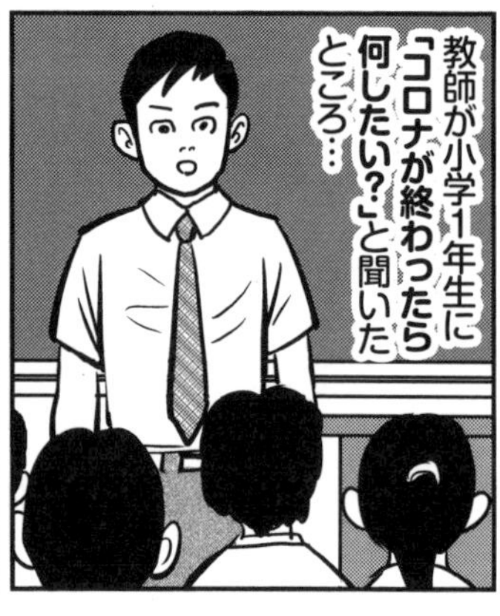
教師が小学1年生に「コロナが終わったら何したい？」と聞いたところ…

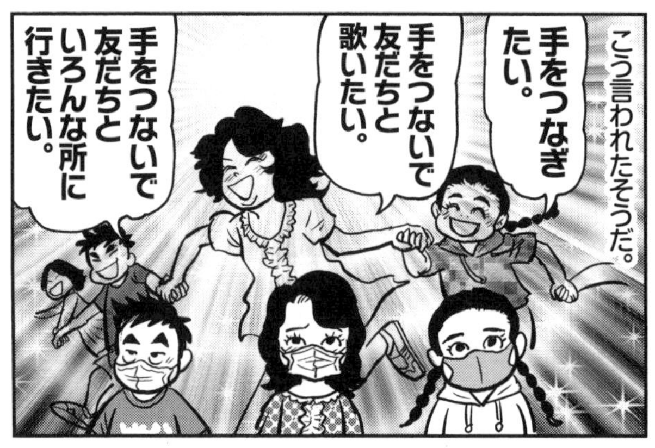
こう言われたそうだ。
手をつなぎたい。
手をつないで友だちと歌いたい。
手をつないで友だちといろんな所に行きたい。

小学校の給食、メニューは「配膳の過程を省略できる品数の少ない献立」で、食事中の私語は厳禁。
みんなが同じ方向を見て黙々と噛む。
し〜〜ん

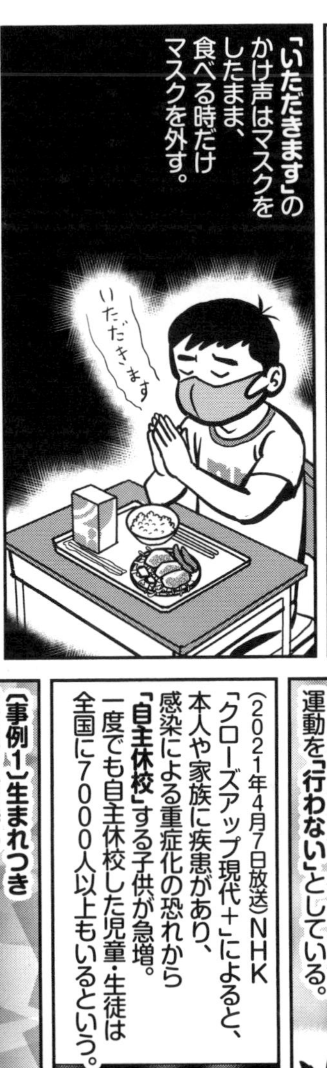
「いただきます」のかけ声はマスクをしたまま、食べる時だけマスクを外す。
いただきます
（2021年4月7日放送）NHK「クローズアップ現代＋」によると、本人や家族に疾患があり、感染による重症化の恐れから「自主休校」する子供が急増。一度でも自主休校した児童・生徒は全国に7000人以上もいるという。
クローズアップ現代

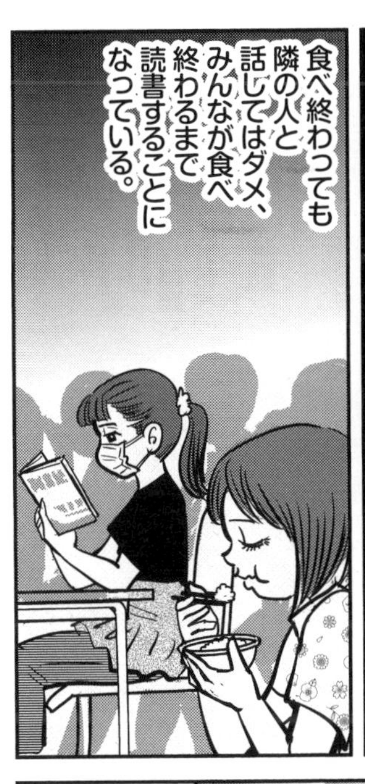
食べ終わっても隣の人と話してはダメ、みんなが食べ終わるまで読書することになっている。

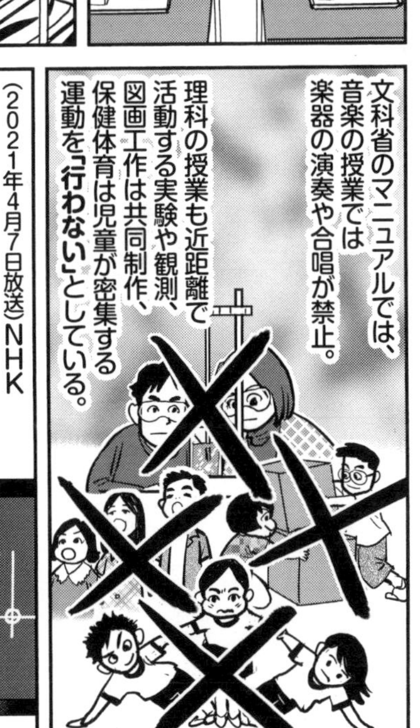
文科省のマニュアルでは、音楽の授業では楽器の演奏や合唱が禁止。
理科の授業も近距離で活動する実験や観測、図画工作は共同制作、保健体育は児童が密集する運動を「行わない」としている。

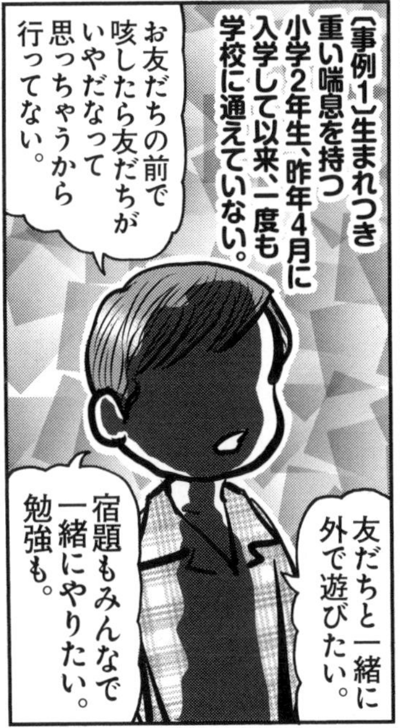
〈事例1〉生まれつき重い喘息を持つ小学2年生、昨年4月に入学して以来、一度も学校に通えていない。
お友だちの前で咳したら友だちがいやだなって思っちゃうから行ってない。
友だちと一緒に外で遊びたい。
宿題もみんなで一緒にやりたい。勉強も。

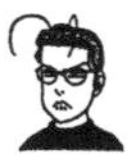

「運動会ができないのにオリンピックはできるの?」と子供が言っているとすれば、それは左翼コロナ脳の入れ知恵か、あるいは子供の大人への恨みである。運動会はやってもいいのだ! 大人がやらせないのが悪なのだ!

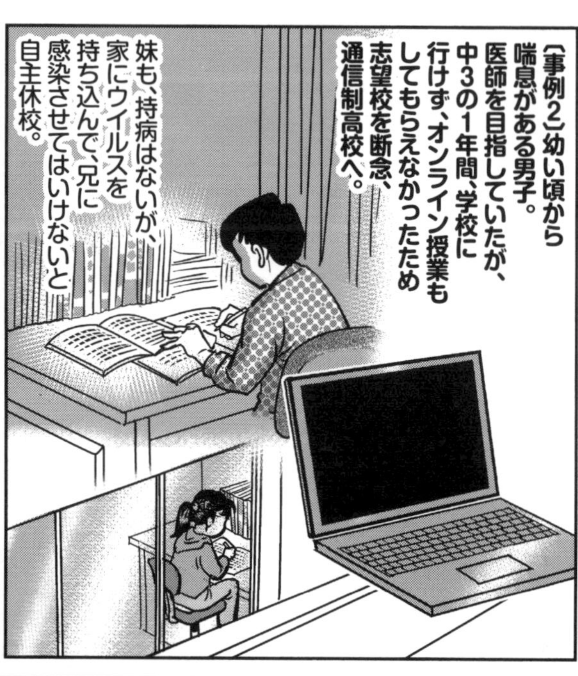
〈事例2〉幼い頃から
喘息がある男子。
医師を目指していたが、
中3の1年間、学校に
行けず、オンライン授業も
してもらえなかったため
志望校を断念、
通信制高校へ。
妹も、持病はないが、
家にウイルスを
持ち込んで、兄に
感染させてはいけないと
自主休校。

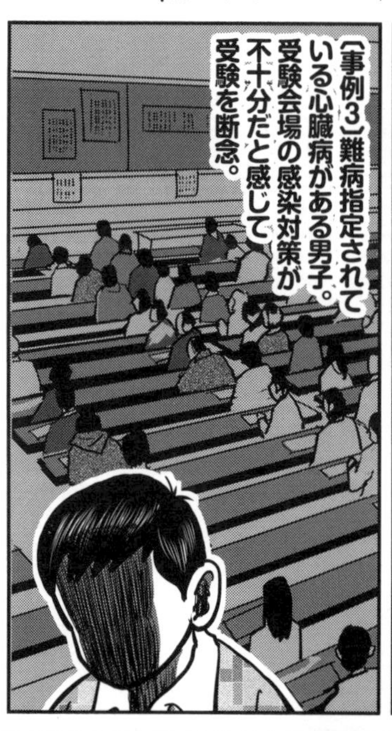
〈事例3〉難病指定されて
いる心臓病がある男子。
受験会場の感染対策が
不十分だと感じて
受験を断念。

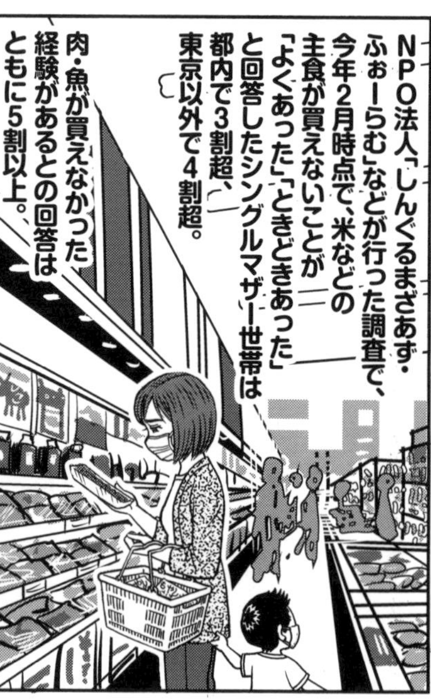
NPO法人「しんぐるまざあず・
ふぉーらむ」などが行った調査で、
今年2月時点で、米などの
主食が買えないことが
「よくあった」「ときどきあった」
と回答したシングルマザー世帯は
都内で3割超、
東京以外で4割超。
肉・魚が買えなかった
経験があるとの回答は
ともに5割以上。

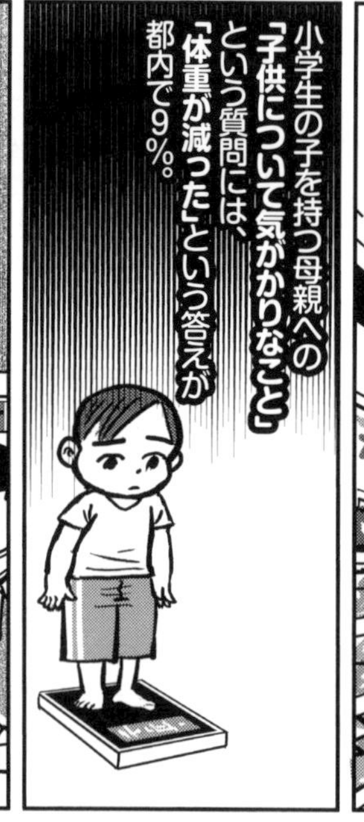
小学生の子を持つ母親への
「子供について気がかりなこと」
という質問には、
「体重が減った」という答えが
都内で9%。

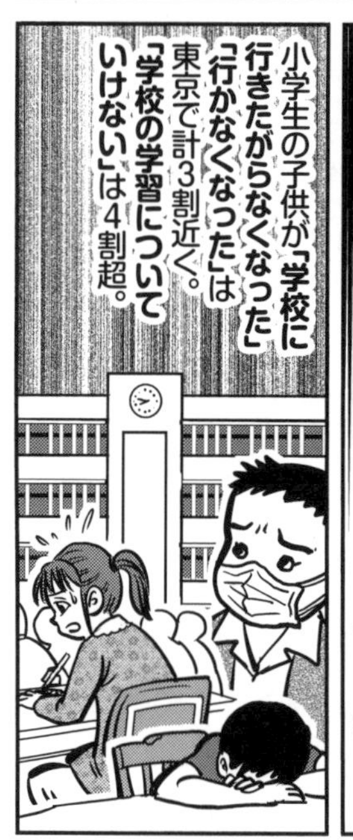
小学生の子供が「学校に
行きたがらなくなった」
「行かなくなった」は
東京で計3割近く。
「学校の学習について
いけない」は4割超。

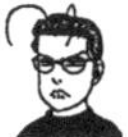

『コロナ論』シリーズ（扶桑社）、『コロナ脳』（小学館新書）、『新型コロナ－専門家を問い質す』（光文社）、これらを普及するしかないな。

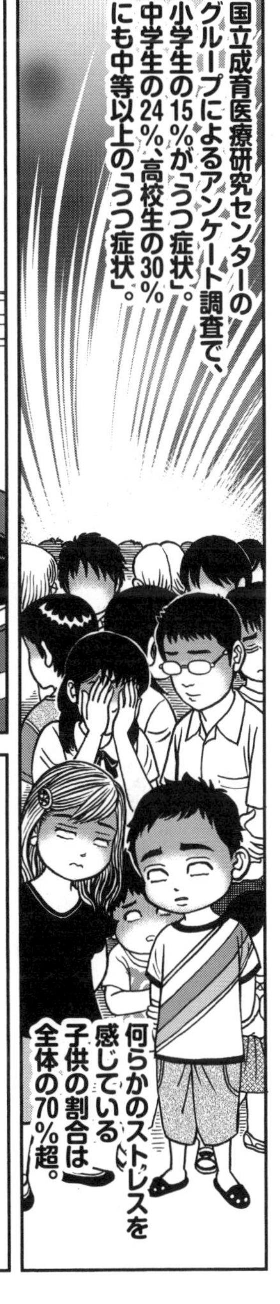

国立成育医療研究センターのグループによるアンケート調査で、小学生の15％が「うつ症状」。中学生の24％、高校生の30％にも中等以上の「うつ症状」。
何らかのストレスを感じている子供の割合は全体の70％超。

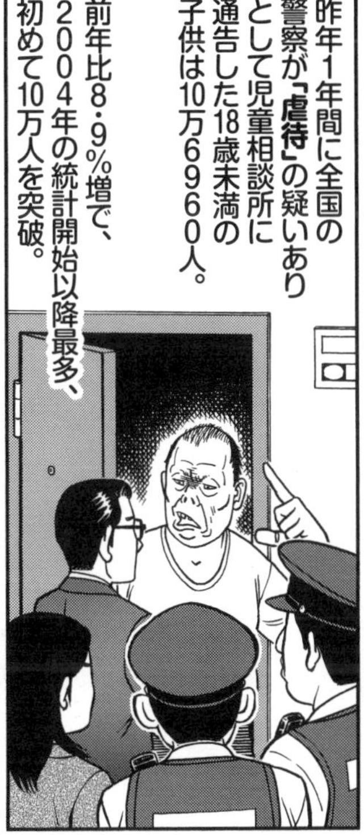

昨年1年間に全国の警察が「虐待」の疑いありとして児童相談所に通告した18歳未満の子供は10万6960人。
前年比8・9％増で、2004年の統計開始以降最多、初めて10万人を突破。

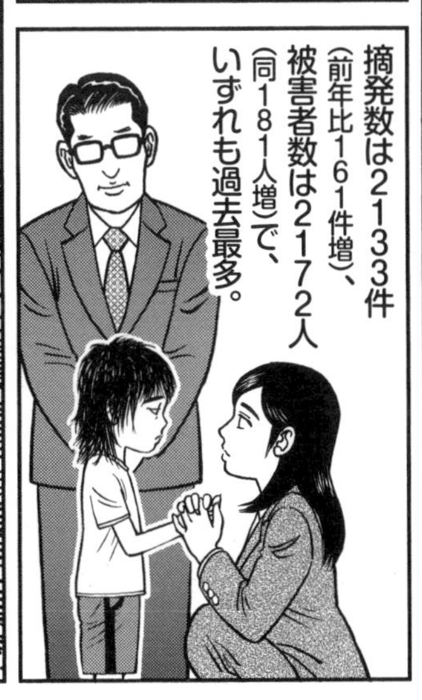

摘発数は2133件（前年比161件増）、被害者数は2172人（同181人増）で、いずれも過去最多。

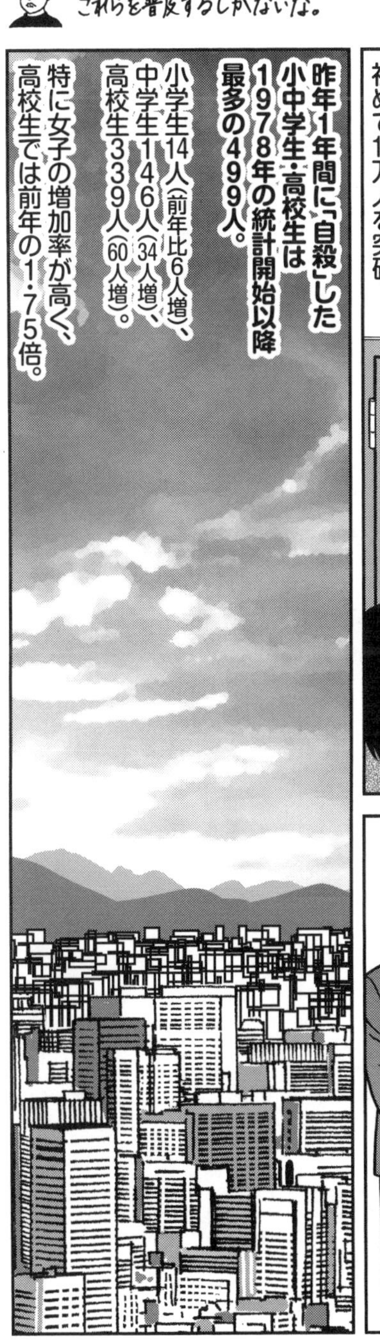

昨年1年間に「自殺」した小中学生・高校生は1978年の統計開始以降最多の499人。
小学生14人（前年比6人増）、中学生146人（34人増）、高校生339人（60人増）。
特に女子の増加率が高く、高校生では前年の1・75倍。

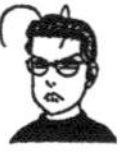

大人は自分たちの「臆病」のつけを子供に回している。コロナ禍の最大の犠牲者は子供たちである！

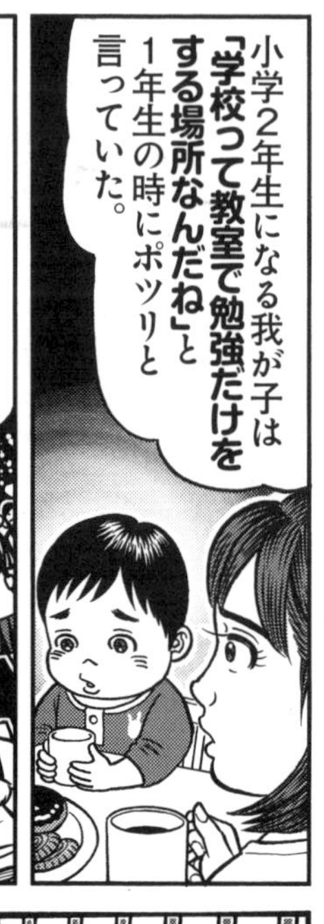

小学2年生になる我が子は「学校って教室で勉強だけをする場所なんだね」と1年生の時にポツリと言っていた。

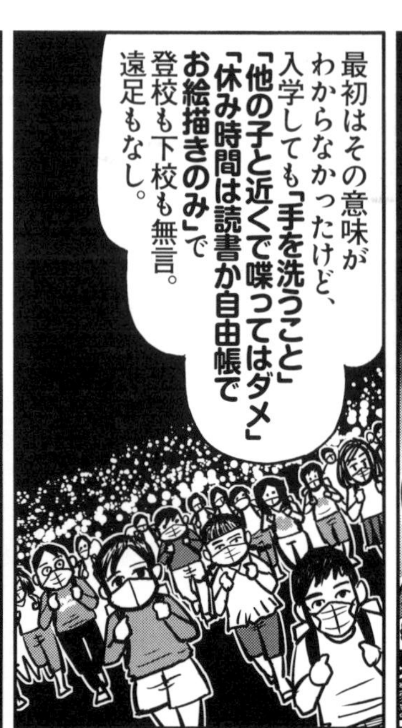

最初はその意味がわからなかったけど、入学しても「手を洗うこと」「他の子と近くで喋ってはダメ」「休み時間は読書か自由帳でお絵描きのみ」で登校も下校も無言。遠足もなし。

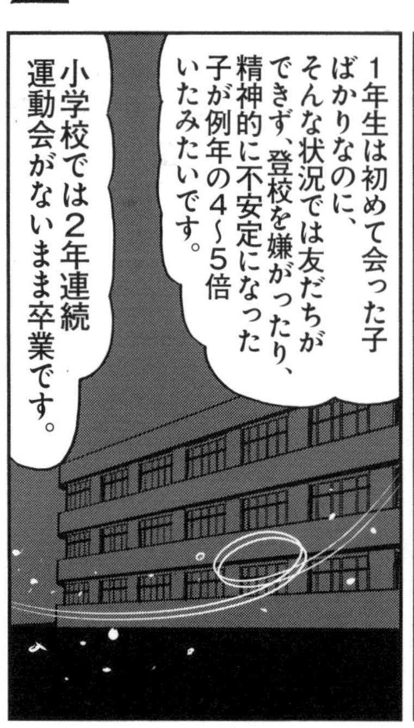

1年生は初めて会った子ばかりなのに、そんな状況では友だちができず、登校を嫌がったり、精神的に不安定になった子が例年の4～5倍いたみたいです。
小学校では2年連続運動会がないまま卒業です。

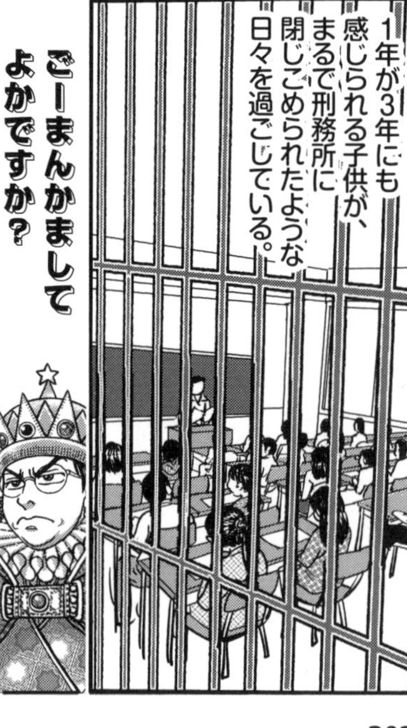

1年が3年にも感じられる子供が、まるで刑務所に閉じこめられたような日々を過ごしている。
ごーまんかましてよかですか？

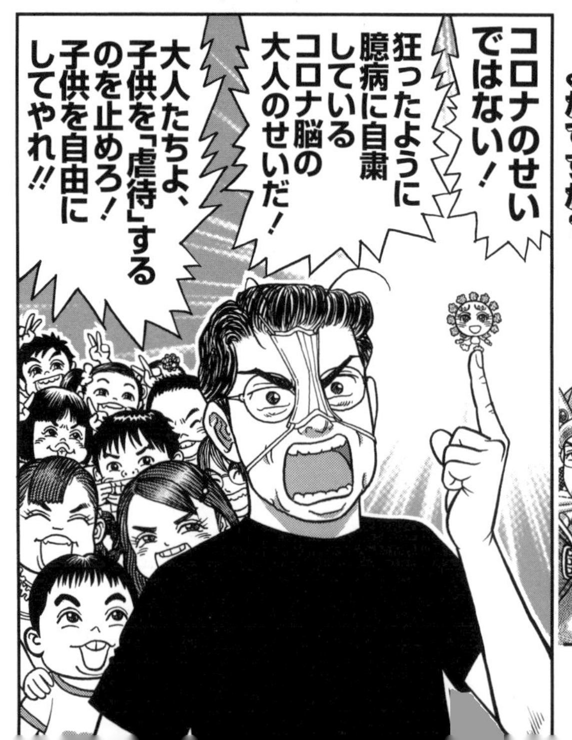

コロナのせいではない！
狂ったように臆病に自粛しているコロナ脳の大人のせいだ！
大人たちよ、子供を「虐待」するのを止めろ！子供を自由にしてやれ!!

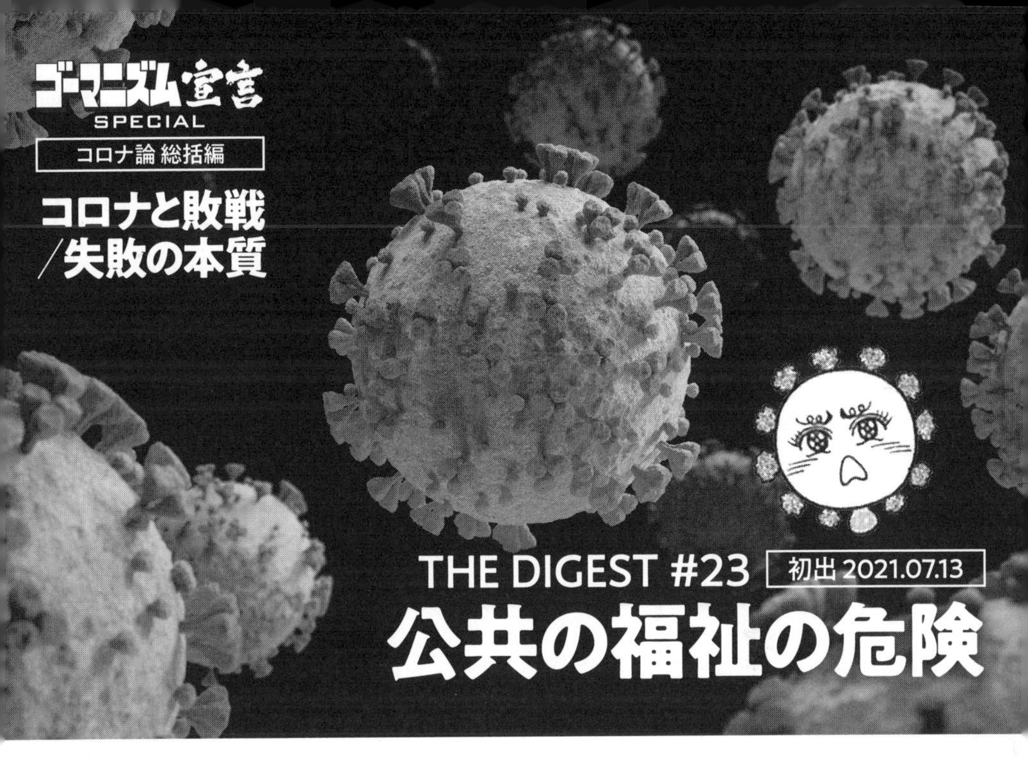
ゴーマニズム宣言
SPECIAL
コロナ論 総括編
コロナと敗戦
/失敗の本質
THE DIGEST #23
初出 2021.07.13
公共の福祉の危険

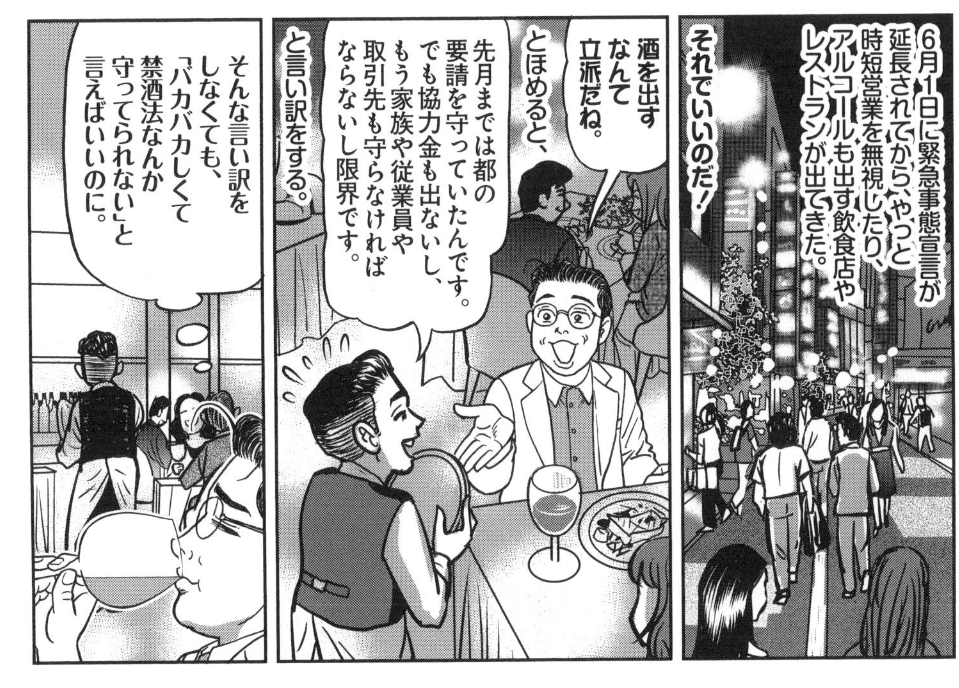
6月1日に緊急事態宣言が延長されてから、やっと時短営業を無視したり、アルコールも出す飲食店やレストランが出てきた。
それでいいのだ!
酒を出すなんて立派だね。
とほめると、
先月までは都の要請を守っていたんです。でも協力金も出ないし、もう家族や従業員や取引先も守らなければならないし限界です。
と言い訳をする。
そんな言い訳をしなくても、「バカバカしくて禁酒法なんか守ってられない」と言えばいいのに。

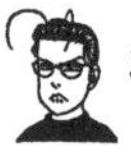
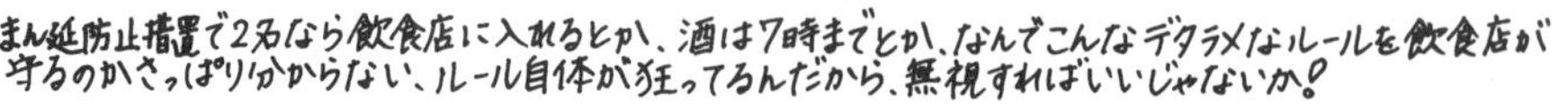
まん延防止措置で2名なら飲食店に入れるとか、酒は7時までとか、なんでこんなデタラメなルールを飲食店が守るのかさっぱりわからない、ルール自体が狂ってるんだから、無視すればいいじゃないか！

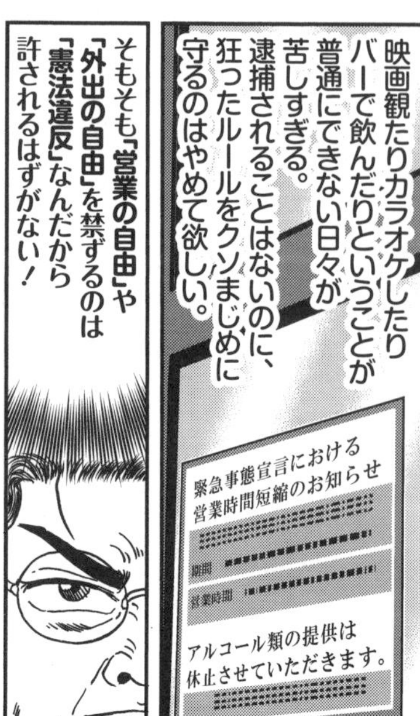
映画観たりカラオケしたりバーで飲んだりということが普通にできない日々が苦しすぎる。
逮捕されることはないのに、狂ったルールをクソまじめに守るのはやめて欲しい。
緊急事態宣言における営業時間短縮のお知らせ
期間
営業時間
アルコール類の提供は休止させていただきます。
そもそも「営業の自由」や「外出の自由」を禁ずるのは「憲法違反」なんだから許されるはずがない！

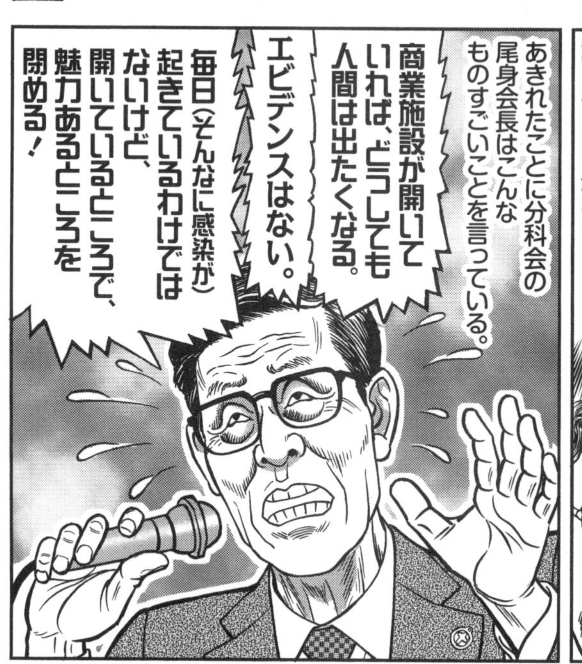
あきれたことに分科会の尾身会長はこんなものすごいことを言っている。
商業施設が開いていれば、どうしても人間は出たくなる。
エビデンスはない。
毎日（そんなに感染が）起きているわけではないけど、開いているところで、魅力あるところを閉める！

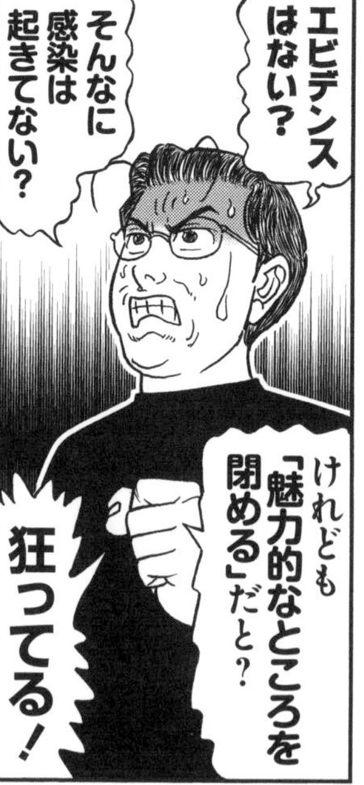
エビデンスはない？
そんなに感染は起きてない？
けれども「魅力的なところを閉める」だと？
狂ってる！

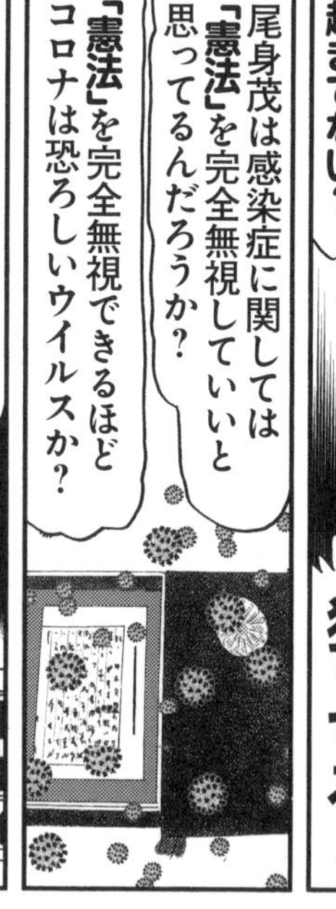
尾身茂は感染症に関しては「憲法」を完全無視していいと思ってるんだろうか？
「憲法」を完全無視できるほどコロナは恐ろしいウイルスか？

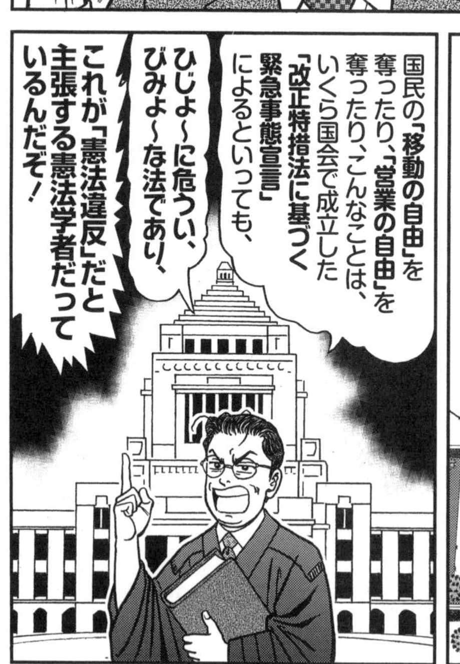
国民の「移動の自由」を奪ったり、「営業の自由」を奪ったり、こんなことは、いくら国会で成立した「改正特措法に基づく緊急事態宣言」によるといっても、
ひじょ〜に危うい、びみょ〜な法であり、
これが「憲法違反」だと主張する憲法学者だっているんだぞ！

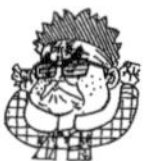

東京五輪は中止にしろ！やるんなら無観客にしろ！と主張した者がどれだけいたか、しっかり記憶しておこう！世の中の正常化のため、未来を担う子供たちのために五輪は必要！狂った時代と戦い続けるブログマガジン小林よしのりライジング、毎週火曜配信中！生放送「オドレら正気か？」毎週土曜午後8時配信中！

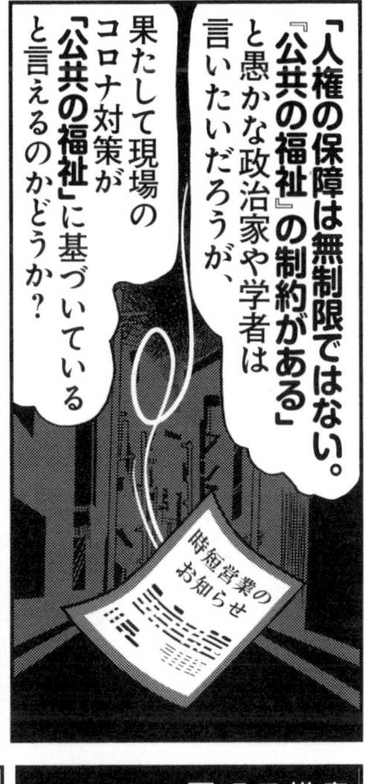

「人権の保障は無制限ではない。『公共の福祉』の制約がある」と愚かな政治家や学者は言いたいだろうが、
果たして現場のコロナ対策が「公共の福祉」に基づいていると言えるのかどうか？
時短営業のお知らせ

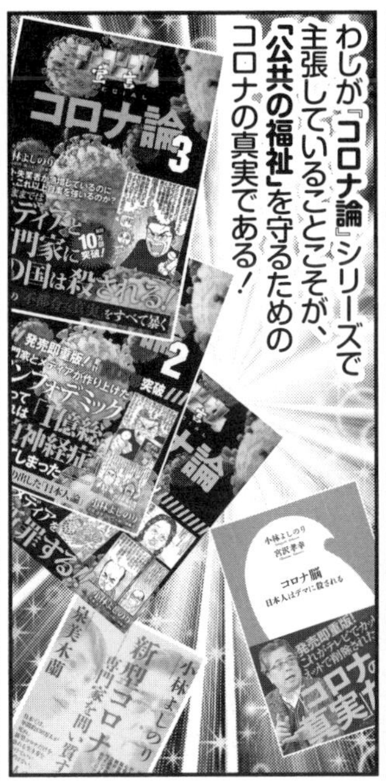

わしが『コロナ論』シリーズで主張していることこそが、「公共の福祉」を守るためのコロナの真実である！
コロナ論
3
2
小林よしのり
宮沢孝幸
コロナ脳
日本人はデマに殺される
発売即重版！
新型コロナ
専門家を問い質す

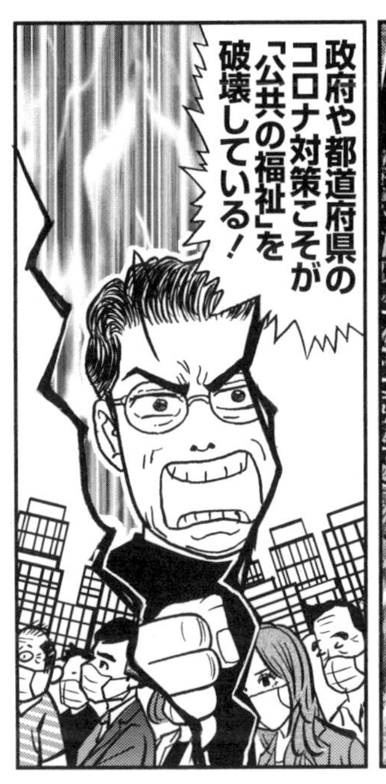

政府や都道府県のコロナ対策こそが「公共の福祉」を破壊している！

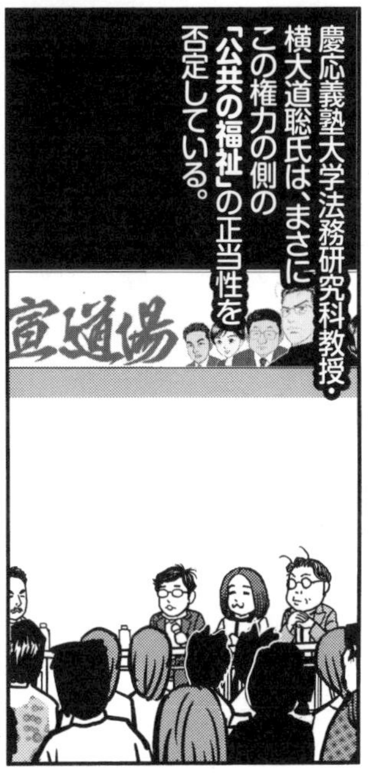

慶応義塾大学法務研究科教授・横大道聡氏は、まさにこの権力の側の「公共の福祉」の正当性を否定している。

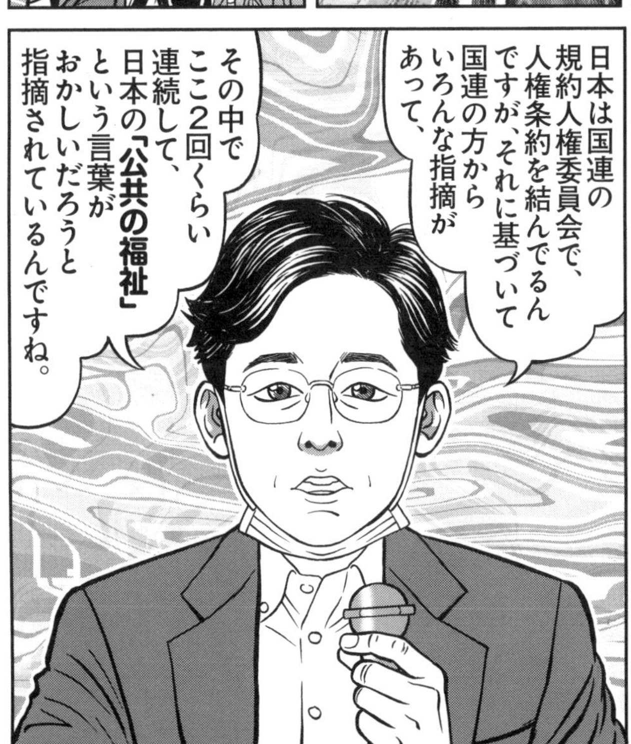

日本は国連の規約人権委員会で、人権条約を結んでるんですが、それに基づいて国連の方からいろんな指摘があって、
その中でここ2回くらい連続して、日本の「公共の福祉」という言葉がおかしいだろうと指摘されているんですね。

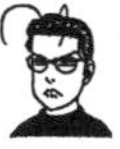

1年でたった4000人強（死因を問わず陽性者を入れて）しか死んでない新コロで、なんでワクチン打たなきゃならないの？副反応でガンガン死んでるじゃないか！

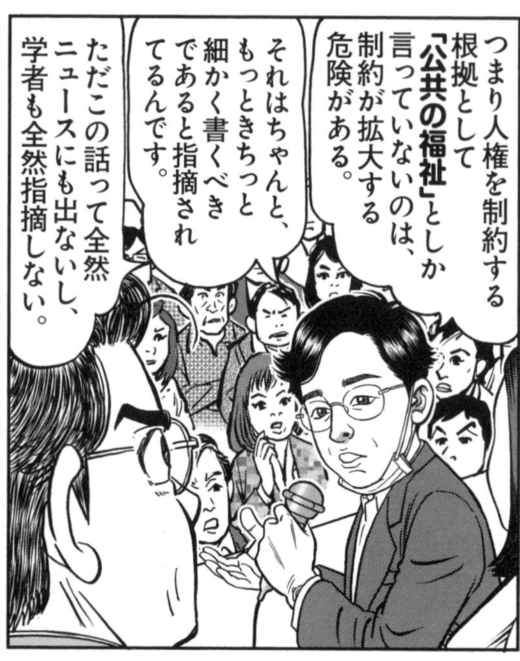

つまり人権を制約する根拠として「公共の福祉」としか言っていないのは、制約が拡大する危険がある。
それはちゃんと、もっときちっと細かく書くべきであると指摘されてるんです。
ただこの話って全然ニュースにも出ないし、学者も全然指摘しない。

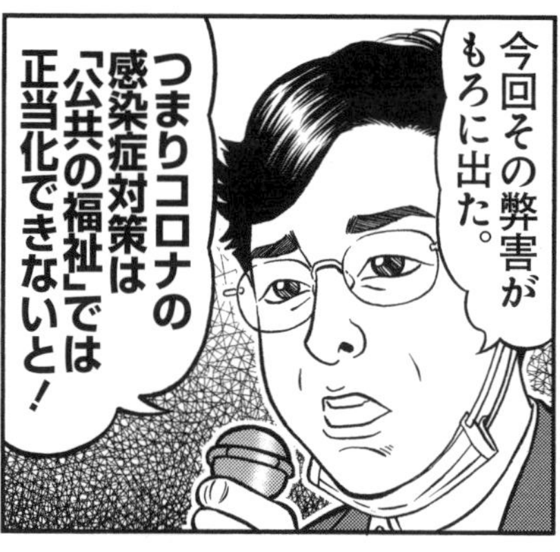

今回その弊害がもろに出た。
つまりコロナの感染症対策は「公共の福祉」では正当化できないと！

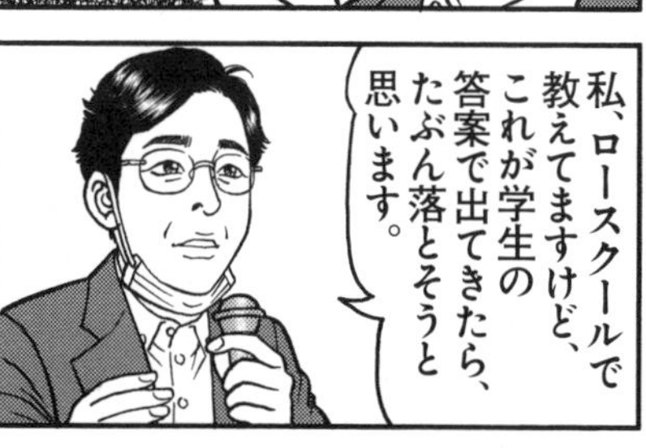

私、ロースクールで教えてますけど、これが学生の答案で出てきたら、たぶん落とそうと思います。

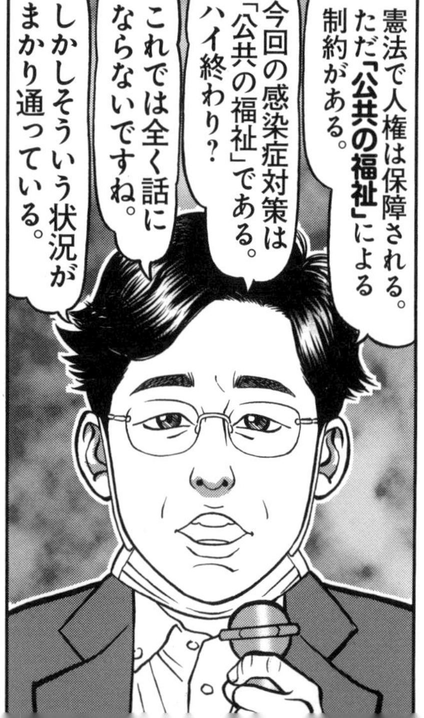

憲法で人権は保障される。ただ「公共の福祉」による制約がある。
今回の感染症対策は「公共の福祉」である。ハイ終わり？
これでは全く話にならないですね。
しかしそういう状況がまかり通っている。

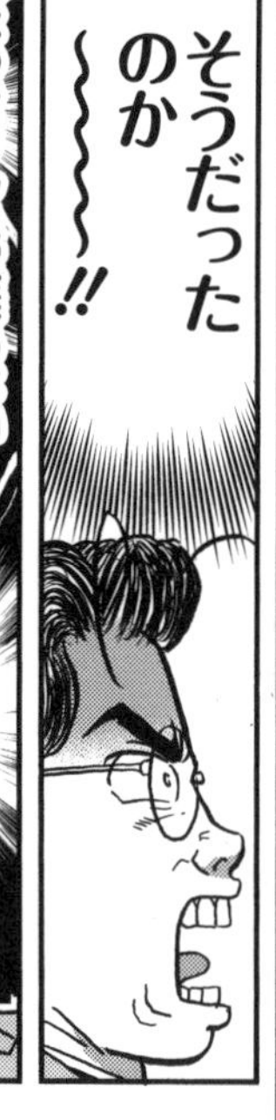

そうだったのか〜〜〜!!

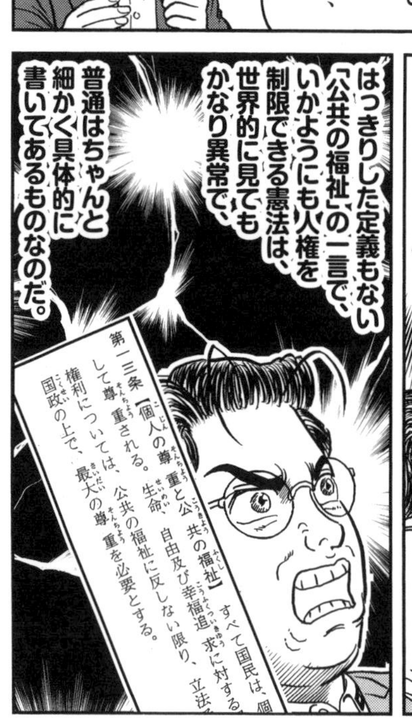

はっきりした定義もない「公共の福祉」の一言で、いかようにも人権を制限できる憲法は、世界的に見てもかなり異常で、
普通はちゃんと細かく具体的に書いてあるものなのだ。
第一三条【個人の尊重と公共の福祉】すべて国民は、個
して尊重される。生命、自由及び幸福追求に対する
権利については、公共の福祉に反しない限り、立法
国政の上で、最大の尊重を必要とする。

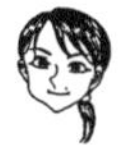

「ゴー宣道場」ニコニコとYouTubeチャンネルでは、畜群を拒否する者たちによる、重要な生放送を立て続けに行いました！『東浩紀・三浦瑠麗両氏との『コロナ論、緊急鼎談！』』、宮沢孝幸・萬田緑平両氏を招いた『コロナ禍と巨悪マスコミ』です！YouTubeは動画削除される可能性も高いので、ぜひ早めにご覧ください！

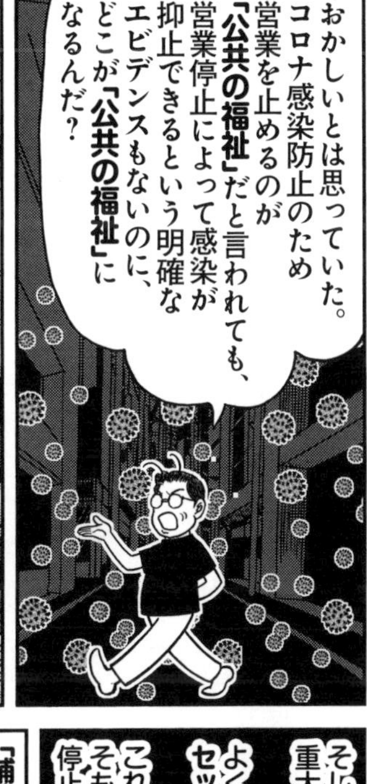

おかしいとは思っていた。
コロナ感染防止のため
営業を止めるのが
「公共の福祉」だと言われても、
営業停止によって感染が
抑止できるという明確な
エビデンスもないのに、
どこが「公共の福祉」に
なるんだ？

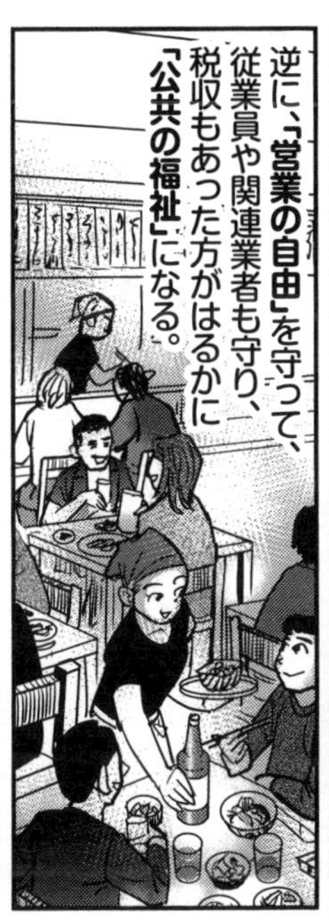

逆に、「営業の自由」を守って、
従業員や関連業者も守り、
税収もあった方がはるかに
「公共の福祉」になる。

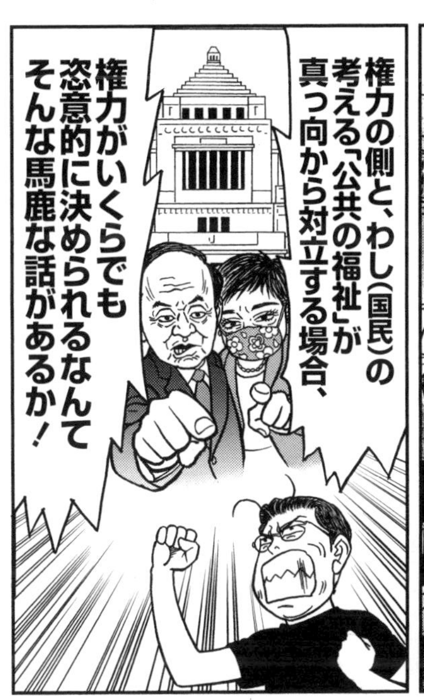

権力の側と、わし（国民）の
考える「公共の福祉」が
真っ向から対立する場合、
権力がいくらでも
恣意的に決められるなんて
そんな馬鹿な話があるか！

そして横大道氏はもう一点、
重大な指摘をしてくれた。
よく「休業と補償はセット」と言われる。
これまた、見過ごしていたが、
そもそもコロナ禍での「営業の自由」
停止の損失は「補償」の問題なのか？

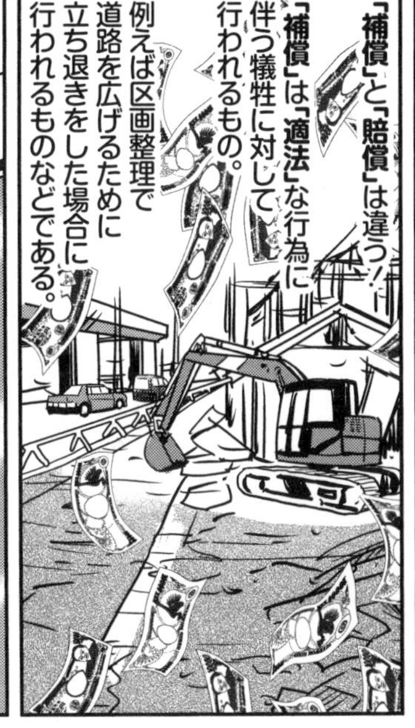

「補償」と「賠償」は違う！
「補償」は「適法」な行為に
伴う犠牲に対して
行われるもの。
例えば区画整理で
道路を広げるために
立ち退きをした場合に
行われるものなどである。

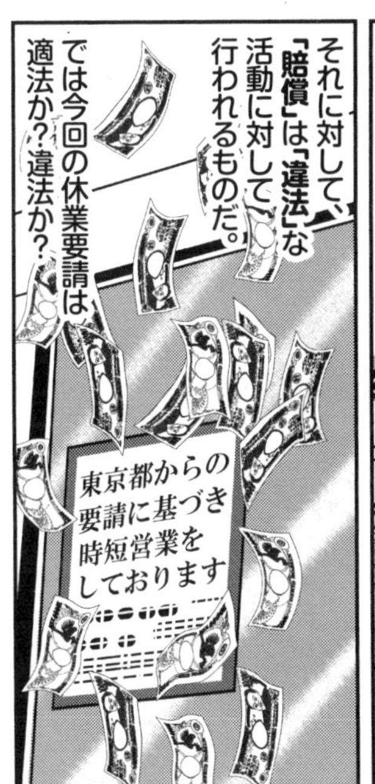

それに対して、
「賠償」は「違法」な
活動に対して
行われるものだ。
では今回の休業要請は
適法か？違法か？
東京都からの
要請に基づき
時短営業を
しております

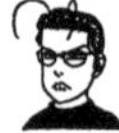

PCR全体主義の次はワクチンファシズムだ。コロナ禍は権威主義との戦いでもある。デマや陰謀論に影響されずにワクチンの危険性を伝えるのも、インフォームドコンセント・セカンドオピニオンの立場からは大事だろう。

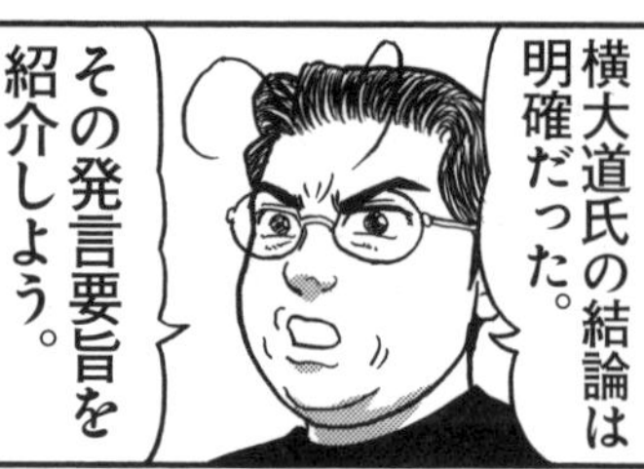
横大道氏の結論は明確だった。
その発言要旨を紹介しよう。

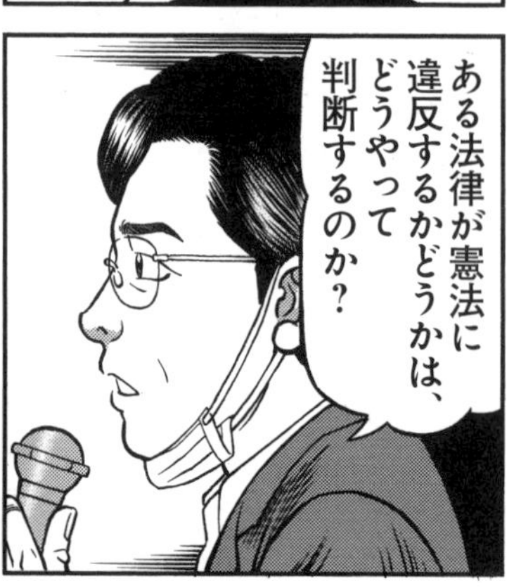
ある法律が憲法に違反するかどうかは、どうやって判断するのか?

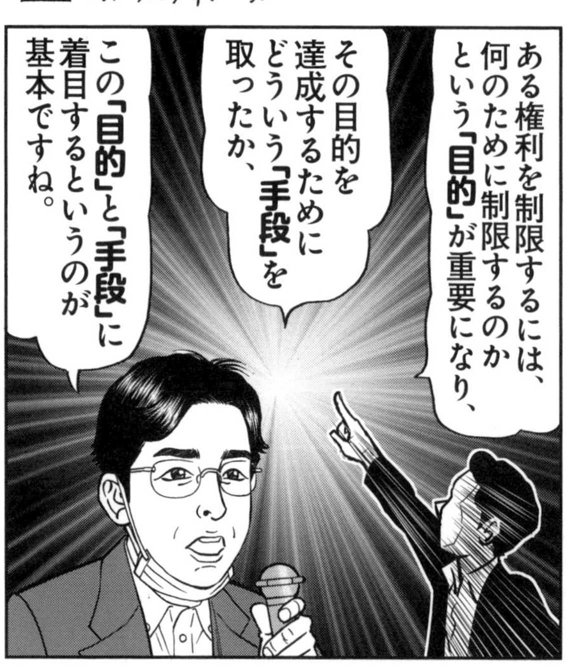
ある権利を制限するには、何のために制限するのかという「目的」が重要になり、
その目的を達成するためにどういう「手段」を取ったか、
この「目的」と「手段」に着目するというのが基本ですね。

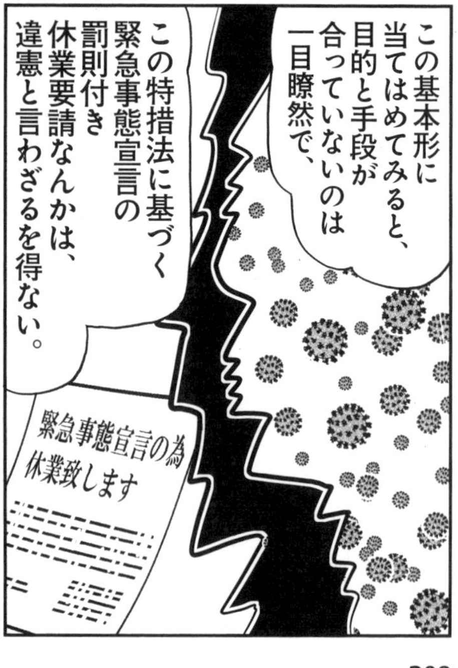
この基本形に当てはめてみると、目的と手段が合っていないのは一目瞭然で、
この特措法に基づく緊急事態宣言の罰則付き休業要請なんかは、違憲と言わざるを得ない。
緊急事態宣言の為
休業致します

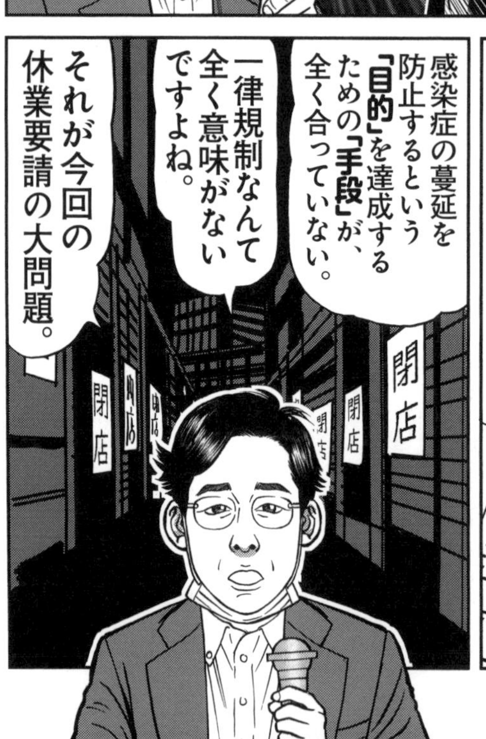
感染症の蔓延を防止するという「目的」を達成するための「手段」が、全く合っていない。
一律規制なんて全く意味がないですよね。
それが今回の休業要請の大問題。
閉店
閉店
閉店

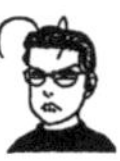

飲食店のみなさんは「補償」ではなく、「賠償」を要求していいんだぞ。君たちはマゾか！

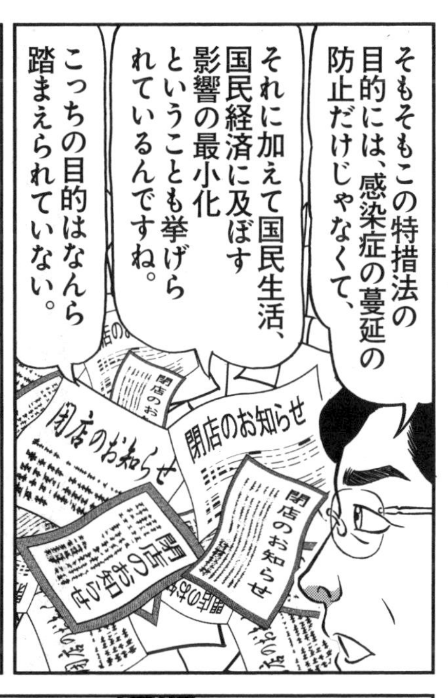

そもそもこの特措法の目的には、感染症の蔓延の防止だけじゃなくて、
それに加えて国民生活、国民経済に及ぼす影響の最小化ということも挙げられているんですね。
こっちの目的はなんら踏まえられていない。
閉店のお知らせ
閉店のお知らせ
閉店のお知らせ
閉店のお知らせ

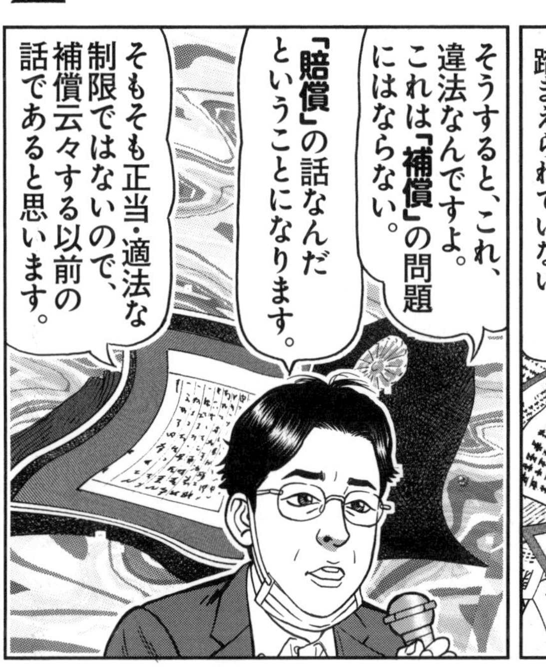

そうすると、これ、違法なんですよ。これは「補償」の問題にはならない。
「賠償」の話なんだということになります。
そもそも正当・適法な制限ではないので、補償云々する以前の話であると思います。

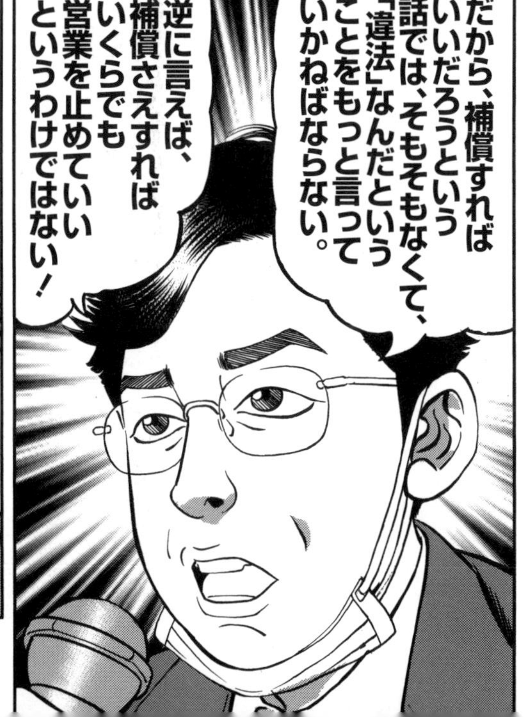

だから、補償すればいいだろうという話では、そもそもなくて、「違法」なんだということをもっと言っていかねばならない。
逆に言えば、補償さえすればいくらでも営業を止めていいというわけではない！

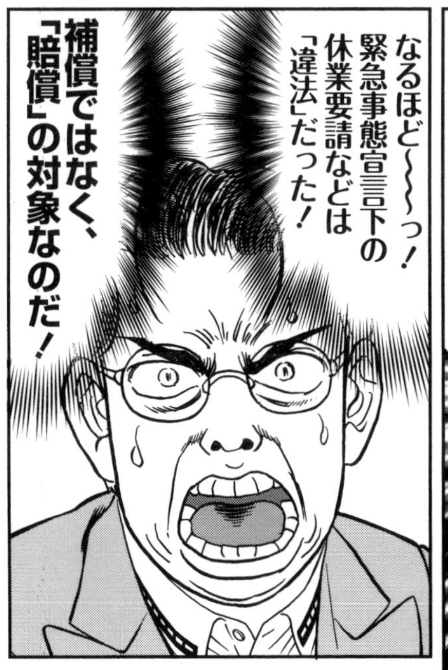

なるほど～～っ！緊急事態宣言下の休業要請などは「違法」だった！
補償ではなく、「賠償」の対象なのだ！

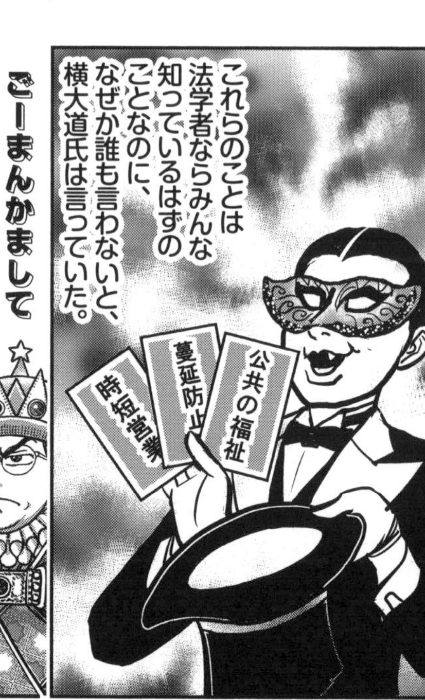

憲法の「公共の福祉」は危険なマジック・ワードだ!
これらのことは法学者ならみんな知っているはずのことなのに、なぜか誰も言わないと、横大道氏は言っていた。
公共の福祉
蔓延防止
時短営業

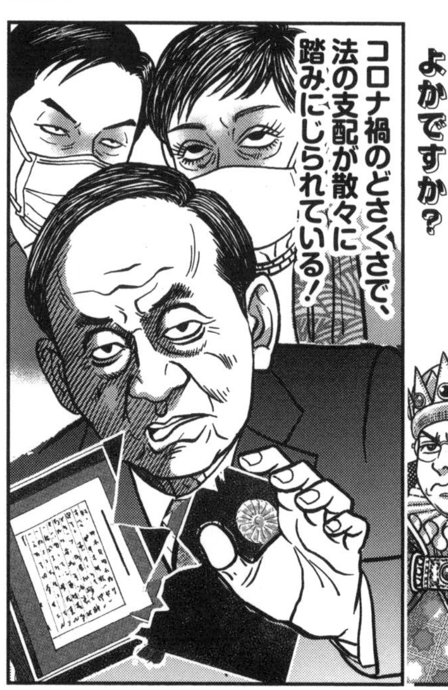

ごーまんかましてよかですか?
コロナ禍のどさくさで、法の支配が散々に踏みにじられている!

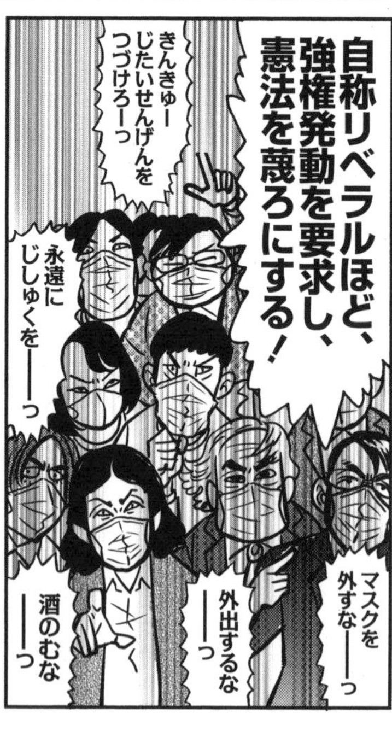

自称リベラルほど、強権発動を要求し、憲法を蔑ろにする!
きんきゅーじたいせんげんをつづけろーっ
永遠にじしゅくを——っ
マスクを外すな——っ
外出するな——っ
酒のむな——っ

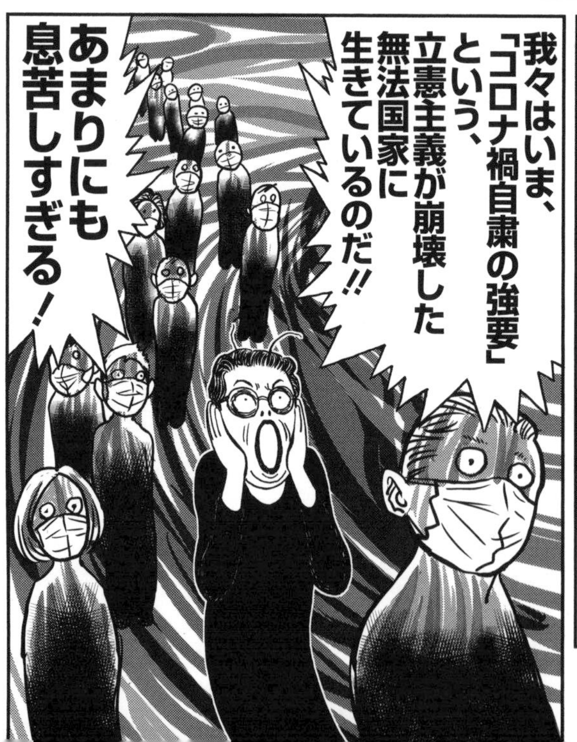

我々はいま、「コロナ禍自粛の強要」という、立憲主義が崩壊した無法国家に生きているのだ!!
あまりにも息苦しすぎる!

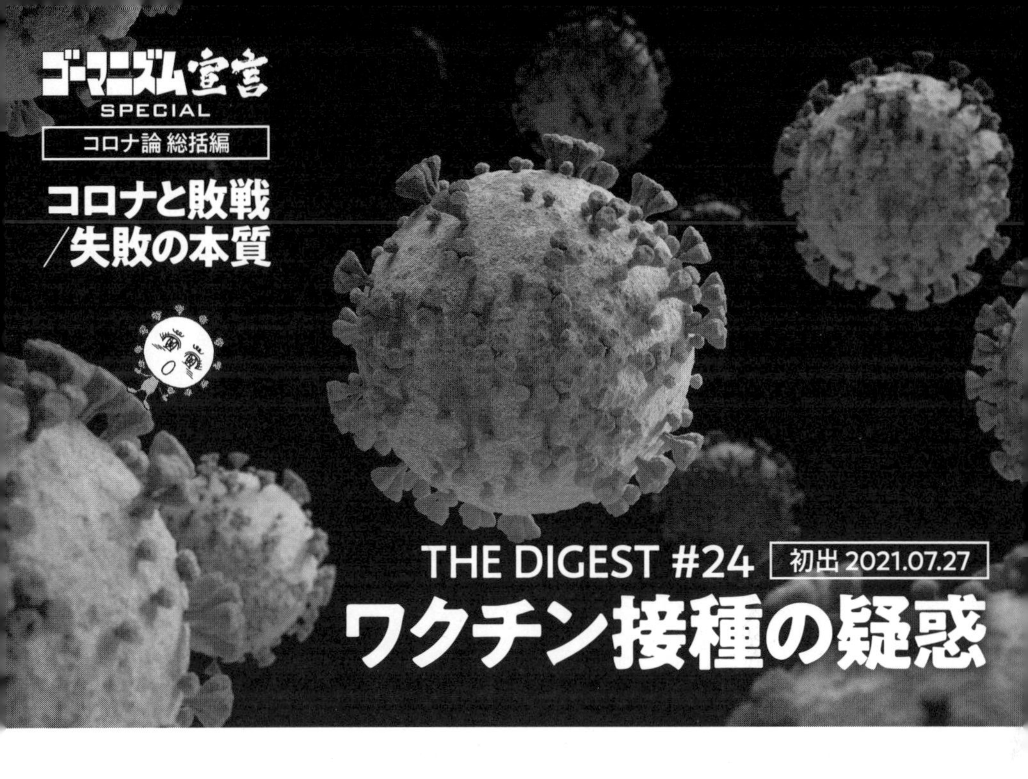

ゴーマニズム宣言
SPECIAL
コロナ論 総括編
コロナと敗戦
／失敗の本質

THE DIGEST #24 初出 2021.07.27

ワクチン接種の疑惑

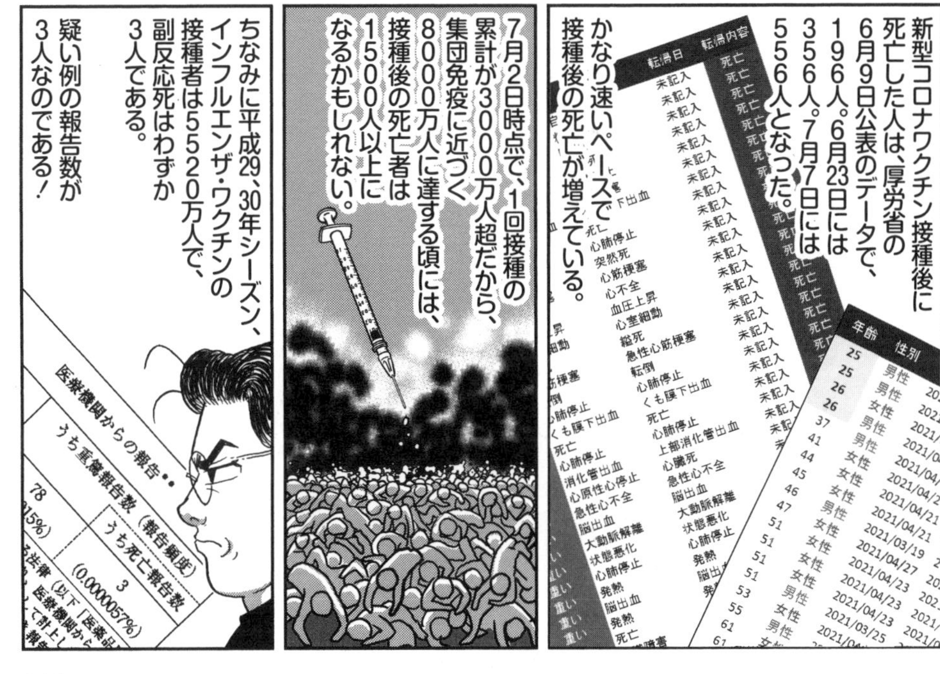

新型コロナワクチン接種後に死亡した人は、厚労省の6月9日公表のデータで、196人。6月23日には356人。7月7日には556人となった。
かなり速いペースで接種後の死亡が増えている。
7月2日時点で、1回接種の累計が3000万人超だから、集団免疫に近づく8000万人に達する頃には、接種後の死亡者は1500人以上になるかもしれない。
ちなみに平成29、30年シーズン、インフルエンザ・ワクチンの接種者は5520万人で、副反応死はわずか3人である。
疑い例の報告数が3人なのである！

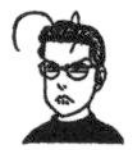

国策によるワクチン接種の場合、接種人数が膨大になるから、分母が増えすぎて、分子の死亡者数が%として少なくなるのは当然だ。このような場合は「死亡者数」や「重症者数」の人数のみに注目しなければならない。

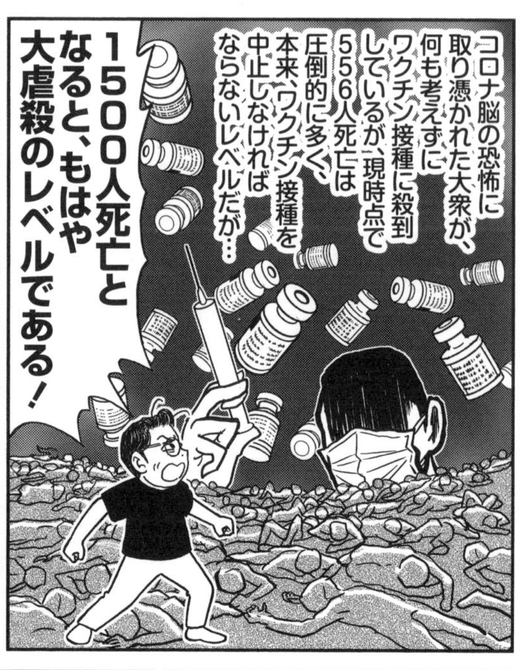

コロナ脳の恐怖に取り憑かれた大衆が、何も考えずにワクチン接種に殺到しているが、現時点で556人死亡は圧倒的に多く、本来、ワクチン接種を中止しなければならないレベルだが…
1500人死亡となると、もはや大虐殺のレベルである！

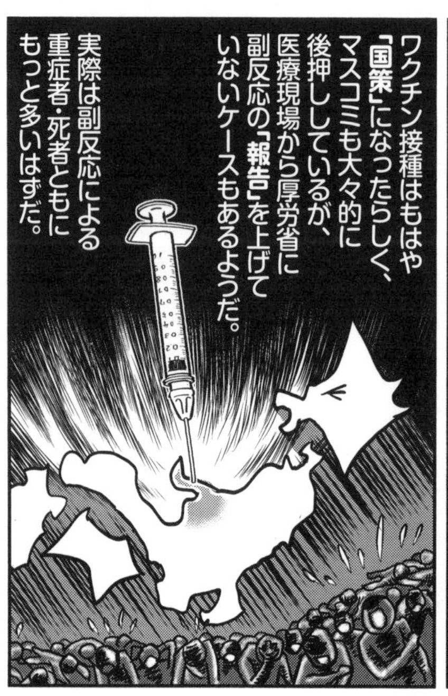

ワクチン接種はもはや「国策」になったらしく、マスコミも大々的に後押ししているが、医療現場から厚労省に副反応の「報告」を上げていないケースもあるようだ。
実際は副反応による重症者・死者ともにもっと多いはずだ。

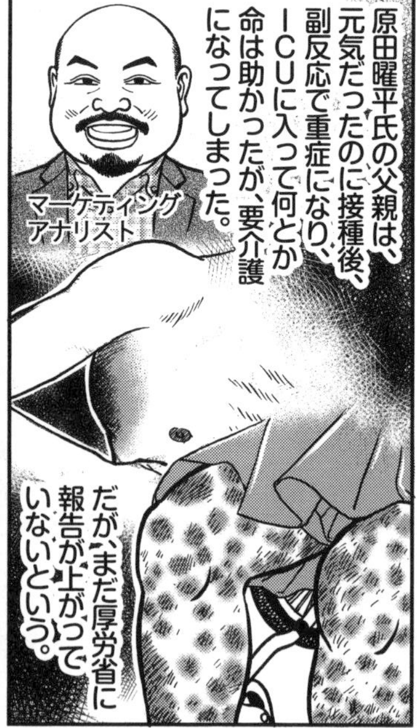

原田曜平氏の父親は、元気だったのに接種後、副反応で重症になり、ICUに入って何とか命は助かったが、要介護になってしまった。
マーケティングアナリスト
だが、まだ厚労省に報告が上がっていないという。

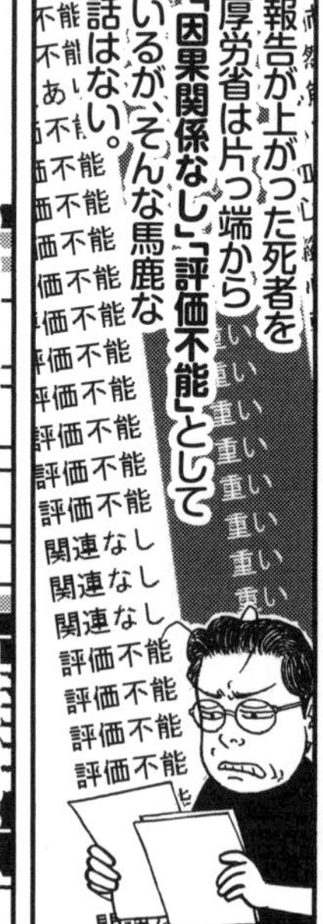

報告が上がった死者を厚労省は片っ端から「因果関係なし」「評価不能」としているが、そんな馬鹿な話はない。
評価不能
関連なし
日本で報告される死亡者の症例と合致している！

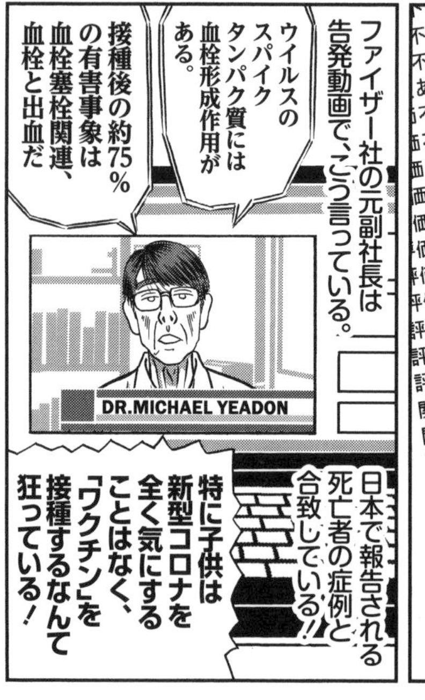

ファイザー社の元副社長は告発動画で、こう言っている。
ウイルスのスパイクタンパク質には血栓形成作用がある。
接種後の約75%の有害事象は血栓塞栓関連、血栓と出血だ
DR.MICHAEL YEADON
特に子供は新型コロナを全く気にすることはなく、「ワクチン」を接種するなんて狂っている！

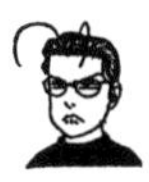

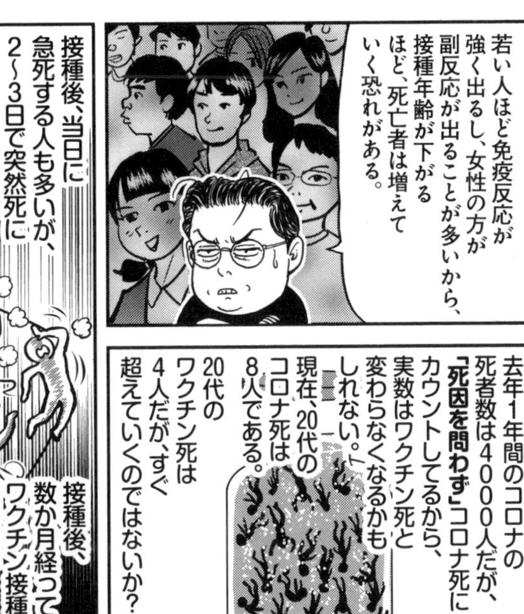

若い人ほど免疫反応が強く出るし、女性の方が副反応が出ることが多いから、接種年齢が下がるほど、死亡者は増えていく恐れがある。
去年1年間のコロナの死者数は4000人だが、「死因を問わず」コロナ死にカウントしてるから、実数はワクチン死と変わらなくなるかもしれない。
現在、20代のコロナ死は8人である。
20代のワクチン死は4人だが、すぐ超えていくのではないか?

接種後、当日に急死する人も多いが、2～3日で突然死になる人が多い。

接種後、数か月経って、ワクチン接種の悪影響が現れる人だっているだろう。

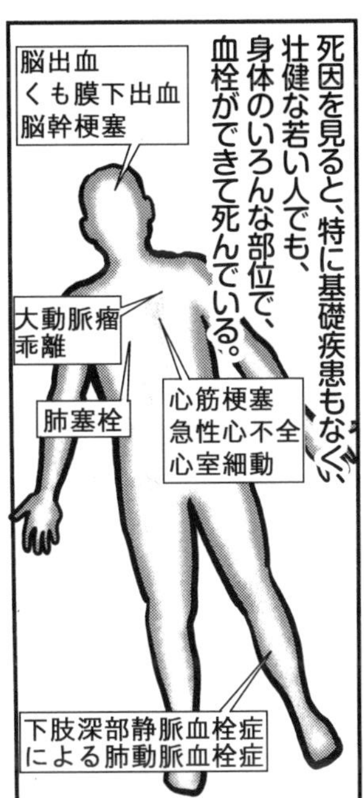

死因を見ると、特に基礎疾患もなく、壮健な若い人でも、身体のいろんな部位で、血栓ができて死んでいる。
脳出血
くも膜下出血
脳幹梗塞
大動脈瘤
乖離
心筋梗塞
急性心不全
心室細動
肺塞栓
下肢深部静脈血栓症
による肺動脈血栓症

政府や自称専門家は、リスクとベネフィットを考慮すれば、ベネフィットが大きいから、ワクチンの「犠牲者」はやむを得ないとし、片っ端から偶然の死者と見做す考えのようだ。

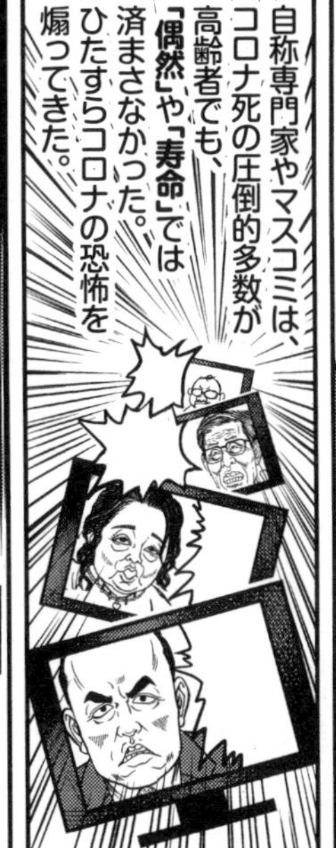

自称専門家やマスコミは、コロナ死の圧倒的多数が高齢者でも、「偶然」や「寿命」では済まさなかった。ひたすらコロナの恐怖を煽ってきた。

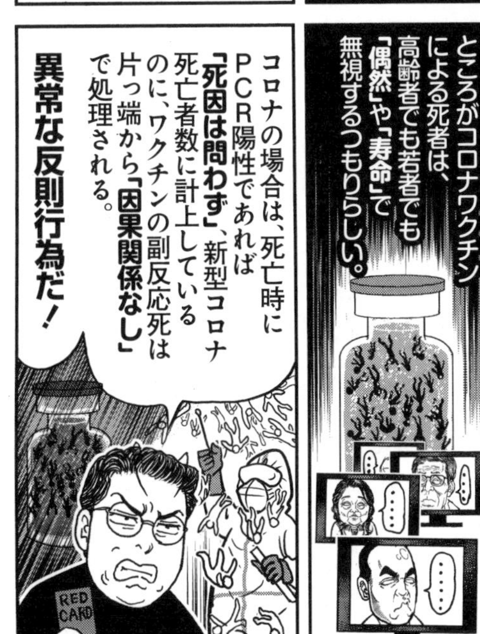

ところがコロナワクチンによる死者は、高齢者でも若者でも「偶然」や「寿命」で無視するつもりらしい。
……
……
……
コロナの場合は、死亡時にPCR陽性であれば「死因は問わず」、新型コロナ死亡者数に計上しているのに、ワクチンの副反応死は片っ端から「因果関係なし」で処理される。
異常な反則行為だ！
RED CARD

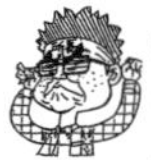

経団連が「ワクチンパスポート」の導入を求めている。猛毒ワクチンの接種強制につながる案で、絶対許されない!
東京都医師会は「陰性証明書」の導入を目指している。それがないと飲食店に入れない社会なんか実現させるな!
正気を保つ最後の砦、ブログマガジン「小林よしのりライジング」配信中! 毎週土曜8時は「オドレら正気か?」生放送!

そもそも新型コロナワクチンは厳密にいえば、ワクチンではないのだ!

COVID - 19
Coronavirus Vaccine
Injection only

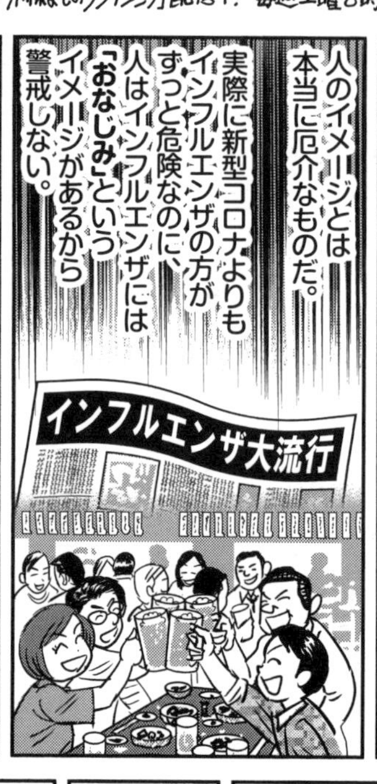
人のイメージとは本当に厄介なものだ。
実際に新型コロナよりもインフルエンザの方がずっと危険なのに、人はインフルエンザには「おなじみ」というイメージがあるから警戒しない。
インフルエンザ大流行

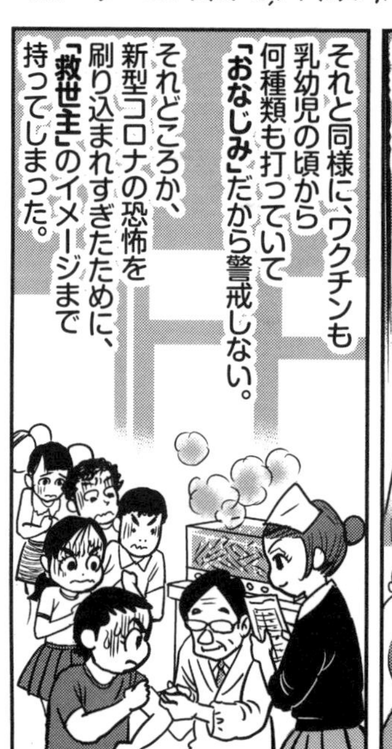
それと同様に、ワクチンも乳幼児の頃から何種類も打っていて「おなじみ」だから警戒しない。
それどころか、新型コロナの恐怖を刷り込まれすぎたために、「救世主」のイメージまで持ってしまった。

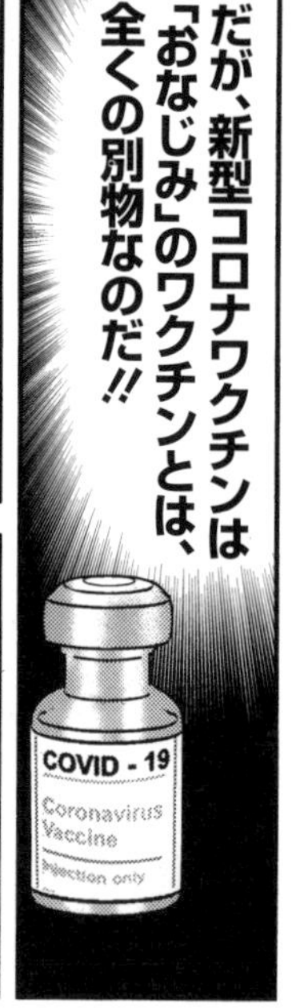
だが、新型コロナワクチンは「おなじみ」のワクチンとは、全くの別物なのだ!!
COVID - 19
Coronavirus Vaccine
Injection only

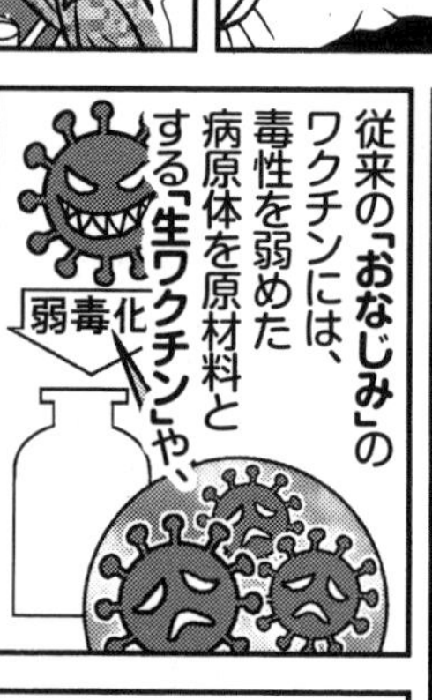
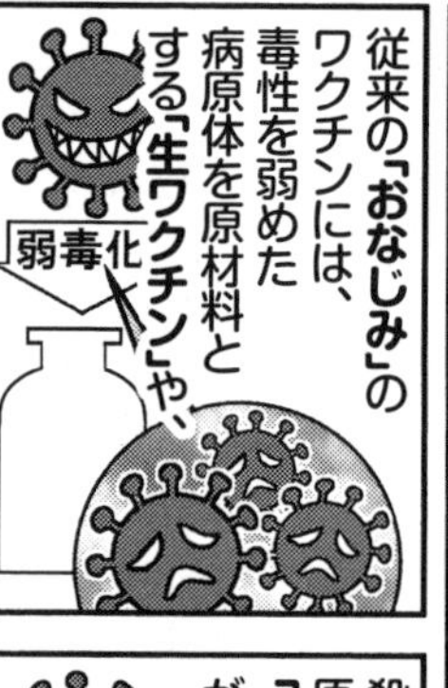
従来の「おなじみ」のワクチンには、毒性を弱めた病原体を原材料とする「生ワクチン」や、
弱毒化

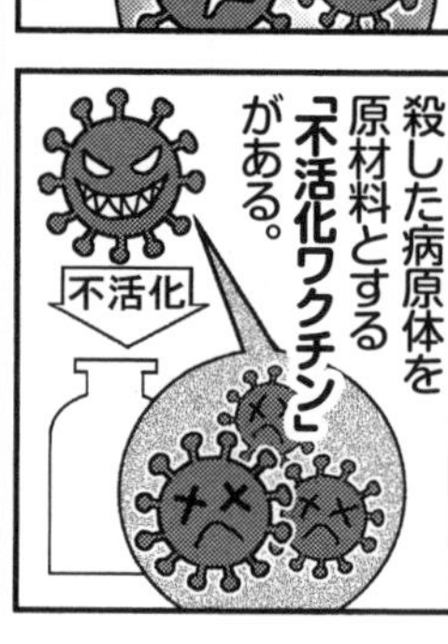
殺した病原体を原材料とする「不活化ワクチン」がある。
不活化

また、病原体の一部などをアジュバント(炎症増強剤)と一緒に接種するのも、「おなじみ」のワクチンの一種だ。

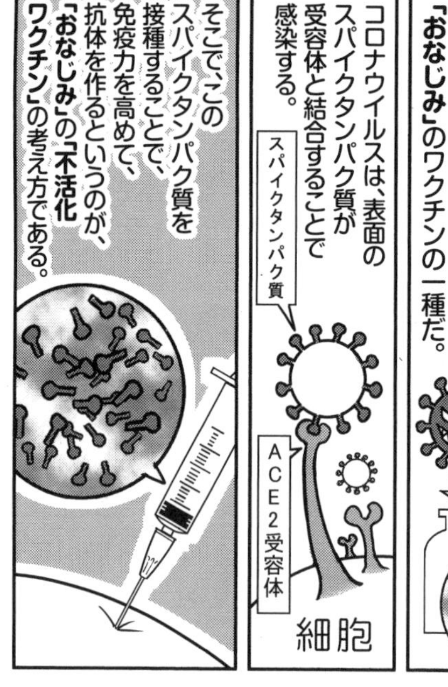
コロナウイルスは、表面のスパイクタンパク質が受容体と結合することで感染する。
スパイクタンパク質
ACE2受容体
細胞
そこで、このスパイクタンパク質を接種することで、免疫力を高めて、抗体を作るというのが、「おなじみ」の「不活化ワクチン」の考え方である。

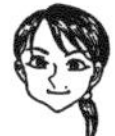

東京都に4度目の緊急事態宣言、徹底強化されるワクチンファシズム…どこまで狂えば気が済むのでしょうか？東浩紀、三浦瑠麗両氏との「よしりん十番勝負」、宮沢孝幸、萬田緑平両氏との「北海道ゴー宣道場」では、この狂乱に屈しない者たちの重要な議論がされています。ぜひ動画をご覧ください！

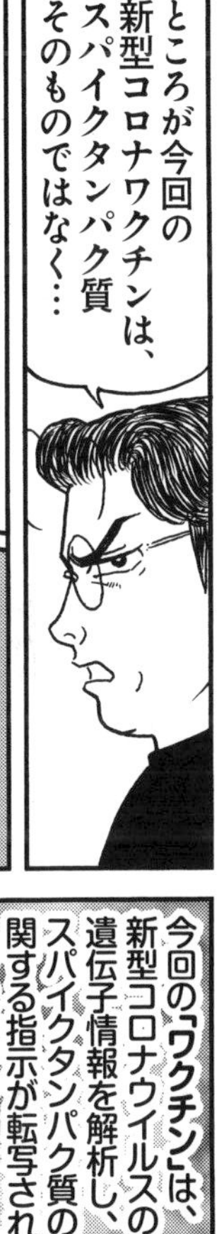
ところが今回の新型コロナワクチンは、スパイクタンパク質そのものではなく…

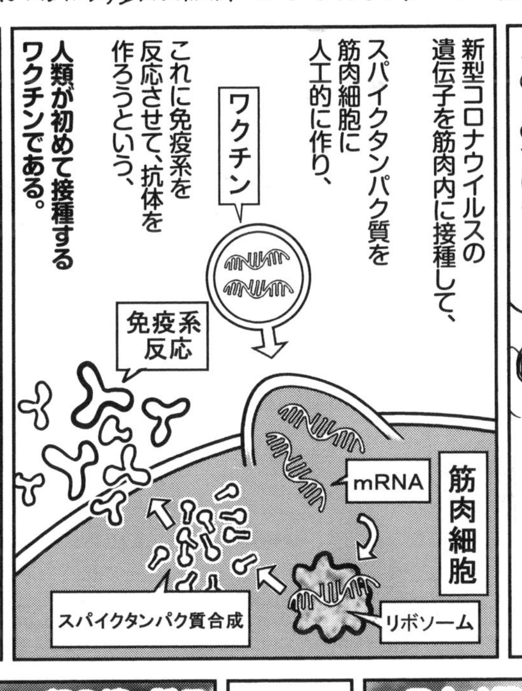
新型コロナウイルスの遺伝子を筋肉内に接種して、
スパイクタンパク質を筋肉細胞に人工的に作り、
これに免疫系を反応させて、抗体を作ろうという、
人類が初めて接種するワクチンである。
ワクチン
免疫系反応
筋肉細胞
mRNA
リボソーム
スパイクタンパク質合成

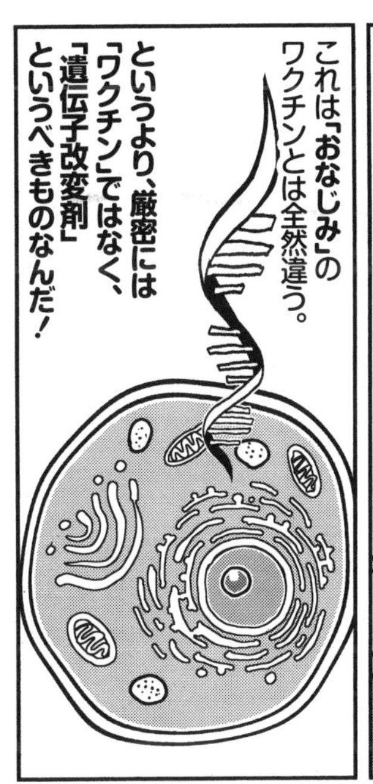
これは「おなじみ」のワクチンとは全然違う。
というより、厳密には「ワクチン」ではなく、「遺伝子改変剤」というべきものなんだ！

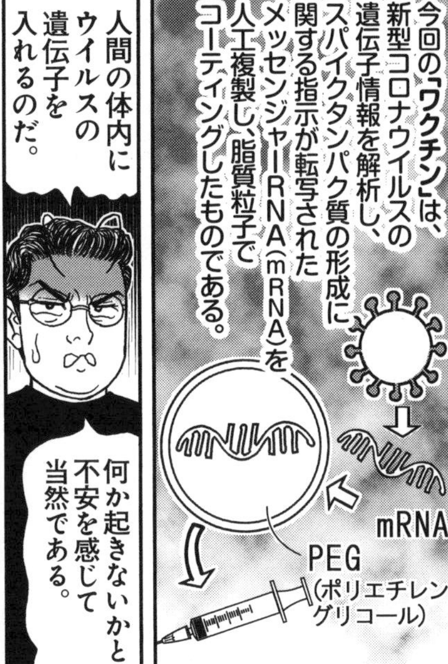
今回の「ワクチン」は、新型コロナウイルスの遺伝子情報を解析し、スパイクタンパク質の形成に関する指示が転写されたメッセンジャーRNA（mRNA）を人工複製し、脂質粒子でコーティングしたものである。
mRNA
PEG
（ポリエチレングリコール）
人間の体内にウイルスの遺伝子を入れるのだ。
何か起きないかと不安を感じて当然である。

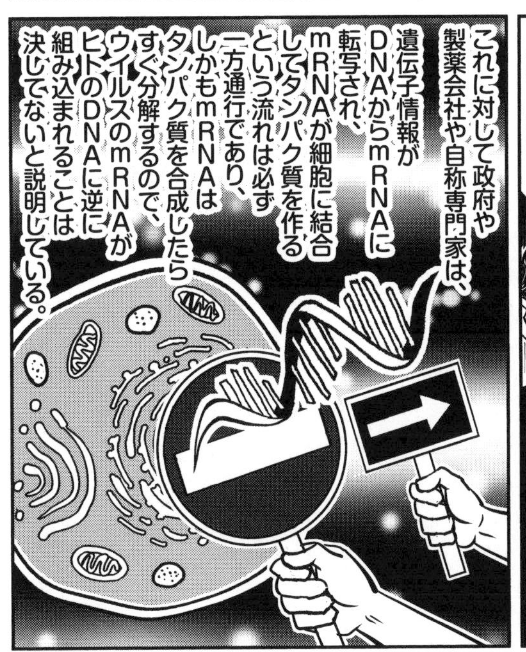
これに対して政府や製薬会社や自称専門家は、
遺伝子情報がDNAからmRNAに転写され、mRNAが細胞に結合してタンパク質を作るという流れは必ず一方通行であり、しかもmRNAはタンパク質を合成したらすぐ分解するので、ウイルスのmRNAがヒトのDNAに逆に組み込まれることは決してないと説明している。

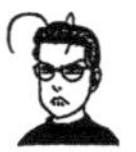
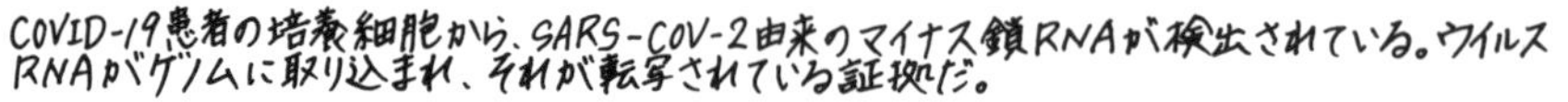
COVID-19患者の培養細胞から、SARS-COV-2由来のマイナス鎖RNAが検出されている。ウイルスRNAがゲノムに取り込まれ、それが転写されている証拠だ。

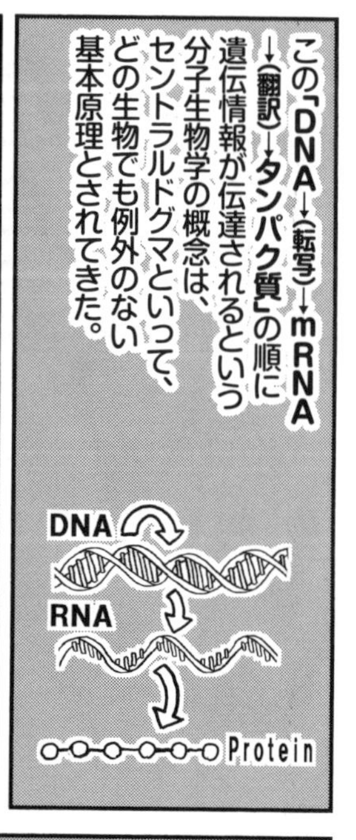
この「DNA→(転写)→mRNA→(翻訳)→タンパク質」の順に遺伝情報が伝達されるという分子生物学の概念は、セントラルドグマといって、どの生物でも例外のない基本原理とされてきた。
DNA
RNA
Protein

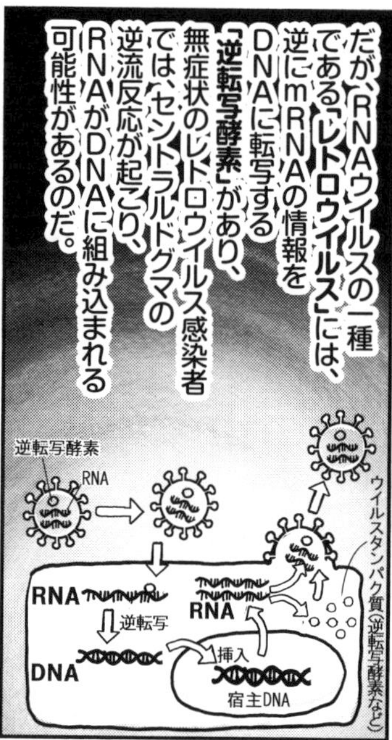
だが、RNAウイルスの一種である「レトロウイルス」には、逆にmRNAの情報をDNAに転写する「逆転写酵素」があり、無症状のレトロウイルス感染者では、セントラルドグマの逆流反応が起こり、RNAがDNAに組み込まれる可能性があるのだ。
逆転写酵素
RNA
RNA
逆転写
DNA
RNA
挿入
宿主DNA
ウイルスタンパク質(逆転写酵素など)

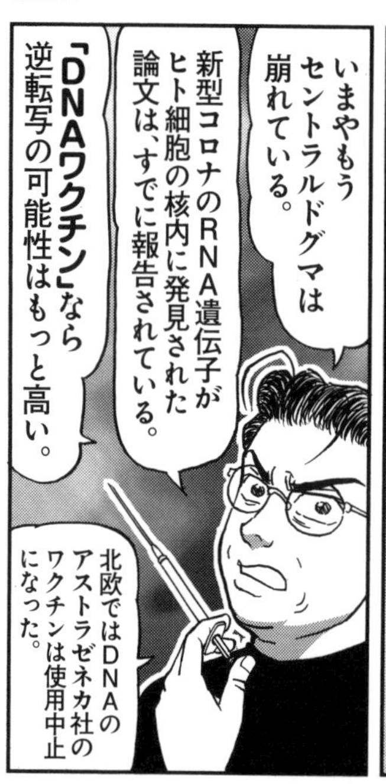
いまやもうセントラルドグマは崩れている。
新型コロナのRNA遺伝子がヒト細胞の核内に発見された論文は、すでに報告されている。
「DNAワクチン」なら逆転写の可能性はもっと高い。
北欧ではDNAのアストラゼネカ社のワクチンは使用中止になった。

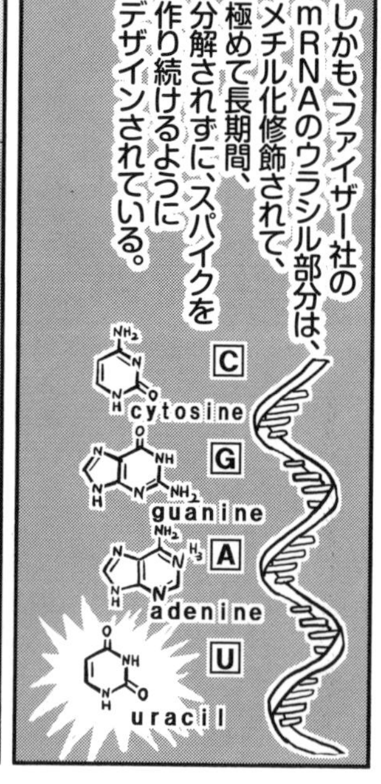
しかも、ファイザー社のmRNAのウラシル部分は、メチル化修飾されて、極めて長期間、分解されずに、スパイクを作り続けるようにデザインされている。
C
cytosine
G
guanine
A
adenine
U
uracil

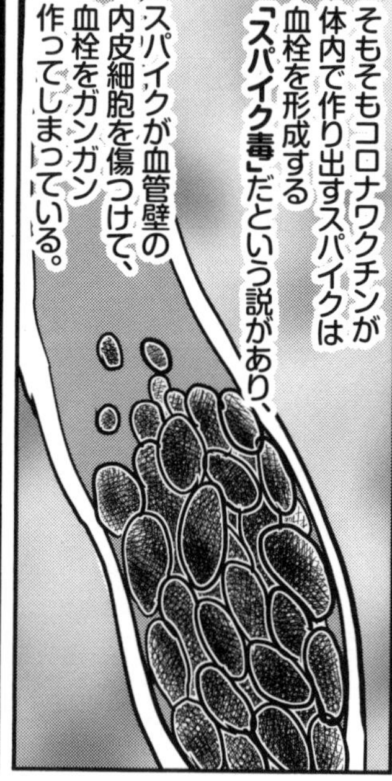
そもそもコロナワクチンが体内で作り出すスパイクは血栓を形成する「スパイク毒」だという説があり、
スパイクが血管壁の内皮細胞を傷つけて、血栓をガンガン作ってしまっている。

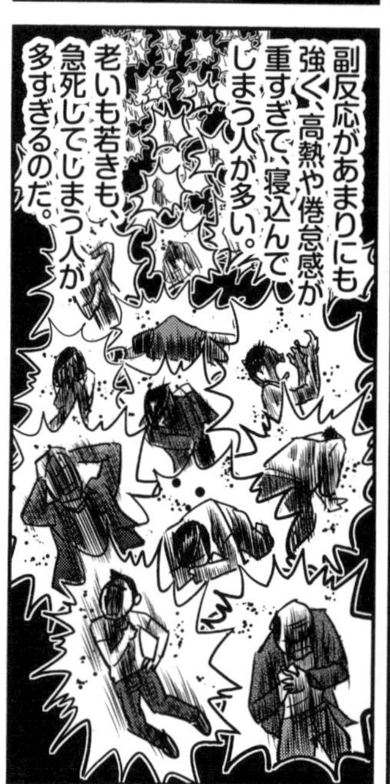
副反応があまりにも強く、高熱や倦怠感が重すぎて、寝込んでしまう人が多い。
老いも若きも、急死してしまう人が多すぎるのだ。

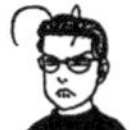

河野太郎こそが「デマ」の王者であり、「こびナビ」は「デマ」の紅衛兵である。あの餓鬼どもは、アメリカ在住で、日米のコロナ被害の比較もできず、プロの医師でもないサリンを撒き散らすオウム信者みたいな連中である。

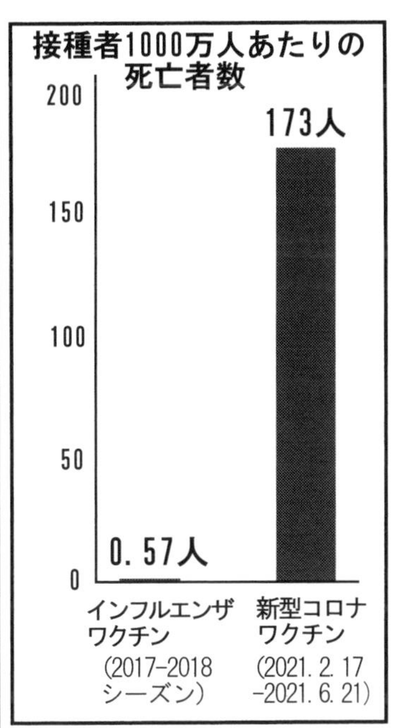

接種者1000万人あたりの死亡者数
200
150
100
50
0
173人
0.57人
インフルエンザワクチン
(2017–2018シーズン)
新型コロナワクチン
(2021.2.17–2021.6.21)

そんなバカな妄想でワクチン賛美しなくても、人々の副反応・死亡のツイートを読めば、因果関係くらい明瞭にわかる！

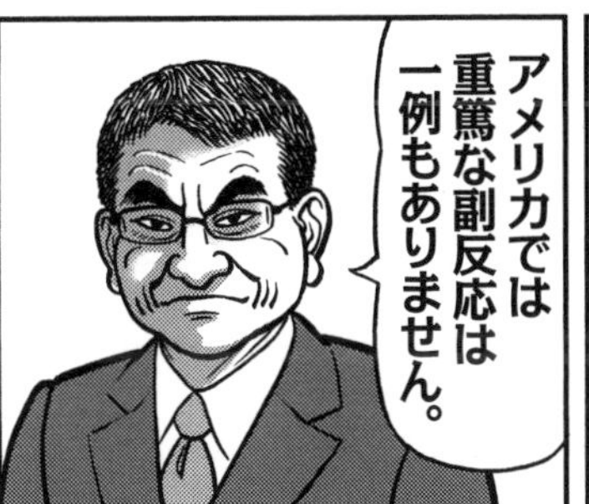

アメリカでは重篤な副反応は一例もありません。

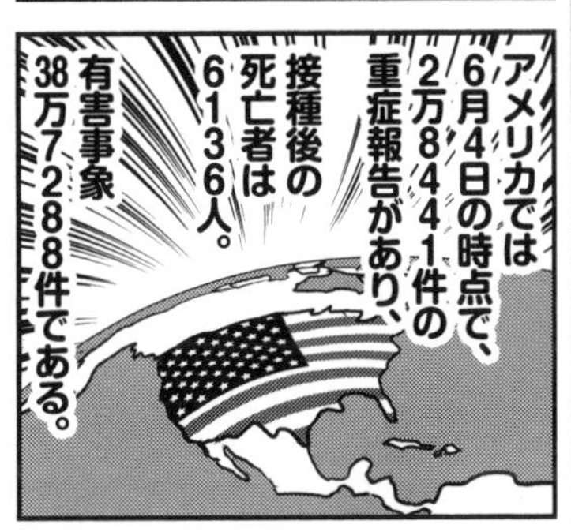

アメリカでは6月4日の時点で、2万8441件の重症報告があり、接種後の死亡者は6136人。有害事象38万7288件である。

親の知り合いがコロナワクチン接種した
次の日に突然倒れてそのまま亡くなった
とか聞いたんだけど怖すぎる
普通にピンピンしてたのに急にらしい。
他にもワクチン打って体調不良ずっと
長引いてる人とかもいるらしいし…

16:57 · 2021/06/12 · Twitter for iPhone

ワクチン摂取して死亡したという声が
ドンドン上がってきてますね！
私の近しい、疾患も何もない看護師も
摂取した翌日に亡くなりましたし
表に出てないワクチン死亡者数を正確に出したら、とんでもない数だと思う

15:16 · 2021/06/12 · Twitter for Android

旦那が、医療関係施設に出入りしており、80代以上が3名亡くなったと言ってました！市に報告もされてません！ワクチン接種後数日以内に血を吐いたりして死亡とのことです！

17:44 · 2021/06/12 · Twitter for Android

なんかね〜さっき友達から聞いたんだけど、隣町の町会長さん、コロナのワクチン一回目は大丈夫だったのに二回目打った後玄関でばったり倒れてお亡くなりになったそう。身近に起こると身につまされる。

21:46 · 2021/06/12 · Twitter for iPhone

最近やたらと救急車が通ると思ったら、近くの病院で集団接種してました
皆さんのツイートは本当だと確信しました。

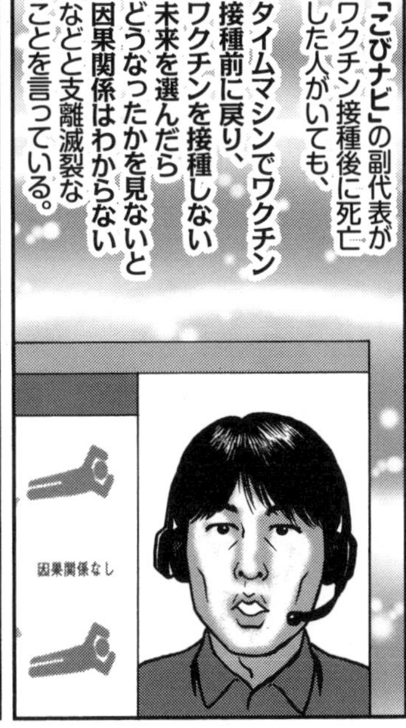

「こびナビ」の副代表がワクチン接種後に死亡した人がいても、タイムマシンでワクチン接種前に戻り、ワクチンを接種しない未来を選んだらどうなったかを見ないと因果関係はわからないなどと支離滅裂なことを言っている。
因果関係なし

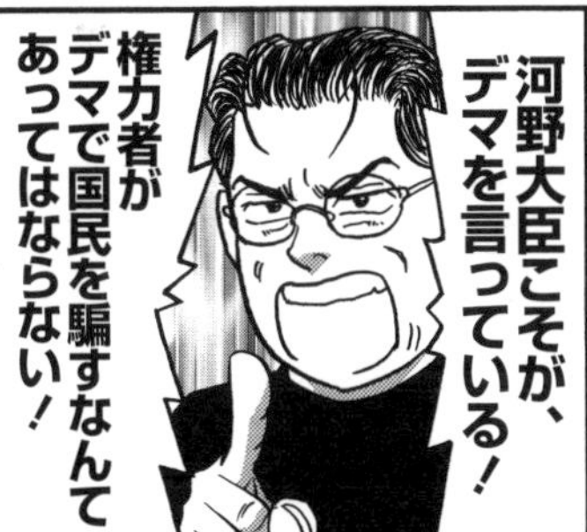

河野大臣こそが、デマを言っている！
権力者がデマで国民を騙すなんてあってはならない！

WHOがやっと子供にワクチン打つ緊急性は低いとHPで表明した。

- Have a history of severe allergies, particularly to a vaccine (or any of the ingredients in the vaccine)
- Are severely frail

Children and adolescents tend to have milder dis… compared to adults, so unless they are part of a g… risk of severe COVID-19, it is less urgent to vacc… than older people, those with chronic health cond… health workers.

子供と青年は大人に比べて軽い病気になる傾向があるので、彼らが重度のCOVID-19のリスクが高いグループの一員でない限り、高齢者、慢性的な健康状態の人、医療従事者よりも予防接種の緊急性は低くなります。

…cine trials for children are ongoing and WHO will update its recommendations…

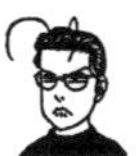

コロナワクチンは、ワクチンと遺伝子治療の両面からの評価・規制がされるべきだった。
若者は打つな！必要ない！

常識があれば、これらの報告は、接種後の死が、「偶然」とか「寿命」ではないと判断できるはずだ。

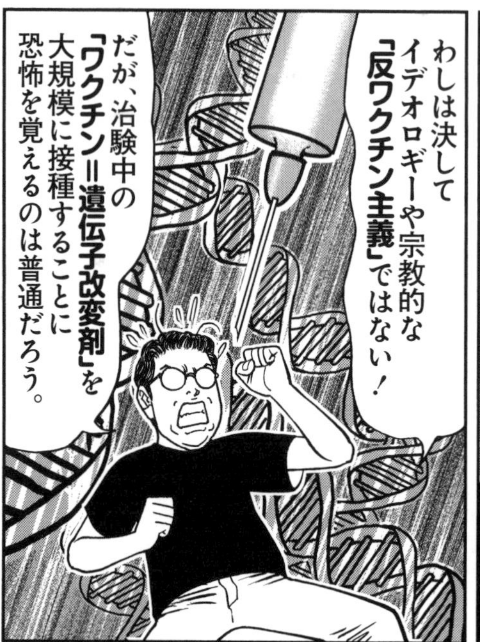

わしは決してイデオロギーや宗教的な「反ワクチン主義」ではない！
だが、治験中の「ワクチン＝遺伝子改変剤」を大規模に接種することに恐怖を覚えるのは普通だろう。

ごーまんかましてよかですか？

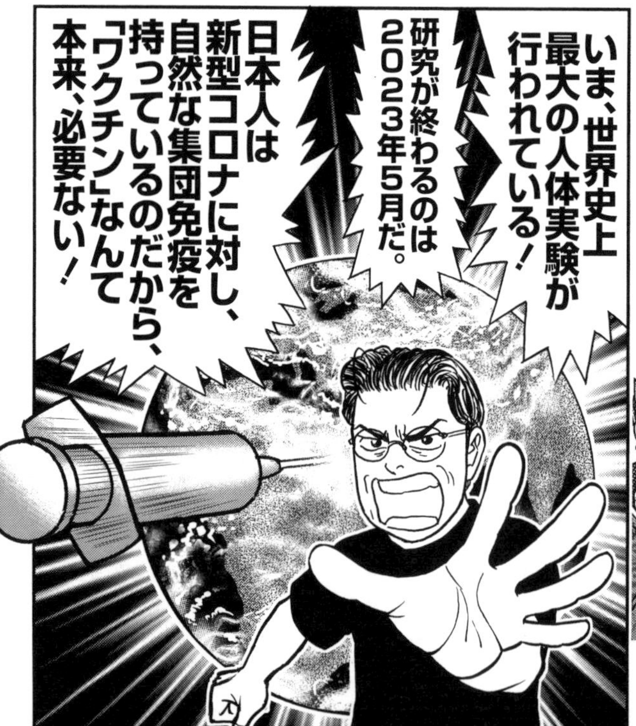

いま、世界史上最大の人体実験が行われている！
研究が終わるのは2023年5月だ。
日本人は新型コロナに対し、自然な集団免疫を持っているのだから、「ワクチン」なんて本来、必要ない！

はい、近しい看護師さんも摂取した翌日に亡くなられたにも関わらず、死因は心筋梗塞とし、病院はメディアへの公表を拒否している状態です、この様に病院ですら認めないのに、国が認める訳がないですよ、水俣病やイタイイタイ病の時みたいになるだけだと思います

10:38 · 2021/06/12 · Twitter for Android

お会いしたことある方です。
比較的若い年齢の方ですが、コロナ予防接種後2週間くらいで亡くなりました。基礎疾患なし。因果関係は認められないという結論出てる。ワクチン怖いわ。

14:00 · 2021/06/12 · Twitter for Android

つい先日同僚のお父様が、接種翌日に…心筋梗塞で亡くなられました。接種後に背中の痛みを訴えられていたそうです…

厚労省の数字は、信じるに価しません…

19:18 · 2021/06/12 · Twitter for Android

私の親戚の20代看護師の子も接種後、亡くなりました（泣）疾患もなく元気な子だったのにそれでもみんなワク〇ンを信じますか?と声を大にして言いたいです。

11:50 · 2021/06/13 · Twitter for Android

ついに、親戚でワクチン接種後、4日後に脳梗塞になった人が出た

身近でも、コロナで重症よりワクチン後重症の方がリアルでもよく聞くようになってきた。

#ワクチン副反応
#ワクチン

12:39 · 2021/06/12 · Twitter for Android

利用者さんがよくいく病院の看護師さんがコロナのワクチンで亡くなったって。
同い年やった…

同い年でワクチンで亡くなる方、よく聞くんやけど…受けなくてよかった…………。

2回目はかなり副作用がキツイらしいとは聞いていましたが、2回目終わった時に亡くなったそうです。

私の娘も福祉系で働いているのでワクチン打てたのですが止めました。
なんか怖くて

19:38 · 2021/06/11 · Twitter for iPhone

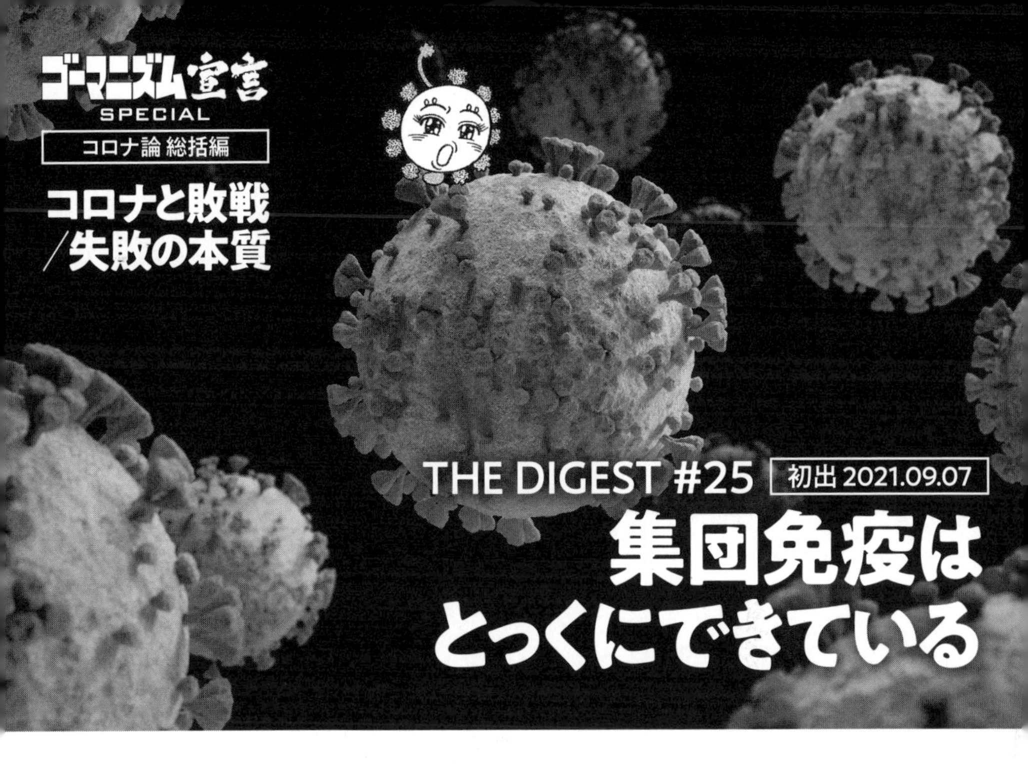
ゴーマニズム宣言
SPECIAL
コロナ論 総括編
コロナと敗戦
／失敗の本質
THE DIGEST #25
初出 2021.09.07
集団免疫は
とっくにできている

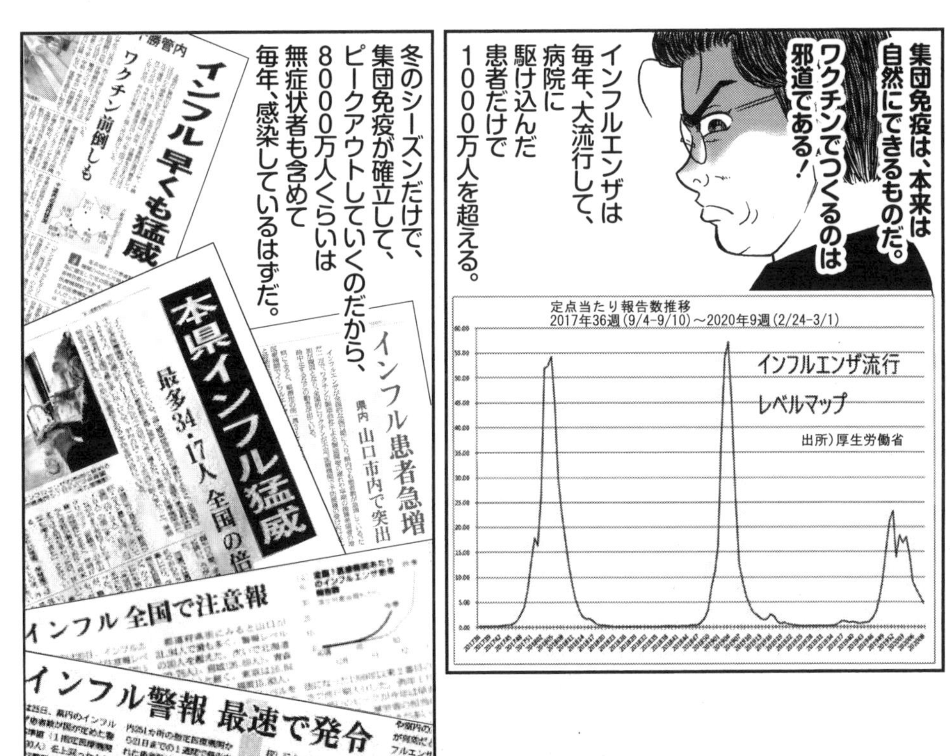
集団免疫は、本来は自然にできるものだ。
ワクチンでつくるのは邪道である！
インフルエンザは毎年、大流行して、病院に駆け込んだ患者だけで1000万人を超える。
定点当たり報告数推移
2017年36週（9/4-9/10）～2020年9週（2/24-3/1）
インフルエンザ流行レベルマップ
出所）厚生労働省
冬のシーズンだけで、集団免疫が確立して、ピークアウトしていくのだから、8000万人くらいは無症状者も含めて毎年、感染しているはずだ。
インフル早くも猛威
ワクチン前倒しも
本県インフル猛威
最多34・17人 全国の倍
インフル患者急増
県内 山口市内で突出
インフル 全国で注意報
インフル警報 最速で発令

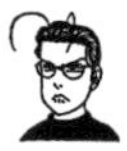
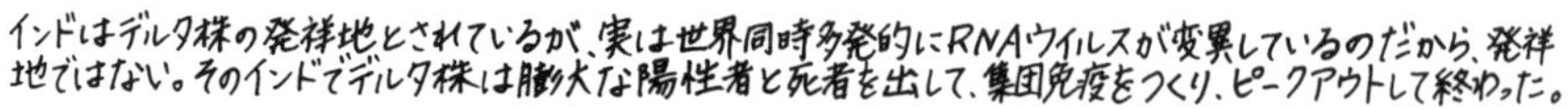
インドはデルタ株の発祥地とされているが、実は世界同時多発的にRNAウイルスが変異しているのだから、発祥地ではない。そのインドでデルタ株は膨大な陽性者と死者を出して、集団免疫をつくり、ピークアウトして終わった。

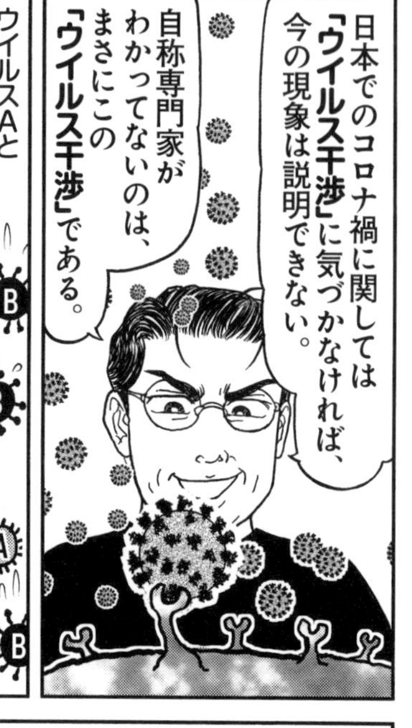
日本でのコロナ禍に関しては「ウイルス干渉」に気づかなければ、今の現象は説明できない。
自称専門家がわかってないのは、まさにこの「ウイルス干渉」である。

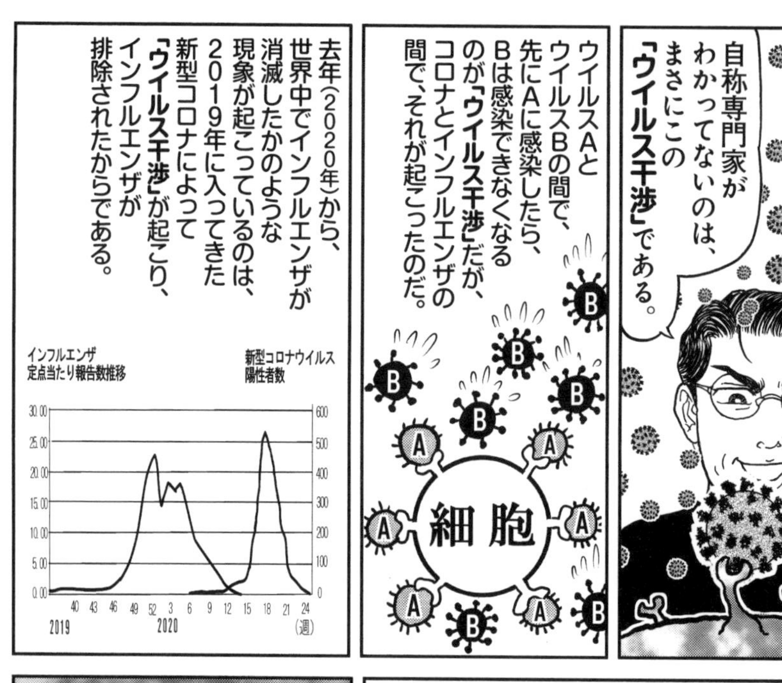
ウイルスAとウイルスBの間で、先にAに感染したら、Bは感染できなくなるのが「ウイルス干渉」だが、コロナとインフルエンザの間で、それが起こったのだ。
細胞
A
B
去年(2020年)から、世界中でインフルエンザが消滅したかのような現象が起こっているのは、2019年に入ってきた新型コロナによって「ウイルス干渉」が起こり、インフルエンザが排除されたからである。
インフルエンザ 定点当たり報告数推移
新型コロナウイルス 陽性者数
30.00
25.00
20.00
15.00
10.00
5.00
0.00
600
500
400
300
200
100
0
40 43 46 49 52 3 6 9 12 15 18 21 24 (週)
2019
2020

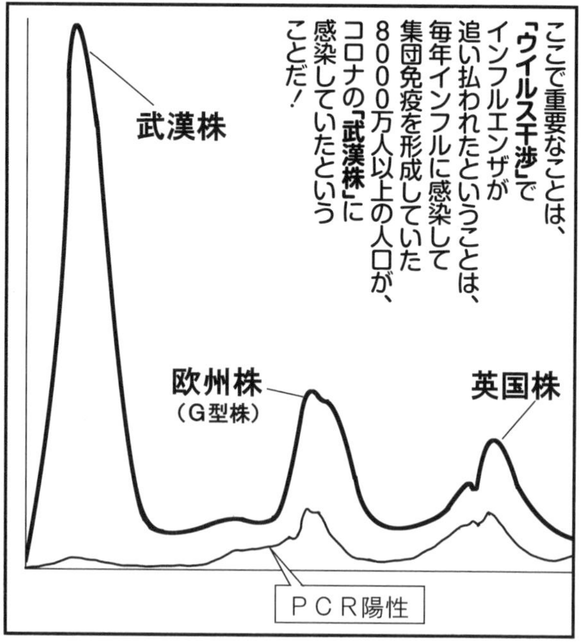
ここで重要なことは、「ウイルス干渉」で追い払われたインフルエンザが毎年インフルに感染して集団免疫を形成していた8000万人以上の人口が、コロナの「武漢株」に感染していたということだ!
武漢株
欧州株 (G型株)
英国株
PCR陽性

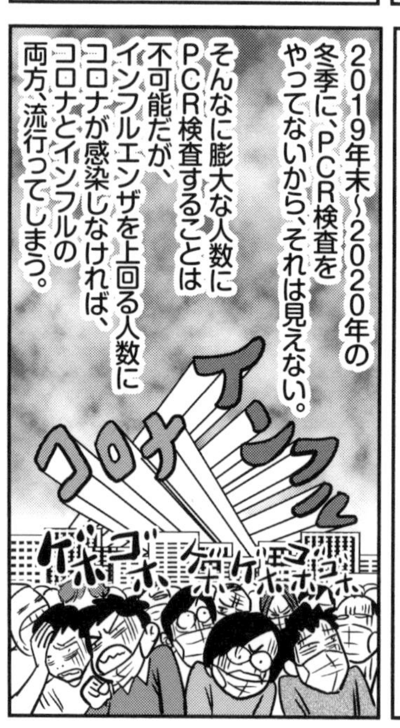
2019年末~2020年の冬季に、PCR検査をやってないから、それは見えない。
そんなに膨大な人数にPCR検査することは不可能だが、インフルエンザを上回る人数にコロナが感染しなければ、コロナとインフルの両方、流行ってしまう。
コロナ
インフル

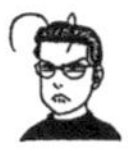
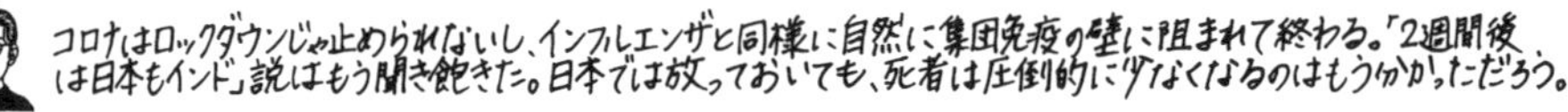
コロナはロックダウンじゃ止められないし、インフルエンザと同様に自然に集団免疫の壁に阻まれて終わる。「2週間後は日本もインド」説はもう聞き飽きた。日本では放っておいても、死者は圧倒的に少なくなるのはもうわかっただろう。

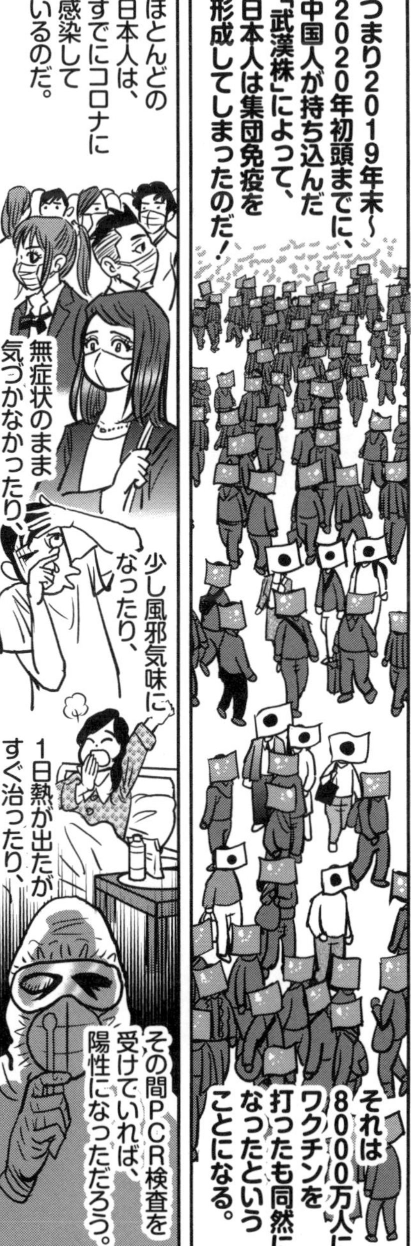
つまり2019年末～2020年初頭までに、中国人が持ち込んだ「武漢株」によって、日本人は集団免疫を形成してしまったのだ！
それは8000万人にワクチンを打ったも同然になったということになる。
ほとんどの日本人は、すでにコロナに感染しているのだ。
無症状のまま気づかなかったり、
少し風邪気味になったり、
1日熱が出たがすぐ治ったり、
その間PCR検査を受けていれば、陽性になっただろう。

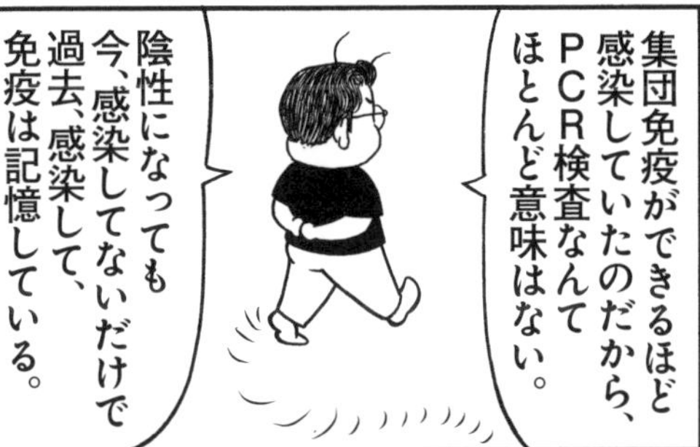
集団免疫ができるほど感染していたのだから、PCR検査なんてほとんど意味はない。
陰性になっても今、感染してないだけで過去、感染して、免疫は記憶している。

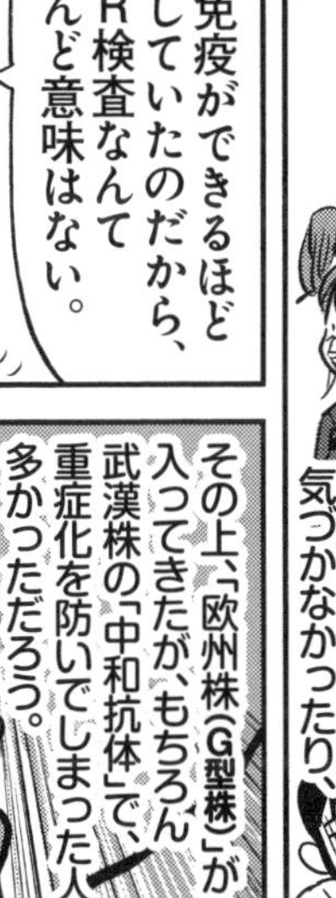
その上、「欧州株（G型株）」が入ってきたが、もちろん武漢株の「中和抗体」で、重症化を防いでしまった人は多かっただろう。

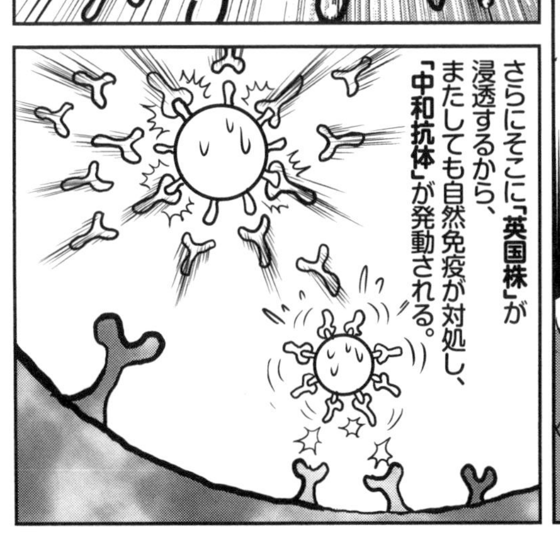
さらにそこに「英国株」が浸透するから、またしても自然免疫が対処し、「中和抗体」が発動される。

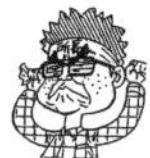

よしりん先生がブログで「千葉真一は自分の意志でワクチンを拒否したらしい。さすがだ！千葉真一は美学を貫いた」と書いたら「炎上」したらしい。ヒステリック臆病のコロナ脳には、サムライの死生観なんか絶対理解できない。詳しくはブログマガジン「小林よしのりライジング」で！毎週土曜8時の生放送「オドレら正気か？」も配信中！

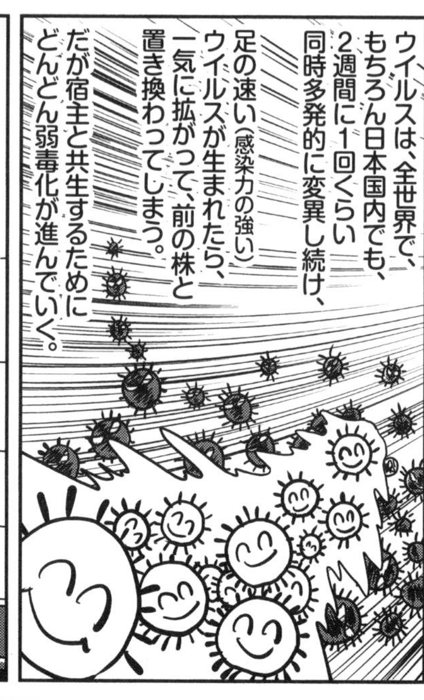

ウイルスは、全世界で、もちろん日本国内でも、2週間に1回くらい同時多発的に変異し続け、
足の速い（感染力の強い）ウイルスが生まれたら、一気に拡がって、前の株と置き換わってしまう。
だが宿主と共生するためにどんどん弱毒化が進んでいく。

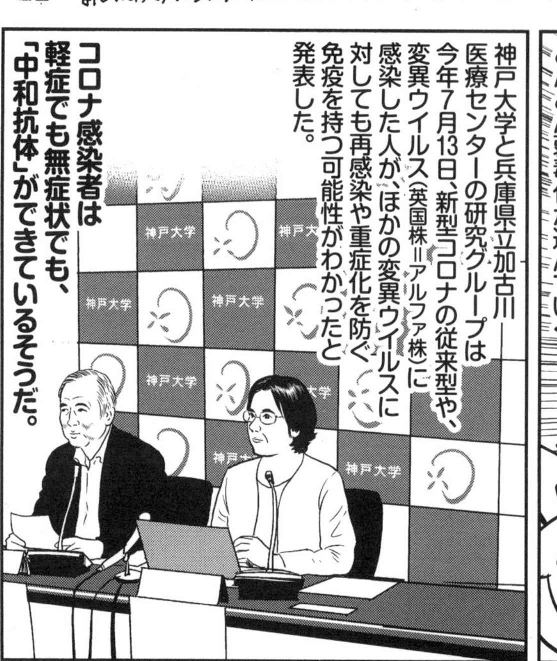

神戸大学と兵庫県立加古川医療センターの研究グループは今年7月13日、新型コロナの従来型や、変異ウイルス（英国株＝アルファ株）に感染した人が、ほかの変異ウイルスに対しても再感染や重症化を防ぐ免疫を持つ可能性がわかったと発表した。
コロナ感染者は軽症でも無症状でも、「中和抗体」ができているそうだ。
神戸大学

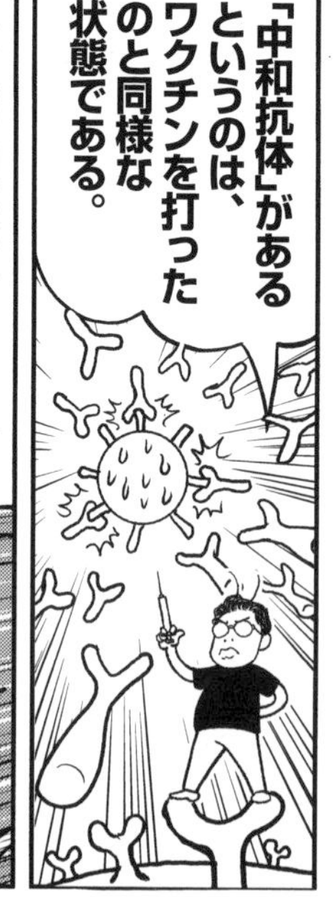

「中和抗体」があるというのは、ワクチンを打ったのと同様な状態である。

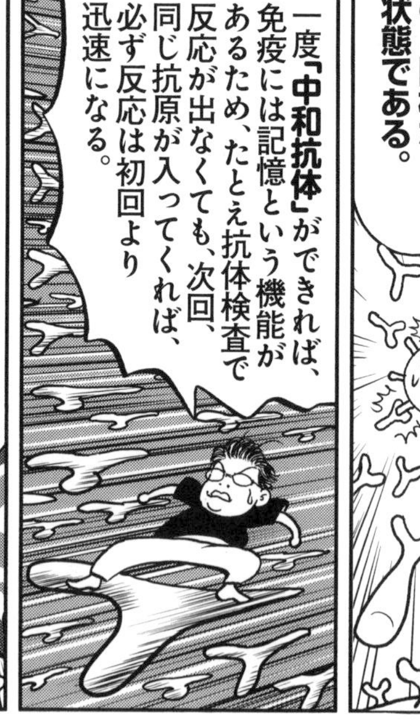

一度「中和抗体」ができれば、免疫には記憶という機能があるため、たとえ抗体検査で反応が出なくても、次回、同じ抗原が入ってくれば、必ず反応は初回より迅速になる。

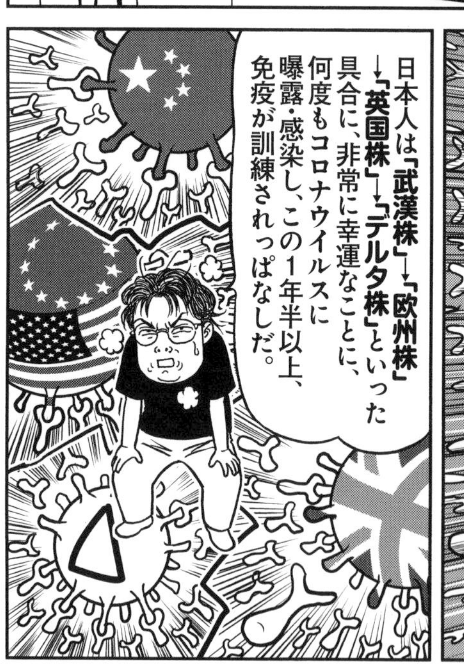

日本人は「武漢株」→「欧州株」→「英国株」→「デルタ株」といった具合に、非常に幸運なことに、何度もコロナウイルスに曝露・感染し、この1年半以上、免疫が訓練されっぱなしだ。

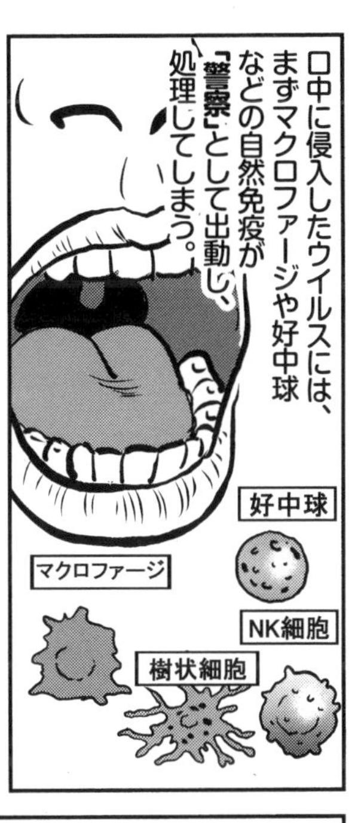
口中に侵入したウイルスには、まずマクロファージや好中球などの自然免疫が「警察」として出動し、処理してしまう。
好中球
マクロファージ
NK細胞
樹状細胞

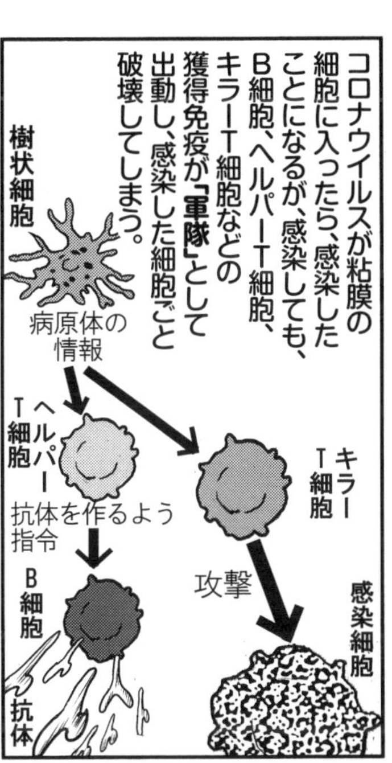
コロナウイルスが粘膜の細胞に入ったら、感染したことになるが、感染しても、B細胞、ヘルパーT細胞、キラーT細胞などの獲得免疫が「軍隊」として出動し、感染した細胞ごと破壊してしまう。
樹状細胞
病原体の情報
ヘルパーT細胞
キラーT細胞
抗体を作るよう指令
B細胞
攻撃
感染細胞
抗体

人間の免疫には、警察としての「自然免疫」と、軍隊としての「獲得免疫」があり、細菌やウイルスに対して戦っている。

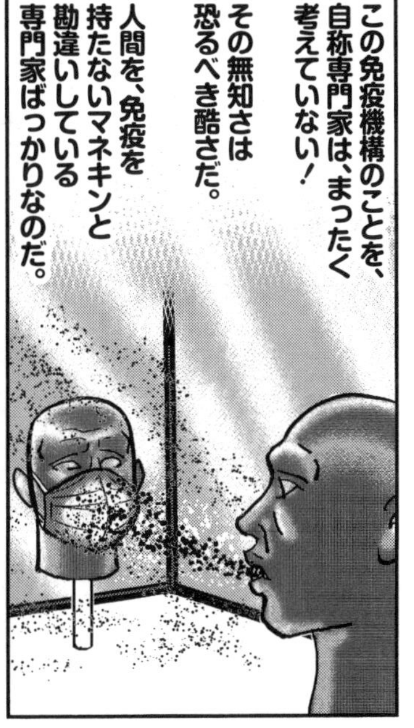
この免疫機構のことを、自称専門家は、まったく考えていない！
その無知さは恐るべき酷さだ。
人間を、免疫を持たないマネキンと勘違いしている専門家ばっかりなのだ。

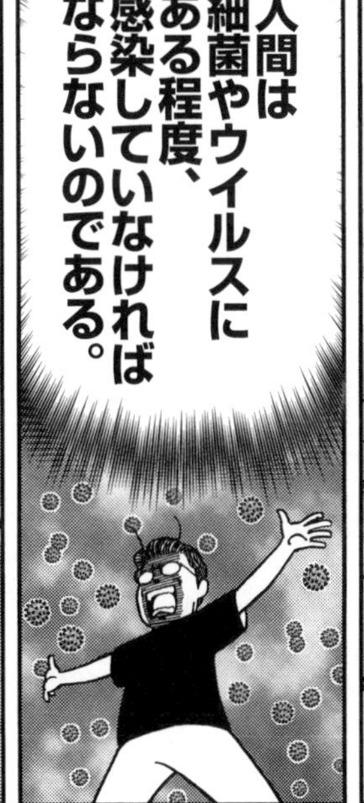
人間は細菌やウイルスにある程度、感染していなければならないのである。

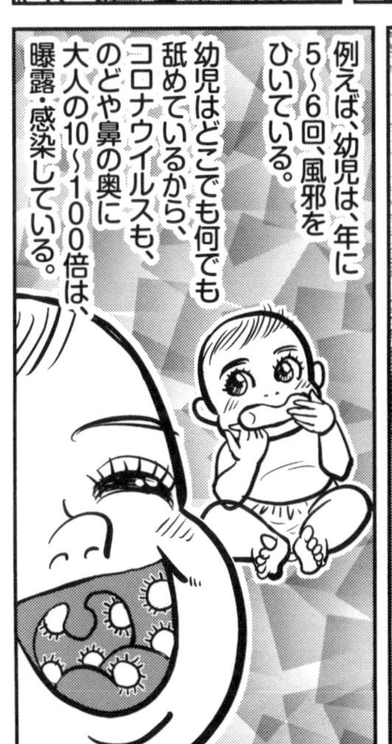
例えば、幼児は、年に5～6回、風邪をひいている。
幼児はどこでも何でも舐めているから、コロナウイルスも、のどや鼻の奥に大人の10～100倍は、曝露・感染している。

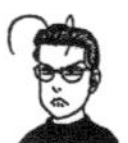

現在、デルタ株で感染者数が増えていると馬鹿がギャーギャー騒いでいる。だがPCR検査をやってなかった頃なら、陽性者は見えなかった！見えていたのは死亡者だ。それとて少数すぎて、報道の対象にはならない。つまり夏風邪とはそういうものなのだ。

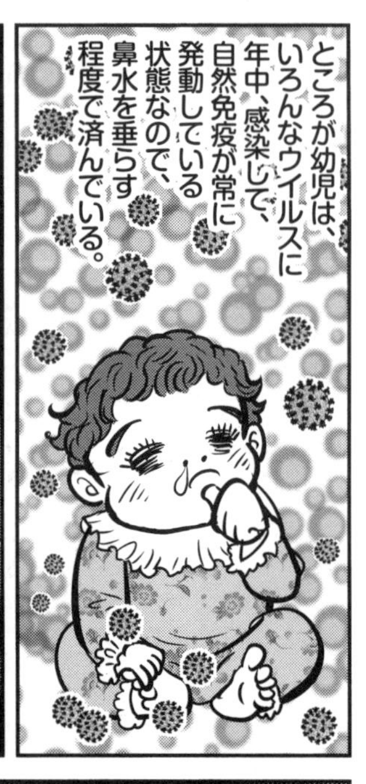
ところが幼児は、いろんなウイルスに年中、感染して、自然免疫が常に発動している状態なので、鼻水を垂らす程度で済んでいる。

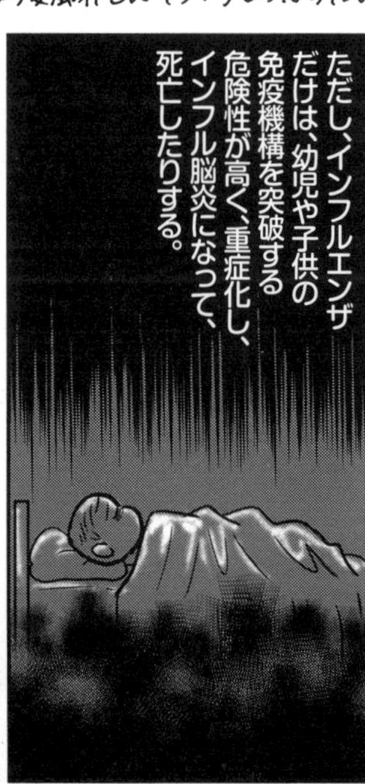
ただし、インフルエンザだけは、幼児や子供の免疫機構を突破する危険性が高く、重症化し、インフル脳炎になって、死亡したりする。

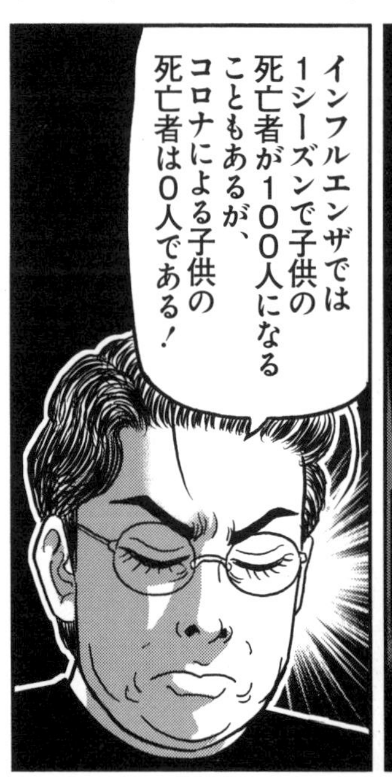
インフルエンザでは1シーズンで子供の死亡者が100人になることもあるが、コロナによる子供の死亡者は0人である！

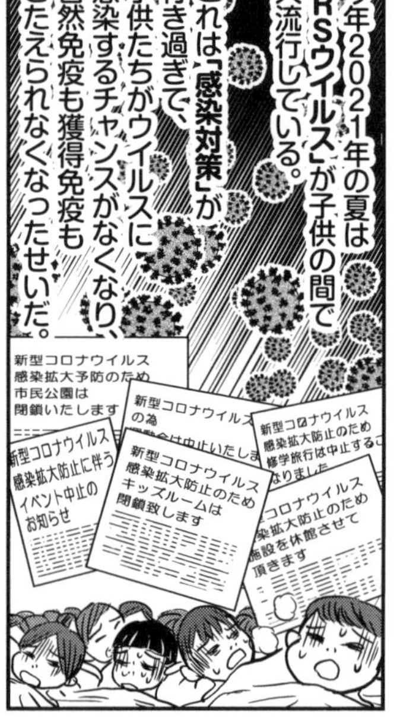
今年2021年の夏は「RSウイルス」が子供の間で大流行している。
これは「感染対策」が行き過ぎて、子供たちがウイルスに感染するチャンスがなくなり、自然免疫も獲得免疫もきたえられなくなったせいだ。
新型コロナウイルス
感染拡大予防のため
市民公園は
閉鎖いたします
新型コロナウイルス
の為
新型コロナウイルス
感染拡大防止のため
修学旅行は中止するこ
なりました
新型コロナウイルス
感染拡大防止に伴う
イベント中止の
お知らせ
新型コロナウイルス
感染拡大防止のため
キッズルームは
閉鎖致します
コロナウイルス
染拡大防止のため
施設を休館させて
頂きます

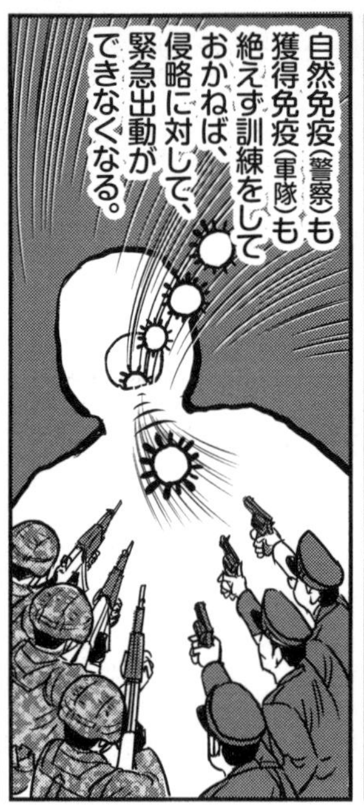
自然免疫も獲得免疫（軍隊）も絶えず訓練をしておかねば、侵略に対して、緊急出動ができなくなる。

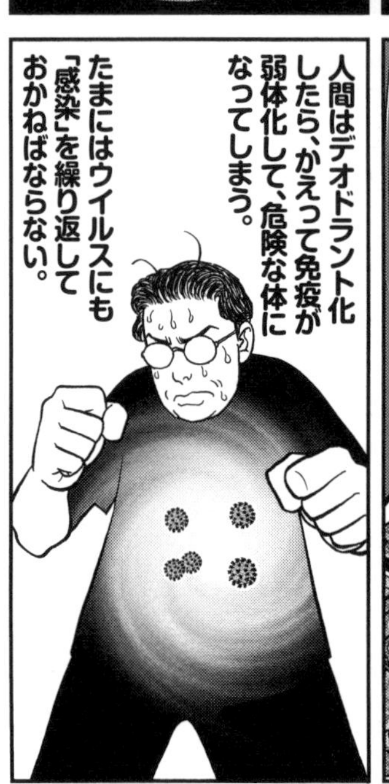
人間はデオドラント化したら、かえって免疫が弱体化して、危険な体になってしまう。
たまにはウイルスにも「感染」を繰り返しておかねばならない。

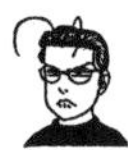

夏風邪が流行るときは、実は感染者・陽性者は増えていたのだ。だが、どこの病院だって診察していたから、初期診療で治していたので、重症化すらしない。すると死亡者も減る。それが夏風邪だ。

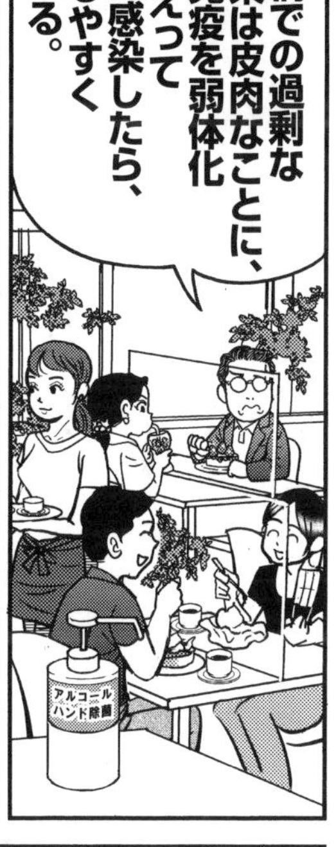

コロナ禍での過剰な感染対策は皮肉なことに、人間の免疫を弱体化させ、かえってコロナに感染したら、重症化しやすくなっている。
アルコール ハンド除菌

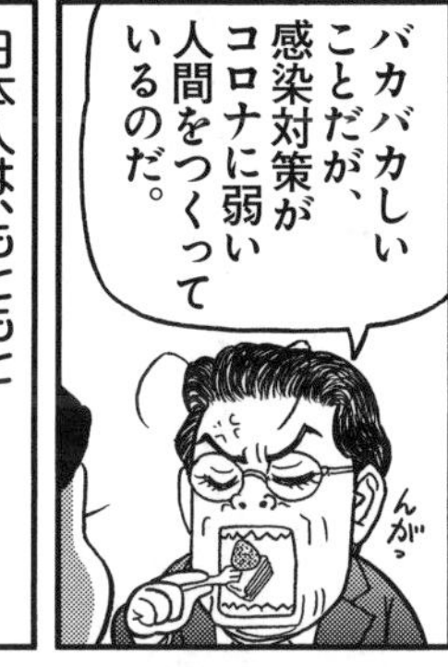

バカバカしいことだが、感染対策がコロナに弱い人間をつくっているのだ。
んがっ

日本人は、もともと風土病としてのコロナウイルス４種類と共存しているし、昔から「コロナ風邪」は流行っていたのだ。

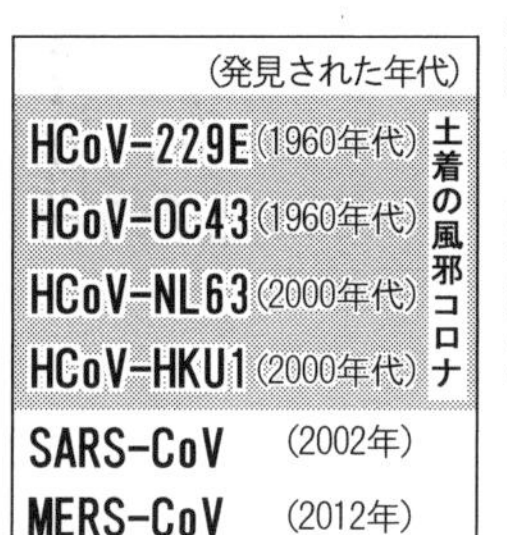

	(発見された年代)	
HCoV-229E	(1960年代)	土着の風邪コロナ
HCoV-OC43	(1960年代)	土着の風邪コロナ
HCoV-NL63	(2000年代)	土着の風邪コロナ
HCoV-HKU1	(2000年代)	土着の風邪コロナ
SARS-CoV	(2002年)	
MERS-CoV	(2012年)	
SARS-CoV-2	(2019年)	

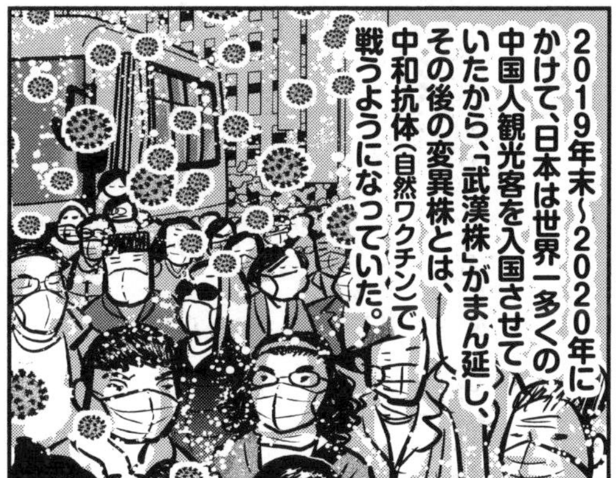

2019年末～2020年にかけて、日本は世界一多くの中国人観光客を入国させていたから、「武漢株」がまん延し、その後の変異株とは、中和抗体（自然ワクチン）で戦うようになっていた。

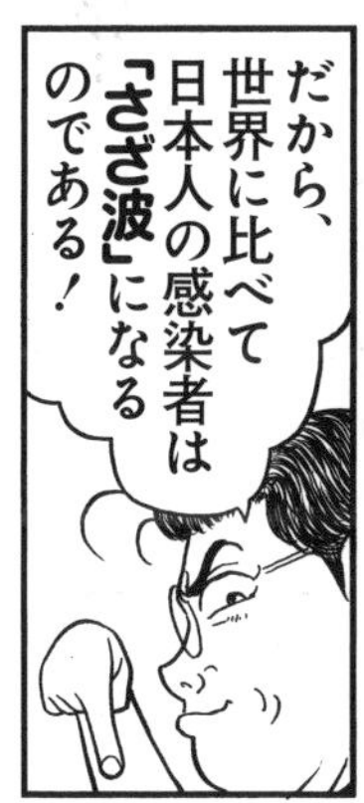

だから、世界に比べて日本人の感染者は「さざ波」になるのである！

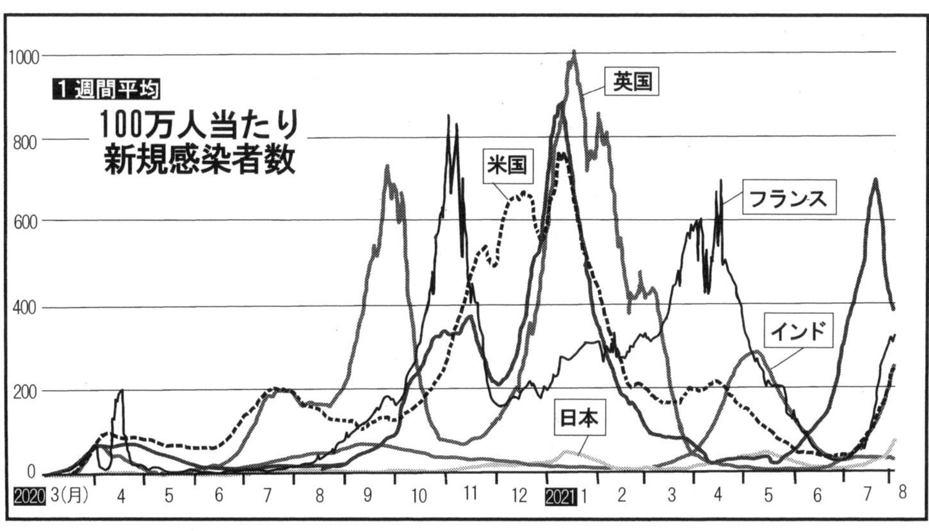

1週間平均
100万人当たり新規感染者数
英国
米国
フランス
インド
日本
1000
800
600
400
200
0
2020 3(月)
4
5
6
7
8
9
10
11
12
2021 1
2
3
4
5
6
7
8

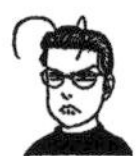

5類感染症に下げて、保健所で目詰まり起こさず、どこの病院でも初期治療を行なえば、コロナ禍はあっという間に終わる。毎日の感染者速報がなくなるから、平常に戻ってしまう。

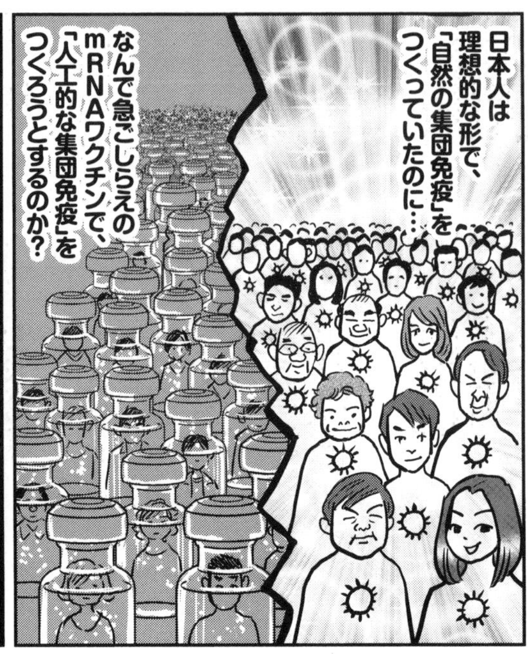
日本人は理想的な形で、「自然の集団免疫」をつくっていたのに…
なんで急ごしらえのmRNAワクチンで、「人工的な集団免疫」をつくろうとするのか?

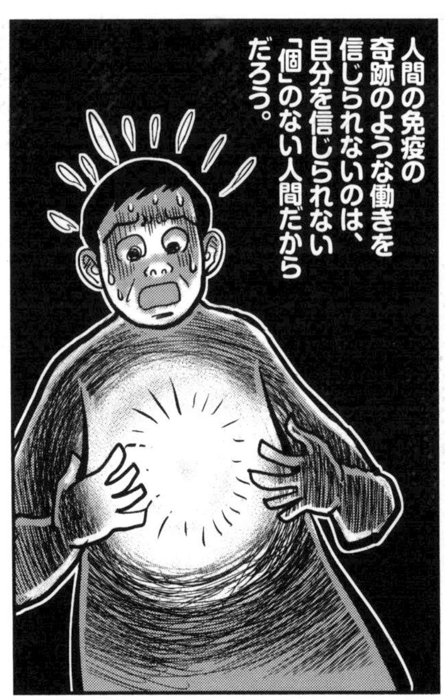
人間の免疫の奇跡のような働きを信じられないのは、自分を信じられない「個」のない人間だからだろう。

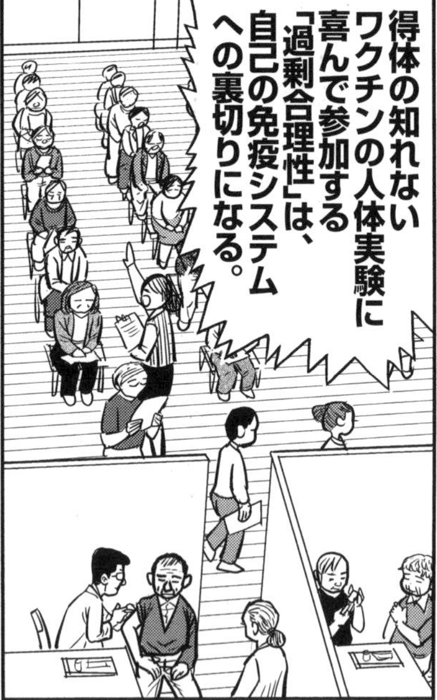
得体の知れないワクチンの人体実験に喜んで参加する「過剰合理性」は、自己の免疫システムへの裏切りになる。

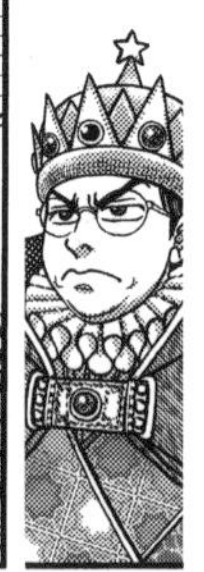
ごーまんかましてよかですか?

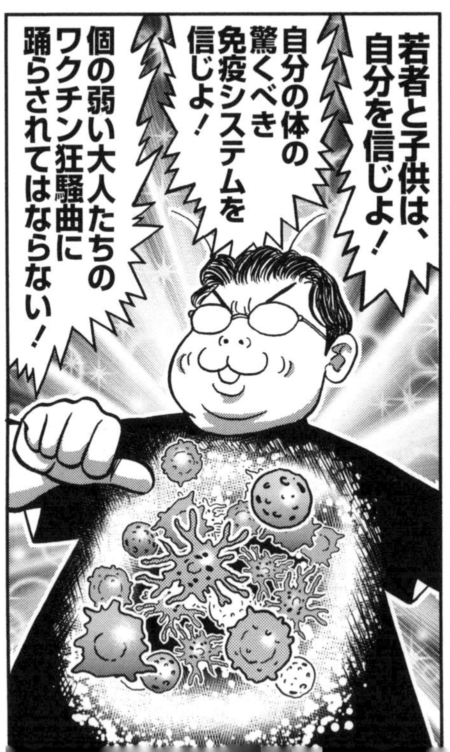
若者と子供は、自分を信じよ!
自分の体の驚くべき免疫システムを信じよ!
個の弱い大人たちのワクチン狂騒曲に踊らされてはならない!

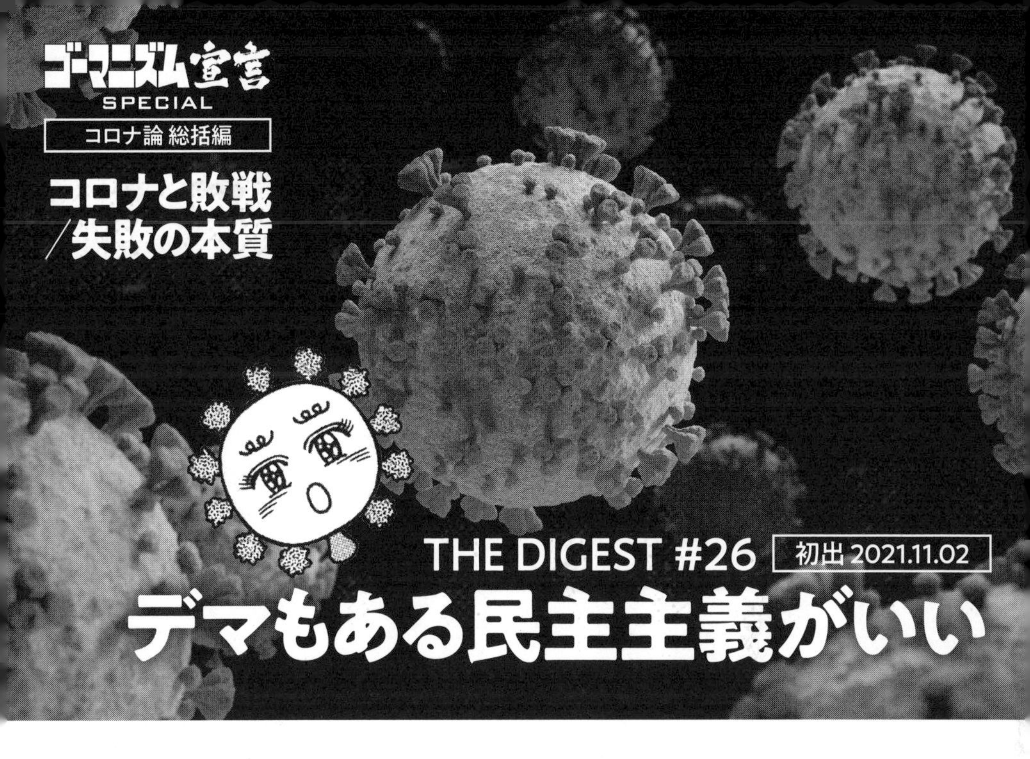
ゴーマニズム宣言
SPECIAL
コロナ論 総括編
コロナと敗戦/失敗の本質
THE DIGEST #26
初出 2021.11.02
デマもある民主主義がいい

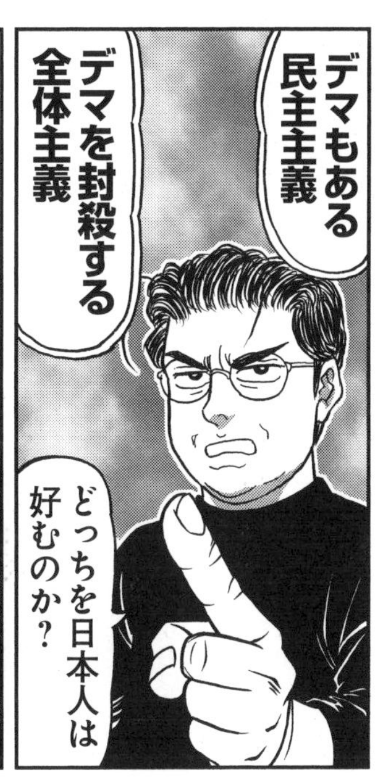
デマもある民主主義
デマを封殺する全体主義
どっちを日本人は好むのか？

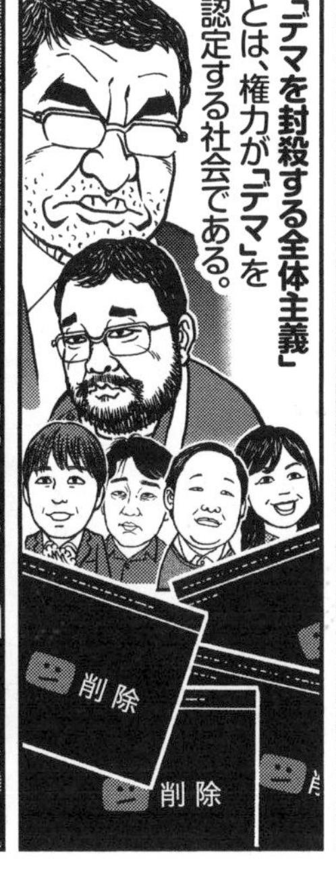
「デマを封殺する全体主義」とは、権力が「デマ」を認定する社会である。
削除
削除

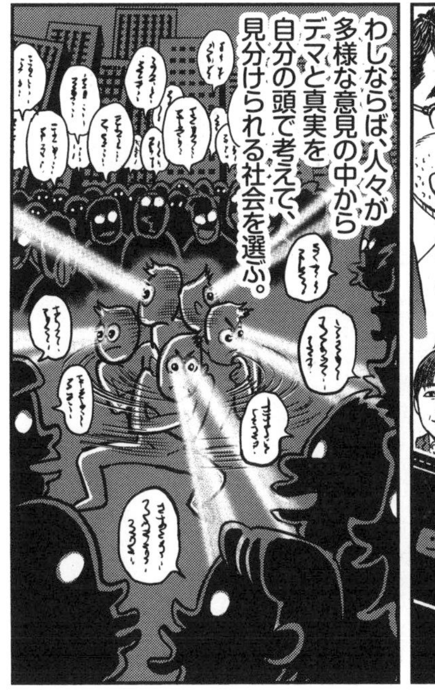
わしならば、人々が多様な意見の中からデマと真実を自分の頭で考えて、見分けられる社会を選ぶ。

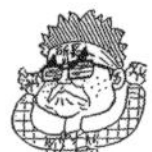

『コロナとワクチンの全貌』（小学館新書）大絶賛発売中！予測を外しまくった挙句に第5波ピークアウトの理由をまだ説明できない「専門家」は完全に信頼を失い、もはや嘲笑されるしかない粗大ゴミと化した。では信頼できる言説はどこにある？ここにある！「そうだったのか！」「初めて納得行った！」の声続々！2時間でモヤモヤが吹っ飛ぶ、最高に爽快な1冊!!

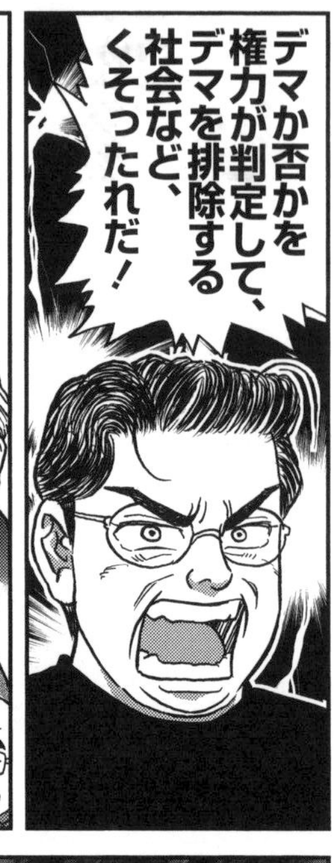
デマか否かを権力が判定して、デマを排除する社会など、くそったれだ！

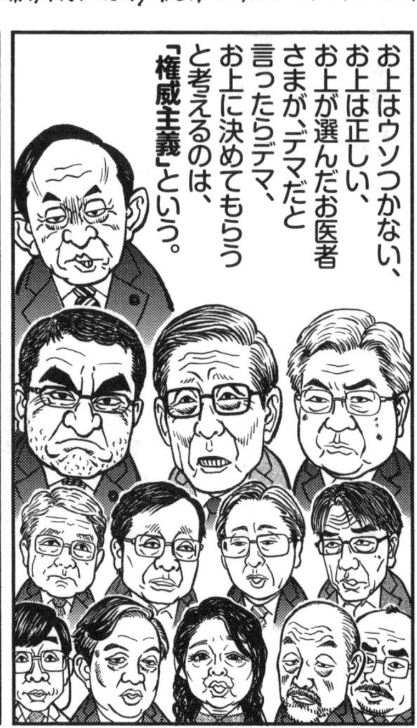
お上はウソつかない、お上は正しい、お上が選んだお医者さまが、デマだと言ったらデマ、お上に決めてもらうと考えるのは、「権威主義」という。

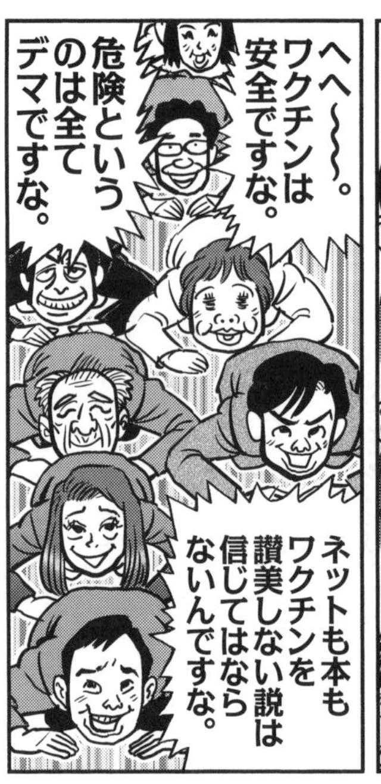
へへ〜〜〜。ワクチンは安全ですな。危険というのは全てデマですな。
ネットも本もワクチンを讃美しない説は信じてはならないんですな。

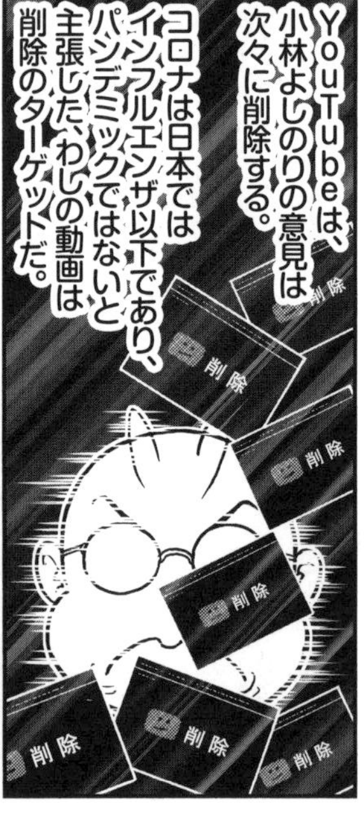
YouTubeは、小林よしのりの意見は次々に削除する。
コロナは日本ではインフルエンザ以下であり、パンデミックではないと主張した、わしの動画は削除のターゲットだ。
削除

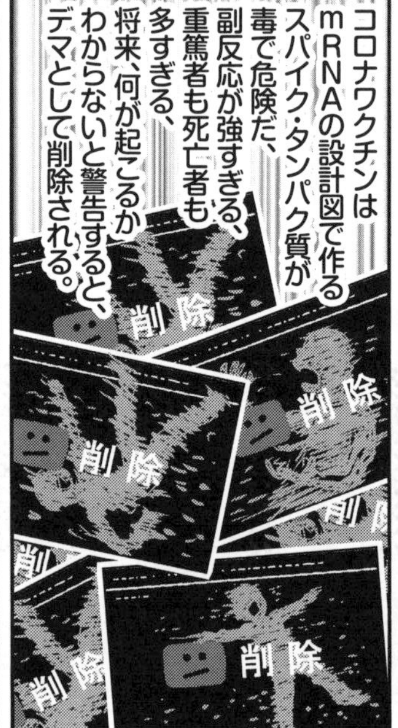
コロナワクチンはmRNAの設計図で作るスパイク・タンパク質が毒で危険だ、副反応が強すぎる、重篤者も死亡者も多すぎる、将来、何が起こるかわからないと警告すると、デマとして削除される。
削除

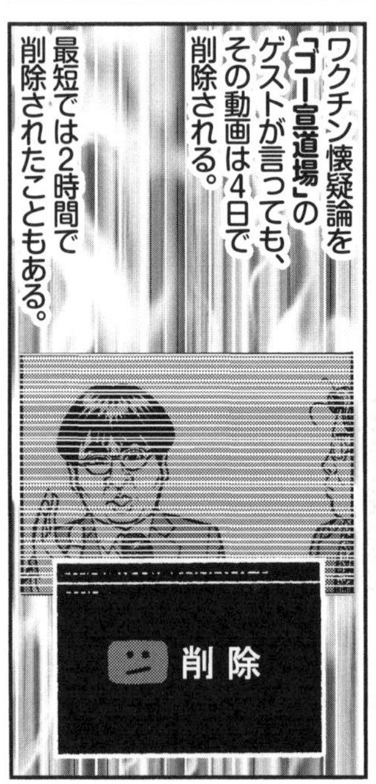
ワクチン懐疑論を「ゴー宣道場」のゲストが言っても、その動画は4日で削除される。
最短では2時間で削除されたこともある。
削除

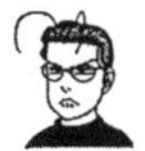

反コロナワクチンの言説をネットから排除する国家権力の意思は「憲法違反」だと思う。「公共の福祉」に反しているのは治験中のワクチンを低年齢層にまで打たせようとする国家権力の方だ！

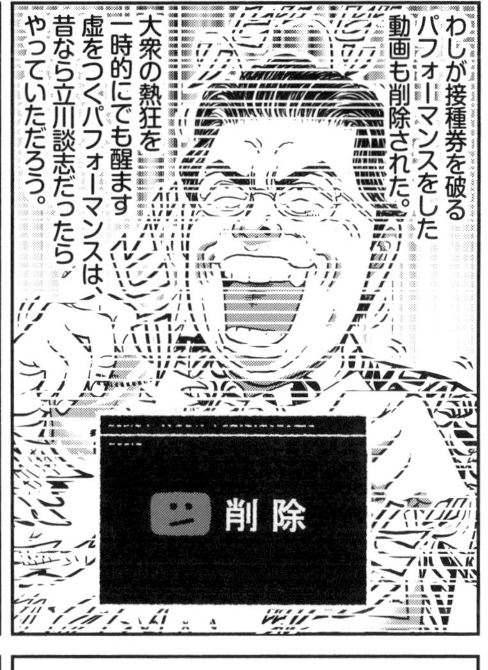

わしが接種券を破る
パフォーマンスをした
動画も削除された。
大衆の熱狂を
一時的にでも醒ます
虚をつくパフォーマンスは、
昔なら立川談志だったら
やっていただろう。
削除

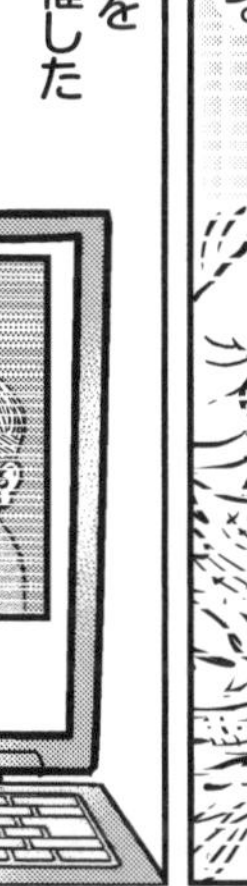
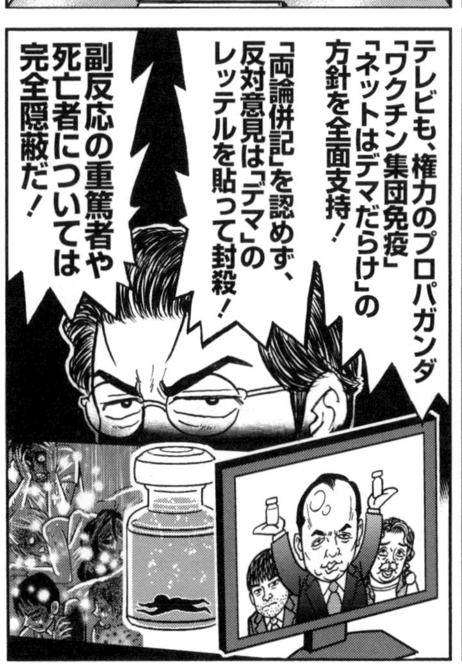

三浦瑠麗、東浩紀を
ゲストに呼び開催した
イベントでは、
ワクチンのことなど、
話題にしてないのに
再生回数が20万を
超えていたので削除。
小林よしのりの影響力が
増すのが嫌なのだろう。
削除

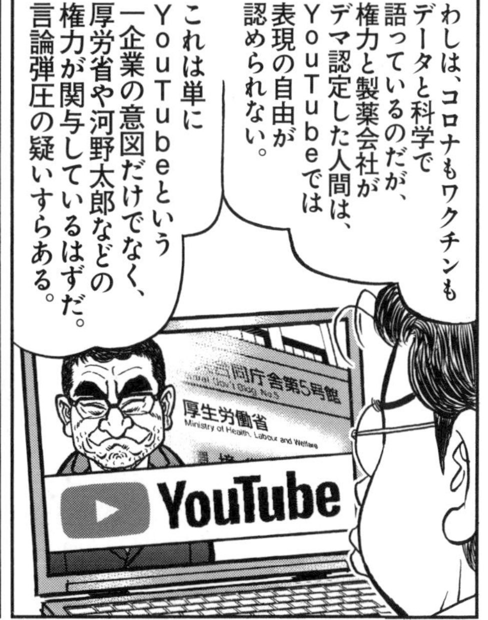

わしは、コロナもワクチンも
データと科学で
語っているのだが、
権力と製薬会社が
デマ認定した人間は、
YouTubeでは
表現の自由が
認められない。
これは単に
YouTubeという
一企業の意図だけでなく、
厚労省や河野太郎などの
権力が関与しているはずだ。
言論弾圧の疑いすらある。
合同庁舎第5号館
厚生労働省
Ministry of Health, Labour and Welfare
YouTube

テレビも、権力のプロパガンダ
「ワクチン集団免疫」
「ネットはデマだらけ」の
方針を全面支持！
「両論併記」を認めず、
反対意見は「デマ」の
レッテルを貼って封殺！
副反応の重篤者や
死亡者については
完全隠蔽だ！

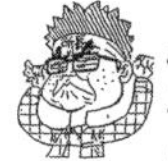

眞子さまと小室圭氏をバッシングした者は、決して「国民」ではない！反論権のない人に対して集団でイジメを行った醜悪、極まりない者たちの名とその所業は、必ず記録に残す！一貫して眞子さま・小室氏を擁護してきたのはブログマガジン小林よしのりライジング！皇室でもコロナでも、どんなに少数派になろうと正しいことを言い続けたのはライジング。毎週火曜配信！

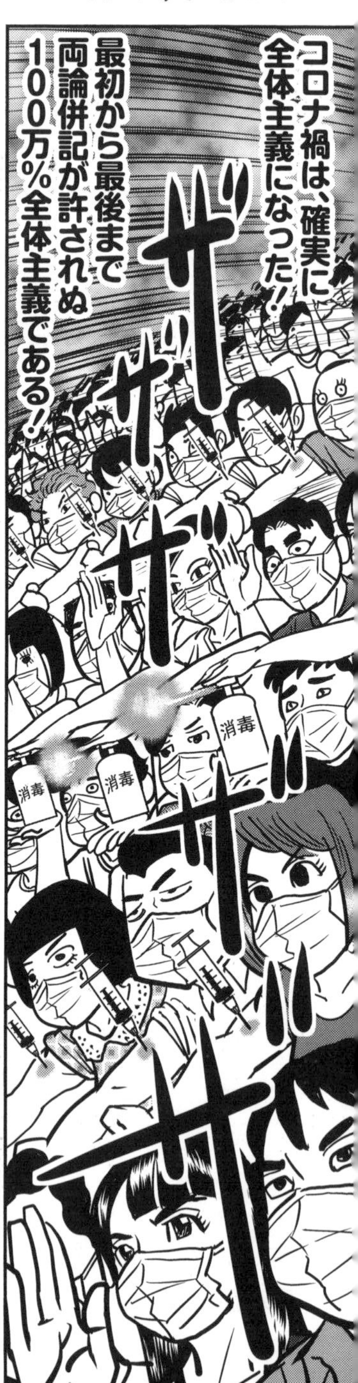
コロナ禍は、確実に全体主義になった！
最初から最後まで両論併記が許されぬ100万%全体主義である！
消毒
消毒
消毒

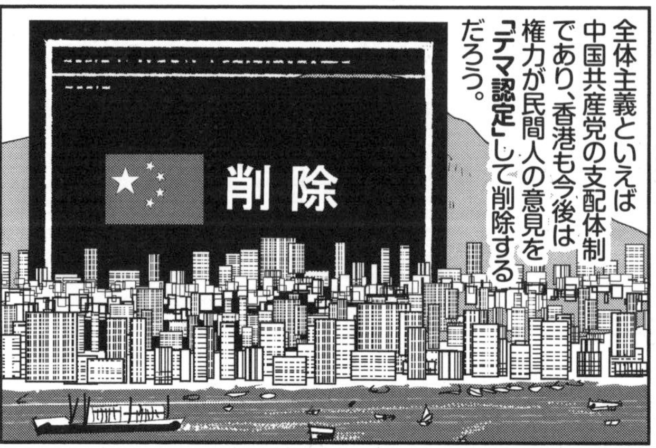
全体主義といえば中国共産党の支配体制であり、香港も今後は権力が民間人の意見を「デマ認定」して削除するだろう。
削除

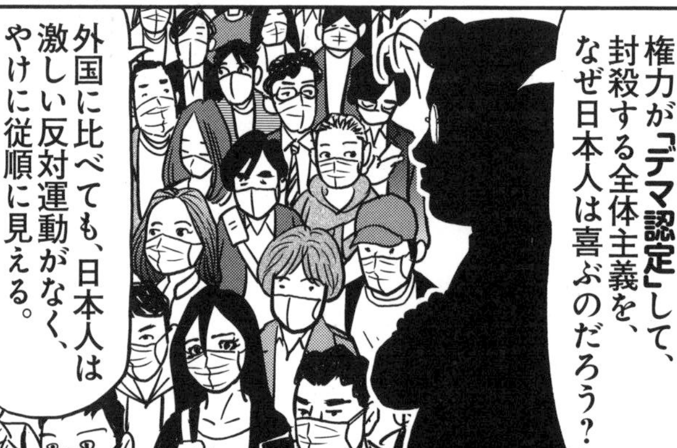
権力が「デマ認定」して、封殺する全体主義を、なぜ日本人は喜ぶのだろう？
外国に比べても、日本人は激しい反対運動がなく、やけに従順に見える。

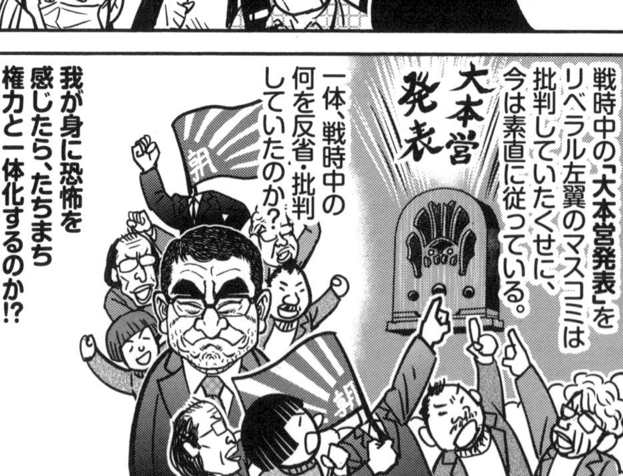
戦時中の「大本営発表」をリベラル左翼のマスコミは批判していたくせに、今は素直に従っている。
大本営発表
一体、戦時中の何を反省・批判していたのか？
我が身に恐怖を感じたら、たちまち権力と一体化するのか!?

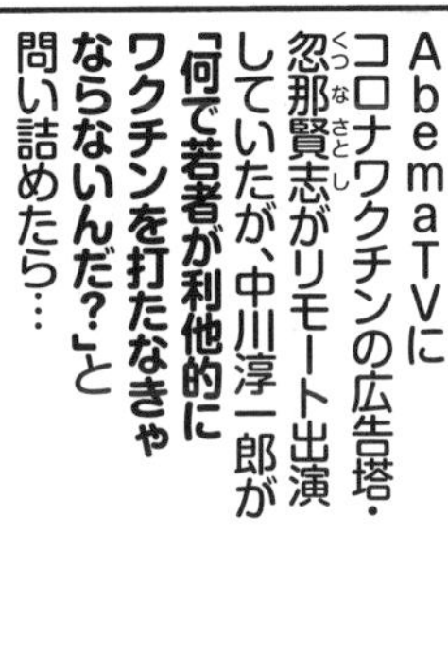
AbemaTVに
コロナワクチンの広告塔・
忽那(くつな)賢志(さとし)がリモート出演
していたが、中川淳一郎が
「何で若者が利他的に
ワクチンを打たなきゃ
ならないんだ?」と
問い詰めたら…

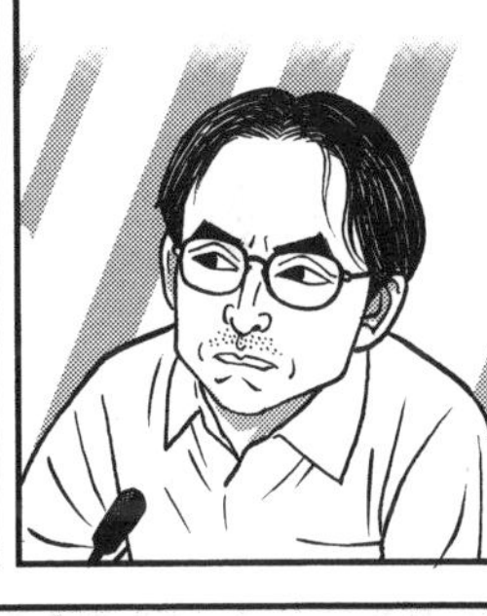

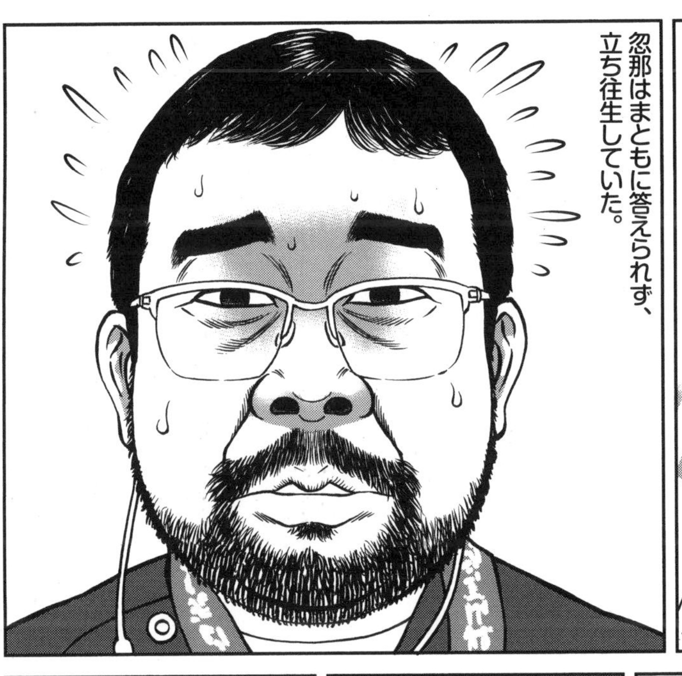
忽那はまともに答えられず、
立ち往生していた。

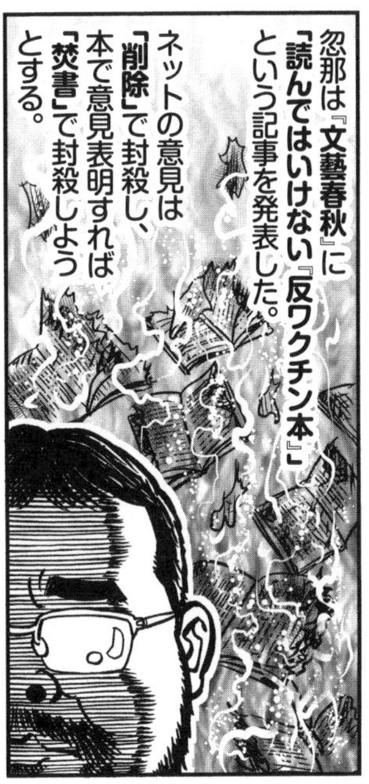
忽那は『文藝春秋』に
「読んではいけない『反ワクチン本』」
という記事を発表した。
ネットの意見は
「削除」で封殺し、
本で意見表明すれば
「焚書」で封殺しよう
とする。

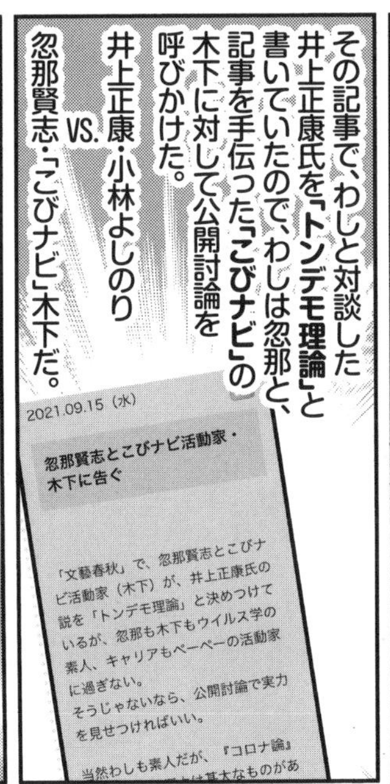
その記事で、わしと対談した
井上正康氏を「トンデモ理論」と
書いていたので、わしは忽那と、
記事を手伝った「こびナビ」の
木下に対して公開討論を
呼びかけた。
井上正康・小林よしのり
VS.
忽那賢志・「こびナビ」木下だ。

2021.09.15（水）

忽那賢志とこびナビ活動家・木下に告ぐ

「文藝春秋」で、忽那賢志とこびナビ活動家（木下）が、井上正康氏の説を「トンデモ理論」と決めつけているが、忽那も木下もウイルス学の素人、キャリアもぺーぺーの活動家に過ぎない。

そうじゃないなら、公開討論で実力を見せつければいい。

当然わしも素人だが、

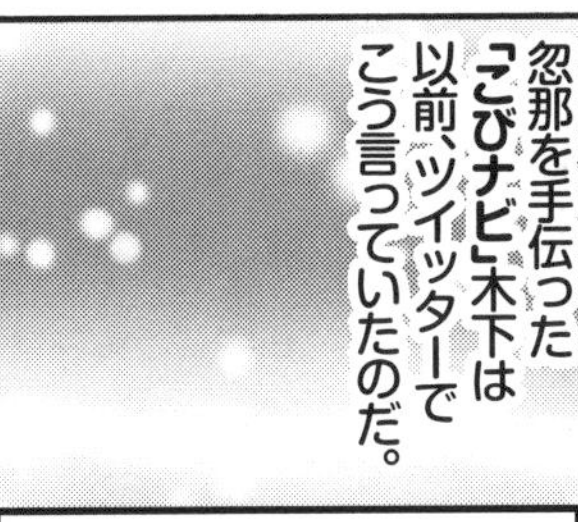
忽那を手伝った
「こびナビ」木下は
以前、ツイッターで
こう言っていたのだ。

手を洗う救急医Taka（… ・5時間

デマはデマとハッキリしているので、そこは興味がないんですよね。

というかそもそも、くつ王を巻き込むわけにはいかないでしょう。

私が小林よしのりさんと一対一でお話しするのならいいですよ。

純粋に、なんでそんなにワクチンが信じられないのかは聞いてみたいです。

失敗をボコボコは良く無いですね。それはともかく、小林よしのり氏と公開討論をよろしくお願いします。デマはデマとハッキリさせましょう！

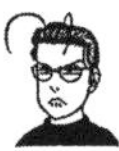

YouTubeやSNSは、もはや言論・表現のインフラになっている状態だから、特定の表現を削除する行為は「公的」に問題があると思う。ましてやそれが国家権力も加担しているのなら、「言論弾圧」になる。

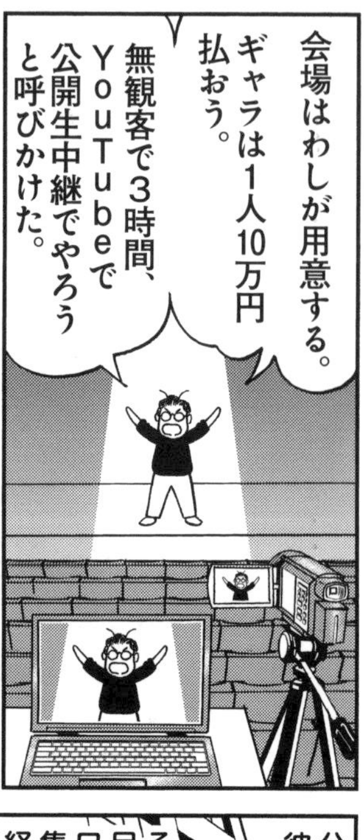

会場はわしが用意する。ギャラは1人10万円払おう。
無観客で3時間、YouTubeで公開生中継でやろうと呼びかけた。

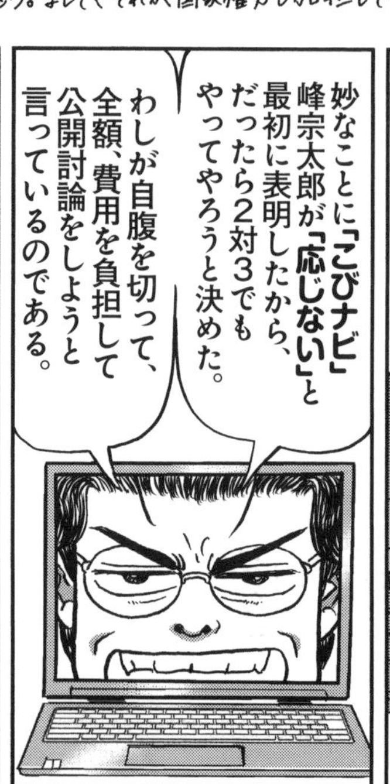

妙なことに「こびナビ」峰宗太郎が「応じない」と最初に表明したから、だったら2対3でもやってやろうと決めた。
わしが自腹を切って、全額、費用を負担して公開討論をしようと言っているのである。

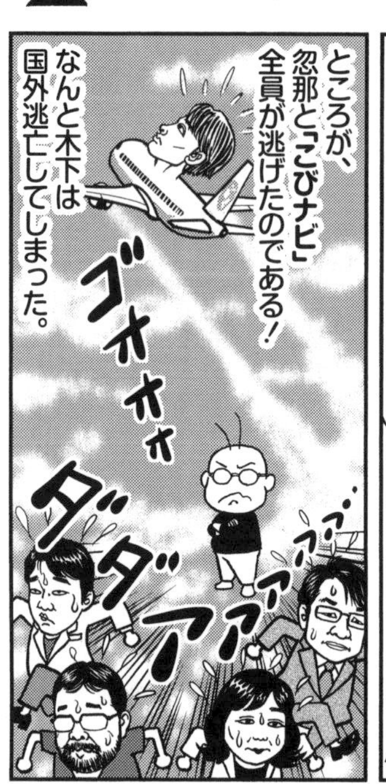

ところが、忽那と「こびナビ」全員が逃げたのである！
なんと木下は国外逃亡してしまった。
ゴォォォ

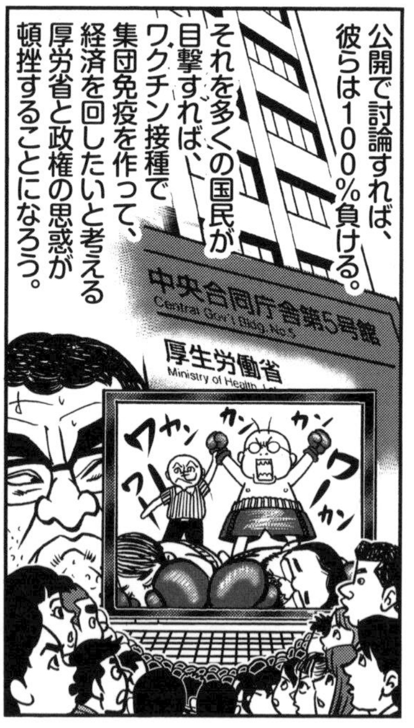

公開で討論すれば、彼らは100%負ける。
それを多くの国民が目撃すれば、ワクチン接種で集団免疫を作って、経済を回したいと考える厚労省と政権の思惑が頓挫することになろう。
中央合同庁舎第5号館
厚生労働省

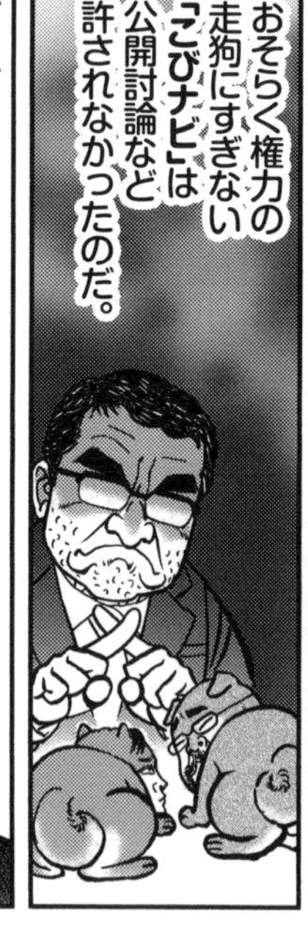

おそらく権力の走狗にすぎない「こびナビ」は公開討論など許されなかったのだ。

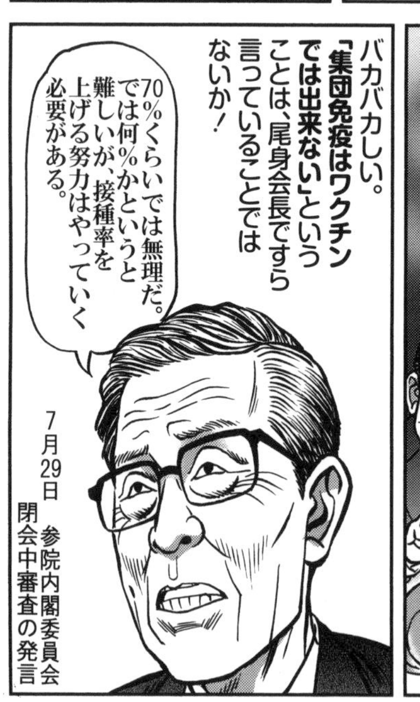

バカバカしい。「集団免疫はワクチンでは出来ない」ということは、尾身会長ですら言っていることではないか！
70%くらいでは無理だ。では何%かというと難しいが、接種率を上げる努力はやっていく必要がある。

7月29日 参院内閣委員会 閉会中審査の発言

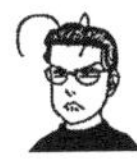

まだ人々がマスクをしている。実にくだらない。マスクを外さなければコロナ騒動は終わらない。

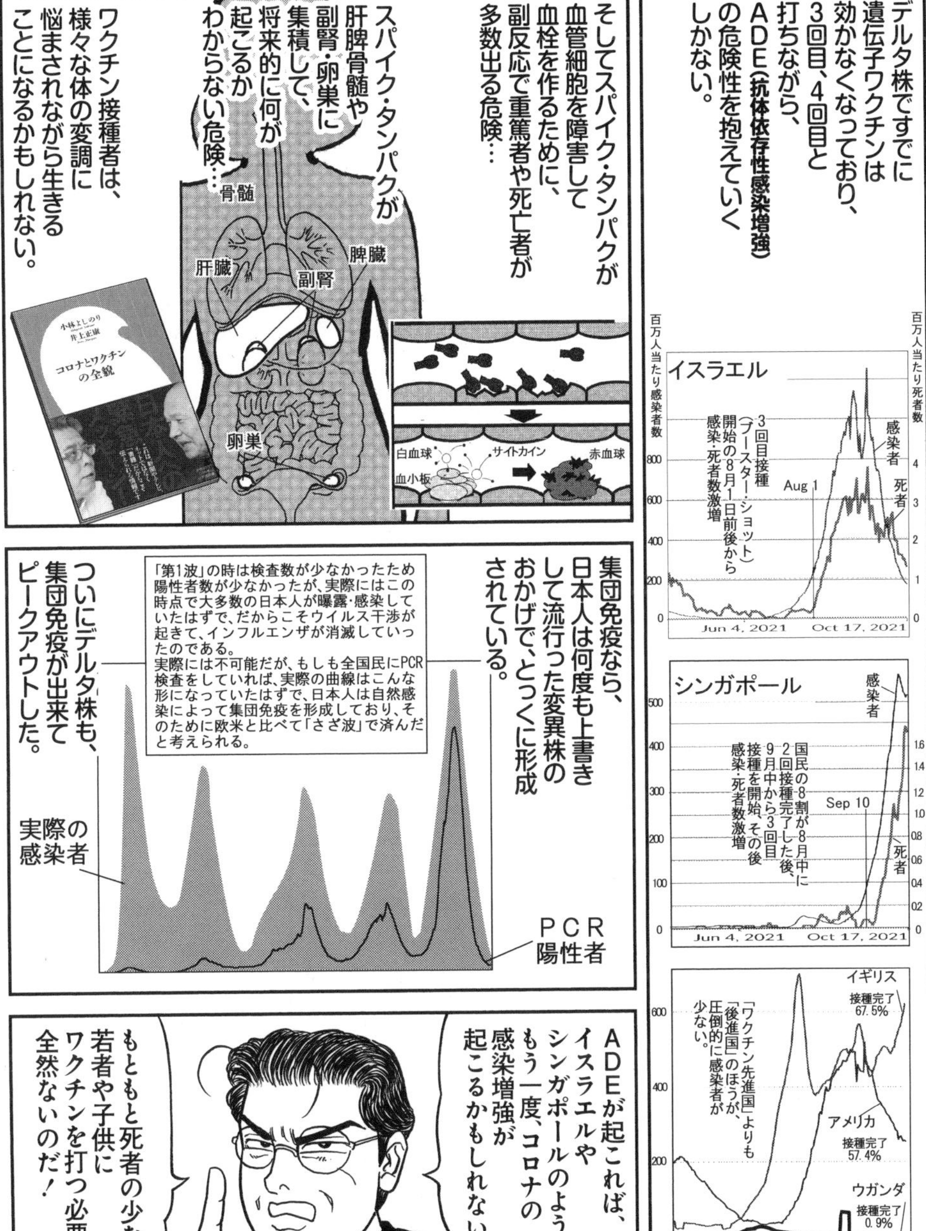

デルタ株ですでに
遺伝子ワクチンは
効かなくなっており、
3回目、4回目と
打ちながら、
ADE（抗体依存性感染増強）
の危険性を抱えていく
しかない。
百万人当たり感染者数
百万人当たり死者数
イスラエル
3回目接種（ブースター・ショット）開始の8月1日前後から感染・死者数激増
Aug 1
感染者
死者
800
600
400
200
0
4
3
2
1
0
Jun 4, 2021
Oct 17, 2021
シンガポール
感染者
国民の8割が8月中に2回接種完了した後、9月中から3回目接種を開始、その後感染・死者数激増
Sep 10
死者
500
400
300
200
100
0
1.6
1.4
1.2
1.0
0.8
0.6
0.4
0.2
0
Jun 4, 2021
Oct 17, 2021
イギリス
接種完了 67.5%
「ワクチン先進国」よりも「後進国」のほうが、圧倒的に感染者が少ない。
アメリカ
接種完了 57.4%
ウガンダ
接種完了 0.9%
600
400
200
Jun 4, 2021
Oct 17, 2021
集団免疫なら、
日本人は何度も上書き
して流行った変異株の
おかげで、とっくに形成
されている。
「第1波」の時は検査数が少なかったため陽性者数が少なかったが、実際にはこの時点で大多数の日本人が曝露・感染していたはずで、だからこそウイルス干渉が起きて、インフルエンザが消滅していったのである。
実際には不可能だが、もしも全国民にPCR検査をしていれば、実際の曲線はこんな形になっていたはずで、日本人は自然感染によって集団免疫を形成しており、そのために欧米と比べて「さざ波」で済んだと考えられる。
ついにデルタ株も、
集団免疫が出来て
ピークアウトした。
実際の感染者
PCR陽性者

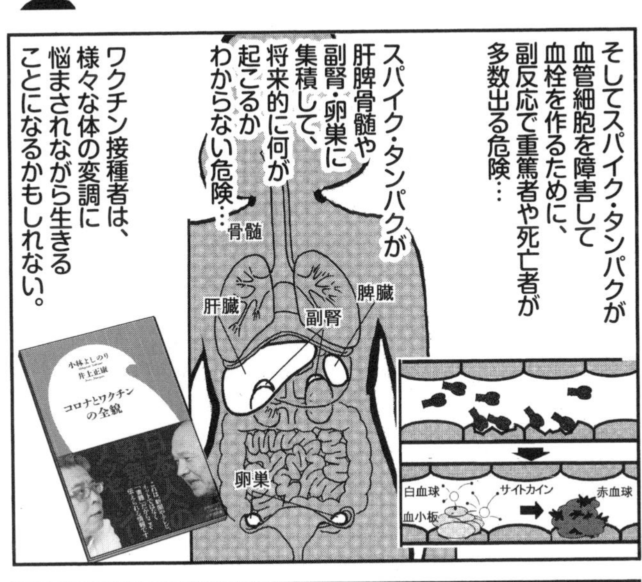

そしてスパイク・タンパクが
血管細胞を障害して
血栓を作るために、
副反応で重篤者や死亡者が
多数出る危険…
スパイク・タンパクが
肝脾骨髄や
副腎・卵巣に
集積して、
将来的に何が
起こるか
わからない危険…
骨髄
脾臓
肝臓
副腎
卵巣
白血球
サイトカイン
赤血球
血小板
小林よしのり
井上正康
コロナとワクチンの全貌
ワクチン接種者は、
様々な体の変調に
悩まされながら生きる
ことになるかもしれない。

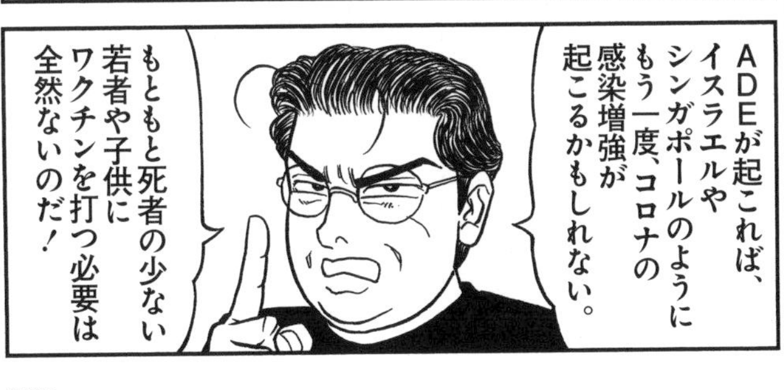

ADEが起これば、
イスラエルや
シンガポールのように
もう一度、コロナの
感染増強が
起こるかもしれない。
もともと死者の少ない
若者や子供に
ワクチンを打つ必要は
全然ないのだ！

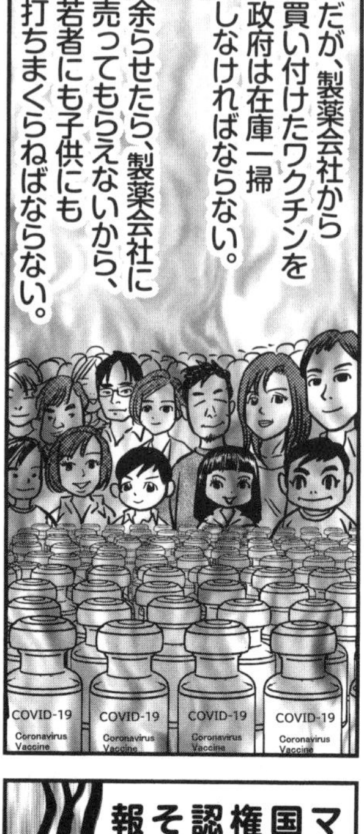
だが、製薬会社から
買い付けたワクチンを
政府は在庫一掃
しなければならない。
余らせたら、製薬会社に
売ってもらえないから、
若者にも子供にも
打ちまくらねばならない。
COVID-19 Coronavirus Vaccine

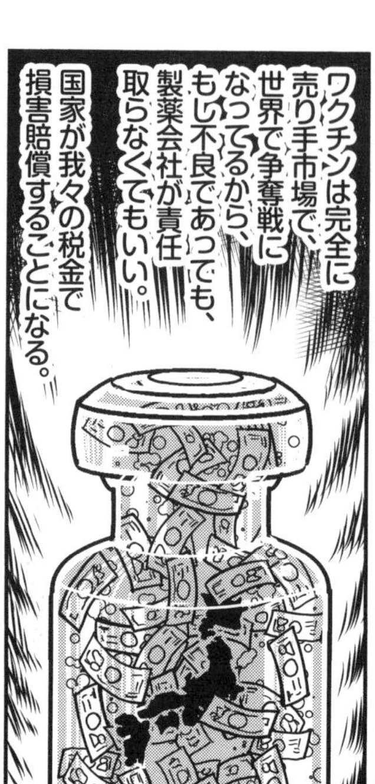
ワクチンは完全に
売り手市場で、
世界で争奪戦に
なってるから、
もし不良であっても、
製薬会社が責任
取らなくてもいい。
国家が我々の税金で
損害賠償することになる。

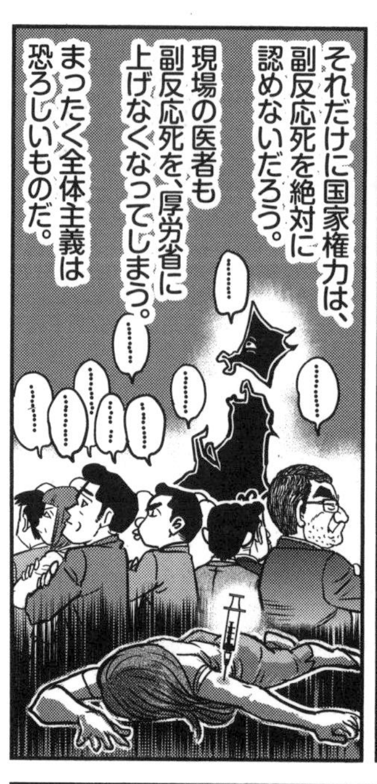
それだけに国家権力は、
副反応死を絶対に
認めないだろう。
現場の医者も
副反応死を、厚労省に
上げなくなってしまう。
まったく全体主義は
恐ろしいものだ。
……
……
……
……
……
……
……
……

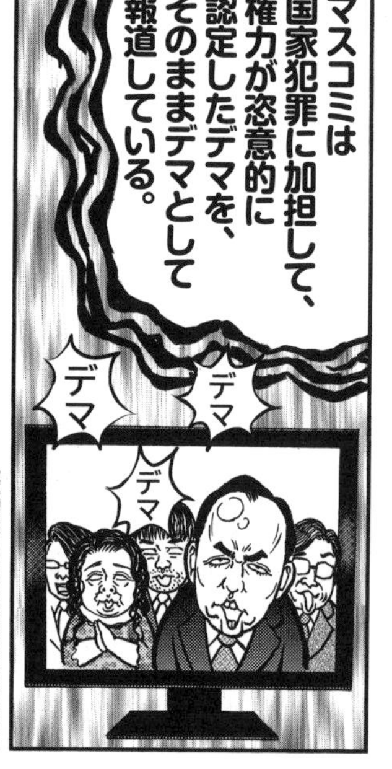
マスコミは
国家犯罪に加担して、
権力が恣意的に
認定したデマを、
そのままデマとして
報道している。
デマ
デマ
デマ

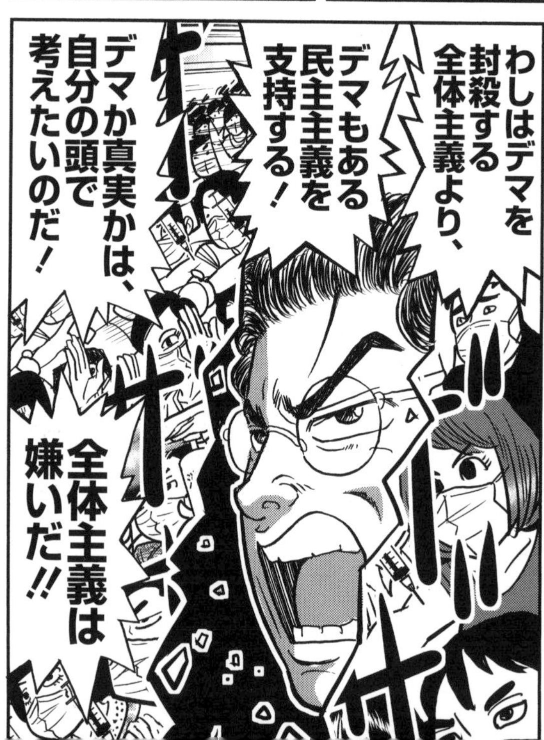
ごーまんかまして
よかですか?
わしはデマを
封殺する
全体主義より、
デマもある
民主主義を
支持する!
デマか真実かは、
自分の頭で
考えたいのだ!
全体主義は
嫌いだ!!

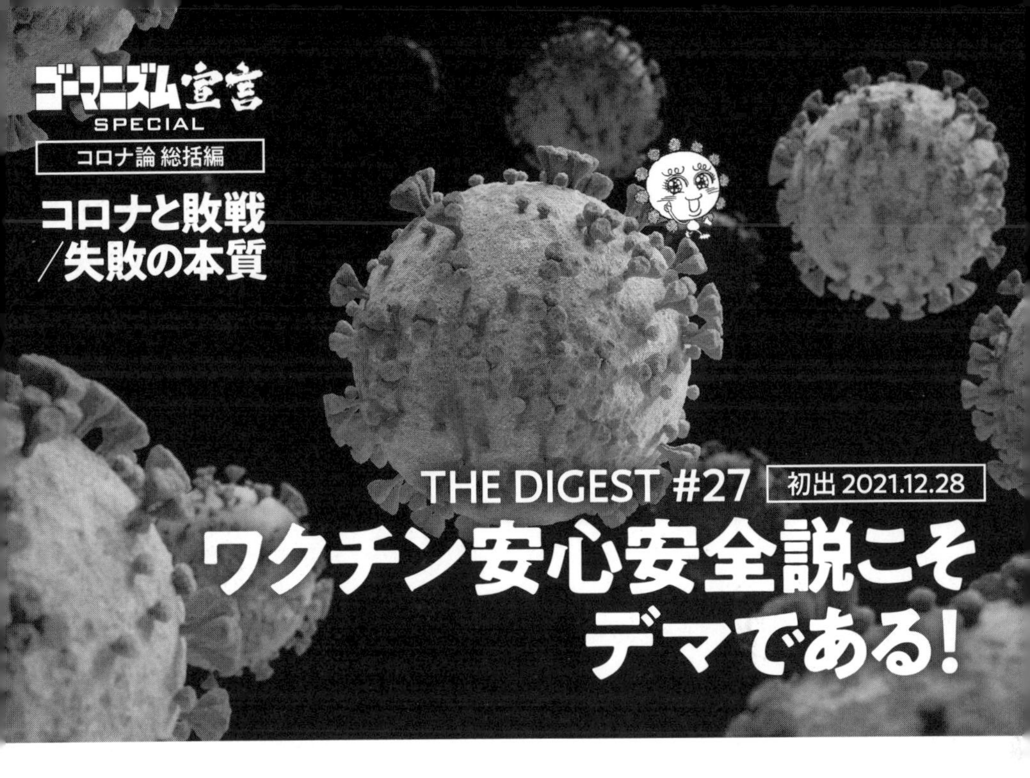

ゴーマニズム宣言 SPECIAL

コロナ論 総括編

コロナと敗戦／失敗の本質

THE DIGEST #27 初出 2021.12.28

ワクチン安心安全説こそデマである！

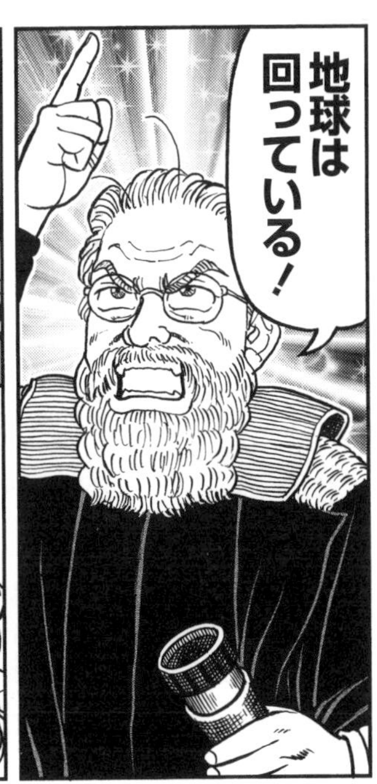
地球は回っている！

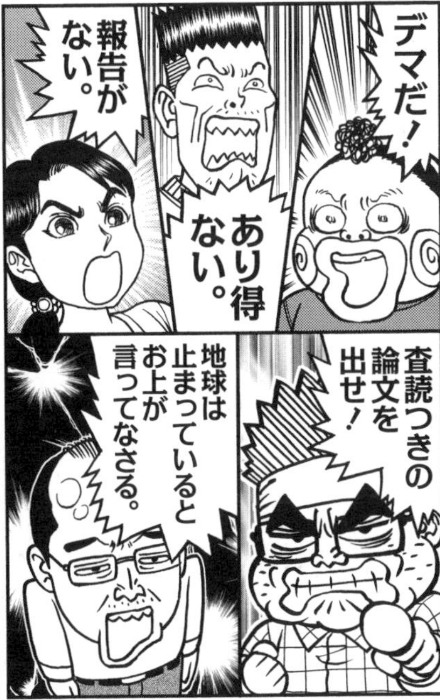
デマだ！
報告がない。
あり得ない。
査読つきの論文を出せ！
地球は止まっているとお上が言ってなさる。

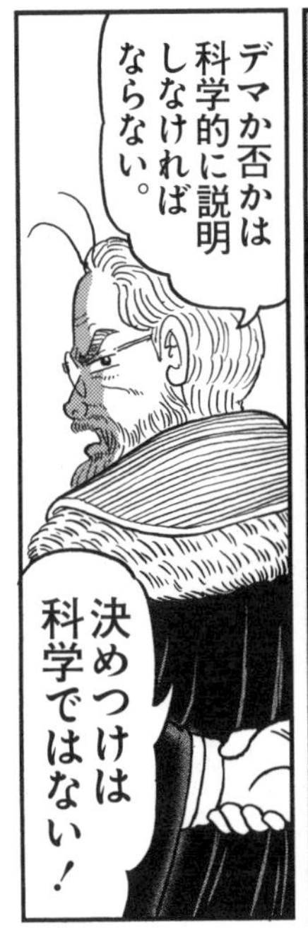
デマか否かは科学的に説明しなければならない。
決めつけは科学ではない！

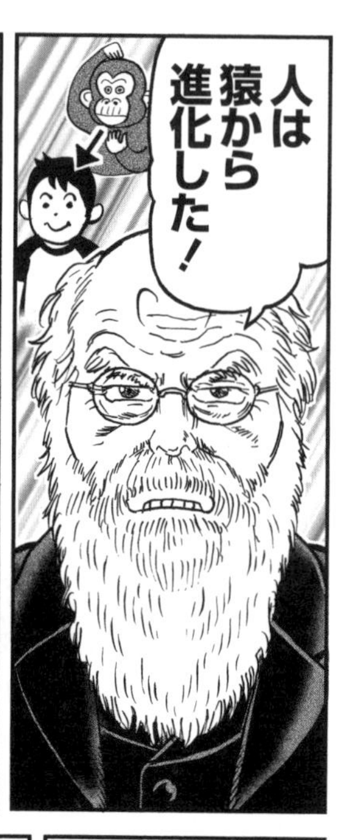
人は猿から進化した！

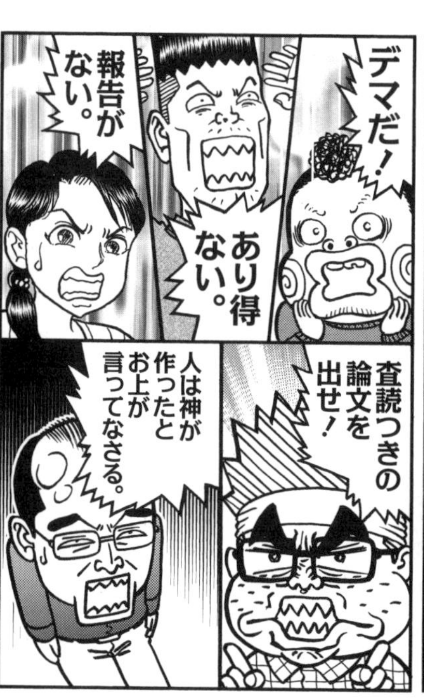
デマだ！
あり得ない。
報告がない。
査読つきの論文を出せ！
人は神が作ったとお上が言ってなさる。

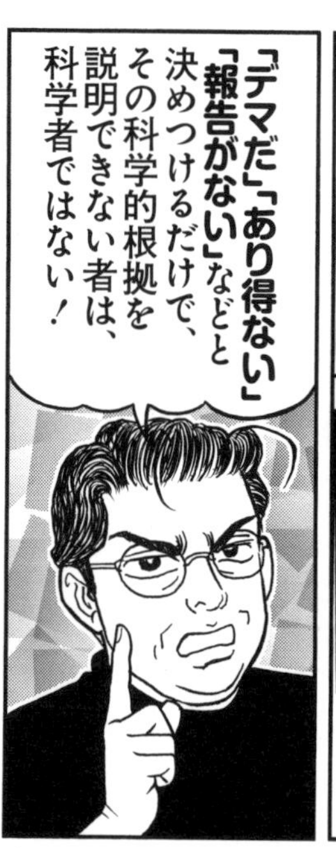
「デマだ」「あり得ない」「報告がない」などと決めつけるだけで、その科学的根拠を説明できない者は、科学者ではない！

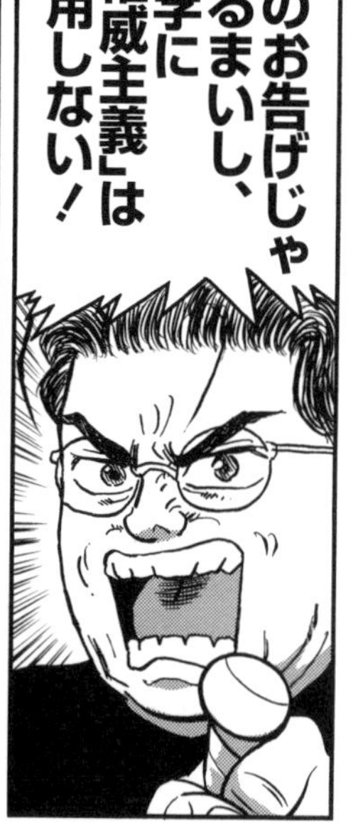
神のお告げじゃあるまいし、科学に「権威主義」は通用しない！

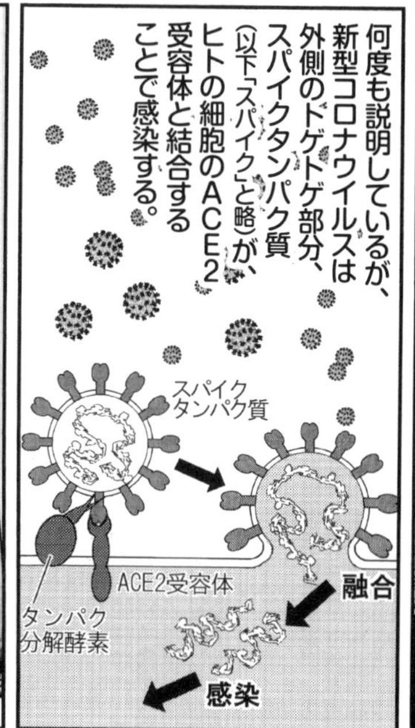
何度も説明しているが、新型コロナウイルスは外側のドゲドゲ部分、スパイクタンパク質（以下「スパイク」と略）が、ヒトの細胞のACE2受容体と結合することで感染する。
スパイクタンパク質
ACE2受容体
タンパク分解酵素
融合
感染

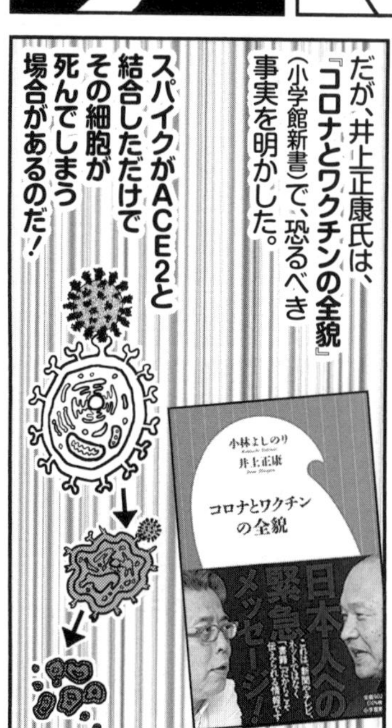
だが、井上正康氏は、『コロナとワクチンの全貌』（小学館新書）で、恐るべき事実を明かした。
スパイクがACE2と結合しただけでその細胞が死んでしまう場合があるのだ！
小林よしのり
井上正康
コロナとワクチンの全貌
日本人への緊急メッセージ！

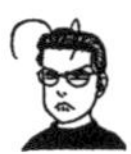

商売の倫理は「不良品があれば回収する」である。事故につながる、健康を害するような物品は、必ず回収しなければならない。

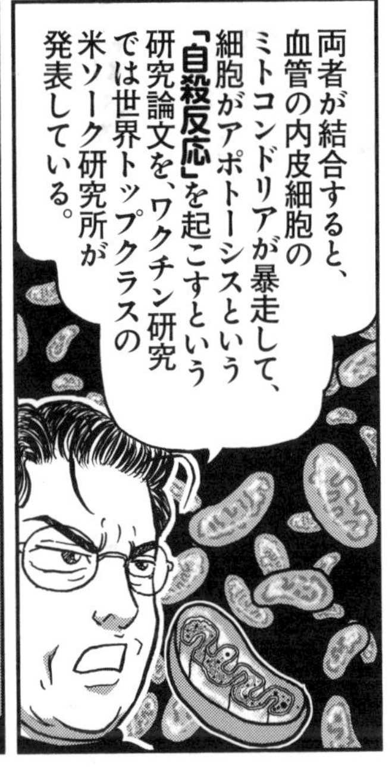

両者が結合すると、血管の内皮細胞のミトコンドリアが暴走して、細胞がアポトーシスという「自殺反応」を起こすという研究論文を、ワクチン研究では世界トップクラスの米ソーク研究所が発表している。

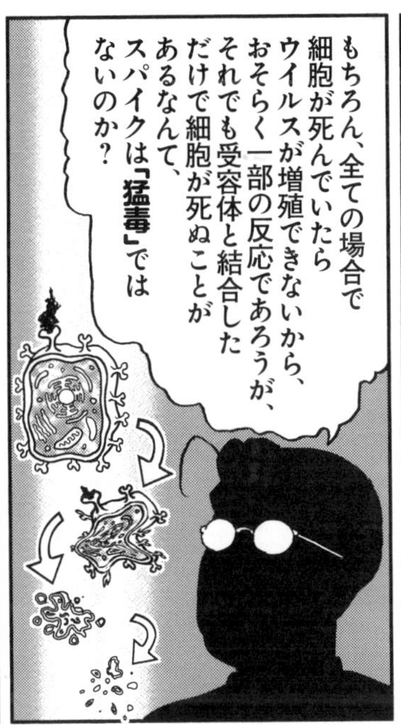

もちろん、全ての場合で細胞が死んでいたらウイルスが増殖できないから、おそらく一部の反応であろうが、それでも受容体と結合しただけで細胞が死ぬことがあるなんて、スパイクは「猛毒」ではないのか？

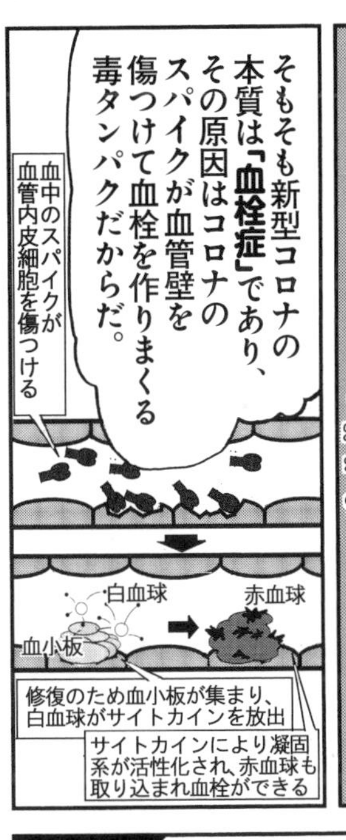

そもそも新型コロナの本質は「血栓症」であり、その原因はコロナのスパイクが血管壁を傷つけて血栓を作りまくる毒タンパクだからだ。
血中のスパイクが血管内皮細胞を傷つける
白血球
赤血球
血小板
修復のため血小板が集まり、白血球がサイトカインを放出
サイトカインにより凝固系が活性化され、赤血球も取り込まれ血栓ができる

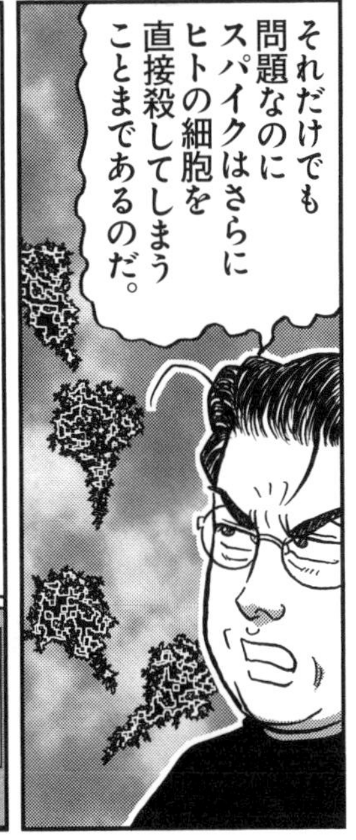

それだけでも問題なのにスパイクはさらにヒトの細胞を直接殺してしまうことまであるのだ。

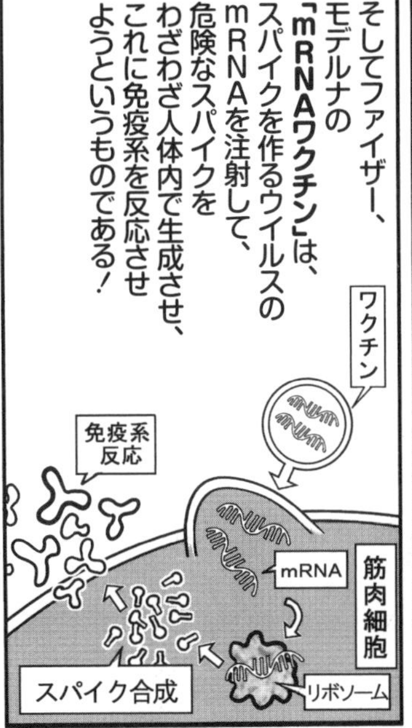

そしてファイザー、モデルナの「mRNAワクチン」は、スパイクを作るウイルスのmRNAを注射して、危険なスパイクをわざわざ人体内で生成させ、これに免疫系を反応させようというものである！
ワクチン
免疫系反応
mRNA
筋肉細胞
スパイク合成
リボソーム

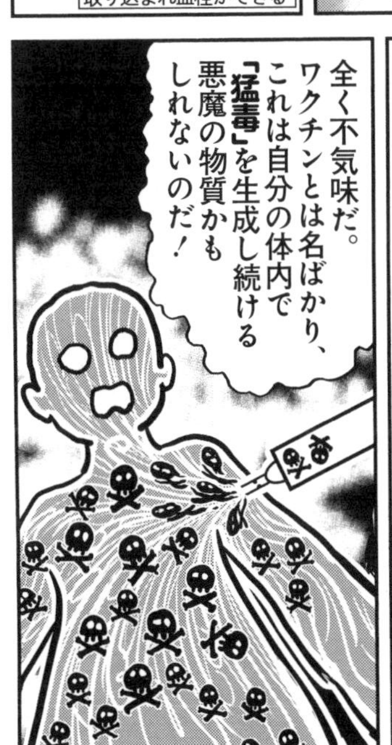

全く不気味だ。ワクチンとは名ばかり、これは自分の体内で「猛毒」を生成し続ける悪魔の物質かもしれないのだ！

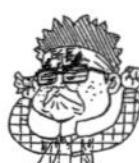

コロナは軽毒、ワクチンは猛毒！いくらYouTubeが削除を繰り返そうと、今年こそはこれを常識にしよう！今年もniconico小林よしのりチャンネルのブログマガジン「小林よしのりライジング」と生放送「オドレら正気か？」で、よしりん先生の誰にも縛られぬ言論と爆笑トークを存分に楽しもう！必ず世の中は変わる！

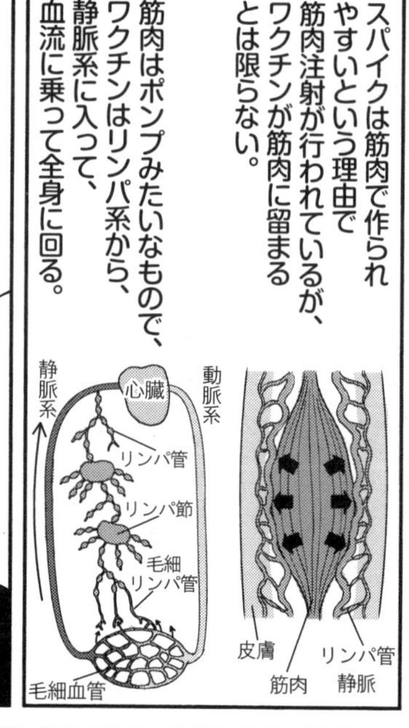
スパイクは筋肉で作られやすいという理由で筋肉注射が行われているが、ワクチンが筋肉に留まるとは限らない。
筋肉はポンプみたいなもので、ワクチンはリンパ系から、静脈系に入って、血流に乗って全身に回る。
静脈系
心臓
動脈系
リンパ管
リンパ節
毛細リンパ管
毛細血管
皮膚
リンパ管
筋肉
静脈

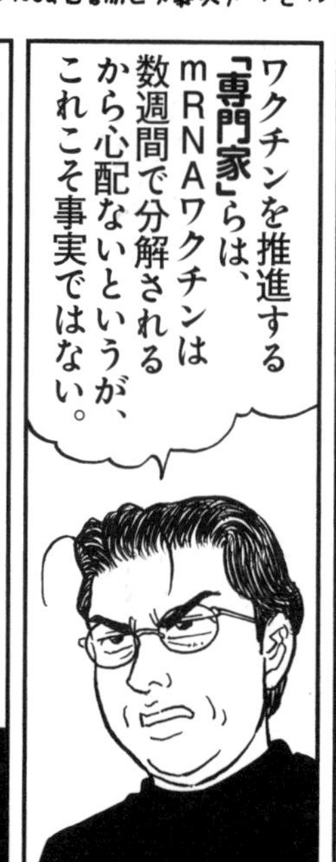
ワクチンを推進する「専門家」らは、mRNAワクチンは数週間で分解されるから心配ないというが、これこそ事実ではない。

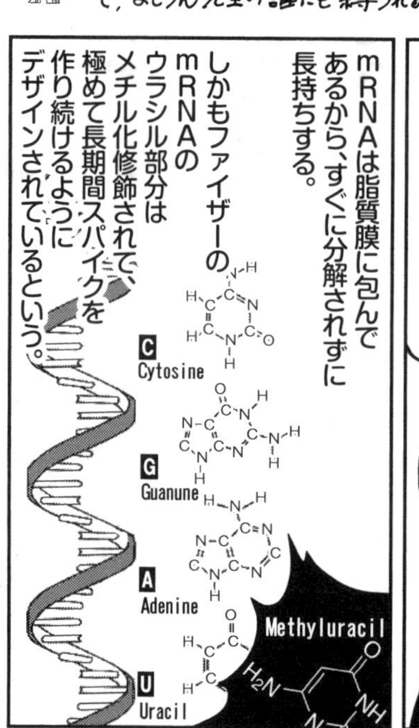
mRNAは脂質膜に包んであるから、すぐに分解されずに長持ちする。
しかもファイザーのmRNAのウラシル部分はメチル化修飾されて、極めて長期間スパイクを作り続けるようにデザインされているという。
C Cytosine
G Guanune
A Adenine
U Uracil
Methyluracil

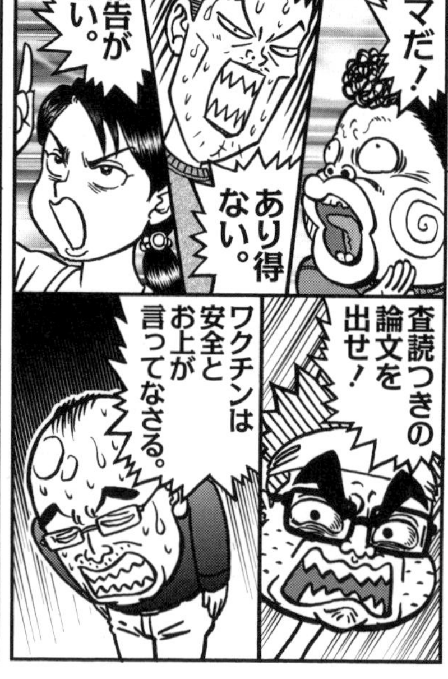
デマだ！
あり得ない。
報告がない。
査読つきの論文を出せ！
ワクチンは安全とお上が言ってなさる。

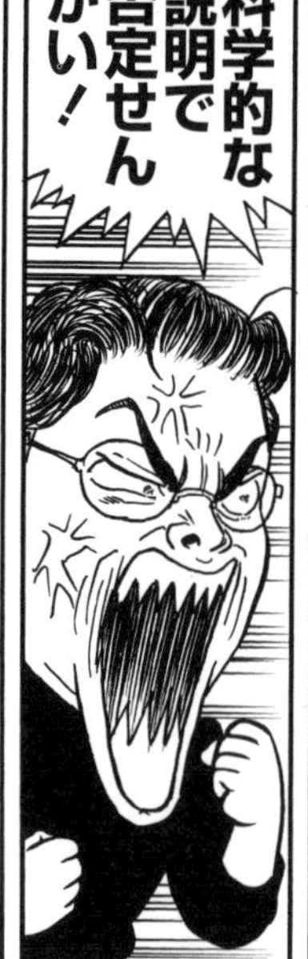
科学的な説明で否定せんかい！

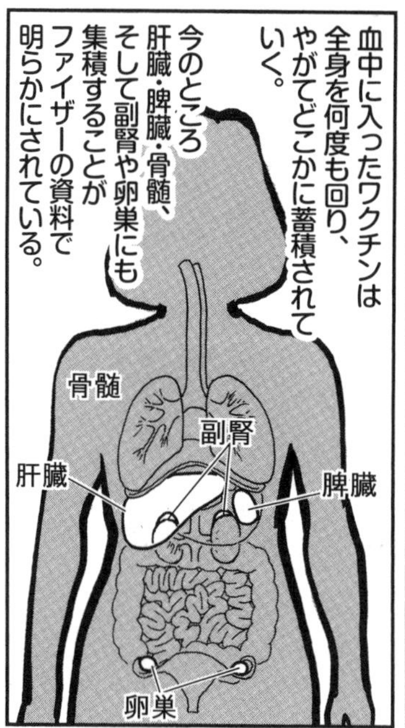
血中に入ったワクチンは全身を何度も回り、やがてどこかに蓄積されていく。
今のところ肝臓・脾臓・骨髄、そして副腎や卵巣にも集積することがファイザーの資料で明らかにされている。
骨髄
副腎
肝臓
脾臓
卵巣

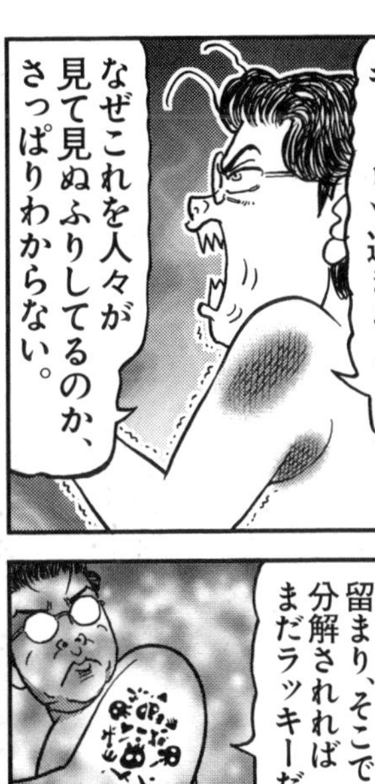
ワクチン接種後の副反応がキョーレツ過ぎる！
なぜこれを人々が見て見ぬふりしてるのか、さっぱりわからない。

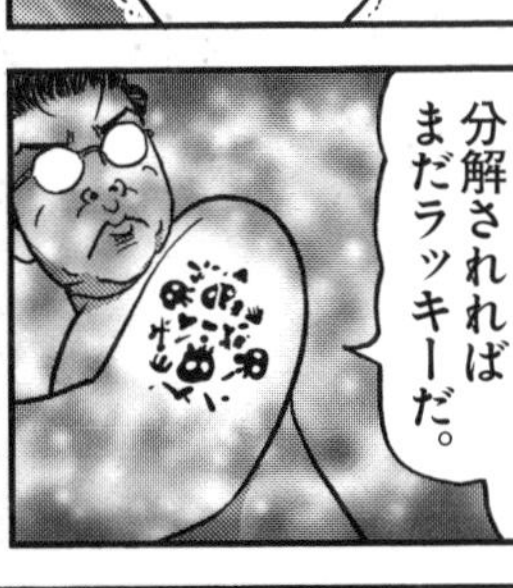
だが腕の筋肉周辺だけにワクチンが留まり、そこで分解されればまだラッキーだ。

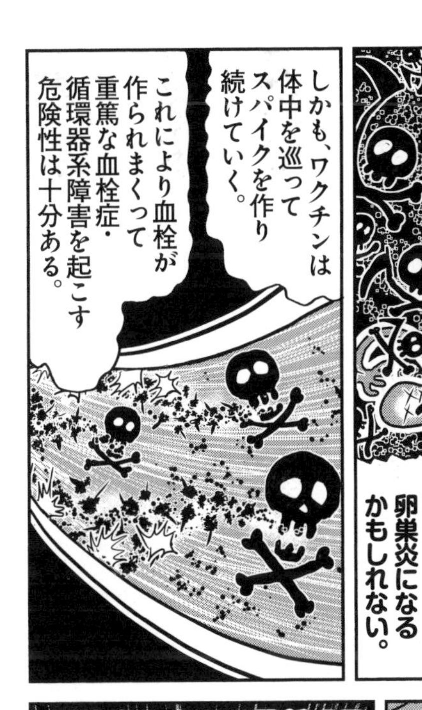
ワクチンが血中に入り、内臓に到達して、そこで細胞を攻撃したらどうなるか？
もし卵巣が攻撃されたら、卵巣炎になるかもしれない。
しかも、ワクチンは体中を巡ってスパイクを作り続けていく。
これにより血栓が作られまくって重篤な血栓症・循環器系障害を起こす危険性は十分ある。

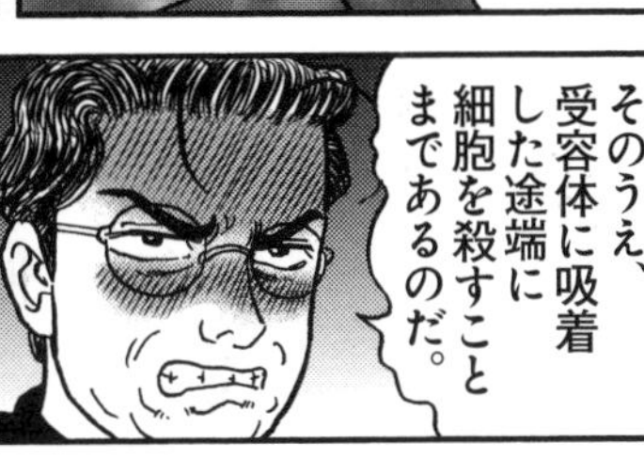
そのうえ、受容体に吸着した途端に細胞を殺すことまであるのだ。

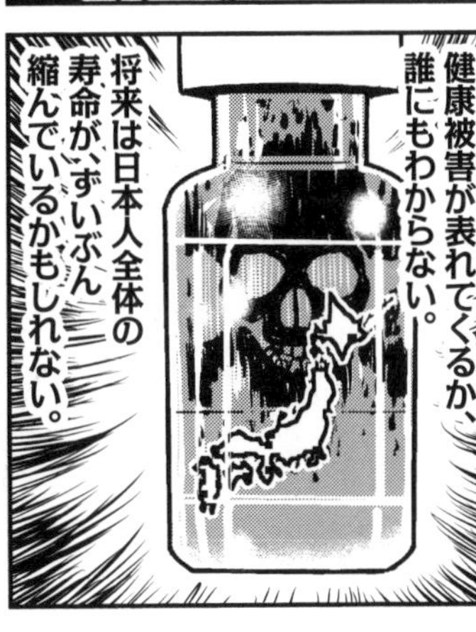
これからどのような健康被害が表れてくるか、誰にもわからない。
将来は日本人全体の寿命が、ずいぶん縮んでいるかもしれない。

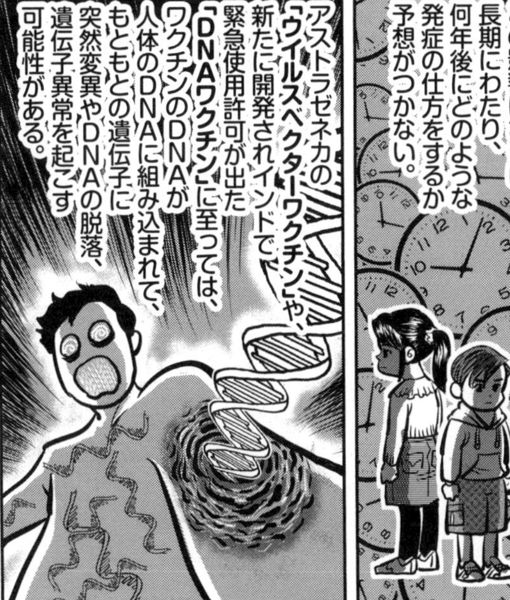
この影響はさらに長期にわたり、何年後にどのような発症の仕方をするか予想がつかない。
アストラゼネカの「ウイルスベクターワクチン」や、新たに開発されインドで緊急使用許可が出た「DNAワクチン」に至っては、人体のDNAにワクチンのDNAが組み込まれて、もともとの遺伝子に突然変異やDNAの脱落、遺伝子異常を起こす可能性がある。

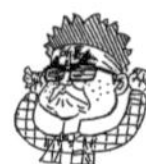

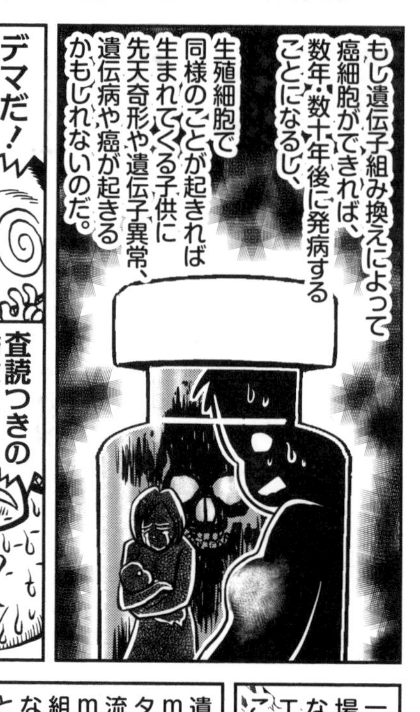
もし遺伝子組み換えによって癌細胞ができれば、数年・数十年後に発病することになるし、
生殖細胞で同様のことが起きれば生まれてくる子供に先天奇形や遺伝子異常、遺伝病や癌が起きるかもしれないのだ。

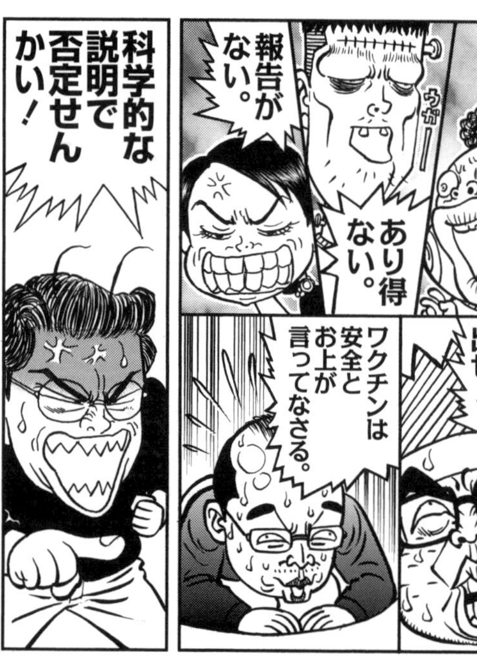
デマだ！
ウガー
あり得ない。
報告がない。
査読つきの論文を出せ！
ワクチンは安全とお上が言ってなさる。
科学的な説明で否定せんかい！

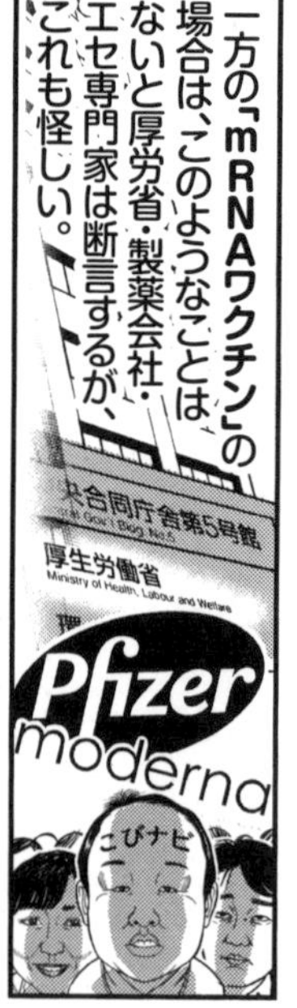
一方の「mRNAワクチン」の場合は、このようなことはないと厚労省・製薬会社・エセ専門家は断言するが、これも怪しい。
央合同庁舎第5号館
厚生労働省
Ministry of Health, Labour and Welfare
Pfizer
moderna
こびナビ

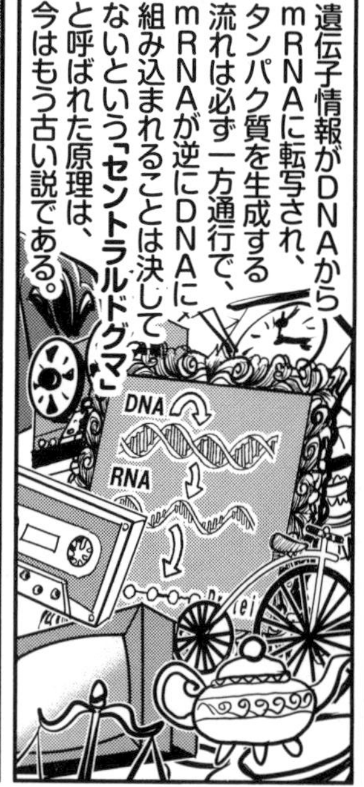
遺伝子情報がDNAからmRNAに転写され、タンパク質を生成する流れは必ず一方通行で、mRNAが逆にDNAに組み込まれることは決してないという「セントラルドグマ」と呼ばれた原理は、今はもう古い説である。
DNA
RNA

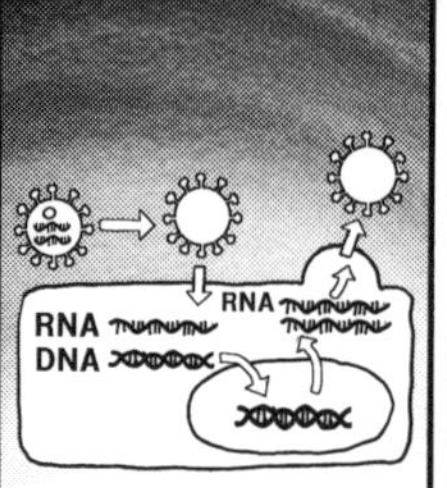
RNA
RNA
DNA

もしもRNAウイルスの一種である「レトロウイルス」が体内にあれば、RNAがDNAに組み込まれる「逆転写」がありうることがすでにわかっている。

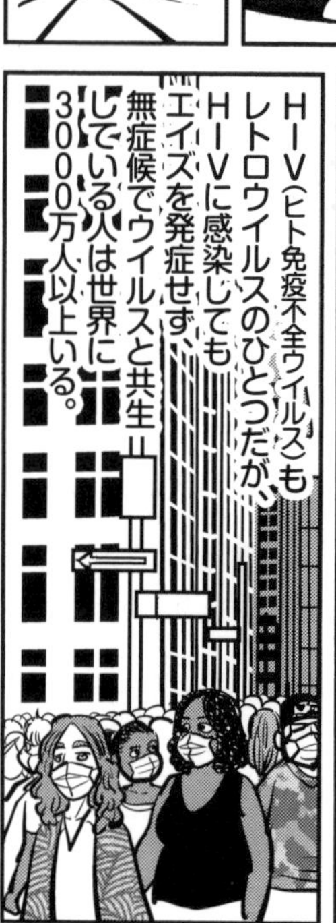
HIV（ヒト免疫不全ウイルス）もレトロウイルスのひとつだが、HIVに感染してもエイズを発症せず、無症候でウイルスと共生している人は世界に3000万人以上いる。

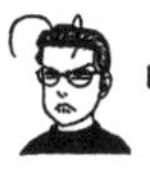

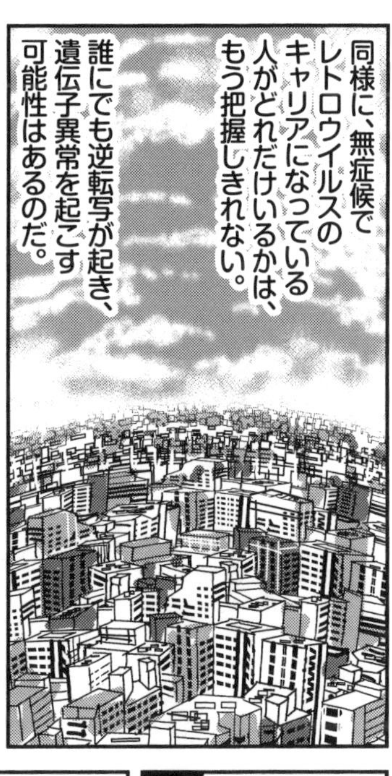
同様に、無症候でレトロウイルスのキャリアになっている人がどれだけいるかは、もう把握しきれない。
誰にでも逆転写が起き、遺伝子異常を起こす可能性はあるのだ。

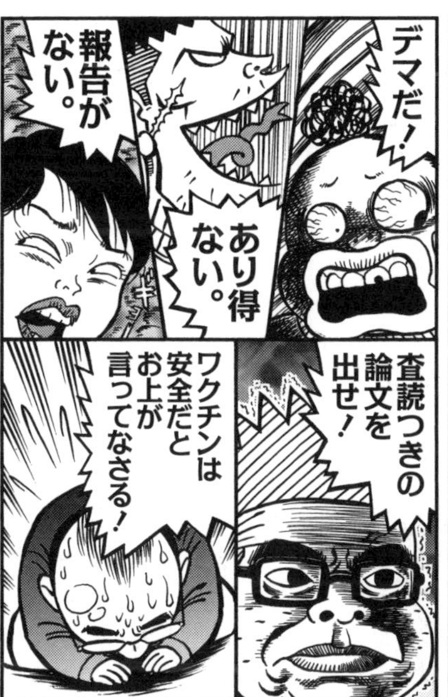
デマだ！
報告がない。
あり得ない。
査読つきの論文を出せ！
ワクチンは安全だとお上が言ってなさる！

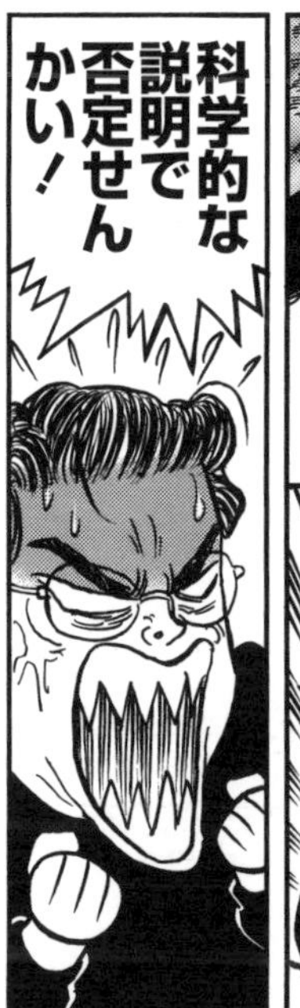
科学的な説明で否定せんかい！

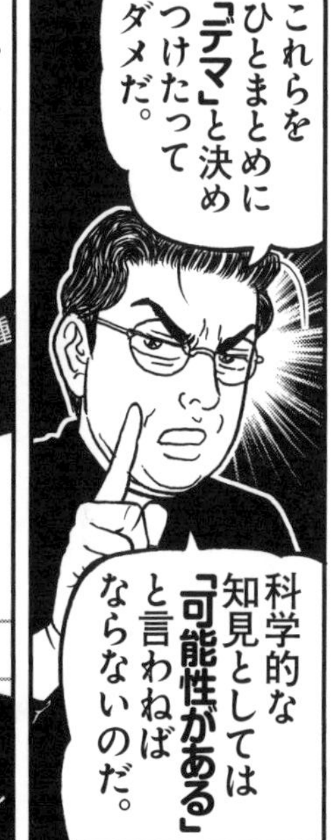
これらをひとまとめに「デマ」と決めつけたってダメだ。
科学的な知見としては「可能性がある」と言わねばならないのだ。

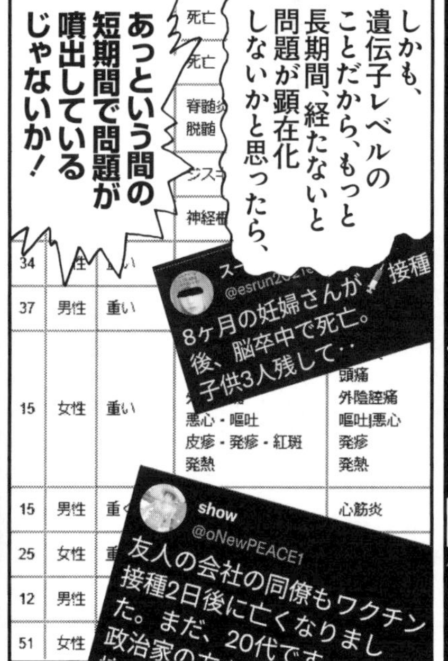
しかも、遺伝子レベルのことだから、もっと長期間、経たないと問題が顕在化しないかと思ったら、
あっという間の短期間で問題が噴出しているじゃないか！
8ヶ月の妊婦さんが接種後、脳卒中で死亡。子供3人残して‥
show
@oNewPEACE1
友人の会社の同僚もワクチン接種2日後に亡くなりました。まだ、20代です

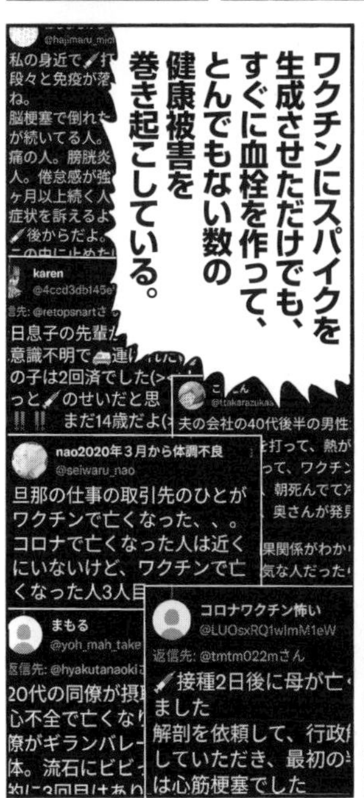
ワクチンにスパイクを生成させただけでも、すぐに血栓を作って、とんでもない数の健康被害を巻き起こしている。
nao2020年3月から体調不良
@seiwaru_nao
旦那の仕事の取引先のひとがワクチンで亡くなった、、。コロナで亡くなった人は近くにいないけど、ワクチンで亡くなった人3人目
コロナワクチン怖い
@LUOsxRQ1wlmM1eW
返信先: @tmtm022mさん
接種2日後に母が亡くなりました
解剖を依頼して、行政
していただき、最初の
は心筋梗塞でした

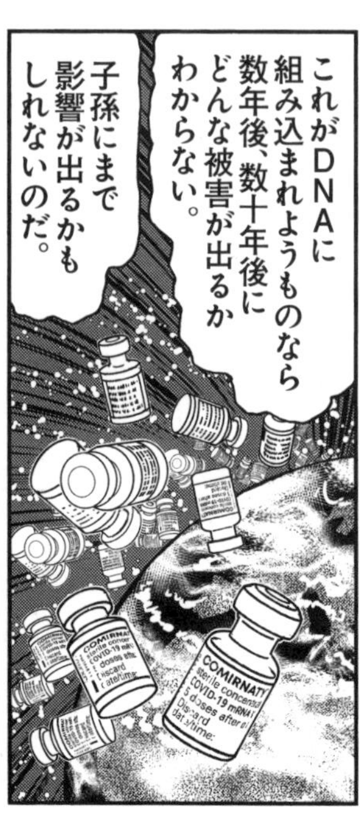
これがDNAに組み込まれようものなら数年後、数十年後にどんな被害が出るかわからない。
子孫にまで影響が出るかもしれないのだ。
COMIRNATY
COMIRNATY

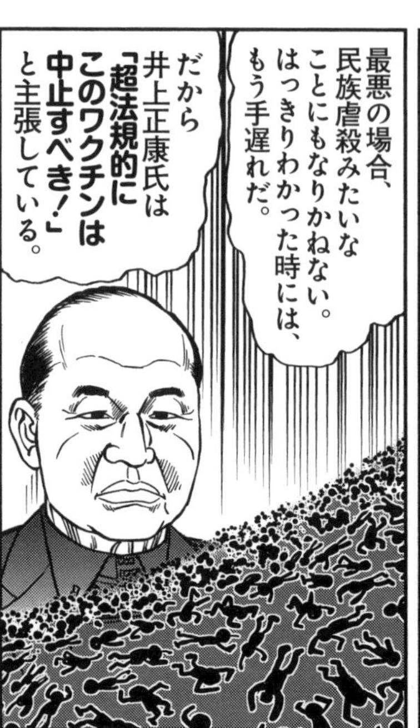
最悪の場合、民族虐殺みたいなことにもなりかねない。はっきりわかった時には、もう手遅れだ。
だから井上正康氏は「超法規的にこのワクチンは中止すべき！」と主張している。

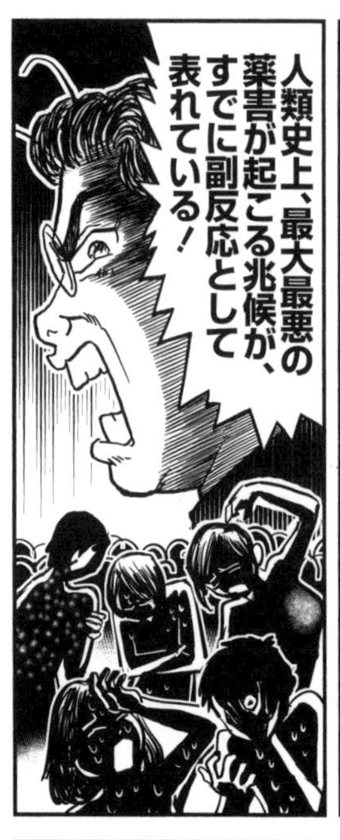
人類史上、最大最悪の薬害が起こる兆候が、すでに副反応として表れている！

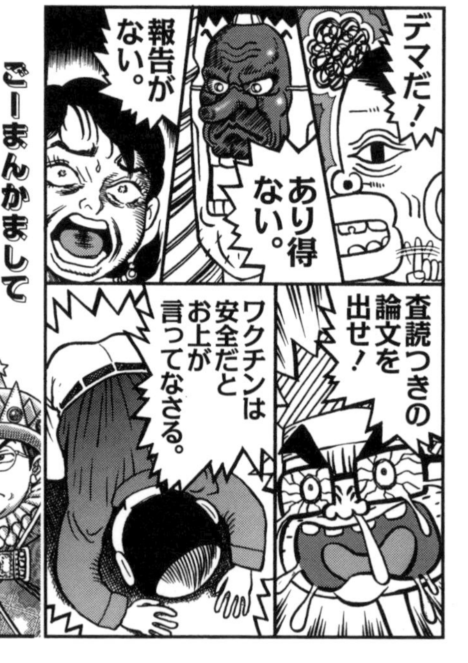
デマだ！
あり得ない。
報告がない。
査読つきの論文を出せ！
ワクチンは安全だとお上が言ってなさる。

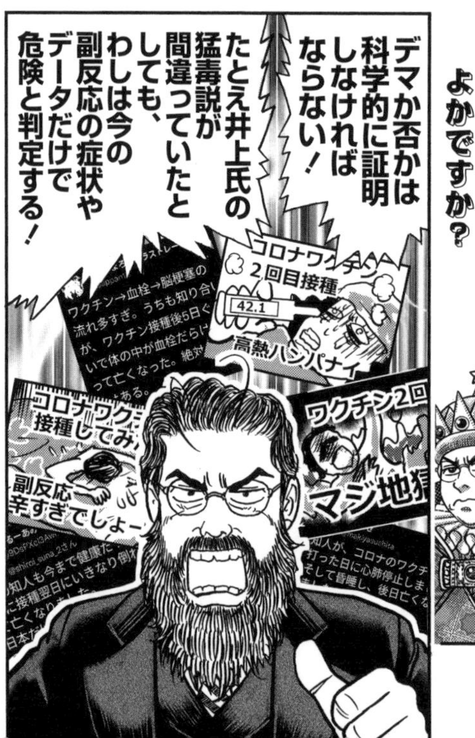
ごーまんかましてよかですか？
デマか否かは科学的に証明しなければならない！
たとえ井上氏の猛毒説が間違っていたとしても、わしは今の副反応の症状やデータだけで危険と判定する！
コロナワクチン2回目接種
42.1
高熱ハンパナイ
副反応辛すぎでしょー
マジ地獄

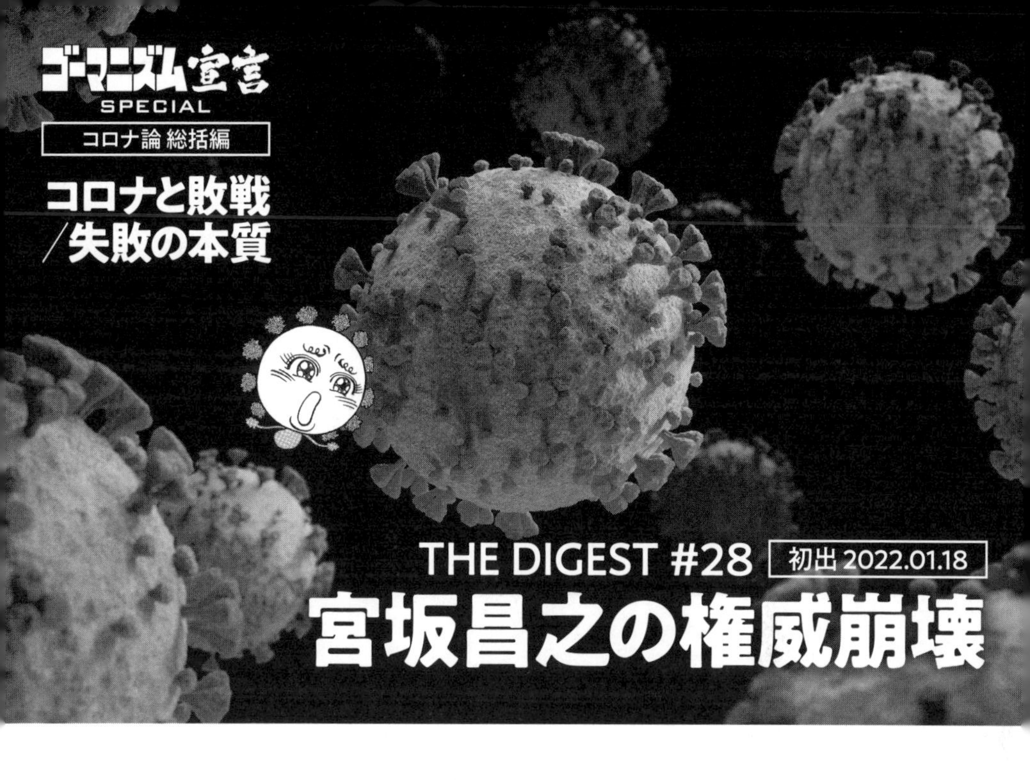
ゴーマニズム宣言
SPECIAL
コロナ論 総括編
コロナと敗戦
／失敗の本質
THE DIGEST #28
初出 2022.01.18
宮坂昌之の権威崩壊

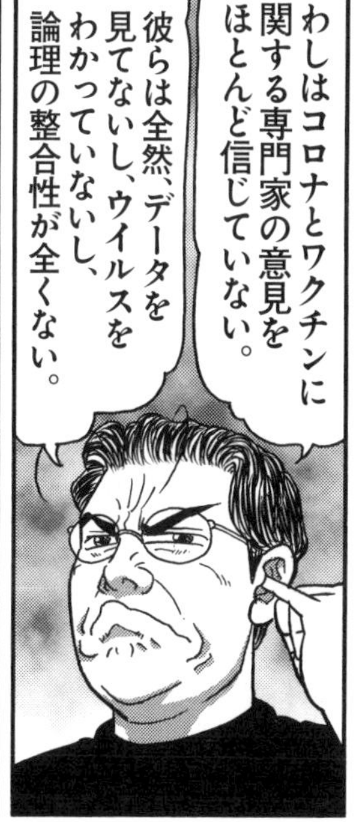
わしはコロナとワクチンに関する専門家の意見をほとんど信じていない。
彼らは全然、データを見てないし、ウイルスをわかっていないし、論理の整合性が全くない。

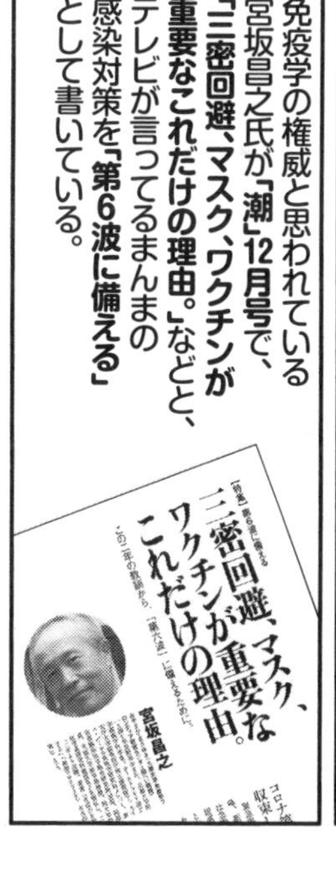
免疫学の権威と思われている宮坂昌之氏が「潮」12月号で、「三密回避、マスク、ワクチンが重要なこれだけの理由。」などと、テレビが言ってるまんまの感染対策を「第6波に備える」として書いている。
三密回避、マスク、ワクチンが重要なこれだけの理由。
宮坂昌之

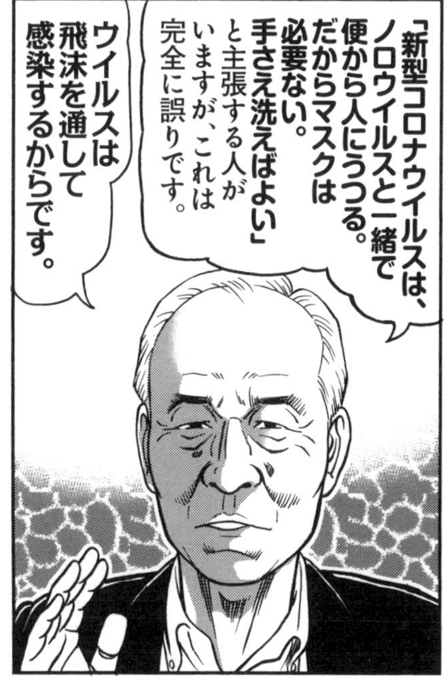
「新型コロナウイルスは、ノロウイルスと一緒で便から人にうつる。だからマスクは必要ない。手さえ洗えばよい」と主張する人がいますが、これは完全に誤りです。
ウイルスは飛沫を通して感染するからです。

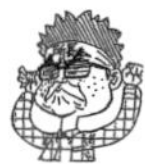

河野太郎の発言がどんどんヒステリックになっている。「反ワクチンを言う人は本を売って金を稼ぎたい人」って、誰のことだ、それ？『コロナ論4』では河野の似顔絵を何度も出して、河野のやっていることは「殺人」ではないか？と糾している。この本は後世に残る。焦ってるな～河野太郎！この本をもっと広めよう！

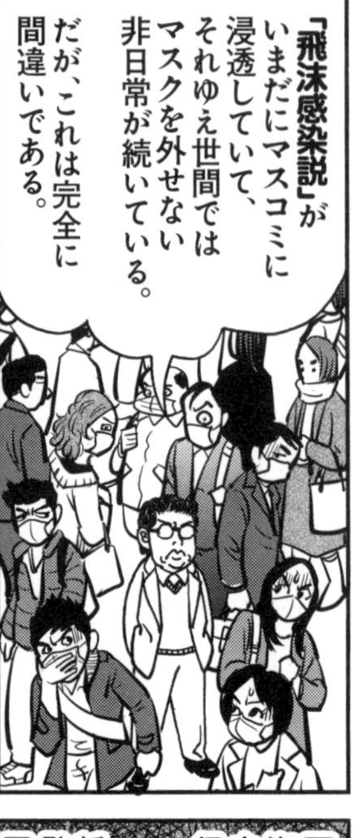

「飛沫感染説」がいまだにマスコミに浸透していて、それゆえ世間ではマスクを外せない非日常が続いている。
だが、これは完全に間違いである。

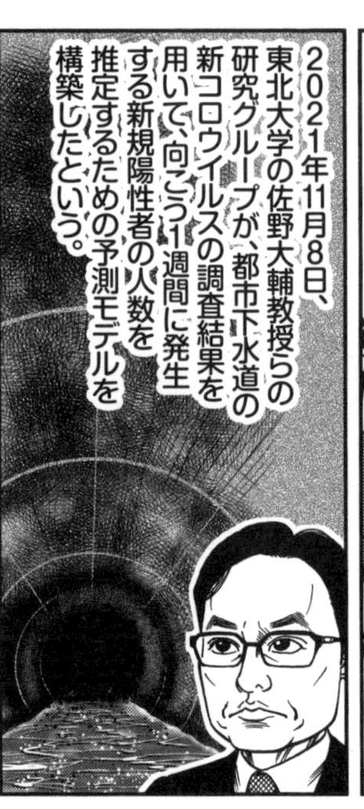

2021年11月8日、東北大学の佐野大輔教授らの研究グループが、都市下水道の新コロウイルスの調査結果を用いて、向こう1週間に発生する新規陽性者の人数を推定するための予測モデルを構築したという。

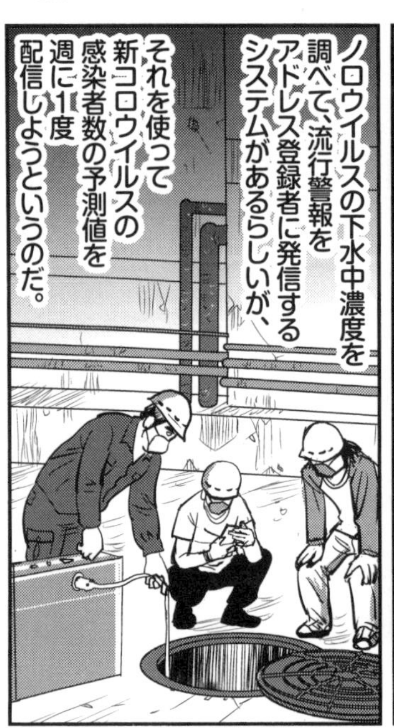

ノロウイルスの下水中濃度を調べて、流行警報をアドレス登録者に発信するシステムがあるらしいが、
それを使って新コロウイルスの感染者数の予測値を週に1度配信しようというのだ。

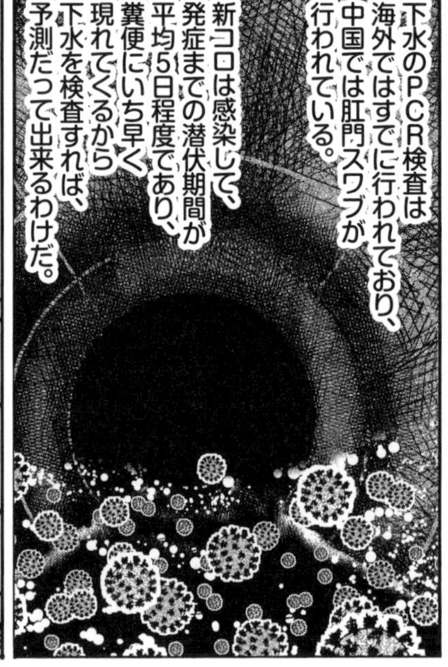

下水のPCR検査は海外ではすでに行われており、中国では肛門スワブが行われている。
新コロは感染して、発症までの潜伏期間が平均5日程度であり、糞便にいち早く現れてくるから下水を検査すれば、予測だって出来るわけだ。

宮坂氏の「飛沫感染説」が正しいなら、インフルエンザと同じように、新コロウイルスも上気道の「シアル酸」に結合することになってしまうがそれはあり得ない。

インフルエンザウイルス
鼻腔
上気道
咽頭
喉頭
気管
肺
気管支
下気道

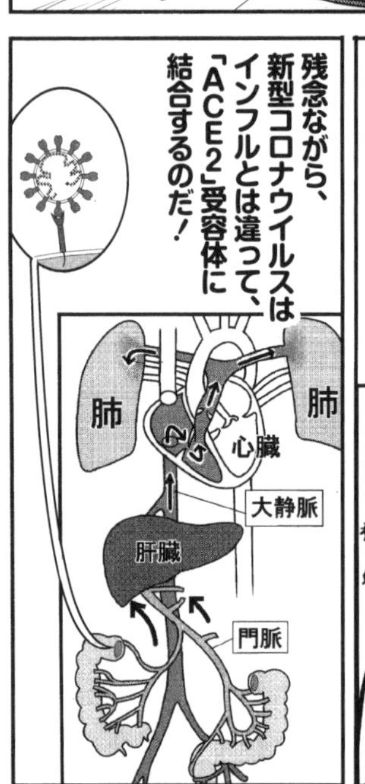

残念ながら、新型コロナウイルスはインフルとは違って、「ACE2」受容体に結合するのだ！
肺
肺
心臓
大静脈
肝臓
門脈

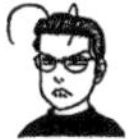

福岡のたけし社長は太っ腹な人物で、5000万円は注ぎ込むつもりで「子供のワクチン接種」に警戒を呼び掛ける意見広告を地方紙に次々に出している。その評価は好意的なものばかりで大評判だ。

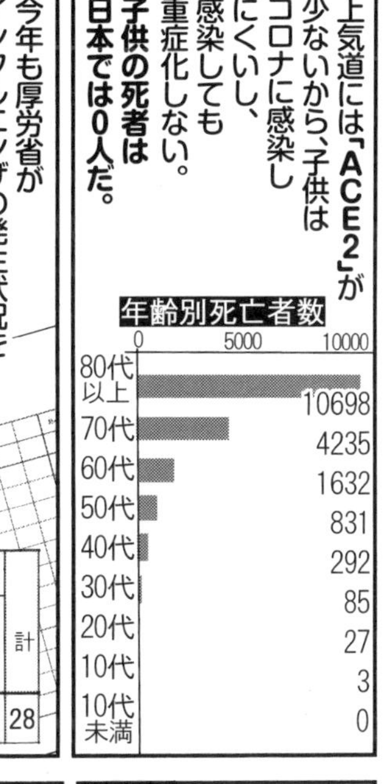

上気道には「ACE2」が少ないから、子供はコロナに感染しにくいし、感染しても重症化しない。子供の死者は日本では0人だ。
年齢別死亡者数
0
5000
10000
80代以上 10698
70代 4235
60代 1632
50代 831
40代 292
30代 85
20代 27
10代 3
10代未満 0

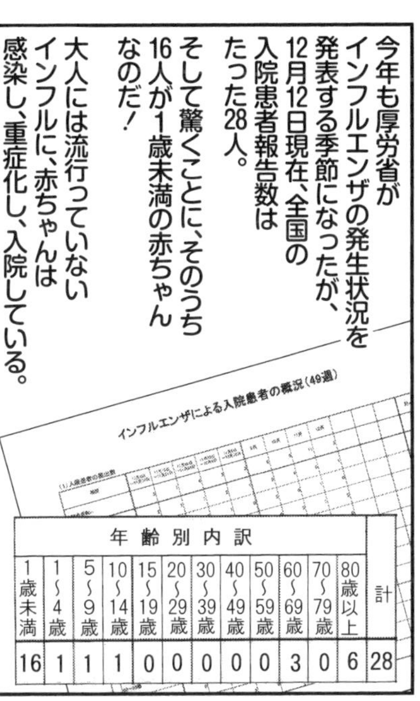

今年も厚労省がインフルエンザの発生状況を発表する季節になったが、12月12日現在、全国の入院患者報告数はたった28人。
そして驚くことに、そのうち16人が1歳未満の赤ちゃんなのだ！
大人には流行っていないインフルに、赤ちゃんは感染し、重症化し、入院している。
インフルエンザによる入院患者の概況（49週）

年齢別内訳												計
1歳未満	1～4歳	5～9歳	10～14歳	15～19歳	20～29歳	30～39歳	40～49歳	50～59歳	60～69歳	70～79歳	80歳以上	
16	1	1	1	0	0	0	0	0	3	0	6	28

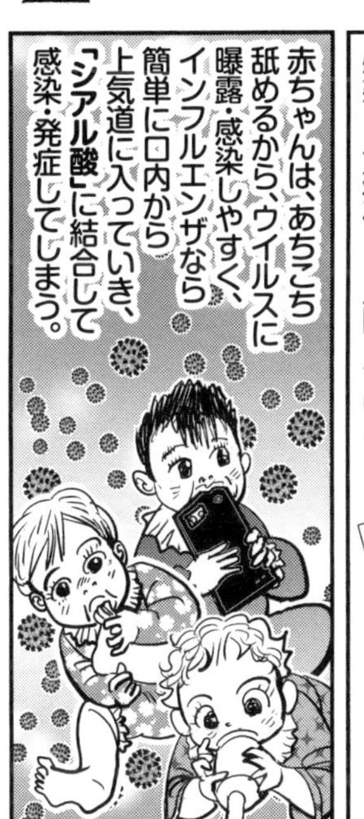

赤ちゃんは、あちこち舐めるから、ウイルスに曝露・感染しやすく、インフルエンザなら簡単に上気道に口内から入っていき、「シアル酸」に結合して感染・発症してしまう。

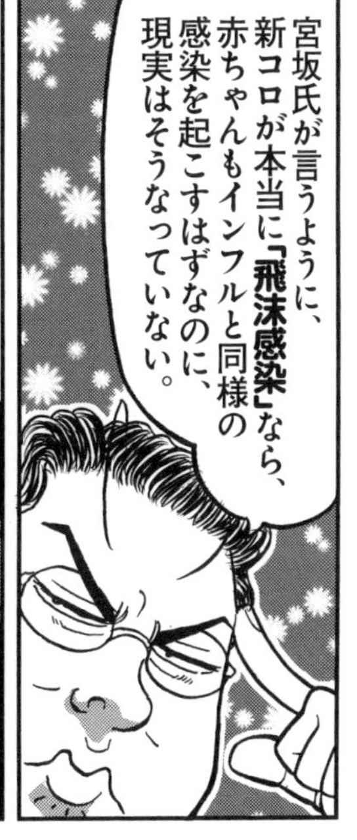

宮坂氏が言うように、新コロが本当に「飛沫感染」なら、赤ちゃんもインフルと同様の感染を起こすはずなのに、現実はそうなっていない。

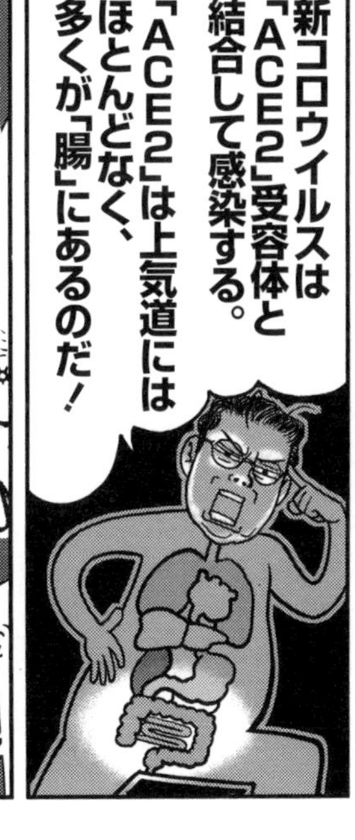

新コロウイルスは「ACE2」受容体と結合して感染する。「ACE2」は上気道にはほとんどなく、多くが「腸」にあるのだ！

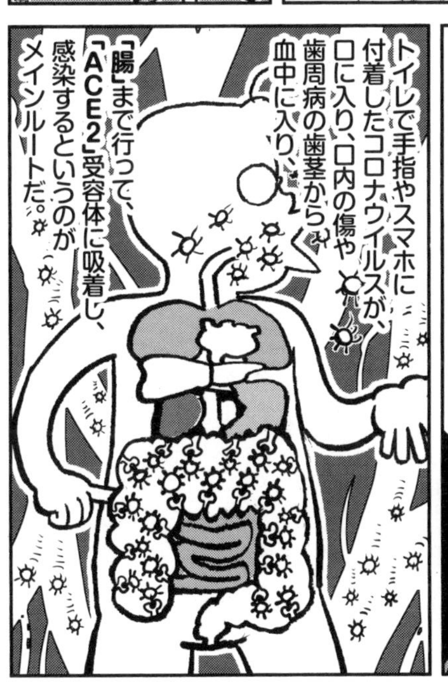

トイレで手指やスマホに付着したコロナウイルスが、口に入り、口内の傷や歯周病の歯茎から血中に入り、「腸」まで行って、「ACE2」受容体に吸着し、感染するというのがメインルートだ。

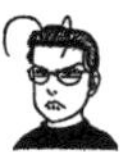

たけし社長の意見広告を見て、自分も地元紙に自費で出したいという大人が続出している。地方から「子供のための革命」が起こる勢いで戦いが始まった。詳しくは「世界のゴー宣ファンサイト」を見てくれ。

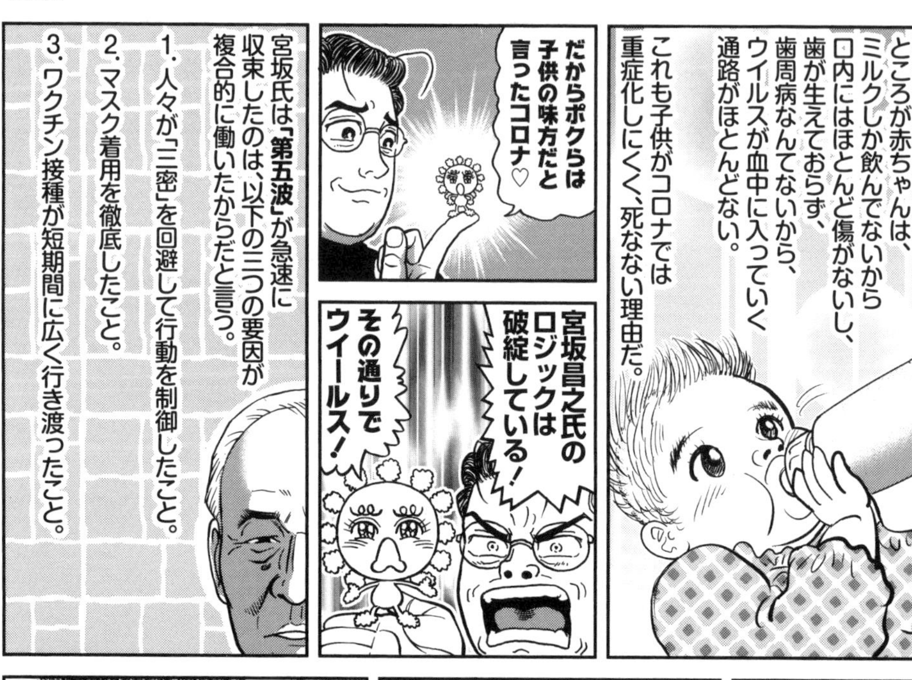

ところが赤ちゃんは、ミルクしか飲んでないから口内にはほとんど傷がないし、歯が生えておらず、歯周病なんてないから、ウイルスが血中に入っていく通路がほとんどない。
これも子供がコロナでは重症化しにくく、死なない理由だ。
だからボクらは子供の味方だと言ったコロナ♡
宮坂昌之氏のロジックは破綻している！
その通りでウイールス！
宮坂氏は「第五波」が急速に収束したのは、以下の三つの要因が複合的に働いたからだと言う。
1. 人々が「三密」を回避して行動を制御したこと。
2. マスク着用を徹底したこと。
3. ワクチン接種が短期間に広く行き渡ったこと。

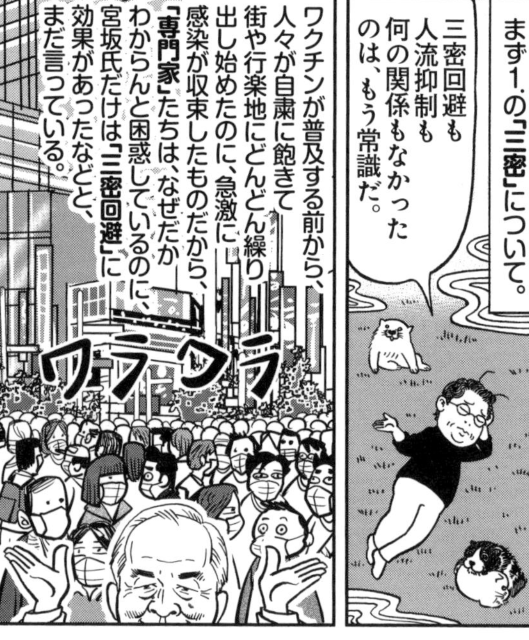

まず1.の「三密」について。
三密回避も人流抑制も何の関係もなかったのは、もう常識だ。
ワクチンが普及する前から、人々が自粛に飽きて街や行楽地にどんどん繰り出し始めたのに、急激に感染が収束したものだから、「専門家」たちは、なぜだかわからんと困惑しているのに、宮坂氏だけは「三密回避」に効果があったなどと、まだ言っている。
ワラワラ

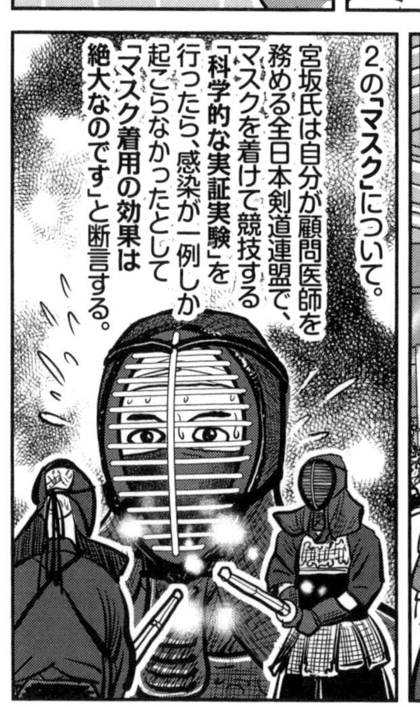

2.の「マスク」について。
宮坂氏は自分が顧問医師を務める全日本剣道連盟で、マスクを着けて競技する「科学的な実証実験」を行ったら、感染が一例しか起こらなかったとして「マスク着用の効果は絶大なのです」と断言する。

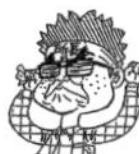

ブログマガジン小林よしのりライジングは今年10周年を迎えます！（ちなみにゴー宣はSPA！連載開始から30周年！）劣化し尽くした日本の思想・言論・政治・マスコミに挑み続けてはや10年！ コロナ騒動でさらに劣化が加速する状況を前に、さらに激しく厳しい闘いを続けていきます！ 毎週火曜日配信中!!

だが、わしが主催する「ゴー宣道場」では、この2年間ほぼ毎月、宴会を開いて、30人以上の門下生がマスクもせず、酒を飲みながら大声でしゃべり、飛沫を飛ばしまくっていたのに、一人の感染者も出ていない！

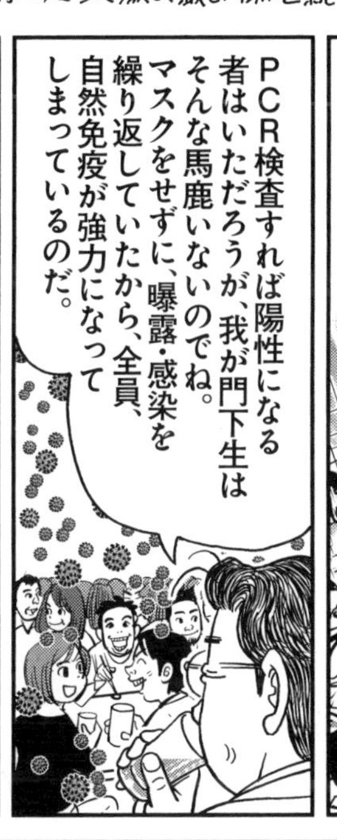
PCR検査すれば陽性になる者はいただろうが、我が門下生はそんな馬鹿いないのでね。
マスクをせずに、曝露・感染を繰り返していたから、全員、自然免疫が強力になってしまっているのだ。

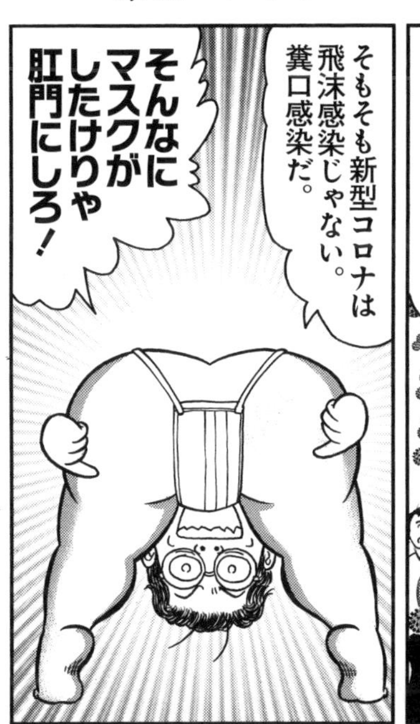
そもそも新型コロナは飛沫感染じゃない。糞口感染だ。
そんなにマスクがしたけりゃ肛門にしろ！

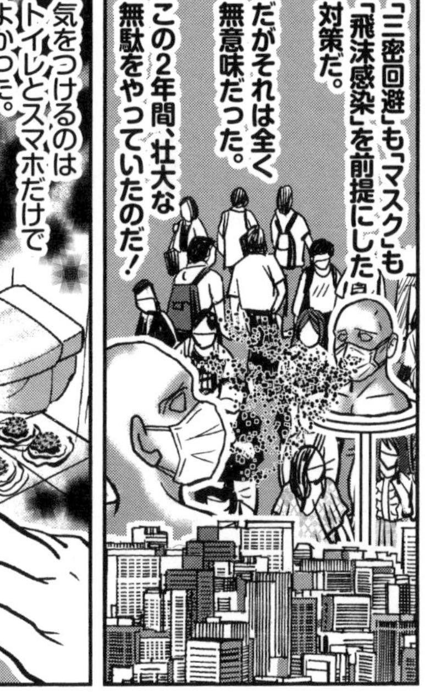
「三密回避」も「マスク」も「飛沫感染」を前提にした対策だ。
だがそれは全く無意味だった。
この2年間、壮大な無駄をやっていたのだ！

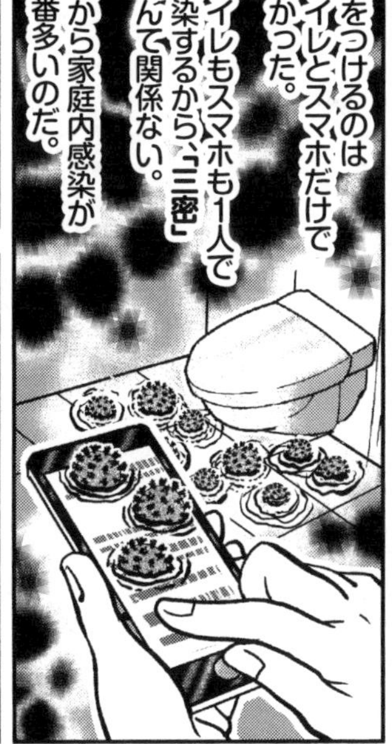
気をつけるのはトイレとスマホだけでよかった。
トイレもスマホも1人で感染するから、「三密」なんて関係ない。
だから家庭内感染が一番多いのだ。

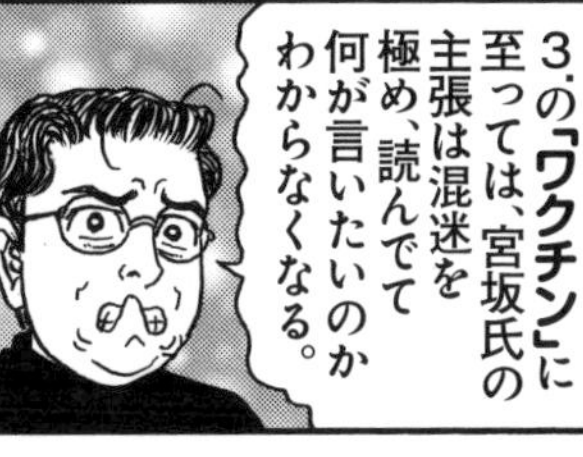
3．の「ワクチン」に至っては、宮坂氏の主張は混迷を極め、読んでて何が言いたいのかわからなくなる。

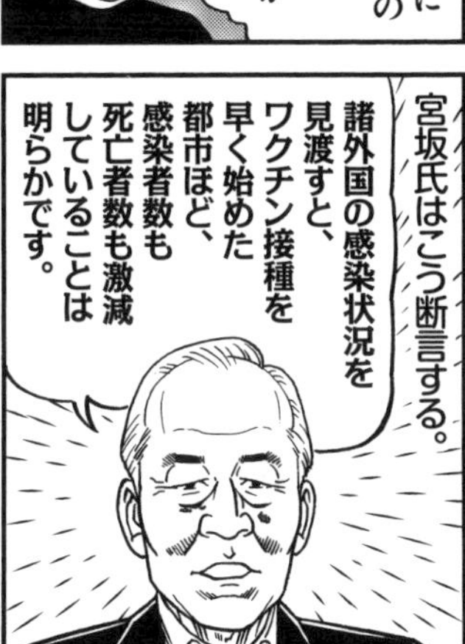
宮坂氏はこう断言する。
諸外国の感染状況を見渡すと、ワクチン接種を早く始めた都市ほど、感染者数も死亡者数も激減していることは明らかです。

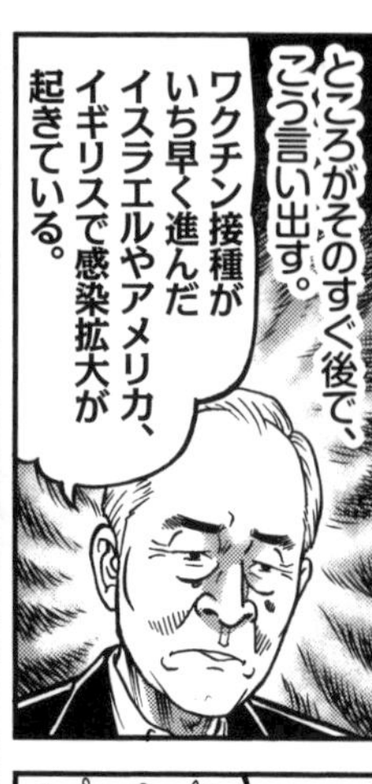
ところがそのすぐ後で、こう言い出す。
ワクチン接種がいち早く進んだイスラエルやアメリカ、イギリスで感染拡大が起きている。

そして宮坂氏は、「日本はイスラエルやイギリス、アメリカの轍を踏むべきではありません」として、ワクチン普及後も「三密回避」と「マスク着用」を徹底するべきだと主張する。

それ、「ワクチンは効かない」と言っているのと同じじゃないか！

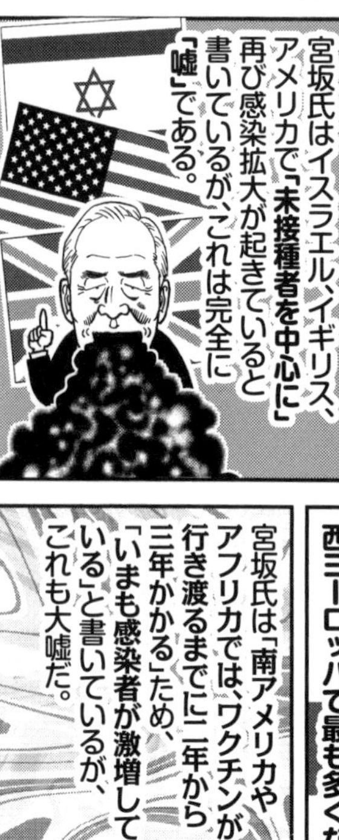
それなのに宮坂氏は続けて「なぜワクチンが効くのか」として、製薬会社のパンフレットみたいなことを延々と述べていく。

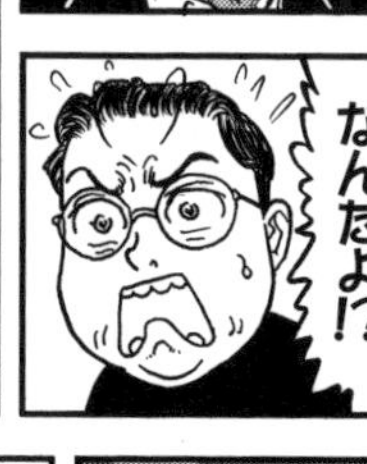
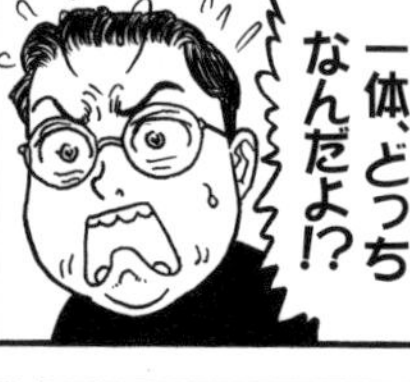
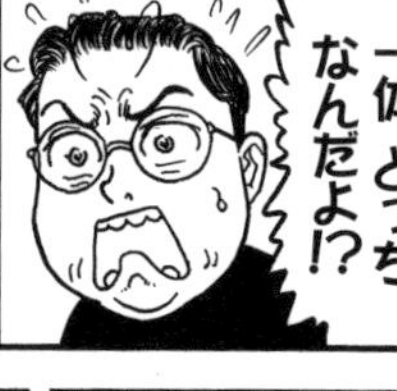
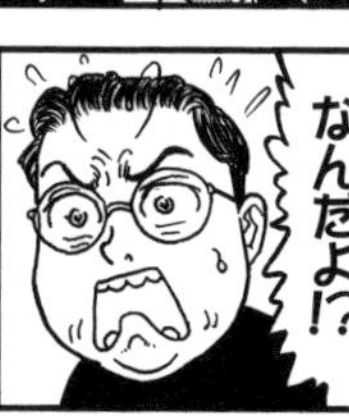
一体、どっちなんだよ!?

宮坂氏はイスラエル、イギリス、アメリカで「未接種者を中心に」再び感染拡大が起きていると書いているが、これは完全に「嘘」である。

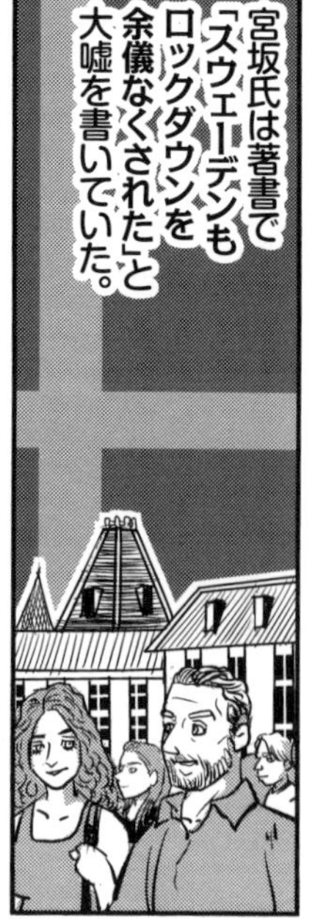
宮坂氏は著書で「スウェーデンもロックダウンを余儀なくされた」と大嘘を書いていた。

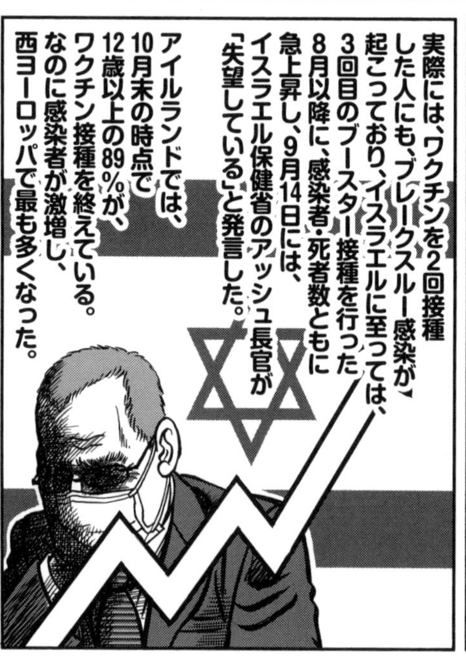
実際には、ワクチンを2回接種した人にも、ブレークスルー感染が起こっており、イスラエルに至っては、3回目のブースター接種を行った8月以降に、感染者・死者数ともに急上昇し、9月14日には、イスラエル保健省のアッシュ長官が「失望している」と発言した。
アイルランドでは、10月末の時点で12歳以上の89%が、ワクチン接種を終えている。なのに感染者が激増し、西ヨーロッパで最も多くなった。

宮坂氏は「南アメリカやアフリカでは、ワクチンが行き渡るまでに二年から三年かかる」ため、「いまも感染者が激増している」と書いているが、これも大嘘だ。

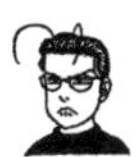

オミクロン株はもはやACE2に結合する特異性を失って、「普通の風邪」になってしまった。感染力が強くなれば、宿主と共生するために重症化しない、これはウイルスの特性。

ワクチン接種率80%のスペインと、接種率40・8%で南アメリカでは最低のベネズエラ、

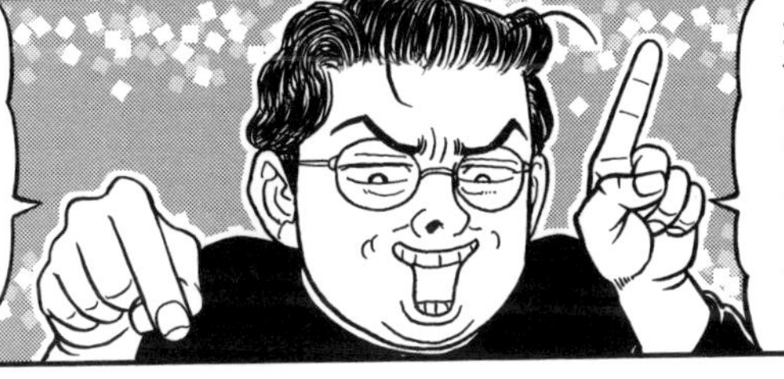

そして接種率わずか2・0%のアフリカ・ナイジェリアの100万人当たり感染者数のグラフを重ねたらこんなことになるのだ。

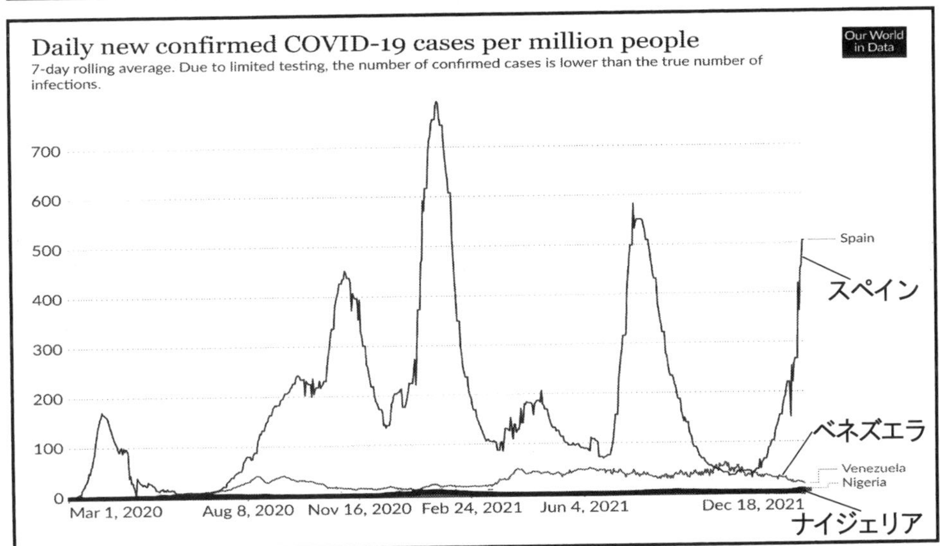
Daily new confirmed COVID-19 cases per million people
7-day rolling average. Due to limited testing, the number of confirmed cases is lower than the true number of infections.
Our World in Data
700
600
500
400
300
200
100
0
Mar 1, 2020
Aug 8, 2020
Nov 16, 2020
Feb 24, 2021
Jun 4, 2021
Dec 18, 2021
Spain
スペイン
ベネズエラ
Venezuela
Nigeria
ナイジェリア

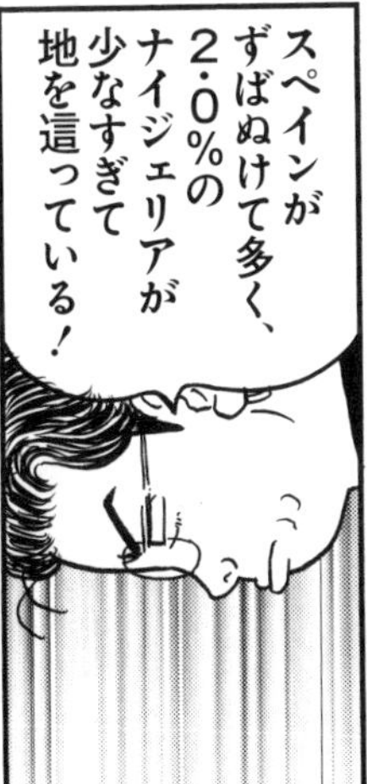
スペインがずばぬけて多く、2・0%のナイジェリアが少なすぎて地を這っている！

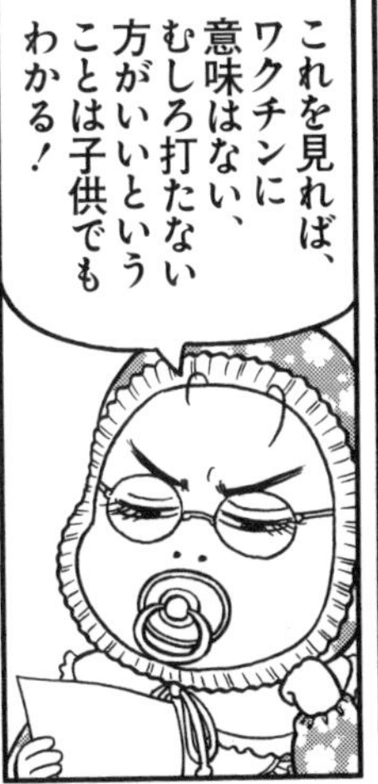
これを見れば、ワクチンに意味はない、むしろ打たない方がいいということは子供でもわかる！

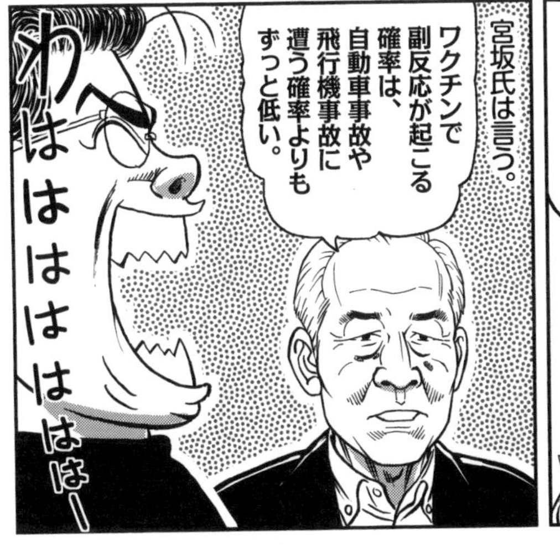
宮坂氏は言う。
ワクチンで副反応が起こる確率は、自動車事故や飛行機事故に遭う確率よりもずっと低い。
わはははははー

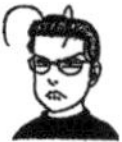

「モーニングショー」は馬鹿だから、オミクロン株で最大限に恐怖を煽り、なおかつワクチン接種を宣伝しまくっているが、もはや狂人だから、相手にするな。

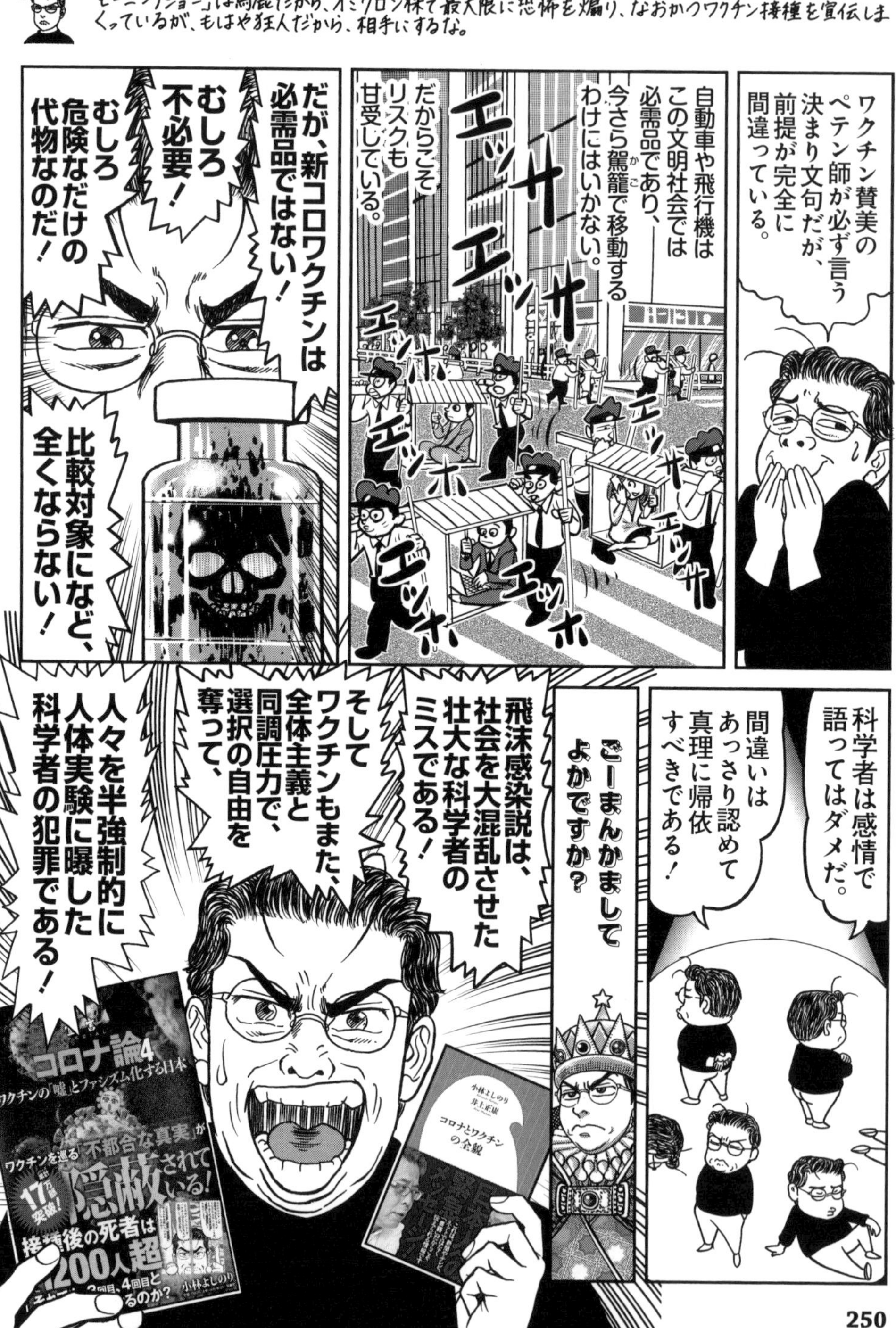

ワクチン賛美のペテン師が必ず言う決まり文句だが、前提が完全に間違っている。
自動車や飛行機はこの文明社会では必需品であり、今さら駕籠で移動するわけにはいかない。
エッサ
エッサ
だからこそリスクも甘受している。
エッホ
エッサ
エッホ
エッサ
エッサ
エッホ
エッホ
だが、新コロワクチンは必需品ではない！
むしろ不必要！
むしろ危険なだけの代物なのだ！
比較対象になど、全くならない！
科学者は感情で語ってはダメだ。
間違いはあっさり認めて真理に帰依すべきである！
ごーまんかましてよかですか？
飛沫感染説は、社会を大混乱させた壮大な科学者のミスである！
そしてワクチンもまた、全体主義と同調圧力で、選択の自由を奪って、
人々を半強制的に人体実験に曝した科学者の犯罪である！
コロナ論4
ワクチンの「嘘」とファシズム化する日本
ワクチンを巡る「不都合な真実」が隠蔽されている！
17万部突破！
接種後の死者は1200人超
小林よしのり
小林よしのり
井上正康
コロナとワクチンの全貌

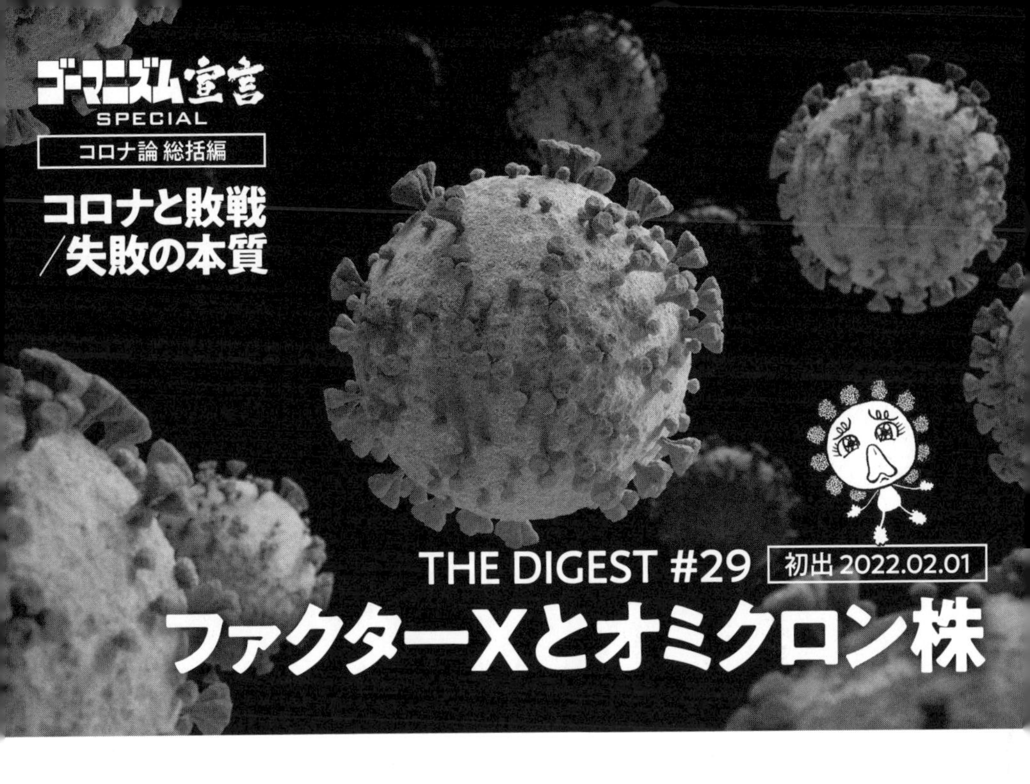
ゴーマニズム宣言
SPECIAL
コロナ論 総括編
コロナと敗戦
／失敗の本質
THE DIGEST #29
初出 2022.02.01
ファクターXとオミクロン株

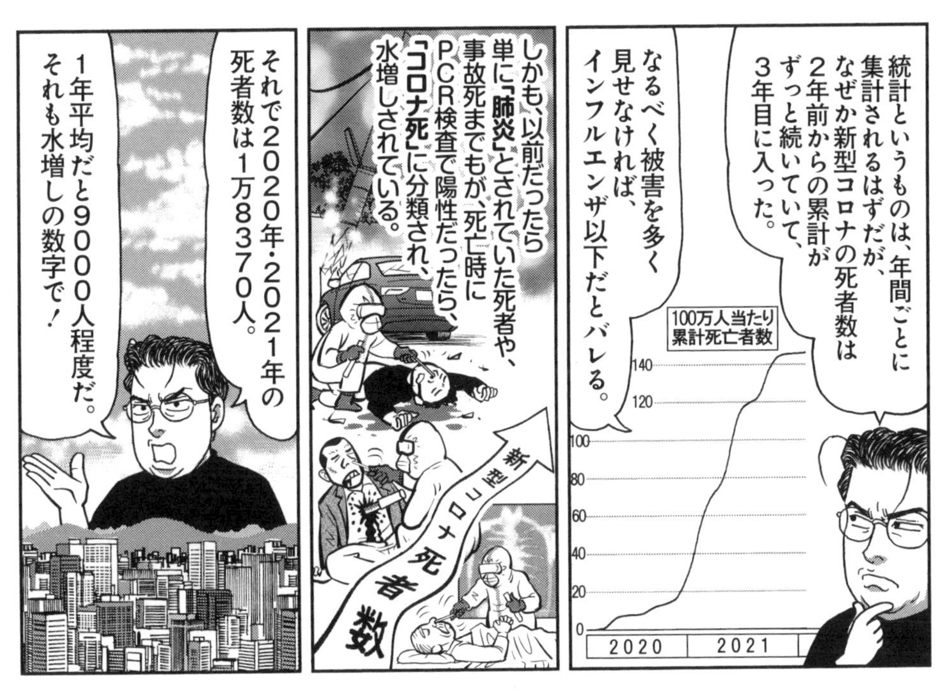
統計というものは、年間ごとに
集計されるはずだが、
なぜか新型コロナの死者数は
2年前からの累計が
ずっと続いていて、
3年目に入った。
なるべく被害を多く
見せなければ、
インフルエンザ以下だとバレる。
100万人当たり
累計死亡者数
140
120
100
80
60
40
20
0
2020
2021
しかも、以前だったら
単に「肺炎」とされていた死者や、
事故死までもが、
PCR検査で陽性だったら、死亡時に
「コロナ死」に分類され、
水増しされている。
新型コロナ死者数
それで2020年・2021年の
死者数は1万8370人。
1年平均だと9000人程度だ。
それも水増しの数字で！

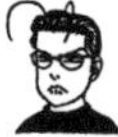

自称専門家や医者たちは、「コロナはインフルエンザ並みではない」と必死で弁解するが、無理だ！子供や若者が死ぬか否かは決定的な要因だ！今後わしはもっとインフルエンザ以下のコロナを徹底的に証明してやる！

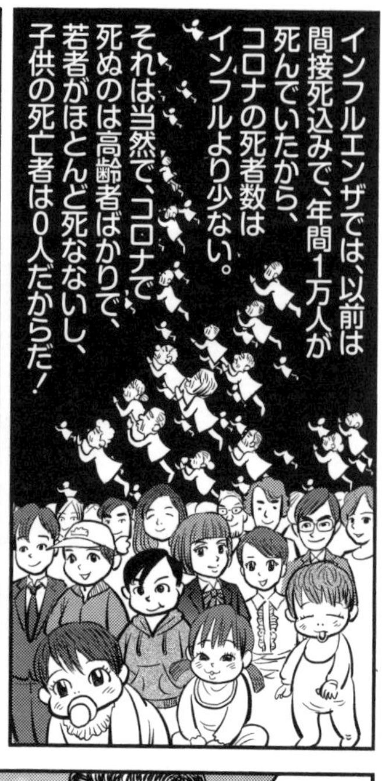
インフルエンザでは、以前は間接死込みで、年間1万人が死んでいたから、コロナの死者数はインフルより少ない。
それは当然で、コロナで死ぬのは高齢者ばかりで、若者がほとんど死なないし、子供の死亡者は0人だからだ！

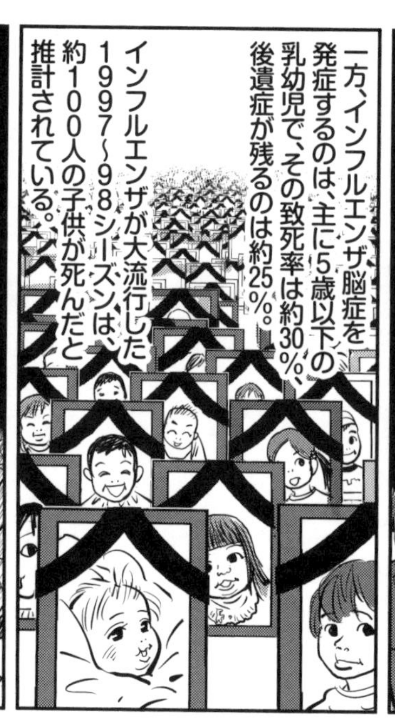
一方、インフルエンザ脳症を発症するのは、主に5歳以下の乳幼児で、その致死率は約30％、後遺症が残るのは約25％。
インフルエンザが大流行した1997～98シーズンは、約100人の子供が死んだと推計されている。

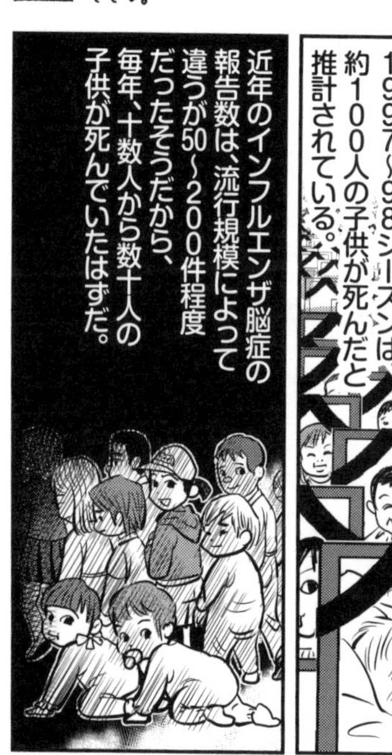
近年のインフルエンザ脳症の報告数は、流行規模によって違うが50～200件程度だったそうだから、毎年、十数人から数十人の子供が死んでいたはずだ。

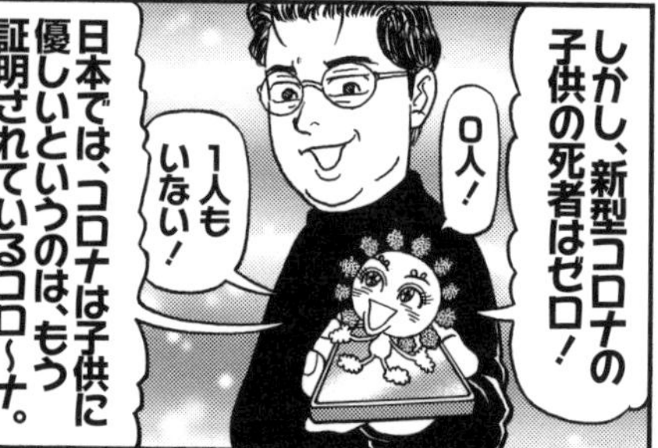
しかし、新型コロナの子供の死者はゼロ！
0人！
1人もいない！
日本では、コロナは子供に優しいというのは、もう証明されているコロ～ナ。

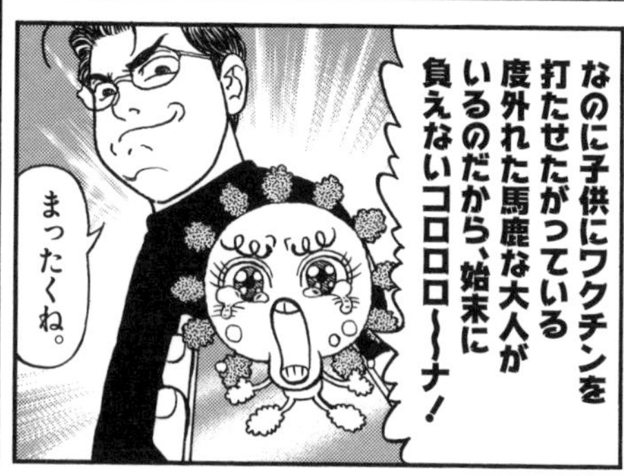
なのに子供にワクチンを打たせたがっている度外れた馬鹿な大人がいるのだから、始末に負えないコロロロ～ナ！
まったくね。

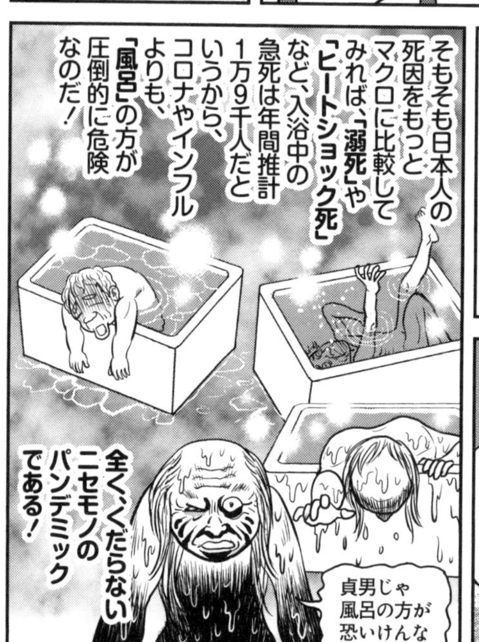
そもそも日本人の死因をもっとマクロに比較してみれば、「溺死」や「ヒートショック死」など、入浴中の急死は年間推計1万9千人だというから、コロナやインフルよりも、「風呂」の方が圧倒的に危険なのだ！
全く、くだらないニセモノのパンデミックである！
貞男じゃ風呂の方が恐いけんな

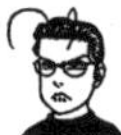

ウイルスに世界標準はない！なぜならウイルスと人間の免疫は「動的平衡」で影響力が決まるからだ。
民族・風土だけでなく、医療制度までがその「動的平衡」に入って来る。

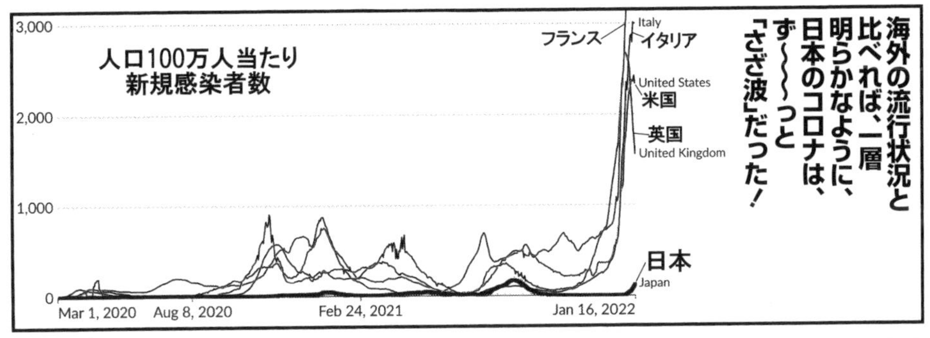

海外の流行状況と比べれば、一層明らかなように、日本のコロナは、ず〜〜っと「さざ波」だった！
人口100万人当たり
新規感染者数
3,000
2,000
1,000
0
Mar 1, 2020
Aug 8, 2020
Feb 24, 2021
Jan 16, 2022
フランス
Italy
イタリア
United States
米国
英国
United Kingdom
日本
Japan

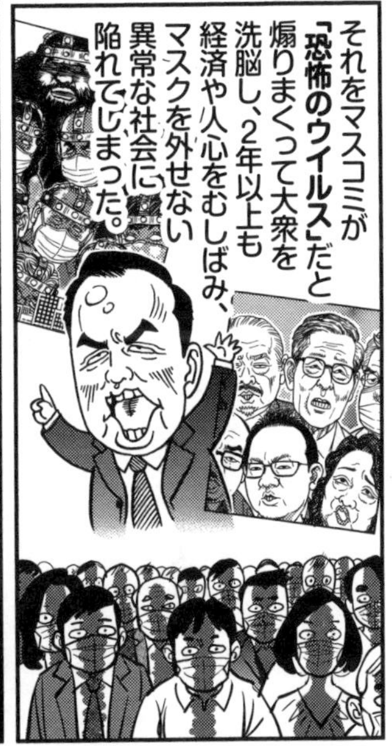

それをマスコミが「恐怖のウイルス」だと煽りまくって大衆を洗脳し、2年以上も経済や人心をむしばみ、マスクを外せない異常な社会に陥れてしまった。

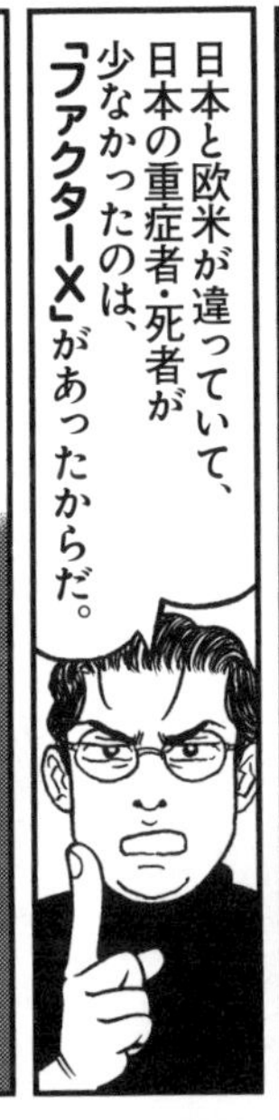

日本と欧米が違っていて、日本の重症者・死者が少なかったのは、「ファクターX」があったからだ。

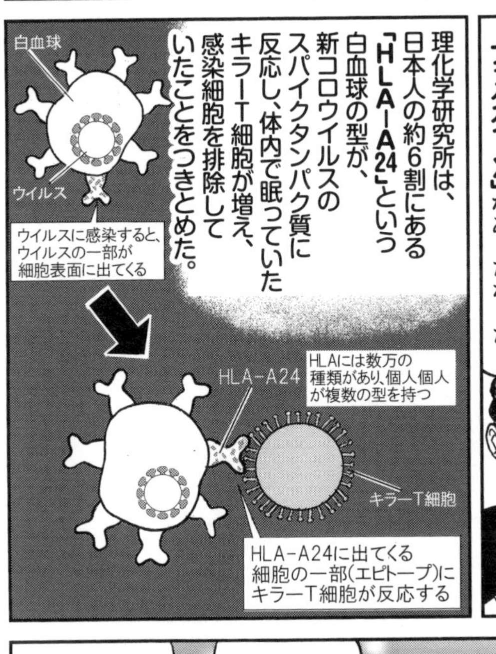

理化学研究所は、日本人の約6割にある「HLA-A24」という白血球の型が、新コロウイルスのスパイクタンパク質に反応し、体内で眠っていたキラーT細胞が増え、感染細胞を排除していたことをつきとめた。
白血球
ウイルス
ウイルスに感染すると、ウイルスの一部が細胞表面に出てくる
HLA-A24
HLAには数万の種類があり、個人個人が複数の型を持つ
キラーT細胞
HLA-A24に出てくる細胞の一部(エピトープ)にキラーT細胞が反応する

日本には昔から4種類の旧型コロナ風邪のウイルスが入っていて、風土病として時々、流行していたから、元々、日本人のほとんどは、すでに免疫を持っていた。

HCoV-229E (1960年代)
HCoV-OC43 (1960年代)
HCoV-NL63 (2000年代)
HCoV-HKU1 (2000年代)

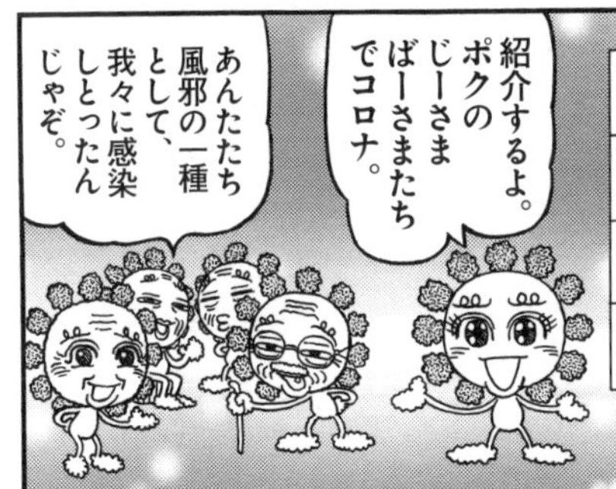

紹介するよ。ボクのじーさまばーさまたちでコロナ。
あんたたち風邪の一種として、我々に感染しとったんじゃぞ。

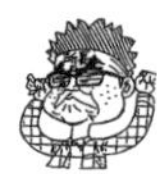

阪大教授・忽那賢志はファイザーの新聞広告にも出た製薬会社の宣伝マンだ。だが朝日新聞は昨年12月28日、それを隠してワクチンを推奨する忽那のインタビュー記事を載せた。メディアの良識を捨て去ったステマ記事だ！ ワクチン屋の回し者どもの実態を暴き続けるブログマガジン小林よしのりライジング配信中!!

それで2020年、新型コロナ・武漢株が入ってきた時も、旧型コロナが交差免疫となって、被害を抑えながら一気に8000万人くらいに曝露・感染してしまい、集団免疫ができてしまい、ピークアウトしてしまった。

「ウイルス干渉」でインフルエンザが突然、終息してしまったので、それは分かる。

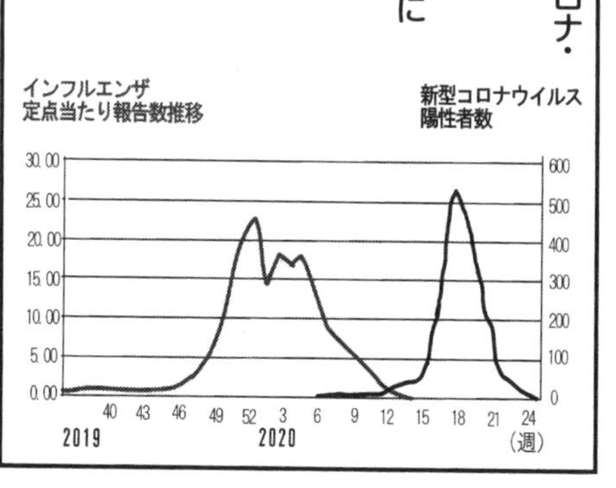

インフルエンザ
定点当たり報告数推移
新型コロナウイルス
陽性者数
30.00
25.00
20.00
15.00
10.00
5.00
0.00
600
500
400
300
200
100
0
40 43 46 49 52 3 6 9 12 15 18 21 24
2019
2020
（週）

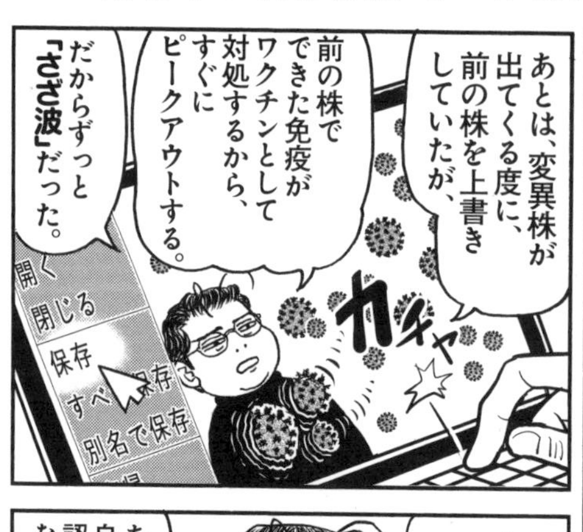

あとは、変異株が出てくる度に、前の株を上書きしていたが、
前の株でできた免疫がワクチンとして対処するから、すぐにピークアウトする。
だからずっと「さざ波」だった。
カチャ
開く
閉じる
保存
すべて保存
別名で保存

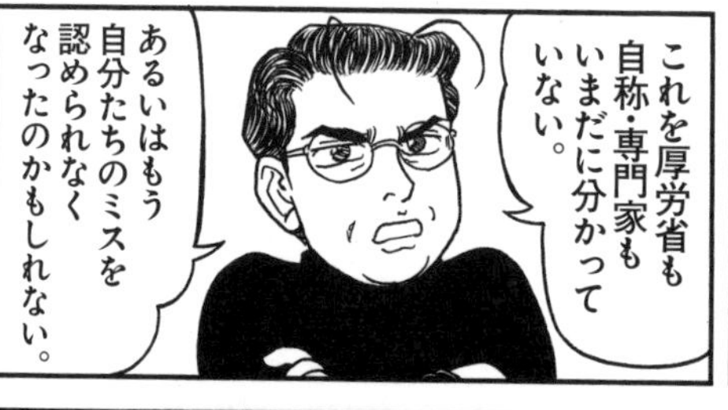

これを厚労省も自称・専門家もいまだに分かっていない。
あるいはもう自分たちのミスを認められなくなったのかもしれない。

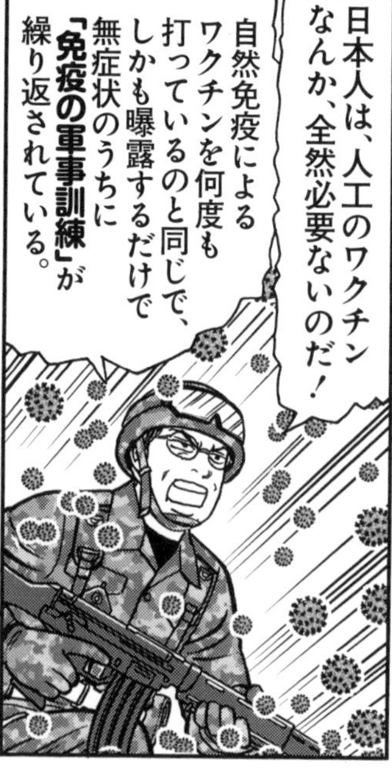

日本人は、人工のワクチンなんか、全然必要ないのだ！
自然免疫によるワクチンを何度も打っているのと同じで、しかも曝露するだけで無症状のうちに「免疫の軍事訓練」が繰り返されている。

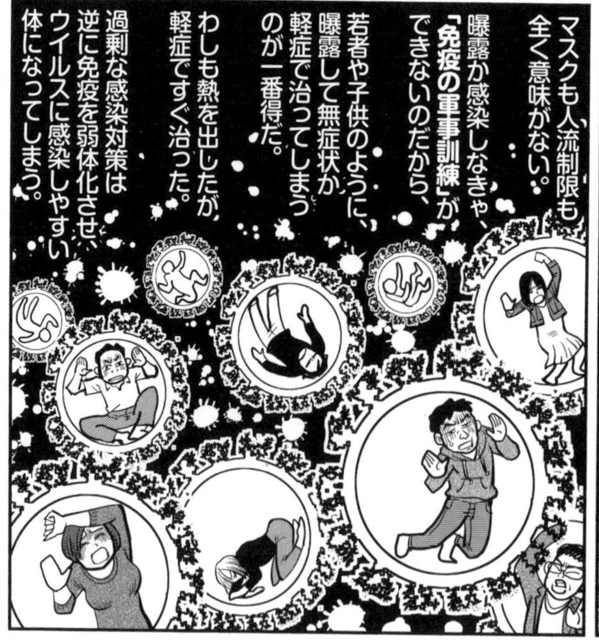

マスクも人流制限も全く意味がない。
曝露か感染しなきゃ、「免疫の軍事訓練」ができないのだから、
若者や子供のように、曝露して無症状か軽症で治ってしまうのが一番得だ。
わしも熱を出したが、軽症ですぐ治った。
過剰な感染対策は逆に免疫を弱体化させ、ウイルスに感染しやすい体になってしまう。

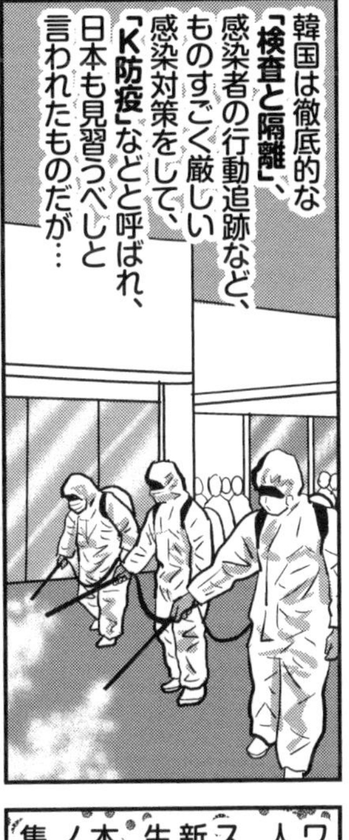
韓国は徹底的な「検査と隔離」、感染者の行動追跡など、ものすごく厳しい感染対策をして、「K防疫」などと呼ばれ、日本も見習うべしと言われたものだが…

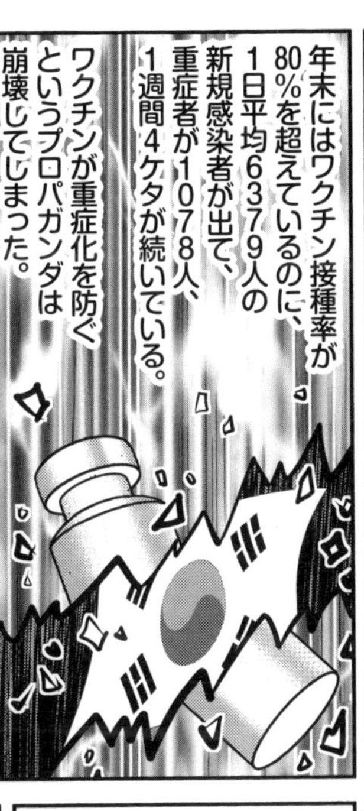
年末にはワクチン接種率が80%を超えているのに、1日平均6379人の新規感染者が出て、重症者が1078人、1週間4ケタが続いている。
ワクチンが重症化を防ぐというプロパガンダは崩壊してしまった。

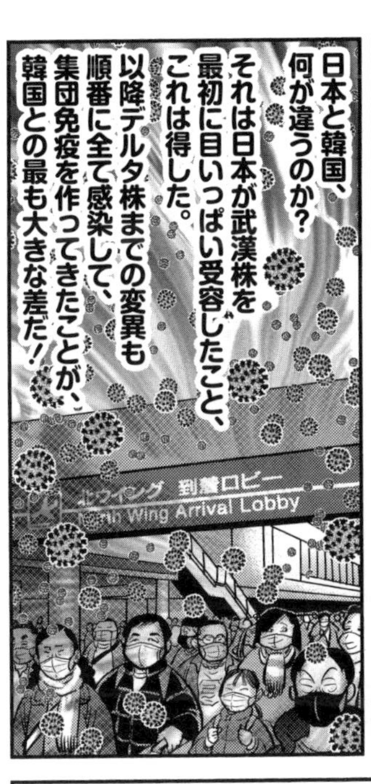
日本と韓国、何が違うのか？
それは日本が最初に目いっぱい武漢株を受容したこと、これは得した。
以降デルタ株までの変異も順番に全て感染して、集団免疫を作ってきたことが、韓国との最も大きな差だ！
北ウイング 到着ロビー
Wing Arrival Lobby

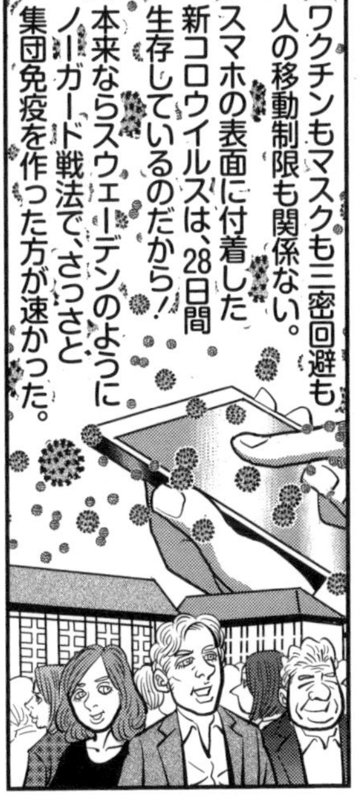
ワクチンもマスクも三密回避も人の移動制限も関係ない。
スマホの表面に付着した新コロウイルスは、28日間生存しているのだから！
本来ならスウェーデンのようにノーガード戦法で、さっさと集団免疫を作った方が速かった。

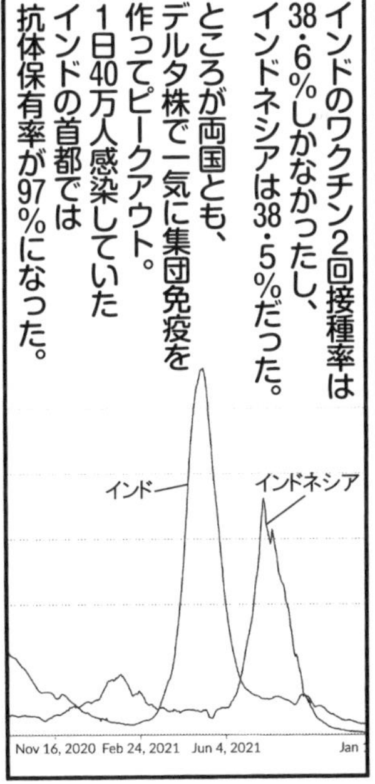
インドのワクチン2回接種率は38・6%しかなかったし、インドネシアは38・5%だった。
ところが両国とも、デルタ株で一気に集団免疫を作ってピークアウト。
1日40万人感染していたインドの首都では抗体保有率が97%になった。
インド
インドネシア
Nov 16, 2020 Feb 24, 2021 Jun 4, 2021 Jan

むしろ、過剰な対策をとって、自然感染する機会を奪った欧米の国々の方が、

ワクチン接種率がどんなに上がっても、感染を抑えられずにいるのである。

スペイン

フランス

イスラエル

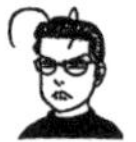

オミクロンの1月16日時点の「実効再生産数」を見たら、全国も東京も急激に下がっている。ピークアウトしたのは1月8日くらいだ。すでに集団免疫が出来て下がり始めてから、東京都ほか各知事たちは「まん延防止措置」と言い出した。いつもこの手だ。

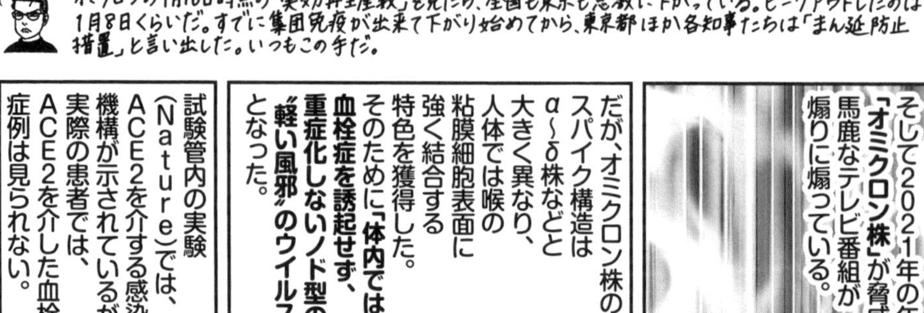

そして2021年の年末からは、「**オミクロン株**」が脅威だと、馬鹿なテレビ番組が煽りに煽っている。

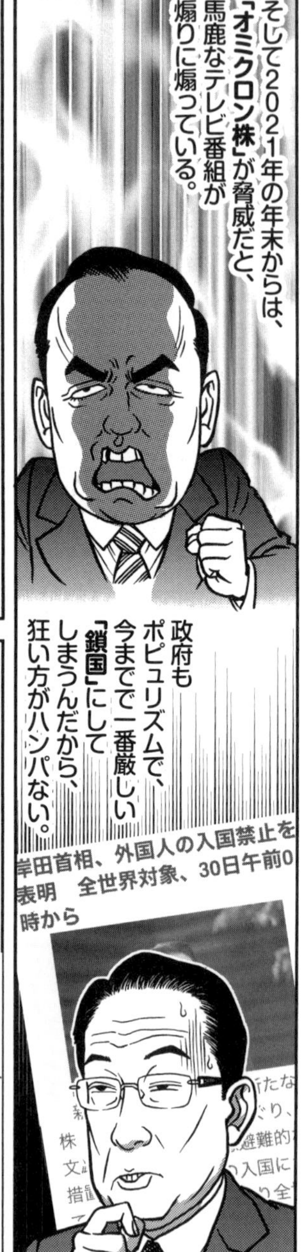
岸田首相、外国人の入国禁止を
表明　全世界対象、30日午前0
時から

政府もポピュリズムで、今までで一番厳しい「**鎖国**」にしてしまうんだから、狂い方がハンパない。

だが、オミクロン株のスパイク構造はα〜δ株などと大きく異なり、人体では喉の粘膜細胞表面に強く結合する特色を獲得した。そのために「**体内では血栓症を誘起せず、重症化しないノド型の〝軽い風邪〟のウイルス**」となった。

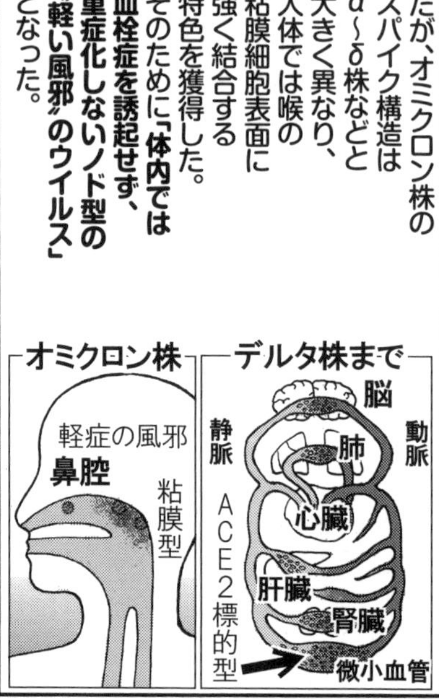
オミクロン株
軽症の風邪
鼻腔
粘膜型
デルタ株まで
脳
静脈
動脈
肺
心臓
肝臓
腎臓
微小血管
ACE2標的型

試験管内の実験（Nature）では、ACE2を介する感染機構が示されているが、実際の患者では、ACE2を介した血栓の症例は見られない。

実際、オミクロン株では、現在のところ、ほとんどが無症状か軽症で、死者も基礎疾患のある人しかいない。

喉の粘膜表面には負に電荷した酸性多糖体（昆布のヌルヌル物質のようなもの）があり、免疫力の70%を支配している。

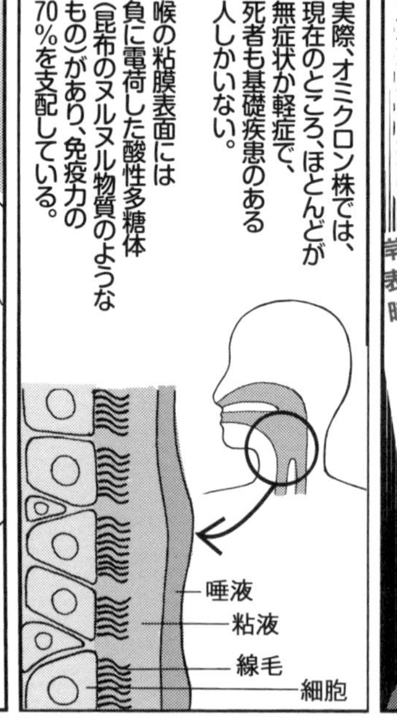
唾液
粘液
線毛
細胞

なにしろ、オミクロン株が最初に発見された南アフリカでは、人口の70%が感染して、抗体陽性となって集団免疫が確立され、すでにピークアウトしてしまっている。

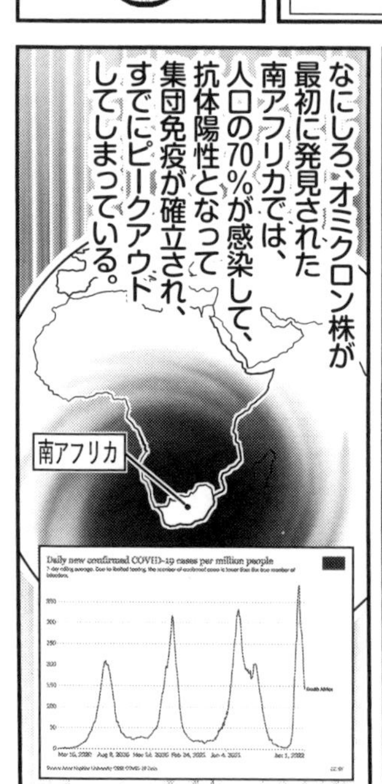
南アフリカ
Daily new confirmed COVID-19 cases per million people

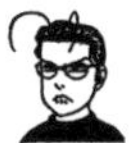

知事たちはピークアウトを察知したら、すぐに「まん延防止措置」とか「緊急事態宣言」を要請する。自分の政策で、感染者が減ったという手柄に見せかけ、支持率を上げるためだ。この手をポピュリズムの政権も取って支持率を上げるから、どうしようもない。

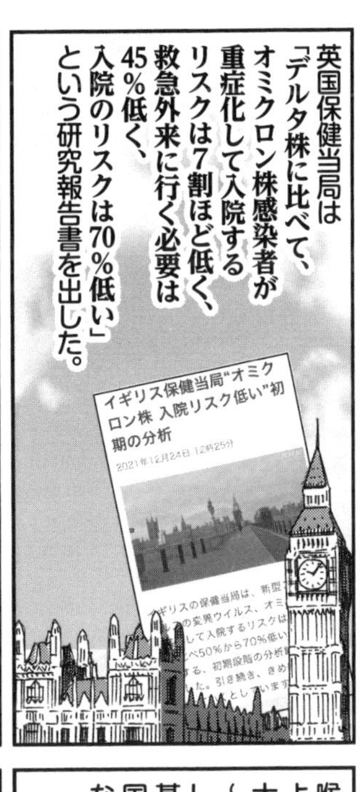
英国保健当局は「デルタ株に比べて、オミクロン株感染者が重症化して入院するリスクは7割ほど低く、救急外来に行く必要は45％低く、入院のリスクは70％低い」という研究報告書を出した。
イギリス保健当局“オミクロン株 入院リスク低い”初期の分析
2021年12月24日 12時25分

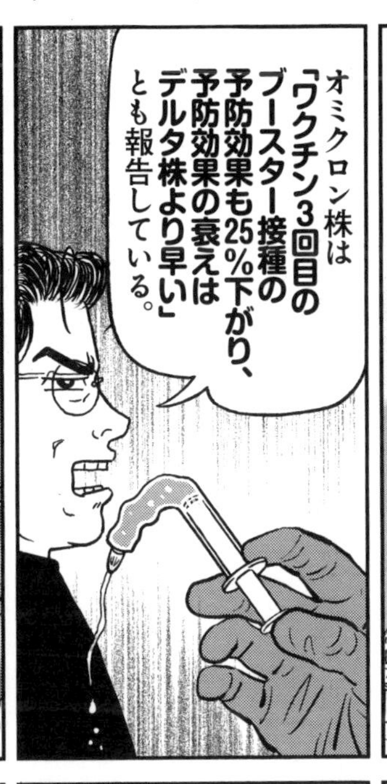
オミクロン株は「ワクチン3回目のブースター接種の予防効果も25％下がり、予防効果の衰えはデルタ株より早い」とも報告している。

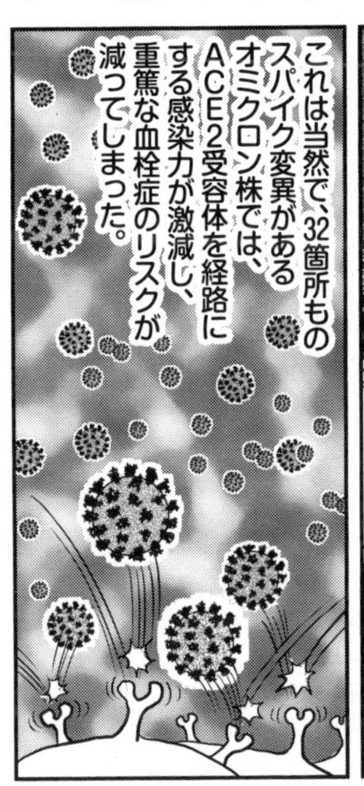
これは当然で、32箇所ものスパイク変異があるオミクロン株では、ACE2受容体を経路にする感染力が激減し、重篤な血栓症のリスクが減ってしまった。

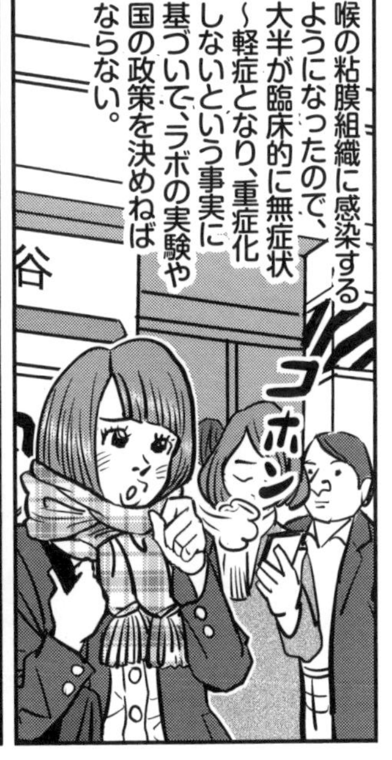
喉の粘膜組織に感染するようになったので、大半が臨床的に無症状〜軽症となり、重症化しないという事実に基づいて、ラボの実験や国の政策を決めねばならない。
谷
ゴホン

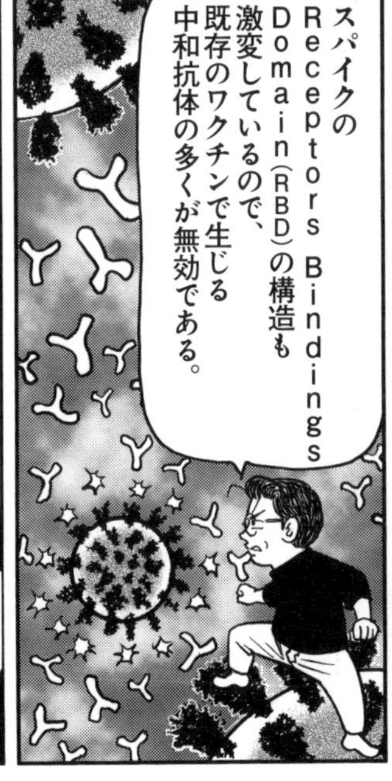
スパイクのReceptors Bindings Domain（RBD）の構造も激変しているので、既存のワクチンで生じる中和抗体の多くが無効である。

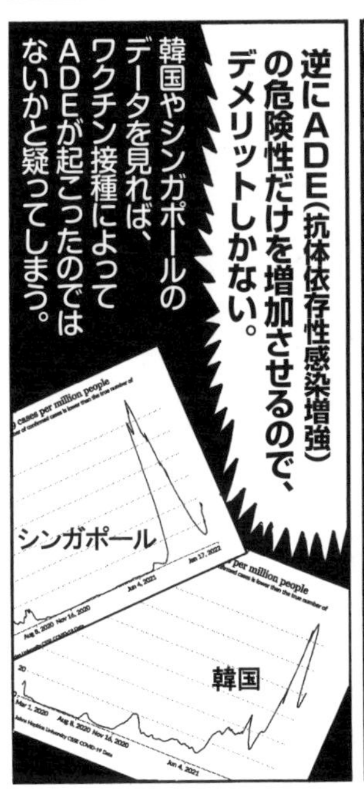
逆にADE（抗体依存性感染増強）の危険性だけを増加させるので、デメリットしかない。
韓国やシンガポールのデータを見れば、ワクチン接種によってADEが起こったのではないかと疑ってしまう。
シンガポール
韓国

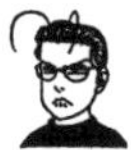

また新たな変異株が現れる可能性は0ではない。しかしそれを言い出したら、永遠に自粛が続いて、社会への打撃が巨大になる。バカじゃないなら、コロナは終わりとするべきだ。

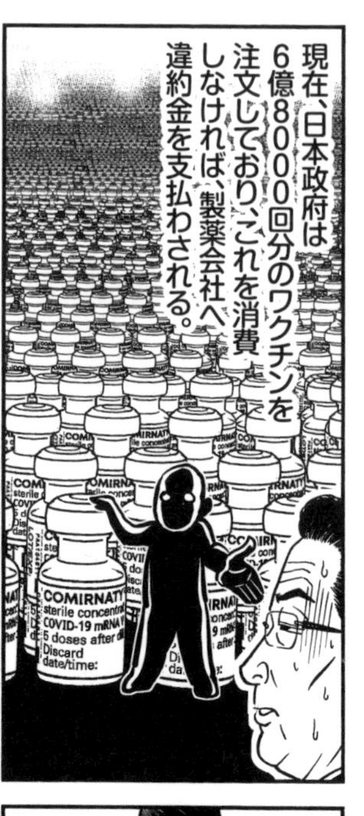
現在、日本政府は6億8000回分のワクチンを注文しており、これを消費しなければ、製薬会社へ違約金を支払わされる。
COMIRNATY
Discard date/time:

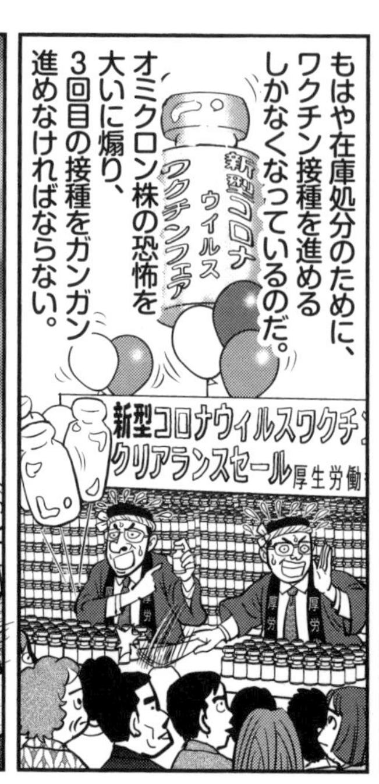
もはや在庫処分のために、ワクチン接種を進めるしかなくなっているのだ。
新型コロナ ウィルス ワクチンフェア
オミクロン株の恐怖を大いに煽り、3回目の接種をガンガン進めなければならない。
新型コロナウィルスワクチ
クリアランスセール 厚生労働
厚労

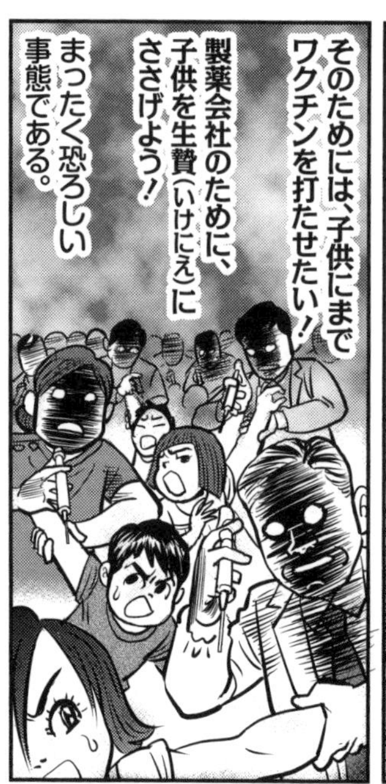
そのためには、子供にまでワクチンを打たせたい!
製薬会社のために、子供を生贄(いけにえ)にささげよう!
まったく恐ろしい事態である。

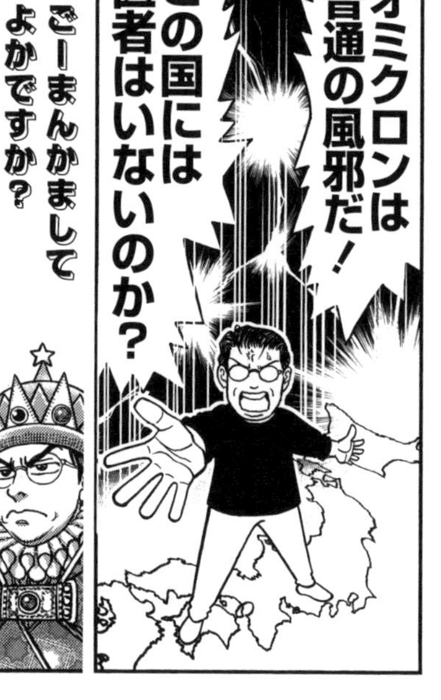
オミクロンは普通の風邪だ!
この国には医者はいないのか?
ごーまんかましてよかですか?

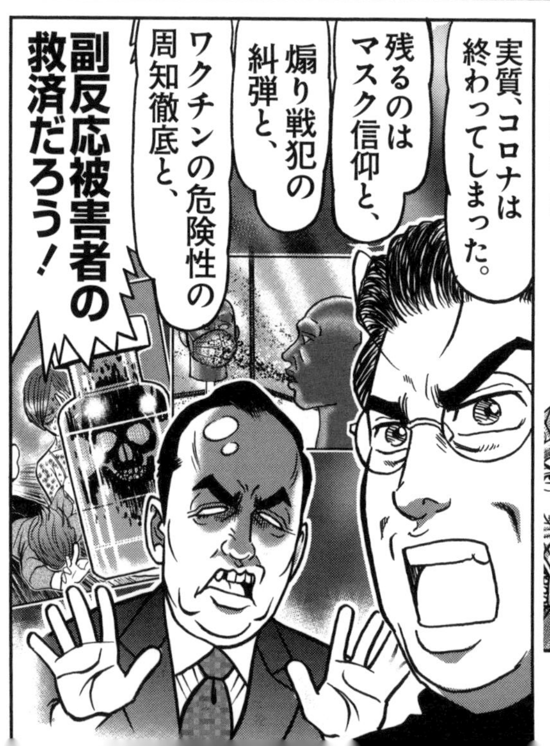
実質、コロナは終わってしまった。
残るのはマスク信仰と、
煽り戦犯の糾弾と、
ワクチンの危険性の周知徹底と、
副反応被害者の救済だろう!

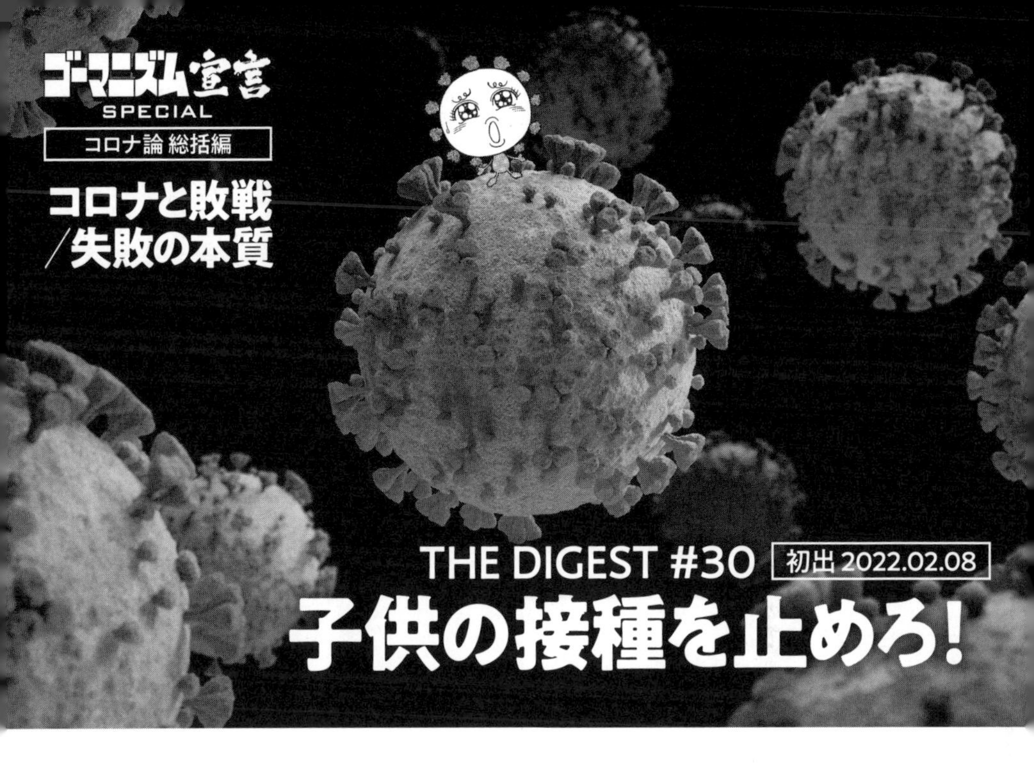
ゴーマニズム宣言
SPECIAL
コロナ論 総括編
コロナと敗戦
／失敗の本質
THE DIGEST #30
初出 2022.02.08
子供の接種を止めろ！

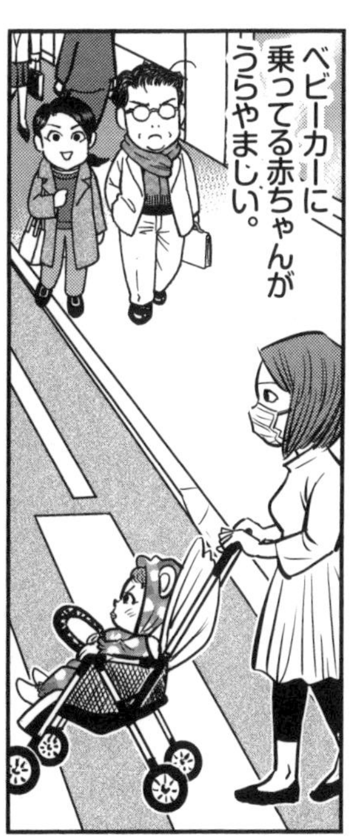
ベビーカーに乗ってる赤ちゃんがうらやましい。

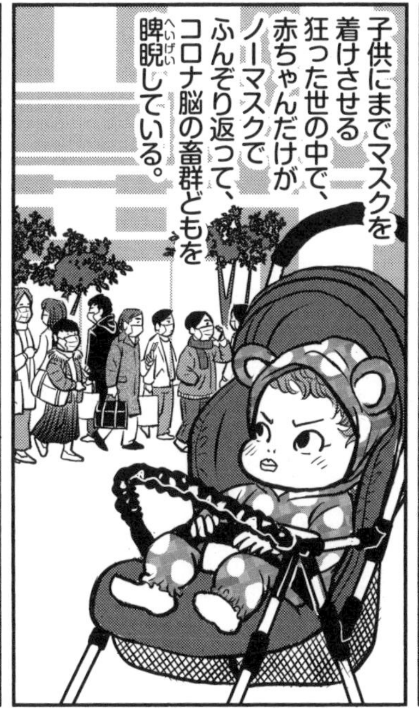
子供にまでマスクを着けさせる狂った世の中で、赤ちゃんだけがノーマスクでふんぞり返って、コロナ脳の畜群どもを睥睨（へいげい）している。

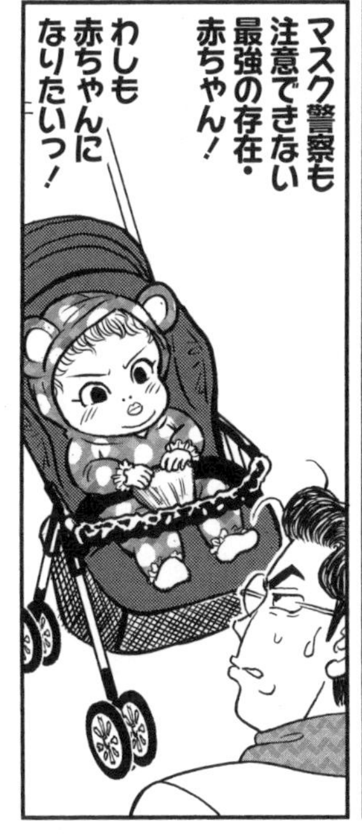
マスク警察も注意できない最強の存在・赤ちゃん！
わしも赤ちゃんになりたいっ！

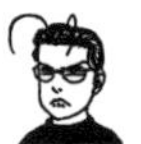

扶桑社が朝日と読売に出してくれた『コロナ論』のカラー全面広告は凄かった。読者の中には「宮沢りえのサンタフェ以来の衝撃」と言う者までいた。わし、ヌードにはなってないけどな。

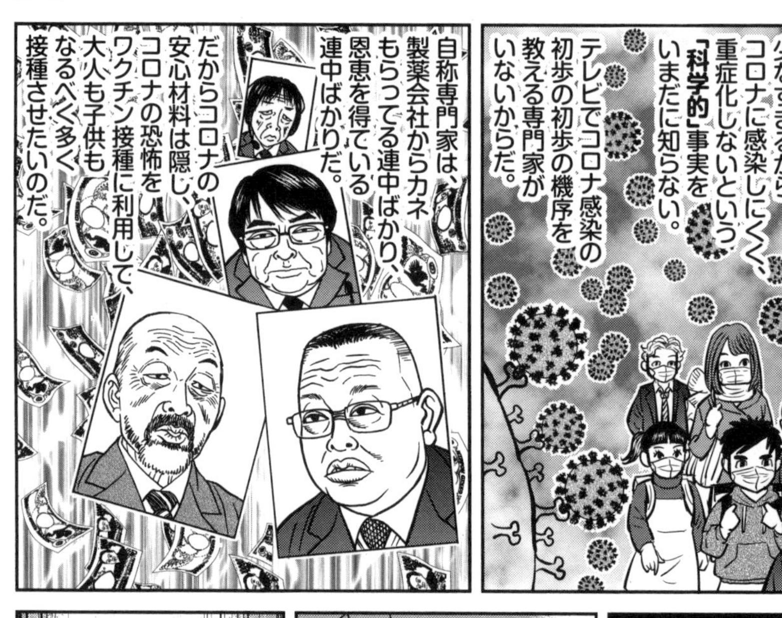
マスコミに洗脳されたコロナ脳の親たちは、子供にはコロナウイルスが結合する「ACE2受容体」が少なすぎるから、コロナに感染しにくく、重症化しないという「科学的」事実をいまだに知らない。
テレビでコロナ感染の初歩の初歩の機序を教える専門家がいないからだ。
自称専門家は、製薬会社からカネもらってる連中ばかり、恩恵を得ている連中ばかりだ。
だからコロナの安心材料は隠し、コロナの恐怖をワクチン接種に利用して、大人も子供もなるべく多く接種させたいのだ。

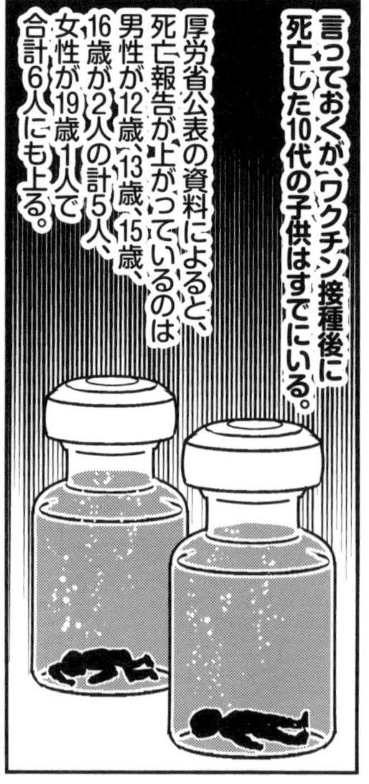
言っておくが、ワクチン接種後に死亡した10代の子供はすでにいる。
厚労省公表の資料によると、死亡報告が上がっているのは男性が12歳(13歳、15歳、16歳が2人の計5人、女性が19歳1人で合計6人にも上る。

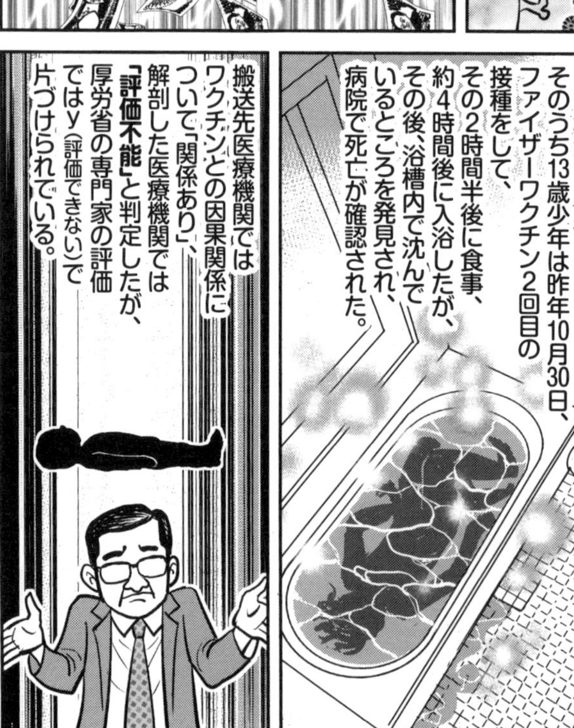
そのうち13歳少年は昨年10月30日、ファイザーワクチン2回目の接種をして、その2時間半後に食事、約4時間後に入浴したが、その後、浴槽内で沈んでいるところを発見され、病院で死亡が確認された。
搬送先医療機関ではワクチンとの因果関係について「関係あり」、解剖した医療機関では「評価不能」と判定したが、厚労省の専門家の評価ではγ(評価できない)で片づけられている。

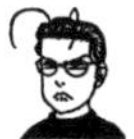

現在1月25日、オミクロンの新規陽性者は全国で5万人弱、東京で1万人弱、弱毒化してほとんどが無症状・軽症、死者が全国で16人、東京都で0人、だがマスコミは陽性者数だけで煽っている。

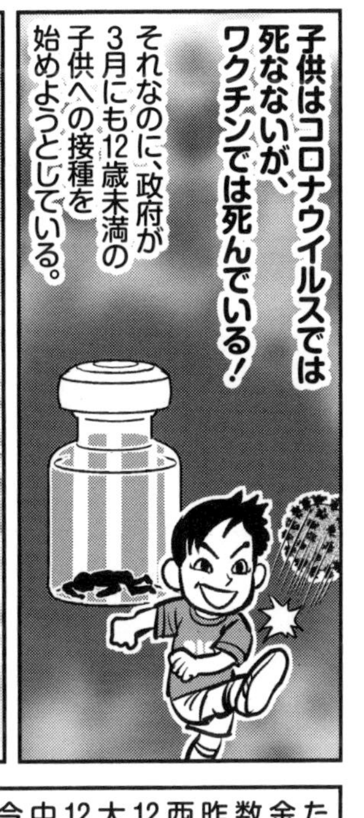
子供はコロナウイルスでは死なないが、ワクチンでは死んでいる！
それなのに、3月にも12歳未満の子供への接種を始めようとしている。

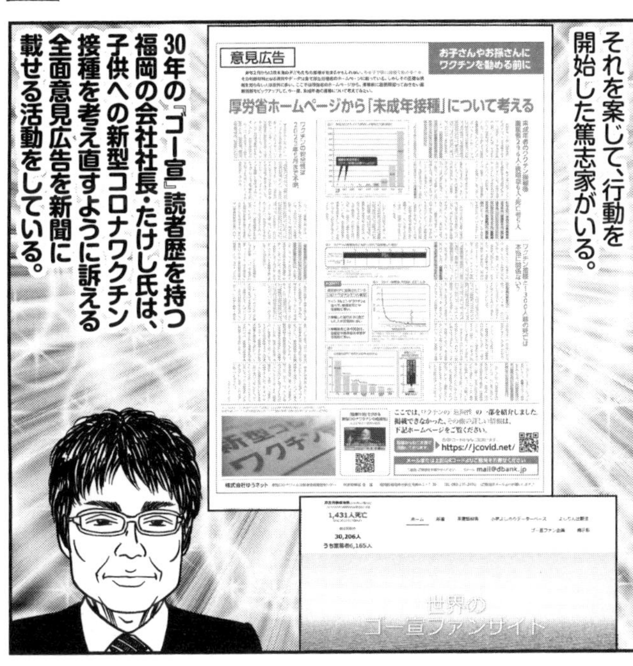
それを案じて、行動を開始した篤志家がいる。
30年の『ゴー宣』読者歴を持つ福岡の会社社長・たけし氏は、子供への新型コロナワクチン接種を考え直すように訴える全面意見広告を新聞に載せる活動をしている。
意見広告
お子さんやお孫さんにワクチンを勧める前に
厚労省ホームページから「未成年接種」について考える
ここでは、ワクチンの危険性の一部を紹介しました。掲載できなかった、その他の詳しい情報は、下記ホームページをご覧ください。
https://jcovid.net/
mail@dbank.jp
株式会社ゆうネット
世界のゴー宣ファンサイト

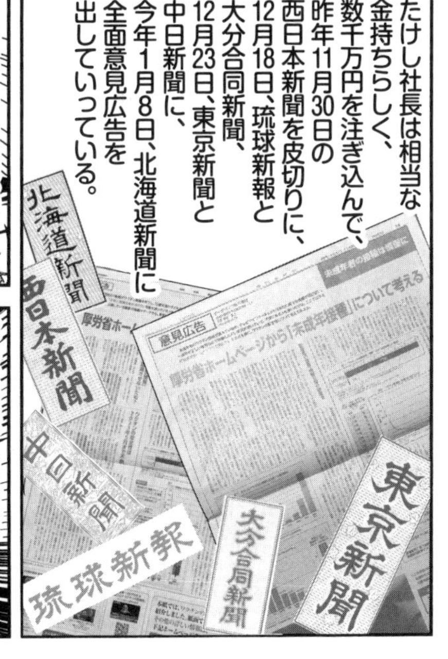
たけし社長は相当な金持ちらしく、数千万円を注ぎ込んで、昨年11月30日の西日本新聞を皮切りに、12月18日、琉球新報と大分合同新聞、12月23日、東京新聞、中日新聞と、今年1月8日、北海道新聞に全面意見広告を出していっている。
北海道新聞
西日本新聞
中日新聞
琉球新報
大分合同新聞
東京新聞
意見広告
厚労省ホームページから「未成年接種」について考える

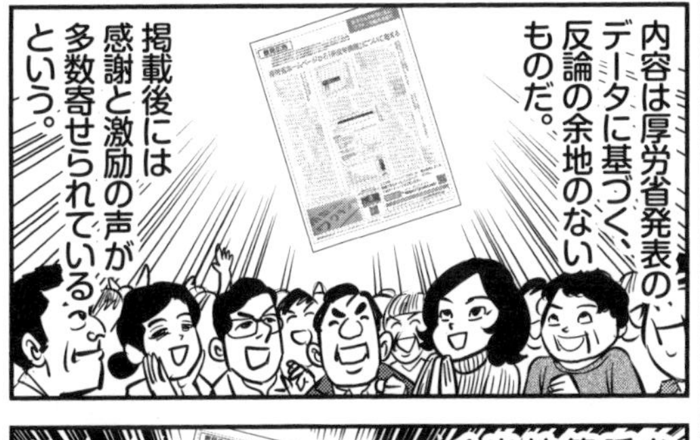
内容は厚労省発表のデータに基づく、反論の余地のないものだ。
掲載後には感謝と激励の声が多数寄せられているという。

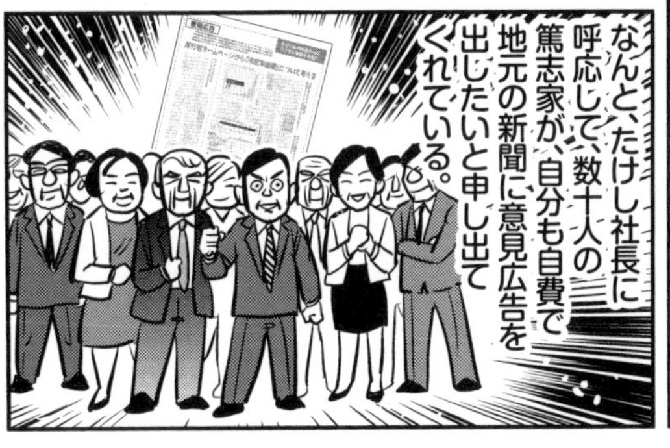
なんと、たけし社長に呼応して、数十人の篤志家が、自分も自費で地元の新聞に意見広告を出したいと申し出てくれている。

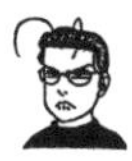

オミクロンの陽性者数だけで煽られて洗脳される馬鹿もいる。インフルエンザ流行期なら軽症・重症の患者だけで1000万人、感染者なら1億に達して集団免疫が確立し、ピークアウトしていたはずなのに。

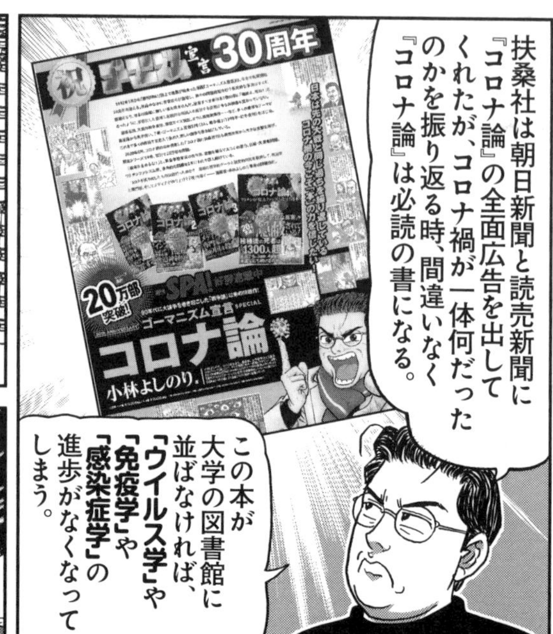
扶桑社は朝日新聞と読売新聞に『コロナ論』の全面広告を出してくれたが、コロナ禍が一体何だったのかを振り返る時、間違いなく『コロナ論』は必読の書になる。
祝 ゴーマニズム宣言 30周年
20万部突破!
ゴーマニズム宣言SPECIAL
コロナ論
小林よしのり。
この本が大学の図書館に並ばなければ、「ウイルス学」や「免疫学」や「感染症学」の進歩がなくなってしまう。

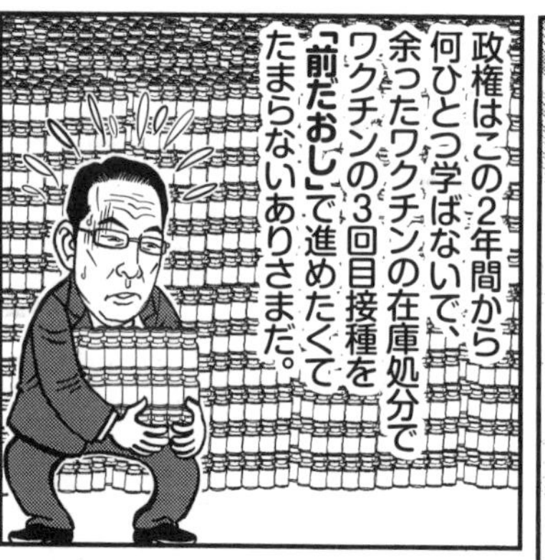
政権はこの2年間から何ひとつ学ばないで、余ったワクチンの在庫処分でワクチンの3回目接種を「前たおし」で進めたくてたまらないありさまだ。

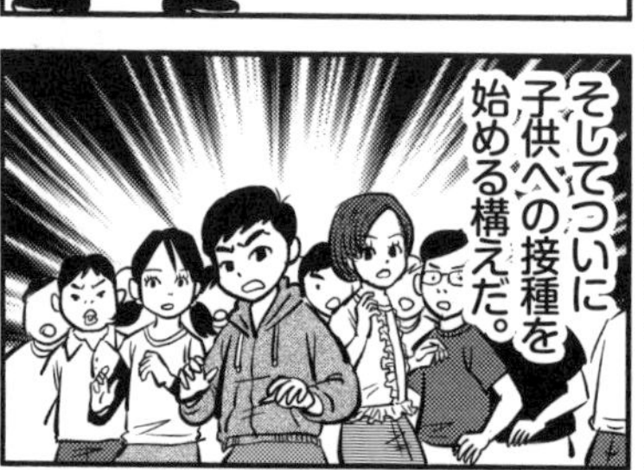
そしてついに子供への接種を始める構えだ。

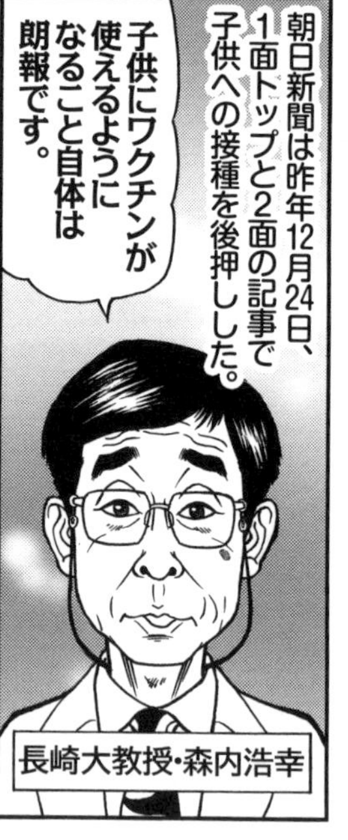
朝日新聞は昨年12月24日、1面トップと2面の記事で子供への接種を後押しした。
子供にワクチンが使えるようになること自体は朗報です。
長崎大教授・森内浩幸

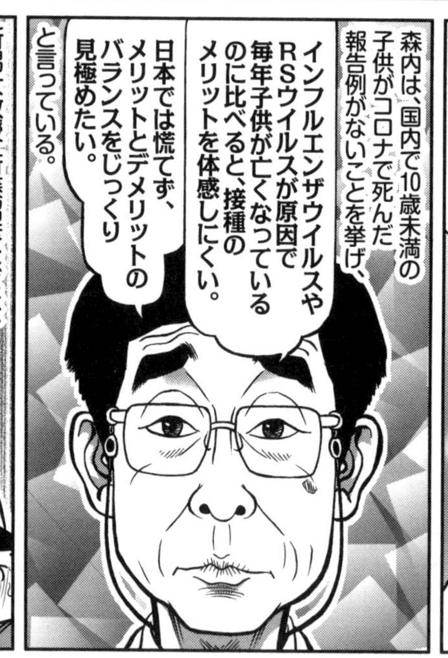
森内は、国内で10歳未満の子供がコロナで死んだ報告例がないことを挙げ、
インフルエンザウイルスやRSウイルスが原因で毎年子供が亡くなっているのに比べると、接種のメリットを体感しにくい。
日本では慌てず、メリットとデメリットのバランスをじっくり見極めたい。
と言っている。

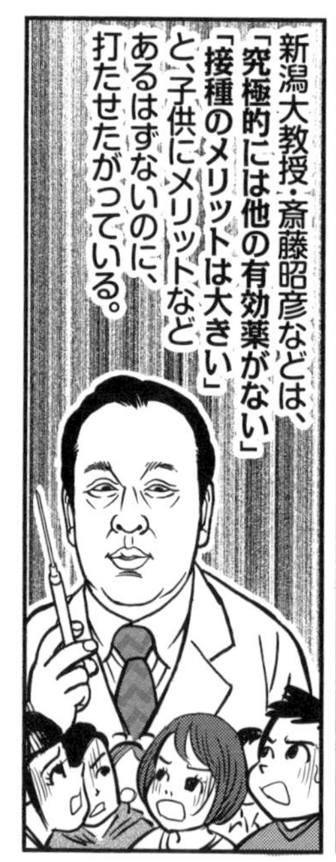
新潟大教授・斎藤昭彦などは、「究極的には他の有効薬がない」「接種のメリットは大きい」と、子供にメリットなどあるはずないのに、打たせたがっている。

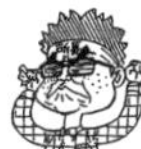

たかがただの風邪のオミクロンに怯えて思考停止して子供にまで毒ワクチンを打とうとする畜群馬鹿大人だらけの末法日本において、思考をやめない人の数少ない情報拠点。それがブログマガジン「小林よしのりライジング」！YouTube削除の言論弾圧に屈しない爆笑生放送「オドレら正気か？」共々、鋭意配信中!!

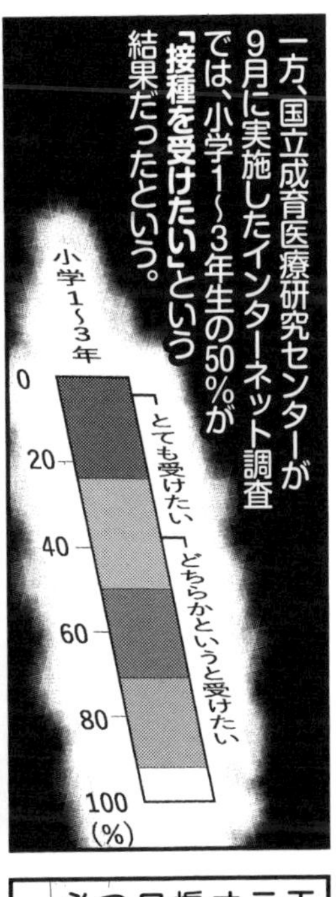

一方、国立成育医療研究センターが9月に実施したインターネット調査では、小学1～3年生の50%が「接種を受けたい」という結果だったという。
小学1～3年
0
20
40
60
80
100
(%)
とても受けたい
どちらかというと受けたい

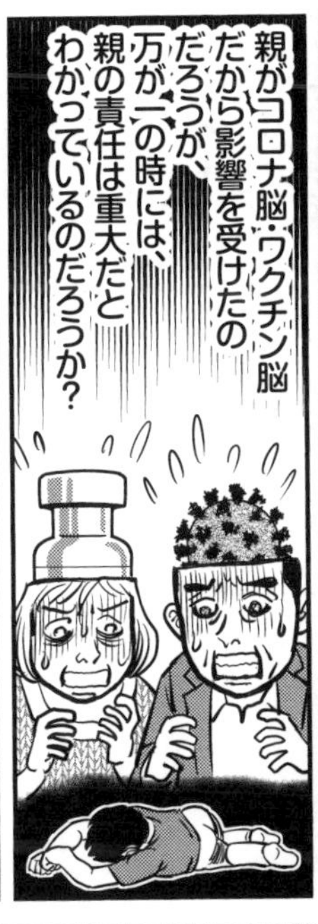

親がコロナ脳・ワクチン脳だから影響を受けたのだろうが、万が一の時には、親の責任は重大だとわかっているのだろうか？

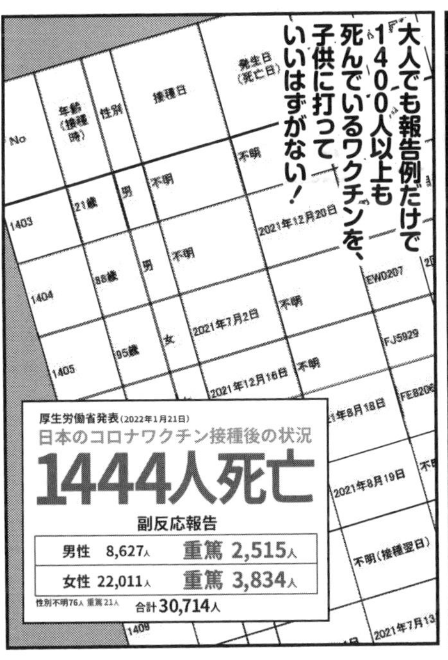

大人でも報告例だけで1400人以上も死んでいるワクチンを、子供に打っていいはずがない！
No
年齢(接種時)
性別
接種日
発生日(死亡日)
1403
21歳
男
不明
不明
2021年12月20日
1404
88歳
男
不明
EW0207
2021年7月2日
不明
1405
95歳
女
FJ5929
2021年12月16日
不明
FEB206
2021年8月18日
2021年8月19日
不明(接種翌日)
1409
2021年7月13
厚生労働省発表(2022年1月21日)
日本のコロナワクチン接種後の状況
1444人死亡
副反応報告
男性 8,627人 重篤 2,515人
女性 22,011人 重篤 3,834人
性別不明76人 重篤21人
合計30,714人

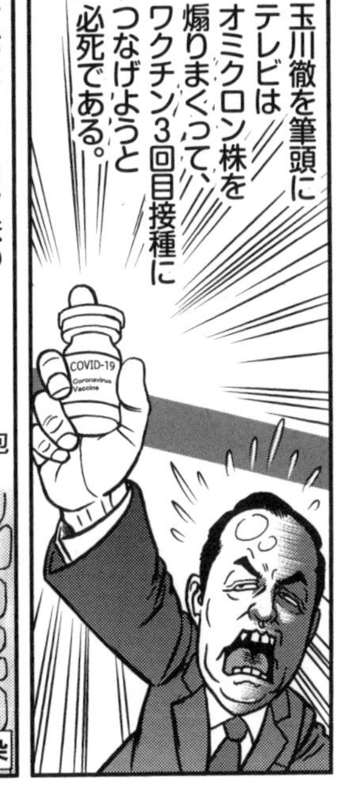

玉川徹を筆頭にテレビはオミクロン株を煽りまくって、ワクチン3回目接種につなげようと必死である。
COVID-19
Coronavirus
Vaccine

だが、オミクロン株のスパイク構造は、今までの変異株とは大きく異なり、人体では喉の粘膜細胞表面に強く結合する。そのために体内では血栓症を誘起せず、重症化しないノド型の軽い風邪のウイルスとなった。

これじゃ今までのワクチンじゃ効かない。

線毛
細胞
唾液
粘液
吸着
感染

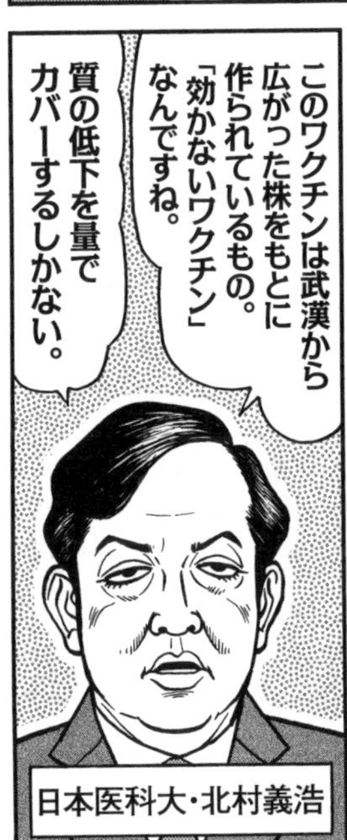

このワクチンは武漢から広がった株をもとに作られているもの。「効かないワクチン」なんですね。
質の低下を量でカバーするしかない。

日本医科大・北村義浩

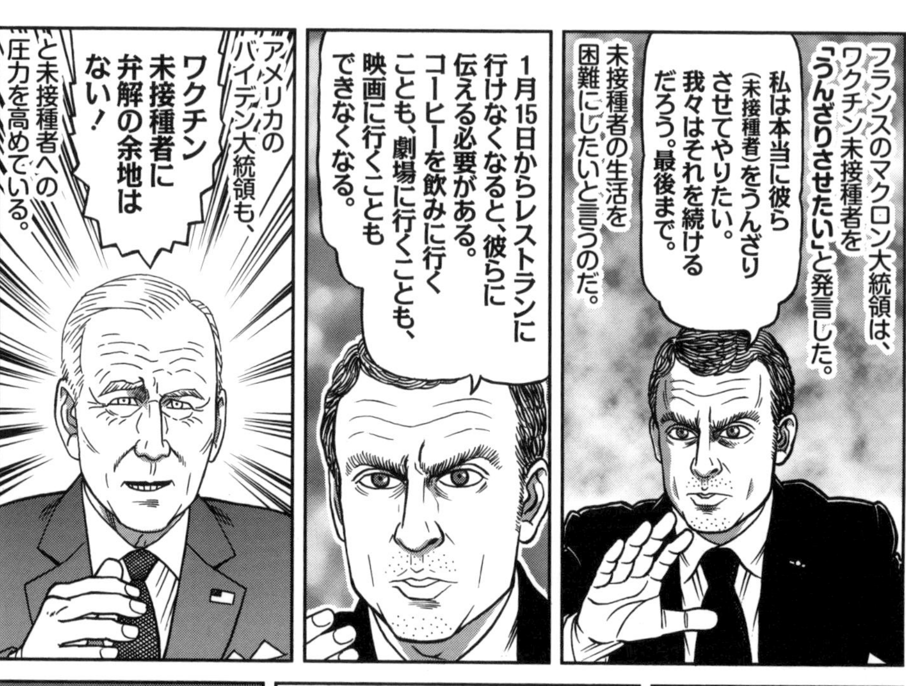

フランスのマクロン大統領は、ワクチン未接種者を「うんざりさせたい」と発言した。
私は本当に彼ら（未接種者）をうんざりさせてやりたい。我々はそれを続けるだろう。最後まで。
未接種者の生活を困難にしたいと言うのだ。
1月15日からレストランに行けなくなると、彼らに伝える必要がある。コーヒーを飲みに行くことも、劇場に行くことも、映画に行くこともできなくなる。
アメリカのバイデン大統領も、
ワクチン未接種者に弁解の余地はない！
と未接種者への圧力を高めている。

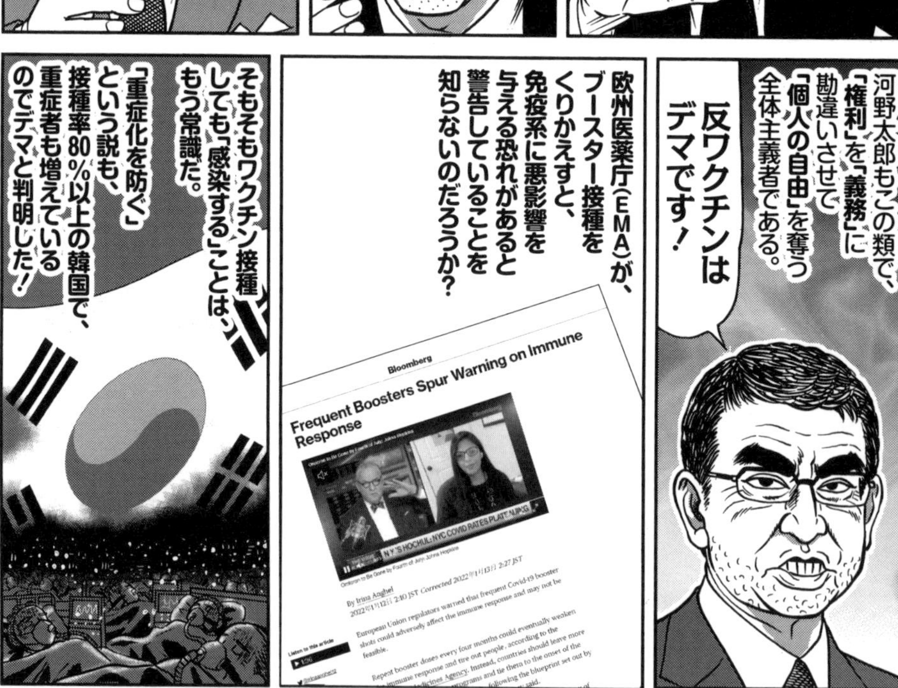

河野太郎もこの類で、「権利」を「義務」に勘違いさせて「個人の自由」を奪う全体主義者である。
反ワクチンはデマです！
欧州医薬庁（EMA）が、ブースター接種をくりかえすと、免疫系に悪影響を与える恐れがあると警告していることを知らないのだろうか？
Bloomberg
Frequent Boosters Spur Warning on Immune Response
Omicron to Be Gone by Fourth of July: Johns Hopkins
By Irina Anghel
2022年1月12日 2:10 JST Corrected 2022年1月13日 2:27 JST
European Union regulators warned that frequent Covid-19 booster shots could adversely affect the immune response and may not be feasible.
そもそもワクチン接種しても「感染する」ことは、もう常識だ。
「重症化を防ぐ」という説も、接種率80％以上の韓国で、重症者も増えているのでデマと判明した！

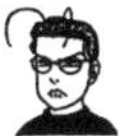

専門家はいまだに、コロナが「ACE2」に吸着することを知らず、インフルエンザが「シアル酸」に吸着することを知らず、オミクロンが「アミノペプチターゼN」に結合することを知らない。専門家は馬鹿である。

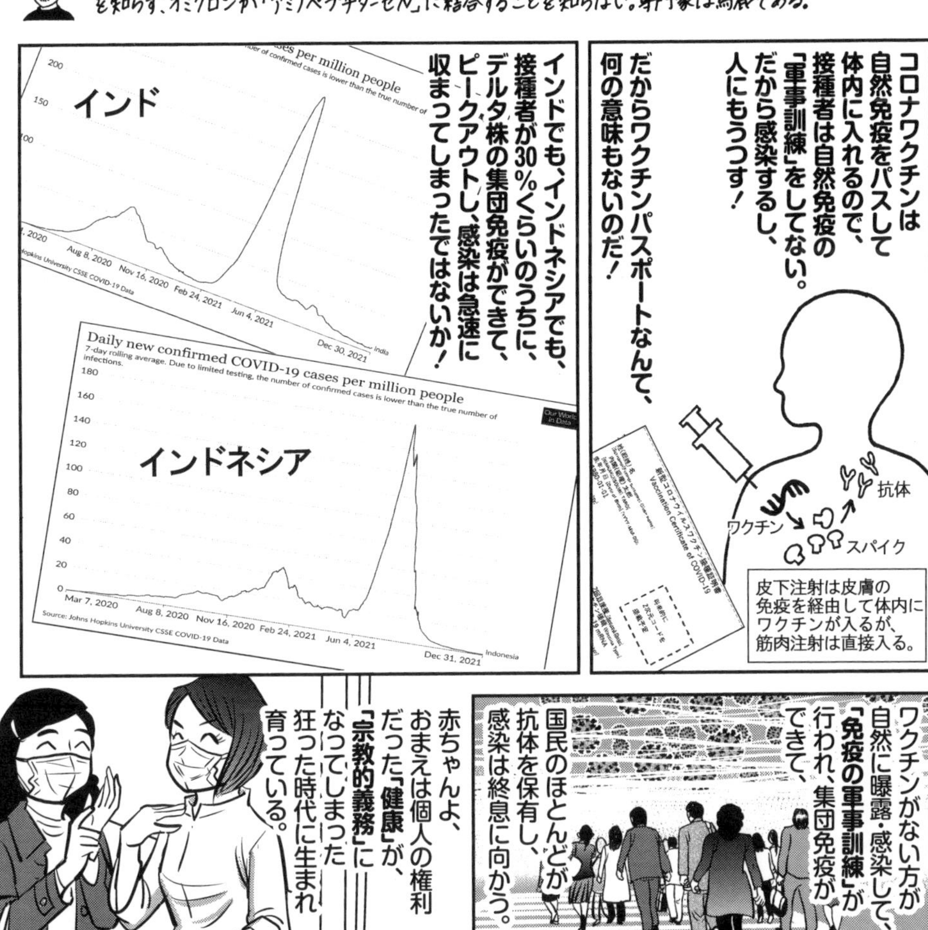

コロナワクチンは
自然免疫をパスして
体内に入れるので、
接種者は自然免疫の
「軍事訓練」をしてない。
だから感染するし、
人にもうつす！
だからワクチンパスポートなんて、
何の意味もないのだ！
抗体
ワクチン
スパイク
皮下注射は皮膚の
免疫を経由して体内に
ワクチンが入るが、
筋肉注射は直接入る。
インドでも、インドネシアでも、
接種者が30％くらいのうちに、
デルタ株の集団免疫ができて、
ピークアウトし、感染は急速に
収まってしまったではないか！
インド
インドネシア
Daily new confirmed COVID-19 cases per million people
7-day rolling average. Due to limited testing, the number of confirmed cases is lower than the true number of infections.
Source: Johns Hopkins University CSSE COVID-19 Data
Mar 7, 2020
Aug 8, 2020
Nov 16, 2020
Feb 24, 2021
Jun 4, 2021
Dec 30, 2021
Dec 31, 2021
India
Indonesia
Our World in Data

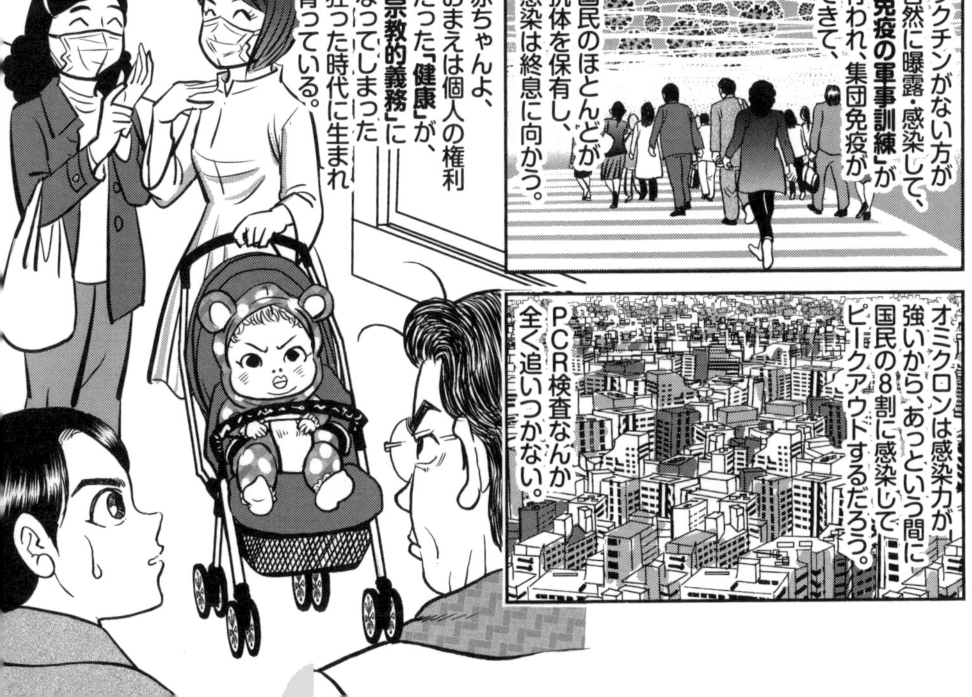

ワクチンがない方が
自然に曝露・感染して、
「免疫の軍事訓練」が
行われ、集団免疫が
できて、
国民のほとんどが
抗体を保有し、
感染は終息に向かう。
赤ちゃんよ、
おまえは個人の権利
だった「健康」が、
「宗教的義務」に
なってしまった
狂った時代に生まれ
育っている。
オミクロンは感染力が
強いから、あっという間に
国民の8割に感染して
ピークアウトするだろう。
PCR検査なんか
全く追いつかない。

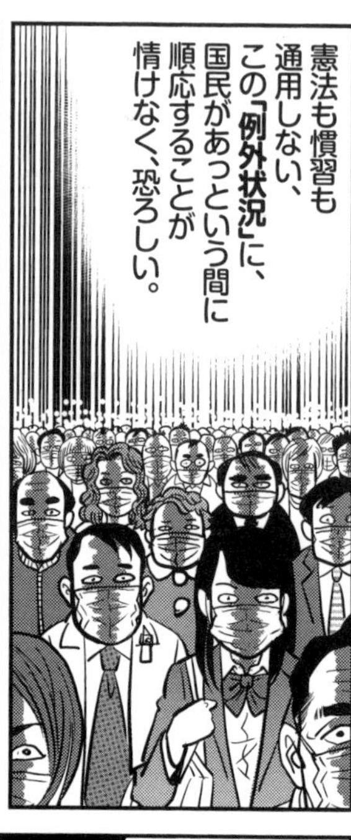

憲法も慣習も通用しない、この「例外状況」に、国民があっという間に順応することが情けなく、恐ろしい。

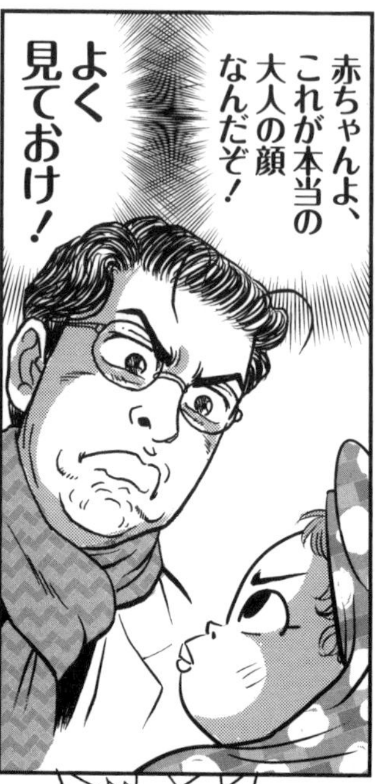

赤ちゃんよ、これが本当の大人の顔なんだぞ！
よく見ておけ！

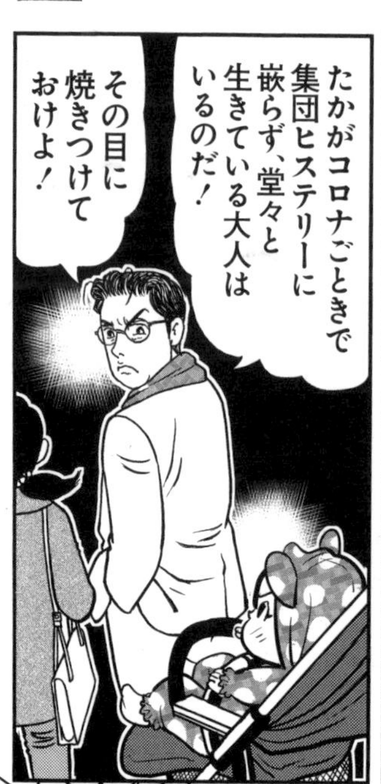

たかがコロナごときで集団ヒステリーに嵌らず、堂々と生きている大人はいるのだ！
その目に焼きつけておけよ！

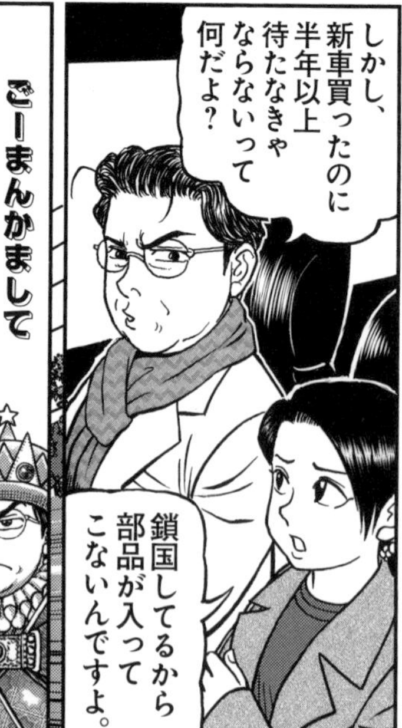

しかし、新車買ったのに半年以上待たなきゃならないって何だよ？
鎖国してるから部品が入ってこないんですよ。
ごーまんかましてよかですか？

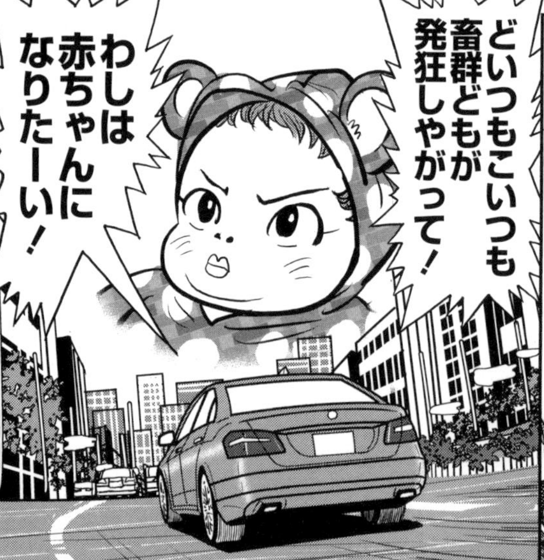

どいつもこいつも畜群どもが発狂しやがって！
わしは赤ちゃんになりたーい！

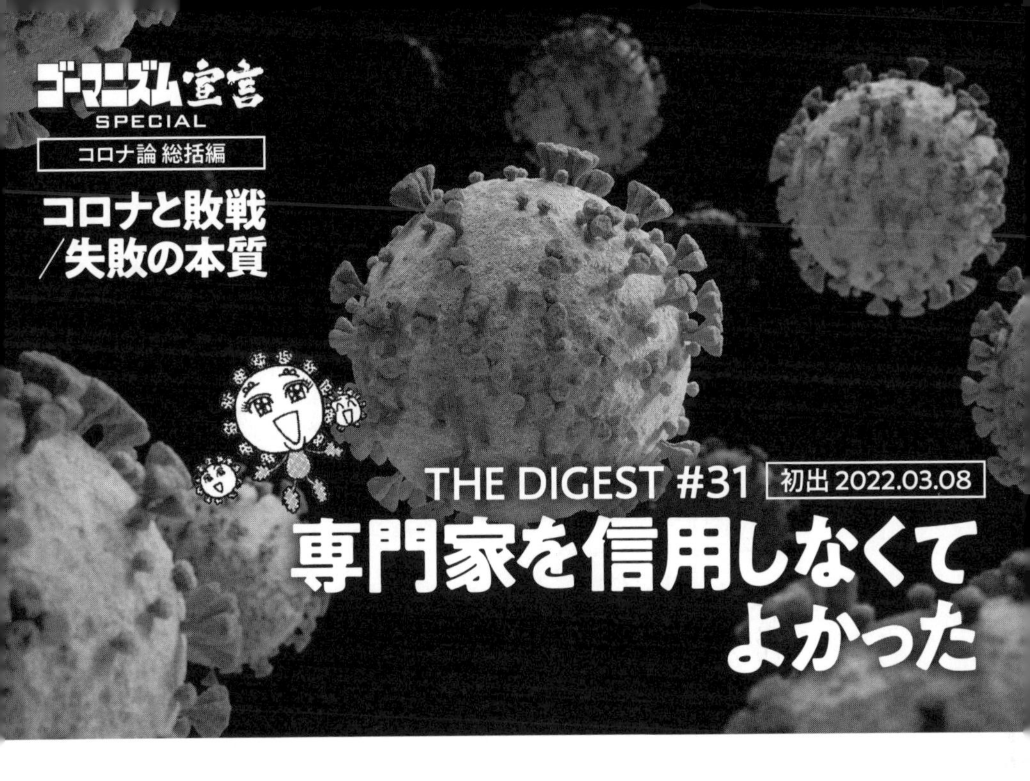
ゴーマニズム宣言
SPECIAL
コロナ論 総括編
コロナと敗戦
／失敗の本質
THE DIGEST #31
初出 2022.03.08
専門家を信用しなくて
よかった

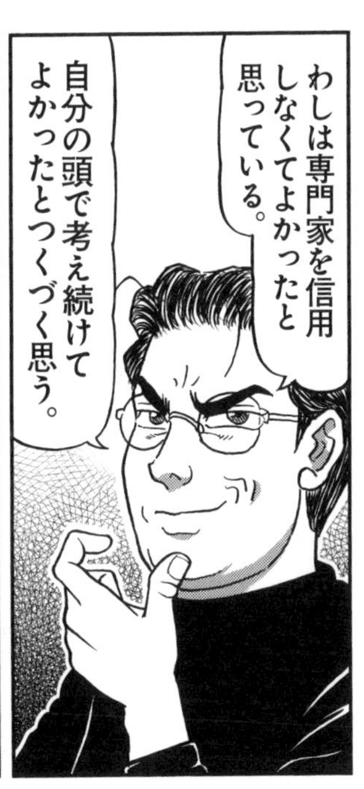
わしは専門家を信用しなくてよかったと思っている。
自分の頭で考え続けてよかったとつくづく思う。

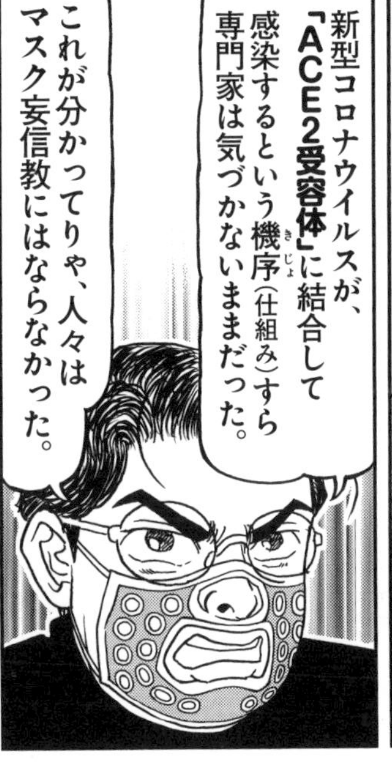
新型コロナウイルスが、「ACE2受容体」に結合して感染するという機序（仕組み）すら専門家は気づかないままだった。
これが分かってりゃ、人々はマスク妄信教にはならなかった。

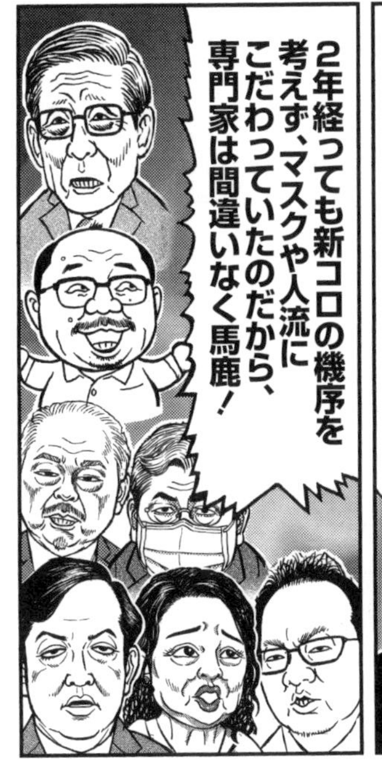
2年経っても新コロの機序を考えず、マスクや人流にこだわっていたのだから、専門家は間違いなく馬鹿！

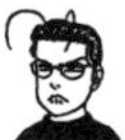

「自分の頭で考える」この言葉は誰もが言っていたのだが、意味が全く分かっていなかったのだろう。自分の頭で考えられるほどの頭脳を人々は持っていないのかもしれない。ならば重要なのは、やっぱりメディアだ。

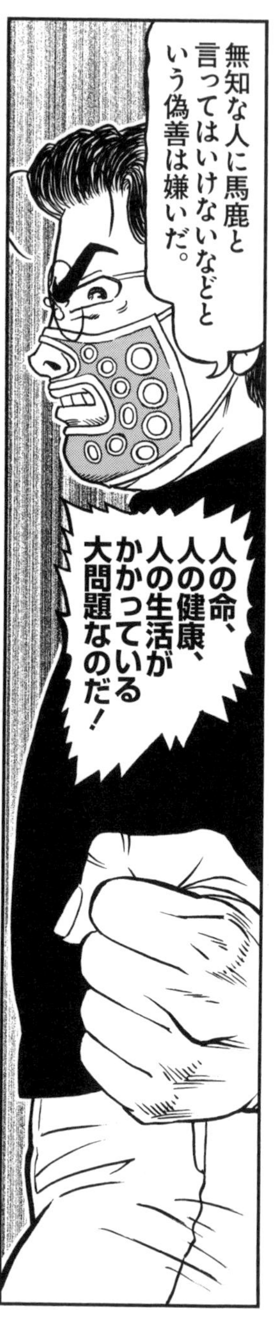
無知な人に馬鹿と言ってはいけないなどという偽善は嫌いだ。
人の命、人の健康、人の生活がかかっている大問題なのだ！

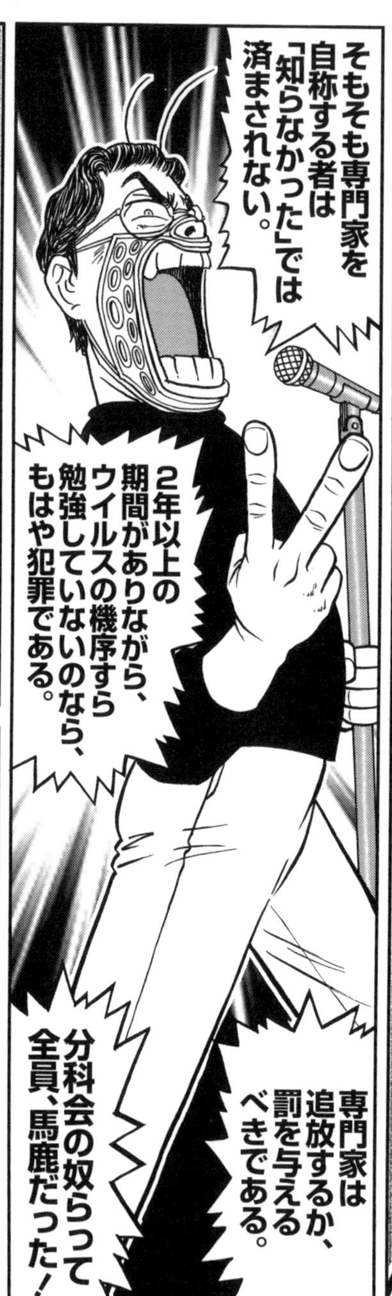
そもそも専門家を自称する者は「知らなかった」では済まされない。
2年以上の期間がありながら、ウイルスの機序すら勉強していないのなら、もはや犯罪である。
専門家は追放するか、罰を与えるべきである。
分科会の奴らって全員、馬鹿だった！

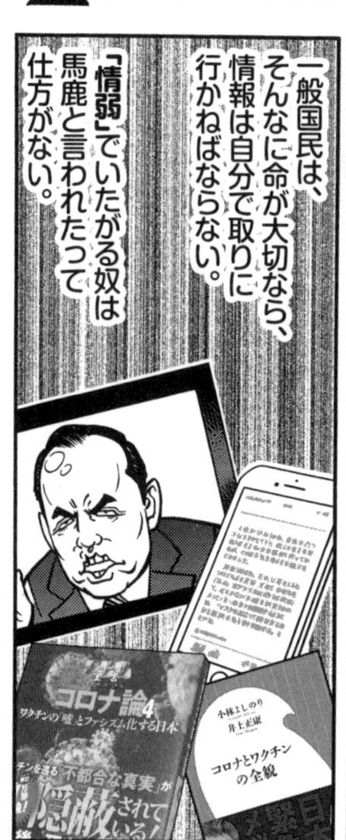
一般国民は、そんなに命が大切なら、情報は自分で取りに行かねばならない。
「情弱」でいたがる奴は馬鹿と言われたって仕方がない。
コロナ論4
ワクチンの“壁”とファシズム化する日本
小林よしのり
井上正康
コロナとワクチンの全貌

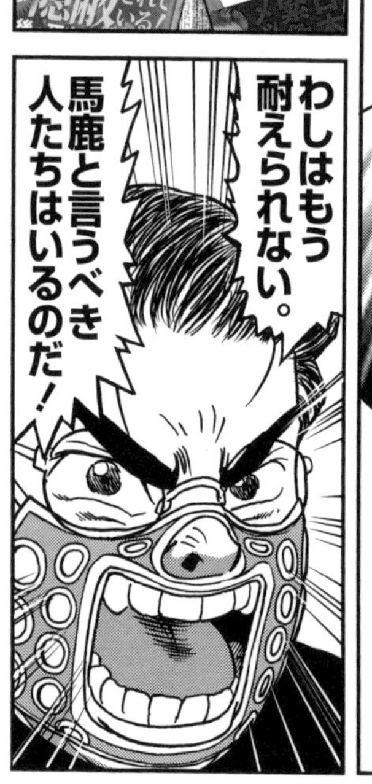
わしはもう耐えられない。
馬鹿と言うべき人たちはいるのだ！

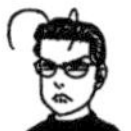

そのメディアが検証能力を全く持たず、大本営発表、ファイザー発表のデマ情報を鵜呑みにして、正しい情報を隠蔽してしまった。全体主義はメディアが馬鹿だったら、簡単につくれる！それが分かった2年間だったが、まだ3年目も続いている。

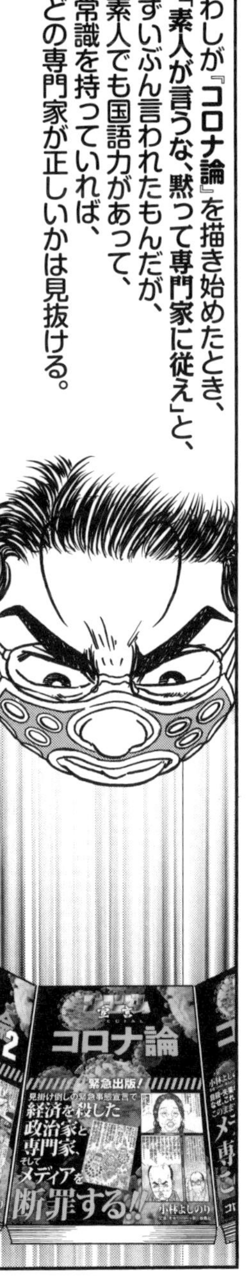
わしが『コロナ論』を描き始めたとき、
「素人が言うな、黙って専門家に従え」と、
ずいぶん言われたもんだが、
素人でも国語力があって、
常識を持っていれば、
どの専門家が正しいかは見抜ける。
コロナ論
2
緊急出版！
経済を殺した政治家と専門家、そしてメディアを断罪する!!
小林よしのり

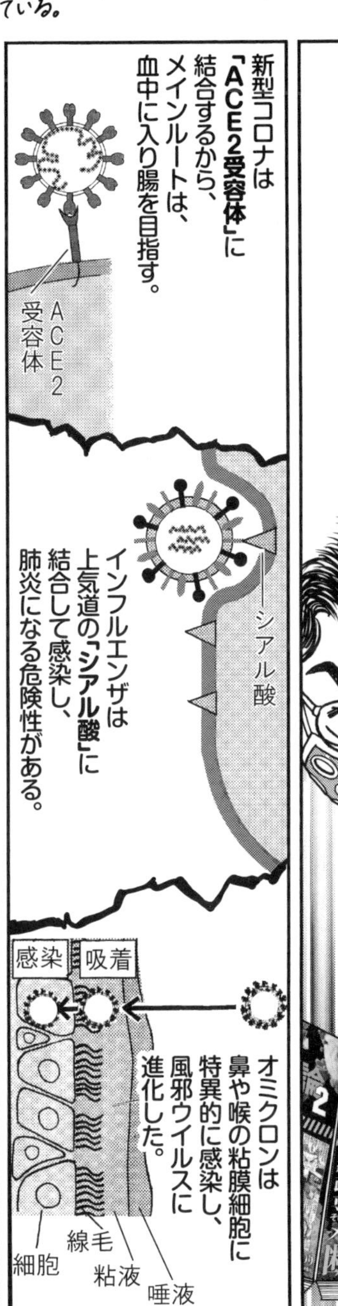
新型コロナは「ACE2受容体」に結合するから、メインルートは、血中に入り腸を目指す。
ACE2受容体
インフルエンザは上気道の「シアル酸」に結合して感染し、肺炎になる危険性がある。
シアル酸
オミクロンは鼻や喉の粘膜細胞に特異的に感染し、風邪ウイルスに進化した。
感染
吸着
細胞
線毛
粘液
唾液

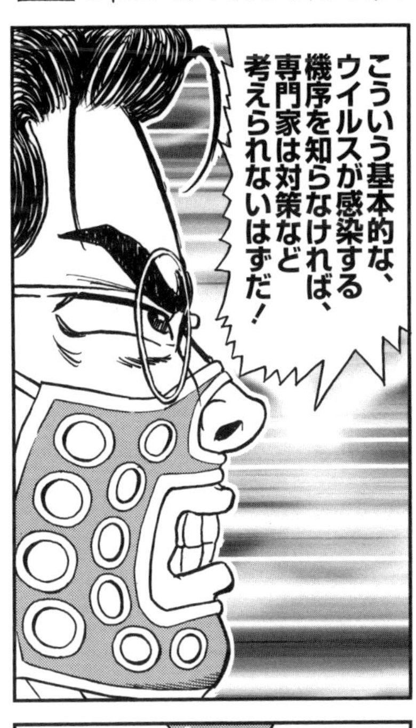
こういう基本的な、ウイルスが感染する機序を知らなければ、専門家は対策など考えられないはずだ！

新コロは「ACE2受容体」に結合するから、子供は感染しなかったが、

オミクロンは風邪なので、子供にも感染する。しかしたとえ発症しても葛根湯飲んで寝たら治る。

葛根湯

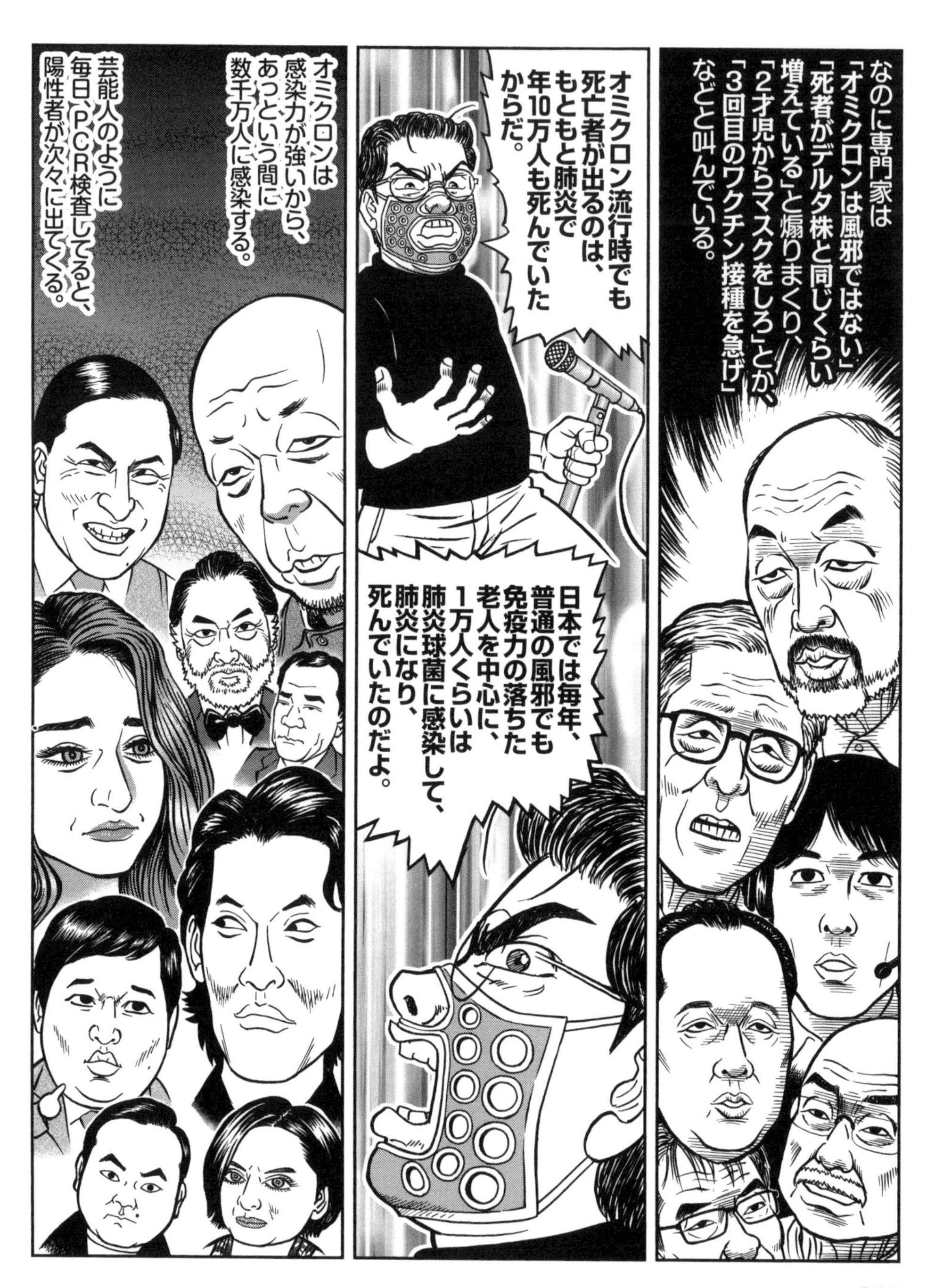
なのに専門家は
「オミクロンは風邪ではない」
「死者がデルタ株と同じくらい増えている」と煽りまくり、
「2才児からマスクをしろ」とか、
「3回目のワクチン接種を急げ」
などと叫んでいる。
オミクロン流行時でも死亡者が出るのは、もともと肺炎で年10万人も死んでいたからだ。
日本では毎年、普通の風邪でも免疫力の落ちた老人を中心に、1万人くらいは肺炎球菌に感染して、肺炎になり、死んでいたのだよ。
オミクロンは感染力が強いから、あっという間に数千万人に感染する。
芸能人のように毎日、PCR検査してると、陽性者が次々に出てくる。

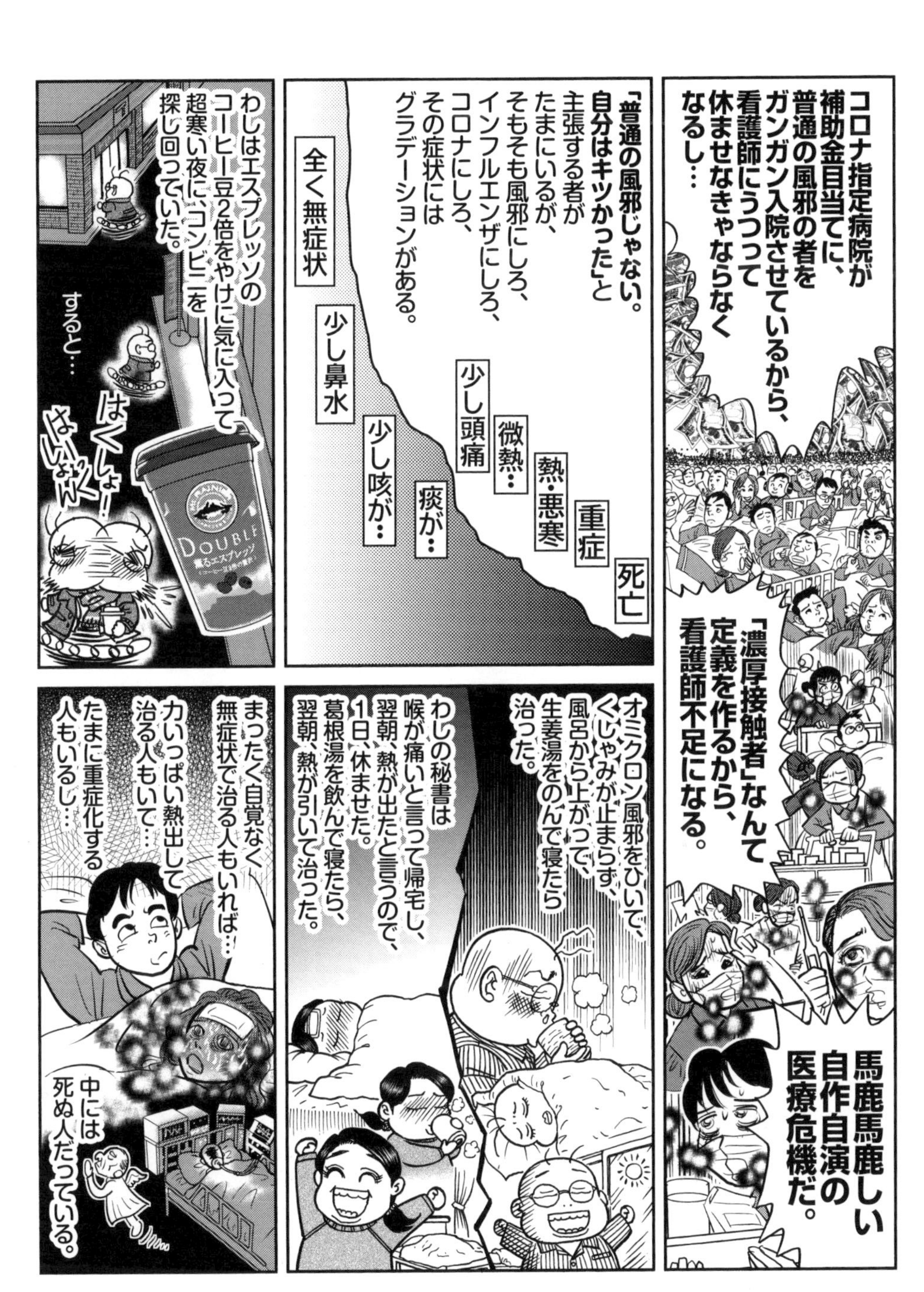
コロナ指定病院が
補助金目当てに、
普通の風邪の者を
ガンガン入院させているから、
看護師にうつって
休ませなきゃならなく
なるし…
「濃厚接触者」なんて
定義を作るから、
看護師不足になる。
馬鹿馬鹿しい
自作自演の
医療危機だ。
「普通の風邪じゃない。
自分はキツかった」と
主張する者が
たまにいるが、
そもそも風邪にしろ、
インフルエンザにしろ、
コロナにしろ、
その症状には
グラデーションがある。
全く無症状
少し鼻水
少し咳が…
少し頭痛
微熱…
痰が…
熱・悪寒
重症
死亡
わしはエスプレッソの
コーヒー豆2倍をやけに気に入って
超寒い夜に、コンビニを
探し回っていた。
すると…
はくしょ!
DOUBLE
薫るエスプレッソ
オミクロン風邪をひいて、
くしゃみが止まらず、
風呂から上がって、
生姜湯をのんで寝たら
治った。
わしの秘書は
喉が痛いと言って帰宅し、
翌朝、熱が出たと言うので、
1日、休ませた。
葛根湯を飲んで寝たら、
翌朝、熱が引いて治った。
まったく自覚なく
無症状で治る人もいれば…
力いっぱい熱出して
治る人もいて…
たまに重症化する
人もいるし…
中には
死ぬ人だっている。

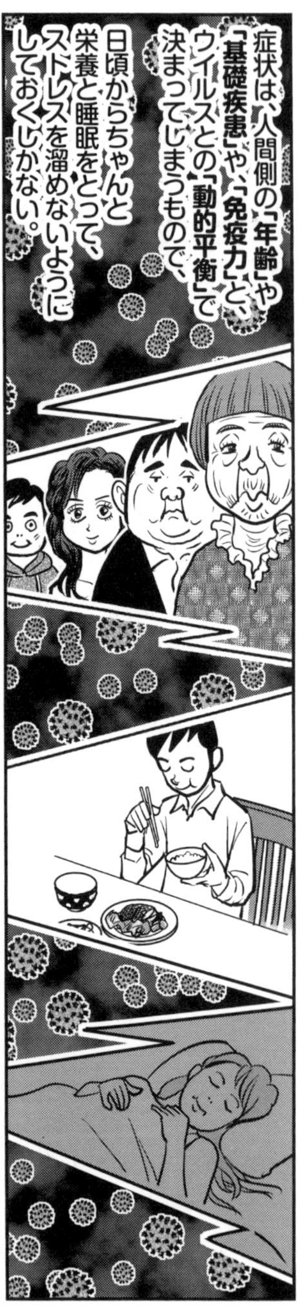
症状は、人間側の「年齢」や「基礎疾患」や、「免疫力」と、ウイルスとの「動的平衡」で決まってしまうもので、
日頃からちゃんと栄養と睡眠をとって、ストレスを溜めないようにしておくしかない。

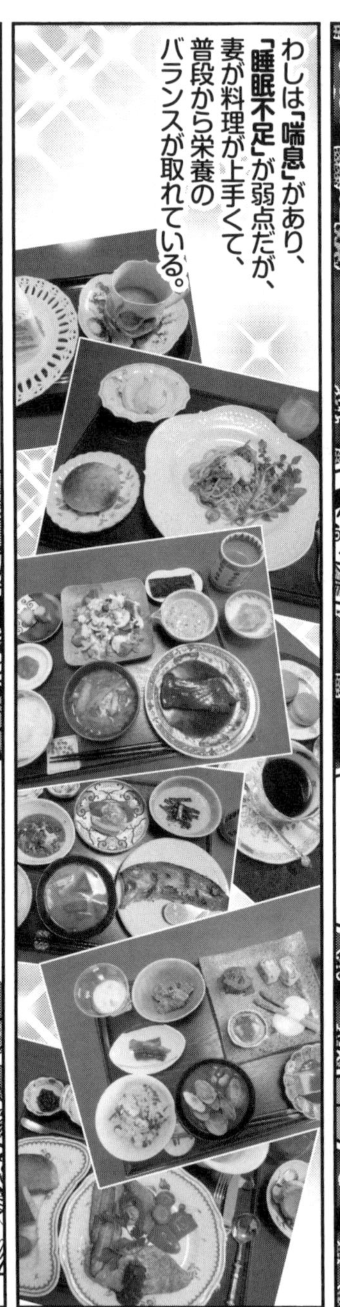
わしは「喘息」があり、「睡眠不足」が弱点だが、妻が料理が上手くて、普段から栄養のバランスが取れている。

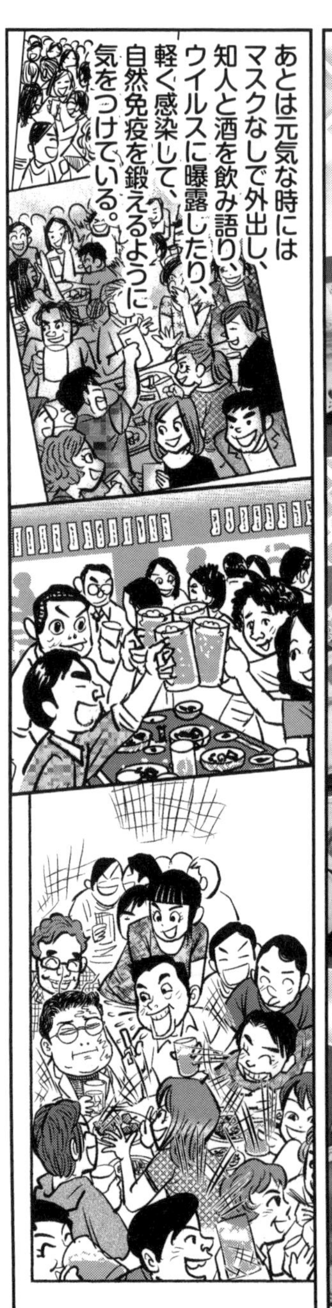
あとは元気な時にはマスクなしで外出し、知人と酒を飲み語り、ウイルスに曝露したり、軽く感染して、自然免疫を鍛えるように気をつけている。

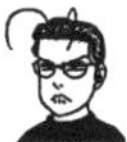

マスク同調圧力は高まる一方で、もう一生マスクを外す気がないんじゃないかと思える。いっそマスクを皮膚に埋め込む手術をすればいいのに。

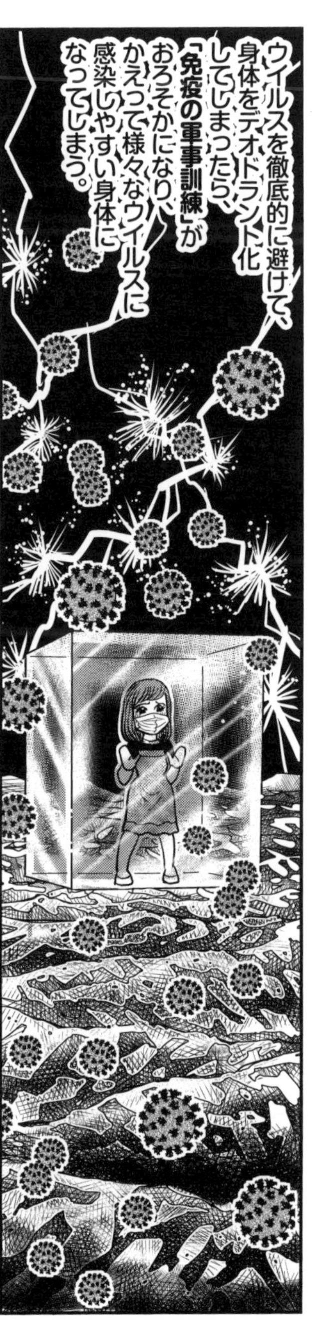

ウイルスを徹底的に避けて、身体をデオドラント化してしまったら、「免疫の軍事訓練」がおろそかになり、かえって様々なウイルスに感染しやすい身体になってしまう。

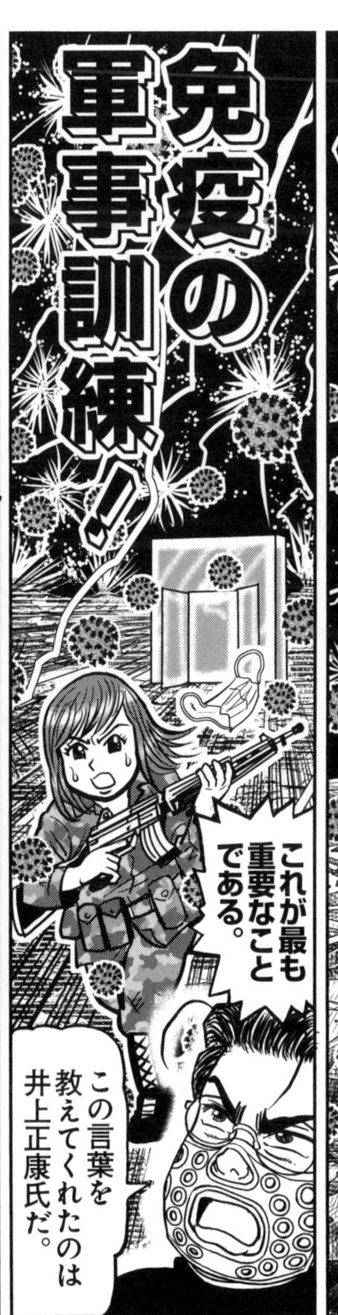

免疫の軍事訓練！
これが最も重要なことである。
この言葉を教えてくれたのは井上正康氏だ。

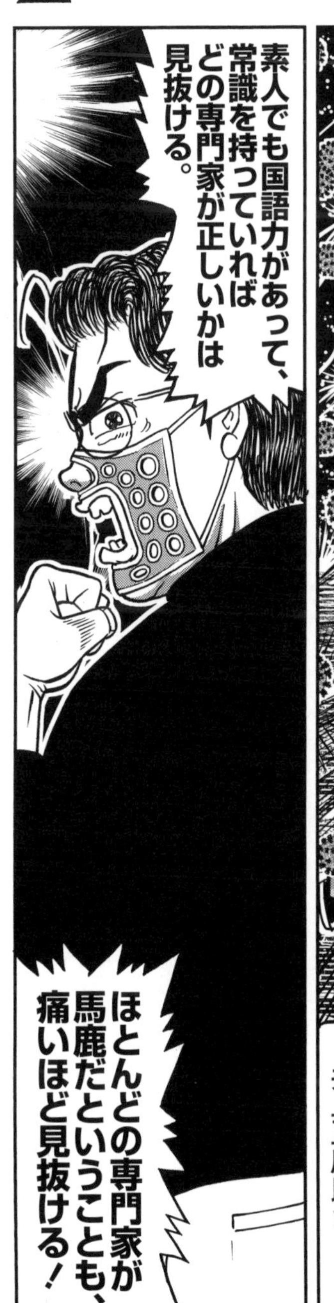

素人でも国語力があって、常識を持っていればどの専門家が正しいかは見抜ける。
ほとんどの専門家が馬鹿だということも、痛いほど見抜ける！

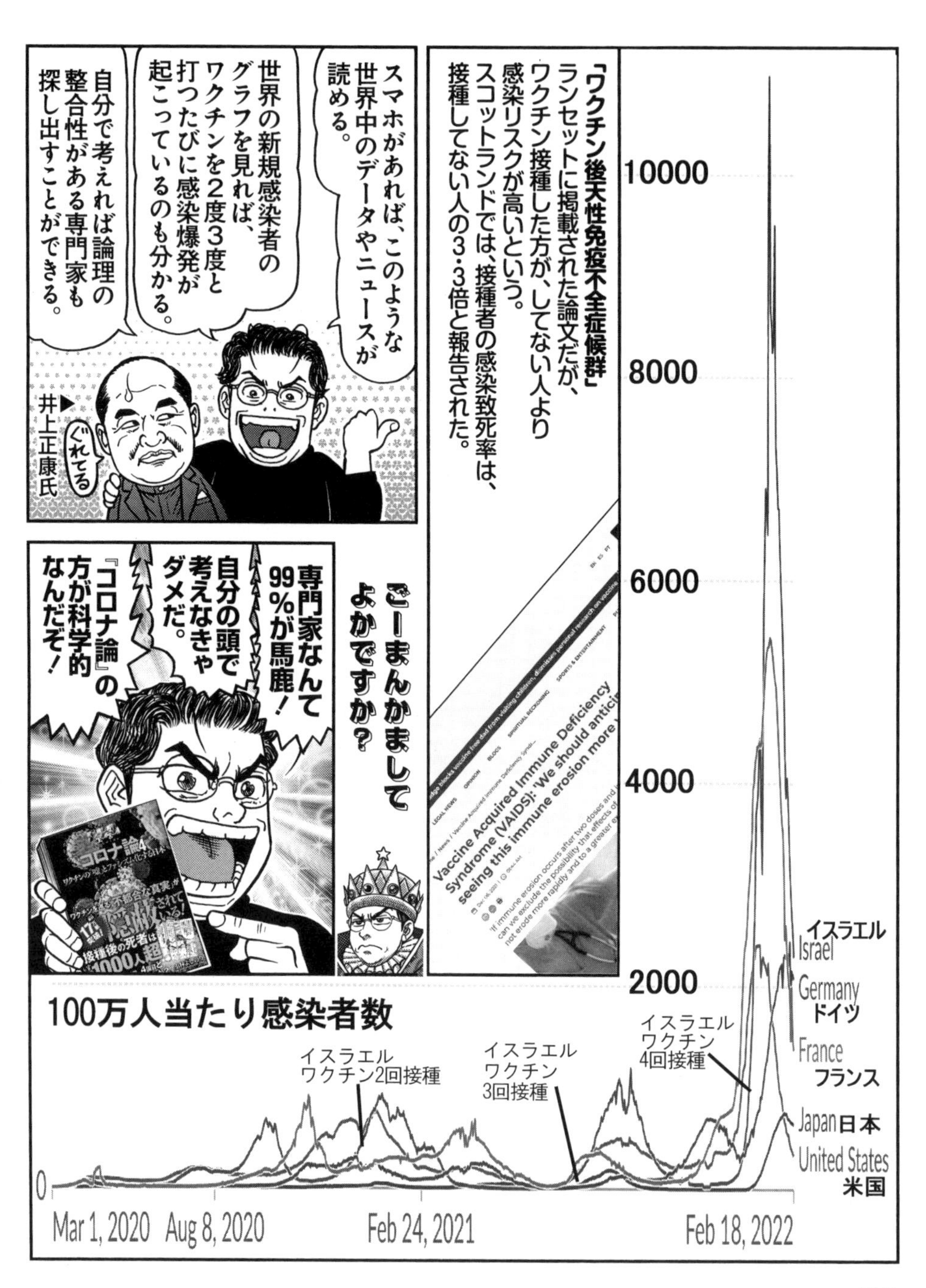

「ワクチン後天性免疫不全症候群」ランセットに掲載された論文だが、ワクチン接種した方が、してない人より感染リスクが高いという。スコットランドでは、接種者の感染致死率は、接種してない人の3・3倍と報告された。
Vaccine Acquired Immune Deficiency Syndrome (VAIDS): 'We should antici
seeing this immune erosion more
スマホがあれば、このような世界中のデータやニュースが読める。
世界の新規感染者のグラフを見れば、ワクチンを2度3度と打つたびに感染爆発が起こっているのも分かる。
自分で考えれば論理の整合性がある専門家も探し出すことができる。
ぐれてる
▶井上正康氏
ごーまんかましてよかですか?
専門家なんて99%が馬鹿!
自分の頭で考えなきゃダメだ。
『コロナ論』の方が科学的なんだぞ!
コロナ論4
100万人当たり感染者数
10000
8000
6000
4000
2000
0
イスラエル ワクチン2回接種
イスラエル ワクチン3回接種
イスラエル ワクチン4回接種
イスラエル Israel
Germany ドイツ
France フランス
Japan 日本
United States 米国
Mar 1, 2020
Aug 8, 2020
Feb 24, 2021
Feb 18, 2022

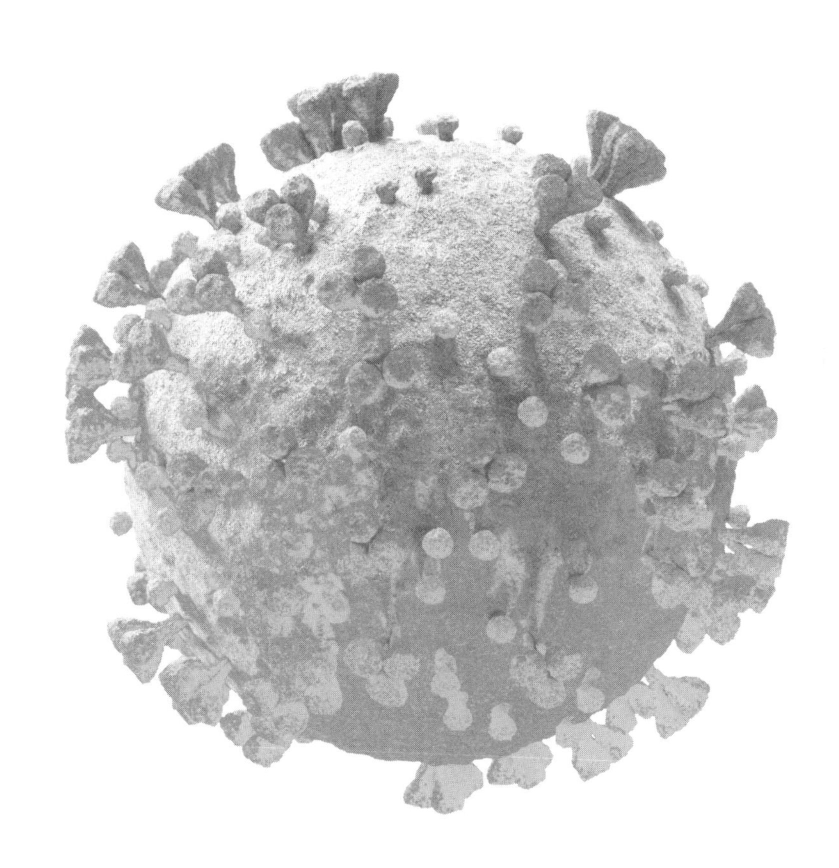

あとがき

結局、コロナと敗戦に共通する「失敗の本質」とは何なのかを追究すると、マスコミの問題に行き着く。
マスコミに、真実を知りたいという気持ちがない。あるいは、真実を知っても報じる勇気がない。
負ける戦争に突入し、破滅的状態になるまで止めることができなかった大きな理由はそこにあったわけだし、コロナやワクチンにしても、それはまったく同じであることは、本書を読めば明らかだと思う。

本書に収録した作品は、巻頭の描き下ろし以外は２０２２年3月までに発表したものである。わしはこの時点でコロナ問題については区切りをつけ、『ゴーマニズム宣言』で扱うテーマは「ウクライナ戦争論」、「愛子天皇論」、そしてジャニーズ問題から「日本人論」へと移行していった。

しかしその後も、特にワクチンの問題はまったく終わっていないのだから、わしの周囲にはまだ続けて描くべきだと、何度も何度も意見する人がいた。

mRNAワクチンの副反応は今後長い時間経ってから現われるとか、接種した人の呼気などからスパイクタンパク質が放出され、未接種者にも健康被害を与える「シェディング」という現象が起きているとか、あるいは、ワクチン接種率が8割を超えてしまった日本の人口は今後、大幅に減少するとまで言って、なんとかそれをわしに描かせようとしてきたのだ。

そして、そんな危機に対処するためとして反ワクチン運動を

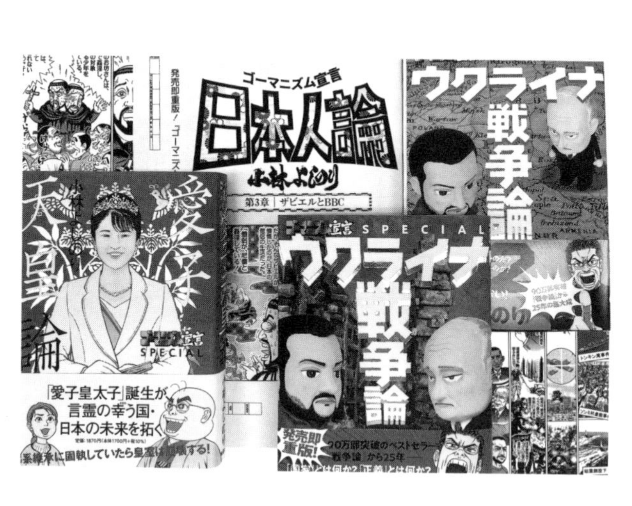
ゴーマニズム宣言
日本人論
小林よしのり
第3章 ザビエルとBBC
発売即重版!
ウクライナ戦争論
愛子天皇論
SPECIAL
「愛子皇太子」誕生が
言霊の幸う国・
日本の未来を拓く
発売即重版!

展開し始めた人たちがいて、わしもこれに加わるようにとしきりに誘ってきたのだった。

だがわしはそれ以上の執筆は断り、運動にも加わらなかった。なぜなら、いくら反ワクチン運動などしたところで、ｍＲＮＡワクチンが危険だということを大多数の国民に信じさせ、それを政治に反映させてワクチン接種を止めることなど、まずできないと思ったからだ。

最近わしと同世代か、少し上の団塊の世代辺りの、ミュージシャンなど有名人の訃報を相次いで聞くようになった。そして、それがワクチンの副反応のせいだと言う人もいる。

しかし、70代にもなれば人はどんどん死んでいくもので、それがワクチンのせいなのか、寿命のせいなのかはもう判断がつかない。

どっちみち日本はすでに超高齢社会になっており、人口は今後も減少していく定めなのだ。２０２０年の国勢調査を出発点とした将来人口推計では、２０２０年に１億２６１５万人だった人口は２０５６年に１億人を割り込み、２０７０年には

8700万人まで減るとされている。
こうなると、いくら人口が減少しても、それが自然減ではなくワクチンが原因であると証明するのは非常に困難だろう。

しかも、それがビル・ゲイツ（米マイクロソフト共同創業者・慈善家）の仕組んだ「人口減少計画」のせいだとか、あるいは「ペンタゴン」の仕業だとか、はたまた「ディープステート」の謀略だとかいう「陰謀論」まで振り回してくる人たちがいるのだ。そうなってしまったらもうオシマイで、誰にも信用されなくなってしまう。わしも、そんなワクチン陰謀論などまったく信じない。
ただ、コロナワクチンなんかまったく打つ必要はなかったということは、わしが自分の身体で証明している。わしも、うちのスタッフもいまだ全員ワクチンを打たないままだが、ピンピン生きている。
ワクチンなんかなくてもいい、寿命がきたらどうせ死ぬ、ただそれだけの話である。

だがその一方で、確実にワクチンを打ったことが原因で死んだ人はいる。それは本書に描いたとおりで、厚労省が死亡とワクチンの因果関係を否定できないと認定した数だけで、すでに史上空前規模の薬害となっている。

しかし、これが1980年代に起きた薬害エイズ事件のように、製薬会社が責任を全面的に認めて謝罪するなんてことには決してならないだろう。

今後また何かの感染症でワクチン接種が必要だと言われるようなことになって、新たなmRNAワクチンが入ってきたら、みんな疑いもなく我先にと接種に並ぶに決まっている。

いくらわしがmRNAワクチンは危険だと言ったところで、漫画家の言うことよりも、ノーベル賞を受賞した科学者のつくったワクチンのほうが信用できるとする権威主義のほうがはるかに強力で、ワクチンを打つ者が圧倒的多数になってしまうに決まっていて、手の施しようがない。

それで今後新たな被害が出たとしても、わしはそこまで同情する気にはなれない。諦めなければ仕方のないこともあるのだ。

わしにはまだまだやるべきことがある。誰にもそれぞれ自分の生活がある。終わりのない運動に関わり続けられる人など、そんなにいないのである。

本当なら、ここで新たな被害を出さないために動くべきなのはマスコミであり、こういうところで真実を追求し、報道することこそが公器たるマスコミの使命のはずだ。

だが繰り返し述べている通り、そのような使命を果たそうという矜持のあるマスコミ人など、ほとんどいないというのが実情である。

かくして「失敗の本質」は今後も繰り返され、新たな犠牲者が出てくることも、残念ながらおそらく止められないであろう。

わしはコロナ禍の3年間、全体主義が形成されてしまった言論状況に抗い、新型コロナは大した

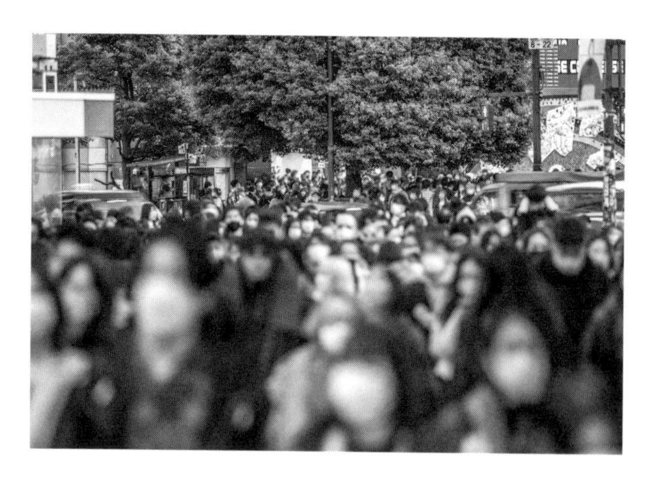

ウイルスではないことや、ｍＲＮＡワクチンが危険であることなどを訴えた。
一表現者として可能なことには限界があったが、それでもやれる限りのことをして、少なくともコロナ禍における「失敗の本質」は見極めることができたと思う。
本書はその記録である。その評価は、歴史に判断を委ねよう。

令和5年10月31日
小林よしのり

【初出一覧】

PROLOGUE
コロナ禍総括大全（描き下ろし）

THE DIGEST #1
コロナとグローバリズム（『週刊SPA!』2020年3月15日号）

THE DIGEST #2
新型インフルエンザの顚末（『週刊SPA!』2020年5月19日号）

THE DIGEST #3
日本ではコロナは恐くない（『週刊SPA!』2020年5月26日号）

THE DIGEST #4
データを無視する専門家（『週刊SPA!』2020年6月9·16日合併号）

THE DIGEST #5
岡田晴恵・玉川徹は恐怖の伝道師（『週刊SPA!』2020年6月23日号）

THE DIGEST #6
スウェーデンは成功している（『週刊SPA!』2020年6月30日号）

THE DIGEST #7
5密会談（『週刊SPA!』2020年7月7日号）

THE DIGEST #8
スウェーデンの死生観（『週刊SPA!』2020年7月21日号）

THE DIGEST #9
ウイルスとは進化の鍵だ（ゴーマニズム宣言SPECIAL『コロナ論』初版2020年8月24日）

THE DIGEST #10
日本人の民度が高いはずない（『週刊SPA!』2020年8月4日号）

THE DIGEST #11
専門家を盲信しない理由（『週刊SPA!』2020年10月6日号）

THE DIGEST #12
予言乱発大洪水（『週刊SPA!』2020年11月3日号）

THE DIGEST #13
実験ではマスクの効果は限定的（『週刊SPA!』2020年11月17日号）

THE DIGEST #14
コロナ君とわし（『週刊SPA!』2021年1月12・19日合併号）

THE DIGEST #15
経済は命の基盤だ（『週刊SPA!』2020年12月29日・2021年1月15日合併号）

THE DIGEST #16
女性の自殺の原因は健康？（『週刊SPA!』2021年2月2日号）

THE DIGEST #17
ウイルス干渉（『週刊SPA!』2021年2月9日号）

THE DIGEST #18
コロナ君の弁明（『週刊SPA!』2021年3月16日号）

THE DIGEST #19
コロナ君、煽りは犯罪（『週刊SPA!』2021年5月18日号）

THE DIGEST #20
ワクチンは大丈夫なのか？（『週刊SPA!』2021年6月22日号）

THE DIGEST #21
アイヒマン河野太郎（『週刊SPA!』2021年8月24日号）

THE DIGEST #22
子供の虐待を防げ！（『週刊SPA!』2021年7月6日号）

THE DIGEST #23
公共の福祉の危険（『週刊SPA!』2021年7月20・27日合併号）

THE DIGEST #24
ワクチン接種の疑惑（『週刊SPA!』2021年8月3日号）

THE DIGEST #25
集団免疫はとっくにできている（『週刊SPA!』2021年9月14日号）

THE DIGEST #26
デマもある民主主義がいい（『週刊SPA!』2021年11月9・16日合併号）

THE DIGEST #27

ワクチン安心安全説こそデマである!（『週刊SPA!』2022年1月11・18日合併号）

THE DIGEST #28

宮坂昌之の権威崩壊（『週刊SPA!』2022年1月25日号）

THE DIGEST #29

ファクターXとオミクロン株（『週刊SPA!』2022年2月8日号）

THE DIGEST #30

子供の接種を止めろ!（『週刊SPA!』2022年2月15日号）

THE DIGEST #31

専門家を信用しなくてよかった（『週刊SPA!』2022年3月15日号）

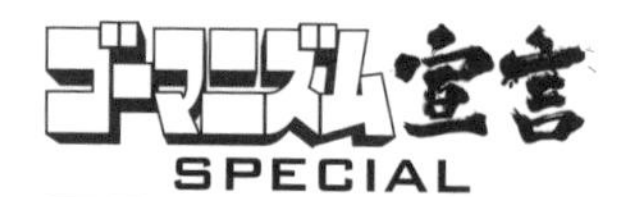
ゴーマニズム宣言

SPECIAL

コロナ論 総括編

コロナと敗戦

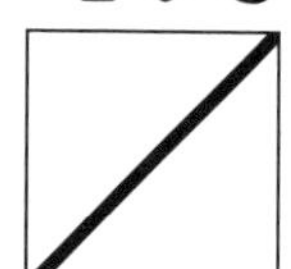

失敗の本質

【PROFILE】

小林よしのり（KOBAYASHI YOSHINORI）

1953年、福岡県生まれ。漫画家。大学在学中に『週刊少年ジャンプ』（集英社）にて『東大一直線』でデビュー。以降、『東大快進撃』（集英社）、『おぼっちゃまくん』（小学館）など数々のヒット作を世に送り出す。1992年、『週刊SPA!』（扶桑社）誌上で世界初の思想漫画『ゴーマニズム宣言』を連載開始。このスペシャル版として『差別論スペシャル』（解放出版社）、『戦争論』（幻冬舎）、『台湾論』『沖縄論』『天皇論』（いずれも小学館）などを次々と発表し大きな論争を巻き起こす。新しい試みとして、ニコニコ動画にてメルマガ『小林よしのりライジング』（まぐまぐ大賞2022）を配信。身を修め、現場で戦う覚悟をつくる公論の場として「ゴー宣道場」も主催する。現在、『週刊SPA!』で『ゴーマニズム宣言』を、『FLASH』（光文社）にて『夫婦の絆』を連載中。コロナ禍を描いた『ゴーマニズム宣言SPECIAL コロナ論』は、シリーズ累計25万部を突破するベストセラーとなった。新著に『ゴーマニズム宣言SPECIAL 愛子天皇論』（扶桑社）など

発 行 日　2023年12月19日　初版第1刷発行

著　　者　小林よしのり
発 行 者　小池英彦
発 行 所　株式会社 扶桑社
〒105-8070
東京都港区芝浦1-1-1　浜松町ビルディング
電話　03-6368-8875［編集］
03-6368-8891［郵便室］
http://www.fusosha.co.jp/

印刷・製本　大日本印刷株式会社

ISBN978-4-594-09625-0